“十二五”普通高等教育本科国家级规划教材
普通高等教育“十一五”国家级规划教材
全国高等医药院校药学类专业第五轮规划教材

U0786255

生药学

第4版

（供药学、中药学及相关专业使用）

主　　编　李　萍
副 主 编　陈道峰　李会军　崔亚君　贾　英
编　　者　（以姓氏笔画为序）
王书芳（浙江大学）　王建安（济宁医学院）
牛晓峰（西安交通大学）　田立文（南方医科大学）
付小梅（江西中医药大学）　曲中原（哈尔滨商业大学）
年四辉（皖南医学院）　许　亮（辽宁中医药大学）
李　涛（四川大学）　李　萍（中国药科大学）
李会军（中国药科大学）　李晓波（上海交通大学）
杨　华（中国药科大学）　杨念云（南京中医药大学）
张　英（暨南大学）　陈　君（中国药科大学）
陈立娜（南京医科大学）　陈道峰（复旦大学）
欧阳臻（江苏大学）　尚明英（北京大学）
周　晔（天津医科大学）　周　群（华中科技大学）
贾　英（沈阳药科大学）　黄　芸（河北医科大学）
崔亚君（上海中医药大学）
主编助理　高　雯（中国药科大学）

中国健康传媒集团
中国医药科技出版社·北京

内容提要

本教材是“全国高等医药院校药学类专业第五轮规划教材”之一。本教材分为上、下两篇，上篇重点阐述生药学的基础理论、基本知识和基本技能，突出生药学所涉及的形态解剖、现代仪器分析等方法和技术，强化生药学基本理论的系统性，主要围绕生药学研究的核心科学问题即质量，重点阐述生药真实性鉴定、生药有效性评价、生药安全性评价、生药质量标准的制订和应用、生药质量影响因素及调控、生药资源与可持续利用；下篇为植物类、动物类、矿物类生药以及海洋来源生药分述，重点介绍77种常用生药的来源、形态、产地、采制、性状、显微特征、化学成分、理化鉴别、检查、含量测定、药理作用、功效等内容；每科后还附有简表，介绍该科《中国药典》（2020年版）收载的其他药材及欧美国家常用的药用植物。本教材为书网融合教材，即纸质教材有机融合电子教材、教学配套资源、题库系统。

本教材供高等医药院校药学、中药学及相关专业师生使用，也可作为从事药学生产、研究人员及中药爱好者的参考用书。

图书在版编目（CIP）数据

生药学／李萍主编. —4版. —北京：中国医药科技出版社，2020.1（2025. 8重印）.
全国高等医药院校药学类专业第五轮规划教材
ISBN 978-7-5214-1487-5

Ⅰ. ①生… Ⅱ. ①李… Ⅲ. ①生药学-医学院校-教材 Ⅳ. ①R93

中国版本图书馆CIP数据核字（2019）第293946号

美术编辑 陈君杞
版式设计 友全图文

出版 **中国健康传媒集团**丨中国医药科技出版社
地址 北京市海淀区文慧园北路甲22号
邮编 100082
电话 发行：010-62227427 邮购：010-62236938
网址 www.cmstp.com
规格 889×1194mm 1/16
印张 26½
插页 16
字数 632千字
初版 2005年8月第1版
版次 2020年1月第4版
印次 2025年8月第6次印刷
印刷 三河市万龙印装有限公司
经销 全国各地新华书店
书号 ISBN 978-7-5214-1487-5
定价 70.00元

数字化教材编委会

主　　编　李　萍

副 主 编　陈道峰　李会军　崔亚君　贾　英

编　　者　（以姓氏笔画为序）

王书芳（浙江大学）
王建安（济宁医学院）
牛晓峰（西安交通大学）
田立文（南方医科大学）
付小梅（江西中医药大学）
曲中原（哈尔滨商业大学）
年四辉（皖南医学院）
许　亮（辽宁中医药大学）
李　涛（四川大学）
李　萍（中国药科大学）
李会军（中国药科大学）
李晓波（上海交通大学）
杨　华（中国药科大学）
杨念云（南京中医药大学）
张　英（暨南大学）
陈　君（中国药科大学）
陈立娜（南京医科大学）
陈道峰（复旦大学）
欧阳臻（江苏大学）
尚明英（北京大学）
周　晔（天津医科大学）
周　群（华中科技大学）
贾　英（沈阳药科大学）
黄　芸（河北医科大学）
崔亚君（上海中医药大学）

主编助理　高　雯（中国药科大学）

常务编委会

出版说明

“全国高等医药院校药学类规划教材”，于20世纪90年代启动建设，是在教育部、国家药品监督管理局的领导和指导下，由中国医药科技出版社组织中国药科大学、沈阳药科大学、北京大学药学院、复旦大学药学院、四川大学华西药学院、广东药科大学等20余所院校和医疗单位的领导和权威专家成立教材常务委员会共同规划而成。

本套教材坚持“紧密结合药学类专业培养目标以及行业对人才的需求，借鉴国内外药学教育、教学的经验和成果”的编写思路，近30年来历经四轮编写修订，逐渐完善，形成了一套行业特色鲜明、课程门类齐全、学科系统优化、内容衔接合理的高质量精品教材，深受广大师生的欢迎，其中多数教材入选普通高等教育“十一五”“十二五”国家级规划教材，为药学本科教育和药学人才培养做出了积极贡献。

为进一步提升教材质量，紧跟学科发展，建设符合教育部相关教学标准和要求，以及可更好地服务于院校教学的教材，我们在广泛调研和充分论证的基础上，于2019年5月对第三轮和第四轮规划教材的品种进行整合修订，启动“全国高等医药院校药学类专业第五轮规划教材”的编写工作，本套教材共56门，主要供全国高等院校药学类、中药学类专业教学使用。

全国高等医药院校药学类专业第五轮规划教材，是在深入贯彻落实教育部高等教育教学改革精神，依据高等药学教育培养目标及满足新时期医药行业高素质技术型、复合型、创新型人才需求，紧密结合《中国药典》《药品生产质量管理规范》(GMP)、《药品经营质量管理规范》(GSP)等新版国家药品标准、法律法规和《国家执业药师资格考试大纲》进行编写，体现医药行业最新要求，更好地服务于各院校药学教学与人才培养的需要。

本套教材定位清晰、特色鲜明，主要体现在以下方面。

1.契合人才需求，体现行业要求 契合新时期药学人才需求的变化，以培养创新型、应用型人才并重为目标，适应医药行业要求，及时体现新版《中国药典》及新版GMP、新版GSP等国家标准、法规和规范以及新版《国家执业药师资格考试大纲》等行业最新要求。

2.充实完善内容，打造教材精品 专家们在上一轮教材基础上进一步优化、精炼和充实内容，坚持“三基、五性、三特定”，注重整套教材的系统科学性、学科的衔接性，精炼教材内容，突出重点，强调理论与实际需求相结合，进一步提升教材质量。

3.创新编写形式，便于学生学习 本轮教材设有“学习目标”“知识拓展”“重点小结”“复习题”等模块，以增强教材的可读性及学生学习的主动性，提升学习效率。

4.配套增值服务，丰富教学资源 本套教材为书网融合教材，即纸质教材有机融合数字教材，配套教学资源、题库系统、数字化教学服务，使教学资源更加多样化、立体化，满足信息化教学的需求。通过“一书一码”的强关联，为读者提供免费增值服务。按教材封底的提示激活教材后，读者可通过PC、手机阅读电子教材和配套课程资源（PPT、微课、视频、图片等），并可在线进行同步练习，实时反馈答案和解析。同时，读者也可以直接扫描书中二维码，阅读与教材内容关联的课程资源（“扫码学一学”，轻松学习PPT课件；“扫码看一看”，即可浏览微课、视频等教学资源；“扫码练一练”，随时做题检测学习效果），从而丰富学习体验，使学习更便捷。

编写出版本套高质量的全国本科药学类专业规划教材，得到了药学专家的精心指导，以及全国各有关院校领导和编者的大力支持，在此一并表示衷心感谢。希望本套教材的出版，能受到广大师生的欢迎，为促进我国药学类专业教育教学改革和人才培养做出积极贡献。希望广大师生在教学中积极使用本套教材，并提出宝贵意见，以便修订完善，共同打造精品教材。

中国医药科技出版社

2019年9月

前言

本教材是“全国高等医药院校药学类专业第五轮规划教材”之一，适用对象为全国高等院校药学、中药学专业的本、专科学生，也可作为成人教育及自学教材。

本教材内容紧紧围绕生药质量这条主线，除绪论外，分为上、下两篇。绪论介绍生药学科的性质和任务、国内外生药学的发展。上篇主要围绕生药学研究的核心科学问题即质量，重点阐述生药学的基础理论、基本知识和基本技能，突出生药学所涉及的形态解剖、现代仪器分析等方法和技术，强化了生药学基本理论的系统性，该篇第一章为生药的分类和记载大纲，第二至第四章依次介绍生药质量的研究方法，包括生药的真实性鉴定、生药的有效性评价、生药的安全性评价，第五章介绍生药质量标准的制订与应用，第六章介绍生药质量影响因素及调控，第七章介绍生药资源与可持续利用；下篇为植物类、动物类、矿物类生药以及海洋来源生药分述，其中植物类、动物类生药以自然分类系统编排，包括来源、植（动）物形态、产地、采制、性状、显微特征、化学成分、理化鉴别、检查、含量测定、药理作用、功效等内容。

本教材具有以下特点。①系统性：上篇构建了以质量为核心的生药学基本知识体系。②新颖性：将国内外生药学最新研究成果引入教材，反映了生药学科的发展前沿。③实用性：教学内容与《中国药典》保持一致，方便教、学、用。④可读性：通过生药性状与显微特征图、化学成分结构式、成分分析色谱图等形式，将知识点以图文并茂形式呈现；全书收载了66种生药基原植（动）物、药材、显微特征的原色数码图片，更体现了生药学课程实践性、直观性强的特点。

本教材在《生药学》第3版基础上修订完善。在维持整体结构（即生药学基本知识体系）不变的基础上，主要做了如下修订：①突出重点，选择77种代表性生药进行详细介绍，同科其他生药则列表收载；②内容与最新国家药品标准保持一致，按照《中国药典》2020年版对相应部分进行了修订；③增加国外植物药的介绍，在下篇中增加了两个典型的西草药——黑升麻和紫锥菊，并对一些重点生药在《美国药典》《欧洲药典》的收载情况进行简要介绍；④根据国内外研究进展，更新、增加了部分内容，如指纹图谱与特征图谱、一标多测、重金属和有害元素形态分析等。⑤增加数学化内容。

除特别说明版次外，本教材中《中国药典》（英文缩写 ChP）为2020年版，《欧洲药典》（英文缩写 Pharm. Eur.）为9.0版，《美国药典》（英文缩写 USP）为42版。

本教材绪论和上篇主要由主编单位中国药科大学完成，下篇由全国21所院校分工合作完成。本教材涉及的基原植（动）物、药材、显微特征等图片主要来自主编单位的第一手研究资料。本教材全部内容由主编和副主编统一审改，编委会集体讨论定稿。

在本教材编写过程中，得到了各参编院校的大力支持，在此一并表示感谢。

由于编者水平有限，教材中难免存在疏漏、不妥之处，恳请广大师生和读者批评指正。

编　者

2019年10月

目录

绪论 …… 1

第一节 生药学的性质和任务 …… 1

第二节 生药学发展简史 …… 2

一、古代药物学与生药学的萌芽 …… 2

二、生药学科的诞生和近代生药学 …… 4

三、生药学科的发展和现代生药学 …… 6

上篇 生药学的基本理论与方法

第一章 生药的分类和记载大纲 …… 12

第一节 生药的分类法 …… 12

第二节 生药的记载大纲与拉丁名 …… 12

一、生药的记载大纲 …… 12

二、生药的拉丁名 …… 13

第二章 生药的真实性鉴定 …… 15

第一节 性状鉴定 …… 15

一、对照生药的性状特征 …… 15

二、性状特征的观察、描述方法 …… 15

三、性状鉴定的内容 …… 16

四、各类生药的性状鉴定要点 …… 17

第二节 显微鉴定 …… 19

一、对照生药的显微特征 …… 19

二、显微鉴定的内容 …… 20

三、显微鉴定的方法 …… 21

四、各类生药的显微观察要点 …… 22

五、其他显微鉴定技术 …… 26

第三节 理化鉴定 …… 26

一、物理参数鉴定 …… 26

二、化学反应鉴定 …… 27

三、光谱鉴定 …… 28
四、色谱鉴定 …… 29
第四节 DNA 分子鉴定 …… 31
一、限制性片段长度多态性 …… 32
二、随机扩增多态性 DNA …… 32
三、扩增片段长度多态性标记 …… 33
四、基于 DNA 序列测定的 PCR-RFLP、特异引物 PCR 方法 …… 33
五、测序扩增区段标记 …… 34
六、DNA 条形码分子鉴定法 …… 34

第三章 生药的有效性评价 …… 35
第一节 生药化学成分的分析方法 …… 35
一、HPLC 法 …… 35
二、GC 法 …… 38
第二节 定量分析方法的方法学验证 …… 39
一、准确度 …… 39
二、精密度 …… 40
三、专属性 …… 40
四、检测限 …… 41
五、定量限 …… 41
六、线性 …… 41
七、范围 …… 41
八、耐用性 …… 41
第三节 生药中各类成分及定量分析 …… 42
一、黄酮类 …… 42
二、蒽醌类 …… 46
三、皂苷类 …… 49
四、生物碱类 …… 54
五、强心苷类 …… 57
六、香豆素类 …… 61
七、环烯醚萜类 …… 64
八、挥发油 …… 66
九、木脂素类 …… 69
十、有机酸类 …… 70
十一、鞣质类 …… 71
十二、多（聚）糖类 …… 75
十三、其他类 …… 75
第四节 生药中多类成分的同时定量分析 …… 75
第五节 生药的生物效应评价法 …… 81

第四章　生药的安全性评价 …… 82
第一节　生药中重金属和有害元素的检测 …… 82
一、检测方法 …… 82
二、限量标准 …… 83
三、重金属和有害元素的形态分析 …… 83
第二节　生药中农药残留的检测 …… 84
一、检测方法 …… 85
二、限量标准 …… 87
第三节　生药中其他外源性有害物质的检测 …… 87
一、真菌毒素 …… 87
二、二氧化硫 …… 89
第四节　生药中内源性有害物质的检测 …… 91
一、主要的内源性有害物质 …… 91
二、内源性有害物质的检测方法 …… 93
三、内源性有害物质的限量 …… 95

第五章　生药质量标准的制订与应用 …… 96
第一节　生药质量标准制订原则与研究程序 …… 96
一、制订原则 …… 96
二、研究程序 …… 97
第二节　生药质量标准的制订 …… 98
一、主要内容 …… 98
二、技术要求 …… 98
第三节　生药质量的检验 …… 104
一、生药质量检验的依据 …… 104
二、国外植物药质量标准简介 …… 105
三、生药质量检验的内容与方法 …… 107
四、生药检验记录与检验报告书的书写细则 …… 107
第四节　生药质量标准研究示例（黄芩） …… 109
一、拟定研究方案 …… 109
二、样品收集 …… 110
三、薄层色谱鉴别研究 …… 110
四、含量测定研究 …… 110
五、起草质量标准草案 …… 120

第六章　生药质量影响因素及调控 …… 121
第一节　物种对生药质量的影响 …… 121
一、物种与生药质量 …… 121
二、药用植物种内变异与生药质量 …… 122

第二节　药用植物生长发育特性对生药质量的影响 …… 123
一、药用植物生长年限与生药质量 …… 123
二、药用植物物候期与生药质量 …… 123
三、药用植物不同器官、组织与生药质量 …… 124
第三节　环境因素对生药质量的影响 …… 124
一、光照与药用植物活性成分的积累 …… 125
二、温度与药用植物活性成分的积累 …… 125
三、水分与药用植物活性成分的积累 …… 125
四、土壤条件与药用植物活性成分的积累 …… 126
第四节　采收、加工、贮藏对生药质量的影响 …… 126
一、采收与生药质量 …… 126
二、加工与生药质量 …… 127
三、贮藏与生药质量 …… 128
第五节　炮制对生药质量的影响 …… 130
第六节　中药材生产质量管理规范与生药质量的调控 …… 131
一、中药材 GAP 的主要内容 …… 131
二、中药材 GAP 的标准操作规程 …… 132
三、关于药用植物规范化生产的国际法规 …… 133

第七章　生药资源与可持续利用 …… 134
第一节　生药资源概述 …… 134
第二节　生药资源的保护 …… 135
一、完善相关法律法规，加强宣传与执法 …… 135
二、全面、科学、准确地开展生药资源调查 …… 136
三、就地保护和迁地保护相结合 …… 136
四、对野生动植物进行引种与驯化，实现人工栽培与养殖 …… 136
五、合理采收，维持动植物资源的自然繁衍更新能力 …… 137
第三节　生药资源的可持续利用 …… 138
一、积极寻找濒危动植物药材和国外进口药材的替代品 …… 138
二、积极开发人工代用品和合成品 …… 139
三、扩大药用部位，提高资源利用率 …… 139
四、以化学成分为线索，发现新的药用资源 …… 139
五、从动植物中发现活性部位或活性成分并开发成为新药 …… 140
六、应用生物技术大规模生产动植物中的药用成分 …… 140
七、加强药用动植物多方面开发利用 …… 142
八、加强对副产品、废弃物的深加工和综合利用 …… 142

下篇 各类生药分述

第八章 菌类 Fungi …… 144

冬虫夏草 Cordyceps …… 144

灵芝 Ganoderma …… 146

茯苓 Poria …… 148

第九章 蕨类植物门 Pteridophyta …… 151

1. 石杉科 Huperziaceae …… 151

石杉 Huperziae Herba …… 152

2. 鳞毛蕨科 Dryopteridaceae …… 153

绵马贯众 Dryopteridis Crassirhizomatis Rhizoma …… 153

第十章 裸子植物门 Gymnospermae …… 157

1. 银杏科 Ginkgoaceae …… 157

银杏叶 Ginkgo Folium …… 158

2. 红豆杉科 Taxaceae …… 160

红豆杉 Taxi Ramulus et Folium seu Cortex …… 161

3. 麻黄科 Ephedraceae …… 162

麻黄 Ephedrae Herba …… 163

第十一章 被子植物门 Angiospermae …… 166

第一节 双子叶植物纲 Dicotyledoneae …… 166

1. 杜仲科 Eucommiaceae …… 166

杜仲 Eucommiae Cortex …… 166

2. 蓼科 Polygonaceae …… 168

何首乌（首乌）Polygoni Multiflori Radix …… 169

大黄 Rhei Radix et Rhizoma …… 171

3. 苋科 Amaranthaceae …… 175

牛膝 Achyranthis Bidentatae Radix …… 176

4. 木兰科 Magnoliaceae …… 178

厚朴 Magnoliae Officinalis Cortex …… 178

五味子 Schisandrae Chinensis Fructus …… 180

5. 樟科 Lauraceae …… 183

肉桂 Cinnamomi Cortex …… 184

6. 毛茛科 Ranunculaceae …… 187

川乌、附子 Aconiti Radix et Aconiti Lateralis Radix Praeparata …… 188

黄连 Coptidis Rhizoma …… 192

白芍 Paeoniae Radix Alba …… 194

黑升麻 Cimicifugae Rhizoma …… 196

7. 小檗科 Berberidaceae …… 199

淫羊藿 Epimedii Folium …… 200

8. 木通科 Lardizabalaceae …… 203

木通 Akebiae Caulis …… 203

9. 防己科 Menispermaceae …… 206

防己（粉防己）Stephaniae Tetrandrae Radix …… 206

10. 马兜铃科 Aristolochiaceae …… 209

细辛 Asari Radix et Rhizoma …… 210

11. 藤黄科 Guttiferae（Hypericaceae） …… 212

贯叶金丝桃 Hyperici Perforati Herba …… 212

12. 罂粟科 Papaveraceae …… 214

延胡索（元胡）Corydalis Rhizoma …… 214

13. 十字花科 Cruciferae（Brassicaceae） …… 217

大青叶 Isatidis Folium …… 218

14. 蔷薇科 Rosaceae …… 221

山楂 Crataegi Fructus …… 221

苦杏仁 Armeniacae Semen Amarum …… 223

15. 豆科 Leguminosae（Fabaceae） …… 228

黄芪 Astragali Radix …… 229

甘草 Glycyrrhizae Radix et Rhizoma …… 232

番泻叶 Sennae Folium …… 235

16. 芸香科 Rutaceae …… 240

关黄柏 Phellodendri Amurensis Cortex …… 241

17. 橄榄科 Burseraceae …… 244

没药 Myrrha …… 245

18. 瑞香科 Thymelaeaceae …… 247

沉香 Aquilariae Lignum Resinatum …… 247

19. 五加科 Araliaceae …… 249

人参 Ginseng Radix et Rhizoma …… 250

三七 Notoginseng Radix et Rhizoma …… 255

20. 伞形科 Umbelliferae（Apiaceae） …… 258

当归 Angelicae Sinensis Radix …… 259

柴胡 Bupleuri Radix …… 261

小茴香 Foeniculi Fructus …… 263

21. 木犀科 Oleaceae …… 268

秦皮 Fraxini Cortex …… 268

22. 马钱科 Loganiaceae …… 271

马钱子 Strychni Semen …… 271

23. 龙胆科 Gentianaceae …… 274
龙胆 Gentianae Radix et Rhizoma …… 274
24. 茜草科 Rubiaceae …… 276
栀子 Gardeniae Fructus …… 277
25. 唇形科 Labiatae（Lamiaceae） …… 279
薄荷 Menthae Haplocalycis Herba …… 280
丹参 Salviae Miltiorrhizae Radix et Rhizoma …… 282
黄芩 Scutellariae Radix …… 284
26. 茄科 Solanaceae …… 289
洋金花 Daturae Flos …… 290
27. 玄参科 Scrophulariaceae …… 293
地黄 Rehmanniae Radix …… 294
洋地黄叶 Digitalis Purpureae Folium …… 296
28. 忍冬科 Caprifoliaceae …… 299
金银花 Lonicerae Japonicae Flos …… 300
山银花 Lonicerae Flos …… 302
29. 桔梗科 Campanulaceae …… 305
党参 Codonopsis Radix …… 305
30. 菊科 Compositae（Asteraceae） …… 308
茵陈 Artemisiae Scopariae Herba …… 309
青蒿 Artemisiae Annuae Herba …… 312
苍术 Atractylodis Rhizoma …… 313
红花 Carthami Flos …… 316
紫锥菊 Echinaceae Angustifoliae Radix et Rhizoma …… 318
第二节 单子叶植物纲 Monocotyledoneae …… 325
31. 百合科 Liliaceae …… 325
川贝母 Fritillariae Cirrhosae Bulbus …… 326
浙贝母 Fritillariae Thunbergii Bulbus …… 328
麦冬 Ophiopogonis Radix …… 330
32. 百部科 Stemonaceae …… 334
百部 Stemonae Radix …… 335
33. 鸢尾科 Iridaceae …… 337
西红花 Croci Stigma …… 337
34. 姜科 Zingiberaceae …… 339
砂仁 Amomi Fructus …… 340
莪术 Curcumae Rhizoma …… 342
35. 兰科 Orchidaceae …… 345
天麻 Gastrodiae Rhizoma …… 345
石斛 Dendrobii Caulis …… 348

第十二章 动物类生药 …… 352
第一节 动物的分类 …… 352
一、动物分类的基本单位及等级 …… 352
二、动物的学名 …… 352
第二节 动物药的活性成分 …… 353
一、氨基酸、多肽、蛋白质、酶类 …… 353
二、非肽含氮类化合物 …… 354
三、甾体类 …… 355
四、萜类 …… 356
五、多不饱和脂肪酸类（多烯脂肪酸） …… 356
六、多糖类 …… 356
第三节 动物类生药分述 …… 357
水蛭 Hirudo …… 357
斑蝥 Mylabris …… 359
蟾酥 Bufonis Venenum …… 360
鹿茸 Cervi Cornu Pantotrichum …… 363
麝香 Moschus …… 366
牛黄 Bovis Calculus …… 369

第十三章 矿物类生药 …… 374
第一节 矿物的性质 …… 374
第二节 矿物类生药的分类与鉴定 …… 376
一、矿物类生药的分类 …… 376
二、矿物类生药的鉴定 …… 377
第三节 矿物类生药分述 …… 378
朱砂 Cinnabaris …… 378
石膏 Gypsum Fibrosum …… 379
信石 Arsenicum …… 380

第十四章 海洋来源生药 …… 383
第一节 海洋生物的种类 …… 383
第二节 海洋生物的活性成分 …… 384
一、大环内酯类 …… 384
二、肽类 …… 386
三、聚醚类 …… 388
四、萜类 …… 389
五、甾体类 …… 391
六、生物碱类 …… 393
七、C_{15}乙酸原类（聚乙酰类） …… 395

八、其他类 …… 395
第三节　海洋来源生药分述 …… 396
海绵 Marine Sponge …… 396
海马 Hippocampus …… 398
参考文献 …… 400

绪 论

第一节 生药学的性质和任务

生药（crude drug）是指具有预防、医疗和保健作用的植物、动物和矿物等天然来源的药物。生药学（pharmacognosy）是研究天然药物的药效物质组成、质量和变化规律，探讨其资源和可持续利用的一门学科。

大多数生药都是我国历代本草收载的药物，此外还包括本草未记载、中医不常应用的天然药物（如洋地黄叶、麦角）等。中药（traditional Chinese medicines，TCMs）是指依据中医学的理论和临床经验应用于预防、医疗和保健的药物，包含中药材（Chinese medicinal materials）、饮片（prepared slices）、提取物（extracts）和中成药（Chinese patent medicines）。民族药（ethnomedicines）是指各民族用于防治疾病的天然药物。草药（herbal medicines）一般是指民间用于治病的天然药物；在实际应用中也有将中药和草药统称为“中草药（Chinese herbal medicines）”。随着天然药物的普遍使用以及商品流通领域的一些习惯用法，生药、中药、草药、中草药、中药材、药材的含义有时较难明确区分。在本教材中，上述名词将随习惯适当应用。

作为我国药学教育的一门专业课程，生药学以药用植物学、分析化学、天然药物化学、中药学、中药药理学及其他相关课程为基础，其研究对象是天然来源的药用植物、动物和矿物（即生药），其研究核心是生药的质量，并涉及生药质量的源头——资源。生药学的教学目的，一方面要培养学生具备生药质量评价的基本理论知识，使学生能胜任从事与生药（或中药）生产、供应、临床使用、研究开发等相关的工作；另一方面要培养学生具备应用生药学相关知识和技能，研究、寻找、开发利用生药资源的能力。

生药学的主要任务如下。

（一）研究生药质量及其变化规律

1. 研究生药质量评价方法学 包括真实性、有效性和安全性评价方法。

（1）生药的真实性鉴定方法 真实性鉴定即“真伪”鉴定，包括基于药用部位形态学的性状和显微鉴定方法，基于生药化学成分的理化鉴定方法以及基于遗传物质的 DNA 分子标记鉴定方法等，旨在正确鉴定生药基原（物种），确保用药安全有效。

扫码“学一学”

（2）生药的有效性评价方法 有效性评价即指对生药中含有的、能够代表该生药药效的化学成分的评价，包括生药中所含有效成分或主成分的定性和定量分析方法、含量限度等，科学评价生药的质量优劣，确保药物疗效。另外，基于生药药效的生物效应评价法也是有效性评价的一个手段。

（3）生药的安全性评价方法 包括生药中外来有害物质如重金属、农药残留等的检测与限量，内源性毒性成分分析及其限量等，确保用药安全。

2. 研究生药质量变化的规律及调控 药材是通过一定的生产过程形成的，有野生和栽培（养殖）两种来源。药材要经过生产、采收和产地加工等人类劳动才能成为商品，进入流通领域后，又要经过包装、贮藏、运输、炮制、调剂、制剂等一系列环节才能供患者使用。药材在生产和流通过程中，质量是一个动态变化的过程，因此研究影响生药质量的因素，探讨生药质量的变化规律，进而对其质量进行全程动态监测与调控，是确保生药质量稳定、均一和可控的关键。

（二）研究生药资源及其可持续利用

生药资源是生药质量控制的源头，同时也是药品研制、生产、开发和应用整个过程的源头。探讨优质药材资源的可持续利用策略，应用建立的生药质量评价方法，在真实性鉴定的基础上，通过化学成分分析和安全性评价，寻找同科属或不同科属中含有相同或相似成分的生药，从中发现更优良的生药或生药的代用品或新的生药资源，以确保生药资源优良，实现资源的可持续利用。

第二节　生药学发展简史

一、古代药物学与生药学的萌芽

人类药物知识的起源，可以追溯到远古时代。人们在寻找食物的时候，通过反复尝试，逐渐体会到哪些植物可以食用，哪些味道不佳、有毒或危险；偶然发现一些草、树根、树汁等具有治疗疾病的作用。这种经验代代相传，并且不断有后代增加新的经验。在无文字时代，人类的这些诊疗经验凭借师承口授丰富起来，在文字产生以后，便逐渐以图文形式记录下来，出现了医药书籍。由于这些书籍记载的多以植物为主，其中又以草类为多，因此这些书籍通常被称为“本草”。

据推断，人类最早记载植物治疗作用的文字资料是印度的《寿命吠陀经》（Ayurveda）。Ayurveda 一词是 Ayur（生活）和 veda（知识）组成，即“生活的知识”。推断《寿命吠陀经》为最早的医药书籍是因为《寿命吠陀经》中无任何参考文献，而其他如古埃及、中东等记载植物治疗作用的文献均有参考印度医药学的文字。但该书著于何时目前还无法考证。

另一部有名的记载植物治疗作用的远古著作是著于公元前约 1500 年的古埃及《爱柏氏纸草纪事》（Papyrus Ebers）。原文字记载于由纸草（*Cyperus aquatilis*）制成的纸上，从一古墓中被发现，1873 年由 Georg Ebers 购买并整理，存放于德国莱比锡（Leipzig）大学，两年后刊行。

我国在公元前 1066~前 256 年（周朝时期）就有许多著作记载大量可供药用的动植物，如《诗经》《左传》《论语》《吕氏春秋》《山海经》《尔雅》等。而成书于秦、汉时期（公元前约 200 年）的《神农本草经》是我国已知最早的药物学专著，著者不详，托名于神农。它总结了我国汉代以前的药物知识，载药 365 种，分为上、中、下三品。在序录中记载，药“有毒无毒，阴干暴干，采造时月，生、熟，土地所出，真伪陈新，并各有法”，对药物的产地、采集时间、方法以及辨别药物真伪等已有了一些原则性的概括。各药的记述则以药性和功效为主。原书已失传，但原文收载于后代本草中，现有明代、清代等刊本。

公元 40~90 年，被称为“西方医学之父”的希腊医生 Pedanius Dioscorides 著有《药物学》（De Materia Medica）一书，书中收载 600 种药用植物，其中有许多在今天仍然是重要的药物，如绵马（aspidium）、鸦片（opium）、麦角（ergot）和桂皮（cinnamon）等。

Pedanius Dioscorides 的著作影响西方医药学近 1500 年。

公元 130~201 年间，古罗马医生 Claudius Galen 著书 20 部，总结了复杂的古罗马医药体系，记述了许多含药用植物处方的制备方法，英文 Galenical Pharmaceuticals（草药制剂）一词就是由 Galen 的贡献而来。

公元 500 年左右，我国梁代陶弘景在《神农本草经》等的基础上编成《本草经集注》，载药 730 种。全书以药物的自然属性分类，分为玉石、草木、虫兽、果、菜、米食、有名未用七类。该书对药物的产地、采收、形态、鉴别等有所论述，有的还记载了火烧试验、对光照视的鉴别方法。如对《神农本草经》中“术”的鉴别，“术有两种，白术叶大有毛而作桠，根甜而少膏……；赤术叶细无桠，根小而多膏……”。硝石“以火烧之，紫青烟起”；云母“向日视之，色青白多黑”；朱砂以“光色如云可折者良”等。有的还指出品质的好坏，如治疟的常山，特别指出以细实而黄的鸡骨常山疗效好。原书已遗失，现存敦煌残卷。其主要内容散见于后世本草中。

公元 659 年，我国唐代苏敬等 23 人集体编撰、由官府颁行的《新修本草》（又称“唐本草”），被认为是我国最早的一部国家药典，也是世界上最早的一部由国家颁布的药典。该书在当时流传到全国，影响长达 300 年左右，直到宋代《开宝本草》问世，才逐渐被取代。该书载药 884 种，与以往本草相比增加了如山楂、芸苔子、人中白等 114 种新的药物，其中不少是外来药物，如由印度传入的豆蔻、丁香、胡椒等；大食传入的石榴、阿芙蓉、乳香、玛瑙等；波斯传入的茉莉、青黛；大秦传入的素馨、郁金；西域传入的仙茅、芥子、马钱子；南洋传入的木香、樟脑、槟榔、没药等。该书有较多的基原考证。附有图经 7 卷、药图 25 卷，出现了图文鉴定的方法，为后世图文兼备的本草打下了基础。原书已散失不全，现仅存残卷。

公元 1100 年左右，我国北宋后期蜀医唐慎微将《嘉祐本草》和《开宝本草》合二为一，再加入他从民间以及诸家本草等 500 余种书籍中收集到的资料，编成了本草、图经合一的《经史证类备急本草》，简称《证类本草》。此书内容丰富，图文并茂，共 31 卷，载药 1746 种，每味药具有附图，并对历代本草中各家的说法均加采录，因此就保存了许多已散失本草书籍的内容，是研究我国宋代以前药物学的重要文献。该书的一大特点是在药物分类上的改进，有了初步按照药物的性质、形态进行分类的萌芽。他把全书分成玉石、草、木、兽、禽、虫鱼、果、米谷、菜等部。此书的附方较多，这样就把植物和其药效紧密联系起来了，揭开了本草的新篇章。

到公元 16 世纪，我国明代的本草著作甚多，其中对药学贡献最大的，首推李时珍撰著的、于 1596 年刊行的《本草纲目》。李时珍参阅了经史百家著作和历代本草 800 余种，历经 30 年，编写成 52 卷、约 200 万字、载药 1892 种、附方 11 000 余条的巨著《本草纲目》。这部著作是我国 16 世纪以前医药成就的总结。该书按药物自然属性分类，每药标名为纲，列事为目，名称统一，结构严谨，为自然分类的先驱。如第 14 卷所载药物高良姜、豆蔻、缩砂蜜、益智子等排列在一起，属于芳草类。今天看来，这些都是姜科植物，含有挥发油，与自然分类相符。药物的形态鉴别方法和内容也是较为完善的，如描述丹参谓：“处处山中有之。一枝五叶，叶如野苏而尖，青色皱毛。小花成穗如蛾形，中有细子。其根皮丹而肉紫”。这些描述都较为逼真。李时珍在“集解”项中，引录了很多现已失传的古代本草对药物鉴别的记载，为后世留下了宝贵的史料。《本草纲目》的出版，对中外医药学和生物学科都有巨大影响。17 世纪初传到国外，曾被译为多国文字，畅销世界，成为世界性的重要药学文献之一。

公元18世纪，我国清代著名医药学家赵学敏于1765年编撰了《本草纲目拾遗》，此书是为了拾遗补正李时珍的《本草纲目》而作，是继《本草纲目》后我国药物学的又一次总结。该书载药921种，其中新增药716种，如冬虫夏草、西洋参、浙贝母、鸦胆子、银柴胡等均系初次记载，大大丰富了药学内容。

由上述历史回顾可以看出，从古代到18世纪，人类的药物学知识就是对具有疗疾作用的天然药物（植物、动物和矿物）的逐步认识和经验积累。药物学（我国古代多称本草学）记载的内容以医疗用途为主，兼有药物的名称、产地、形态和感官鉴别等。因此，古代的药物学中就有了药物的真伪、优劣概念，但限于当时的科学发展，对于药物的认识主要是运用眼、耳、鼻、舌等感官来识别自然界的植物、动物和矿物的形、色、气味等，进而达到评价真伪优劣的目的。

二、生药学科的诞生和近代生药学

生药学作为一门学科是18世纪末和19世纪初诞生的。一般认为，19世纪初德国学者T. W. C. Martius是这门学科的先驱者，Martius于1832年出版了“Grundriss der Pharmakognosie des Pflanzenreiches”，正式使用pharmakognosie这一学科名称。它由两个希腊词pharmakon（药物）和gignosko（知识）组成，即“药物的知识”。“生药学”一词，是由日本学者大井玄洞于1880年译自德文pharmakognosie。下山顺一郎于1890年出版了第一本《生药学》。我国学者赵燏黄1905年留学日本，1911年回国时带回“生药学”一词。

在我国，“生药”一词早有运用。如我国明代太医院中规定，“凡天下解纳药材，俱贮本院生药库”，“凡太医院所用药饵，均由……各地解来生药制造”；以及清朝太医院及御药房的医事制度中“凡遇内药房取用药材，……俱以生药材交进，由内药房医生切造炮制”。可见生药或生药材是在与切造炮制、制成药饵对比的情况下所用的名称，实质上即指药材。这与pharmakognosie研究的对象正好吻合。只不过在我国大多数生药都是历代本草收载的药物（包括植物、动物和矿物），而国外pharmakognosie研究的对象还包括本草未有记载、为西医所用的天然药物（如洋地黄叶、海葱、麦角等），且一般不包括矿物。

到19世纪近中叶，随着国际交通和贸易的发展，生药采购和流通区域扩大，生药种类和数量逐渐增多，当时生药学的主要内容是研究商品生药的来源（生物的和地理的），鉴定商品生药的真伪和优劣。商品生药学的研究方法和手段，随着生物学的发展不断得到充实和丰富。1838年，德国学者Schleiden阐明了细胞是植物体构造的基本单位，并利用显微镜观察了多种生药的显微构造，发现根据显微构造的不同，可以准确区别各种生药。其后，利用显微镜鉴别生药的方法得到了进一步发展，成为生药鉴定的重要手段之一。这一时期，国外对本国常用的或是国家药典、国家药品处方集中收载的生药，进行了显微鉴定研究，目的是为了防止粉末生药的掺杂或假冒。如德国学者J. Moeller于1892年所著《解剖图谱》（Anatomischer Atlas）是一本描述德国药典中重要粉末植物生药显微特征的著作。法国学者E. Collin于1893年所著的《实用粉末生药鉴定手册》（Guide Pratique pour la Determination des Poudres Officinales），描绘了法国药典中粉末植物生药的组织特征。英国学者B. E. Nelson于1910年所著的《生药和药品分析入门》（Introduction of the Analysis of Drugs and Medicines）一书，介绍了粉末生药显微分析的方法，绘有较精细的显微特征图，并将粉末生药197种按类别列成详细的分类检索表。美国学者A. Schneider于1921年所著的《粉末植物生药显微分析》（第二版）（The Microanalysis of Powdered Vegetable Drugs）较全面、详细地阐述了研究粉末植物生药的通则、操作方法、显微描述及检索表的编列等，并收载了210种粉末生药的显微特征和特征图。这本书可以说是早期最著名的粉末生药学专著，迄今仍有重要参考价值。美国学者W. Mansfield于1929年所著《显微生药学》（Microscopic Pharmacognosy），是一本记载88种植物生药的粉末显微鉴定图志。此外，在欧美、前苏联和日本还有一些早期著作。通常各国生药学书籍和国家药典中大多有粉末生药显微鉴定的内容。

19世纪初期，随着化学学科的发展，人们意识到植物的药效源于其中特定的化学物质。如1804年德国人F. W. Sertürner从罂粟 *Papaver somniferum* L. 浆果中分离到吗啡（morphine），1817年证明其为生物碱，约100年后（1923年）由英国人J. M. Gulland和R. Robinson鉴定其结构。1820年法国人Pierre Joseph Pelletier和Joseph Bienaime Caventou从金鸡纳 *Cinchona succirubra* Pav. ex Klotzsch树皮中分离到奎宁（quinine），1880年左右由多个实验室鉴定其结构，并证明这些生物碱具有明显的与原植物相同的生理作用，生药有效成分的研究由此发展起来。很多生物碱被分离为纯品。同时各种分析技术也得到一定发展。因此除了形态、显微特征外，化学定性和定量的方法也开始应用到生药鉴定工作中，丰富了生药学的研究手段。

在西方，特别是在英国和美国从19世纪40年代到20世纪60年代，生药学一直是大学药学教育的一门主要课程，因为那时许多治疗药物都是应用植物来源的制剂。从20世纪初开始，合成药物进入医药领域，药学教育的课程逐渐将重点转向药物化学，包括其基础学科物理学、有机化学和无机化学。到50年代，由于化学合成药物迅猛发展，包括酊剂和提取物的草药制剂的应用持续下降。有些疗效明确的草药如鸦片（opium）和洋地黄（digitalis）虽然仍然应用，但已不是酊剂，而是单个纯化合物吗啡（morphine）和可待因（codeine）、洋地黄毒苷（glycoside digoxin）。医生更乐于提供给病人剂量可控的片剂、胶囊，而不是植物提取物。与此同时，磺胺类（sulphonamide）和抗生素（antibiotics）更是兴起了应用化学疗法治疗感染的革命。在这样的背景下，人们甚至怀疑某些草药根本不含活性成分。临床医生逐渐减少甚至不再使用草药及其制剂。大学教育为了适应药学实践，从60年代开始，在英国等西方高等学校，与草药知识相关的课程被不断削减，到80年代生药学作为一门学科在英国的许多高校被取消。只有部分生药学研究较活跃的大学保留了生药学课程。这时药理学成了主要学科，有机化学作为合成药物的基础学科、分析化学作为药品质量控制的手段均得到重视和发展。

尽管在英国和美国，生药学在药学本科教程中迅速下降，甚至荒废，但在欧洲的其他国家如德国、法国等的许多大学，生药学仍然是一门主修的专业课程。部分大学（包括英国和美国）学者之所以还进行生药学的研究，主要原因是天然产物中化学成分（如生物碱、苷类）结构的奇妙，许多药用植物中的化学成分还没有得到阐明。所以20世纪50年代到80年代，西方（特别是英国和美国）的生药学研究内容主要转移到对天然产物（主要是植物）的化学研究，即寻找活性化合物。

我国约于20世纪20年代开始设立生药学课程。赵燏黄1911年回国后开始从事生药学研究和教学，并于1934年与徐伯鋆合编了《现代本草生药学》上篇，1937年叶三多续写了《生药学》下篇。上下两篇《生药学》的内容，着重介绍国外书籍中收载的或供西医应用的生药，引进了生药鉴定的近代理论和方法，作为当时的大学教材，对我国生药学科的发展起到了先导作用。

20世纪50年代前，由于我国多处于内战以及经历多年的抗日战争，生药学的研究也近乎停滞。新中国成立后，我国的生药学才真正得到发展，陆续有生药学著作问世，主要有李承祜的《生药学》（1952年），徐国钧的《药用植物及生药学》（1954年），楼之岑的《生药学》（1956年），徐国钧、赵守训的《生药学》（1958年），楼之岑的《生药学》（1965年）。这些生药学书籍中所载的内容，大多着重于国外生药学书籍中的生药。原南京药学院编写组于1960年编著出版了我国第一部大型参考书《药材学》，该书总结了我国传统中药材应用实际，收载常用药材634种，附录收列160余种。每一种药材包括来源、栽培生产、加工炮制、性状和（或）显微鉴别、化学成分、效用等内容，特别是增加了传统中药的采制、鉴别、品质规格、贮藏等方面的经验。《药材学》一书的出版，对我国生药学研究与教学内容的变化起到极大推动作用，所以60年代以后出版的生药学，改变了过去收载以国外生药为主的结构，着重对国内习用的药材进行较全面的叙述。随后，原南京药学院又编著了《药材学讲义》（1961年）和《药材学》教学用书（1963年）。

与此同时，许多学者对我国常用中药进行了以本草考证、基原鉴定、形态描述、显微鉴定和理化鉴定为主要内容的生药学研究。

50年代末到70年代，我国开展了两次（1959~1962年和1970~1972年）广泛的中草药资源普查和研究整理工作，并于1968~1975年间掀起了群众性的中草药运动，各地医药卫生人员上山下乡，调查采集中草药，为农民防治疾病。先后有多部全国性和地方性中药著作出版。如中国医学科学院药物研究所等单位编写的《中药志》（Ⅰ~Ⅳ册，第一版1959~1961年），中国中医研究院中药研究所编写的《全国中草药汇编》及其彩色图谱（1975~1977年），南京药学院编写的《中草药学》上、中、下三册（1976、1980、1987年），南京新医学院编写的《中药大辞典》（1977年）等。这些著作的出版标志着我国生药学发展的一个高潮。

在这期间中药化学及其生物活性研究也得到迅速发展，先后取得多项成果并应用于临床，如抗高血压药利血平（reserpine）、强心药黄夹苷（强心灵，neriperside）、抗菌药小檗碱（黄连素，berberine）、镇痛药延胡索乙素（*dl*-tetrahydropalmatine）、抗癌药喜树碱（camptothecine）、治疗心血管疾病药川芎嗪（tetramethylpyrazine）、治疗气管炎药满山红油胶囊、抗肝炎药联苯双酯（由五味子素 schisandrin 研究衍生而来的合成品）和抗疟药青蒿素（artemisinin）等。

由此可见，从20世纪50年代开始，正当英、美等西方国家生药学研究逐步萎缩或主要进行植物化学研究的时候，我国生药学的研究迅速发展，并沿着形态学（包括宏观的和微观的）、化学和药理活性等方向前进。

三、生药学科的发展和现代生药学

在西方，20世纪50年代可以说是中枢神经系统药物的时代，用于催眠、抗焦虑等的化学合成药上市。在英国用合成药物不仅是一种权利，而且是免费的。那时，对于一个药剂师来说，收到一个医生处方要求500片巴比妥（催眠）和500片安非他明（促醒）是很正常的事。随着时间的推移，越来越多的人接受合成药物的治疗，人们终于发现这种治疗模式是有代价的。巴比妥有成瘾性，就用被认为无成瘾性的苯并氮䓬类（如地西泮），但最终却发现这类药物同样会诱导成瘾。最大的合成药物不良反应事件莫过于"反应停"事件。60年代反应停（thalidomide）从临床被召回。该药原来认为是安全的，用于治疗妇女妊娠呕吐，但最终发现会产生大量的畸形儿。于是人们重新审视合成药对他们生活的影响，认识到合成药物治疗的两个最主要的弊端，即副作用和对某些疾病的束手无策。因此许多人开始对合成药物产生怀疑。

但人们对药物的需求仍然存在，于是将目光投向了补充和替代疗法（complementary and alternative therapies），成千上万的人选择了草药制剂。20世纪80年代虽然在药房中看不到草药制剂，却在大街上看到了许多保健食品店，这些保健食品店不但卖食品、食品补充剂，而且卖草药。草药被制成片剂、胶囊，用于治疗咳嗽、感冒、消化不良和睡眠困难等，草药的需求持续增长。

美国国家癌症研究所（National Cancer Institute，NCI）几十年的研究证明，天然产物仍然是寻找包括治疗癌症在内的疑难杂症有效药物的源泉。如著名的用于治疗乳腺癌和卵巢癌的药物紫杉醇（taxol），就是该研究所经过20多年的研究从植物红豆杉（*Taxus brevifolia* Nutt.）中采用活性筛选方法得到的。在德国、法国等欧洲国家，通过民族植物学（ethnobotany）和民族药理学（ethnopharmacology）的研究，成功开发了治疗心血管疾病的银杏 *Ginkgo biloba* L. 叶制剂，以及治疗轻中度抑郁症的贯叶连翘 *Hypericum perforatum* L. 制剂等。

于是，在西方国家，从20世纪70~80年代开始"回归自然"的呼声越来越高。生药学在这种呼声中重新找回了自己的地位，并不断发展起来。特别是20世纪末以来，随着科学技术尤其是现代生物学及药学相关学科的飞速发展，使得生药学的研究内容不断扩展，所应用的技术与方法不断更新。从此，现代生药学的时代到来了。

为了保护生物多样性和实现资源的可持续利用，生药学研究工作者在进行传统的植物化学成分的提取、分离、结构鉴定和生物活性测试的同时，还利用植物化学分类学知识寻找新资源；通过组织培养、基因工程等分子生物学手段研究目标成分的生物转化（biotransformation），提高目标成分的生物合成量或产生新的活性成分；研究遗传（heredity）、个体发育（ontogeny）和环境（environment）等因素对目标成分生成的影响，试图通过改变各种因素达到提高目标成分含量的目的。

由于分析技术的进步，人们在传统生药形态鉴定的基础上，更加强了对生药内在质量的评价，对于有效成分不明确的生药，引进指纹图谱（fingerprint）技术整体控制生药质量；同时还强调重金属、农药残留和致病微生物等微量/痕量有害物质的限量检查。

在生物活性检测方面，将现代自动化分离检测技术（如色谱-光谱在线联用）与现代分子生物学活性测试技术（如关键酶、靶细胞、微生物等）相结合，创建高通量（high throughput）和免重复（derepeatation）的筛选平台。

除了对目标化合物的筛选研究外，在天然药物的开发研究中，进一步注重民族植物学和民族药理学的研究，逐步发现了天然药物在治疗某种疾病时其固有的多种成分协同作用（synergistic action）的现象。同时还密切关注某些有毒天然成分（如吡咯里西啶生物碱的肝毒作用、马兜铃酸的肾毒作用）、天然药物与合成药物联合用药时的相互作用（herb-drug interaction）等。

我国自20世纪80年代始，随着国家进一步改革开放和综合国力的提升，生药学得到了进一步的发展。

首先，中药的标准化工作开始步入正轨。1985 年《中华人民共和国药品管理法》正式颁布执行，该法规定“药品必须符合国家药品标准或者省、自治区、直辖市药品标准”。我国于 1953 年出版第一版 Ch. P.，此后曾于 1963 年、1977 年出版第二版、第三版。自 1985 年版开始，Ch. P. 每五年修订一次，并从 1985 年版开始出版英文版。此外，各省、自治区、直辖市也陆续开始制订地方性中药材标准。

1982 年，国务院作出关于“对全国中药资源进行系统地调查研究，制定发展规划”的决定，全国于 1983~1987 年间组织专业队伍，开展了第三次中药资源普查工作，1994 年出版了《中国中药资源丛书》，它包括《中国中药资源》《中国中药资源志要》《中国中药区划》《中国常用中药材》《中国药材地图集》和《中国民间单验方》，是一套系统的中药资源专著。

“七五”（1986~1990 年）、“八五”（1991~1995 年）期间，由国家科委和国家中医药管理局组织，在中国药科大学徐国钧院士和北京医科大学楼之岑院士的领导下，国内 30 多个医药院校和科研机构的数百名科技人员参与，对 220 种（类）多来源中药材进行了系统的品种整理和质量评价研究，内容包括本草考证和文献查考、药源调查、分类学鉴定、性状和显微鉴定、理化分析、化学成分、采收加工、药理和毒理等。研究结果澄清了多来源中药材的品种混乱问题，提出了品种间的鉴别方法和特征，评价了各品种的质量。该研究成果先后出版了专著《常用中药品种整理和质量研究》（南方协作组 1~4 册，1994~2001 年；北方协作组 1~6 册，1995~2003 年）。在“七五”、“八五”工作的基础上，“九五”期间（1996~2000 年）继续进行国家重点科技攻关课题“中药材质量标准的规范化研究”，研究内容包括文献综述、资源分布和样品收集、化学成分研究、对照品研究、定量用对照品药效学研究、定性和定量分析方法研究等。这一研究成果充实了 Ch. P. 药材质量标准内容，最终建立了 80 种常用中药材国际参照执行标准，还为许多一、二类中药新药研究奠定了基础。

“十五”期间（2001~2005 年），科技部实施了“创新药物和中药现代化”的科技重大专项，旨在加速实现我国新药研制从仿制为主向自主创新为主、创仿结合的战略性转轨，大幅提高我国新药研究和开发的综合实力，加快中药现代化、国际化进程，为我国医药产业应对入世后的战略性调整提供科技支撑和保障。专项的课题包括：新药筛选及关键技术研究，新药临床前药效学关键技术及平台研究，临床前安全评价关键技术及平台研究，临床前药物代谢动力学关键技术及平台研究，中成药已上市大品种的二次开发研究，中药提取物、配方颗粒质量标准，中药在线检测及中药辅料应用的示范研究，濒危药材和中药饮片炮制研究，中药质量标准技术平台研究，常用中药材规范化种植（养殖），生物芯片在中药研究中的应用，防治传染病的药物及药物新制剂的研究等。“十一五”期间（2006~2010 年），科技部实施了“重大新药创制”科技重大专项，旨在建立国家新药研发体系，为人民群众提供安全、有效、方便、价廉的医疗卫生服务产品，基本满足人民日益增长的健康和医疗需求，全面促进我国民族医药产业的持续、健康发展。就中药而言，其主要目标是传承中医药的优势和特色，加速中医药现代化、国际化进程，使我国创新中药研究开发居于国际领先水平。专项的课题包括：针对重大疾病的创新药物研究与开发、药物大品种技术改造、创新药物研究开发技术平台建设、企业创新药物孵化基地建设、新药研究开发关键技术研究等。

与此同时，一系列生药学教科书和研究专著相继出版。20 世纪 80 年代开始，人民卫生出版社组织出版高等医药院校统编教材，相继出版了徐国钧主编的《生药学》（第一版，1987年；第二版，1995年），郑俊华主编的《生药学》（第三版，1999年），郑汉臣、蔡少青主编的《药用植物学与生药学》（第四版，2003年），蔡少青主编的《生药学》（第五版，2010年；第六版，2014年）；中国医药科技出版社组织出版了全国高等医药院校医药类规划教材，于2005年出版了李萍主编的《生药学》（第一版，2005年；第二版，2010年；第三版，2015年）。这些教科书成为我国医药院校生药学课程的教学用书。生药学研究方面的著作有《中药材粉末显微鉴定》（徐国钧、徐珞珊，1986年）、《新华本草纲要》1~3册（1988~1991年）、《中药辞海》1~4册（1993~1998年）、《中华本草》（1997~1998年）、《中药志》（第二版）Ⅰ~Ⅵ册（1979、1982、1984、1988、1994、1998年）、《新编中药志》Ⅰ~Ⅴ卷（肖培根等，2002、2007年）、《中国药材学》（徐国钧等，1996年）、《分子生药学》（黄璐琦，第一版，2000年；第二版，2006年）、《道地药材图典》（王强、徐国钧，2003年）、《中药显微鉴别图鉴》（英文版）（赵中振，2005年）、《中药资源可持续利用导论》（陈士林、肖培根，2006年）、《现代生药学》（李萍等，2006年）、《中国药典中药材显微鉴别彩色图鉴》（李萍、钱忠直，2009年）、《中国药典中药材及原植物彩色图鉴》（上、下册）（陈士林、林余霖，2010年）、《中药材鉴别图典》（赵中振、陈虎彪，2010年）等。

我国学者围绕生药化学成分、质量控制、体内代谢、药理、毒理等领域逐步开展深入研究，在 Analytical Chemistry、Organic Letters、Journal of Natural Products、Journal of Proteome Research、Metabolomics、Journal of Chromatography A、Journal of Chromatography B、Analytica Chimica Acta、Phytochemistry、Talanta、Planta Medica、Journal of Agricultural and Food Chemistry、Toxicology Letters、Journal of Ethnopharmacology、Journal of Pharmaceutical and Biomedical Analysis、Phytotherapy Research、Microscopy Research and Technique、Pharmacognosy Magazine、Journal of Natural Medicines 等国际学术期刊上发表了很多有特色、高水平研究论文，充分反映了我国生药学科研能力与水平正稳步提升。

从以上科研计划、科研成果来看，我国生药学的发展历程，大致分为以下三个阶段。

20世纪20~40年代是起步阶段，研究我国的生药（中药材）为数甚少。

20世纪50~70年代末是发展阶段，由于新中国刚刚成立，百废待兴，很多高校的生药学教研室相当庞大，研究范围相当广泛，以至于到70年代末期相继分离出植物化学、中药药理学等教研室。这一时期生药学研究的内容包括本草考证、资源调查和基原鉴定、品质评价等，使用的手段是形态和组织的描述、少量的理化分析、极少的定量分析。

20世纪80年代以来可称为持续深化阶段。80年代（特别是80年代中期）开始，随着科学技术的发展，生药学的内涵和外延不断丰富和扩大。生药学不但关注生药的基原，而且关注生药中的活性物质及其内在的质量，研究手段除传统的形态学和组织学外，在理化分析上大量应用了各种光谱技术如紫外光谱（UV）、红外光谱（IR）等和色谱技术如薄层色谱（TLC）、气相色谱（GC）、高效液相色谱（HPLC）等，并配合植物化学和药理学手段，评价生药的内在质量。

90年代中期以来，特别是自1998年开启“中药现代化科技产业行动”以来，我国先后出台了《中药现代化发展纲要（2002~2010）》、《中医药创新发展规划纲要》（2006~2020）等指引性文件，部署持续深化中药现代化，通过“973”计划、“863”计划、科技支撑计划、科技重大专项等国家科技计划持续推进中医药现代化科技创新，大大促进了中药科研水平的整体提升。

当前，我国生药学的研究聚焦于生药的质量评价与资源开发利用，即通过研究，确保生药的安全、有效和质量的均一、可控，以及寻找、扩大生药资源，达到生药资源的可持续利用；而研究的思路、方法与技术则随着研究的不断深入以及相关学科的发展更趋于综合与集成。在生药的真实性鉴定研究方面，应用生物显微镜/数码成像和计算机多媒体技术，实现生药形态鉴别特征的客观采集；探索应用 DNA 分子鉴定技术鉴别亲缘关系密切的生药基原，如乌梢蛇、川贝母等的分子鉴定技术已具有良好的普适性。在生药的有效性研究方面，重视生药“多成分多靶点”的整体作用特点，质控指标从“指标性成分”、“单一成分”逐步过渡到“药效成分”、“多个或多类成分”，质量评价模式也相应地从单一成分定性定量逐步过渡到多个或多类成分的同时定性定量，所采用的技术手段也从普通仪器分析过渡到色谱-质谱联用（LC-MS）分析。生药的质量控制理念也发生一定转变，不仅重视终产品的检验，更重视深入探究影响生药质量的各种因素，对生药质量进行动态调控及过程评价。在生药的安全性研究方面，不但考察生药自身次生代谢产物的安全性，而且考察生药生产加工过程中引入的重金属、农药残留和其他可能存在的有害物质。在生药资源的可持续利用研究方面，已不满足于仅仅对野生资源的调查与直接利用，而是强调对野生濒危动植物的保护与合理利用，即通过应用现代农业技术和生产方式，推广建立中药材 GAP 种（养）植基地，生产优质中药材；同时还以植物化学分类学为指导等，积极寻找新资源和发现人工替代品；以及应用植物基因组学、植物蛋白组学、合成生物学等，探索解决资源短缺、采集困难、种植要求高和临床价值大的名贵中药及有效成分的大规模生产。

扫码“练一练”

（李　萍）

上篇

生药学的基本理论与方法

第一章　生药的分类和记载大纲

第一节　生药的分类法

我国生药品种繁多，据《中华本草》记载，总数约有 8980 种，其中常用生药约 500 余种。为了便于学习、研究和应用，须将它们按一定的规律分门别类，加以叙述。不同的书籍，根据目的的不同采用不同的分类方法。常见的分类方法有：

1. 按药用部位分类法　首先将生药分为植物药（plant drugs）、动物药（animal drugs）和矿物药（mineral drugs），植物药再依据不同的药用部位分为根类、根茎类、皮类、茎木类、叶类、花类、果实类、种子类和全草类等。这种分类法便于研究和学习各类生药的性状和显微特征及其鉴定方法。

2. 按化学成分分类法　根据生药中所含的有效成分（effective constituents）或主成分（main constituents）的类别来分类。如含苷类生药、含生物碱类生药、含挥发油生药等。这种分类方法便于研究和学习生药的有效成分和理化分析；有利于研究有效成分与疗效的关系；有利于含同类成分生药的新资源开发与利用。

3. 按自然系统分类法　根据生药的原植（动）物在分类学上的位置和亲缘关系，按门、纲、目、科、属和种分类排列。这种分类法便于研究和学习同科属生药在形态、性状、组织构造、化学成分与功效等方面的共同点，并比较其特异性，以揭示其规律性；有利于寻找具有类似成分、功效的植（动）物，扩大生药资源。本教材按此分类方法。

扫码“学一学”

4. 按药理作用或中医功效分类法　根据生药的功效（efficacy）或药理作用（pharmacological action）分类。如按中医疗效分为解表药、清热药、补益药等；或按药理作用分为作用于神经系统的生药、作用于循环系统的生药等。这种分类法便于研究和学习生药的作用与功效，有利于与临床结合，也便于与所含活性成分相结合。

此外，《中国药典》《中药大辞典》《中药志》《中药辞海》等著作均按生药中文名称的笔画顺序，以字典形式编排。这是一种最简单的编排法，便于查阅。但各生药间缺少相互联系，一般教材中不采用此法。

以上各种分类方法在实际应用中可根据不同的目的和要求选择。

第二节　生药的记载大纲与拉丁名

一、生药的记载大纲

生药学教材中所载生药是按一定次序进行叙述的。限于篇幅，一般对较重要的、具有代表意义的生药进行详细叙述，对其余的生药则简单叙述。较详细叙述生药的记载大纲包括如下内容。

1. 名称（name）　包括中文名、拉丁名和英文名等。

2. 来源（或基原，source or origin）　包括原植（动）物的科名、植（动）物名称、拉丁学名（latin name）和药用部位（medicinally used part）。多数生药名与原植（动）物名是一致的，有些生药名与原植物名不同，如大青叶的原植物名为菘蓝，金银花的原植物名为忍冬。

3. **植（动）物形态**（morphology of plant or animal）　叙述原植（动）物的主要外形特征及生长习性。便于野外采集，也有助于对生药性状的理解，尤其是全草类生药。同时还介绍该物种的地理分布。

4. **采制**（collection and processing）　简述生药的采收、产地加工、干燥、贮藏及炮制要点和注意事项。

5. **产地**（habitat）　介绍生药的主产区。对栽培植物来讲，是指主要的栽培地区；对野生植物来讲，是指主要的采收地区。多数野生植物的分布区比较广，而采收地区比较窄。

6. **性状**（macroscopical characteristics）　叙述生药的外部形态、颜色、大小、质地、断面特征和气、味等特点。

7. **显微特征**（microscopical characteristics）　记载生药在显微镜下能观察到的组织构造和粉末特征，或显微化学反应的结果。

8. **化学成分**（chemical constituents）　记载生药所含主要化学成分或活性成分的名称、类别及主要成分的化学结构。

9. **理化鉴别**（physico-chemical identification）　记载利用物理或化学方法对生药所含化学成分进行的定性分析。

10. **检查**（test）　记载生药所含异物、水分、灰分等杂质的含量限度。

11. **含量测定**（assay）　记载生药有效成分或指标成分的定量分析方法以及含量限度。

12. **药理作用**（pharmacological action）　记载生药及其主要化学成分的现代药理研究结果，重点是与传统功效有关或有明显特点的药理作用。

13. **功效**（efficacy）　记载生药的性味、归经、功能、主治、用法与用量等。

14. **附注**（annotation）　记叙与该生药有关的其他内容，如类同品、同名异物的生药、掺杂品、伪品等，或同种不同药用部位的生药及其化学成分，或含相同化学成分的资源植物，或相关资源的开发利用等。

本教材对部分常用重要生药的来源、植（动）物形态、采制、产地、性状、显微特征、化学成分、理化鉴别、检查、含量测定、药理作用、功效、附注等内容作较全面的叙述。由于篇幅所限，对一般生药以列表形式收载其名称、来源、主要化学成分、药理作用或功效等。

二、生药的拉丁名

生药的拉丁名是国际上通用的名称。使用统一、规范的拉丁名便于生药的对外贸易和国际学术交流与合作。生药的拉丁名来源于原植（动）物学名，由学名中的属名、种加词附加其根、茎、叶、花、果实或角、骨等药用部位组成。其中，药用部位名取名词单数主格形式，常见的有：根 Radix，根茎 Rhizoma，茎 Caulis，木材 Lignum，枝 Ramulus，树皮 Cortex，叶 Folium，花 Flos，花粉 Pollen，果实 Fructus，果皮 Pericarpium，种子 Semen，全草 Herba，树脂 Resina，分泌物 Venenum 等；原植（动）物名取名词单数属格形式，主要有以下几种类型：①原植（动）物的属名，如黄芩 Scutellariae Radix（原植物 *Scutellaria baicalensis* Georgi），牛黄 Bovis Calculus（原动物 *Bostaurus domesticus* Gmelin）；②原植（动）

物的种加词，如颠茄草 Belladonnae Herba（原植物 *Atropa belladonna* L.）；③兼用原植（动）物的属名和种加词，用以区别同属其他来源的生药，如青蒿 Artemisiae Annuae Herba，茵陈 Artemisiae Scoporiae Herba；④原植（动）物和其他附加词，用以说明具体的性质、状态或特征，如熟地黄 Rehmanniae Radix Praeparata（Praeparata，制备的），鹿茸 Cervi Cornu Pantotrichum（Pantotrichum，未骨化的、具茸毛的），钩藤 Uncariae Ramulus cum Uncis（cum Uncis，带钩状的）；⑤少数生药的拉丁名不用原植（动）物学名，仅用该药原产地的土名或俗名，如牡丹皮 Moutan Cortex（原植物 *Paeonia suffruticosa* Andr.，Moutan 为中文“牡丹”的音译名），八角茴香 Anisi Stellati Fructus［原植物 *Illicium verum* Hook. f.，Anisi 来自英文“Anise（大茴香）”］。

有些生药的拉丁名中没有药用部位的名称，直接用原植（动）物的属名或种加词。例如：①某些藻、菌及地衣类生药，如海藻 Sargassum（属名），茯苓 Poria（属名）；②由完整动物制成的生药，如斑蝥 Mylabris（属名），蛤蚧 Gecko（种加词）；③动植物的干燥分泌物、汁液等无组织的生药，如麝香 Moschus（属名），芦荟 Aloe（属名），儿茶 Catechu（属名）。还有少数生药的拉丁名采用原产地的土名或俗名，如阿片 Opium，五倍子 Galla Chinensis。有时为了简便起见，省去药用部位的名称而只用属名，如洋地黄 Digitalis、薄荷叶 Mentha、黄连 Coptis。

矿物类生药的拉丁名，一般采用原矿物拉丁名，如朱砂 Cinnabaris，雄黄 Realgar。

需要指出的是，组成生药拉丁名的两部分词序位置可互换。目前，在有些国家或地区（如日本、欧洲）的药典中，生药拉丁名的药用部位名称放在属、种加词之后，这样，在依生药拉丁名次序排列时，同一植物来源的不同生药可以排列在一起，便于比较，如颠茄叶 Belladonnae Folium、颠茄根 Belladonnae Radix。2005 年版及以前历版 ChP 中药材拉丁名的药用部位名称放在属、种加词之前，从 2010 年版 ChP 开始，药用部位名称放在属、种加词之后，本教材中的生药拉丁名与新版 ChP 保持一致。

扫码“练一练”

（李　萍）

第二章　生药的真实性鉴定

生药的真实性鉴定（authentic identification）即基原鉴定（original identification），是指依据该生药的性状、显微、理化等特征，鉴定其原植（动）物学名。如生药人参，其基原为五加科植物人参 *Panax ginseng* C. A. Mey 的根及根茎；生药百部，其基原为百部科植物直立百部 *Stemona sessilifolia*（Miq.）Miq.、蔓生百部 *S. japonica*（Bl.）Miq. 或对叶百部 *S. tuberosa* Lour. 的根。

中药种类繁多，应用历史悠久，产区广泛。由于历代本草记载、地区用语、使用习惯的不同，类同品、代用品和民间用药的不断涌现，以及外形相似等因素，中药的同名异物、同物异名现象普遍存在。同名异物现象如女贞子，正品为木犀科植物女贞 *Ligustrum lucidum* Ait. 的果实，而某些地区把冬青科植物冬青 *Ilex chinensis* Sims 的果实当女贞子药用；同物异名现象如大血藤科植物大血藤 *Sargentodoxa cuneata*（Oliv.）Rehd. et Wils. 的藤茎，有的地方称“红藤”，有的地方称“鸡血藤”，这与豆科植物密花豆 *Spatholobus suberectus* Dunn 的藤茎（生药名为“鸡血藤”）极易混淆。另外，在商品市场上，生药伪品也较常见，特别是一些贵重生药如冬虫夏草、西红花、麝香、血竭、羚羊角等。因此，生药的真实性鉴定至关重要。

生药真实性鉴定的方法主要有性状鉴定、显微鉴定、理化鉴别和 DNA 分子遗传标记鉴定等。

第一节　性状鉴定

扫码“学一学”

性状鉴定（macroscopic identification）是通过人体的感官看、摸、闻、尝及水试、火试等直观的方法，依据对照生药的性状特征，包括形状、大小、色泽、表面、质地、断面、气味等，对生药进行真实性鉴别的一种方法。该方法简单、快速、易行，是我国中医药工作者长期经验积累之总结，又称为“传统经验鉴别”。性状鉴定适用于完整的生药及饮片的鉴别，必要时可结合其他鉴定方法加以确证。

一、对照生药的性状特征

对照生药（reference crude drugs）即学名确切的生药，需要深入生药产地调查、采集、鉴定。获取对照生药时，要同时采集带有花和药用部位的植物标本，以确保正确的原植物来源与药用部位。经准确鉴定后的生药，作为对照生药使用。对照生药的性状特征（macroscopic characteristics），是指依据对照生药而描述的生药性状特征，经生药学研究者制订并记录于国家药品标准、各种书籍和文献中，是生药性状鉴定的依据。

二、性状特征的观察、描述方法

用看、摸、闻、尝及水试、火试等直观的方法，仔细观察生药的形状、大小、色泽、表面、质地、断面、气、味等特征，以适当的语言加以描述，并采用适当的方法（拍照或描绘）记录。

三、性状鉴定的内容

1. **形状**（shape） 形状是指干燥生药的形态。观察时一般不需要预处理，但如观察皱缩的全草、叶或花类生药时，可先浸湿使软，展平。观察某些果实种子类生药时，如有必要可浸软后，取下果皮或种皮，以观察内部特征。生药的形状特征，与药用部位有关，并具有一定的规律。如根类生药一般呈圆柱形、圆锥形、纺锤形等；根茎类生药中根状茎的形状与根类同，块茎常呈长圆形或不规则形，球茎和鳞茎常呈球形、类球形或扁球形；皮类生药呈卷筒状、板片状等；种子类生药呈圆球形、扁球形等。老药工常以简单、生动的语言描述生药的形状特征，如山参的主要特征被形象描述为“芦长碗密枣核艼，紧皮细纹珍珠须”；防风的根茎部分称“蚯蚓头”；海马的外形为“马头蛇尾瓦楞身”。

2. **大小**（size） 大小系指生药的长短、粗细（直径）和厚薄。一般应测量较多的供试品。测量时可用毫米刻度尺。对细小的种子类生药，如葶苈子、车前子、菟丝子等，可放在有毫米方格线的纸上或在放大镜下测量，每10个种子紧密排列成一行，测量后求其平均值。

3. **色泽**（colour） 色泽，包括生药表面和断面的颜色，一般应在日光下观察。如用两种色调描述色泽时，以后一种色调为主。例如黄棕色，即以棕色为主。生药的色泽一般较为固定，如玄参要黑、丹参要紫、茜草要红、黄连要黄。同一生药的色泽变化与其质量密切相关，加工条件变化、贮藏时间不同或养护不当等，都可能改变生药的固有色泽，甚至引起内在质量的变化。如加工或保管不当时，黄芩中主要成分黄芩苷在黄芩苷酶作用下水解成葡萄糖醛酸与黄芩素，进而氧化成醌类而显绿色，导致药材质量降低。

4. **表面**（surface） 表面指生药表面所能看到的特征，如光滑、粗糙、皱纹、皮孔或毛茸及其他附属物等，皮类生药的表面特征包括外表面和内表面，叶类生药包括上表面和下表面。

5. **质地**（texture） 质地指折试生药时所感知的特征，一般用软、硬、坚韧、疏松、致密、黏性、粉性、轻、重、油润、绵性、角质、柴性等术语形容。折试时，需用未经软化处理的干燥生药，并要注意药用部位或加工方法不同的生药质地有区别。如盐附子易吸潮变软，黑顺片则质硬而脆；含淀粉多的生药，经蒸煮加工干燥后，会因淀粉糊化而变得质地坚实。在经验鉴别中，用于形容生药质地的术语很多，如质轻而松、断面多裂隙，谓之“松泡”，如南沙参；生药富含淀粉，折断时有粉尘散落，谓之“粉性”，如山药；质地柔软，含油而润泽，谓之“油润”，如当归；质地坚硬，断面半透明状或有光泽，谓之“角质”，如郁金。

6. **断面**（fracture） 断面指生药折断后所具有的特征，包括自然折断面和用刀横切（或削）的平面。

折断面主要观察和描述折断时的现象，如易或不易折断，有无粉尘散落、响声等；折断时的断面特征，如平坦、纤维性、刺状、颗粒性、裂片状、胶丝状，是否可以层层剥离等。对于根及根茎、茎和皮类生药的鉴别，折断面观察很重要。如茅苍术易折断，断面放置能“起霜”（析出白毛状结晶），白术不易折断，断面放置不“起霜”；甘草折断时有粉尘散落（淀粉）；杜仲折断时有胶丝相连；黄柏折断面，呈纤维性；苦楝皮的折断面呈裂片状分层；厚朴折断面可见亮星。

此外，横切（削）面需要重点观察皮部与木部的比例、维管束的排列方式、射线的分布、油点的多少等。常用的术语有“菊花心”，如黄芪等；“车轮纹”，如粉防己等；“朱砂点”，如茅苍术等；“星点”，如大黄等；“云锦纹”，如何首乌等；“罗盘纹”，如商陆等。

7. 气（odour） 气是用鼻闻后的感觉，各个生药都有特定的气味，尤其是含挥发性成分的生药，具有特殊香气或臭气，可作为鉴定该生药的主要依据之一。如檀香具特异芳香气，阿魏具强烈的蒜样臭气，白鲜皮有似羊膻气等。一般直接嗅闻干燥的生药，也可在折断、破碎或揉搓时进行，必要时可用热水湿润后检查。

8. 味（taste） 味是用味觉来识别生药。检查味感时，可取少量直接口尝，或加开水浸泡后尝试浸泡液。有毒的生药如需尝味时，应注意防止中毒。尝味时应注意，由于舌尖部对甜味敏感，近舌根部对苦味敏感，所以口尝时要取少量代表性的生药在口里咀嚼约1min，使舌头各部位都充分接触药液。另外尝药时还要注意取样的代表性，因为生药的各部分味感可能不同，如果实的果皮与种子，树皮的外侧和内侧，根的皮部和木部等。生药的味与其含成分及含量关系密切，如乌梅、木瓜、山楂均以味酸为好（多含有机酸类）；黄连、黄柏以味苦为好（多含生物碱类）；甘草、党参以味甜为好等。一般每种生药的味感相对固定，若生药的味感改变，则要考虑其品种或质量是否有变化。

9. 水试（water-based test） 水试是利用生药在水中或遇水发生沉浮、溶解、颜色变化、透明度、膨胀性、旋转性、黏性、酸碱变化等特殊现象进行鉴别的一种方法。如西红花投入水中后，先呈现一条黄色线状带，直接下垂，柱头膨胀，水液渐渐染成黄色；秦皮水浸后，浸出液在日光下显碧蓝色荧光；葶苈子、车前子等加水浸泡后变黏滑，且体积膨胀；熊胆粉末投入清水杯中，即在水面旋转并呈黄色线状下沉而不扩散。这些现象常与生药中所含化学成分或组织构造有关。

10. 火试（fire-based test） 火试是通过观察火烧或煅生药所产生的现象进行鉴别的一种方法。有些生药用火烧，能产生特殊的气味、颜色、烟雾、闪光和响声等现象，可作为鉴定手段之一。如降香微有香气，点燃则香气浓烈，有油流出，烧后留有白灰；麝香少许用火烧时有轻微爆鸣声，起油点，似烧毛发但无臭气，灰烬白色；海金沙易点燃而产生爆鸣声及闪光，而松花粉及蒲黄无此现象，可资区别。

四、各类生药的性状鉴定要点

1. 根类（roots） 根类生药大多取自被子植物的根，包括药用为根或以根为主带有部分根茎的生药。根上通常没有节和节间，一般无芽，少数双子叶植物根有不定芽。要注意辨别其为双子叶植物还是单子叶植物根。双子叶植物根类生药一般呈圆柱形或圆锥形，平直或稍弯曲、扭转、有的分枝，上端常连接短缩的根茎（习称“芦头”）；表面常较粗糙，多数有木栓、皮孔及支根痕；横断面呈放射状结构，形成层环大多明显，中心常无髓，少数生药有异型构造。单子叶植物根类生药多为须根或须根膨大成块状根，块状根的形状比较多样；表面常较光滑，无木栓及皮孔，断面不呈放射状，内皮层环较明显，中心有髓。

2. 根茎类（rhizomes） 根茎类生药是以植物的地下茎入药，包括根状茎（常称根茎）、块茎、鳞茎或球茎。根茎类生药表面有节和节间，以单子叶植物的根茎为明显，节上常见有退化的鳞片状叶，有时可见叶痕和芽痕，周围或下侧有不定根或根痕。蕨类植物根茎的表面常有鳞片或鳞毛，有的周围密布整齐的叶柄基。观察根茎类生药的横断面，双子叶植物根茎呈放射状结构，中心有明显的髓；单子叶植物的根茎不呈放射状，内皮层环大多明显，环圈内外均散有维管束小点；蕨类植物根茎有的中心为木部，无髓，有的木部呈完整的环圈，中心有髓，有的为数个分体中柱断续排列成圈状。蕨类植物根茎也可将叶柄基横断面分体中柱的数目和排列状况作为鉴别点。

3. 茎类（stems） 茎类生药是以植物的地上茎或茎的一部分入药，包括木本植物的枝条、木质藤本的茎、草本植物的茎或茎髓等。一般茎类生药呈圆柱形，也有呈方柱形或扁圆柱形，大多有明显的节和节间，有的节部膨大并残存小枝痕、叶痕或芽痕，若叶痕显著可供观察叶序。草质茎干缩后因维管束或机械组织的存在，常形成纵向隆起的棱线及凹沟；木质茎表面较粗糙，木栓层时有纵横裂纹，皮孔易见。双子叶植物茎的横断面呈放射状结构，草质茎木部不发达，髓疏松或成空洞，木质茎木部发达，皮部薄；单子叶植物茎不呈放射状结构，维管束散列，无明显的髓。

4. 木类（woods） 木类生药是木本双子叶植物或裸子植物树干形成层以内的部分，通常以心材入药。一般将木材锯截成段，或劈成条块或刨成薄片。观察其形状、色泽、表面纹理与斑块、质地、气味，以及横切面、纵切面所呈现的年轮、射线等纹理。

5. 皮类（barks） 皮类生药是木本双子叶植物或裸子植物树干、枝条或根的形成层以外的部分，可分为树皮（干皮）、枝皮及根皮。有的皮类生药已刮去外皮而以"内皮"（主为韧皮部）入药。皮类生药因所采部位、厚度及加工方法的不同，可呈板片状、卷片状、槽状、筒状或双筒状，根皮形状较不规则，卷曲度不均一，近地面处剥下的根皮有的呈靴状。皮类生药的外表面较粗糙，有纵横裂纹，并有不同形状、大小的皮孔，有时栓皮呈鳞片状剥落，有的干皮附着灰白色地衣斑块，有的着生钉刺或毛刺，若外皮已刮去则较平滑；内表面一般平滑，颜色较深，常可见纵向细纹理（纤维束）或网状皱纹。皮类生药有的易折断，有的不易折断，这与皮的厚薄及有无纤维层有关。折断面有的平坦或呈颗粒状（示有石细胞群），有的呈纤维状或裂片状，且可层层撕离（示有纤维层），也有些皮类折断时有胶质丝状物相连或有粉尘。

6. 叶类（leaves or leaflets） 叶类生药大多以单叶入药，也有为复叶的小叶或是带叶的枝梢。观察叶类生药时，首先将皱缩的叶片湿润展平，观看叶的组成判断是单叶或是复叶（如夹有梗枝，其叶痕在同一水平面上，叶痕旁无芽痕，则为复叶的小叶轴；若叶痕为互生或对生，则为茎枝）；再观察叶片的形状、大小、色泽、叶端、叶基、叶缘、叶脉、上下表面、质地以及叶柄的有无或长短。叶面的表面特征比较多样，有的具较厚的角质层，光滑无毛；有的一面或两面被毛；有的在放大镜下可见腺鳞；有的叶片对光透视可见透明的腺点（油室）。叶柄的平直或扭曲也有鉴别意义。小叶片的基部常不对称。

7. 花类（flowers or inflorescences） 花类生药包括未开放的花蕾或已开放的花，或花的某一部分如花瓣、花冠、柱头、花粉；或是完整的花序。花的形状比较特异，大多有鲜明的颜色和香气，故较易鉴别。观察内容包括花的开放状态、全形、大小、花各部分的形状、色泽、数目、排列、有无毛茸以及气味等，必要时湿润后在解剖镜下观察。若是以花序入药的，注意花序的类型及苞片或总苞的形状。

8. 果实类（fruits） 果实类生药包括完整的果实，或果实的一部分如果皮、果核、果皮维管束，或整个果穗以及果柄、宿萼等。另有商品以果实出售，临用时除去果皮取种子入药的，也归列于果实类。果实类生药的性状鉴定首先观察果实的类型、形状、大小、颜色、顶部、基部、表面和切断面特征，以及有无残存苞片、花萼、雄蕊、柱基及果柄。果实类生药的表面有的具光泽或被粉霜，有的有隆起的棱线，有的有凹下的油点（油室），有的着生毛茸。对完整的果实，还需关注所含种子的数目、形状、大小、色泽及表面特征。

9. 种子类（seeds）　种子类生药大多用完整的种子，少数用种皮、种仁，或以附属物假种皮入药。种子类生药的性状鉴定首先观察种子的形状、大小、颜色及表面特征，如种脐、种脊、合点、珠孔位置和形状，各种纹理、突起、毛茸、种阜的有无以及纵横剖面等。剥去种皮后，注意有无胚乳。一般无胚乳种子的内胚乳仅为一层透明膜状物，子叶发达；有胚乳种子的内胚乳有的富油质，有的角质样，子叶富油质或粉性。

10. 全草类（herbs）　全草类生药是以草本植物的全株入药，也有将草本植物的地上部分或带叶的花枝、果枝归入全草类的，其中少数为灌木的草质茎。全草类生药的叶大多干缩或破碎，可湿润后摊平观察。若花、果实完整，可依植物鉴定的方法进行观察；若残缺，可根据各部分形态，参照有关类别进行观察。

11. 动物类（animals）　动物类生药是以动物全体或其器官或代谢产物、分泌物入药，动物基原可以通过文献比对、标本核对进行确证，如肌肉、骨、皮肤、毛、角等各部分。

12. 矿物类（minerals）　主要观察其结晶形状、结晶习性、透明度、颜色、光泽、硬度、脆性、延展性、弹性、磁性、比重、解理、断口、气味等，此外需依据理化试验等方法鉴定。

以上所述是针对完整生药的性状鉴定，而在实际工作中经常需要鉴定生药饮片。生药饮片系指将生药通过净制、切制或炮炙，制成的一定规格的、直接供配方或制剂使用的加工生药。饮片的鉴别特征不同于完整生药，因其可能改变了形状、大小、颜色甚至气味（某些炮制品）。在鉴定饮片时，应结合其炮制工艺，并参照完整生药的性状特征，特别是横断面、表面和气味等进行对比识别。

第二节　显微鉴定

扫码“学一学”

显微鉴定（microscopic identification）是指利用显微镜，依据对照生药的组织、细胞或内含物的特征，对生药（检品）进行真实性鉴定的方法。显微鉴定是一项专门技术，需要有植（动）物解剖学、矿物晶体光学、植物显微化学等基本知识，掌握显微制片、摄影等基本技术。显微鉴定通常适用于性状鉴定不易识别的生药、性状相似不易区别的多来源生药、破碎生药、粉末生药以及用粉末生药制成的丸散锭丹等中药成方制剂的鉴定。

显微鉴定作为生药真实性鉴定主要方法之一，已被世界多个国家药典所收载。ChP 自1977 年版开始收载显微鉴定项目，此后历版收载该鉴别项的药材比例逐步增加。USP 第 36版收载的近 200 个膳食补充剂品种中，每个植物药均列出了显微鉴别项；Ph. Eur. 第 8 版共收载 269 个植物药及其制剂专论，除去植物油脂、提取物等无组织形态特征的品种外，每个植物药的鉴别项均包括显微鉴别，部分植物药还绘制了粉末显微特征图。

一、对照生药的显微特征

对照生药的显微特征，是指依据对照生药经显微观察而获得的显微特征，经生药学研究者制订并记录于国家药品标准、各种书籍和文献中，是该生药显微鉴定的依据。生药显微鉴定时，一般依据对照生药的显微特征进行结果判断。必要时，可用对照生药样品随行对照。

二、显微鉴定的内容

（一）组织鉴定

组织鉴定（histological identification）是通过观察植（动）物器官的各种切片，以生药的组织构造、细胞形状和内含物形态等特征来鉴定生药的真伪。用于完整生药或能够满足制作切片条件的饮片的鉴定。组织鉴定适于生药性状特征难区别或外形相似而组织构造不同的类似品、混淆品、代用品、伪品，或用于同属多来源生药的鉴别。一般来说，组织鉴定对区别不同科属来源的生药比较容易，对于相同科属来源的生药鉴别相对困难。

（二）粉末鉴定

粉末鉴定（powder identification）是通过生药的粉末制片，观察生药的细胞、内含物形态特征来鉴定生药的真伪。通常用于粉末生药、外形较大或组织构造无鉴别特征的生药、破碎生药以及部分中成药的鉴别。

（三）显微化学反应

显微化学反应（micro-chemical reaction）是将生药的干粉、手切片或浸出液少量，置于载玻片上，滴加某些化学试剂使产生沉淀或结晶，或产生特殊的颜色，在显微镜下观察反应结果，从而进行鉴定。显微化学反应主要用于细胞壁、糖类、蛋白质、草酸盐、碳酸盐和各类化学成分的鉴定。

1. 细胞壁性质的鉴定 木质化细胞壁加间苯三酚试液1~2滴，稍放置，加盐酸1滴，因木化程度不同，显红色或紫红色。木栓化或角质化细胞壁遇苏丹Ⅲ试液，稍放置或微热，呈橘红色至红色。纤维素细胞壁遇氯化锌碘试液，或先加碘试液湿润后，再加硫酸溶液显蓝色或紫色。硅质化细胞壁遇硫酸无变化。

2. 细胞内含物性质的鉴定 淀粉粒遇碘试液显蓝色或蓝紫色。糊粉粒，加碘试液，显棕色或黄棕色；加硝酸汞试液显砖红色。脂肪油、挥发油或树脂，加苏丹Ⅲ试液呈橘红色、红色或紫红色；加90%乙醇，脂肪油一般不溶解，挥发油则溶解。菊糖加10%α-萘酚的乙醇溶液，再加硫酸，显紫红色并很快溶解。黏液细胞遇钌红试液显红色。草酸钙结晶在装片时加入硫酸溶液逐渐溶解，并析出针状硫酸钙结晶。碳酸钙结晶（钟乳体）加入稀盐酸溶解，同时有气泡产生。硅质加硫酸不溶解。

3. 细胞内化学成分的鉴定 根据生药中所含有的化学成分，选择合适的化学试剂，可以达到鉴别的目的。如黄连粉末滴加稀盐酸，可见针簇状小檗碱盐酸结晶析出；肉桂粉末加三氯甲烷2~3滴，略浸渍，速加2%盐酸苯肼1滴，可见黄色针状或杆状结晶（示桂皮醛反应）；槟榔粉末酸性水浸液滴于玻片上，加碘化铋钾试液，即发生浑浊，放置后可见石榴红色球形或方形结晶（示槟榔碱反应）；番木鳖胚乳薄片置白瓷板上，加1%钒酸铵的硫酸溶液1滴，迅速显紫色（示番木鳖碱），如加发烟硝酸1滴，显橙红色（示马钱子碱）。

利用显微化学定位试验，可以确定生药有效成分在生药组织构造中的部位，如北柴胡横切片加1滴无水乙醇-浓硫酸（1∶1）液，在显微镜下观察可见木栓层、栓内层和皮层显黄绿色~蓝绿色，示北柴胡的有效成分柴胡皂苷主要存在于这些部位。

4. 微量升华 微量升华（microsublimation）利用生药中所含的某些化学成分，在一定温度下能升华的性质，获得升华物，在显微镜下观察其结晶形状、颜色及化学反应作为鉴别特征。如大黄粉末升华物有黄色针状（低温时）、枝状和羽状（高温时）结晶，在结晶上加碱液则呈红色，可进一步确证其为蒽醌类成分。薄荷的升华物为无色针簇状结晶（薄荷脑），加浓硫酸 2 滴及香草醛结晶少许，显黄色至橙黄色，再加蒸馏水 1 滴即变紫红色。牡丹皮、徐长卿的升华物为长柱状或针状、羽状结晶（牡丹酚）。斑蝥的升华物（在 130～140℃）为白色柱状或小片状结晶（斑蝥素），加碱液溶解，再加酸又析出结晶。

另外，显微鉴定还包括显微常数测定和显微定量。显微常数测定主要指用于叶类生药鉴定的栅表细胞比、气孔数、气孔指数、脉岛数和脉端数等。

三、显微鉴定的方法

（一）制片

进行显微鉴定，首先根据观察的对象和目的，选择具有代表性的生药，制作不同的显微制片，包括组织制片、表面制片和粉末制片。组织制片的方法主要有徒手制片、滑走制片、冰冻制片及石蜡制片等。对植物类生药，如根、根茎、茎藤、皮、叶等类，一般制作横切片观察，必要时制纵切片；果实、种子类须制作横切片及纵切片观察；木类生药须制作横切片、径向纵切片及切向纵切片三种切片观察。表面制片系将表皮细胞组织制成显微观察片的一种方法，适用于观察叶片、花瓣、花萼和其他器官表皮细胞的形状、气孔、腺毛、非腺毛的类型和角质层的纹理以及各种细胞内含物等显微特征。粉末制片时根据观察目的物的不同可以选用斯氏液或水合氯醛制片，适用于观察各种生药的组织、细胞及细胞后含物特征。有时，为了观察某些细胞组织如纤维、石细胞、导管等，可制作解离组织片。

（二）显微观察与结果记录

1. 组织特征的观察与描述 组织特征特别是横切面组织特征的观察与描述，一般是由外向内依次进行，如双子叶植物茎的初生构造由外向内依次为表皮、皮层和中柱三个部分。

在观察与描述中，首先注意其各部分的位置、形态、有无其他组织分布等特征。其次应注意各种细胞及其内含物的颜色、形状、大小。颜色是指在显微镜下所见到的颜色，描述方法同前已述及的性状鉴定。形状一般指在显微切片中所见到的平面形状。大小指在显微镜下用目镜测微尺测量的数据，一般取直径（椭圆形、长方形均量短径），如长度有鉴别意义，可加长度数据；导管、分泌细胞的直径常指外径；分泌腔、分泌道的直径常指内径；当目的物的大小差异很小时，可记载 1 个数字，如直径约 50μm；当目的物的大小有一定差距时，可记载最小值与最大值，如直径为 15～40μm（50μm），括号内的数字表示少数目的物的大小数字；若目的物的大小差距很大时，可记载最小值、常见值和最大值，如长 20～40～80μm。

2. 粉末特征的观察与描述 粉末制片在显微镜下观察时，可见到多种组织碎片、细胞及内含物的特征。描述方法同上，在描述顺序上，一般可以按照“先多后少”或“先特殊后一般”的原则进行。

3. 显微测量 显微测量是指在显微镜下用目镜测微尺测量细胞或后含物的大小。先将目镜测微尺用载台测微尺标化，计算出每一小格的 μm 数，应用时将测得目的物的小格数，乘以每一小格的 μm 数，即得欲测定物的大小。测量微细物体时宜在高倍镜下进行，因在高倍镜下目镜测微尺的每一格的 μm 数较少，测得的结果比较准确，而测量较大物体时可在低倍镜下进行。

4. 结果记录 显微鉴定结果的记录，除用文字描述之外，还需附图说明。

显微特征图分为简图与详图两种。简图是指用不同的描绘方式或符号来表示不同的组织结构与分布，按照植物组织各部分的真实构造显示其结构及相关比例，并标明图题和图注。详图是显微镜下所观察目的物的真实图像，可用显微绘图法绘制，也可应用显微摄影技术采集。数码显微摄影技术是一项新的显微摄影技术，其工作原理类似数码相机，只是CCD（charge couple device，电荷耦合元件）直接安装在显微镜上（图2-1）。数码显微摄影利用显微镜上方的CCD将显微镜下看到的图像转变为数字信号输出，通过相关的计算机图像采集软件直接在显示器上显示，使显微镜中观察的图像即时生成，实现了“所见即所得”。数码显微摄影所得图像清晰逼真，操作方便快捷，并具有图像编辑、显微测量等功能。

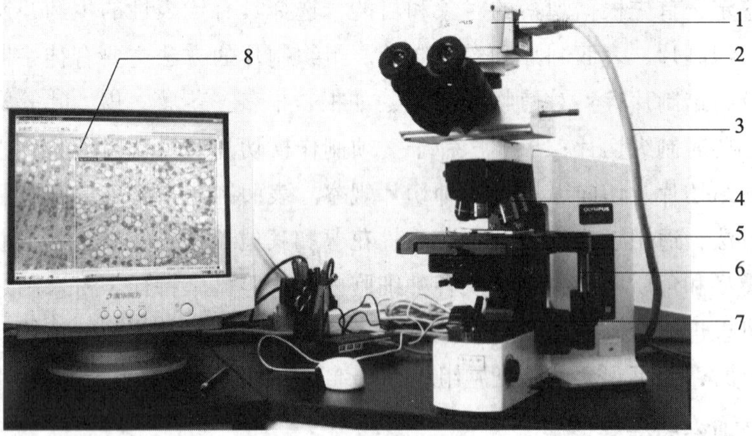

图2-1　数码显微摄影装置

1. CCD；2. 目镜；3. 数字信号线；4. 物镜；5. 载物台；6. 载物台移动杆；7. 聚光镜；8. 显示器

四、各类生药的显微观察要点

（一）根类生药

1. 组织构造　大多为被子植物的根，首先根据维管组织特征，区别其为双子叶植物根的初生构造、次生构造或为单子叶植物根。

双子叶植物根类：多数双子叶植物根类生药为次生构造，表层为木栓组织；皮层狭窄；韧皮部较发达或较狭窄；形成层环多明显；木质部由导管、管胞、木纤维、木薄壁细胞及木射线组成；中央大多无髓，少数有明显的髓部。少数双子叶植物根类生药为初生构造（如细辛），皮层宽，中柱小，木质部束及韧皮部束数目少，相间排列，初生木质部呈星芒状，一般无髓。有些双子叶植物根有异常三生构造，例如何首乌根的形成层环外方有数个异常复合维管束。

单子叶植物根类：单子叶植物根类生药一般无木栓组织，其表皮细胞外壁有时增厚，也有表皮发育成数列根被细胞，壁木栓化或木化；皮层宽广，占根的大部分；内皮层凯氏点（带）通常明显；中柱小；木质部束及韧皮部束数目多，相间排列成一圈；中央髓部大多为薄壁细胞或细胞壁木化增厚。

根类生药常有分泌组织，大多分布于韧皮部，包括乳汁管、树脂道、油室或油管、油细胞等。根类生药中常有各种草酸钙结晶，包括簇晶、方晶、砂晶、针晶等。此外，纤维、石细胞及淀粉粒、菊糖的有无及形状亦宜注意。

2. 粉末特征　除了无叶肉组织外，其他细胞、组织碎片都有可能存在。根的木栓组织多见，应注意木栓细胞表面观的形状、颜色、壁的厚度。导管一般较粗，应注意其类型、直径、导管分子的长度及末端壁的穿孔、纹孔的形状及排列等。石细胞应注意形状、大小、细胞壁增厚形态和程度、纹孔形状及大小、孔沟密度等特征。纤维观察时要注意纤维的形状、长短、粗细、端壁、胞壁增厚的程度及性质、纹孔类型、孔沟形态、排列等特征；同时还要注意纤维束的周围细胞是否含有结晶形成晶鞘纤维。分泌组织观察时应注意分泌细胞、分泌腔（室）、分泌管（道）及乳汁管的类型、分泌细胞的形状、分泌物的颜色、周围细胞的排列及形态等特征。结晶大多为草酸钙结晶，其次还有菊糖、硅质晶体等，应注意结晶的类型、大小、排列及含晶细胞的形态等。淀粉粒一般较小，应注意淀粉粒的多少、形状、类型、大小、脐点形状及位置、层纹等特征。

根类生药的根头部如附有叶柄、茎的残基或着生毛茸，在粉末中可见到叶柄的表皮组织、气孔及毛茸。

（二）根茎类生药

1. 组织构造　是以被子植物地下茎入药，包括根状茎（根茎）、块茎、鳞茎及球茎，以根茎多见。首先应根据中柱、维管束的类型，区别其为蕨类植物、双子叶植物或单子叶植物的根茎。

蕨类植物根茎的最外层，多为厚壁性的表皮及下皮细胞，基本薄壁组织较发达。中柱的类型，有的是原生中柱，木质部（只有管胞）位于中心，韧皮部位于四周，外有中柱鞘及内皮层；有的为网状中柱，在横切面可见数个分体中柱断续排列成环状，每一分体中柱为一原生中柱状。根茎表面鳞片的形状、边缘特征有一定鉴别意义。

双子叶植物根茎大多有木栓组织；皮层中有时可见根迹维管束；中柱维管束无限外韧型，环列；中心有髓。少数种类有三生构造。

单子叶植物根茎的最外层多为表皮，皮层中有叶迹维管束，内皮层大多明显，中柱中散有多数有限外韧型维管束或周木型维管束。较粗的根茎、块茎等的内皮层不明显。鳞茎的鳞叶表皮可见气孔。

有的根茎类生药有油室或油细胞；有的含草酸钙针晶束，针晶束大多存在于黏液细胞中。此外，对厚壁组织、导管以及草酸钙结晶的类型等均应注意。

2. 粉末特征　与根类相似。注意鳞茎、块茎、球茎常含大量的淀粉粒，其形状、大小、脐点、层纹以及复粒、半复粒、多脐点单粒等特征是鉴别的重要依据。鳞茎的鳞叶表皮常可察见气孔。单子叶植物根茎较易见到环纹导管，而蕨类植物根茎不是导管而是管胞。

（三）茎藤类生药

1. 组织构造　大多为双子叶植物草质茎或木质茎，少数为单子叶植物茎。首先根据维管束的类型及排列，区别其为双子叶植物茎或单子叶植物茎。

双子叶植物草质茎大多有表皮，应注意细胞形状、外壁增厚、气孔及有无毛茸等；皮层为初生皮层，其外侧常分化为厚角组织；中柱鞘常分化为纤维或夹杂有石细胞；束中形成层明显；次生韧皮部大多成束状或板状；髓较大。

双子叶植物木质茎最外为木栓组织；皮层多为次生皮层；中柱鞘厚壁组织多连续成环或断续；形成层环明显；次生韧皮部及次生木质部呈筒状结构；射线较窄，细胞壁常木化；

髓较小。木质藤本茎的木栓层较厚，有的有落皮层；维管组织被射线分隔成明显的放射状纹，导管孔较大，有髓周厚壁细胞等。

此外，双子叶植物茎的观察还应注意有无分泌组织、草酸钙结晶、淀粉粒、树脂及色素物等。

单子叶植物茎最外层为表皮，表皮下如有下皮厚壁细胞常为鉴别特征，其内基本组织中散生多数有限外韧维管束，中央无髓。

裸子植物茎的木质部主为管胞，通常无导管，但麻黄茎的构造与双子叶植物草质茎类同。

2. **粉末特征** 除了无叶肉组织外，其他组织一般都可能存在。

（四）皮类生药

1. **组织构造** 皮类生药是木本植物形成层以外的部分，通常包括木栓组织、皮层及韧皮部。观察木栓组织应注意木栓细胞的层数、颜色、细胞壁的增厚程度等。皮层一般较狭窄，通常是由栓内层形成的次生皮层。韧皮部占皮的绝大部分，应注意韧皮射线的宽度（细胞列数）、射线细胞的形状、壁厚度、纹孔、内含物等。韧皮部及皮层往往有厚壁组织（纤维或石细胞）存在；有的皮类生药的韧皮部中，纤维或石细胞切向集结成若干层带（硬韧部），与筛管群、薄壁组织（软韧部）相间排列。

皮类生药常有树脂道、油细胞、乳汁管等分泌组织以及草酸钙结晶。多数皮类生药含淀粉粒，但较微小。

2. **粉末特征** 主要有木栓细胞、纤维、石细胞、分泌组织及草酸钙结晶等。筛管分子端壁复筛板的筛域常可察见，松科植物筛胞侧壁上的筛域亦易见。一般不应有木质部的组织，如导管、管胞等。

（五）木类生药

木类生药指木本植物树干、根形成层以内的所有组织，即主要为次生木质部木材。药用一般为心材。次生木质部的主要组成有轴向系统的导管、管胞、纤维、木薄壁细胞及径向系统的射线薄壁细胞。

1. **组织构造** 木类生药通常从三个切面观察组织构造。横切面主要观察木射线宽度（细胞列数）、密度，导管与木薄壁细胞的比例及分布型式，导管和木纤维的形状、直径等；切向纵切面主要观察木射线的宽度、高度及类型，木射线在切向纵切面呈梭形，其宽度是指最宽处的细胞数，高度是指从上至下的细胞数，同时观察导管、木纤维等；径向纵切面主要观察木射线的高度及细胞类型（同型细胞射线或异型细胞射线），木射线在径向纵切面呈横带状，与轴向的导管、木纤维、木薄壁细胞相垂直，同时观察导管的类型，导管分子的长短、直径及有无侵填体，木纤维的类型及大小、壁厚度、纹孔等。

2. **粉末特征** 以导管、木纤维、木薄壁细胞、木射线细胞的形态特征，以及细胞后含物为主要鉴定点。

（六）叶类生药

1. **组织构造** 通常作横切片观察表皮、叶肉及叶脉的组织构造，注意上、下表皮细胞的形状、大小、外壁、气孔、角质层厚度，以及有无内含物，特别是毛茸的类型及其特征。

2. **表面制片** 主要观察表皮细胞、气孔及各种毛茸的全形，以及叶肉组织的某些鉴别点，如草酸钙结晶类型及其分布等。应注意上、下表皮细胞的形状，垂周壁，角质层纹理，气孔的型式。毛茸为叶类生药的重要鉴别特征，应注意观察非腺毛、腺毛的细胞形状、细胞壁的厚度及其表面特征。

另外，观察叶的表面制片，可用以测定栅表细胞比、气孔数、气孔指数及脉岛数，对鉴别亲缘相近的同属植物的叶，有一定参考意义。

3. 粉末特征 与表面制片所观察到的特征基本一致，但毛茸多碎断。

（七）花类生药

根据不同的目的物，将苞片、花萼、花冠、雄蕊或雌蕊等分别作表面制片，或将完整的花作表面制片观察。苞片、花萼的构造，与叶相似。花粉粒为花类生药的重要特征，应注意其形状、大小、萌发孔、外壁雕纹等。

（八）果实类生药

1. 组织构造 一般观察果皮的组织特征。由子房壁分化和增大形成的真果的果皮，可分为外果皮、中果皮及内果皮，内、外果皮相当于叶的上、下表皮，中果皮相当于叶肉。

外果皮为1列表皮细胞，观察注意点同叶。中果皮为多列薄壁细胞，有细小维管束散布；中果皮中常有分泌组织及厚壁组织分布。内果皮的变异较大，有的为1列薄壁细胞，有的散在石细胞或结晶细胞层等。

2. 粉末特征 观察外果皮应注意细胞的形状、垂周壁的增厚状况、角质层纹理以及非腺毛、腺毛的有无及其特征；中果皮应注意分泌组织、厚壁组织及结晶的特征；内果皮注意细胞的形态与类型。对含有种子的果实类药材，还应注意种皮、胚乳组织等特征。

（九）种子类生药

1. 组织构造 着重观察种皮的构造。有的种皮只有1列细胞，较多的种皮由数种不同的细胞组织构成。

种子的外胚乳、内胚乳或子叶细胞的形状、细胞壁增厚状况，以及所含脂肪油、糊粉粒或淀粉粒等，也有鉴别意义。

2. 粉末特征 注意种皮的表面观及断面观形态特征。其次应注意种皮支持细胞、油细胞、色素细胞的有无和形态；有无毛茸、草酸钙结晶、淀粉粒、分泌组织碎片等。

（十）全草类生药

大多为草本植物的地上部分，少数为带根的全株。全草类生药包括草本植物的各个部位，其显微鉴定可参照以上各类生药的鉴定特征。

（十一）菌类生药

大多以子实体或菌核的形式入药，无淀粉粒和高等植物的显微特征。观察时应注意菌丝的形状、有无分枝、颜色、大小；团块、孢子的形态；结晶的有无及形态、大小与类型。

（十二）动物类生药

因药用部位不同，有动物体、分泌物、病理产物和角甲类之分。

动物全体应注意皮肤碎片细胞的形状与色素颗粒的颜色，肌纤维的形态，刚毛的形态、大小及颜色，体壁碎片颜色、表面纹理，骨碎片、骨陷窝的形态等。带有鳞片的动物体还应注意鳞片角质增厚特征。

分泌物和病理产物应注意团块的颜色及其包埋物的性质特征，表皮脱落组织、毛茸及其他细胞的形状、大小、颜色等特征。

角甲类生药应注意碎块的形状、颜色、横断面和纵断面观的形态特征及色素颗粒颜色等。

五、其他显微鉴定技术

除了常用的普通光学显微镜外，扫描电子显微镜（scanning electron microscope）、偏振光显微镜（polarized microscope）、荧光显微镜（fluorescence microscope）、紫外光显微镜（ultraviolet microscope）、激光扫描共聚焦显微镜（laser scanning confocal microscope）等显微技术在生药鉴定方面都有应用。

在偏振光显微镜下，待鉴定的生药中含有的组织、细胞及后含物等鉴定要素在色彩上表现出一定的变化，可作为显微鉴定的依据。石细胞常呈亮黄色或亮橙黄色，纤维、导管呈强弱不同的色彩，且细胞壁越厚、木化程度越高，在黑暗背景中亮度越高，如甘草的晶鞘纤维为多彩状，导管为黄绿色；黄芪的纤维为亮橙黄色间多彩状，导管为亮黄色。草酸钙结晶常呈现多彩颜色，如大黄的簇晶为亮黄白色多彩状。不同类型淀粉粒均呈现不同的黑十字形象。动物的毛发、骨骼、横纹肌等呈现出强烈的颜色和条纹，通过普通显微镜和偏振光显微镜的对比观察，可使显微鉴定的准确性大为提高。大多数矿物类生药为结晶矿物，如石膏、石英、云母石、寒水石等，暗视野中均会出现多种颜色交错排列的色带。利用带圆盘的载物台，还可观察到多种矿物药的双折射和消光现象，并可准确测出多种矿物药的折射率、解离角以及消光角等矿物药特有的光学性质。

某些生药在紫外光线照射下会发出荧光，从而可在荧光显微镜下进行鉴定。如沉香粉末于荧光显微镜下观察，国产沉香部分颗粒显海蓝色荧光，部分颗粒显灰绿色荧光；而进口沉香部分颗粒显竹黄绿色荧光，部分颗粒显橘绿色荧光。又如百部粉末置荧光显微镜下观察，直立百部显竹黄绿色荧光，蔓生百部显玉簪绿色荧光，对叶百部显清水蓝色荧光，因而易于区别。又如板蓝根药材煎煮前后，由于化学成分的溶出，荧光特征会显著变暗。（彩图 1）

第三节　理化鉴定

扫码“学一学”

理化鉴定（physico-chemical identification）是利用物理的或化学的方法，对生药中所含主要化学成分或有效成分进行定性分析，也是生药真实性鉴定的方法之一。

常用的理化鉴定方法有物理特征参数法、化学反应法、光谱法和色谱法。物理特征参数包括相对密度、旋光度、折光率、凝点和熔点等；化学反应法包括呈色反应和沉淀反应等；光谱法常用紫外光谱和荧光光谱法；色谱法有 TLC 法、GC 法和 HPLC 法。

一、物理参数鉴定

中药的理化特征常数包括相对密度、黏稠度、旋光度、折光率、凝固点、熔点等。对于植物油脂类、挥发油类、树脂类药材，测定这些理化特征参数，对真实性和纯度鉴定具有重要意义。中药中如掺有其他物质时，理化参数就会随之改变。例如，蜂蜜中掺水会影响黏稠度，降低相对密度；蜂蜜中掺蔗糖，则会使旋光性发生改变。据测定，正品蜂蜜（含蔗糖约 5%）为左旋，掺蔗糖的蜂蜜（蔗糖含量超过 20%）为右旋。

1. 相对密度（relative density） 相对密度系指在相同的温度、压力条件下，某物质的密度与水的密度之比。某些中药材具有一定的相对密度。若纯度变化，相对密度随之改变。测定相对密度，可以区别或检查纯杂程度。例如，ChP 规定丁香罗勒油的相对密度在 25℃时应为 1.030~1.050；对于药材天竺黄，规定检查体积比，即取天竺黄中粉 10g，轻轻装入量筒内，体积不得少于 35ml，这实际上是一种类似测定相对密度的方法。

2. 旋光度（optical rotation） 平面偏振光通过含有某些光学活性的化合物液体或溶液时，能引起旋光现象，使偏振光的平面向左或向右旋转。旋转的度数，称为旋光度。偏振光透过长 1cm，每 1ml 中含有旋光性物质 1g 的溶液，在一定波长与温度下测得的旋光度称为比旋度。测定比旋度（或旋光度）可以区别或检查某些中药材的纯杂程度，亦可用以测定含量。例如，ChP 规定八角茴香油的旋光度应为-2°~+1°，USP 规定小茴香油的旋光度应为+12°~+24°。

3. 折光率（refractive index） 光线自一种透明介质进入另一透明介质时，由于两种介质的密度不同，光的进行速度发生变化，即发生折射现象。一般折光率系指光线在空气中进行的速度与在供试品中进行速度的比值。折光率因物质的温度与光线的波长不同而改变，透光物质的温度升高，折光率变小；光线的波长越短，折光率就越大。测定折光率可区别不同的油类或检查其纯杂程度。例如，ChP 规定牡荆油的折光率在 20℃时应为 1.485~1.500，USP 规定小茴香油的折光率在 20℃时应为 1.528~1.538。

4. 凝固点（freezing point） 凝固点系指一种物质由液体凝结为固体时，在短时期内停留不变的最高温度。某些中药材具有一定的凝固点，纯度变更，凝固点亦随之改变。测定凝固点可以区别或检查中药的纯杂程度，亦可用以测定含量。例如，ChP 规定八角茴香油凝固点应不低于 15℃。

5. 熔点（melting point） 熔点系指一种物质由固体熔化成液体的温度，熔融同时分解的温度，或在熔化时自初熔至全熔的一段温度。某些中药材具有一定的熔点，测定熔点可以区别或检查纯杂程度。例如，ChP 规定薄荷脑（*l*-menthol）熔点应为 42~44℃。

二、化学反应鉴定

利用中药中某些化学成分能与特定的化学试剂发生化学反应，产生特殊气味、发生颜色变化、生成沉淀或结晶等现象，从而进行中药理化鉴定。化学反应鉴定法具有简便、快速、易行的特点，但专属性差，易发生假阳性和假阴性反应，因此在应用时应注意样品的前处理，并可通过选用专属性强的检测试剂，或者设计阳性或阴性对照等措施来保证检测反应的专属性与灵敏度。

1. 泡沫反应或溶血指数（foaming reaction or hemolysis index） 某些含有皂苷的中药材水提液振摇后可产生大量持久的泡沫，可用于药材中皂苷的检识。

溶血指数是指在一定条件下，能使血液中红细胞完全溶解的最低浓度。如甘草皂苷的溶血指数为 1∶4000，薯蓣皂苷为 1∶400 000。溶血指数可以作为药材中皂苷的定性检查，同时还可以测定皂苷的粗略含量。

2. 显色反应或沉淀反应（color reaction or precipitation reaction） 中药的某些化学成分能与某些试剂产生特殊的颜色或沉淀反应，可以用来鉴定。反应多在试管中进行，或在药材切面或粉末上滴加各种试剂进行观察。如含生物碱的药材提取液加入生物碱沉淀试剂可生产橘红色、橙黄色、黄白色沉淀等；含蒽醌的药材提取液遇碱液时溶液变成橙、红、蓝色；含黄酮类的药材醇提液加入镁粉及浓盐酸时溶液变成橙、红色等。ChP 鉴别西红花的方法为：取少量粉末，置白瓷板上，加硫酸1滴，酸液先显蓝色，渐变为紫色，最后变为红棕色，此即检识西红花中西红花苷和苷元的存在。

三、光谱鉴定

物质发射的辐射或辐射与物质相互作用时，总是伴随物质分子或原子内部能级跃迁，记录由能级跃迁所产生的辐射能发射或吸收强度随波长的变化，所得到的谱图，称之为光谱。利用物质的光谱进行定性、定量和结构分析的方法称为光谱分析法，简称光谱法。按照产生光谱方式的不同，光谱法可分为吸收光谱法、发射光谱法和散射光谱法。此处介绍在中药鉴定中较为常用的几种光谱法。

1. 紫外-可见光谱法（ultraviolet-visible spectrophotometry） 紫外-可见光谱法是利用被测物质对紫外-可见光（200~800nm）的吸收或反射强度来进行物质的定性、定量或结构分析的方法。紫外-可见光谱法以 Lambert-Beer 定律为基础，在紫外-可见分光光度计中，将不同波长的光连续地照射到一定浓度的样品溶液时，便可得到与波长相对应的吸收强度。如以波长（l）为横坐标，吸收度（A）为纵坐标，就可绘出该物质的吸收光谱曲线。

利用紫外-可见光谱对中药进行鉴别，主要是通过比较最大吸收波长、吸光系数、吸收峰数目、吸收峰形状等的差异进行。具体方法有：①比较吸收光谱的一致性 即用适当的溶剂提取测试样品与对照样品后，在一定的波长下进行扫描得到吸收光谱，根据两者的吸收光谱是否一致对测试样品进行鉴别。②比较吸收光谱的特征数据 例如，ChP 鉴别正品西红花与伪品，即采用紫外-可见分光光度法，规定西红花药材甲醇提取液在432nm处的吸光度不得低于0.50，且在最大吸收波长458nm与432nm处的吸光度比值应为0.85~0.90；伪品西红花则无上述特征吸收。

2. 红外光谱法（infrared spectrophotometry） 红外光谱法是以红外区域电磁波连续光谱作为辐射能源照射样品，记录样品吸收曲线的一种光谱分析方法。红外区的波长范围为0.8~1000μm（按波数计为12 500~10cm^{-1}），可分为近红外区（0.8~2.5μm，波数为12 500~4000cm^{-1}）、中红外区（2.5~25μm，波数为4000~400cm^{-1}）和远红外区（25~1000μm，波数为400~10cm^{-1}）。红外光谱（或称振转光谱）的特征性很强，特别是在8~25μm（波数为1250~400cm^{-1}）一段称为“指纹区”，吸收峰很多，而且尖锐，故主要用于物质的定性鉴别、定量分析和结构测定等方面。

中药的红外光谱图与纯化合物的光谱不同，可以近似看作时所含各种组分红外光谱的叠加，因此某些特定成分的特征吸收峰依然可以在其中表现出来，只是峰数目、强度、峰形会因为该组分含量的差异而有所不同。理论上，只要中药的化学组成相同，应该能得到相同的红外光谱图。也就是说，中药中各种化学成分只要在质和量水平上相对稳定，并且样品处理方法统一，其红外光谱也应该是相对稳定的，此即红外光谱法鉴定中药的基础。由于中药成分的复杂性，不同样品所得红外光谱的差异可能很微弱或者被掩盖，直接观察往往不能客观分辨，此时需要借助分辨率增强技术（如导数光谱等）和化学计量学方法来进行准确鉴别。

3. 荧光光谱法（fluorescence spectrophotometry） 荧光光谱法是利用中药的某些化学成分，在接受自然光或紫外光照射时能发生荧光的特性进行定性鉴别。进行荧光分析时，可以直接取药材、饮片在紫外光灯下观察。例如在紫外光灯下，黄连饮片显金黄色荧光；牛膝饮片显黄白色荧光。也可将药材的浸出液置白瓷板上或将浸出液滴在滤纸片上，待溶剂挥发后，在紫外灯下观察。例如秦皮的水浸液显碧蓝色荧光（自然光下亦明显）；香加皮的水或乙醇浸出液显紫色荧光；在鉴别大黄类药材与伪品大黄时，正品大黄不含土大黄苷（rhaponticin），而土大黄苷在紫外光灯下能产生亮紫色荧光，因此 ChP 规定正品大黄甲醇提取液点于滤纸上，以 45%乙醇展开后不得显持久亮紫色荧光。

四、色谱鉴定

色谱法（chromatography）又称层析法，是一种对混合物进行分离和分析的物理化学方法。其原理主要是利用不同物质在流动相与固定相中的分配系数差异、吸附与解吸附差异或其他差异而使其分离。色谱法包括 TLC、HPLC、GC 等，在生药理化鉴定时前两者较为常用。

1. 薄层色谱　薄层色谱（thin-layer chromatography，TLC），或称薄层层析，是以涂布于支持板上的支持物作为固定相，以合适的溶剂为流动相，对混合样品进行分离、鉴定和定量的一种层析分离技术。TLC 是一种吸附色谱法，它利用各成分对同一吸附剂吸附的能力不同，使在流动相（溶剂）流过固定相（吸附剂）的过程中，连续的产生吸附、解吸附、再吸附、再解吸附，从而达到各成分互相分离的目的。

典型的 TLC 操作，一般包括以下 5 个步骤：

（1）薄层板　有商品预制薄层板和自制薄层板。为了得到有良好的分离度和重现性的色谱，一般选用商品预制板（普通板和高效板）。最常用的薄层色谱固定相有硅胶 G、硅胶 F_{254}、硅胶 H 或硅胶 HF_{254}，也可用硅藻土、氧化铝、微晶纤维素等。通常采用的薄层板规格有 10cm×5cm、10cm×10cm、10cm×15cm、20cm×10cm 或 20cm×20cm。

（2）点样　通常在干燥洁净的环境下，用点样器或专用毛细管点样于薄层板上，一般为圆点状或窄细的条带状，点样基线距底边 10~15mm，样点直径一般不大于 3mm，条带宽度一般为 5~10mm，点间距离可视斑点扩散情况以不影响检出为宜，一般不少于 8mm。接触点样时必须注意勿损伤薄层表面。

（3）展开　将点样后的薄层板放入展开缸中，浸入展开剂的深度为距原点 5mm 为宜，密闭。除另有规定外，一般上行展开 8~15cm，高效薄层板上行展开 5~8cm，使待测组分在展开剂中被选择性地溶解、分离、转移，R_f 值应在 0.2~0.8 之间。溶剂前沿达到规定的展距后，取出薄层板，晾干。

薄层展开前如需预先用展开剂饱和，可在展开缸内加入足够量的展开剂，并在缸壁上贴二条与展开缸一样高、宽的滤纸条，一端浸入展开剂中，密封一定时间，使系统平衡或饱和后再展开。

（4）显色与检视

①光学检出法　供试品含有在可见光下有颜色的成分可直接在日光下检视；有荧光的物质或遇某些试剂可激发荧光的物质可在 365nm 紫外灯下观察荧光色谱；对于可见光下无色，但在紫外灯下有吸收的成分可用带有荧光剂的硅胶板在 254nm 紫外灯下观察荧光板面上荧光猝灭物质形成的色谱。

②试剂显色法　以适宜的显色剂显色或加热后显色。显色方法有喷雾显色（显色剂溶液以气溶胶的形式均匀喷洒在纸和薄层板上）和浸渍显色（将挥去展开剂的薄层板垂直的插入盛有显色剂的浸渍槽中）。

（5）色谱记录与识别　薄层色谱图像一般可采用摄像设备拍摄，以光学照片或电子图像的形式保存。也可用薄层扫描仪扫描记录相应的色谱图。对所得色谱的识别，主要是观察供试品溶液所显主斑点的颜色（或荧光）和位置是否与对照物（对照品溶液或对照药材溶液）的斑点一致。

全自动薄层色谱仪的出现，使得 TLC 得到了更为广泛应用。USP、Ph. Eur. 等对植物药一般均设定有 TLC 鉴定内容。ChP 自 1985 年版起将 TLC 用于中药鉴定，并于 1990 年版增加了“对照药材”对照，对照药材的色谱提供了更为丰富的化学信息，有效解决了“单一化学对照品不能反映药材整体特征，一些多种植物共存的化学成分没有专属性”的难题。

TLC 以其操作简便、快速、结果直观可视等优点，成为生药理化鉴定最常用的方法。

例：TLC 法鉴别金银花与山银花

金银花与山银花药材性状、显微特征相似，两者化学成分的主要区别是金银花中三萜皂苷类成分含量极低，而山银花中三萜皂苷类成分含量较高，据此可用 TLC 法鉴别。方法如下：

供试品溶液的制备　取金银花或山银花粉末 0.5g，加甲醇 10ml，超声处理 10min，滤过，取滤液作为供试品溶液。

对照药材溶液的制备　取金银花对照药材 0.5g，同法制成金银花对照药材溶液。

对照品溶液的制备　取灰毡毛忍冬皂苷乙对照品、灰毡毛忍冬皂苷甲对照品、川续断皂苷乙对照品，加甲醇制成每 1ml 各含 1mg 的混合溶液，作为对照品溶液。

吸取上述溶液各 3~5μl，分别点于同一硅胶 G 薄层板上，以正丁醇-甲酸-水（4∶1∶5）的上层溶液为展开剂，展开，取出，晾干，喷以硫酸乙醇溶液（1→10），在 105℃加热至斑点显色清晰，置紫外光灯（365nm）下检视。金银花供试品溶液、金银花对照药材溶液色谱中，在与对照品色谱相应位置上，未见相同颜色的荧光斑点；山银花供试品溶液色谱中，在与对照品色谱相应位置上，显相同颜色的荧光斑点。（彩图 2）

2. 高效液相色谱色谱（high-performance liquid chromatography，HPLC）　HPLC 法原理、操作要求可参见第三章相关内容。相较于 TLC，HPLC 法具有更为高效的成分分离能力，适用于对生药复杂成分体系的检测。基于 HPLC 技术，获得化学成分群的特征信息，进而建立指纹图谱（fingerprint）或特征图谱（characteristic chromatogram），可以鉴别药材的真伪，也可以追踪原料药材与成方制剂之间质量的相关性，还可以监测成品的批间质量的稳定性。

指纹图谱或特征图谱能够从整体上反映中药内在质量，符合中药整体作用的特点。《中国药典》2020 年版收载色谱指纹图谱 26 项，其中提取物和植物油脂 8 项，成方制剂 18 项；收载特征图谱 38 项，其中药材 6 项，提取物和植物油脂 8 项，成方制剂 24 项。WHO、美国 FDA、欧盟 EMA 制定的草药质量评价指南中均提到，如果草药及草药制剂有效成分不明，可以用色谱指纹图谱技术表征产品质量的均一性。

例：HPLC 特征图谱法鉴别黄连的 3 种基原

黄连为毛茛科植物黄连 *Coptis chinensis* Franch.、三角叶黄连 *Coptis deltoidea* C. Y. Cheng et Hsiao 和云连 *Coptis teeta* Wall. 的干燥根茎，分别习称为“味连”、“雅连”、“云连”。虽然 3 种黄连均含有小檗碱等异喹啉类生物碱，但 HPLC 特征图谱仍显示细微差异，可资鉴别。

色谱条件 Agilent SB-C18 色谱柱（250mm×4.6mm，5μm）；乙腈-0.05mol/L 磷酸二氢钾溶液（36∶64）（每 1L 中加庚烷磺酸钠 25.2g，再以磷酸调节 pH 值为 4.0）为流动相；

柱温25℃；流速0.5ml/min；进样量10μl；检测波长345nm。

供试品溶液的制备　取0.1g黄连粉末（过四号筛），精密称定，置于200ml具塞锥形瓶中，精密加入125ml甲醇-盐酸（100：1，*V/V*）的混合溶液，密塞，称定重量，超声处理（功率250W，频率40kHz）30min。放冷，摇匀，滤过，取续滤液。

对照品溶液的制备　取盐酸小檗碱、非洲防己碱、盐酸药根碱、表小檗碱、巴马汀、黄连碱对照品适量，精密称定，加甲醇制成每1ml含0.3mg的溶液。

分别精密吸取供试品溶液和对照品溶液10μl，注入液相色谱仪，测定，记录色谱图。特征图谱见图2-2。由图可知，虽然味连、雅连色谱中均呈现6个主要生物碱色谱峰，但味连色谱中色谱峰1、2、3（分别为非洲防己碱、药根碱、表小檗碱）的峰面积基本相当，而雅连色谱中色谱峰2的峰面积明显大于相邻两个色谱峰（色谱峰1和色谱峰3）；云连不含表小檗碱，色谱中只呈现5个主要生物碱色谱峰。

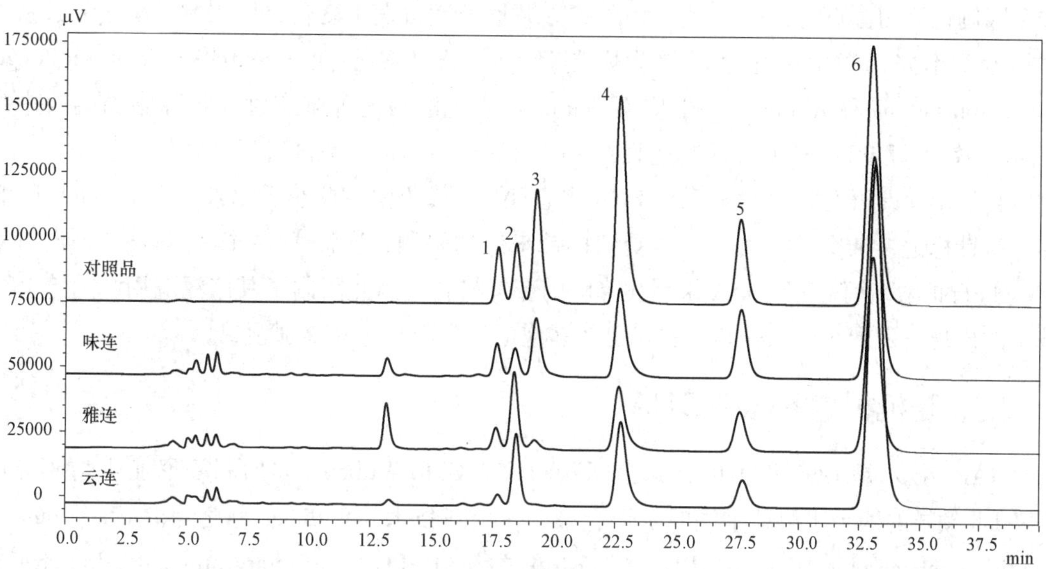

图2-2　黄连HPLC特征图谱

1. 非洲防己碱；2. 药根碱；3. 表小檗碱；4. 巴马汀；5. 黄连碱；6. 小檗碱

第四节　DNA分子鉴定

扫码“学一学”

生药DNA分子鉴定（DNA molecular identification）是指通过比较生药间DNA分子遗传多样性差异来鉴定生药基原，确定其学名的方法。尤其适用于动物药、同属多来源生药及种内变异（如道地药材）等的专属性鉴定。众所周知，动、植物依靠细胞分裂繁衍后代，在这种繁殖过程中亲代将保持种群外部形态、组织功能、生理和生化特征等遗传信息遗传给子代，即在细胞分裂的过程中遗传物质由亲代遗传给子代。大量的研究证明，遗传物质存在于细胞核的染色体中，染色体的数目和形态是动植物体内比较稳定的重要特征。在由DNA、RNA和蛋白质组成的染色体中，DNA是绝大多数生物（除少数病毒外）的遗传物质。

DNA分子是由G、A、C、T四种碱基构成，为双螺旋结构的长链状分子，生物体特定的遗传信息便包含在特定的碱基排列顺序中，不同物种遗传上的差异表现在这4种碱基排列顺序的变化，这就是生物的遗传多样性（genetic diversity）。在DNA分子上，有编码与物种存活密切相关的基因区域、编码与物种存活不十分密切相关的基因区域和非编码基因区域。基因组 DNA 的这些不同区域在生物进化过程中所受到的选择压力不同，前者所受选择压力大，表现出高度保守，后者所受选择压力小，表现出较大的变异。正是由于这种 DNA 分子不同区域承受的选择压力不同，使得 DNA 分子的不同区域有不同程度的遗传多样性。因此，若选择适当的 DNA 分子遗传标记技术，则可以在属、种、亚种、居群或个体水平上对研究对象进行准确鉴定。

现将主要的 DNA 分子鉴定技术介绍如下。

一、限制性片段长度多态性

生物在进化过程中，由于种种原因引起的基因突变和 DNA 分子结构重排，造成了分子内核苷酸排列顺序的改变，在一处或几处发生某种差异，当这种改变（即使是很小的改变）涉及限制性酶切位点时，酶切后产生的 DNA 片段长度将发生变化，即限制性酶谱的条带方式将出现不同，产生多态性，称为限制性片段长度多态性（restriction fragment length polymorphism，简称 RFLP）。一般应用 Southern 杂交检测这种多态性，将琼脂糖凝胶中的 DNA 转移到硝酸纤维素膜（或其他膜）上，然后再用标记的克隆基因作探针进行杂交，经放射自显影后即可在 X 光片上看到 DNA 多态性。但该方法试验步骤繁琐，包括 Southern 转移、探针标记、杂交、检测等，又受到探针来源的限制，所需 DNA 样品量大（因没有对 DNA 进行扩增），仅适于 DNA 未明显降解的新鲜材料。因此限制了其广泛应用，随着 PCR 技术的出现和发展，PCR-RFLP 技术已较多应用于中药真实性鉴别领域。

二、随机扩增多态性 DNA

RAPD 技术是 1990 年美国杜邦公司科学家 J. G. K. Williams 和加利福尼亚生物研究所 J. Welsh 领导的两个小组几乎同时发展起来的一项新技术。Williams 称之为 RAPD（random amplified polymorphic DNA，RAPD），Welsh 称之为 AP-PCR（arbitrary primer PCR）。RAPD 技术建立在 PCR 技术基础上，它是以任意序列的寡核苷酸单链（通常为 10 个碱基，AP-PCR 则为 20~30 个碱基）为引物，对所研究的基因组 DNA 进行随机扩增。RAPD 所用的一系列引物的 DNA 序列各不相同，但对于任一引物，它同基因组 DNA 序列有特定的结合位点。这些特定的结合位点在基因组某些区域内的分布如符合 PCR 扩增的反应条件，即在一定范围内模板 DNA 上有与引物互补的反相重复序列时，就可扩增出此范围的 DNA 片段。在不同物种基因组 DNA 中，这种反相重复序列的数目和间隔的长短不同，就可导致这些特定的结合位点分布发生相应的变化，而使 PCR 扩增产物增加、减少或发生分子量的变化。通过对 PCR 产物的检测和比较，即可识别这些物种基因组 DNA 的多态片段。

与常规 PCR 相比，RAPD 主要有以下特点：①无需专门设计 RAPD 扩增反应的引物，也无需预知被研究的生物基因组核苷酸顺序，引物是随机合成或是任意选定的。引物长度一般为 9~10 个寡核苷酸。②每个 RAPD 反应中，仅加单个引物，通过引物和模板 DNA 链随机配对实现扩增，扩增没有特异性。③退火温度较低，一般为 36℃，这能保证短核苷酸引物与模板的稳定配对，同时也允许了适当的错误配对，以扩大引物在基因组 DNA 中配对的随机性。④较之常规 PCR，RAPD 反应易于程序化。利用一套随机引物，得到大量 DNA 分子标记，可以借助计算机进行系统分析。

该方法已被广泛用于遗传指纹作图、基因定位、系统进化以及动植物、微生物物种及中药材的鉴定等各个领域。在生药鉴定方面，该方法在人参及其伪品、甘草、黄连、冬虫夏草及其伪品、贝母等药材的鉴定中有应用。

三、扩增片段长度多态性标记

扩增片段长度多态性标记（amplified fragment length polymorphic DNA marker，AFLP）是RFLP与RAPD相结合的产物，是1992年由荷兰Keygene公司科学家Vos Pieter等发明并发展起来的一种选择性扩增限制性酶切片段的方法。AFLP检测的多态性是酶切位点的变化或酶切片段间DNA序列的插入与缺失，本质上与RFLP一致。该技术将随机性与专一性扩增巧妙结合，并通过变换引物的种类和组合来选择扩增不同的DNA片段和数目，此外，还可以通过选用不同的内切酶以达到选择目的。

AFLP较其他分子标记有着明显的优越性：①可在不知基因组DNA序列情况下构建其指纹图谱。②所需DNA用量少。③反应灵敏、快速高效。④指纹图谱多态性丰富，可用来检测种和种以下水平的差异。⑤标记呈典型的孟德尔遗传，能检测到整个基因组的遗传变异。⑥对反应条件的变化如模板浓度变化等不灵敏，重复性好。⑦采用的是与接头序列和限制性内切酶位点同源的特异引物，且采用了较高的退火温度，特异性较高。正是由于该技术具有以上优点，在短短的几年里，在遗传多样性、基因追踪及定位、分类与进化、系统发育、品种鉴定等基因组研究的几乎所有领域都得到了广泛的应用。其不足之处是所需仪器和试剂价格昂贵，试验成本较高。另外检测过程中如果使用放射性同位素，会对环境和人身安全构成一定的危害。

四、基于DNA序列测定的PCR-RFLP、特异引物PCR方法

基于PCR技术的DNA直接测序技术是以PCR扩增引物作为测序引物，采用循环测序法对PCR扩增的双链DNA进行直接测序。PCR扩增所需要的基本条件是引物所覆盖区域的DNA序列必须是已知的，以便根据其序列来设计引物，也就是说需要预先知道靶基因的序列信息。由于生药的遗传信息缺乏，应用DNA测序法鉴定中药，一般是选择合适的目的基因，根据其保守区的序列设计通用引物，使其在靶基因保守区识别并扩增，这样可以对不同分类等级生物类群的DNA进行扩增，而不需要预先知道靶基因的序列信息，使应用DNA测序法鉴定生药成为可能。

生药的DNA测序鉴定就是运用DNA测序技术建立正品药材及相关混伪品的原动植物的基因序列数据库，用同样的方法对待检测样品进行测序，对照数据库即可鉴定出中药材的真伪。该方法重现性好，鉴定结果准确可靠。但是，实际应用中，采用全序列比对的方法比较麻烦，为此又在序列测定的基础上发展了更加简便的PCR扩增的特定片段的限制性位点分析（PCR-RFLP）和位点特异性鉴别PCR方法（diagnostic PCR）。

PCR-RFLP是在PCR和DNA序列分析基础上产生的RFLP技术。该方法是通过PCR扩增一段DNA片段，然后再选择适当的限制性内切酶，消化PCR产物，经电泳，可得到有种属特异性的电泳谱带，从而达到品种鉴定的目的。例如该方法已在贝母类、人参类和术类药材鉴定中应用。

自De Salle R，Birstein VJ 1996年在Nature上发表了利用人工设计的引物鉴别鱼子酱中鱼卵所属鲟鱼的种类后，鉴别性PCR不断得到推广和应用。位点特异性鉴别PCR（diagnostic PCR）方法是根据正品及其混伪品特定区域的DNA序列数据，设计有高度特异

性的正品药材的鉴别引物。与通用引物不同的是，这对引物在 PCR 扩增时只能对来自正品的药材的 DNA 模板中的特定的区域进行有效扩增，而对来自混伪品或其他样品中该区域不能进行扩增。高特异性 PCR 鉴别反应条件与普通 PCR 基本一样，但在 PCR 循环中复性温度较高，一般在 60℃左右。在这样的 PCR 条件下，如果引物设计合理，假阳性出现的概率非常之微。当有样品鉴定时，从待鉴定的样品中提取少量 DNA，以此为模板，用高特异性的鉴别引物在适当的条件下进行 PCR 扩增，PCR 产物用 0.8%～1.2%的琼脂糖凝胶电泳检测扩增结果，如为阳性，则为正品，否则为非正品药材，以此达到鉴别目的。高特异性鉴别引物设计所依据的 DNA 序列资料，可以通过对相关物种的 DNA 进行测序研究获得，也可以从 GenBank 或 EMBL 等 DNA 数据库中直接查得。ChP 将该方法应用于川贝母药材的鉴别（彩图 3）。

五、测序扩增区段标记

测序扩增区段标记（sequence characterized amplified region，SCAR）是由 Paran 和 Michelmore 提出的一种基于 PCR 技术的单基因位点多态性遗传标记，它是在序列未知的 DNA 标记（如 RAPD、AFLP 等）基础上，对其特异 PCR 扩增产物进行回收、克隆和测序，根据扩增产物的碱基序列重新设计特异引物（原标记引物的基础上加 10～14 个碱基），并以此为引物对基因组 DNA 进行 PCR 扩增。

与 RFLP 相比，SCAR 标记检测对模板 DNA 需求量低，不需要酶切和放射性显影，操作简单，易检测；与 RAPD 标记法相比，SCAR 标记 PCR 反应条件严谨、结果稳定、重复性强，在应用上具有快速、简便、低成本的特点；与 AFLP 相比，SCAR 标记对模板质量要求相对较低，操作简单，方便快捷；与 SSR 相比，SCAR 标记扩增产物较长，可能包含外显子的有意表达序列从而得到一定的目标基因信息。它已应用于西洋参、麦冬、石竹等生药的真实性鉴定。

六、DNA 条形码分子鉴定法

加拿大分类学家 Paul Hebert 于 2003 年提出了 DNA 条形码（DNA barcoding）概念。DNA 条形码的选择标准：①标准的短片段；②要有足够的变异可将物种区分开；③序列两端相对保守，以方便引物的设计。中药材 DNA 条形码分子鉴定是以 ITS2 为主体条形码序列鉴定中药材的方法体系，其中植物类中药材选用 ITS2 为主体序列，*psb*A-*trn*H 为辅助序列，动物类中药材采用 CO1 为主体序列，ITS2 为辅助序列。

与传统的鉴定方法相比较，DNA 条形码技术用短的、标准的 DNA 片段作为物种标记进行鉴定，不受个体形态、大小等特征和完整性的影响，能直接从基因水平上提供丰富的鉴别依据，可以实现对中药材原植物、饮片、粉末以及细胞、组织等材料来源的准确鉴定。例如通过对药用植物的部分叶片、种子或粉末、药用真菌的菌丝、孢子，以及药用动物的毛发、血液或部分组织等，提取较为完整的 DNA，利用通用引物扩增短的 DNA 条形码序列，可实现动植物物种的快速准确鉴定，是传统鉴定方法的有效补充。ChP 收载有中药材 DNA 条形码分子鉴定法指导原则。

（李　萍　杨　华）

第三章　生药的有效性评价

生药的有效性取决于其所含的化学成分，只要生药中所含化学成分的组成和相对含量稳定，生药的治疗作用就是稳定的。所以，生药的有效性可以通过对生药所含有的、与疗效相关联的化学成分的定性、定量分析来评价。生药的有效性也可以用生物效应评价，这是对生药有效性的直接评价，但由于生药作用的整体性和复杂性，生物效应评价方法的建立尚存在难度，目前应用还较少。

第一节　生药化学成分的分析方法

扫码“学一学”

生药化学成分的分析方法有多种，其中色谱法是目前常用的方法。由于现代色谱分析技术具有分离和分析两种功能，即能排除复杂成分间的相互干扰，逐个对成分进行分析，因此现代色谱分析技术非常适合成分复杂的生药有效性评价。常用色谱法根据分离方法分为 TLC 法、GC 法和 HPLC 法等。其中，TLC 法由于受分离效能、检测灵敏度以及测定结果精密度、重现性、准确度等方面的限制，主要用于生药真实性的鉴定（原理、操作要求及应用可参见第二章相关内容）。

现将 HPLC 法和 GC 法的基本原理及操作方法介绍如下。

一、HPLC 法

HPLC 法是采用高压输液泵将规定的流动相泵入装有填充剂的色谱柱进行分离测定的色谱方法。注入的供试品，由流动相带入柱内，各成分在柱内被分离，并依次进入检测器，由记录仪、积分仪或数据处理系统记录色谱信号。

HPLC 法具有分离效能高、分析速度快、重现性好、准确度和灵敏度高等优点，其应用范围之广是其他分析仪器所不能比拟的。随着仪器的普及和不同类型检测器的逐渐商品化，HPLC 法已成为生药含量测定的首选和主流方法。

1. 对 HPLC 仪器的一般要求

（1）色谱柱　最常用的色谱柱填充剂为化学键合硅胶。反相色谱系统使用非极性填充剂，以十八烷基硅烷（octadecylsilane，ODS 或简写为 C_{18}）键合硅胶最为常用，辛基硅烷键合硅胶和其他类型的硅烷键合硅胶（如氰基硅烷键合相和氨基硅烷键合相等）也有使用。正相色谱系统使用极性填充剂，常用的填充剂有硅胶等。离子交换填充剂用于离子交换色谱；凝胶或高分子多孔微球等填充剂用于分子排阻色谱等；手性键合填充剂用于对映异构体的拆分分析。

填充剂的性能（如载体的形状、粒径、孔径、比表面积、键合基团的表面覆盖度、含碳量和键合类型等）以及色谱柱的填充，直接影响待测物的保留行为和分离效果。孔径在 15nm（1nm＝10Å）以下的填充剂适合于分析分子量小于 2000 的化合物，分子量大于 2000 的化合物则应选择孔径在 30nm 以上的填充剂。

以硅胶为载体的一般键合固定相填充剂适用 pH 2～8 的流动相。当 pH 大于 8 时，载体硅胶会被溶解；当pH小于2时，与硅胶相连的化学键合相易水解脱落。当色谱系统中需使用pH大于8的流动相时，应选用耐碱的填充剂，如采用高纯硅胶为载体并具有高表面覆盖度的键合硅胶、包覆聚合物填充剂、有机-无机杂化填充剂或非硅胶填充剂等；当需使用pH小于2的流动相时，应选用耐酸的填充剂，如具有大体积侧链能产生空间位阻保护作用的二异丙基或二异丁基取代十八烷基硅烷键合硅胶、有机-无机杂化填充剂等。

（2）检测器　最常用的检测器为紫外检测器（ultraviolet detector，UVD），包括可变波长检测器（variable wavelength detector，VWD）与二极管阵列检测器（diode array detector，DAD）这两种主要类型。其他常见的检测器有荧光检测器（fluorescence detector，FLD）、示差折光检测器（refractive index detector，RID）、蒸发光散射检测器（evaporative light-scattering detector，ELSD）、电化学检测器（electrochemical detector，ECD）和质谱检测器（mass spectrometric detector，MSD）等。

UVD、FLD、ECD等为选择性检测器，其响应值不仅与待测溶液的浓度有关，还与化合物的结构有关。其中，DAD可以同时记录待测物在规定波长范围内的吸收光谱，故可用于待测物的光谱测定和色谱峰的纯度检查。RID和ELSD为通用型检测器，对所有的化合物均有响应。MSD以其适用范围广（对能离子化的待测物均有响应）、检测灵敏度高（检测限可达10^{-15}~10^{-12}mol数量级）、专属性好（能提供分子质量和结构信息）等独特优势，在生药成分分析上逐渐显露出其重要性。例如，ChP即应用HPLC-MS法测定千里光中阿多尼弗林碱、川楝子和苦楝皮中川楝素。

UVD、FLD、ECD和RID的响应值与待测溶液的浓度在一定范围内呈线性关系，但ELSD响应值与待测溶液的浓度通常并不呈线性关系，必要时需对响应值进行数学转换后进行计算。

（3）流动相　不同的检测器对流动相的要求不同。如采用UVD作为检测器，所用流动相应符合紫外-可见分光光度法对溶剂的要求；采用低波长检测时，还应考虑有机相中有机溶剂的截止波长。ELSD和MSD通常不允许使用含非挥发组分的流动相。

可采用固定比例（等度洗脱）或按规定程序改变比例（梯度洗脱）的溶剂组成作为流动相系统。由于C_{18}链在水相环境中不易保持伸展状态，故对于十八烷基硅烷键合硅胶为固定相的反相色谱系统，流动相中有机溶剂的比例通常应不低于5%，否则C_{18}链的随机卷曲将导致组分保留值变化，造成色谱系统不稳定。

（4）数据处理系统　可分为记录仪、积分仪以及色谱工作站等。

2. 系统适用性试验　色谱系统的适用性试验通常包括理论板数、分离度、重复性和拖尾因子等四个指标。其中，分离度和重复性是系统适用性试验中更具实用价值的参数。

（1）色谱柱的理论板数（n）　在规定的色谱条件下，注入对照品溶液，记录色谱图，量出主成分峰的保留时间t_R和半高峰宽（$W_{h/2}$），按$n=5.54\ (t_R/W_{h/2})^2$计算色谱柱的理论板数。

（2）分离度（R）　无论是定性鉴别还是定量分析，均要求待测峰与其他峰、内标峰或特定的杂质对照峰之间有较好的分离度。分离度的计算公式为：

$$R=\frac{2(t_{R_2}-t_{R_1})}{W_1+W_2} \tag{3-1}$$

式中，t_{R_2}为相邻两峰中后一峰的保留时间；t_{R_1}为相邻两峰中前一峰的保留时间；W_1及W_2为此相邻两峰的峰宽（图 3-1）。除另有规定外，定量分析时分离度应不小于 1.5。

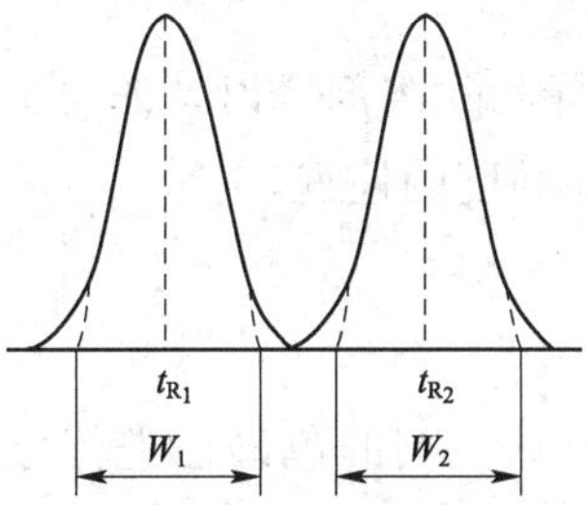

图 3-1　分离度

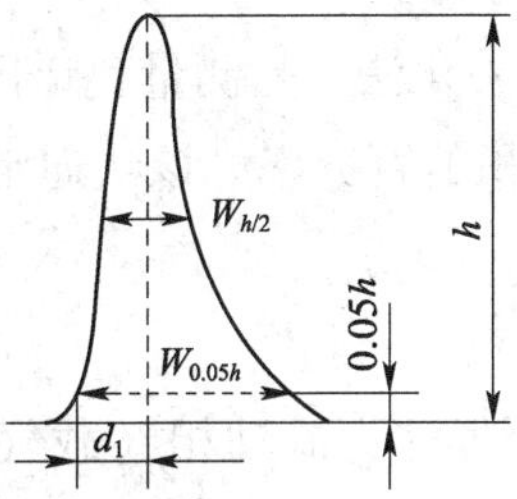

图 3-2　拖尾因子

（3）重复性　取对照品溶液，连续进样 5 次，除另有规定外，其峰面积测量值的相对标准偏差应不大于 2.0%。也可配制相当于 80%、100%和 120%的对照品溶液，加入规定量的内标溶液，配成 3 种不同浓度的溶液，分别至少进样 2 次，计算平均校正因子。其相对标准偏差应不大于 2.0%。

（4）拖尾因子（T）　为保证分离效果和测量精度，应检查待测峰的拖尾因子是否符合相关规定。拖尾因子计算公式为：

$$T=\frac{W_{0.05h}}{2d_1} \tag{3-2}$$

式中，$W_{0.05h}$为 5%峰高处的峰宽；d_1为峰顶点至峰前沿之间的距离（图 3-2）。

除另有规定外，峰高法定量时 T 应在 0.95～1.05 之间。峰面积法测定时，T 值偏离过大，也会影响小峰的检测和定量的准确度。

3. 测定法

（1）内标法　精密称(量)取对照品和内标物质，分别配成溶液，精密量取各溶液，配成校正因子测定用的对照品溶液。取一定量注入仪器，记录色谱图。测量对照品和内标物质的峰面积或峰高，按下式计算校正因子：

$$校正因子（f）=\frac{A_S/C_S}{A_R/C_R} \tag{3-3}$$

式中，A_S 为内标物质的峰面积或峰高；A_R为对照品的峰面积或峰高；C_S为内标物质溶液的浓度；C_R为对照品溶液的浓度。

再取含有内标物质的供试品溶液，注入仪器，记录色谱图，测量供试品中待测成分和内标物质的峰面积或峰高，按下式计算含量：

$$含量（C_X）=f\times\frac{A_X}{A'_S\times C'_S} \tag{3-4}$$

式中，A_X为供试品峰面积或峰高；C_X为供试品溶液的浓度；A'_S为内标物质的峰面积或峰高；C'_S为内标物质的浓度；f 为校正因子。

当配制校正因子测定用的对照品溶液和含有内标物质的供试品溶液，使用等量同一浓度的内标物质溶液时，$C_S=C'_S$，则配制内标物质溶液不必精密称（量）取。

（2）外标法　精密称（量）取对照品和供试品，配制成溶液，分别精密取一定量，注入仪器，记录色谱图，测量对照品溶液和供试品溶液中待测成分的峰面积（或峰高），按下式计算含量：

$$含量（C_x）= C_R\frac{A_x}{A_R} \tag{3-5}$$

式中，各符号意义同上。

（3）面积归一化法　是测量色谱图上某色谱峰和除溶剂峰以外的总色谱峰面积，计算某色谱峰占总面积的百分率。该法通常用于对照品纯度的检查。

二、GC 法

GC 法系采用气体为流动相（载气）流经装有填充剂的色谱柱进行分离测定的色谱方法。物质或其衍生物气化后，被载气带入色谱柱进行分离，各组分先后进入检测器，用记录仪、积分仪或数据处理系统记录色谱信号。

GC 法对含挥发性成分的生药应用较广，精密度高，分离效果比薄层色谱好，但多数情况下是在高温下进行，若成分不气化，则不能进行分析，故应用范围受到一定限制。ChP 采用 GC 法测定丁香中丁香酚、八角茴香中反式茴香脑、广藿香中百秋李醇、艾叶中桉油精的含量，以及甘草、黄芪中有机氯农药残留量的检查。

1. 对仪器的一般要求　GC 仪由载气源、进样部分、色谱柱、柱温箱、检测器和数据处理系统组成。

（1）载气源　GC 法的流动相为气体，称为载气，氦、氮和氢可用作载气，可由高压钢瓶或高纯度气体发生器提供，经过适当的减压装置，以一定的流速经过进样器和色谱柱；根据供试品的性质和检测器种类选择载气，常用载气为氮气。

（2）进样部分　进样方式一般可采用溶液直接进样或顶空进样。

溶液直接进样采用微量注射器、微量进样阀或有分流装置的气化室进样；采用溶液直接进样时，进样口温度应高于柱温 30~50℃；进样量一般不超过数微升；柱径越细，进样量应越少，采用毛细管柱时，一般应分流以免过载。

顶空进样适用于固体和液体供试品中挥发性组分的分离和测定。将固态或液态的供试品制成供试液后置于密闭小瓶中，在恒温控制的加热室中加热至供试品中挥发性组分在非气态和气态达至平衡后，由进样器自动吸取一定体积的顶空气注入色谱柱中。

（3）色谱柱　色谱柱为填充柱或毛细管柱。填充柱的材质为不锈钢或玻璃，内径为 2~4mm，柱长为 2~4m，内装吸附剂、高分子多孔小球或涂渍固定液的载体，粒径为 0.25~0.18mm、0.18~0.15mm 或 0.15~0.125mm。常用载体为经酸洗并硅烷化处理的硅藻土或高分子多孔小球，常用固定液有甲基聚硅氧烷、聚乙二醇等。毛细管柱的材质为玻璃或石英，内壁或载体经涂渍或交联固定液，内径一般为 0.25mm、0.32mm 或 0.53mm，柱长 5~60m，固定液膜厚 0.1~5.0μm，常用的固定液有甲基聚硅氧烷、不同比例组成的苯基甲基聚硅氧烷、聚乙二醇等。新填充柱和毛细管柱在使用前需老化以除去残留溶剂及低分子量的聚合物，色谱柱如长期未用，使用前应老化处理，使基线稳定。

（4）柱温箱　柱温箱温度的波动会影响色谱分析结果的重现性，因此柱温箱控温精度应在±1℃，且温度波动小于 0.1℃/h。温度控制系统分为恒温和程序升温两种。

（5）检测器　适合气相色谱法的检测器有火焰离子化检测器（flame ionization detector，FID）、热导检测器（thermal conductivity detector，TCD）、氮磷检测器（nitrogen-phosphorus detector，NPD）、火焰光度检测器（flame photometric detector，FPD）、电子捕获检测器（electron capture detector，ECD）、质谱检测器（mass spectrometric detector，MSD）等。FID

对碳氢化合物响应良好，适合检测大多数的化合物；NPD 对含氮、磷元素的化合物灵敏度高；FPD 对含磷、硫元素的化合物灵敏度高；ECD 适于含卤素的化合物；MSD 能给出供试品某个成分相应的结构信息，可用于结构确证。常用检测器为火焰离子化检测器，用氢气作为燃气，空气作为助燃气，在使用火焰离子化检测器时，检测器温度一般应高于柱温，并不得低于 150℃，以免水汽凝结，通常为 250~350℃。

（6）数据处理系统　可分为记录仪、积分仪以及色谱工作站等。

2. 系统适用性试验　同 HPLC 法。

3. 测定法

（1）内标法

（2）外标法

（3）面积归一化法

上述（1）~（3）法的具体内容均同 HPLC 的相应方法。

（4）标准溶液加入法　精密称（量）取某待测成分对照品适量，配制成适当浓度的对照品溶液，取一定量，精密加入到供试品溶液中，根据外标法或内标法测定待测成分含量，再扣除加入的对照品溶液含量，即得供试液溶液中某待测成分含量。

也可按下述公式进行计算，加入对照品溶液前后校正因子应相同，即：

$$\frac{A_{is}}{A_X} = \frac{C_X + \Delta C_X}{C_X} \tag{3-6}$$

则待测组分的浓度 C_x 可通过如下公式进行计算：

$$C_X = \frac{\Delta C_X}{(A_{is}/A_X) - 1} \tag{3-7}$$

式中，C_X 为供试品中组分 X 的浓度；A_X 为供试品中组分 X 的峰面积；ΔC_X 为所加入的已知浓度的待测组分对照品的浓度；A_{is} 为加入对照品后组分 X 的色谱峰面积。

GC 法定量分析，当采用手动进样时，由于留针时间和室温等对进样量的影响，使进样量不易精确控制，故最好采用内标法定量；而采用自动进样器时，由于进样重复性的提高，在保证进样误差的前提下，也可采用外标法定量。当采用顶空进样技术时，由于供试品和对照品处于不完全相同的基质中，故可采用标准溶液加入法以消除基质效应的影响；当标准溶液加入法与其他定量方法结果不一致时，应以标准加入法结果为准。

第二节　定量分析方法的方法学验证

定量分析方法验证的目的是证明采用的含量测定方法适合于相应分析要求，在进行定量分析方法学研究或起草药品质量标准时，分析方法需经验证。

验证内容有：准确度、精密度（包括重复性、中间精密度和重现性）、专属性、检测限、定量限、线性、范围和耐用性。

一、准确度

准确度（accuracy）系指用该方法测定的结果与真实值或参考值接近的程度，一般用回收率（%）表示。用于定量测定的分析方法均需做准确度验证。准确度应在规定的范围内测试。

1. **准确度** 可用对照品做加样回收率测定，即于已知被测成分含量的供试品中再精密加入一定量的被测成分对照品，依法测定。用实测值与供试品中含有量之差，除以加入对照品量计算回收率。

在加样回收率试验中须注意对照品的加入量与供试品中被测成分含有量之和必须在标准曲线线性范围之内。加入的对照品的量要适当，过小则引起较大的相对误差，过大则干扰成分相对减少，真实性差。

$$\text{回收率}\% = \frac{C - A}{B} \times 100\% \tag{3-8}$$

式中，A 为供试品所含被测成分量；B 为加入对照品量；C 为实测值。

2. **数据要求** 在规定范围内，取同一浓度的供试品，用6个测定结果进行评价；或设计3个不同浓度，每个浓度各分别制备3份供试品溶液进行测定，用9个测定结果进行评价，一般中间浓度加入量与所取供试品含量之比控制在1∶1左右，其他两个浓度分别约为供试品含量的80%和120%。应报告供试品取样量、供试品中含有量、对照品加入量、测定结果和回收率（%）计算值，以及回收率（%）的相对标准偏差（RSD）。

二、精密度

精密度（precision）是指在规定的测试条件下，同一个均匀供试品，经多次取样测定所得结果之间接近的程度。精密度一般用偏差、标准偏差或相对标准偏差表示。精密度包含重复性、中间精密度和重现性。用于定量测定的分析方法均应考察方法的精密度。

1. **重复性（repeatability）** 在相同操作条件下，由同一分析人员在较短的时间间隔内测定所得结果的精密度称为重复性。操作时，在同一条件下对同一批样品，从样品供试品液制备开始，制备至少6份以上供试品溶液（即 $n \geqslant 6$）或设计3个不同浓度，每个浓度各分别制备3份供试溶液（即 $n = 9$），进行测定，计算其含量的平均值和相对标准偏差（RSD）。RSD一般应根据样品含量高低、含量测定方法和繁简进行制订，如含量很低一般不大于5%；如含量较高，则应从严要求。

2. **中间精密度（intermediate precision）** 在同一个实验室，不同时间由不同分析人员用不同设备测定结果之间的精密度称为中间精密度。目的是考察随机变动因素对精密度的影响，变动因素为不同日期、不同分析人员、不同设备等。

3. **重现性（reproducibility）** 是指在不同实验室由不同分析人员测定结果之间的精密度。当分析方法将被法定标准采用时，应进行重现性试验。如建立药典分析方法时，通过协同检验得出重现性结果，协同检验及重现性结果均应记载在起草说明中。应注意重现性试验样品本身的质量均匀性和储存运输中的环境影响因素，以免影响重现性结果。

三、专属性

专属性（specificity）系指在其他成分可能存在时，采用的方法能正确测定出被测成分的特性。

通常以不含被测成分的供试品作为空白样品，进行空白试验来说明方法的专属性。色谱法应附样品及空白样品的代表性图谱，并标明被测成分在图谱中的位置，被测成分的分离度应符合要求（≥1.5），空白样品色谱图应在相应保留时间无干扰峰。若无法制备空白样品，可采用二极管阵列检测和质谱检测，进行峰纯度检查。

四、检测限

检测限（limit of detection，LOD）是指供试品中被测成分能被检测出的最低浓度或量。检测限是一种限度检验效能指标，即反映方法与仪器的灵敏度和噪音的大小，也表明样品经处理后空白（本底）值的高低。它无需定量测定，只要指出高于或低于该规定的浓度或量即可。根据所采用的分析方法来确定检测限。

当用 GC 法和 HPLC 法时，可用已知低浓度样品测出的信号与空白样品测出的信号进行比较，计算出能被可靠地检测出的最低浓度或量。一般以 $S/N = 2$ 或 $S/N = 3$ 时的相应浓度或注入仪器的量确定检测限。

检测限的报告数据应附测试图谱，说明测试过程和检测限结果。

五、定量限

定量限（limit of quantification，LOQ）是指供试品中被测成分能被定量测定的最低量，其测定结果应具有一定准确度和精密度。

常用信噪比法测定定量限。一般以 $S/N = 10$ 时相应的浓度或注入仪器的量进行确定。

六、线性

线性（linearity）是指在设计的范围内，测试结果与供试品中被测成分浓度直接呈正比关系的程度。

应在规定的范围内测定线性关系。可用一贮备液经精密稀释，或分别精密称样，制备一系列供试品的方法进行测定，至少制备 5 个浓度的供试品。以测得的响应信号作为被测成分的函数作图，观察是否呈线性，再用最小二乘法进行线性回归。必要时，响应信号可经数学转换，再进行线性回归计算。回归方程的相关系数（r）越接近于 1，表明线性关系越好。

用 UV 法测定时，配制一定浓度范围的系列对照品溶液，吸光度 A 一般在 0.3~0.7，浓度点 $n \geqslant 5$，用浓度 C 对 A 作线性回归，得回归方程，方程的截距应接近于零，相关系数 r 应大于 0.999。

用 HPLC 法测定时，配制一定浓度范围的系列对照品溶液，浓度点 $n=5\sim7$，用浓度 C 对峰高 h 或峰面积 A 或被测物与内标物的响应值之比进行线性回归，得回归方程，方程的截距应趋于零，相关系数 r 应大于 0.9999。

线性关系的数据包括回归方程、相关系数和线性图。

七、范围

范围（range）系指能达到一定精密度、准确度和线性，测试方法适用的高低限浓度或量的区间。

范围应根据分析方法的具体应用和线性、准确度、精密度结果及要求确定。对于有毒的、具特殊功效或药理作用的成分，其范围应大于被限定含量的区间。

八、耐用性

耐用性（robustness）系指在测定条件有小的变动时，测定结果不受影响的承受程度，为使方法用于常规检验提供依据。开始研究分析方法时，就应考虑其耐用性。如果测试条件要求苛刻，则应在方法中写明。典型的变动因素有：被测溶液的稳定性，样品提取次数、时间等。HPLC 法中典型的变动因素有：流动相的组成比例或 pH 值，不同厂牌或不同批号的同类型色谱柱，柱温，流速及检测波长等。GC 法变动因素有：不同厂牌或批号的色谱柱、固定相，不同类型的担体，柱温，进样口和检测器温度等。TLC 法的变动因素有：不同厂牌的薄层板，点样方式及薄层展开时温度及相对湿度的变化等。

经试验，应说明小的变动能否通过设计的系统适用性试验，以确保方法有效。

第三节　生药中各类成分及定量分析

一、黄酮类

（一）结构类型

黄酮类化合物（flavonoids）是一类存在于自然界的、具有 2-苯基色原酮（flavone）结构的化合物。它们分子中有一个酮式羰基，1 位上的氧原子具碱性，能与强酸形成锌盐，其羟基衍生物多具黄色，故又称黄碱素或黄酮。由黄酮类化合物与糖结合的苷称为黄酮苷（flavonoid glycosides）。目前，黄酮类化合物已远远超出这个范围，即凡具有 C_6—C_3—C_6基本骨架的一类化合物均被称为黄酮类化合物。分子结构中常有—OH、—OCH_3等取代基。

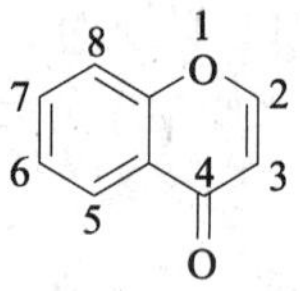

色原酮

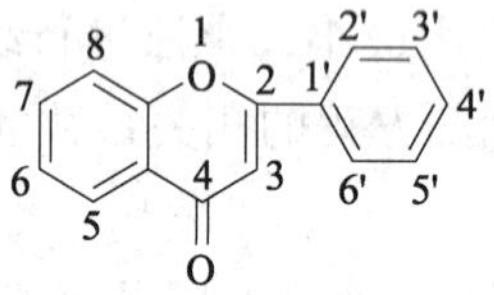

2-苯基色原酮

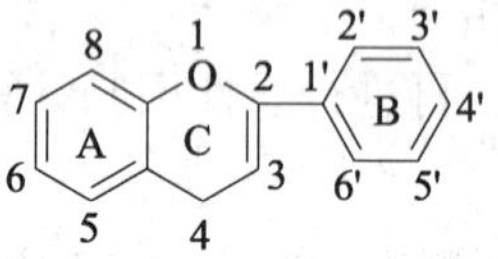

C_6—C_3—C_6

根据基本结构，黄酮类化合物主要分为黄酮、黄酮醇、二氢黄酮、二氢黄酮醇、异黄酮、二氢异黄酮、查耳酮、橙酮、花色素、黄烷及双黄酮类化合物。黄酮类成分的结构类型见表 3-1。

表 3-1　黄酮类化合物的结构类型

名称	基本结构	代表化合物
黄酮（flavone）	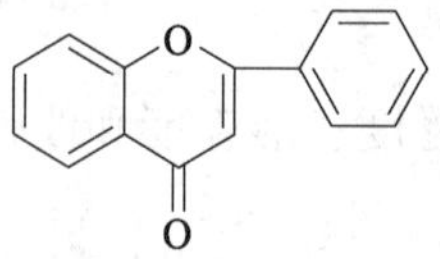	黄芩素（baicalein）、汉黄芩素（wogoin）、黄芩苷（baicalin）
黄酮醇（flavonol）	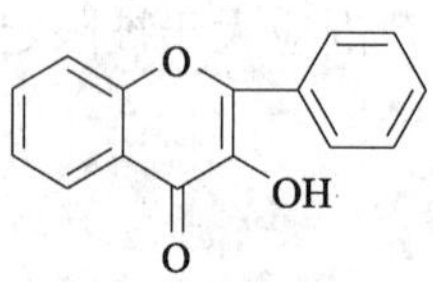	槲皮素（quercetin）、芦丁（rutin）、金丝桃苷（hyperoside）

续表

名称	基本结构	代表化合物
二氢黄酮（dihydroflavone）	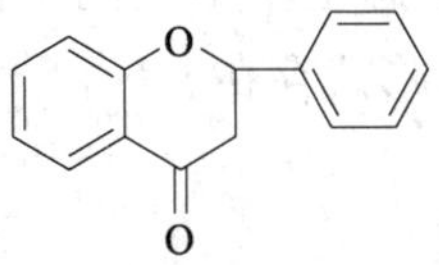	陈皮素（hesperetin）、甘草苷（liquiritin）
二氢黄酮醇（dihydroflavonol）	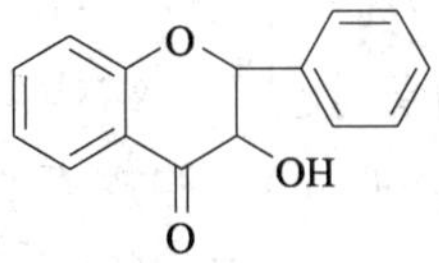	水飞蓟素（silybin）、异水飞蓟素（silydianin）
异黄酮（isoflavone）	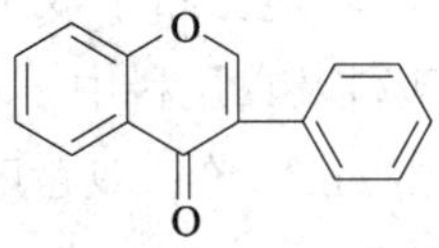	大豆素（daidzein）、葛根素（purerarin）
二氢异黄酮（dihydroisoflavone）	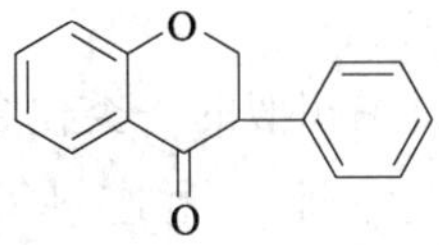	鱼藤酮（rotenone）
查耳酮（chalcone）	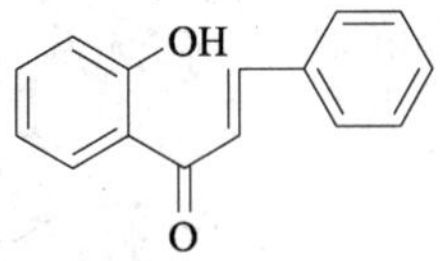	异甘草素（isoliquiritigenin），补骨脂乙素（corylifolinin）
橙酮（aurone）	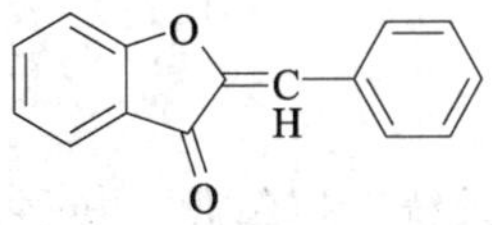	金鱼草素（aureusidin）
黄烷（flavane）	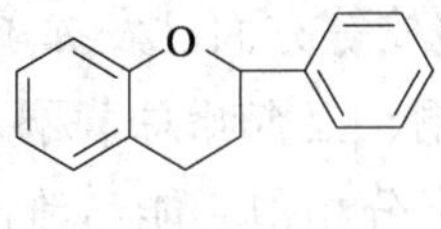	儿茶素（catchin）
花色素（anthocyanidin）	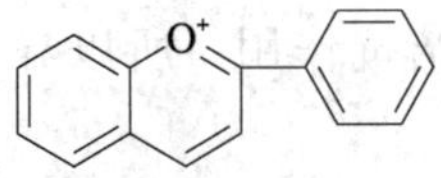	飞燕草苷元（delphinidin）、矢车菊苷元（cyanidin）
双黄酮（biflavone）	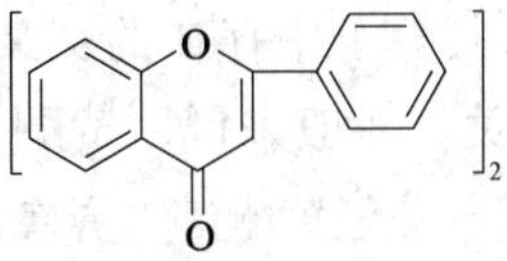	银杏素（ginkgetin）、异银杏素（isoginkgetin）

黄酮类化合物除少数游离外，大多与糖结合成苷。糖基多连在 C_8 或 C_6 位置上，连接的糖有单糖（葡萄糖、半乳糖、鼠李糖等），双糖（槐糖、龙胆二糖、芸香糖等），叁糖（龙

胆三糖、槐三糖等）与酰化糖（2-乙酰葡萄糖、咖啡酰葡萄糖等）。

天然黄酮类化合物除大多数为 *O*-苷外，还发现 *C*-苷，如葛根素。在植物体中，黄酮类化合物因其所在组织不同，其存在状态也不尽相同。在木质部中，多以苷元形式存在；而在花、叶、果实等器官中，多以糖苷形式存在。

（二）分布与活性

黄酮类化合物在植物界分布广泛，主含黄酮类成分的生药有银杏叶、卷柏、侧柏叶、石韦、淫羊藿、葛根、甘草、黄芪、沙苑子、黄芩、山楂叶、槐花、黄蜀葵花、密蒙花、萹蓄、苍耳子、佛手、陈皮、射干、蒲黄等。不同结构类型的黄酮类化合物存在于不同的植物类群中，如黄酮醇以山柰酚（kaempferol）、槲皮素、异鼠李素（isorhamnetin）和杨梅素（myricetin）最为常见，主要分布于双子叶植物特别是木本植物的花和叶中；以山柰酚和槲皮素为苷元所组成的黄酮醇苷，较广泛地分布于双子叶植物的一些木本植物中；异黄酮集中分布于豆科（蝶形花亚科）、蔷薇科及鸢尾科中，较常见的有大豆素、葛根素、刺芒柄花素（formononetin）、染料木素（genistein）等；双黄酮主要分布于裸子植物中，常见的有穗花杉黄酮（amentoflavone）、银杏黄酮（ginkgetin）、桧黄酮（hinokiflavone）、柏黄酮（cupresuflavone）等。

𠮿酮（xanthone）是结构与性质同黄酮相似的一类化合物，以苷或苷元的形式集中分布于双子叶植物的龙胆科、桑科、漆树科、豆科、远志科等以及单子叶植物的百合科和鸢尾科。天然的𠮿酮有 *C*-苷和 *O*-苷。常见的 *C*-苷如芒果苷（mangiferin）与异芒果苷（isomangiferin），*O*-苷如异龙胆苷（gentioside）等。

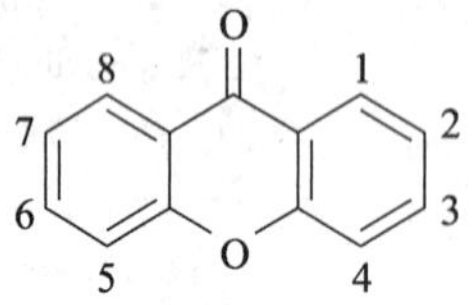

𠮿酮

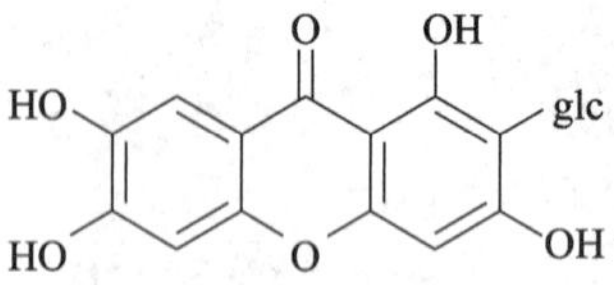

芒果苷

黄酮类化合物具有保护心脑血管系统、抗氧化、抗肿瘤、雌激素样作用以及抗炎、抗菌、抗病毒等广谱的生理活性。例如，黄酮类化合物在防治心脑血管疾病包括冠心病、心绞痛、动脉粥样硬化、心肌梗死、脑血栓等方面已发挥了重要作用，临床上使用的药物有芦丁、灯盏乙素、葛根素及葛根总黄酮、银杏叶总黄酮、沙棘总黄酮、山楂叶总黄酮等；异黄酮与人体分泌的雌激素在结构上十分相似，能与雌激素受体结合发挥微弱激素效应，故称其为“植物雌激素”，同时由于异黄酮与雌激素竞争结合雌激素受体，使得雌激素不能产生激素效应，对雌激素也有一定的拮抗作用，所以异黄酮具有双向调节雌激素平衡的功能。

（三）理化性质

1. 通性 黄酮类化合物的颜色与其分子中存在的交叉共轭体系及助色团（—OH，—CH_3等）的类型、数目及取代位置有关。一般来说，黄酮、黄酮醇及其苷类多呈灰黄-黄色，查耳酮为黄-橙黄色，而二氢黄酮、二氢黄酮醇、异黄酮类等因不存在共轭体系或共轭很少，故不显色。花色苷及其苷元的颜色，因 pH 的不同而变，一般呈红（$pH < 7$）、紫（pH 8.5）、蓝（$pH > 8.5$）等颜色。

黄酮苷元一般难溶或不溶于水，易溶于甲醇、乙醇、乙酸乙酯、乙醚。黄酮苷一般易溶于水、甲醇、乙醇、乙酸乙酯、吡啶，而难溶于乙醚、三氯甲烷、苯。黄酮类化合物因分子中多有酚羟基而呈酸性，故可溶于碱性水溶液、吡啶、甲酰胺及二甲基甲酰胺中。有些黄酮类化合物在紫外光（254nm 或 365nm）下呈不同颜色的荧光，以氨蒸气或碳酸钠溶液处理后荧光更为明显。

2. 鉴别反应

（1）盐酸-镁粉还原反应　取生药粉末少许于试管中，用乙醇或甲醇数毫升温浸提取，取提取液加镁粉少许振摇，滴加几滴浓盐酸，1~2min 内即出现颜色。多数黄酮醇、二氢黄酮及二氢黄酮醇类显红色~紫红色，黄酮类呈橙色，异黄酮及查耳酮类无变化。

（2）金属盐类试剂的络合反应　黄酮类成分和铝盐、镁盐、铅盐、锆盐等试剂反应，生成有色的络合物，可供某些类型黄酮的鉴别。产生络合作用的条件是黄酮类成分必须具备 5-羟基、3-羟基或邻二羟基。

根据有色络合物的最大吸收波长，可对生药中的黄酮类化合物进行定量测定，常用的试剂有三氯化铝、乙酸铅、乙酸镁与二氯氧化锆等。例如与铝盐的络合：生药乙醇或甲醇提取液，加 1%三氯化铝甲醇液，黄酮醇、5-羟基黄酮与 Al^{3+}络合显鲜黄色。

（四）定量分析方法

黄酮类化合物常可与某些试剂（如硝酸铝和亚硝酸钠等）形成稳定的有色络合物，利用这一性质可以采用紫外-可见分光光度法定量分析生药中总黄酮的含量，如 ChP 测定山楂叶中总黄酮。生药中单体黄酮可采用 HPLC 法测定，举例如下：

HPLC 法测定陈皮中黄酮类成分

对照品：芸香柚皮苷（narirutin，1）、橙皮苷（hesperidin，2）、枸橘苷（poncirin，3），川陈皮素（nobiletin，4）、橘皮素（tangeretin，5）、3，5，6，7，8，3′，4′-七甲氧基黄酮（3，5，6，7，8，3′，4′-heptamethoxyflavone，6）。结构式如下：

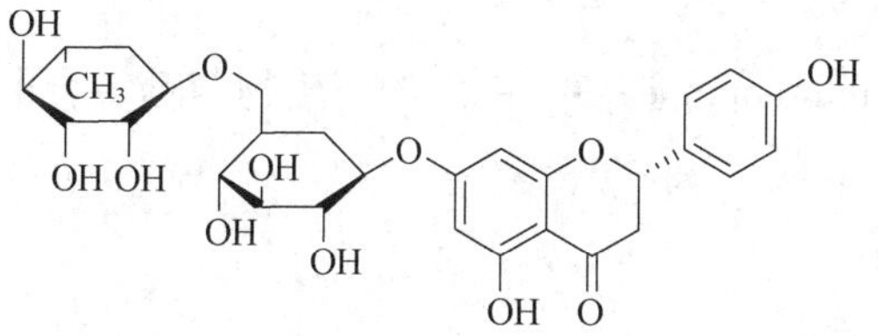

芸香柚皮苷

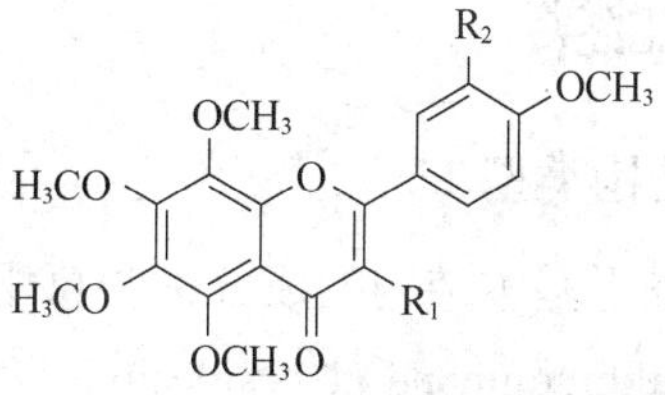

橘皮素	R_1= H	R_2 = H
川陈皮素	R_1= H	R_2= OCH_3
3,5,6,7,8,3',4'-七甲氧基黄酮	R_1= OCH_3	R_2 = OCH_3

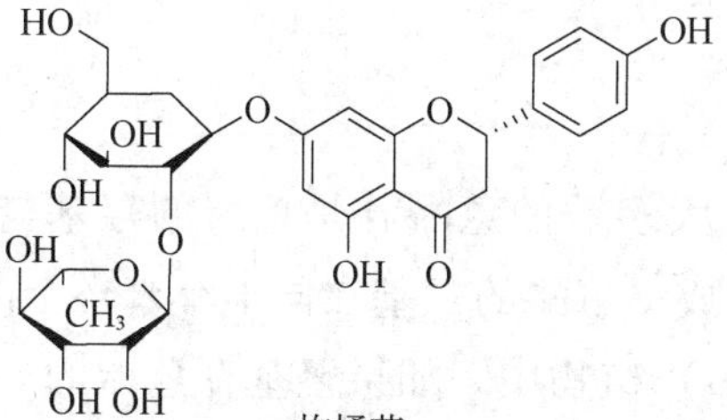

枸橘苷

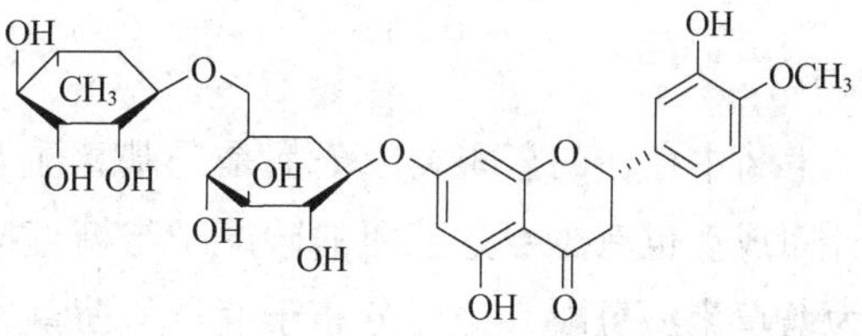

橙皮苷

色谱柱：Zorbax Stable Bond C_{18}（50mm × 4.6mm，1.8μm）；柱温：25℃；流动相：A 为 0.1%甲酸，B 为乙腈；梯度洗脱：15%~19% B（0~8min），19% B（8~10min），19%~40% B（17~28min）；流速：1.0ml/min；检测波长：283nm（0~17min），330nm（17~28min）。

代表性色谱图见图 3-3。

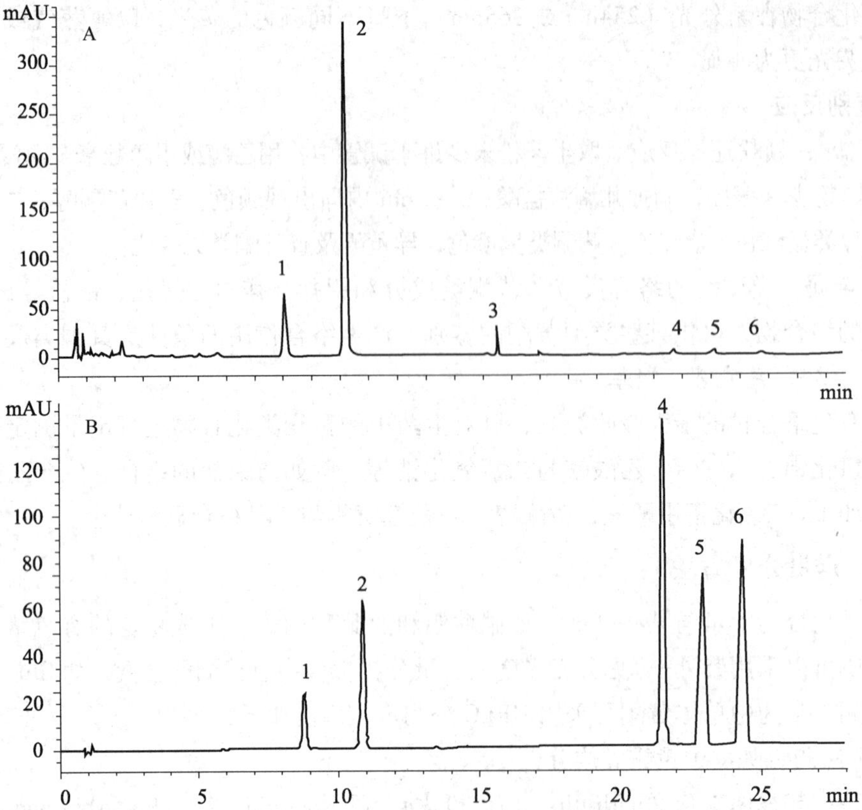

图 3-3 对照品及样品 HPLC 图

A. 混合对照品；B. 样品

二、蒽醌类

（一）结构类型

凡具有如下基本结构的成分称为蒽醌类（anthraquinones）。由蒽的衍生物与糖结合的苷称为蒽苷（anthraquinone glycosides）。

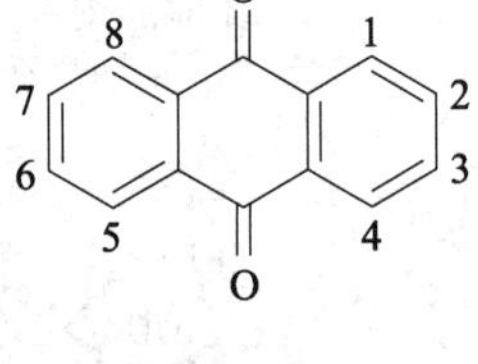

生药中存在的蒽醌类成分都是羟基蒽醌及其苷。大多数的蒽醌苷是蒽醌的羟基与糖缩合而成。也有少数是蒽醌的碳原子与糖直接连接而成。蒽醌的羟基在同 1 个苯环上时，称为茜草素型蒽醌，主要分布于茜草科茜草属（*Rubia*）植物中。如果羟基在蒽醌的 2 个苯环上，称大黄素型蒽醌，主要有芦荟大黄素（aloeemodin）、大黄酸（rhein）、大黄素（emodin）、大黄酚（chrysophanol）、大黄素甲醚（physcion）等。

存在于植物体的还有其他类型的蒽衍生物，如氧化蒽酚（oxanthranol）、蒽酚（anthranol）、蒽酮（anthrone）、二蒽酮（dianthrone）、二蒽醌等，其中二蒽酮类存在于蓼科大黄属（*Rheum*）、荞麦属（*Fagopyrum*）、豆科决明属（*Cassia*）、藤黄科金丝桃属（*Hypericum*）；二蒽醌类仅存于豆科决明属（*Cassia*）。主要蒽醌类基本结构如下：

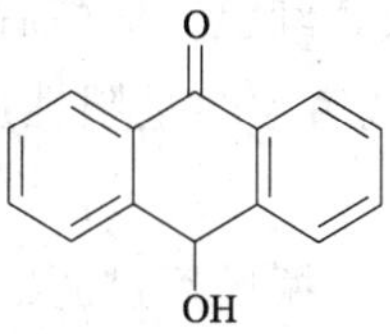

氧化蒽酚

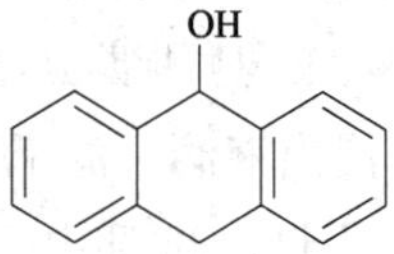

蒽酚

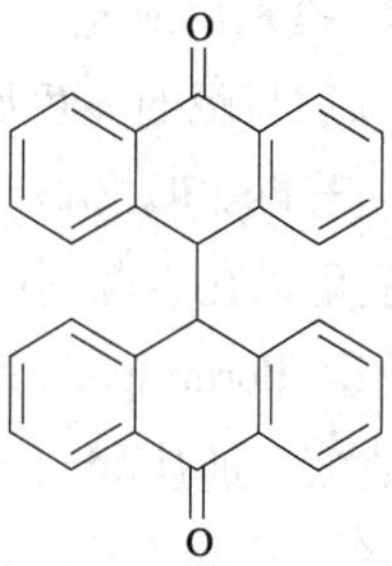

二蒽酮

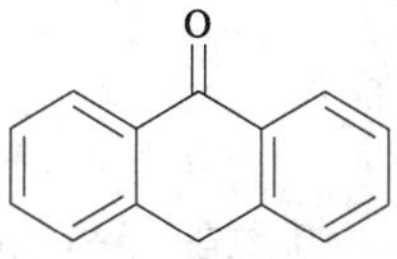

蒽酮

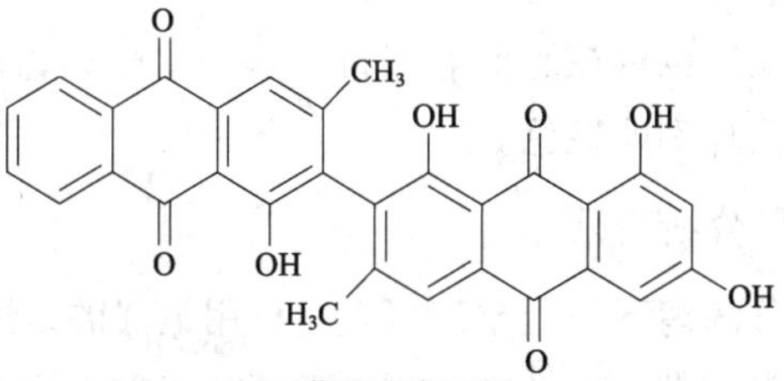

二蒽醌(山扁豆醌)

大黄、芦荟、番泻叶和鼠李中蒽醌苷的成分比较复杂，糖可以与蒽醌或蒽酮的不同位置的羟基缩合，大都是一个糖分子与一个羟基缩合，形成单糖苷（monoglycoside），少数是2个糖分子与一个羟基缩合，形成双糖苷（diglycoside），也有的是糖分子与蒽酮10位上的碳原子直接连接形成的苷（如芦荟苷），称 *C*-苷（*C*-glycoside）。糖与羟基的氧原子连接形成的苷叫 *O*-苷（*O*-glycoside）。

在形成二蒽酮时，可以是由相同的2个分子的蒽酮形成，也可以是由不同的2个分子的蒽酮形成，在后一种情况下形成的就称为杂二蒽酮（heterodianthrone）。

（二）分布与活性

蒽醌类成分较集中分布于蓼科、鼠李科、豆科、茜草科、百合科、杜鹃花科、马鞭草科等。主含蒽醌类成分的生药有大黄、何首乌、虎杖、茜草、巴戟天、番泻叶、决明子、芦荟等。

蒽醌类成分具有广泛的药理活性，包括抗菌、抗炎、抗病毒以及致泻作用等。如大黄中的大黄素、大黄酚、芦荟大黄素、大黄酸等对多种细菌均有不同程度的抑制作用，且大黄不仅本身具有广谱抗菌作用，还对其他抗菌药物有协同增效作用；芦荟中的蒽醌类物质对带状疱疹病毒、包膜病毒、水痘、假狂犬病毒等有抑制作用；天然蒽醌类化合物多具有致泻作用，且蒽醌苷的致泻作用一般要强于苷元。

（三）理化性质

1. 通性　蒽醌类成分具升华性，常压下加热即可升华。游离蒽醌及其还原型蒽醌可溶于丙酮、甲醇、乙醇，微溶于苯、乙醚、三氯甲烷，难溶于水。结合蒽醌（含还原型）易溶于甲醇、乙醇、丙酮、乙酸乙酯，也溶于冷水，几乎不溶于苯、乙醚、三氯甲烷等。

游离蒽醌与结合蒽醌因都含酚羟基，所以具一定酸性，能与不同的碱形成类盐物，所以在碱性溶液中比在中性的有机溶媒中溶解度大得多，但酸性大小可随酚羟基的数目及位置不同而不同，酸性由强到弱的顺序是：—COOH（溶于 $NaHCO_3$ 溶液）> 2个以上 β-酚羟基（溶于 Na_2CO_3）> 1个 β-酚羟基（溶于1% NaOH）> 2个以上 α-酚羟基（溶于5% NaOH液）。

2. 鉴别反应

（1）与碱的显色反应　羟基蒽醌类能溶解于碱溶液中，显红色或紫红色，加酸后颜色消失，若再加碱又显红色。蒽酚、蒽酮、二蒽酮类必须被氧化成蒽醌后才会呈阳性反应。此反应可以在生药断面、粉末或取生药浸出液滴于滤纸上进行。

（2）Bornträger's 反应　取生药粉末少许于试管中，加碱液数毫升，振摇后过滤，得红色的滤液，加盐酸酸化后，溶液转为黄色，加乙醚 2ml，振摇后静置分层，乙醚层显黄色，分取醚层于另一试管中，加碱液振摇，水层显红色，显示羟基蒽醌类成分存在。

（3）乙酸镁反应　取生药粉末的乙醇浸出液于试管中，加入乙酸镁甲醇液，加热片刻，即可显色。此反应也可在滤纸上进行，即将生药的乙醇浸出液滴于滤纸上，干后喷雾乙酸镁甲醇液，加热片刻即显色。

（四）定量分析方法

蒽醌类成分的泻下作用差别很大，作用最强的是还原型的苷（即蒽酚苷和蒽酮苷），氧化型的苷（即蒽醌苷）的作用较弱，而游离蒽醌几无作用。所以在评价生药的泻下作用时，要了解蒽醌类成分的氧化程度和与糖结合的程度。在分析含蒽醌类成分的生药时，某些国家药典不仅测定总蒽醌类成分，还分别测定结合蒽醌和游离蒽醌、氧化型蒽醌和还原型蒽醌（即蒽酮、蒽酚、二蒽酮）、酸性蒽醌类成分（即大黄酸类成分）等。例如，ChP 在分别对何首乌中总蒽醌含量和游离蒽醌含量进行测定后，规定结合蒽醌含量（总蒽醌含量 - 游离蒽醌含量）以大黄素和大黄素甲醚的总量计，不得少于 0.10%。

蒽醌类化合物能与乙酸镁甲醇液生成稳定的有色络合物，基于这一性质，可用紫外-可见分光光度法定量分析生药中的总蒽醌。生药中结合蒽醌常用水直接提取，游离蒽醌则可用三氯甲烷或乙醚提取。二蒽酮苷类成分则通常要先用三氯化铁溶液氧化成单蒽酮苷，再用盐酸水解成游离蒽醌，最后再与乙酸镁甲醇液生成稳定的有色络合物进行测定。生药中单体蒽醌类成分可用 HPLC 法测定，举例如下：

HPLC 法测定狭叶番泻（*Cassia angustifolia* Vahl 叶）中番泻苷 A 和番泻苷 B

对照品：番泻苷 A（sennoside A）和番泻苷 B（sennoside B）。结构式如下：

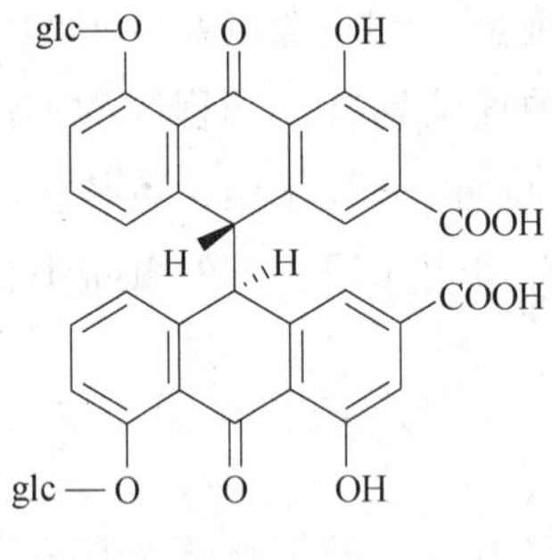

番泻苷A

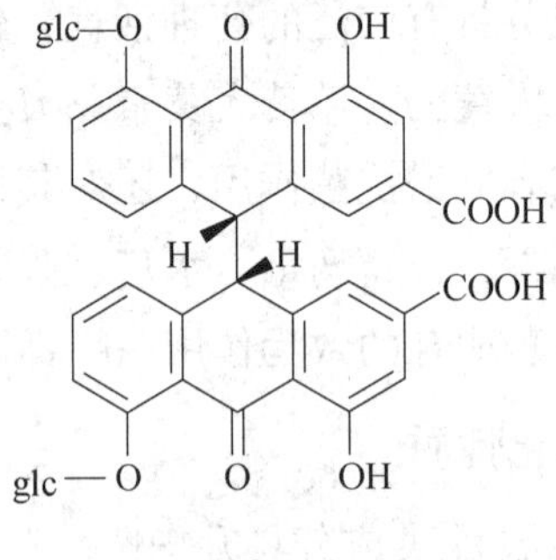

番泻苷B

色谱柱：Zorbax Eclips XDB-C_8（150mm ×4.6mm，5.0μm）；柱温：25℃；流动相为 0.1%三氟乙酸（A）-乙腈（B），梯度洗脱：12%B（0～20min），12%～13% B（20～30min），13%～16%B（30～35min），16%～19% B（35～45min），19%～25% B（45～48min），25%B（48～52min）；流速：1.0ml/min；检测波长：340nm。

代表性色谱图见图 3-4。

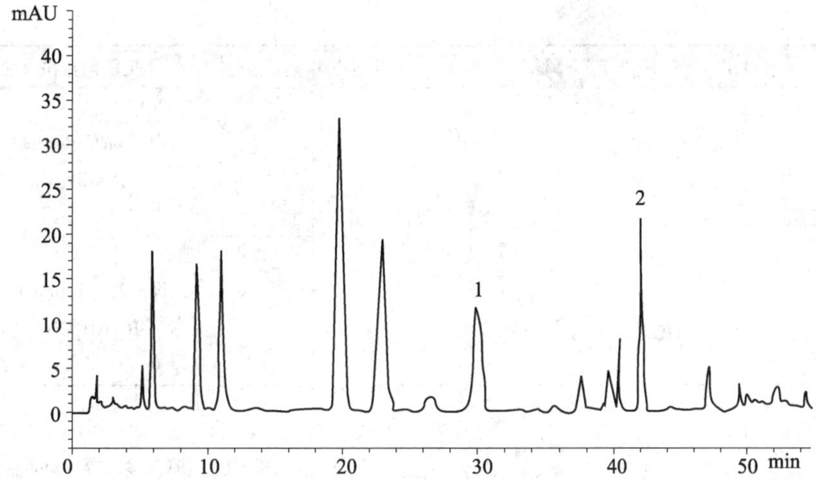

图 3-4　狭叶番泻叶提取物 HPLC 图

1. 番泻苷 B；2. 番泻苷 A

三、皂苷类

（一）结构类型

皂苷（saponins）是广泛存在于植物界的一类特殊的苷类成分，它的水溶液振摇后可生产持久的肥皂样的泡沫，因而得名。

根据水解后生成皂苷元的结构，皂苷可分为三萜皂苷与甾体皂苷两大类。组成皂苷的糖常见的有葡萄糖、半乳糖、鼠李糖、阿拉伯糖、木糖及葡萄糖醛酸、半乳糖醛酸等，常与皂苷元 C_3位的—OH 连接成苷。

1. 三萜皂苷（triterpenoid saponins）　三萜皂苷的皂苷元由 30 个碳原子组成。大多数苷元在 C_{24}或 C_{28}位有—COOH 基，故又称酸性皂苷；少数苷元只含醇羟基而呈中性，如人参皂苷、柴胡皂苷等。三萜皂苷元的结构可分为五环三萜（pentacyclic triterpenoids）及四环三萜（tetracyclic triterpenoids）。三萜皂苷元的主要结构类型见表 3-2。

表 3-2　三萜皂苷元的主要结构类型

类型		结构	代表化合物
五环三萜	齐墩果烷（oleanane）	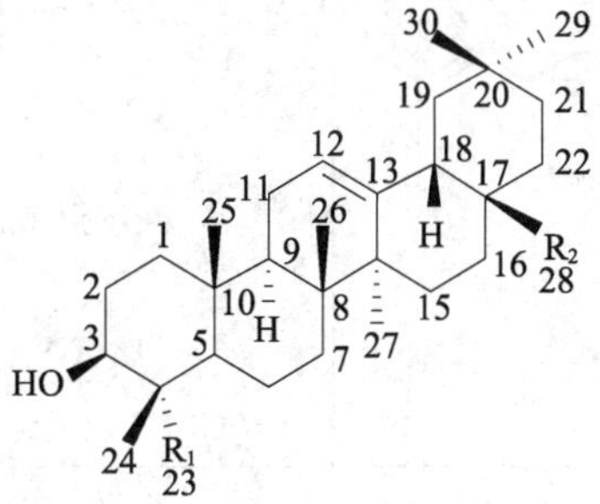	β-香树脂醇（β-amyrin） $R_1 = R_2 = CH_3$
			齐墩果酸（oleanolic acid） $R_1 = CH_3 R_2 = COOH$
			常春藤皂苷元（hederagenin） $R_1 = CH_2OH$　$R_2 = COOH$
	乌索烷（ursane）	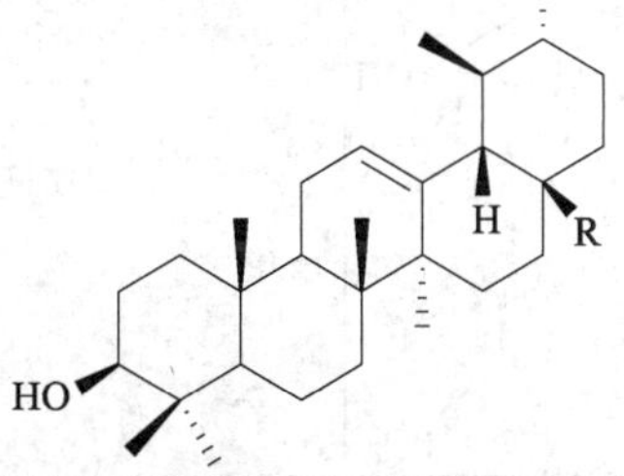	α-香树脂醇（α-amyrin） $R = CH_3$
			乌索酸（ursolic acid） $R = COOH$

续表

类型		结构	代表化合物
五环三萜	羽扇豆烷（lupane）	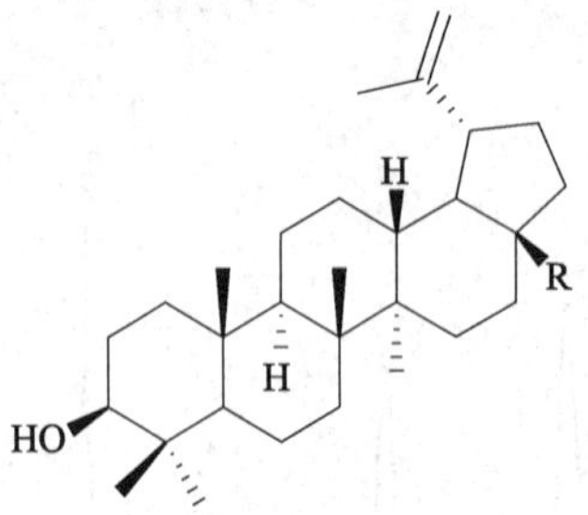	羽扇豆醇（lupeol） $R=CH_3$ 桦皮醇（betulin） $R=CH_2OH$
四环三萜	达玛烷（dammarane）	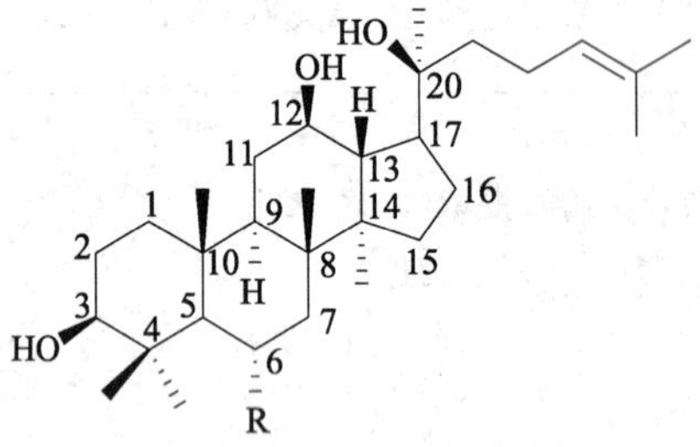	20（*S*）原人参二醇（protopanaxadiol） R=H 20（*S*）原人参三醇（protopanaxatriol） R=OH
	原萜烷（protostane）	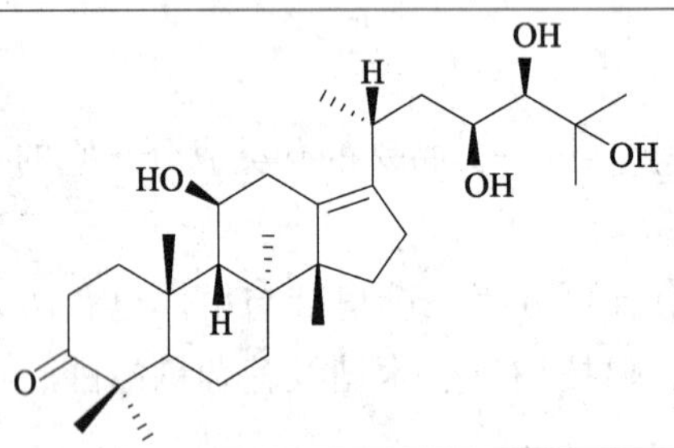	泽泻萜醇 A（alisol A）
	羊毛脂烷（lanostane）	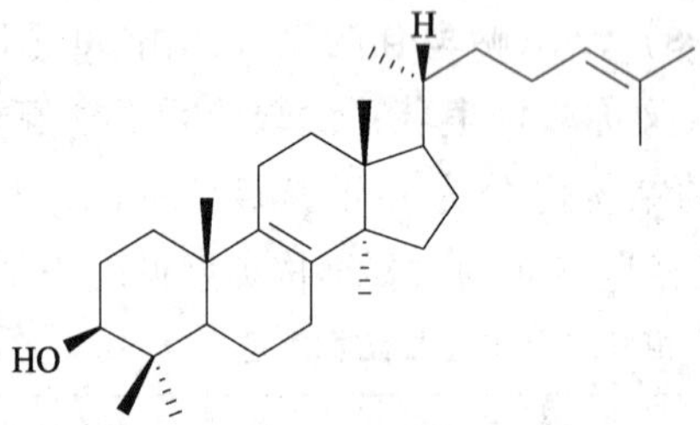	羊毛甾醇（lanosterol）
	5α-大戟烷（5α-euphane）	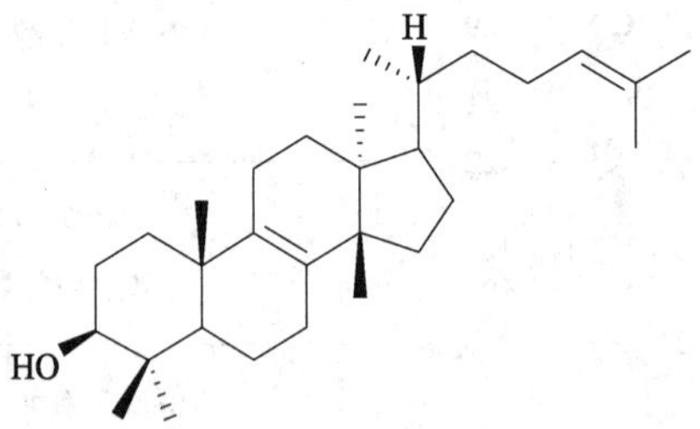	大戟醇（euphol）
	葫芦烷（cucurbitane）	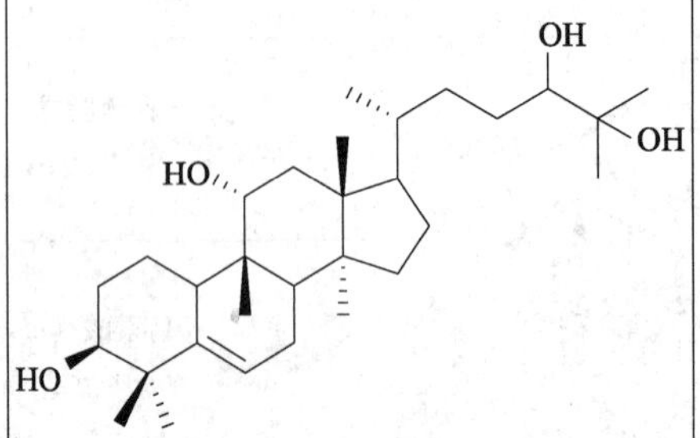	罗汉果甜苷元（mogrol）

2. 甾体皂苷（steroidal saponins） 甾体皂苷的皂苷元由 27 个碳原子组成，其不含羧基，呈中性，故又称中性皂苷。甾体皂苷的基本骨架为螺旋甾烷（spirostane）或其异构体异螺旋甾烷（isospirostane），通式如下：

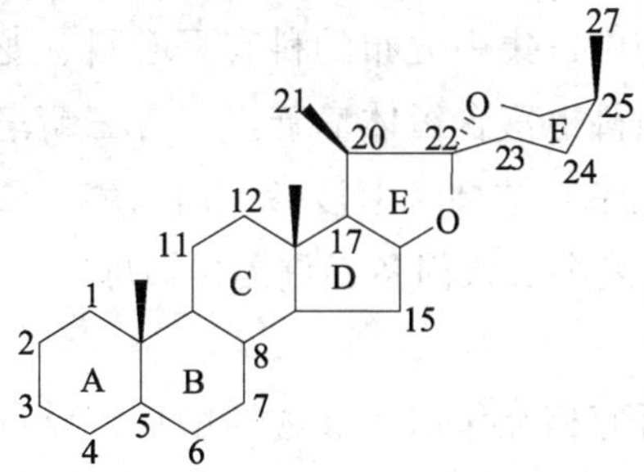

其中 E 环是 C_{17}上的侧链和 C_{16}结合成并合的五元含氧环，E 环与 F 环共用一个碳，形成螺旋甾烷。C_{18}、C_{19}角甲基均为β-型，A 环与 B 环的稠合有反式也有顺式，B 环与 C 环以及 C 环与 D 环的稠合大多为反式。C_3大多有-OH 基，和糖常在此部位结合，某些皂苷元分子中还含有双键和羰基，双键常为$\Delta^{5(6)}$，也有$\Delta^{9(11)}$、$\Delta^{25(27)}$等类型；羰基多在 C_{12}位上。

依照螺旋甾烷结构中 C_{25}的构型和 F 环的环合状态，又可将其分为以下四种类型：①螺甾烷醇（spirostanol）型，C_{25}为 *S* 构型；②异螺甾烷醇（isospirostanol）型，C_{25}为 *R* 构型；③呋甾烷醇（furostanol）型，F 环为开链衍生物；④变形螺甾烷醇（pseudo-spirostanol）型，F 环为五元四氢呋喃环。一些甾体皂苷元的结构如下：

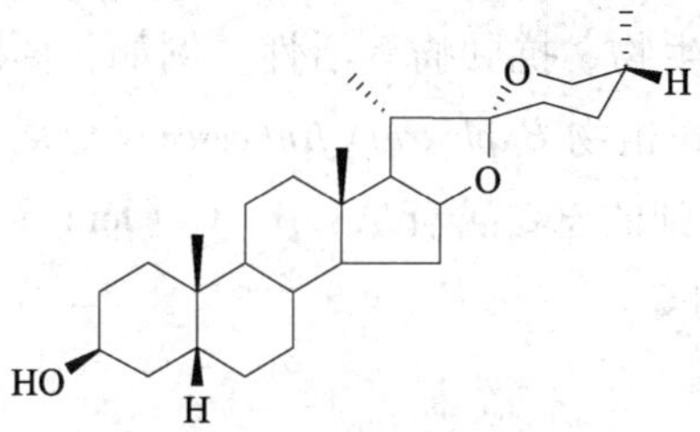

菝葜皂苷元(sarsasapogenin)

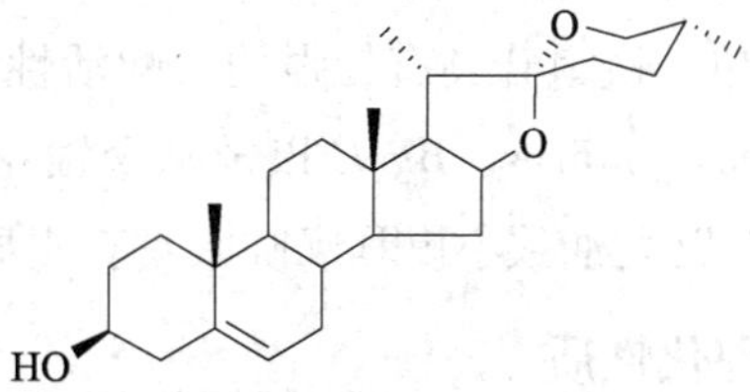

薯蓣皂苷元(diosgenin)

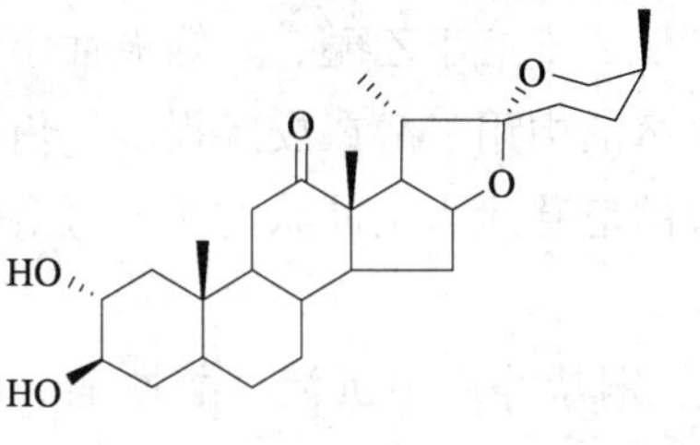

门诺皂苷元(manogenin)

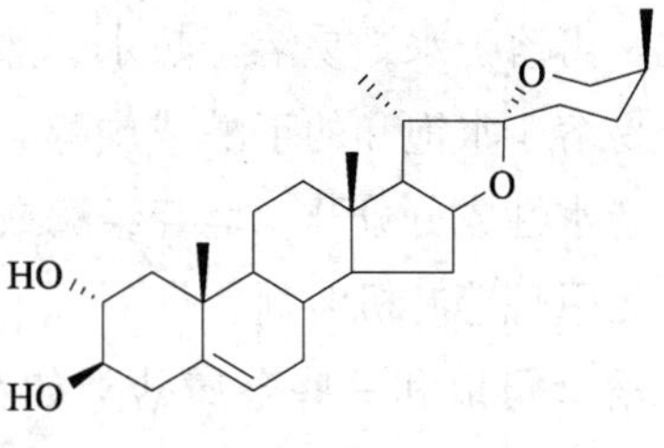

丝蓝皂苷元(yuccagenin)

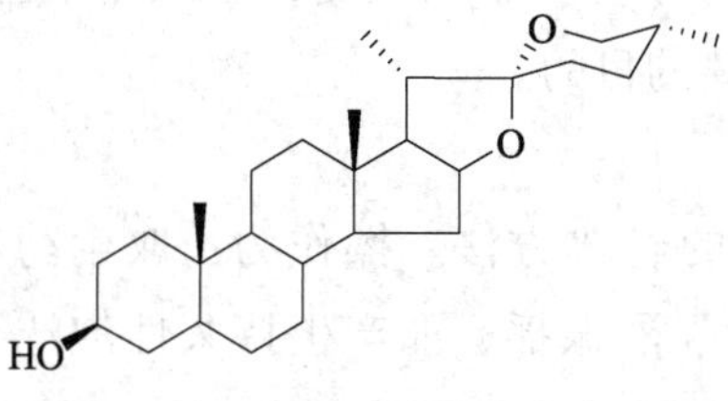

提果皂苷元(tigogenin)

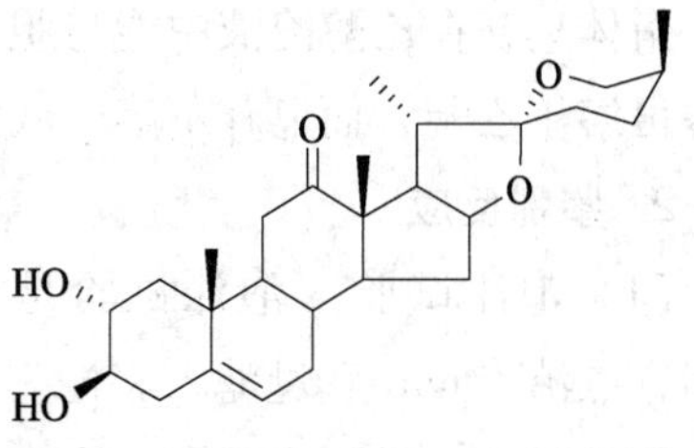

卡莫皂苷元(kammogenin)

（二）分布与活性

一般而言，三萜皂苷大多分布于双子叶植物，集中分布的科包括毛茛科、豆科、伞形科、五加科、菊科、蔷薇科、鼠李科、桔梗科、远志科、葫芦科、石竹科、蒺藜科等；甾体皂苷大多分布于单子叶植物中，集中分布的科有百合科、龙血树科、龙舌兰科、薯蓣科等。此外，双子叶植物中的茄科也富含甾体皂苷。主含三萜皂苷的生药有人参、三七、西洋参、甘草、黄芪、柴胡、党参、桔梗、南沙参、白头翁、酸枣仁、远志、山银花、地肤子等；主含甾体皂苷的生药有麦冬、天门冬、重楼、知母、黄精、薤白、黄山药、穿山龙、蒺藜等。

皂苷能与红细胞膜上胆甾醇相互作用，渗透性增加，导致红细胞膜破裂，使血红蛋白流失而具有溶血作用，因此含有皂苷的药物一般不能静脉注射，但口服毒性较小，可能是因为在胃肠道被水解所致。皂苷的溶血作用与血细胞的种类和皂苷的结构有关，如对冷血动物的毒性较大；单糖链皂苷溶血作用一般较显著，双糖链皂苷，尤其是中性三萜类双糖链皂苷溶血作用较弱或没有溶血作用，酸性皂苷的溶血作用介于二者之间；三萜皂苷的溶血作用比甾体皂苷大。皂苷的最低溶血浓度称为溶血指数（haemolytic index）。在同一条件下，不同的皂苷具不同的溶血指数，如薯蓣皂苷为 1∶400 000，洋菝葜皂苷为 1∶250 000。利用溶血指数可以定量评价皂苷的溶血强度，也可以粗略测得皂苷的含量。此外，一些皂苷无溶血作用，反而有血细胞凝聚作用，如沿阶草皂苷、竹节人参皂苷和人参皂苷 Rg_2 等。

皂苷类化合物还具有杀灭钉螺、抗炎、抗病原微生物、抗肿瘤等活性。例如，商陆浆果中含有的单糖链皂苷具有较强的灭螺活性；从柴胡属植物 *Bupleurum fruticescens* 分离出三萜皂苷 fruticesaponin A、B、C 以及从金银花中分离得到的忍冬苦苷 A、B、C（loniceroside A, B, C）对巴豆油致小鼠耳廓肿胀具有明显抑制作用等。

（三）理化性质

1. 通性 皂苷大多为白色或乳白色的无定形粉末，味苦而辛辣，具吸湿性，能刺激黏膜而引起喷嚏。可溶于水，易溶于热水、热甲醇、热乙醇，不溶于乙醚、苯等极性小的有机溶剂。皂苷易溶于水饱和的丁醇或戊醇，因此常从水溶液中用丁醇或戊醇提取，借以与糖、蛋白质等亲水性成分分开。皂苷经酶或酸水解生成的皂苷元为结晶状物质，可溶于丙酮、乙醚、三氯甲烷等有机溶剂。

皂苷的水溶液可以和一些金属盐类如铅盐、钡盐、铜盐等产生沉淀。酸性皂苷的水溶液加入硫酸铵、乙酸铅或其他中性盐类即产生沉淀。中性皂苷的水溶液则需加入碱式乙酸铅等碱性盐或氢氧化钡等才能产生沉淀。由此可用于皂苷的提取和分离。

甾体皂苷在乙醇溶液中能与胆甾醇生成分子复合物而沉淀，当沉淀用乙醚回流时，胆甾醇可溶于乙醚，而皂苷不溶，从而达到分离的目的。

2. 鉴别反应

（1）泡沫试验　泡沫试验是检查皂苷的经典方法。操作为：取生药粉末 1g，加水 10ml，煮沸 10min 后过滤，将滤液于试管中强烈振摇，如产生持久性泡沫（15min 以上）即为阳性反应。另再取两支试管，一管加入 0.1mol/L 盐酸液 5ml，另一管加入 0.1mol/L 氢氧化钠液 5ml，各加入中药水提液，使酸管 pH 为 1，碱管 pH 为 13，强烈振摇，如两管所形成的泡沫高度相同，则所含皂苷为三萜皂苷；如碱管泡沫较酸管泡沫高数倍，则所含皂苷为甾体皂苷（中性皂苷的水溶液在碱性溶液中可形成较稳定的泡沫，借此可与酸性皂苷区别）。

（2）溶血试验　生药水浸液1ml，加1.8%氯化钠溶液1ml及2%红细胞悬浮液1ml，摇匀后放置，数分钟后可见溶液变透明红色。此反应也可在显微镜下观察，可见细胞溶解情况。

（3）显色反应　生药粉末1g，加10ml 70%乙醇于水浴回流提取，过滤，滤液进行以下试验：

①醋酐-硫酸反应（Liebermann-Burchard反应）　取滤液1ml，水浴蒸干，加醋酐1ml溶解残渣，移入小试管，沿管壁加浓硫酸1ml，两液的交界处出现紫红色环。②浓硫酸反应　取滤液2ml，水浴蒸干，加浓硫酸1~2滴，出现由黄→红→紫色或绿褐色的颜色变化。皂苷与浓硫酸显色的机制是由于分子内发生脱水、脱羧、氧化、缩合、双键移位及形成多烯阳碳离子而显色。③芳香醛-硫酸或高氯酸反应　在使用芳香醛为显色剂的反应中，以香草醛最为普遍，因其显色灵敏，试剂的空白溶液色浅，常用作三萜皂苷及甾体皂苷的显色剂，另外还可用对-二甲氨基苯甲醛。④Fröbde反应　取滤液2ml，水浴蒸干，加Fröbde试剂（5mg钼酸钠或钼酸溶于1ml H_2SO_4），呈橘红至紫黑色。

（四）定量分析方法

皂苷类成分由于结构中一般没有共轭体系，而且为大极性化合物，通常需水或醇提取，水溶性杂质多，给其定量分析带来一定的困难。皂苷类化合物能与芳香醛-硫酸或高氯酸发生显色反应，基于这一性质，可用紫外-可见分光光度法测定生药中的总皂苷。如ChP收载麦冬中总甾体皂苷的含量测定方法：样品经过甲醇提取、水饱和正丁醇萃取、氨试液洗涤处理，置热水浴中与高氯酸反应15min后于397nm波长处测定。单体皂苷可采用HPLC法测定，检测方法有UVD（如ChP测定人参中人参皂苷R_{g1}、R_e和R_{b1}以及重楼中重楼皂苷Ⅰ、Ⅱ、Ⅵ、Ⅶ，检测波长为203nm）和ELSD（如ChP测定黄芪中黄芪甲苷以及知母中知母皂苷BII）。样品可用甲醇提取后直接进样分析（如重楼），或先用三氯甲烷脱脂再用水饱和的正丁醇提取，提取液蒸干，残渣甲醇溶解后进样分析（如人参）。举例如下：

HPLC法测定山银花中三萜皂苷类成分

对照品：macranthoidin B（1）、macranthoidin A（2）、dipsacoside B（3）、hederagenin-28-*O*-β-D-glucopyranosyl（6→1）-*O*-β-D-glucopyranosyl ester（4）、macranthoside B（5）、macranthoside A（6）和hederagenin-3-*O*-α-L-arabinopyranosyl（2→1）-*O*-α-L-rhamnopyranoside（7）。结构式如下：

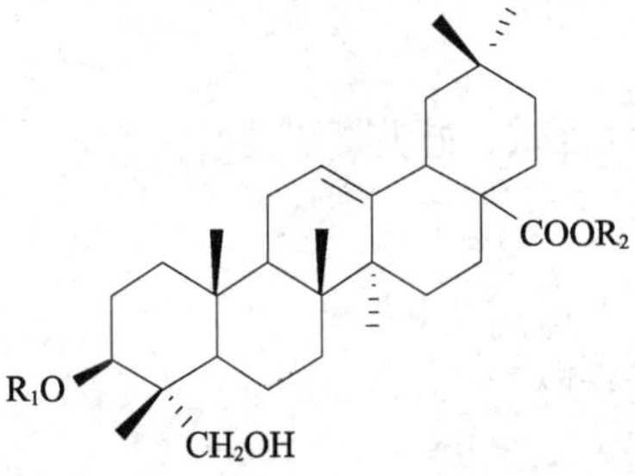

	R_1	R_2
1	ara（2-1）rha（3-1）glc（4-1）glc	glc（6-1）glc
2	ara（2-1）rha（3-1）glc	glc（6-1）glc
3	ara（2-1）rha	glc（6-1）glc
4	H	glc（6-1）glc
5	ara（2-1）rha（3-1）glc（4-1）glc	H
6	ara（2-1）rha（3-1）glc	H
7	ara（2-1）rha	H

色谱柱：Zorbax SB－C_{18}（250mm ×4.6mm，5.0μm）；柱温：25℃；流动相为乙腈（A）-水（B），A、B均含0.5%乙酸，梯度洗脱：29% A（0~10min），29%~46% A（10~25min），46% A（25~30min）；检测器：ELSD；ELSD漂移管温度：106℃，氮气流速：2.6L/min。

代表性色谱图如图3-5。

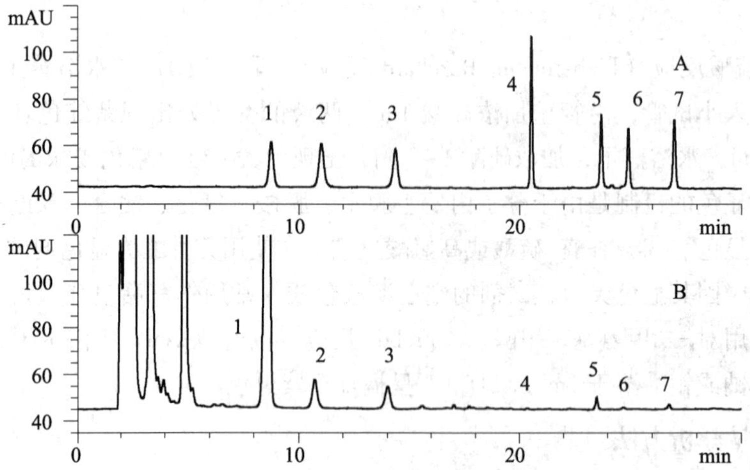

图3-5 对照品及样品HPLC图

A. 混合对照品；B. 样品

四、生物碱类

生物碱（alkaloids）是一类存在于生物界（主要是植物）、大多具显著生物活性的含氮碱性化合物。氮通常在环中。分子中含有碳、氢、氧和氮四种元素，极少不含氧原子。

生药中生物碱的含量大多低于1%，少数含量特别低，如长春花中长春新碱含量为百万分之一，美登木中美登木素含量为千万分之一；也有些含量特别高，如黄连中小檗碱含量可达9%、金鸡纳皮中奎宁含量高达15%。在植物体内，生物碱一般与有机酸（苹果酸、枸橼酸、酒石酸和鞣酸等）结合成盐类，呈溶解状态存在于液泡中，有些是与糖结合成苷而存在，也有少数生物碱呈游离状存在，如咖啡因（caffeine）与秋水仙碱（colchicine）等。

（一）结构类型

生物碱种类繁多，按母核的基本结构分为60类左右，主要有以下12类：

（1）有机胺类（amine） 氮原子位于直链上，如麻黄碱、益母草碱、秋水仙碱等。

（2）吡咯烷类（pyrrolidine） 如古豆碱、千里光碱、野百合碱、娃儿藤碱等。

（3）吡啶类（pyridine） 如烟碱、槟榔碱、苦参碱等。

（4）喹啉类（quinoline） 如奎宁、喜树碱等。

（5）异喹啉类（isoquinoline） 如小檗碱、粉防己碱、青藤碱等。

（6）喹唑酮类（quinnazolidone） 如常山碱等。

（7）吲哚类（indole） 如利血平、长春碱、麦角新碱、士的宁等。

（8）莨菪烷类（tropane）　如莨菪碱、东莨菪碱、可卡因等。

（9）亚胺唑类（imidazole）　如毛果芸香碱等。

（10）嘌呤类（purine）　如咖啡因、茶碱、香菇嘌呤、石房蛤毒素等。

（11）甾体类（steroid）　如茄碱、贝母碱、藜芦碱、澳洲茄碱等。

（12）萜类（terpenes）　如猕猴桃碱、石斛碱、乌头碱、飞燕草碱、黄杨碱等。

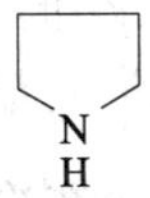
吡咯烷类

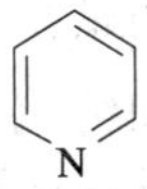
吡啶类

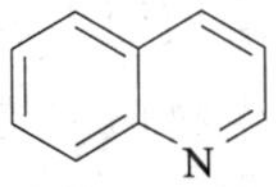
喹啉类

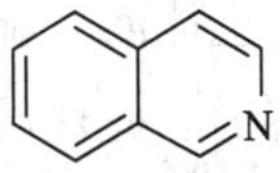
异喹啉类

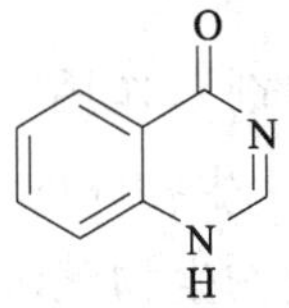
喹唑酮类

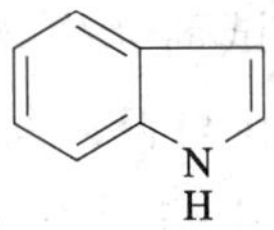
吲哚类

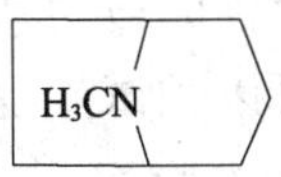
莨菪烷类

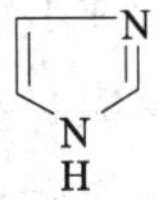
亚胺唑类

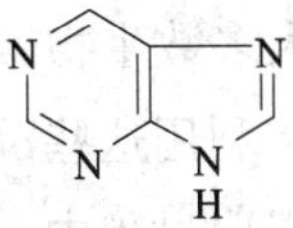
嘌呤类

（二）分布与活性

生物碱类成分在植物界分布广泛，其中绝大多数存在于双子叶植物中。主含生物碱的生药有黄连、麻黄、三颗针、黄柏、川乌、附子、马钱子、天仙子、苦参、吴茱萸、青风藤、黄藤、槟榔、葫芦巴、延胡索、防己、洋金花、白鲜皮、贝母、百部等。不同结构类型的生物碱在植物界中的分布具有规律性。例如，异喹啉类和苄基异喹啉类生物碱集中分布于番荔枝科、小檗科、大戟科、樟科、木兰科、防己科、睡莲科、罂粟科、毛茛科、芸香科等；吲哚类生物碱多分布于夹竹桃科、马钱科、茜草科、蒺藜科、苦木科；莨菪烷类生物碱主要分布于茄科；二萜类生物碱集中分布于毛茛科乌头属（*Aconitum*）、翠雀属（*Delphinium*）、飞燕草属（*Consolida*）；甾体类生物碱主要分布于黄杨科黄杨属（*Buxus*）、百合科贝母属（*Fritillaria*）和藜芦属（*Veratrum*）等。

生物碱类是生药中一类重要的活性成分，目前已分离到10 000余种，其中80余种已用于临床，如黄连中的小檗碱（berberine）用于抗菌消炎，麻黄中的麻黄碱（ephedrine）用于平喘，萝芙木中的利血平（reserpine）用于降压，喜树中的喜树碱（camptothecine）与长春花中的长春新碱（vincristine）用于抗肿瘤，黄杨中的环常绿黄杨碱D（cyclovirobuxine D）用于治疗冠心病、心绞痛，唐古特山莨菪中的樟柳碱（anisodine）用于止咳、镇静、解痉以及改善微循环障碍等。

（三）理化性质

1. 性状　大多数生物碱为结晶状固体，少数为液体，如烟碱、毒藜碱、槟榔碱等。液体生物碱通常不含氧原子，或分子中的氧原子多形成酯键。一般生物碱均无色，少数具颜色，如小檗碱（黄色）、血根碱（红色），味苦。少数生物碱，如麻黄碱与液体生物碱具挥发性，可随水蒸气蒸馏。

2. 旋光性　大多数生物碱含不对称碳原子，所以有旋光性，且多为左旋光性。

3. 酸碱性 大多数生物碱具碱性反应，能使红色石蕊试纸变蓝。碱性的强弱与分子中氮原子存在的状态有密切关系，一般是季胺碱>叔胺碱>仲胺碱。若氮原子呈酰胺状态，则碱性极弱甚至消失，如胡椒碱、秋水仙碱等。有的生物碱分子具有酚羟基或羧基，因而具酸碱两性，如槟榔次碱（arecaidine）和吗啡等。生物碱分子中的氮原子有一对未用电子对，对质子有一定的吸引力，一般能与无机酸或有机酸结合成盐。

游离生物碱极性较小，不溶或难溶于水，能溶于三氯甲烷、乙醚、苯、丙酮、乙醇等有机溶剂，也能溶于稀酸的水溶液而生成盐类。生物碱盐类易溶于水和乙醇，不溶或难溶于有机溶剂。此性质可用于生物碱的提取、分离和纯化。但也有不少例外，如麻黄碱、秋水仙碱均可溶于水，也可溶于有机溶剂；小檗碱可溶于水，其盐在冷水中反而不溶；酚性生物碱可溶于氢氧化钠溶液。所有季铵盐生物碱由于能离子化，亲水性强，均可溶于水。

大多数生物碱在酸性水溶液中，能与一些特殊的试剂（生物碱沉淀剂）作用，生成沉淀。利用这些沉淀反应，不但可以预试生物碱的存在与否，也可以用于生物碱的精制，或在提取过程中，用于指示提取是否完全。但直接用生药的酸水浸出液作生物碱沉淀反应，常不能得到准确的结果，因为水浸液中某些成分（如蛋白质、鞣质、胺类等）也能和生物碱沉淀剂产生沉淀，因此须将水浸液精制后再行试验。通常先选用三种以上不同的生物碱沉淀剂进行试验，若均为阴性反应，则肯定无生物碱存在；若呈阳性反应，则必须精制后再试验，第二次再呈阳性反应，才可确证存在生物碱。常用的生物碱沉淀剂种类很多，通常是一些重金属盐类或分子量较大的复盐，以及特殊的无机酸或有机酸的溶液，如碘化铋钾试剂（Dragendorff 试剂）、碘-碘化钾试剂（Wagner 试剂）、碘化汞钾试剂（Mayer 试剂）、硅钨酸试剂（Bertrand 试剂）、苦味酸试剂（Hager 试剂）等。

（四）定量分析方法

生物碱可与多种试剂（如酸性染料溴甲酚绿、溴麝香草酚蓝等）产生颜色反应，利用这一性质，采用紫外-可见分光光度法测定生药中总生物碱的含量，如 ChP 即采用该法测定川贝母、平贝母中总生物碱的含量。生药中单体生物碱的含量测定可采用 HPLC 法，举例如下：

HPLC 法测定贝母中甾体生物碱类成分

对照品：贝母辛（peimisine，1）、贝母素甲（verticine，2）、贝母素乙（verticinone，3）、西贝母碱（imperialine，4）、异浙贝甲素（isoverticine，5）、去氢鄂贝啶碱（ebeiedinone，6）、湖贝甲素（hupehenine，7）、鄂贝啶碱（ebeiedine，8）。结构式如下。

色谱柱：Supelco C_8（150mm×4.6mm，3μm）；柱温：28℃；流动相：乙腈-甲醇-水-三乙胺（66.5∶3.5∶30∶0.06）；流速：1.0ml/min；检测器：ELSD；ELSD 漂移管温度：65℃，氮气流量：2.64L/min。

代表性色谱图见图 3-6。

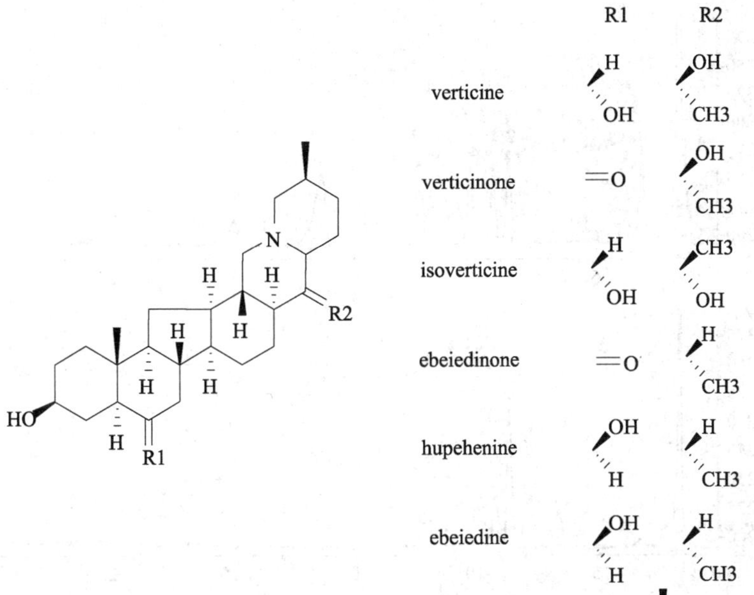

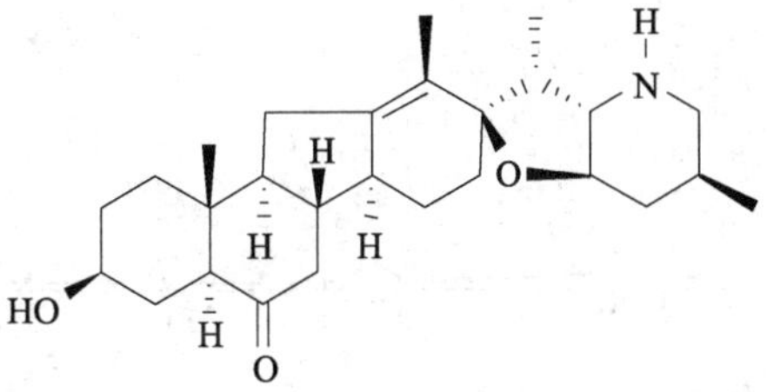

peimisine

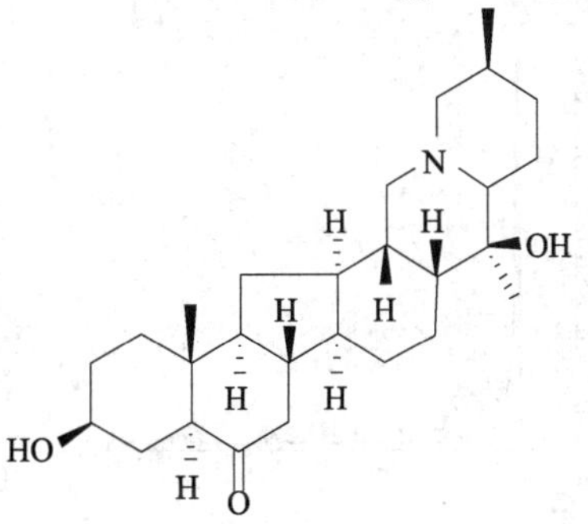

imperialine

五、强心苷类

强心苷（cardiac glycosides）成分是一类对心肌有兴奋作用，具有强心生理活性的甾体化合物。

（一）结构类型

强心苷的基本结构是由甾醇母核和连在 C_{17} 位上的不饱和共轭内酯环构成苷元部分，然后通过甾醇母核 C_3 位上的羟基和糖缩而合成。根据苷元部分 C_{17} 位上连接的不饱和内酯环的类型分为甲型和乙型两类。

甲型：又称强心甾烯型（cardenolide）或洋地黄-毒毛旋花型（digitalis-strophanthus），在 C_{17} 位上连接的 1 个 α，β-不饱和五元内酯环，这一类苷元母核由 23 个碳原子构成。目前临床应用的强心苷及植物体中发现的绝大多数强心苷都是属于这一类型，如洋地黄、毛花洋地黄、毒毛旋花、羊角拗、黄花夹竹桃、夹竹桃、福寿草、侧金盏花、北五加皮、铃兰、万年青等所含的强心苷。

乙型：又称蟾蜍甾烯型（bufadienolide）或海葱-蟾蜍型（scill-bufo），在 C_{17} 位上连接的是一个 α，β-及 γ，δ-双重不饱和的六元内酯环，这一类苷元母核由 24 个碳原子构成。

两种强心苷结构式如下。

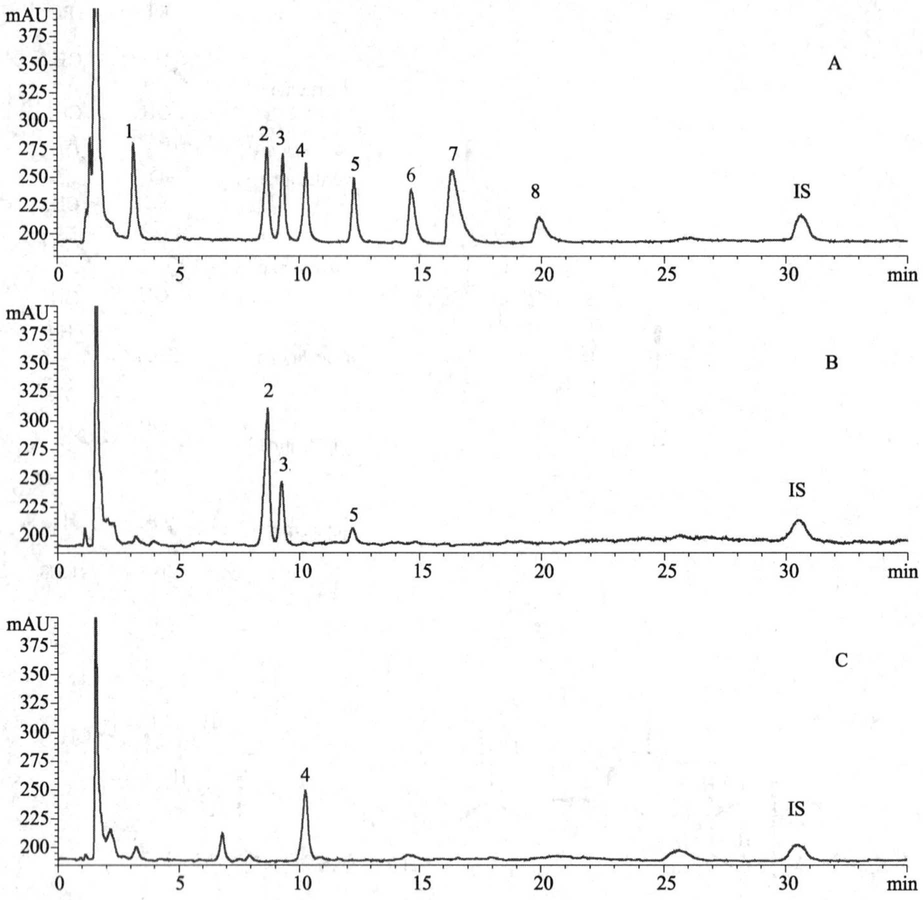

图 3-6　对照品及样品 HPLC 图

A. 对照品；B. 浙贝母；C. 伊贝母；IS. 内标

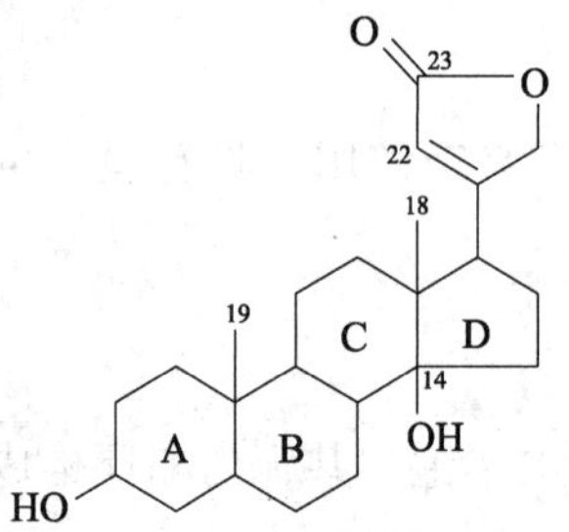

强心甾烯型

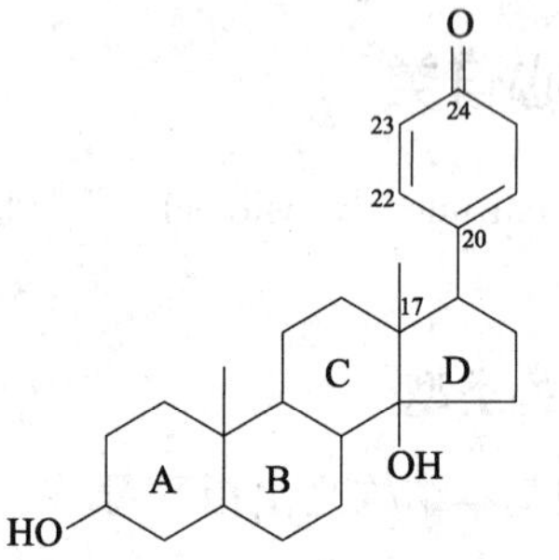

蟾蜍甾烯型

强心苷中的糖多连接在 C_3 位羟基上，糖部分由 1~4 个糖分子组成，除α-羟基糖外，尚有一类特有的 2，6-二去氧糖（α-去氧糖）和 2，6-二去氧糖甲醚。常见的有 D-洋地黄毒糖（D-digitoxose）、D-夹竹桃糖（D-oleandrose）、D-加拿大麻糖（D-cymarose）等。

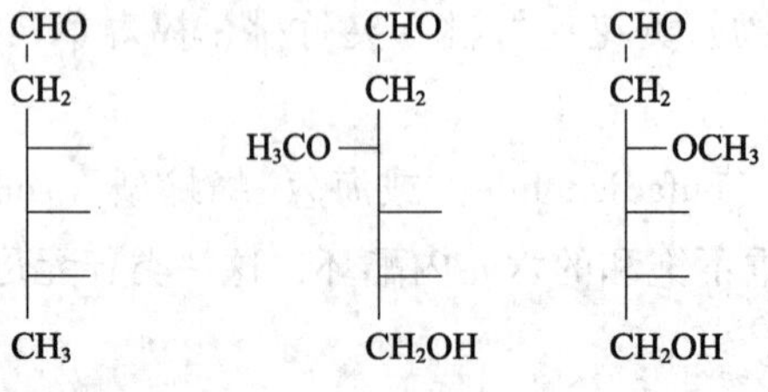

D-洋地黄毒糖　D-夹竹桃糖　D-加拿大麻糖

强心苷的糖基上还可能有乙酰基，如乙酰洋地黄毒糖。强心苷的苷元与糖的结合形式一般如下：

$$强心苷元-（\alpha-去氧糖）_x-（\alpha-羟基糖）_y$$

此种形式的强心苷称为一级苷或原始苷，植物体内存在的强心苷通常为一级苷，在贮藏或提取过程中会被植物体内的酶水解，其末位的α-羟基糖脱落而成为次级苷。以洋地黄叶中紫花洋地黄苷 A 为例：

紫花洋地黄苷 A（一级苷）= 洋地黄毒苷元-（D-洋地黄毒糖）$_3$-D-葡萄糖

↓酶水解

洋地黄毒苷（次级苷）= 洋地黄毒苷元-（D-洋地黄毒糖）$_3$

蟾蜍中所含的蟾蜍毒亦具有类似强心苷的结构，其母核为蟾蜍甾烯型，在 C_3-OH 上缩合的不是糖，而是氨基酸。因毒性太大，很少用作强心药，多用于解毒消肿。

（二）分布与活性

强心苷类化合物存在于许多有毒的植物中，尤以玄参科、夹竹桃科、萝藦科、十字花科植物最普遍。主含强心苷类成分的生药有洋地黄叶、毛花洋地黄叶、香加皮、黄花夹竹桃等。

强心苷类化合物具有强心作用，主要用以治疗充血性心力衰竭及节律障碍等心脏疾患，如临床常用的异羟基洋地黄毒苷（digoxin，地高辛）和去乙酰毛花洋地黄苷 C，即西地兰（deslanoside or cedilanid）。

（三）理化性质

1. 通性　强心苷类成分多为无色结晶或无定形粉末，味苦，对黏膜有刺激性。可溶于水、丙酮及醇类等极性溶剂，略溶于乙酸乙酯、含醇三氯甲烷，几乎不溶于醚、苯、石油醚等非极性溶剂。它们在极性溶剂中的溶解性，随分子中糖数目增加而增加。苷元难溶于极性溶剂而易溶于三氯甲烷、乙酸乙酯中。强心苷的苷键可被酸、酶水解，分子中具有酯键结构的还能被碱水解。

2. 鉴别反应　首先将生药中的强心苷用稀醇提取，若样品中含叶绿素等色素，可先用石油醚除去色素后进行试验。

（1）α-去氧糖的显色反应　α-去氧糖类是指糖类分子中与羰基邻近的“CHOH”基团，失去氧，转变为“CH_2”，它们的特性是活泼性较大，由α-去氧糖与苷元结合的苷容易水解。

①Keller-Kiliani 反应　生药粉末 1g，加 70%乙醇，水浴回流 30min，滤过，滤液蒸干，残渣溶于 1ml 0.5%三氯化铁-冰乙酸溶液后倾入小试管中，再沿管壁加浓硫酸 1ml。上层乙酸液呈蓝至蓝绿色，两液层交界处由于浓硫酸对强心苷元的作用而呈棕色（其颜色可随苷元不同而异）。

②对二甲氨基苯甲醛反应　将含有α-去氧糖组成的强心苷醇溶液，滴在滤纸上，干燥后，喷对二甲氨基苯甲醛试剂（1%对二甲基苯甲醛乙醇溶液 4ml，加浓盐酸 1ml），并于 90℃加热 30s，可显灰红色斑点。

（2）不饱和内酯环的反应　甲型强心苷在碱性醇溶液中，双键由 20（22）转位到 20（21），生成 C_{22}活性次甲基，能与活性甲基试剂作用而显色。乙型强心苷在碱性醇溶液中不能产生活性次甲基，故无此类反应。

①Legal 反应（亚硝酰铁氰化钠反应）生药甲醇或乙醇提取液置小试管中，加 Legal 试剂［0.5g 亚硝酰铁氰化钠[$Na_2Fe(NO)(CN)_5 \cdot 2H_2O$] 溶于 50ml 2mol/L 氢氧化钠-50%乙醇］，反应液呈深红色（λ_{max} 470nm）。

②Kedde 反应　取供试品甲醇或乙醇液于试管中，加 Kedde 试剂（3,5-二硝基苯甲酸

1g 溶于 50ml 甲醇中，加入 2mol/L 氢氧化钾溶液 50ml，用时新配）3~4 滴，产生红或红紫色（λ_{max} 590nm）。

上述颜色反应都可以作为强心苷的纸层析或薄层色谱的显色剂，可先喷以试剂，再喷醇性氢氧化钠溶液，呈现紫色斑点，5~10min 后褪色。

（3）甾体母核的反应　不是强心苷的专一反应。多种强心苷或苷元遇浓硫酸、三氯乙酸或三氯化锑的三氯甲烷溶液，可产生不同的颜色。

①醋酐-浓硫酸反应（Liebermann-Burchard 反应）详见皂苷。

②三氯化锑反应　将强心苷的醇溶液点于滤纸上，喷以 20%三氯化锑三氯甲烷溶液（不含乙醇和水），干燥后于 70℃加热 3~5min，即能显出在可见光或紫外光下观察到的斑点，反应灵敏度高。

（四）定量分析方法

利用强心苷中 α，β-不饱和五元内酯易与某些芳香硝基化合物（如间-二硝基苯）形成有色加成物的特性，采用紫外-可见分光光度法测定生药中总强心苷的含量。单体强心苷可用 HPLC 法或柱前衍生化-GC 法测定。举例如下：

HPLC 法测定狭叶洋地黄 *Digitalis lanata* Ehrh. 叶中强心苷类成分

对照品：digoxigenin（1）、deacetyllanatoside C（2）、digoxigenin-bis-digitoxoside（3）、gitoxigenin（4）、digoxin（5）、lanatoside C（6）、digitoxigenin（7）、α-acetyldigoxin（8）、β-acetyldigoxin（9）、lanatoside B（10）、gitoxin（11）、lanatoside A（12）、digitoxin（13）。结构式如下：

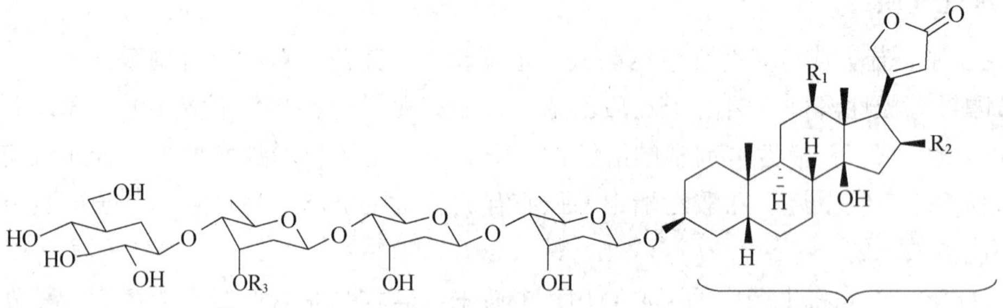

Aglycones

digitoxigenin　R_1=H　R_2=H

gitoxigenin　R_1=H　R_2=OH

digoxigenin　R_1=OH　R_2=H

Tertiary glycosides

digoxigenin-bis-digitoxoside　R_1 = OH　R_2 = H

Secondary glycosides

digitoxin　$R_1 = R_2 = R_3$ = H

gitoxin　$R_1 = R_3$ = H　R_2=OH

digoxin　R_1 = OH　$R_2 = R_3$ = H

α-acetyldigoxin　R_1 = OH　R_2 = H　R_3 = $COCH_3$

Primary glycosides

lanatoside A　$R_1 = R_2$ = H　R_3 = $COCH_3$

lanatoside B　R_1 = H　R_2 = OH　R_3 = $COCH_3$

lanatoside C　R_1 = OH　R_2=H　R_3=$COCH_3$

deacetyllanatoside C　R_1 = OH　R_2=R_3=H

色谱柱：Symmetry C_{18}色谱柱（75mm×4.6mm，3.5μm）；柱温 20℃；流动相为水（A）－乙腈（B），梯度洗脱：20%～30% B（0～35min），30%～40% B（35～45min），40% B（45～48min）；流速 1.0ml/min；检测波长 220nm；进样量 10μl。

代表性色谱图见图 3-7。

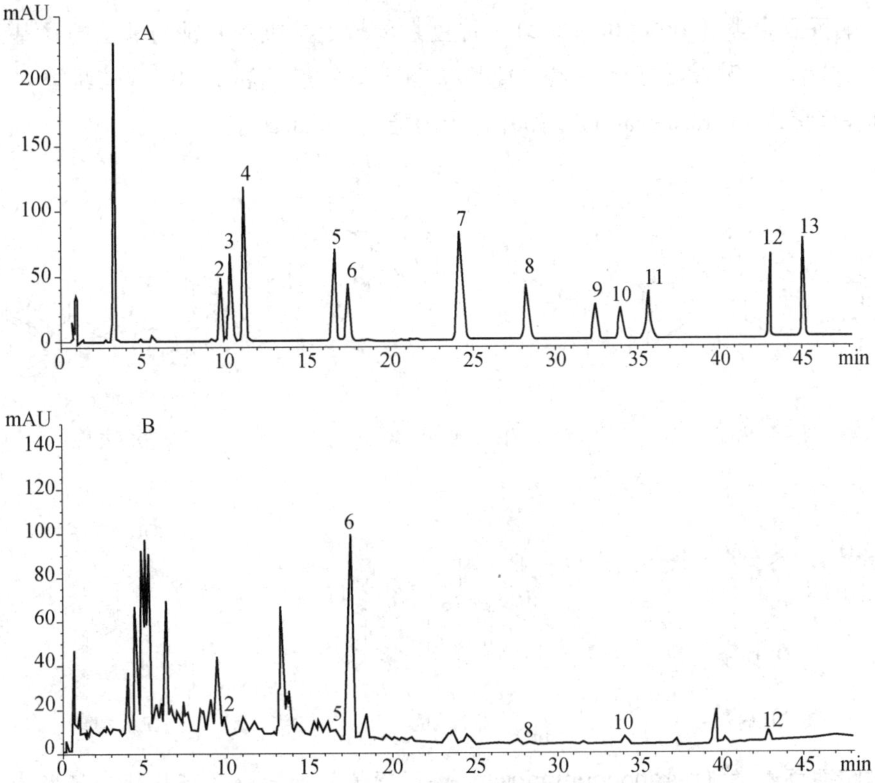

图 3-7　对照品及样品 HPLC 图

A. 混合对照品；B. 样品

六、香豆素类

香豆素（coumarins）又称香豆精，为顺式邻羟基桂皮酸的内酯，具特异香气，基本结构如下：

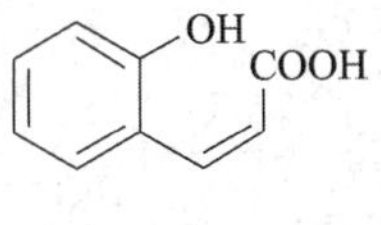

顺式邻羟基桂皮酸

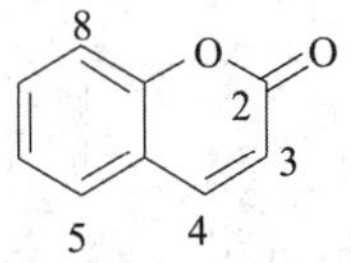

香豆素

香豆素类与糖结合而成的苷叫香豆素苷（coumarin glycosides）。香豆素以游离状态及其苷类存在于生物体内。

（一）结构类型

按香豆素母核不同的取代基而分为以下几类。

1. 羟基香豆素类（hydroxylcoumarins）　绝大部分在苯核上有取代基，几乎所有的 C_7 位都带有含氧基团，因此可认为它们是简单香豆素的母体。各种香豆素主要区别是指不同位置的取代基的差别。如七叶苷（aesculin）、东莨菪苷（scopolin）、东莨菪内酯（scopoletin）。

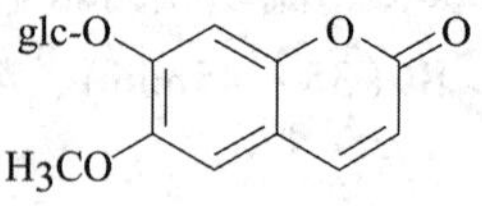

七叶苷

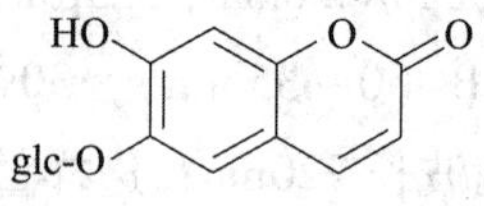

东莨菪苷

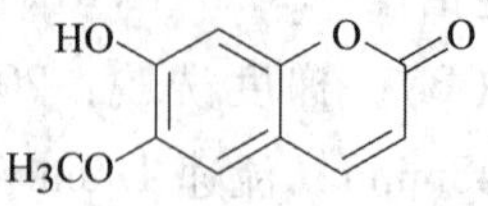

东莨菪内酯

2. 呋喃香豆素类（furocoumarins） 香豆素母核上异戊烯基常与邻位酚羟基环合成呋喃环，又可分为6，7-呋喃骈香豆素（简称呋喃骈香豆素）和7，8-呋喃骈香豆素（又称异呋喃骈香豆素，isofurocoumarin），如补骨脂内酯（psoralen）。

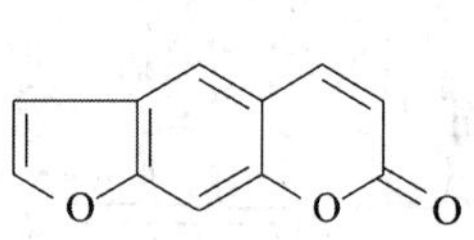

补骨脂内酯

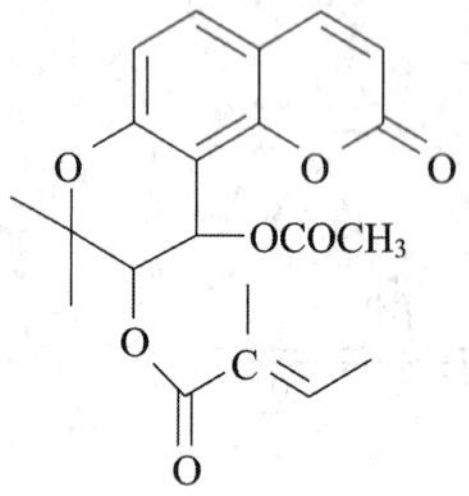

白花前胡甲素

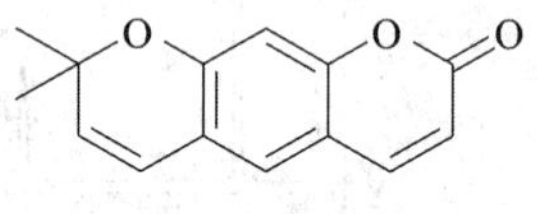

花椒内酯

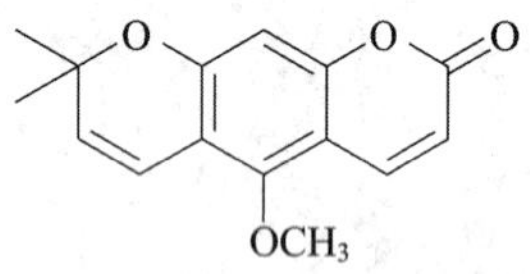

美花椒内酯

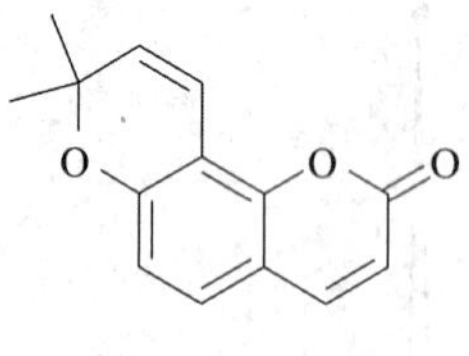

邪蒿内酯

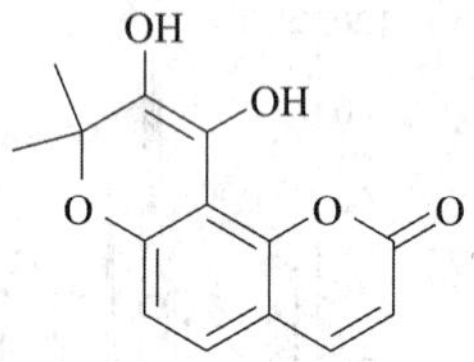

凯尔内酯

3. 吡喃香豆素类（pyranocoumarins） 香豆素苯环上异戊烯基和邻羟基形成2，2-二甲基-α吡喃环后，形成吡喃香豆素，和呋喃香豆素一样可以分为6，7-吡喃骈香豆素，如花椒和美花椒中花椒内酯（xanthyletin）、美花椒内酯（xanthoxyletin）；7，8-吡喃骈香素，如印度邪蒿 *Seseli indicum* Wight et Arn. 果实中邪蒿内酯（seselin），凯刺 *Ammi visnaga* Lam. 果实中凯尔内酯（khellactone），白花前胡 *Peucedanum praeruptorum* Dunn. 中白花前胡甲素（praeuptorin A）。

4. 双香豆素类（biscoumarins） 如双七叶内酯。

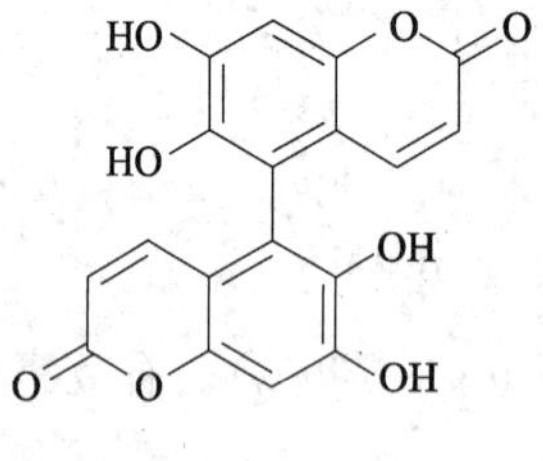

双七叶内酯

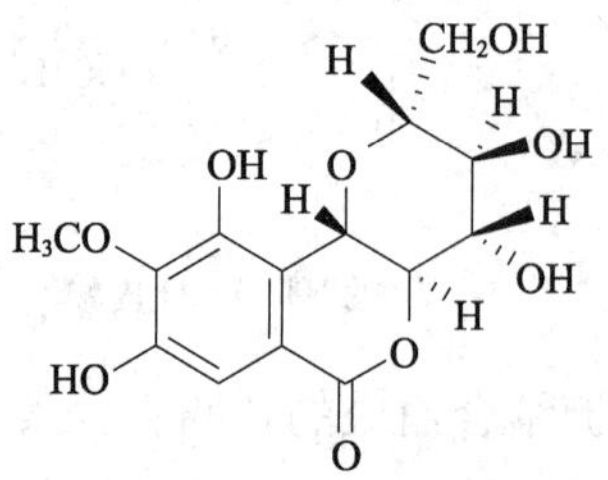

岩白菜内酯

5. 双氢异香豆素类（dihydro-isocoumarins） 如岩白菜内酯（bergenin）等。

（二）分布与活性

香豆素集中分布于伞形科、芸香科、豆科、菊科、瑞香科、木犀科等植物类群。主含香豆素的生药有前胡、蛇床子、枳实、茵陈、秦皮、葫芦巴等。

香豆素类化合物具有多方面的药理作用，如补骨脂素（psoralen）、佛手内酯（bergapten）等呋喃香豆素具有光敏活性，对白癜风、牛皮癣有一定治疗作用；又如在伞形科等植物类群中普遍存在的吡喃香豆素则具有良好的扩血管作用，可用于治疗心绞痛。

（三）理化性质

1. 通性　游离的香豆素多为无色结晶，味苦，具特异香气，小分子的香豆素能升华，而多数香豆素苷无香气，也不能升华。香豆素苷可溶于水、甲醇、乙醇与碱液，难溶于苯、乙醚等有机溶剂。苷元难溶于冷水，能溶于沸水，易溶于甲醇、乙醇、三氯甲烷、乙醚及碱液。某些香豆素及其衍生物具荧光，在碱性溶液中荧光更显著。荧光的有无与强弱，与分子中取代基的种类和取代位置有关，如7-羟基香豆素有强烈的蓝色荧光，而7，8-二羟基香豆素几无荧光。

2. 与碱的作用　香豆素具有α，β-不饱和δ内酯的结构，在稀碱溶液中可渐渐水解开环生成顺式邻羟基桂皮酸的盐，但其结构不稳定，一经酸化，又可复原。但时间较长，或有氧化汞存在，则形成反式邻羟基桂皮酸，不易再复原。7-羟基香豆素由于在碱液中立即形成带有负电荷的酚盐离子，反而更难水解。利用这种性质来处理复杂的植物提取物，可使香豆素类和中性、酸性和酚性的其他成分分离。

3. 鉴别反应

（1）异羟肟酸铁反应　香豆素具有内酯环，能与异羟肟酸铁反应，产生紫红色，可被用来鉴别和比色测定。生药粉末用甲醇提取，滤液中加7%盐酸羟胺的甲醇溶液与10% NaOH的甲醇溶液各数滴，水浴微热，冷后，用稀盐酸调节pH至3~4，加1%三氯化铁试液，溶液显红色或紫色。其反应过程如下：

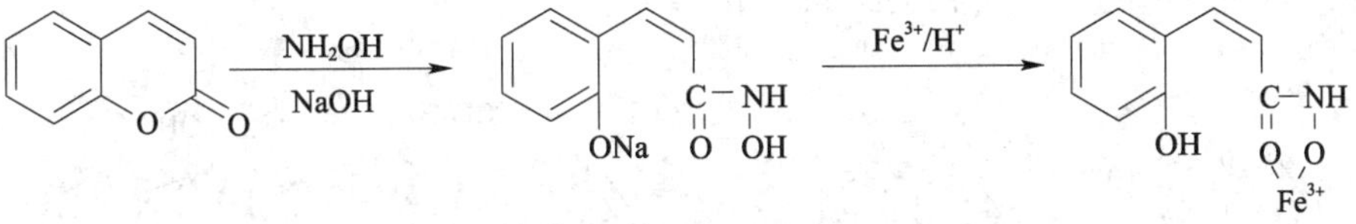

（2）酚类试剂反应　该类化合物多具酚羟基，能和常规酚类试剂反应，如三氯化铁、硝酸银的氨溶液、三氯化铁-铁氰化钾等。如果香豆素化合物的C_6位上（即酚羟基的对位）没有取代基，则能和Emerson试剂反应显橙-红色；Emerson反应是将香豆素类化合物溶于碱性溶液中，加入2% 4-氨基安替比林溶液数滴及8%铁氰钾溶液2~3滴即可显色，其反应如下：

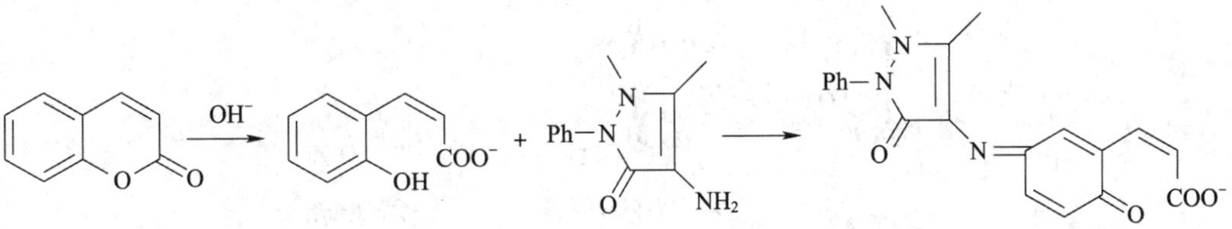

（四）定量分析方法

香豆素在紫外光的照射下显蓝色荧光，可作为定性鉴别和定量测定的依据。香豆素类化合物羟基和芳环形成的共轭体系具较强的紫外特征吸收，不同的香豆素类化合物在不同pH条件下表现出不同的光谱特征，因此可用紫外-可见分光光度法测定生药中总香豆素的含量。

HPLC法是生药中单体香豆素常用的定量分析方法，举例如下：

HPLC法测定蛇床子中香豆素类成分

对照品：佛手柑内酯（bergapten，1）、欧前胡素（imperatorin，2）、蛇床子素（osthole，3）、2′-乙酰白芷素（2′-acetylangelicin，4）、欧山芹素（oroselone，5）、*O*-乙酰基哥伦比亚内酯（*O*-acetylcolumbianetin，6）、安定（diazepam，IS）。

色谱柱：Diamonsil^{TM} C_{18}色谱柱（150mm × 4.6mm，5μm）；流动相：乙腈-10mmol/L乙酸铵溶液（用乙酸调节 pH 至 4.0）（50∶50）；流速：1.0ml/min；检测波长 320nm；进样量 20μl。代表性色谱图见图 3-8。

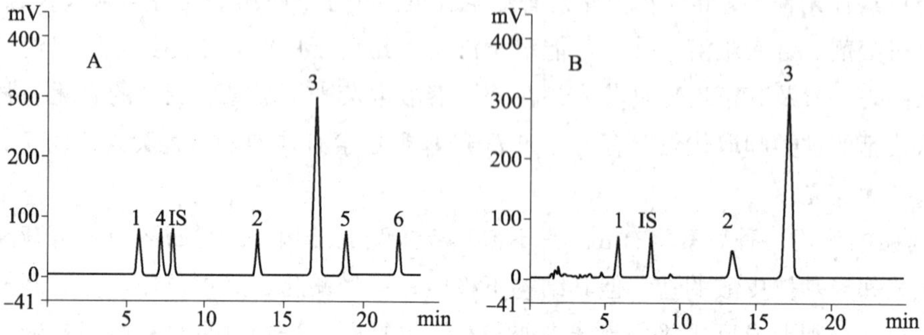

图 3-8 对照品及样品 HPLC 图

A. 混合对照品；B. 样品

七、环烯醚萜类

环烯醚萜类（iridoids）是由两个异戊二烯构成的含有 10 个碳原子的一类单萜化合物，其母核都为环状，具有烯键和醚键，常与糖结合成环烯醚萜苷类（iridoid glycosides）。

（一）基本结构

基本结构及一些重要化合物的结构如下：

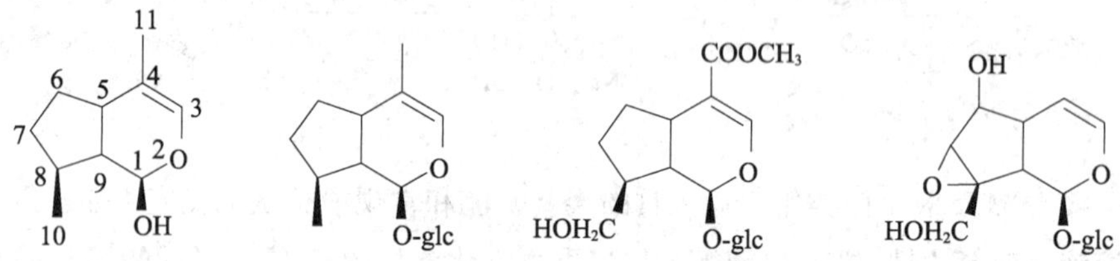

裂环烯醚萜类（secoiridoid）是环烯醚萜类的开环衍生物，其基本结构及一些重要化合物的结构如下：

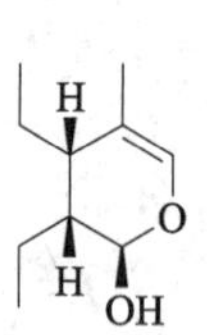

裂环烯醚萜

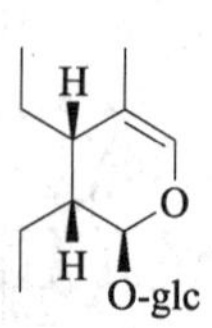

裂环烯醚萜苷

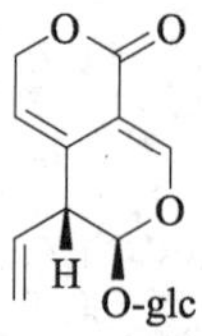

龙胆苦苷

（二）分布与活性

环烯醚萜类成分广泛分布于植物界，集中分布于玄参科、茜草科、唇形科、山茱萸科、马钱科、车前草科、败酱科、马鞭草科、忍冬科、木犀科、杜仲科等植物类群。主含环烯醚萜的生药有玄参、地黄、栀子、金银花、车前子等。

环烯醚萜类成分具有多方面的药理活性，如桃叶珊瑚苷（aucubin）、獐牙菜苷（sweroside）对四氯化碳或 D-半乳糖胺损害的大鼠肝细胞有保护作用，从胡黄连 *Picrorhiza kurroa* Royle 的根及根茎中得到的标准化提取物—胡黄连活素 picroliv，主含胡黄连苦苷Ⅰ（picroside Ⅰ）和胡黄连苦苷（kutkoside），对各种化学性肝损伤大鼠的肝脏有剂量相关的保护作用；京尼平苷（geniposide）能促进胆汁分泌；番木鳖酸（loganic acid）对角叉莱胶导致的小鼠足趾肿胀表现出很强的抗炎活性，在乙酸豆蔻佛波酯（TPA）导致的小鼠耳廓肿胀试验中，桃叶珊瑚苷、马钱苷（loganin）及马鞭草苷（verbenalin）显示出极强的抗炎活性；山茱萸总环烯醚萜能降低四氧嘧啶高血糖小鼠的血糖。

（三）理化性质

环烯醚萜苷大多为无色结晶，味苦，具吸湿性。易溶于水与甲醇，可溶于乙醇、丙酮和正丁醇等极性较大的溶剂，难溶于苯、三氯甲烷等非极性溶剂。易水解，所得苷元易进一步分解与聚合，地黄与玄参等炮制后会变黑就是这类成分水解聚合所致。

生药中环烯醚萜苷及苷元的鉴别反应，常用特殊的显色反应。苷元遇酸、碱、羰基化合物和氨基酸等都能变色，如与 Shear 试剂（浓盐酸与苯胺 1∶5 混合制成）反应显色；游离的苷元与氨基酸加热会显深红色至蓝色，最终生成蓝色沉淀；苷元在冰乙酸溶液中，加少量铜离子，加热也显蓝色等。

（四）定量分析方法

利用环烯醚萜类化合物可与某些试剂（如 Shear 试剂）反应生成稳定的有色化合物的特性，采用紫外-可见分光光度法测定生药中总环烯醚萜类化合物的含量。

生药中单体环烯醚萜苷及苷元的定量分析可采用 HPLC 法，举例如下：

HPLC 法测定栀子中环烯醚萜苷类成分

对照品：山栀苷（shanzhiside，1）、山栀子苷 B（gardenoside，2）、京尼平龙胆双糖苷（genipin-1-O-gentiobioside，3）、栀子苷（geniposide，4）。结构式如下：

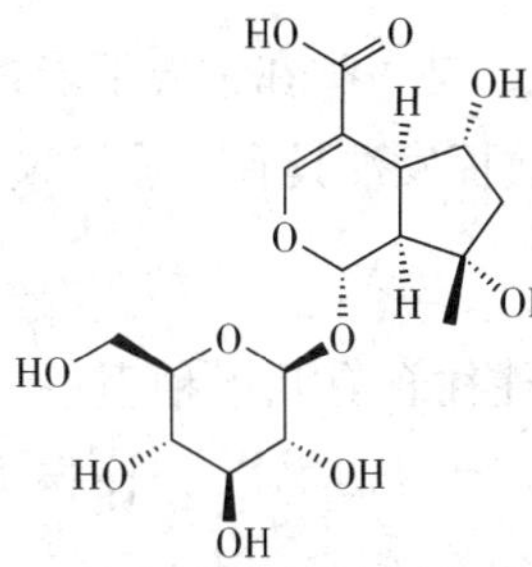

shanzhiside

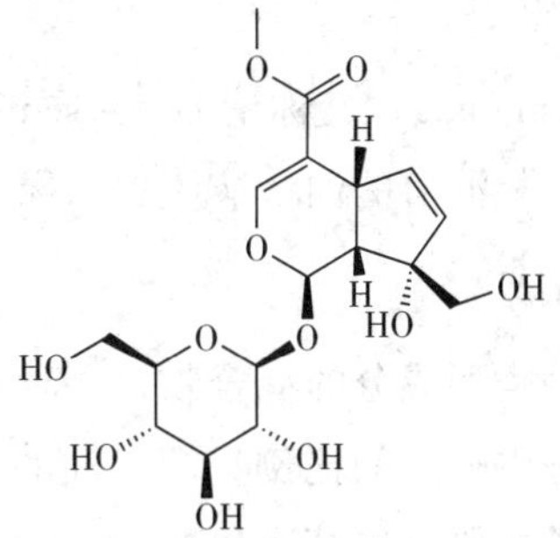

gardenoside

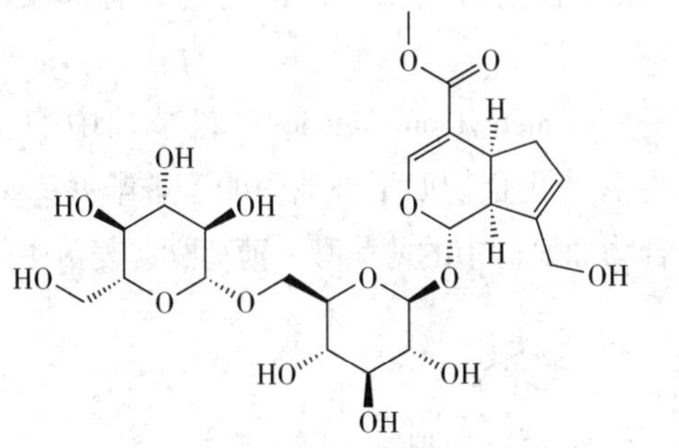

genipin-1-O-gentiobioside

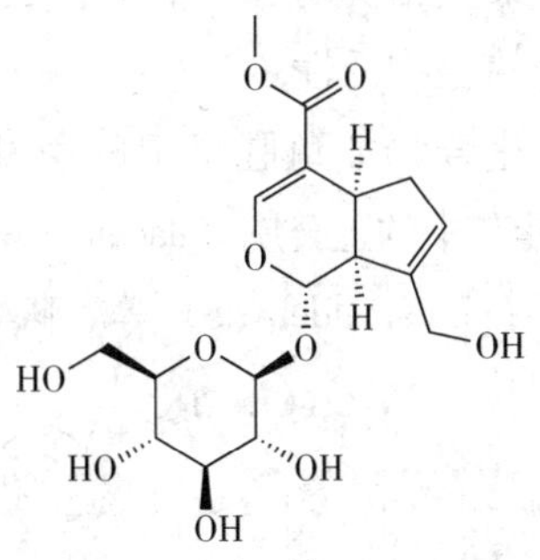

geniposide

色谱柱：Waters HSS C18 色谱柱（250mm×4.6mm，5μm）；流动相：0.1%磷酸溶液（A）-乙腈（B）；洗脱梯度：0～12min，6%～9%B；12～30min，9%～23%B；23～33min，

23%~30%B；33~37min，30%B；37~40min，30%~35%B；40~46min，35%~50%B；46~48min，50%~90%B；48~53min，90%B；流速：1.0ml/min；检测波长 240nm；柱温：35℃；进样量 5μl。

代表性色谱图见图 3-9。

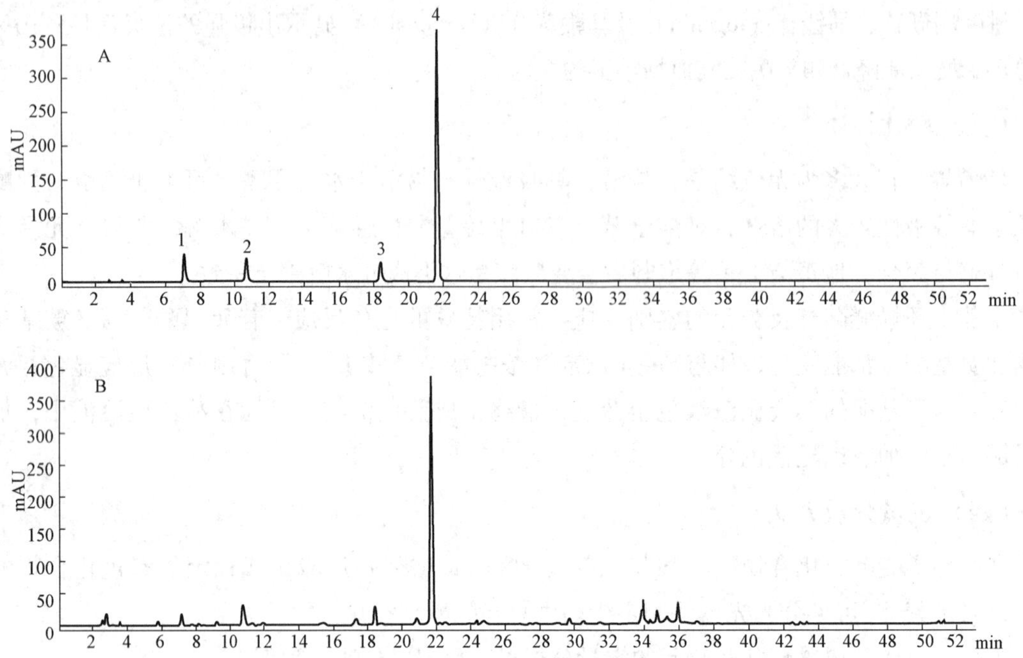

图 3-9　栀子对照品及样品 HPLC 图

A. 混合对照品；B. 样品

八、挥发油

挥发油（volatile oils）又称精油（essential oils），是一类在常温下能挥发的、可随水蒸气蒸馏的、与水不相混溶的油状液体的总称。大多数挥发油具有芳香气味。

（一）化学组成

挥发油为多种类型成分的混合物，一种挥发油往往含有几十种至一二百种成分，其中以某种或数种成分占较大的比例。挥发油的基本组成为脂肪族、芳香族和萜类化合物。挥发油中存在的萜类主要是单萜和倍半萜，通常它们含量较高，但无香气，不是挥发油的芳香成分。而某些萜类的含氧衍生物及芳香族化合物含量虽少，但它们具有挥发油的特异芳香味和显著的生物活性。

脂肪族化合物如鱼腥草中的甲基正壬酮（methylnonylketone）、松节油中的正庚烷（*n*-keptane）、桂花中的正癸烷（dacane）等。芳香族化合物如丁香油中的丁香酚（eugenol）、肉桂中的桂皮醛（cinnamaldehyde）等。萜类化合物如薄荷中的薄荷醇、薄荷酮，姜黄中的姜黄酮。

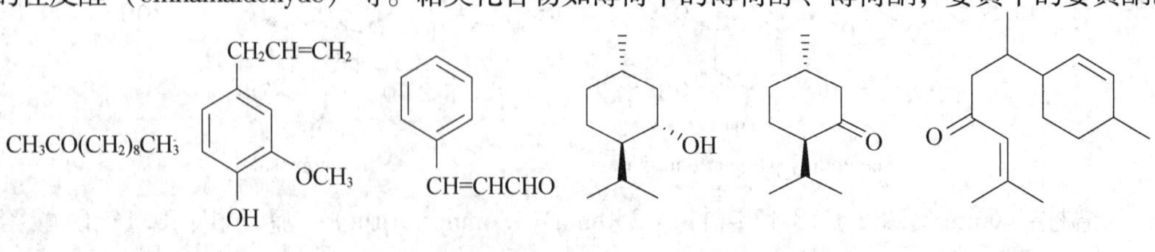

甲基正壬酮　丁香酚　桂皮醛　薄荷醇　薄荷酮　姜黄酮

挥发油的组成除了上述三类物质外，还有一些其他化合物，如当归、川芎和藁本等药材中苯酞类成分藁本内酯（ligustilide）、洋川芎内酯 A（senkyunolide A）等。洋苷菊中薁类化合物（azulenoids）蓝香油薁（chamazulene）。大蒜中的含硫化合物大蒜辣素（allicin）。芥子中的含氮和硫的化合物异硫氰酸烯丙酯（ally isothiocyanate）。

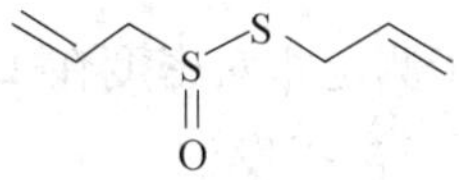

大蒜辣素

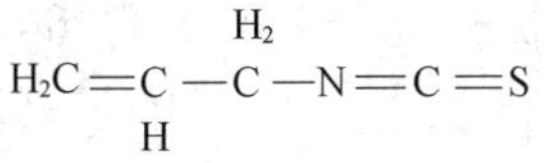

芥子油

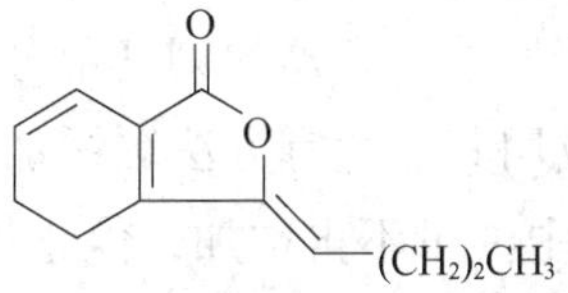

藁本内酯

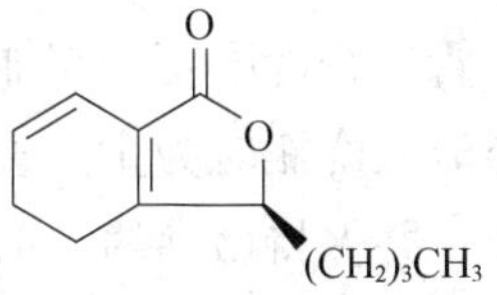

洋川芎内酯

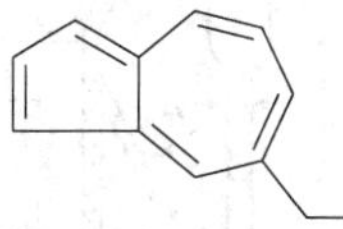

蓝香油薁

（二）分布与活性

挥发油主要分布于菊科、伞形科、唇形科、芸香科、樟科、姜科等芳香植物较集中的植物类群中，此外在松科、柏科、木兰科、瑞香科、桃金娘科等的某些植物中也含有丰富的挥发油。挥发油一般存在于植物体的腺毛、油室、油细胞及油管中。主含挥发油的生药有丁香、薄荷、藿香、广藿香、当归、川芎、陈皮、枳实、沉香、白术、艾叶、木香、石菖蒲、砂仁、生姜、草豆蔻等。

挥发油是一类重要的活性成分，临床上除直接应用主要含挥发油的生药外，还应用从中精制而得的挥发油，如桉叶油、薄荷油等。ChP 收载的挥发油有丁香罗勒油（ocimum gratissimum oil）、八角茴香油（star anise oil）、广藿香油（patchouli oil）、肉桂油（cinnamon oil）、牡荆油（vitex oil）、松节油（terpentine oil）、莪术油（zedoary turmeric oil）、桉油（eucalyptus oil）、满山红油（dahurian rhododendron leaf oil）和薄荷素油（peppermint oil）等。

（三）理化性质

大多数挥发油为无色或淡黄色油状透明液体。少数含有薁类化合物或溶有色素的挥发油具有颜色；挥发油具特殊的香气或其他气味，多具刺激性的灼热或辛辣味；挥发油在常温下可挥发，并不留下持久性的油斑；大多数挥发油比水轻，仅少数比水重（如丁香油，桂皮油等）；挥发油易溶于醚、三氯甲烷、石油醚、二硫化碳和脂肪油等有机溶剂中，能完全溶于无水乙醇，在其他浓度的醇中只能溶解一定的量，当挥发油中掺有脂肪油或萜烯类成分时，在一定浓度乙醇中的溶解度就会减少。因此药典规定了挥发油在醇中的溶解度可以检查挥发油的纯度；挥发油在水中的溶解度很小；大多挥发油具有光学活性，挥发油中主成分的含量和旋光度有一定的比例关系；挥发油都具有强的折光性，折光率常因贮藏日久或不当而增高，当有杂质时，折光率就会改变；挥发油在常温下大多为液体，少数为固体，如八角茴香油；挥发油在空气中久置或光线照射，会逐渐氧化变质，使其比重增加，颜色变深，并失去原有的香气，形成树脂样物质，也不能随水蒸馏了。

（四）定量分析方法

1. 总挥发油的定量 ChP 附录详细介绍了生药中挥发油的测定装置和两种测定方法。

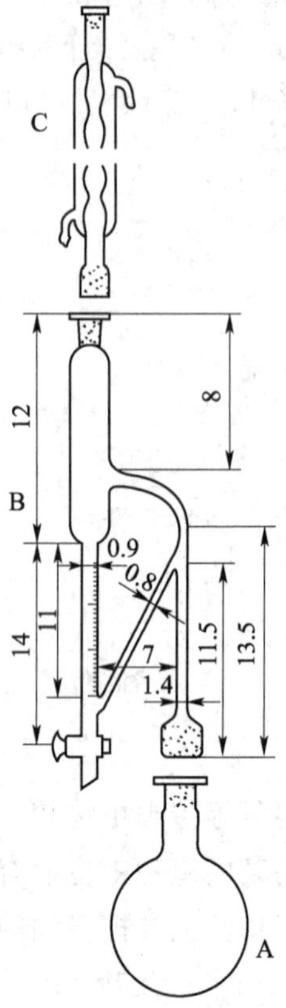

图 3-10　挥发油测定装置

装置中挥发油测定器的支管分岔处应与基准线平行（单位：cm）

（1）仪器装置　见图 3-10。A 为 1000ml（或 500、2000ml）的硬质圆底烧瓶，上接挥发油测定器 B，B 的上端连接回流冷凝管 C。以上各部均用磨口玻璃连接。测定器 B 应具有 0.1ml 的刻度。全部仪器应充分洗净，并检查接合部分是否严密，以防挥发油逸出。

（2）测定法　甲法　本法适用于测定相对密度在 1.0 以下的挥发油。取供试品适量（约相当于含挥发油 0.5~1.0ml），称定重量（准确至 0.01g），置烧瓶中，加水300~500ml（或适量）与玻璃珠数粒，振摇混合后，连接挥发油测定器与回流冷凝管。自冷凝管上端加水使充满挥发油测定器的刻度部分，并溢流入烧瓶时为止。置电热套中或用其他适宜方法缓缓加热至沸，并保持微沸约 5 h，至测定器中油量不再增加，停止加热，放置片刻。开启测定器下端的活塞，将水缓缓放出，至油层上端到达刻度 0 线上面 5mm 处为止。放置 1 h 以上，再开启活塞使油层下降至其上端恰与刻度 0 线平齐，读取挥发油量，并计算供试品中挥发油的含量（%）。

乙法　本法适用于测定相对密度在 1.0 以上的挥发油。取水约 300ml 与玻璃珠数粒，置烧瓶中，连接挥发油测定器。自测定器上端加水使充满刻度部分，并溢流入烧瓶时为止。再用移液管加入二甲苯 1ml，然后连接回流冷凝管。将烧瓶内容物加热至沸腾，并继续蒸馏，其速度以保持冷凝管的中部呈冷却状态为度。30min 后，停止加热，放置 15min 以上，读取二甲苯的容积。然后照甲法自“取供试品适量”起，依法测定，自油层量中减去二甲苯量，即为挥发油量，再计算供试品中挥发油的含量（%）。

2. 生药挥发油中的主要成分或特殊成分定量　由于生药中所含的挥发油均为混合物，常由十几种乃至上百种化合物组成，在进行定性、定量分析时，分离、鉴定是关键，所以色谱法成为挥发油分析的主要方法，尤其是 GC-MS 法。例如，ChP 采用 GC 法测定广藿香中百秋李醇、丁香罗勒油中丁香酚。HPLC 法也是挥发油成分的常用分析方法，对那些热敏感成分的分析尤其重要，如 ChP 采用 HPLC 法测定莪术油中牻牛儿酮、呋喃二烯。举例如下：

GC-MS 法测定当归挥发油成分

对照品：ferulic acid（1）、*Z*-ligustilide（2）、*E*-ligustilide（3）、*Z*-butylidenephthalide（4）、*E*-butylidenephthalide（5）、3-butylphthalide（6）、3-butylidene-4-hydroxyphthalide（7）、senkyunolide A（8）、6，7-epoxyligustilide（9）、senkyunolide F（10）、senkyunolide H（11）、senkyunolide I（12）、6，7-dihydroxyligustilide（13）。

气相色谱条件：色谱柱：HP-5 石英毛细管色谱柱（5% Phenyl Methyl Siloxane）（30m × 0.25mm，0.25μm）；进样口温度：50℃；程序升温，起始温度 50℃，以 4℃/min 升温至 180℃，再以 20℃/min 升温至 300℃；进样量 2μl；分流比 1∶10；载气：He；流速：1ml/min。

质谱检测器条件：电子轰击模式；能量：70eV；扫描速率：0.34s；扫描范围：50~500amu；接口温度：320℃；离子源温度：300℃。

代表性色谱图见图 3-11。

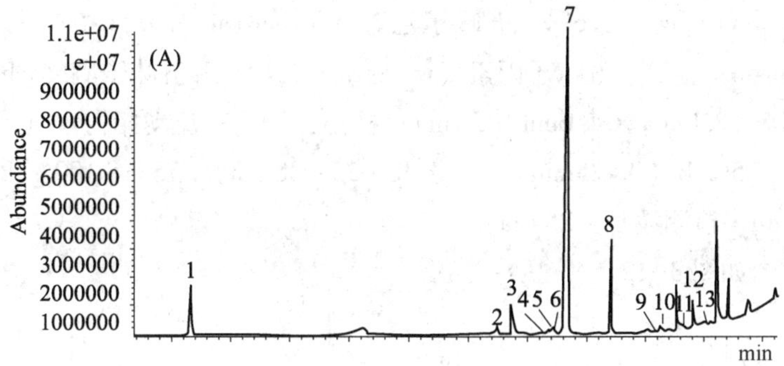

图 3-11　当归提取物 GC-MS 总离子流图

九、木脂素类

（一）结构类型

木脂素（lignans）又称木脂体，是一类由二分子苯丙素衍生物（C_6-C_3）聚合而成的化合物。大多呈游离状态，也有的与糖结合成苷存在于植物的树脂状物质中。其母核如下：

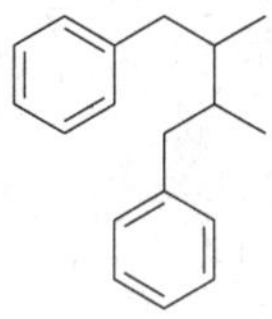

母核

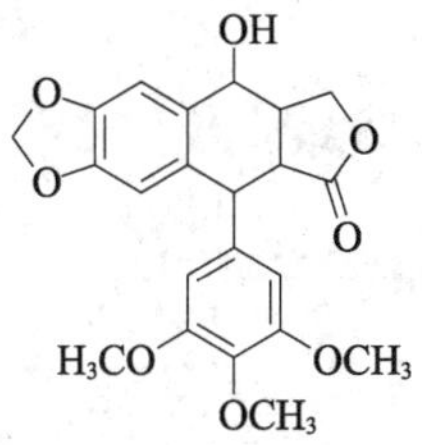

鬼臼毒素

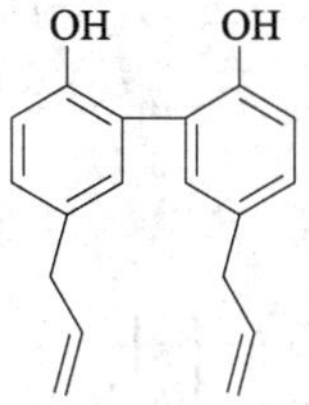

厚朴酚

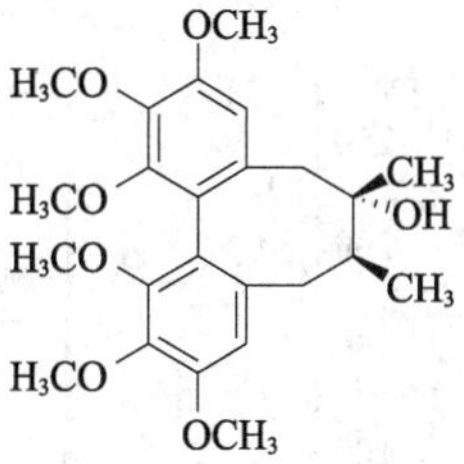

五味子素

代表性化合物如小檗科鬼臼中所含的鬼臼毒素（podophyllotoxin），五味子中含有的五味子素（schisandrin），厚朴中含有的厚朴酚（magnolol）等。

（二）分布与活性

木脂素类化合物主要分布于木兰科、樟科、爵床科、芸香科、蔷薇科、菊科、姜科等植物类群中。主含木脂素的生药有厚朴、五味子、牛蒡子等。

木脂素类化合物具有多方面的药理作用，如厚朴酚、和厚朴酚具有抗菌、抗炎、抗肿瘤等药理作用，五味子中的木脂素类成分具有降酶保肝、镇静催眠、抗肿瘤等活性。

（三）理化性质

木脂素多为白色结晶，少数能升华。苷元难溶于水，易溶于苯、乙醚、三氯甲烷、乙醇等溶剂，其苷类水溶性增大。木脂素遇浓硫酸能显色。

（四）定量分析方法

利用木脂素类化合物可与某些化学试剂（如变色酸）反应生成有色物质的特性，采用紫外-可见分光光度法测定生药中总木脂素的含量。

生药中单体木脂素类的定量分析方法一般采用 HPLC 法，如 ChP 采用 HPLC 法测定厚朴中厚朴酚与和厚朴酚、南五味子中五味子酯甲。举例如下：

HPLC 法测定五味子属药用植物中木脂素类成分

对照品：五味子醇甲（schisandrin，1）、五味子醇乙（gomisin A，2）、五味子酯甲（schisantherin A，3）、五味子甲素（deoxyschizandrin，4）、表-加巴辛（d-epigalbacine，5）、

安五脂素［（+）-anwulignan，6］、五味子乙素（wuweizisu B，7）、6-*O*-苯甲酰戈米辛 O（6-*O*-benzoylgomisin O，8）、五味子丙素（wuweizisu C，9）和五味子酮（schisadrone，10）。

色谱柱：ODS（250mm × 4.6mm，5μm）；柱温：35℃；流动相：水（A）-甲醇（B），梯度洗脱：65%～75% B（0～25min），75% B（25～30min），75%～100% B（30～65min）；流速：0.35ml/min；检测波长：254nm。

代表性色谱图如图 3-12。

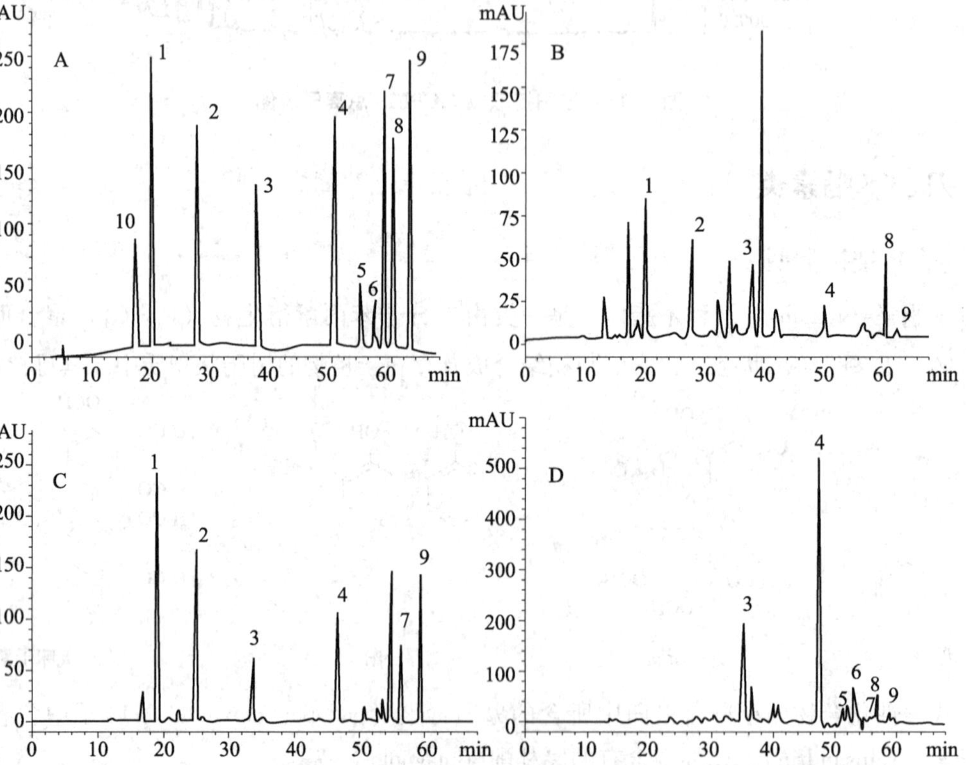

图 3-12　对照品及样品 HPLC 图

A. 混合对照品；B. 绿叶五味子 *Schisandra viridis* 果实；

C. 五味子 *S. chinensis* 果实；D. 华中五味子 *S. sphenanthera* 果实

十、有机酸类

有机酸（organic acids）是指具羧基的化合物（不包括氨基酸）。

（一）结构类型

有机酸包括脂肪族有机酸如油酸、棕榈酸等，芳香族有机酸如桂皮酸、绿原酸等，萜类有机酸如熊果酸、齐墩果酸、甘草次酸等。

（二）分布与活性

脂肪酸在植物体内大多以与醇结合成酯的形式存在，游离的脂肪酸很少，种子类生药如蓖麻子、酸枣仁、急性子等含有大量的油脂（包括脂肪酸以及脂肪酸与醇结合而成的酯），亚油酸、亚麻酸、花生四烯酸等是人体必需的脂肪酸，能促进血液中胆固醇的运行和减少其在血管壁上的沉积。芳香族有机酸广泛存在于植物体的各部位，尤以果实中为多见，一般有酸味，具收敛、固涩功用。萜类有机酸中齐墩果酸、熊果酸分布于五加科、蔷薇科等植物中，齐墩果酸具有保肝降酶、抗炎、抗肿瘤、抑制血小板聚集等活性，熊果酸具有抗菌、抗肿瘤、抗 HIV 等活性。主含有机酸的生药有金银花、木瓜、乌梅、覆盆子、阿魏、女贞子等。

（三）理化性质

除少数有机酸以游离态存在外，一般都与钾、钠、钙等结合成盐，有些与生物碱结合成盐。有机酸多溶于水、乙醇、甲醇，难溶于有机溶剂；有些芳香酸类可溶于有机溶剂，难溶于水，有或无挥发性。在水溶液中能够与氯化钙、乙酸铅、氢氧化钡等生成沉淀。此性质可用于提取分离或去除有机酸。

（四）定量分析方法

有机酸的定量分析可采用电位滴定法、薄层扫描法和 HPLC 法，以 HPLC 法较为常用，如 ChP 测定金银花中绿原酸、乌梅中枸橼酸、木瓜中齐墩果酸和熊果酸等。举例如下：

HPLC 法测定金银花中有机酸类成分

对照品：绿原酸（chlorogenic acid，1）、咖啡酸（caffeic acid，2）、3，5-*O*-双咖啡酰基奎宁酸（3，5-di-*O*-caffeoyl quinic acid，3）、3，4-*O*-双咖啡酰基奎宁酸（3，4-di-*O*-caffeoyl quinic acid，4）、4，5-*O*-双咖啡酰基奎宁酸（4，5-di-*O*-caffeoyl quinic acid，5）。

色谱柱：Waters Symmetry® RP_{18}（250mm × 3.9mm，5μm）；柱温：30℃；流动相：0.1%甲酸（A）-甲醇（B），梯度洗脱：0% ~28% B（0~10min），28%~80% B（10 ~ 30min）；流速：0.8ml/min；检测波长：326nm。

代表性色谱图见图 3-13。

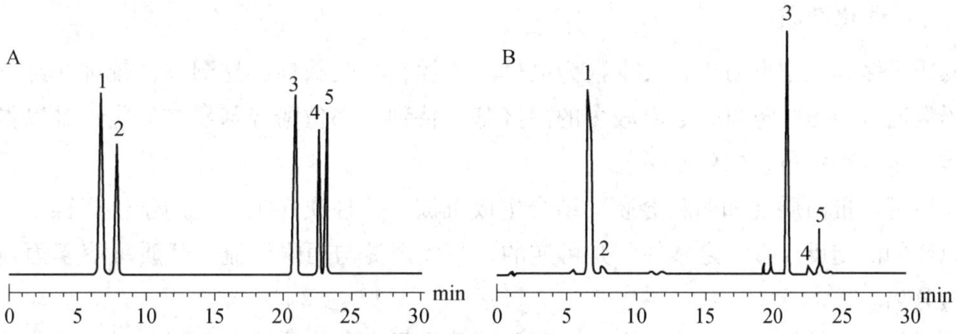

图 3-13　对照品及样品 HPLC 图

A. 混合对照品；B. 样品

十一、鞣质类

鞣质（tannins）又称单宁，是存在于植物体内的一类结构比较复杂的多元酚类化合物。

（一）结构类型

鞣质根据其化学结构可分为两大类。

1. 可水解鞣质（hydrolysable tannins）　这是一类由酚酸及其衍生物与葡萄糖或多元醇通过苷键或酯键而形成的化合物。因此，可被酸、碱、酶（如鞣酶 tannase、苦杏仁酶 emulsin 等）催化水解，依水解后所得酚酸类的不同，又可分为没食子酸鞣质（gallotannin）和逆没食子酸鞣质（ellagotannin）两类。

2. 缩合鞣质（condensed tannins）　这是一类由儿茶素（catechin）或其衍生物棓儿茶素（gallocatechin）等黄烷-3-醇（flavan-3-ol）化合物以碳-碳键聚合而形成的化合物。通常三聚体以上才具有鞣质的性质。由于其结构中无苷键与酯键，故不能被酸、碱水解。缩合鞣质的水溶液在空气中久置能进一步缩合，形成不溶于水的红棕色沉淀，称为鞣红（phlobaphene）。当与酸、碱共热时，鞣红的形成更为迅速。如切开的生梨、苹果等久置会变红棕色，茶水久置形成红棕色沉淀等现象均与此相关。

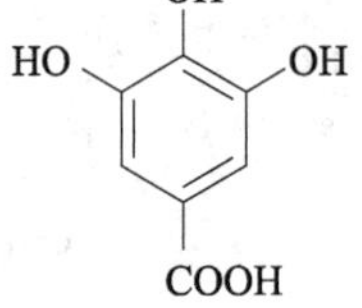

没食子酸

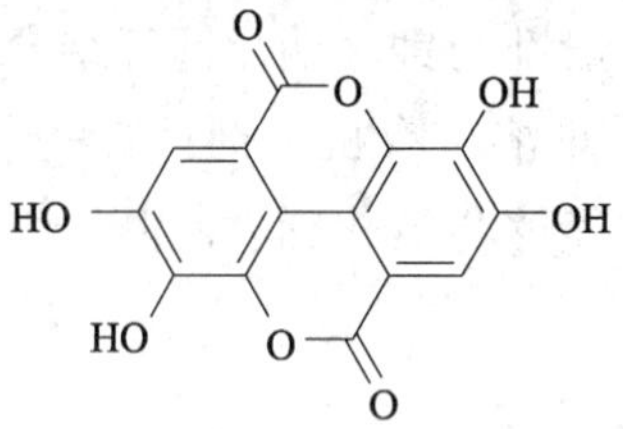

逆没食子酸

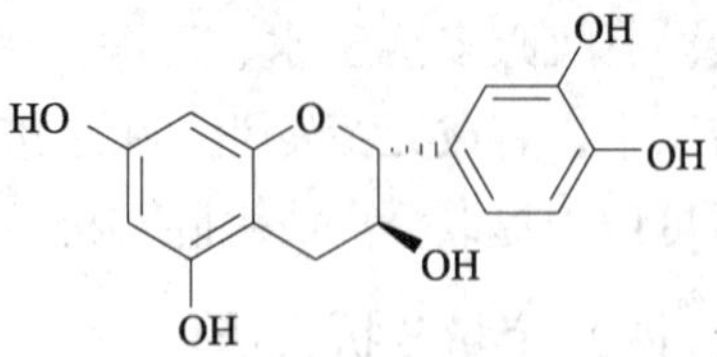

儿茶素

（二）分布与活性

鞣质广泛分布于植物界，尤其是植物体被昆虫伤害所形成的虫瘿中常含有大量的鞣质，如五倍子中鞣质含量可高达70%以上。主含可水解鞣质的生药有五倍子、没食子、诃子、石榴皮、大黄等，主含缩合鞣质的生药有儿茶、茶叶、虎杖、四季青、桉叶、金鸡纳皮、槟榔、绵马贯众等。

许多药用植物的药理活性与其所含鞣质关系密切。如虎杖、四季青所含缩合鞣质是治疗烧灼伤的有效物质，贯众所含鞣质对多种流感病毒有较强的抑制作用，槟榔、石榴皮所含鞣质具有驱虫作用，绿茶中儿茶素类鞣质具有抑制血小板聚集活性。

（三）理化性质

鞣质大多为无定形粉末，仅少数为晶体。味涩，具收敛性，易潮解，较难提纯。鞣质的分子量通常为500至3000，具较多的酚羟基，特别是邻位酚羟基易被氧化，难以得到无色单体，多为杏黄色、棕色或褐色。

鞣质可与蛋白质（如明胶溶液）结合生成沉淀，此性质在工业上用于生产鞣革。鞣质与蛋白质的沉淀反应在一定条件下是可逆的，当此沉淀与丙酮回流，鞣质可溶于丙酮而与蛋白质分离。

鞣质具较强的极性，可溶于水、乙醇和甲醇，形成胶体溶液，亦可溶于乙酸乙酯和丙酮，不溶于石油醚、乙醚、三氯甲烷与苯。

鞣质分子中有邻位酚羟基，故可与多种金属离子络合。鞣质的水溶液遇 Fe^{3+} 产生蓝（黑）色或绿（黑色）色或沉淀，故在煎煮和制备生药制剂时，应避免与铁器接触。鞣质水溶液遇重金属盐（如乙酸铅、乙酸铜、重铬酸钾等）、生物碱或碱土金属氢氧化物（如氢氧化钙）都会产生沉淀，此性质可用于鞣质的提取、分离、定性、定量或除去鞣质。

鞣质为强还原剂，可使高锰酸钾试液褪色；鞣质极易被氧化，特别在碱性条件下氧化更快。

（四）定量分析方法

鞣质的定量分总鞣质的测定和单体鞣质的测定。生药中鞣质类化合物可用水、甲醇-水或酸化的甲醇-水提取分析。

1. 总鞣质的测定 生药中总鞣质含量用紫外-可见分光光度法测定。ChP 附录收载有总鞣质含量的标准测定法，并对一些生药的总鞣质有限量规定，如五倍子的总鞣质不少于50.0%，石榴皮的总鞣质不少于10.0%，地榆的总鞣质不少于8.0%。

2. 单体鞣质的测定 生药中单体鞣质类成分的测定常用 HPLC 法，如 ChP 测定儿茶和五倍子中单体鞣质含量，并规定儿茶中儿茶素和表儿茶素的总含量不少于21.0%，五倍子中没食子酸的含量不得少于50.0%。举例如下：

HPLC 法测定诃子中可水解鞣质类成分

诃子可水解鞣质类化合物可分为四种结构类型，酚羧酸类（phenolcarboxylic acid）、没食子酸类（gallotannin）、逆没食子酸类（ellagotannin）和其他类，结构式如下。

酚羧酸类（phenolcarboxylic acid）：

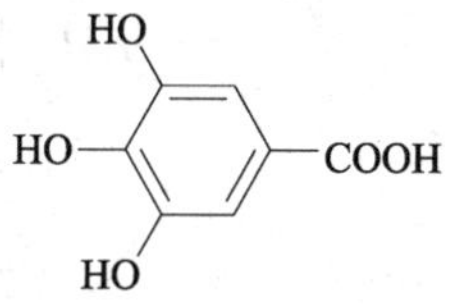

gallic acid (1)

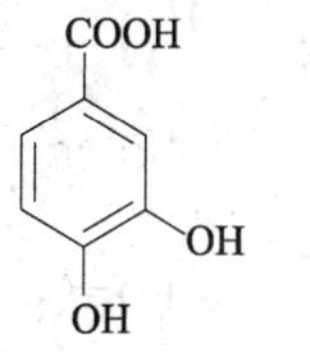

protocatechuic acid (IS)

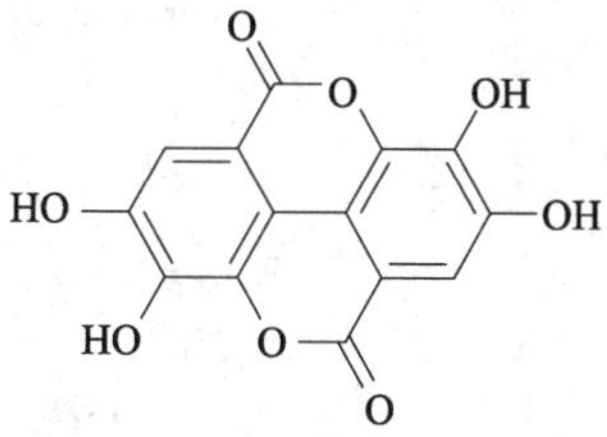

eallagic acid (11)

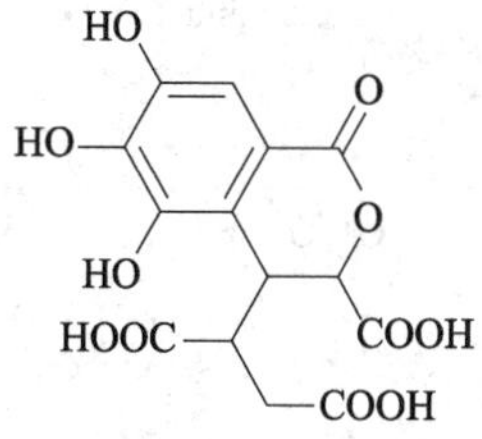

chebulic acid (2)

没食子酸类（gallotannin）：

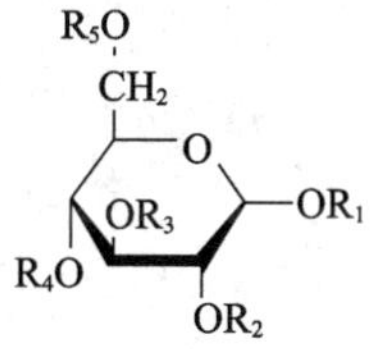

$R_1=R_5=G$ $R_2=R_3=R_4=H$: 1,6-di-*O*-galloyl-*β*-D-glucose (3)

$R_3=R_4=R_5=G$, $R_1=R_2=H$: 3,4,6-tri-*O*-galloyl-*β*-D-glucose(5)

$R_1=R_2=R_3=R_4=R_5=G$: 1,2,3,4,6-penta-*O*-galloyl-*β*-D-glucose(14)

逆没食子酸类（ellagotannin）：

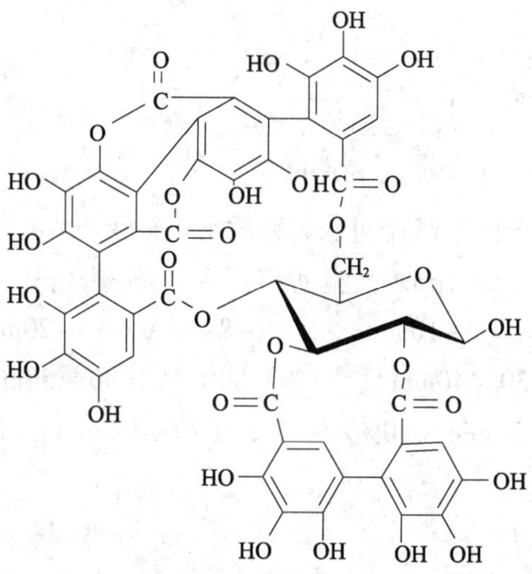

punicalagin (4)

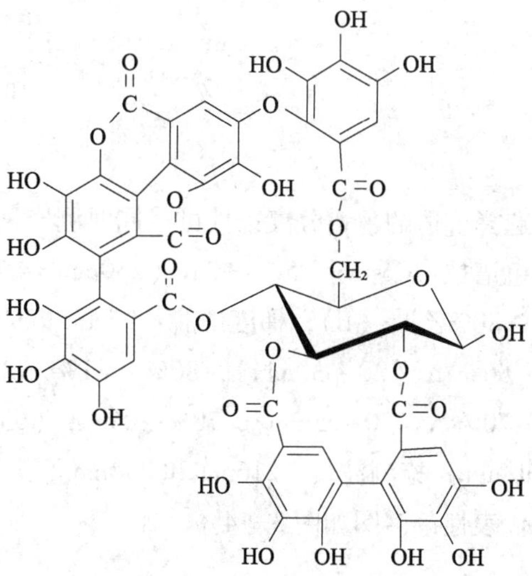

terchebulin (10)

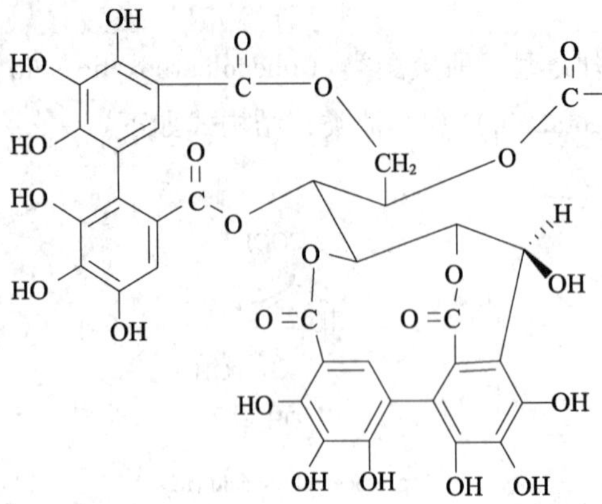

casuarinin (6)

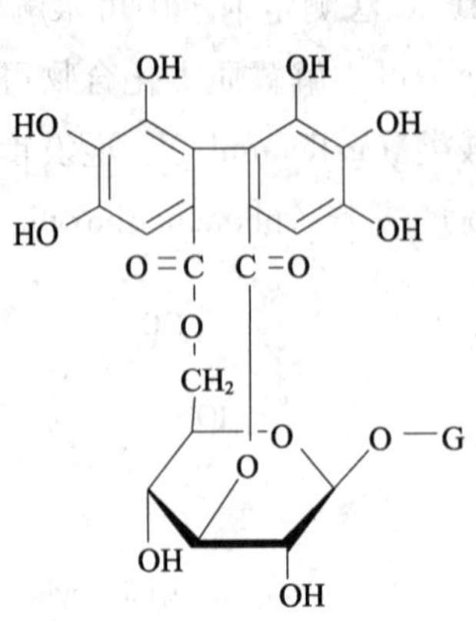

corilaqin (8)

其他类：

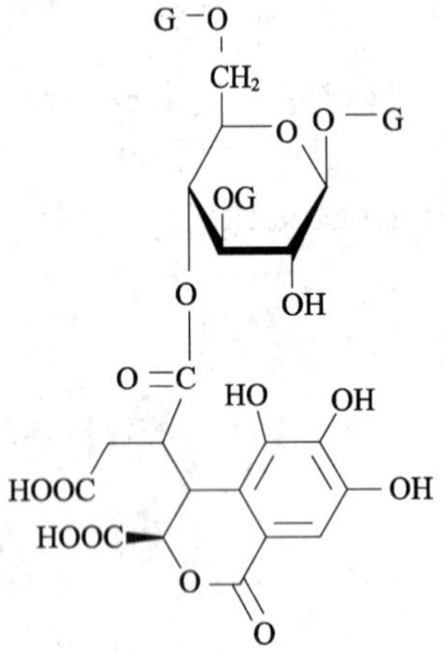

neochebulinic acid(9)

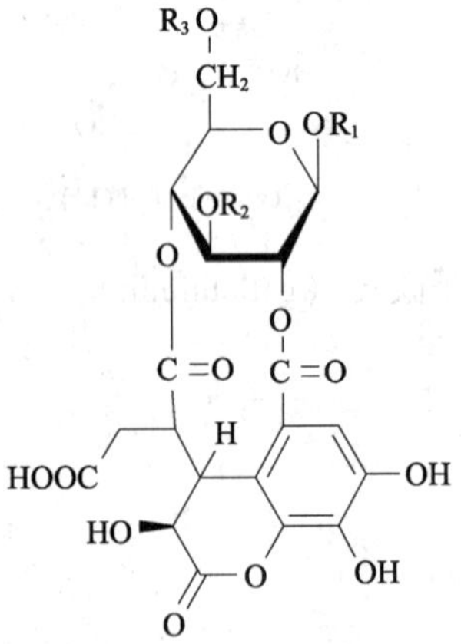

	R_1	R_2	R_3
chebulanin (7)	G	H	H
chebulinic acid (13)	G	G	G
chebulagic acid (12)	G	HHDP	

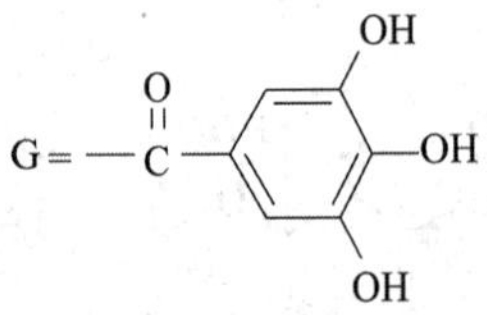

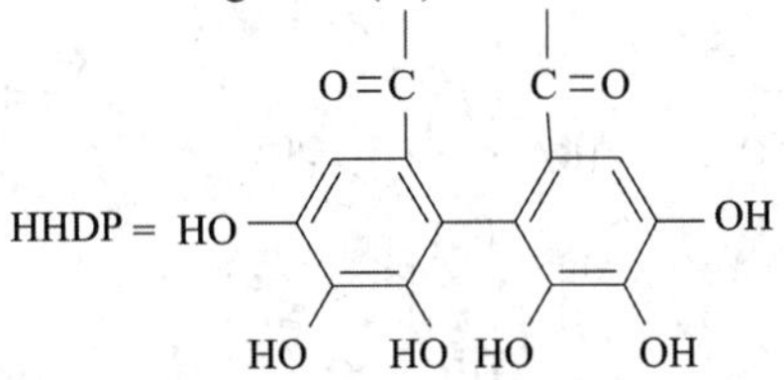

选择合适的色谱分离条件可以同时测定诃子中这 14 个可水解鞣质类化合物。

色谱柱：Cosmosil 5C_{18}-AR（250mm×4.6mm，5μm）；流动相：磷酸溶液（pH 2.7）（A）-80%乙腈（B），梯度洗脱：95%~92% A（0~10min），92%~88% A（10~20min），88%~86% A（20~30min），86%~81% A（30~40min），81%~80% A（40~50min），80%~70% A（50~65min），70%~0% A（65~70min），0%~95% A（70~80min）；流速：0.8ml/min；检测波长：216nm 和 254nm。

代表性色谱图如图 3-14。

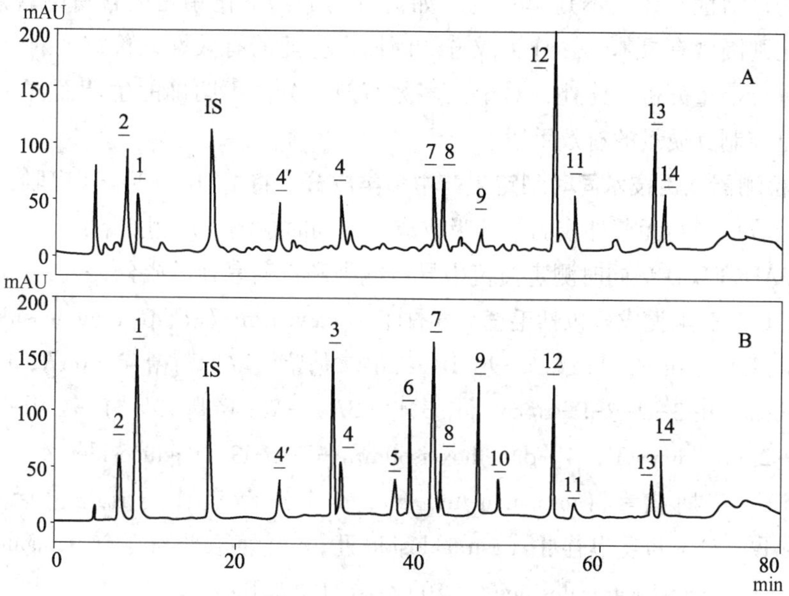

图 3-14　样品及对照品 HPLC 图（216nm）

A. 样品；B. 对照品

十二、多（聚）糖类

多（聚）糖类（polysaccharides）由 10 个以上单糖分子聚合而成，通常由几百甚至几千个单糖分子组成。由一种单糖组成的多糖，称为均多糖（homosaccharide）；由二种以上不同的单糖组成的多糖，称杂多糖（heterosaccharide）。在多糖结构中除单糖外，还含有糖醛酸、去氧糖、氨基糖与糖醇等，且可有别的取代基。

随着研究的不断深入，多糖的生物活性被逐渐发掘并用于临床，如刺五加多糖、灵芝多糖、黄精多糖、黄芪多糖都可促进人体的免疫功能，香菇多糖（lentinan）具抗癌活性等。

多糖含量测定法常采用容量滴定法、紫外-可见分光光度法。ChP 对有些生药以多糖为质量指标控制，如用容量滴定法测定云芝多糖，以无水葡萄糖计不得少于 3.2%；以硫酸-蒽酮反应紫外-可见分光光度法测定灵芝多糖，以无水葡萄糖计不得少于 0.50%；以苯酚-硫酸反应紫外-可见分光光度法测定玉竹多糖，以葡萄糖计不得少于 6.0%。

十三、其他类

生药中还含有许多其他成分，如动物类生药中广泛含有的蛋白质（proteins）、氨基酸（amino acids）和酶（enzymes）等，其总量可用氮测定法，游离的氨基酸可用 HPLC 法测定。

第四节　生药中多类成分的同时定量分析

生药成分复杂多样，其药理活性往往是多成分协同作用的结果。如银杏叶提取物的抗动脉粥样硬化作用，是通过银杏内酯类的拮抗血小板活化因子、抑制血管平滑肌细胞增殖、抗氧化应激作用以及银杏黄酮醇苷类的调节血脂代谢、抗氧化作用等共同作用的结果。同样，生药的药理活性往往也不是单一的。如何首乌的泻下作用是因含有结合蒽醌类成分，而其滋补作用则因含有二苯乙烯苷类成分。因而，生药的有效性评价需要对其所含有的不同类别成分进行定量分析。此外，对于大多数有效成分尚不明确的生药而言，多类成分的定量分析也是控制其质量的有效手段。

1. 采用检测器联用技术同时测定生药中多类成分 将UVD与ELSD串联，可实现对生药中有紫外吸收成分与无紫外或弱紫外吸收成分的同时检测。举例如下：

HPLC-DAD-ELSD法同时测定黄芪中异黄酮类和三萜皂苷类成分

对照品：6个黄酮类成分包括毛蕊异黄酮苷（calycosin-7-*O*-β-D-glucoside，1）、芒柄花苷（ononin，2）、（6α*R*，11α*R*）-9，10-二甲氧基紫檀烷葡萄糖苷（6α*R*，11α*R*-9，10-dimethoxypterocarpan-3-*O*-*β*-D-glucoside，3）、（3*R*）-2′-羟基-3′，4′-二甲氧基异黄烷葡萄糖苷（3*R*-2′-hydroxy-3′，4′-dimethoxyisoflavan-7-*O*-*β*-D-glucoside，4）、毛蕊异黄酮（calycosin，5）、芒柄花素（formononetin，6）；4个三萜皂苷类成分包括黄芪皂苷Ⅳ（astragaloside Ⅳ，7）、黄芪皂苷Ⅱ（astragaloside Ⅱ，8）、黄芪皂苷Ⅰ（astragaloside Ⅰ，9）、乙酰黄芪皂苷Ⅰ（acetyl astragaloside Ⅰ，10）。结构式如下：

色谱条件：Zorbax ODS C_{18}柱（250mm × 4.6mm，5μm）；柱温25℃；流速0.8ml/min；流动相为0.3%甲酸（A）-乙腈（B），梯度洗脱：10%~25% B（0~15min）；25% B（15~20min）；25%~34% B（20~35min）；34%~45% B（35~40min）；45% B（40~50min）；45%~65% B（50~65min）；65%~80% B（65~75min）。DAD检测波长为280nm，ELSD漂移管温度为110℃，载气流速3.0L/min，放大系数为4。

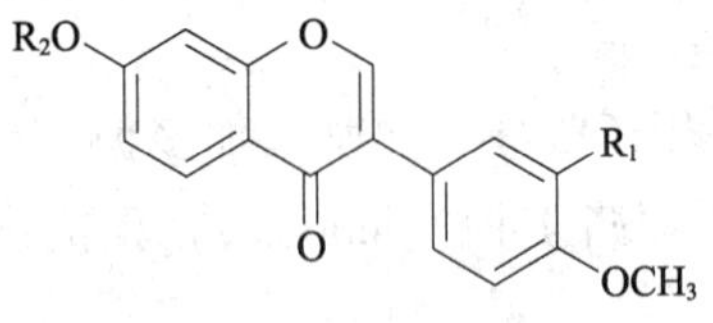

1 R_1=OH R_2=*β*-D-glc
2 R_1=H R_2=*β*-D-glc
5 R_1=OH R_2=H
6 R_1=H R_2=H

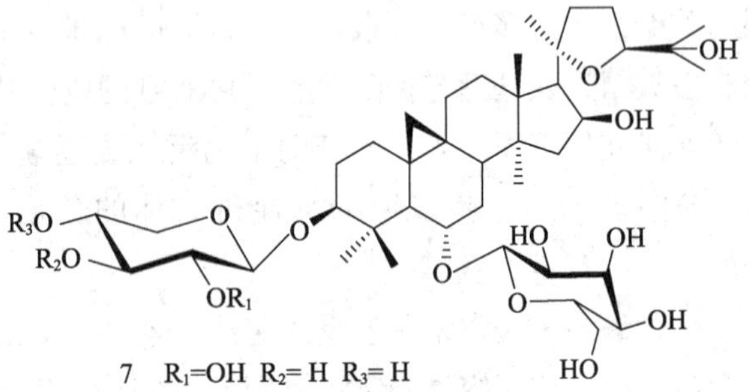

7 R_1=OH R_2=H R_3=H
8 R_1=Ac R_2=H R_3=H
9 R_1=Ac R_2=Ac R_3=H

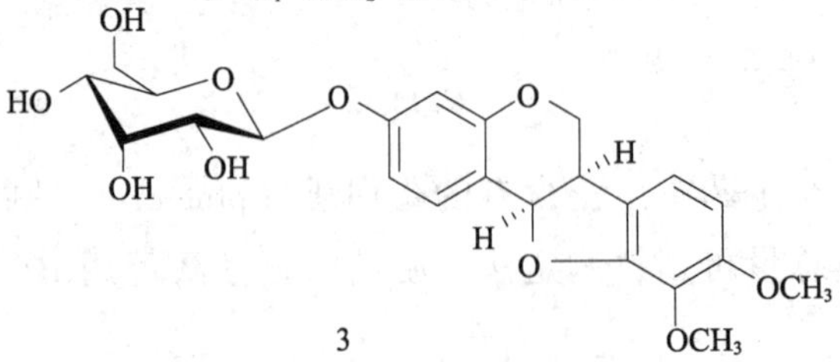

3

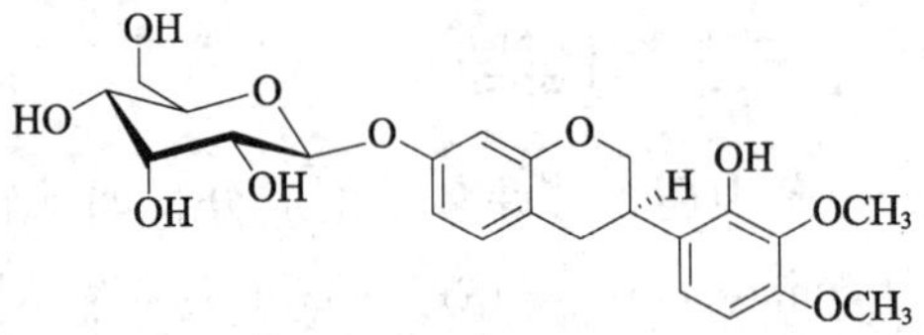

4

色谱分离图见图3-15。

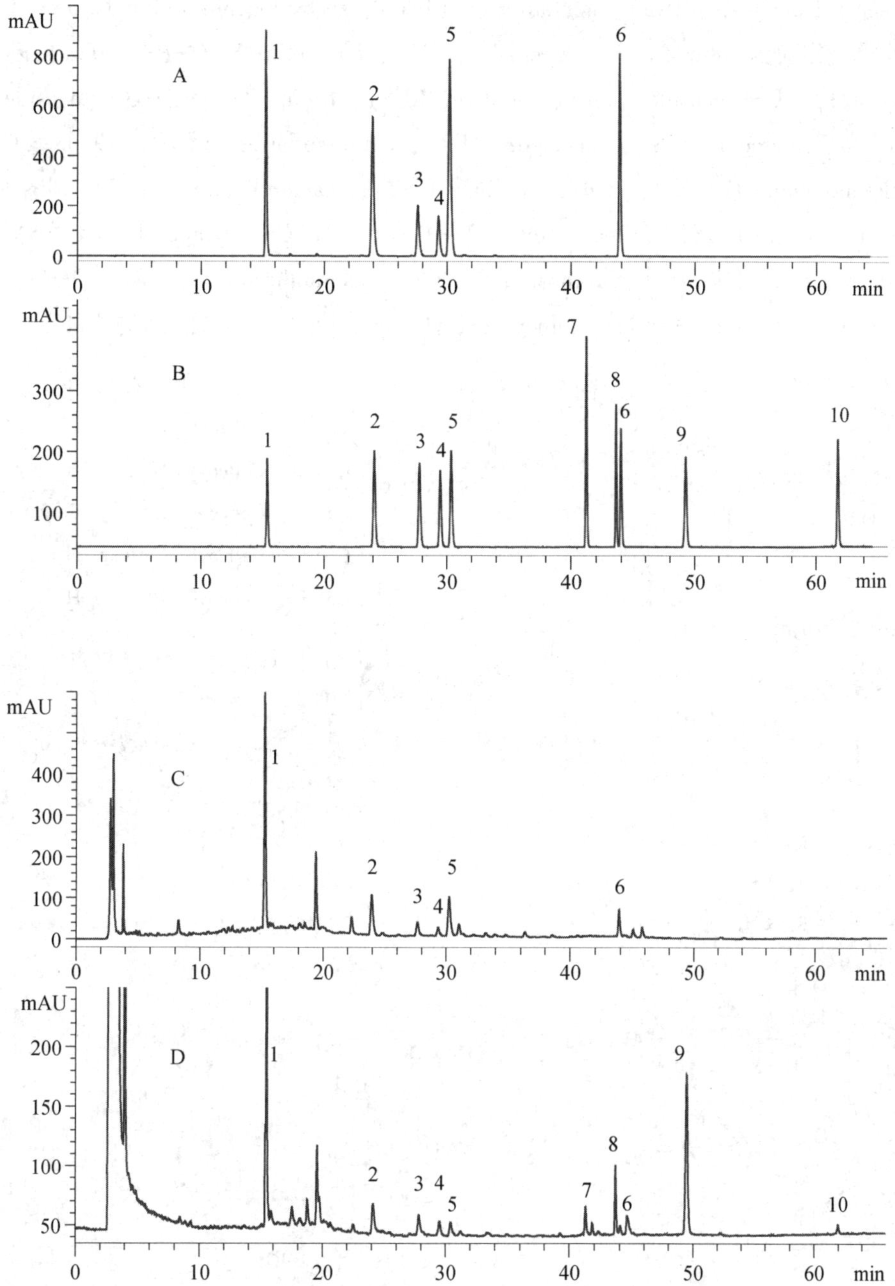

图 3-15 对照品及样品的 HPLC-DAD-ELSD 色谱图

A. 10 个对照品 HPLC-UV 色谱图；B. 10 个对照品的 HPLC-ELSD 色谱图；

C. 黄芪甲醇提取物 HPLC-UV 色谱图；D. 黄芪甲醇提取物 HPLC-ELSD 色谱图

2. 采用通用型检测器同时测定生药中多类成分 MSD 为高灵敏度的通用型检测器，可实现对生药中不同结构类型成分的同时检测。举例如下：

HPLC-MS 法同时测定金银花、山银花中有机酸类、黄酮类及环烯醚萜苷类成分

对照品：6 个有机酸类成分分别为 chlorogenic acid（C1）、caffeic acid（C2）、3-*O*-caffeoylquinic acid methyl ester（C3）、3，5-di-*O*-caffeoylquinic acid（C4）、3，4-di-*O*-caffeoylquinic acid（C5）、3-*O*-caffeoylquinic acid butyl ester（C6）；7 个环烯醚萜苷类成分

分别为 loganin（IG1）、secoxyloganin（IG2）、7-epi-vogeloside（IG3）、sweroside（IG4）、dimethyl secoxyloganoside（IG5）、centauroside（IG6）、secoxyloganin 7-butyl ester（IG7）；10 个黄酮类成分分别为 rutin（F1）、hyperoside（F2）、quercetin-3-*O*-*β*-D-glucoside（F3）、luteolin-7-*O*-*β*-D-glucoside（F4）、lonicerin（F5）、tricin-7-*O*-*β*-D-glucoside（F6）、luteolin（F7）、quercetin（F8）、diosmetin（F9）、cupressuflavone（F10）；9 个皂苷类成分分别为 akebiasaponin F（S1）、macranthoidin B（S2）、macranthoidin A（S3）、dipsacoside B（S4）、akebiasaponin D（S5）、hederagenin-28-*O*-［*β*-D-glucopyranosyl-（1→6）-*β*-D-glucopyranosyl］ester（S6）、macranthoside B（S7）、macranthoside A（S8）、3-*O*-［*α*-L-rhamnopyranosyl-（1→2）-*α*-L-arabinopyranosyl］hederagenin（S9）。结构式如下：

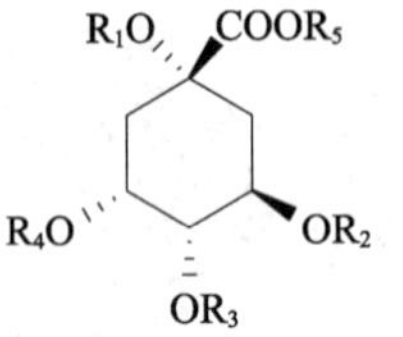

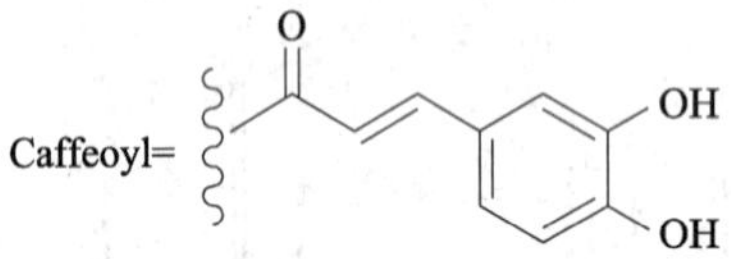

	R_1	R_2	R_3	R_4	R_5
C1	H	Caffeoyl	H	H	H
C3	H	Caffeoyl	H	H	CH_3
C4	H	Caffeoyl	H	Caffeoyl	H
C5	H	Caffeoyl	Caffeoyl	H	H
C6	H	Caffeoyl	H	H	C_4H_9

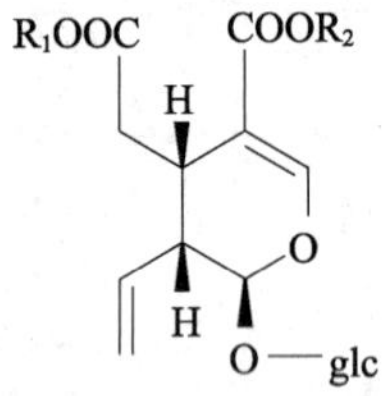

IG2 R_1= H　R_2= CH_3

IG5 R_1= CH_3　R_2= CH_3

IG7 R_1= C_4H_9　R_2= CH_3

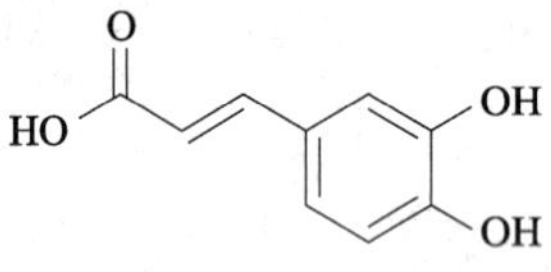

C2

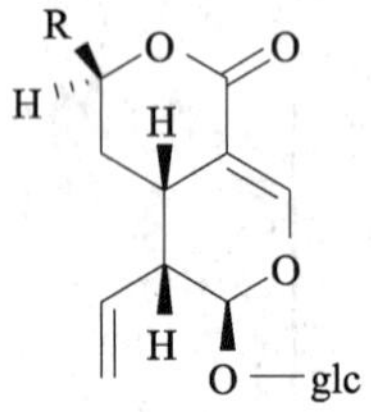

IG3 R = CH_3

IG4 R = H

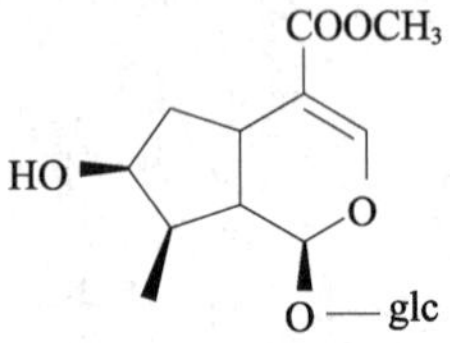

IG1

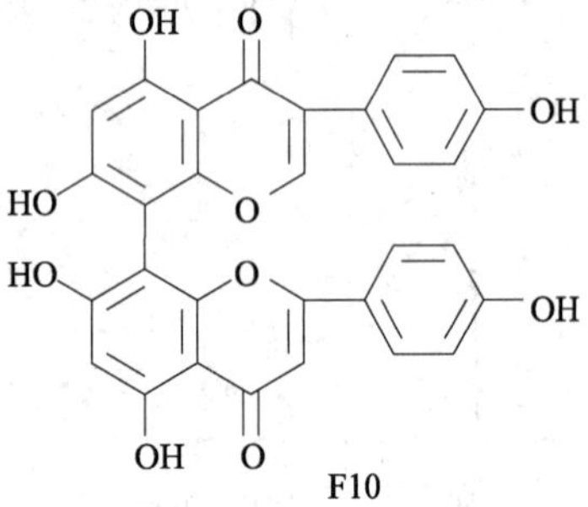

F10

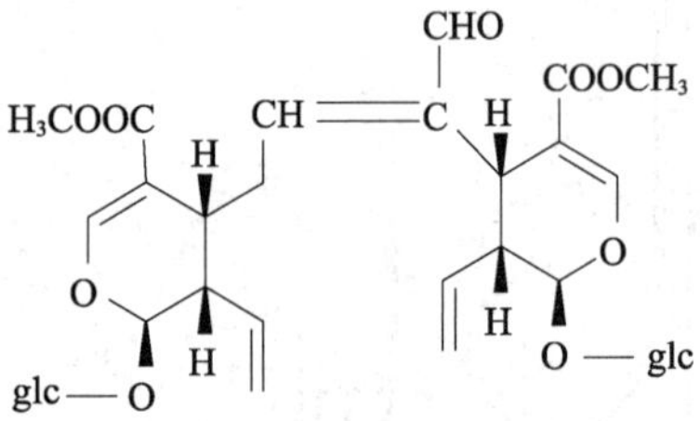

IG6

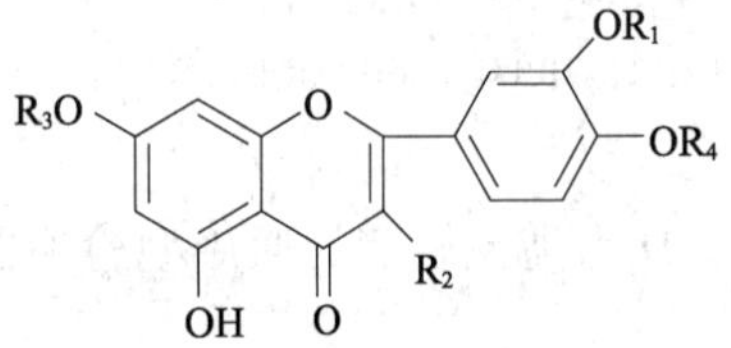

	R_1	R_2	R_3	R_4
F1	H	O-glc-rha	H	H
F2	H	O-gal	H	H
F3	CH_3	O-glc	H	H
F4	H	H	gal	H
F5	H	OH	rha-glc	H
F6	CH_3	H	glc	H
F7	H	H	H	H
F8	H	OH	H	H
F9	H	H	H	CH_3

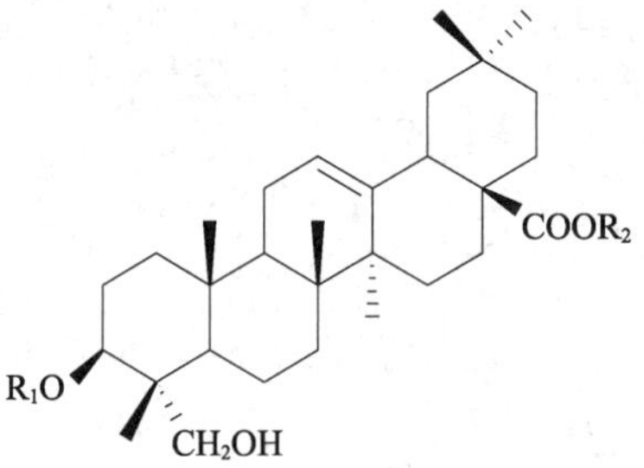

	R_1	R_2
S2	glc（1→4）glc（1→3）rha（1→2）ara	glc（1→6）glc
S3	glc（1→3）rha（1→2）ara	glc（1→6）glc
S4	rha（1→2）ara	glc（1→6）glc
S5	ara（1→2）glc	glc（1→6）glc
S6	H	glc（1→6）glc
S7	glc（1→4）glc（1→3）rha（1→2）ara	H
S8	glc（1→3）rha（1→2）ara	H
S9	rha（1→2）ara	H

色谱条件：高效液相系统为 Agilent 1100 series capillary HPLC system，包括在线脱气机二元泵，温控微自动进样器和 DAD 检测器；色谱柱为 Zorbax Extend C_{18}（250mm×4.6mm，5μm）；流速：1.0ml/min；柱温：30℃；进样量：10μl；流动相：0.1%甲酸（A）和甲醇-乙腈（1∶5）（B），洗脱洗脱：10%～17% B（0～20min），17%～21% B（20～32min），21%～26% B（32～40min），26%～36% B（40～49min），36% B（49～54min），36%～37% B（54～59min），37%～58% B（59～65min），58%～61% B（65～70min），61%～65% B（70～75min）。

质谱条件：LC/MS 系统使用 ESI 离子源，在负离子模式下分别采集数据；数据采集范围 *m/z* 100～3000；离子源参数：干燥气（N_2）流速：10L/min；雾化压力：35 psi；干燥气温度：320℃；毛细管电压：4000V；传输电压：120V；准确分子量的测定采用十点校正法；参比物喷雾流量恒定为 100μl/min。

3. 采用替代对照品测定法实现多成分同时定量分析的推广应用　为了突破化学对照品难以获取的瓶颈，降低多成分同时定量分析的实际检验成本，在 USP、Ph. Eur. 中均收载有替代对照品测定法，ChP 在黄连、丹参等药材的多成分含量测定中也有应用。替代对照品测定法，是指使用一个或少数几个对照品（参照物），测定另外一个或多个待测成分的方法。根据使用的替代对照品的数量，可分为“一标多测法”、“双标多测法”和“多替代对照品法”等，其中以一标多测法的研究与应用较为广泛。一标多测法的基本原理是：在一定的色谱条件下，单位质量的参照物和待测成分的响应值的比值（即相对校正因子）为一恒定值，符合 Lamber-Beer 定律。

相对校正因子（relative correction factor，RCF）的测定与耐用性考察、待测成分色谱峰的定位是建立一标多测法时主要的研究内容。RCF 的测定往往采用多点（多浓度）校正法和斜率比值法；RCF 的耐用性需重点考察检测波长、色谱仪、流动相比例以及不同实验室等参数。待测成分色谱峰的定位常根据给定色谱条件下目标物与参照物的相对保留时间（relative retention time，RRT）来确定，必要时还可以采用对照提取物随行对照，借助其中已标定的多个参照成分以及标准色谱图来对待测成分色谱峰进行定位。

需要指出的是，与外标法相比，采用替代对照品测定法定量可能引入更多的误差，定性的简便性和准确度也稍低，因此该定量方法的适用范围是：①待测成分的对照品提取分离困难且难以合成，或稳定性差或有一定毒性等；②待测成分与参照物以同类成分为宜，当最大吸收波长、相对校正因子（相对校正最好接近 1，一般不超过 0.2～5）和色谱保留性质较为接近时，定性定量误差较小；③待测成分的数量不宜过多，含量差异不宜过大；

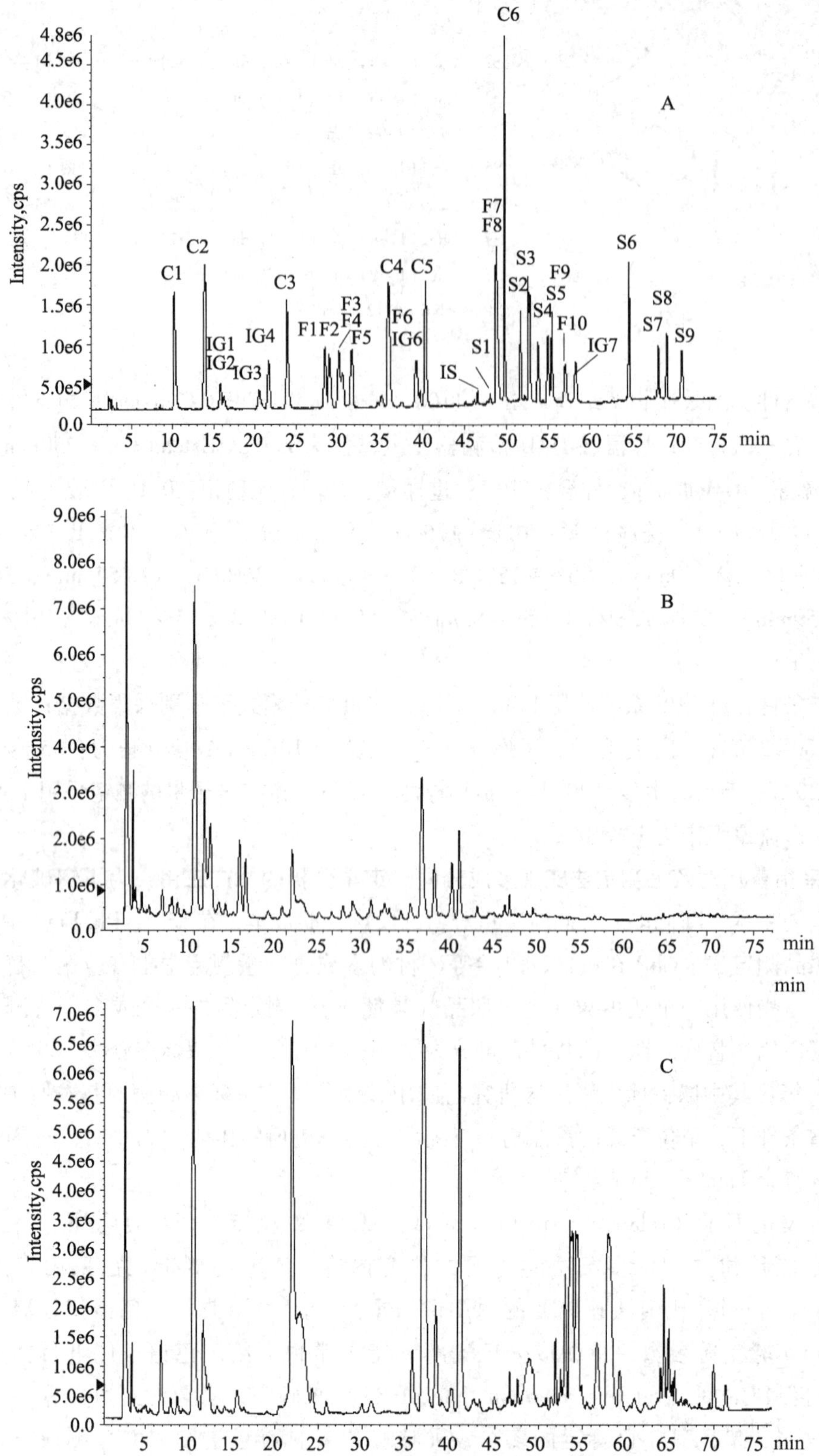

图 3-16　对照品及样品总离子流图

A. 对照品；B. 忍冬花蕾；C. 黄褐毛忍冬花蕾

④作为替代对照品的参照物，可以是待测样品所含有的成分（易得、价廉的对照品），也可选择待测样品本身不含有、但结构相似的成分。一标多测法的研究示例可参见本教材第五章第四节内容。

第五节　生药的生物效应评价法

生物效应评价法是以药物对生物整体、离体器官、细胞、酶或分子等的生物效应为基础，以生物统计为工具，运用特定的实验设计，测定药物有效性的一种方法。生物效应评价法适用于结构复杂、理化方法不能测定其含量或者理化测定不能反映其临床生物活性的药物，较多地应用于生物制品及化学药品的质量控制，如胰岛素降血糖生物测定法、抗生素微生物检定法。

由于生药本身的复杂性，其化学物质基础及作用规律尚不能在短期内得到全部揭示，基于化学成分定性定量分析的质量控制模式还不能完全满足生药质量控制的需求，难以准确控制和评价生药的有效性和安全性。因此，生物效应评价法是评价生药有效性的一个重要的辅助方法，在某些生药的质量控制和评价中具有独到的优势，如 ChP 用抗凝血酶活性来评价水蛭药材的有效性，并规定每 1g 水蛭抗凝血酶活性应不得低于 16.0U。目前生药的生物检定方法有酶活力、抗凝集素活性、抗氧化活性、抗菌活性等。

尽管生物检定在生药质量控制中有独到优势，但生物检定影响因素多，结果的精密度和重现性较低，同时实验设计和数据处理相对复杂。因此，建立生药的生物检定方法时应选择操作简单、量效关系确切的生物检定模型，严格按照生物统计学要求设计实验，控制实验影响因素，降低系统误差，提高生药生物检定方法的重现性和耐用性。此外，由于生药的药理作用往往不是单一的，而是多途径、多靶点整合作用的结果，如何将这些整合作用进行生物效应评价是一个需要不断探索和解决的问题。

（李　萍　杨　华）

扫码“练一练”

第四章 生药的安全性评价

生药的安全性评价是指基于生药的长期临床应用实践以及现代毒理学研究结果，针对生药所含有的有害物质，建立分析检测方法，制定安全限量范围，以确保用药安全。因此，生药的安全性评价是针对有害物质的质量评价，有别于药物研发过程中的安全性评价，后者通常是指采用经典的毒理学试验（包括急性、亚急性和长期毒性试验）发现药物的毒性、潜在危害以及制订安全用药方案等。

生药中的有害物质，从来源途径可分为外源性有害物质（exogenous harmful substances）如重金属和有害元素、农药残留、黄曲霉毒素、二氧化硫等，以及内源性有害物质（endogenous harmful substances）如肾毒性马兜铃酸、肝毒性吡咯里西啶生物碱等。本章重点介绍这些有害物质的检测方法。

扫码“学一学”

第一节 生药中重金属和有害元素的检测

生药中一类重要的外源性有害物质是重金属和有害元素，主要有铅（Pb）、镉（Cd）、汞（Hg）、铜（Cu）、砷（As）等。其来源一方面与植物生长的环境条件如土壤、大气、水、化肥、农药的施用等有关，另一方面与植物本身的遗传特性和对该类元素的富集能力有关。

一、检测方法

重金属总量常用硫代乙酰胺或硫化钠显色反应比色法测定。有害元素砷的测定常用古蔡法或二乙基二硫代氨基甲酸银法。单个重金属和有害元素测定常用原子吸收光谱法（atomic absorption spectrophotometry，AAS）和电感耦合等离子体质谱法（inductively coupled plasma-mass spectrometry，ICP-MS）。ChP 收载有这些测定方法。

AAS 法的测定对象是呈原子状态的金属元素和部分非金属元素，如铅、镉、汞、铜、砷等，系由待测元素灯发出的特征谱线通过供试品经原子化产生原子蒸气时，被蒸气中待测元素的基态原子所吸收，通过测定辐射光强度减弱的程度测定供试品中待测元素含量的一种光谱分析方法。原子吸收一般遵循分光光度法的吸收定律，通过比较标准品溶液和供试品溶液的吸光度，求得供试品中待测元素的含量。

ICP-MS 法是将被测物质用电感耦合等离子体离子化后，按离子的质荷比分离，测量各种离子谱峰的强度的一种分析方法。等离子体是由自由电子、离子和中性原子或分子组成，总体上成电中性的气体，其内部温度高达几千度至一万度。样品经雾化器雾化后由载气携带从等离子体焰炬中央穿过，迅速被蒸发电离并通过离子引出接口或采样锥导入到质量分析器，样品在极高温度下完全蒸发和解离，电离的百分比高，因此几乎对所有元素均有较高的检测灵敏度。

二、限量标准

商务部于 2005 年发布了《药用植物及制剂进出口绿色行业标准》（WM/T2-2004），制定了药用植物及制剂的绿色品质标准，规定药用植物原料、饮片、提取物及其制剂等所含重金属及砷限量为：重金属总量≤20mg/kg，铅≤5mg/kg，镉≤0.3mg/kg，汞≤0.2mg/kg，铜≤20mg/kg，砷≤2mg/kg。

ChP 规定植物类药材及饮片的限量指导标准为：铅≤5mg/kg，镉≤1mg/kg，砷≤2mg/kg，汞≤0.2mg/kg，铜≤20mg/kg，并应用于甘草等 19 个品种。

一些国际组织、国家或地区也对植物性药材制定了重金属和有害物质的限量标准，见表 4-1。

表 4-1　国际组织、国家或地区对植物性药材重金属和有害元素的限量（mg/kg）

组织、国家或地区	重金属总量	铅	镉	汞	铜	砷
WHO		10	0.3			
美国		3~10		3		3
加拿大		10	0.3	0.2		5
德国、法国		5	0.2	0.1		
英国		5			20	5
日本	50	20	0.2	0.1		2
韩国	30	5	0.3	0.2		3
泰国		10	0.3			4
马来西亚		10		0.5		5
新加坡		20		0.5	150	5
中国台湾		30	2	2		
中国香港		5	0.3	0.2		2
中国澳门		20		0.5	150	5

三、重金属和有害元素的形态分析

重金属和有害元素的毒性与其形态（包括物理形态与化学形态）密切相关。对于其各种物理形态而言，一般认为水溶态、离子交换态、碳酸盐结合态的重金属容易溶出，易被生物利用，而铁锰氧化物结合态、有机结合态、残渣态性质比较稳定，难以被生物利用。中药朱砂需经水飞后入药，这一独特炮制减毒过程已经实验证实：经过水飞，主要毒性成分可溶性汞盐大部分随水洗去，同时游离汞因密度大，沉降于底部而被除去。

研究表明，砷化物的毒性依次为砷烷（H_3As）>三价无机砷［As（Ⅲ）］>五价无机砷［As（Ⅴ）］>甲基砷酸（MAA）>二甲基砷酸（DMAA）>三甲基砷氧化物（TMAO）>砷胆碱（AsC）>砷甜菜碱（AsB），其中砷甜菜碱通常被认为对人体无毒。因此，充分考虑重金属元素形态与毒效相关性，开发元素形态分析方法（包括样品前处理方法、分离方法以及检测方法），应是今后制定生药中重金属和砷盐限量标准的重要发展方向。对于被广泛使用的矿物类中药而言，这无疑具有重要的意义。ChP 收载有汞和砷元素形态及其价态的 HPLC-ICP-MS 测定法。

举例如下：

HPLC-ICP-MS 法测定雄黄及含雄黄中成药的可溶性砷及其形态

ICP-MS 及 HPLC-ICP-MS 测定条件：以 10mg/L 的 ^{7}Li、^{89}Y、^{140}Ce、^{205}Tl 调谐液对 ICP-MS 进行调谐，使 ^{89}Y 灵敏度达到最优，同时使 ^{75}As 有较高灵敏度和较低检测限；ICP-MS 仪器参数为：射频功率 1450W，射频电压 1.79V，载气流量 1.10L/min，蠕动泵流速 0.1 r/s，氦反应碰撞模式，测定砷总量选择全定量模式；HPLC-ICP-MS 测定条件为：采用 Hanmilton PRP-X100（250mm × 4.1mm，10μm）阴离子交换色谱柱，以 50mmol/L 的（NH_4）H_2PO_4（pH=8.0）为流动相，ICP-MS 选择时间分辨模式，其他条件同 ICP-MS 仪器参数。色谱图见图 4-1。

砷标准溶液制备：由砷溶液标准物质稀释，用于测定砷总量和可溶性砷总量。

砷价态标准溶液制备：由 As（Ⅲ）、As（Ⅴ）、MAA、DMAA、AsC、AsB 溶液标准物质稀释，用于六种砷价态分析。

样品溶液制备：（1）用于砷总量测定的样品溶液　取样品置于微波消解罐中，加入消解液（硝酸：盐酸=3：1），消解而得；（2）用于可溶性砷总量测定以及可溶性砷价态分析的样品溶液　取样品，采用以下 4 种方法提取：①混合溶剂（甲醇：水= 1：1），快速溶剂提取法（ASE）提取；②混合溶剂（甲醇：水=1：1），超声法提取；③0.16%盐酸溶液，超声法提取；④模拟人工胃液，振荡法提取。

测定结果：（1）所检测的雄黄及几种含雄黄中成药中，总砷含量为 1.27×10^{4}mg/kg~6.74×10^{5}mg/kg，远远超出国际上规定的人日摄入量的限量；（2）四种溶剂提取法所得样品溶液，均仅检出 As（Ⅲ）、As（Ⅴ）两种价态；（3）样品中酸可溶性砷总量仅占总砷量的 0.13%~2.70%，按中成药的日服用量计算酸可溶性砷日摄入量，四份样品砷日摄入量小于世界卫生组织/世界粮食及农业组织（World Health Organization /Food and Agriculture Organization of the United Nations，WHO/FAO）规定的安全限量 0.128 mg /（人·天）。

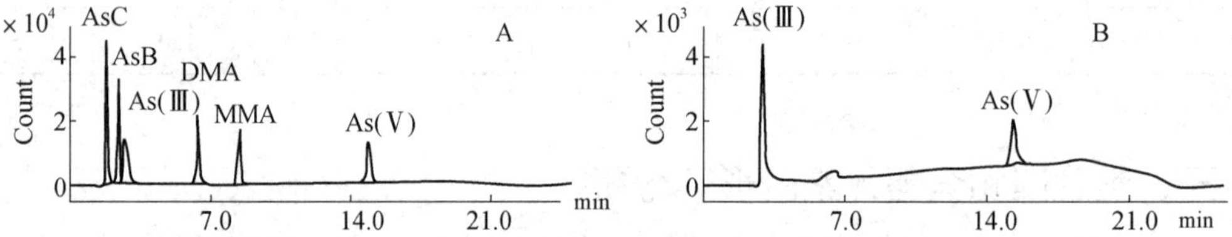

图 4-1　砷的六种价态分析 HPLC-ICP-MS 色谱图

A. 砷六种价态标准溶液；B. 样品溶液

第二节　生药中农药残留的检测

生药中另一类重要的外源性有害物质是农药残留（pesticide residues），包括有机氯农药（chlorinated hydrocarbons and related pesticides）、有机磷农药（organophosphorus pesticides）和拟除虫菊酯类农药（pyrethroid pesticides）等。生药在种植、采收、包装运输、贮藏等各个环节都有可能和农药接触而受到污染。我国在上世纪 80 年代就已禁用有机氯类农药，但因其半衰期比较长，所以在曾经施用过这类农药的土地中栽培的生药，仍能检测到有机氯类农药残留。

一、检测方法

农药残留的检测方法主要是 GC 法。此外，还有柱后衍生 HPLC 法、GC-MS 法、LC-MS 法等。ChP 收载有植物类药材及饮片中禁用农药多残留量测定法，主要包括 GC-MS 法、LC-MS 法，并对检测方法的质谱、色谱条件、对照溶液的制备、供试品溶液的制备等进行了规范，同时还推荐了供试品溶液的三种制备方法，包括直接提取法、快速样品处理法（QuEChERS）和固相萃取法。

举例如下：

1. GC 法测定菊花中 18 种有机氯类农药残留量　色谱条件：DB-1701 石英毛细管柱（30 m × 0.32mm，0.25μm）；载气为高纯氮；进样量 1ml；进样口温度 210℃；程序升温：初始温度 120℃，保持 2min，以 8℃/min 升至 180℃，保持 4min，再以 8℃/min 升至 225℃，以 10℃/min 升至 270℃，保持 10min；^{63}Ni-ECD 电子捕获检测器；检测器温度 300℃。

对照品：四氯硝基苯（1）、六氯苯（2）、*α*-BHC（3），*β*-BHC（9），*γ*-BHC（5），*δ*-BHC（10）、五氯硝基苯（4）、七氯（6）、艾氏剂（7）、甲基五氯苯基硫醚（8）、环氧七氯（11）、α-硫丹（12）、反式氯丹（13）、顺式氯丹（14）、*p*，*p*′-DDE（15）、*o*，*p*′-DDT（16）、*p*，*p*′-DDD（17）、*p*，*p*′-DDT（18）。

供试品溶液的制备：取菊花药材，采用改进的硫酸磺化法制备供试品溶液。

代表性色谱图如图 4-2。

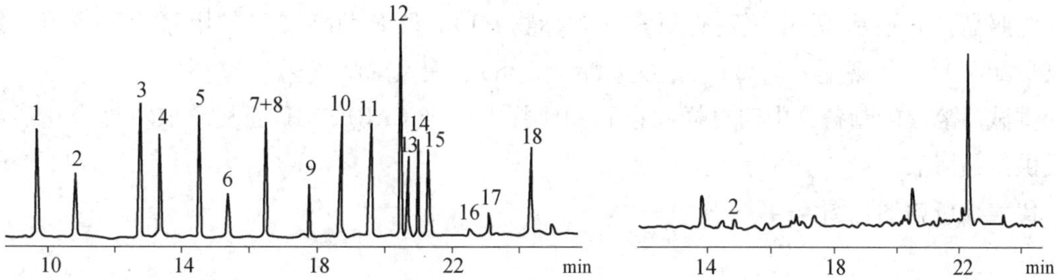

图 4-2　对照品（A）及样品（B）GC 图

2. GC-MS 法测定中药材中 25 种有机磷类农药残留量　GC-FPD 定量分析：DB-5 毛细管柱（30 m × 0.32mm，0.25μm）；火焰光度检测器 FPD；载气为高纯氦气，流速 1ml/min；进样量 2ml，分流进样，分流比 5∶1；进样口温度 290℃；程序升温：初始温度 100℃，以 10℃/min 升至 190℃，保持 5min，再以 2℃ /min 升至 220℃，保持 5min，以 20℃/min 升至 300℃，保持 5min；检测器温度 300℃；氢气流量 80ml/min；空气流量 120ml/min。

GC-MS 定性分析：DB-5MS 毛细管柱（30m × 0.25mm，0.25μm）；离子阱质谱仪；载气为高纯氦气，流速 1ml/min；进样量 2ml，分流进样，分流比 5∶1；进样口温度 290℃；程序升温：初始温度 100℃，以 10℃/min 升至 190℃，保持 5min，再以 5℃ /min 升至 220℃，保持 5min，以 20℃/min 升至 300℃，保持 5min；质谱条件为电子轰击源（EI）；电离能量 70 eV；离子源温度 250℃；传输线温度 280℃；采用二级离子监测模式，每个化合物选择 1 个母离子，1~3 个子离子。

对照品：久效磷（1）、乐果（2）、特丁磷（3）、二嗪磷（4）、乙拌磷（5）、异稻瘟净（6）、除线磷（7）、皮蝇磷（8）、杀螟硫磷（9）、倍硫磷（10）、对硫磷（11）、毒壤磷（12）、溴硫磷（13）、嘧啶磷（14）、甲基异柳磷（15）、异柳磷（16）、稻丰散（17）、杀扑磷（18）、灭菌磷（19）、丙溴磷（20）、三唑磷（21）、敌瘟磷（22）、达嗪硫磷（23）、溴苯磷（24）、蝇毒磷（25）。

供试品溶液的制备：药材样品以丙酮提取，经凝胶渗透色谱柱净化后制备成供试品溶液。

25 种有机磷农药标准 GC 图如图 4-3。

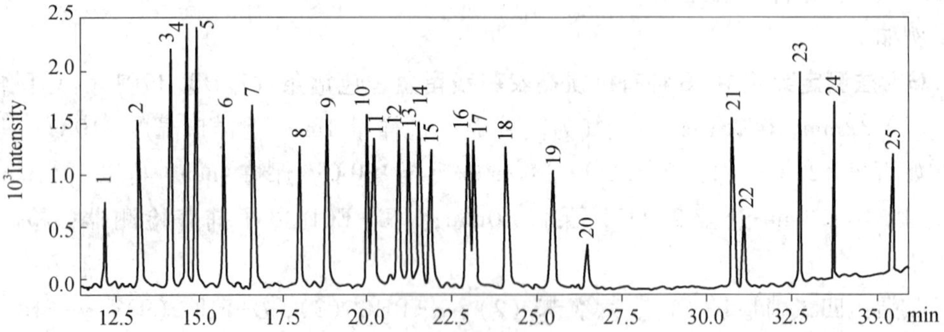

图 4-3　25 种有机磷农药标准品 GC 图

3. GC 法测定桔梗中拟除虫菊酯类农药残留量　色谱条件：SE-54 毛细管柱（30m × 0.32mm，0.25μm）；载气为高纯氮，流速 1ml/min；不分流进样，进样量 1ml；进样口温度 200℃；程序升温：初始温度 150℃，以 7℃ /min 升至 270℃，保持 20min；^{63}Ni-ECD 电子捕获检测器，检测器温度 300℃。

对照品：6-羟基-7-甲氧基香豆素（内标物，1）、联苯菊酯（2）、甲氰菊酯（3）、氯氟氰菊酯（4）、氯菊酯（5，6）、氰戊菊酯（7，8）、溴氰菊酯（9）。

供试品溶液的制备：中药材样品以石油醚提取，经 CARB/NH_2 固相萃取小柱净化后制备成供试品溶液。

代表性色谱图见图 4-4。

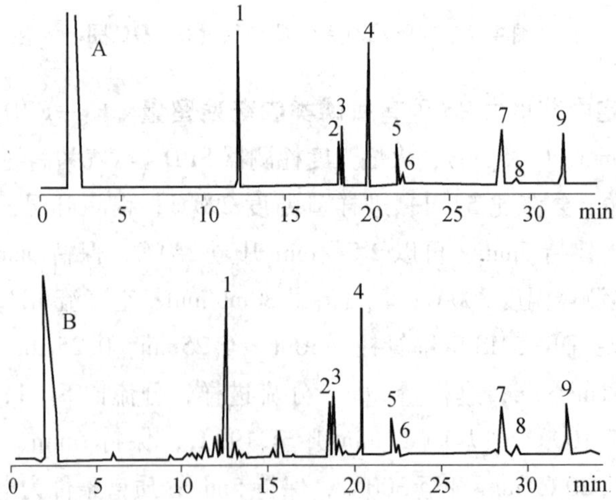

图 4-4　对照品（A）及样品（B）GC 图

二、限量标准

我国商务部出台的《药用植物及制剂进出口绿色行业标准》（WM/T2-2004），药用植物原料、饮片、提取物及其制剂等产品农药残留限量为：六六六（BHC）≤0.1mg/kg，滴滴涕（DDT）≤0.1mg/kg，五氯硝基苯（PCNB）≤0.1mg/kg，艾氏剂（Aldrin）≤0.02mg/kg。ChP 规定植物类药材及饮片中，不得检出（不得过定量限）甲胺磷等 33 种禁用农药。

许多国家药典规定了生药的农药残留限度，例如 Ph. Eur. 规定收载的草药品种需要符合至少 70 种有机氯类、有机磷类和拟除虫菊酯类农药的限量要求。表 4-2 比较了各国药典对甘草中农药残留限量标准。

表 4-2　各国药典规定甘草中农药残留的限量（mg/kg）

ChP	USP	Ph. Eur.	JP
需要符合至少 33 种有机氯类、有机磷类和拟除虫菊酯类农药的限量要求；PCNB≤0.1	需要符合至少 70 种有机氯类、有机磷类和拟除虫菊酯类农药的限量要求，例如总 DDT≤1，总 BHC≤0.3 等	需要符合至少 70 种有机氯类、有机磷类和拟除虫菊酯类农药的限量要求，例如总 DDT≤1，总 BHC≤0.3 等	总 BHC≤0.2 总 DDT≤0.2

第三节　生药中其他外源性有害物质的检测

一、真菌毒素

真菌毒素（mycotoxin），俗称霉菌毒素，是各种霉菌（丝状真菌）在谷物、饲料或其他农产品上生长时所产生的有毒次生代谢产物的总称。目前已经发现的真菌毒素约 500 多种，这些真菌毒素主要由曲霉属（*Aspergillus* spp.）、镰刀菌属（*Fusarium* spp.）和青霉属（*Penicillium* spp.）的真菌产生，其中以黄曲霉毒素、赭曲霉毒素 A、伏马毒素、呕吐毒素、玉米赤霉烯酮等最受人关注。中药材贮藏期间由于管理不善常发生霉变，尤其在温暖潮湿的南方地区更为严重。目前我国针对中药材霉菌毒素的限量标准还较少，随着我国中药材消费和出口量的增加，急需对污染情况进行评估，建立各种限量标准，实现对中药材霉菌污染的风险控制。

（一）黄曲霉毒素

1. 结构与毒性　黄曲霉毒素（aflatoxin，AFT）是由黄曲霉（*Aspergillus flavus*）和寄生曲霉（*A. parasiticus*）产生的一类代谢产物。目前已分离鉴定出 12 种以上，分为黄曲霉毒素 B_1（AFB_1）与黄曲霉毒素 G_1（AFG_1）两大类，其基本结构都是二呋喃香豆素衍生物。

AFT 易溶于三氯甲烷和甲醇而不溶于正已烷、石油醚与乙醚。在长波紫外光下，AFB_1 和 AFB_2 产生蓝紫色荧光；AFG_1 和 AFG_2 产生黄绿色荧光。AFT 纯品为无色结晶，耐高温，AFB_1 的分解温度为 268℃。如在带水条件下加温可破坏部分毒素。

中药材受 AFT 污染主要与药材品种、生产加工、贮藏有关，如薏苡仁（Coicis Semen）、益智（Alpiniae Oxyphyllae Fructus）、柏子仁（Coicis Semen）等含油性大、易霉变的药材，若干燥不及时或养护不当，容易受到污染；淡豆豉（Sojae Semen Praeparatum）等曲类药材需发酵生成，极易发生霉变。

关于 AFT 的毒性研究比较深入，特别是 AFB_1的致毒机理已经比较清楚。在天然污染的食品中以 AFB_1最为多见，其肝脏毒性、致癌性、致突变性、致畸性也最强，故在食品监测中常以 AFB_1作为污染指标。当机体摄入 AFB_1后，被运输至细胞膜上的微粒体，经微粒体中的细胞色素 P_{450}单氧酶活化后，分别衍生为 AFM_1、AFG_1、AFP_1以及 AFB_1-8，9-环氧化物（AFB_1-8，9-epoxide）等。AFB_1-8，9-环氧化物在空间构象上存在内式（*endo*）和外式（*exo*）两种形式，后者可与 DNA、RNA 以及蛋白质结合，抑制蛋白质、酶以及凝血因子的合成，因此具有高致畸性和致癌性。由于肝脏细胞色素 P_{450}的含量和活性最高，这导致 AFB_1-8，9-环氧化物在肝脏中的积累水平最高，进而引起肝脏组织的畸变和癌变，这也是 AFB_1具有肝毒性的重要原因。

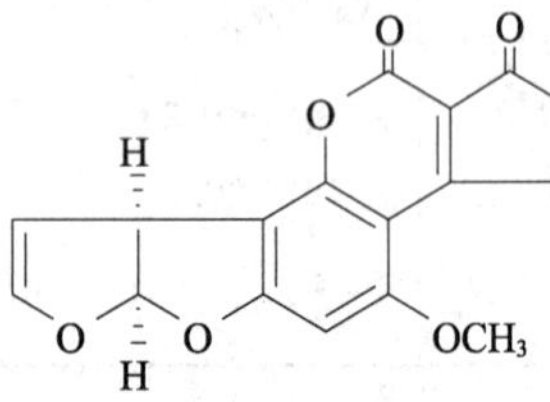

AFB_1

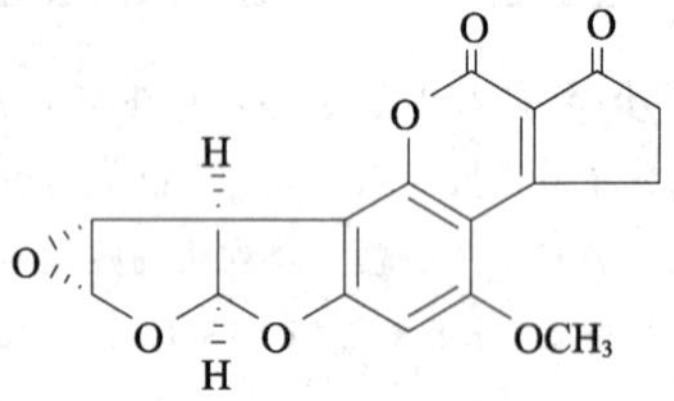

AFB_1-exo-8,9-epoxide

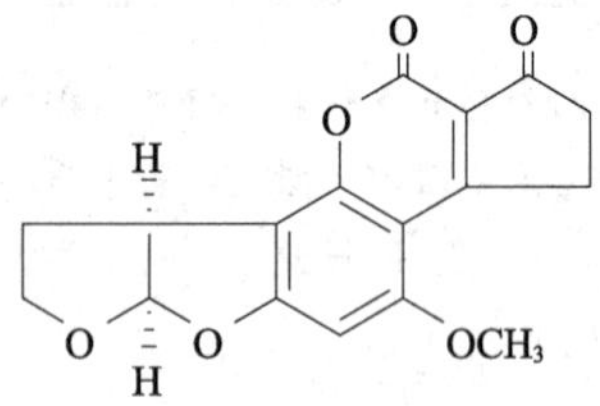

AFB_2

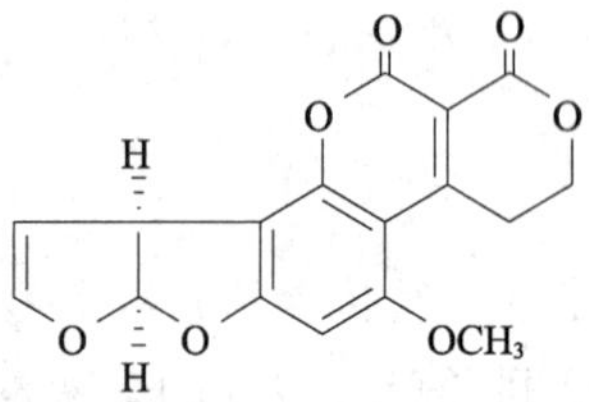

AFG_1

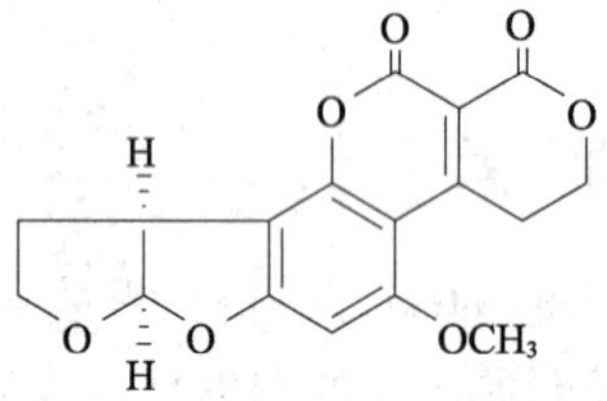

AFG_2

2. 检测方法 药材中 AFT 的检测属于痕量分析，因此一般需要采用较复杂的样品净化（如免疫亲和色谱，immunoaffinity chromatography）、柱后衍生（post-column derivatization）荧光增强等手段以提高方法的专属性和灵敏度。Ph. Eur. 采用免疫亲和色谱净化-HPLC-柱后衍生-荧光检测法（IAC-HPLC-PCD-FLD）检测草药中 AFT，柱后衍生化方法包括三溴化吡啶盐（pyridinium hydrobromide perbromide，PBPB）法、光化学反应（PHRED）法以及电化学反应（KOBRA）法；USP 除收载 HPLC 法外，还收载了两种 TLC 法。

ChP 收载有药材、饮片及成方制剂中 AFT 的 IAC-HPLC-PCD-FLD 法、酶联免疫法以及 IAC 净化-HPLC-三重四级杆串联质谱（HPLC-QQQ）检测法，并且规定当采用 HPLC 法、酶联免疫法测定结果超过限量标准时，需采用 HPLC-QQQ 法进行确认。举例如下：

HPLC 法测定酸枣仁中 AFT 含量

色谱条件：以十八烷基硅烷键合硅胶为填充剂；以甲醇-乙腈-水（27∶18∶55）为流动相，流速 0.8ml/min；采用柱后衍生法检测，衍生溶液为 0.05%的碘溶液（取碘 0.5g，加入甲醇 100ml 使溶解，用水稀释至 1000ml 制成），衍生化泵流速 0.3ml/min，衍生化反应温度 70℃；以荧光检测器检测，激发波长 l_{ex}=360nm，发射波长 l_{em}=450nm。

混合对照品溶液的制备：精密量取 AFT 混合标准品（AFB_1、AFB_2、AFG_1、AFG_2标示浓度分别为 1.0、0.3、1.0、0.3μg/ml）0.5ml，置 10ml 量瓶中，用甲醇稀释至刻度，作为储备液。精密量取储备液 1ml，置 25ml 量瓶中，用甲醇稀释至刻度，即得。

供试品溶液的制备：取供试品粉末约 15g（过二号筛），精密称定，加入氯化钠 3g，置于均质瓶中，精密加入 70% 甲醇溶液 75ml，高速搅拌 2min（搅拌速度大于11 000r/min），离心 5min（离心速度 2500r/min），精密量取上清液 15ml，置 50ml 量瓶中，用水稀释至刻度，摇匀，用微孔滤膜（0.45mm）滤过，量取续滤液 20.0ml，通过免疫亲和柱（AflaTest©P），流速 3ml/min，用水 20ml 洗脱，洗脱液弃去，使空气进入柱子，将水挤出柱子，再用适量甲醇洗脱，收集洗脱液，置 2ml 量瓶中，并用甲醇稀释至刻度，摇匀，即得。

代表性色谱图见图 4-5。

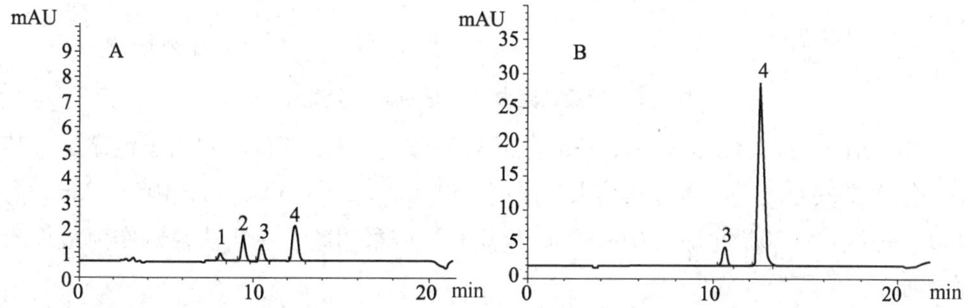

图 4-5　对照品（A）及样品（B）HPLC 图

1. AFG_2；2. AFG_1；3. AFB_2；4. AFB_1

3. 限量标准　ChP 规定了酸枣仁等药材中 AFT 限量：含 AFB_1不得过 5μg/kg，含 AFG_2、AFG_1、AFB_2和 AFB_1的总量不得过 10μg/kg。

Ph. Eur. 规定所有收载的草药品种中 AFT 限量：含 AFB_1不得过 2μg/kg，含 AFG_2、AFG_1、AFB_2和 AFB_1的总量不得过 4μg/kg。

对于那些可能受到 AFT 污染的品种，USP 规定 AFT 限量：含 AFB_1不得过 5μg/kg，含 AFG_2、AFG_1、AFB_2和 AFB_1的总量不得过 20μg/kg。

（二）其他真菌毒素

除 AFT 外，与粮谷类样品有类似基质的中药材还应注意赭曲霉毒素 A（ochratoxin A）、呕吐毒素（deoxynivalenol）和玉米赤霉烯酮（zearalenone）等的检测，如薏苡仁、淡豆豉（Sojae Semen Praeparatum）、白扁豆（Lablab Semen Album）等；酸性果实类中药应注意展青霉素（patulin）的检测，如酸枣仁、枸杞子（Lycii Fructus）、乌梅（Mume Fructus）、山楂（Crataegi Fructus）等。这些真菌毒素的检测方法与 AFT 的检测方法类似，ChP 采用 HPLC-QQQ 法筛查测定药材、饮片中多种真菌毒素。

ChP 收载有中药中真菌毒素测定的指导原则，提供了 HPLC 法和 LC-MS 法两种参考方法。Ph. Eur. 收载了测定草药（以甘草为例）中 ochratoxin A 的 HPLC-FLD 法，并规定甘草中 ochratoxin A 的限量为 20μg/kg。

二、二氧化硫

有些中药材在产地加工时，会用硫黄熏蒸作为处理程序之一，以达到漂白药材及杀菌防腐的目的，常用此法加工的中药材主要有白芷、百合、菊花、金银花、白芍、半夏、贝母、山药、天麻等。研究发现，硫黄熏蒸除了可能与药材中某些成分发生化学反应（例如，白芍经硫黄熏蒸后部分芍药苷转化为芍药苷亚硫酸酯，见图 4-6）外，更大的弊端在于这种加工方法会危害人体健康：经硫黄熏蒸过的药材，残留的二氧化硫会破坏消化道和呼吸道系统，对肝、肾脏等器官也有严重损害；尤其是当熏蒸药材的硫黄质量较差，含有较大量的铅、汞、砷等重金属和有害元素时，会导致中药材铅、汞、砷等有害物质残留超标，如果用量较大或长期用药，会引起慢性中毒。

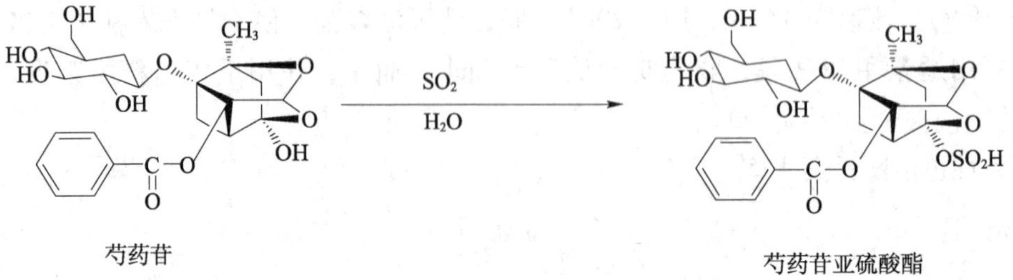

图 4-6　硫黄熏蒸白芍过程中的成分变化

生药中二氧化硫残留量的检测，ChP 收载有酸碱滴定法、GC 法和离子色谱法，其中离子色谱法作为复试方法，即当检测结果为限度 150（mg/g）± 30%（即 105~195mg/g）和限度 400（mg/g）± 20%（即 320~480 mg/g）时，应采用离子色谱法复试作为最终测定结果。举例如下：

在线渗析-离子色谱法测定中药材中二氧化硫残留量

色谱条件：离子色谱仪，配置电化学安培检测器和在线渗析系统自动进样器；色谱柱为 Metrosep A Supp 10-100 型阴离子色谱柱；安培检测器，工作电极金电极，参比电极钯电极，辅助电极钛电极；淋洗液为 100mmol/L 氢氧化钠溶液；流速 1.0ml/min；柱温 35℃；进样体积 10 ml。

自动渗析步骤及参数　①预冲洗：开启渗析装置样品侧的蠕动泵、接收液侧的蠕动泵，分别冲洗 2min；②样品渗析：开启样品侧的蠕动泵、关闭接收液侧的蠕动泵，样品溶液中的离子通过渗析膜扩散，渗析时间 9min；③样品转移：关闭样品侧的蠕动泵、开启接收液侧的蠕动泵，将渗析液转移至定量环，转移时间 35 s；④清洗：开启样品侧的蠕动泵、接收液侧的蠕动泵，分别冲洗 2min，开始下一次渗析。

对照品储备溶液的制备：称取亚硫酸钠对照品 100 mg，精密称定，置 100ml 量瓶中，加稳定剂（100mmol/L 氢氧化钠 + 30mmol/L 甘露醇混合溶液）使溶解并稀释至刻度，作为储备液。

供试品溶液的制备：取供试品粉末约 0.5~2g，精密称定，加稳定剂 100ml，超声处理（800 W，40kHz）5min，离心（离心速度 4000 r/min），取上清液，即得。

标准曲线的绘制：精密量取对照品储备溶液适量，用稳定剂逐级稀释，制备系列浓度对照品溶液，经在线渗析系统导入离子色谱仪，记录亚硫酸根阴离子色谱峰的峰面积。以峰面积为纵坐标，对照品溶液的浓度为横坐标，绘制标准曲线，并计算回归方程。

测定法：取供试品溶液约 10ml 置自动进样器的样品盘中，经自动渗析样品在线前处理系统渗析平衡后，渗析液转移至 10ml 定量环进样，按标准曲线法测定样品中亚硫酸盐含量。测定结果乘以 0.5079 即为二氧化硫残留量。

代表性色谱图见图 4-7。

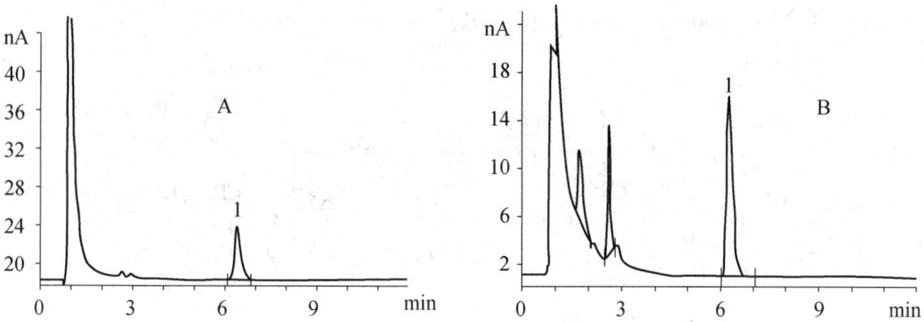

图 4-7　对照品（A）及样品（B）离子色谱图

1. 亚硫酸根阴离子

ChP 对收载的山药、牛膝、粉葛、甘遂、天冬、天麻、天花粉、白及、白芍、白术、党参等 11 种药材及其饮片的二氧化硫残留量规定为“不得超过 400mg/kg”，对其他中药材及饮片，除特殊规定外，二氧化硫残留量规定为“不得超过 150mg/kg”。韩国食品医药品安全厅规定进口中药材二氧化硫限量标准为“不得超过 30mg/kg”。

第四节　生药中内源性有害物质的检测

一、主要的内源性有害物质

生药内源性有害物质（endogenous harmful substances）主要包括肾毒性成分和肝毒性成分等。

1. 肾毒性成分　马兜铃酸类（aristolochic acids，AAs）在结构上属于 3，4-次甲二氧基-10-硝基-1-菲酸衍生物，普遍存在于马兜铃科植物中，包括马兜铃酸 Ⅰ、Ⅱ、Ⅲ、Ⅳ 等。含马兜铃酸的中草药可引起肾损害。1993 年，比利时学者报道了一些长期服用含广防己（广防己 *A. fangchi* Y. C. Wu ex L. D. Chou et S. M. Hwang 的根）减肥药的年轻女性发生慢性肾衰竭，这种肾衰竭表现为肾脏进行性快速纤维化并伴有肾萎缩，国外称为“中草药肾病”（Chinese herbs nephropathy，CHN）。国内学者依据其毒性成分为马兜铃酸，建议将其称为“马兜铃酸肾病”（aristolochic acid nephropathy，AAN）。

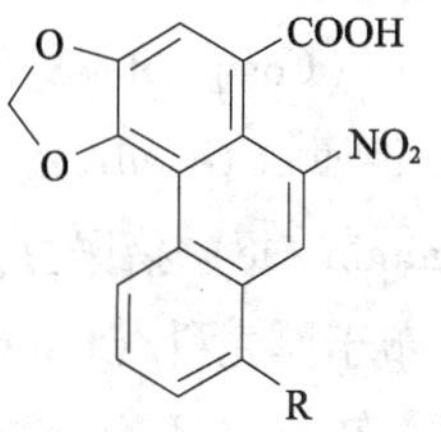

aristolochic acid Ⅰ　R=OCH_3
aristolochic acid Ⅱ　R=H

关于马兜铃酸的肾毒性机制目前仍不十分清楚，研究认为其致病机制可能涉及以下几个方面，如细胞毒作用、肾缺血缺氧、免疫炎症反应、AA 生物转化代谢酶基因多态性、AA-DNA 加合物损伤等。

世界上大约有 200 多种马兜铃属植物，其中作为药用的有 20 多种。我国应用较多的马兜铃属药材有马兜铃（北马兜铃 *Aristolochia contorta* Bge. 或马兜铃 *A. debilis* Sieb. et Zucc. 的果实）、青木香（北马兜铃或马兜铃的根）、天仙藤（北马兜铃或马兜铃的地上部分）、关木通（东北马兜铃 *A. manshuriensis* Kom. 的藤茎）、寻骨风（绵毛马兜铃 *A. mollissima* Hance 的全草）、广防己、朱砂莲（朱砂莲 *A. cinnabarina* C. Y. Cheng et J. L. Wu 的根茎）等。

2. 肝毒性成分　肝毒性吡咯里西啶生物碱（hepatotoxic pyrrolizidine alkaloids，HPAs）是目前已知最重要的植物来源的肝毒性成分，其共同的结构特征是 1，2 位具双键的不饱和

necine 酯，如野百合碱（monocrotaline）和千里光碱（senecionine）。

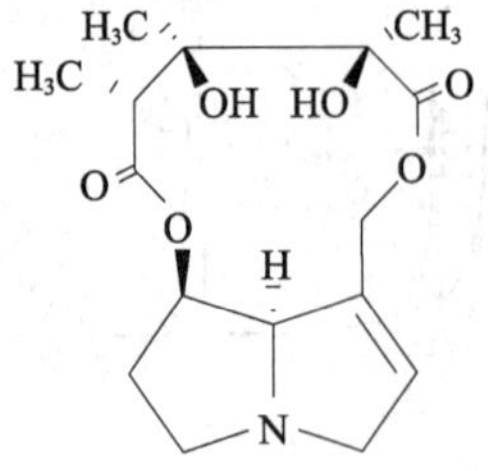

野百合碱

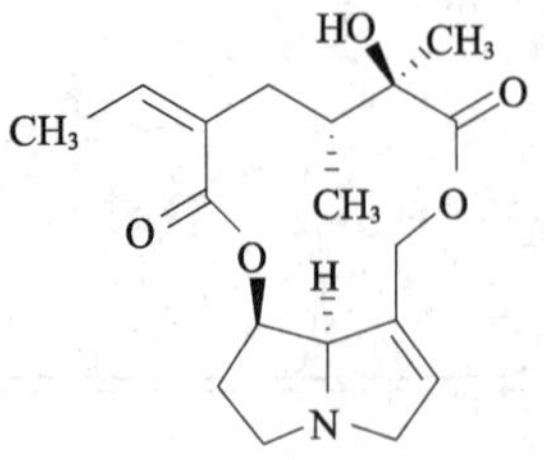

千里光碱

实际上，这类生物碱本身没有毒性，毒性来自其在体内（主要是肝脏）的代谢产物——代谢吡咯（metabolic pyrroles），后者具很强的亲电性，能迅速与有关酶、蛋白、DNA 及 RNA 结合，引起各种毒性反应。由于 HPAs 在肝脏脱氢后形成的代谢产物非常活泼，故肝脏既是代谢吡咯的形成场所，又是其毒性的靶器官。摄入 HPAs 引起的主要病变是肝窦阻塞综合征（hepatic sinusoidal obstruction syndrome，HSOS），表现为急性肝炎、严重腹痛、呕吐、腹泻、腹水、肝肿大、黄疸、水肿。慢性 HSOS 可表现为肝巨红细胞症、肝纤维化坏死。流行病学调查显示：在南非、阿富汗、伊朗、牙买加、印度及前苏联，大量肝病的发生与食用含 HPAs 的谷物、饮用含 HPAs 的饮料（牛奶、茶叶等）及服用含 HPAs 的草药有关。HPAs 还会引起肺脏毒性、致突变、致癌、神经毒性和胚胎毒性。因服用含 HPAs 的草药而引起严重中毒甚至死亡的现象时有报道，从而引起国际医药学界的关注。

世界上约有 3%的有花植物（6000 余种）含有 HPAs，其中 95%以上集中于以下科属，即菊科（Compositae）的千里光属（*Senecio*）、橐吾属（*Ligularia*）、泽兰属（*Eupatorium*）、菊三七属（*Gynura*）和蜂斗菜属（*Petasites*），紫草科（Boraginaceae）所有属，豆科（Leguminosae）猪屎豆属（*Crotalaria*），兰科（Orchidaceae）羊耳蒜属（*Liparis*）。其他少量分布于厚壳科（Ehretiaceae）、玄参科（Scrophulariaceae）、夹竹桃科（Apocynaceae）、毛茛科（Ranunculaceae）、百合科（Liliaceae）等。初步统计显示含 HPAs 的中草药共 38 种，如紫菀（紫菀 *Aster tataricus* L. f. 的根及根茎）、千里光（千里光 *Senicio scandens* Bunch. -Ham. 的地上部分）、款冬花（款冬 *Tussilago farfara* L. 的花蕾）、佩兰（佩兰 *Eupatorium fortunei* Turcz. 的地上部分）、紫草［新疆紫草 *Arnebia euchroma*（Royle）Johnst. 的根］等。此外，民间使用的一些山紫菀类药材，如大黄橐吾 *Ligularia duiformis*（C. Winkl.）Hand. -Mazz.、宽舌橐吾 *L. platyglossa*（Franch.）Hand. -Mazz.、齿叶橐吾 *L. entate*（A. Gry）Hara 等，其根及根茎中 HPAs 含量很高，毒性较大。

3. 其他毒性成分 除了上述介绍的 AAs、HPAs 外，生药中内源性有毒成分还包括一些其他的结构类型。如毛茛科乌头属植物所含二萜类乌头碱对中枢神经表现出先兴奋后抑制作用，可致呼吸中枢麻痹及中枢性血压下降，对心脏的损害则表现为心悸、胸闷、血压下降、心律失常、心率减慢或过速，甚至可能发生心跳骤停、急性心源性脑缺血综合征等；夹竹桃科、萝藦科植物所含强心苷类成分则较易产生心脏毒性；茄科植物所含莨菪烷类生物碱为 M-胆碱受体阻滞剂，中毒时可抑制呼吸中枢；马钱子（Strychni Semen）所含吲哚类生物碱（如士的宁）对中枢神经表现出先兴奋后抑制作用；苦杏仁（Armenicae Semen Amarum）、桃仁等所含苦杏仁苷经酶解后可释放出剧毒的氢氰酸；苍耳子（Xanthii

Fructus）、蓖麻子（Ricini Semen）所含毒蛋白可致严重的肝、肾损害等。

ChP 将毒性药材按毒性强度分为大毒、有毒、小毒三类，其中列为大毒的有川乌、草乌、马钱子、马钱子粉、天仙子、巴豆、巴豆霜、红粉、闹羊花、斑蝥等 10 种。另外，国家中医药管理局颁布了 28 种毒性（均为大毒）中药材品种名录：砒石（红砒、白砒）、砒霜、水银、生马钱、生川乌、生草乌、生白附子、生附子、生半夏、生南星、生巴豆、斑蝥、红娘虫、青娘虫、生甘遂、生狼毒、生藤黄、生千金子、闹羊花、生天仙子、雪上一枝蒿、红升丹、白降丹、蟾酥、洋金花、红粉、轻粉、雄黄，提醒公众注意用药安全。

二、内源性有害物质的检测方法

1. 马兜铃酸　生药中 AAs 的检测方法，有 TLC 法、酶联免疫法（enzyme-linked immunosorbent assay，ELISA）、HPLC-UV 法、HPLC-FLD 法、HPLC-MS 法、CE-UV 法、CE-ECD 法等。Ph. Eur. 收载了三种检查方法，用于那些本身不应含有马兜铃酸类成分（根据植物分类学知识判断）、但易被掺假或替代的草药中 AAs 的检查，如防己（防己科植物 *Stephania tetrandra* S. Moore 的根）需要检查 AAs 防止以广防己代用。方法 1 为 TLC 法，阴性结果要求“供试品色谱，在与对照品色谱相应位置（马兜铃酸Ⅰ、Ⅱ的 R_f 值分别约为 0.35、0.55），不得显相同的蓝绿色荧光斑点”；方法 2 为 HPLC 法，当方法 1 的检查结果显示“在与马兜铃酸Ⅰ或Ⅱ相应位置，供试品色谱显相同荧光斑点”时，应用方法 2 检查，其阴性结果要求“在与马兜铃酸Ⅰ相应位置，供试品色谱不得出现色谱峰”，检出限为 2mg/kg；方法 3 为 LC-MS 法。方法 1 和 2 用于快速筛查，方法 3 用于草药中 AAs 存在的确证。

举例如下：

HPLC-FLD 法测定生药中 AAs 的含量

检测原理：AAs 分子结构中的硝基因具强吸电子性而产生荧光抑制效应。脱硝基试剂（半胱氨酸）在一定条件下与 AAs 发生加氢反应，脱除 AAs 分子结构中硝基，生成的产物马兜铃次酸（aristolic acid）具有较强荧光特性，采用 HPLC-FLD 法检测，AA-Ⅰ、AA-Ⅱ在生药中的检测限可低至 27.1ng/g 和 25.4ng/g。

色谱-质谱条件：Zorbax Eclipse XDB-C_8 色谱柱（150mm × 4.6mm，5μm）；流动相为 20mmol/L 醋酸铵（A）和乙腈（B），梯度洗脱程序为：10%～60% B（0～10min），60%～100% B（10～10.1min），100%（10.1～15min）；流速：0.7ml/min；进样量 10μl；FLD 的激发波长 254nm，发射波长 390nm。

对照品储备溶液的制备：马兜铃酸Ⅰ、Ⅱ混合对照品（1∶1）适量，加甲醇制成 240μg/ml 的储备溶液。

标准曲线的绘制：精密量取对照品储备溶液适量，用甲醇逐级稀释成工作溶液（浓度依次为 0.096、0.24、1.20、2.40、4.80μg/ml），取工作溶液 100μl，与 900μl 脱硝基试剂（50mmol/L 半胱氨酸的磷酸钾缓冲溶液，pH 值为 8.0）混合，80℃下反应 2h，冷却至室温后进样，记录马兜铃次酸Ⅰ、Ⅱ色谱峰的峰面积。以峰面积为纵坐标，马兜铃酸Ⅰ、Ⅱ对照品溶液的浓度为横坐标，绘制标准曲线，并计算回归方程。

供试品溶液的制备：取供试品粉末约 50 mg，精密称定，加甲醇 5.0ml，50℃下超声处理 30min，取提取液 100μl，与 900μl 脱硝基试剂混合，反应，离心（离心速度 13 800r/min）5min，取上清液。

代表性色谱图见图 4-8。

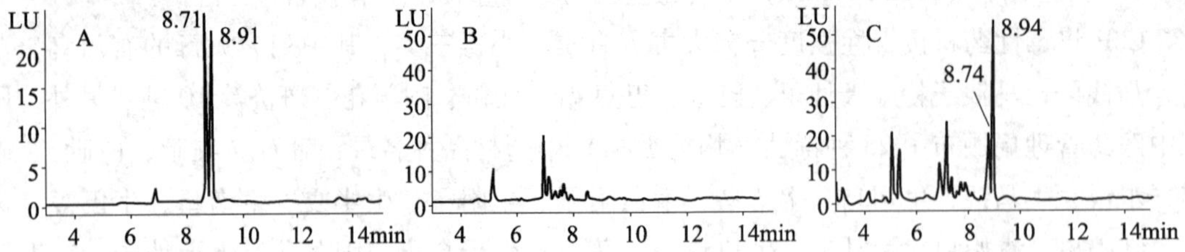

图 4-8　对照品溶液（A）、天仙藤提取液（B，未经脱硝基反应）、天仙藤提取液（C，经脱硝基反应）HPLC-FLD 色谱图（保留时间 8.7、8.9min 色谱峰分别为马兜铃次酸Ⅰ、Ⅱ）

2. 吡咯里西啶类生物碱　生药中 HPAs 常用的检测方法是 HPLC、CE 及其与 MS 的联用技术。举例如下：

HPLC-MS 法测定千里光中阿多尼弗林碱含量

对照品：阿多尼弗林碱、野百合碱（内标）

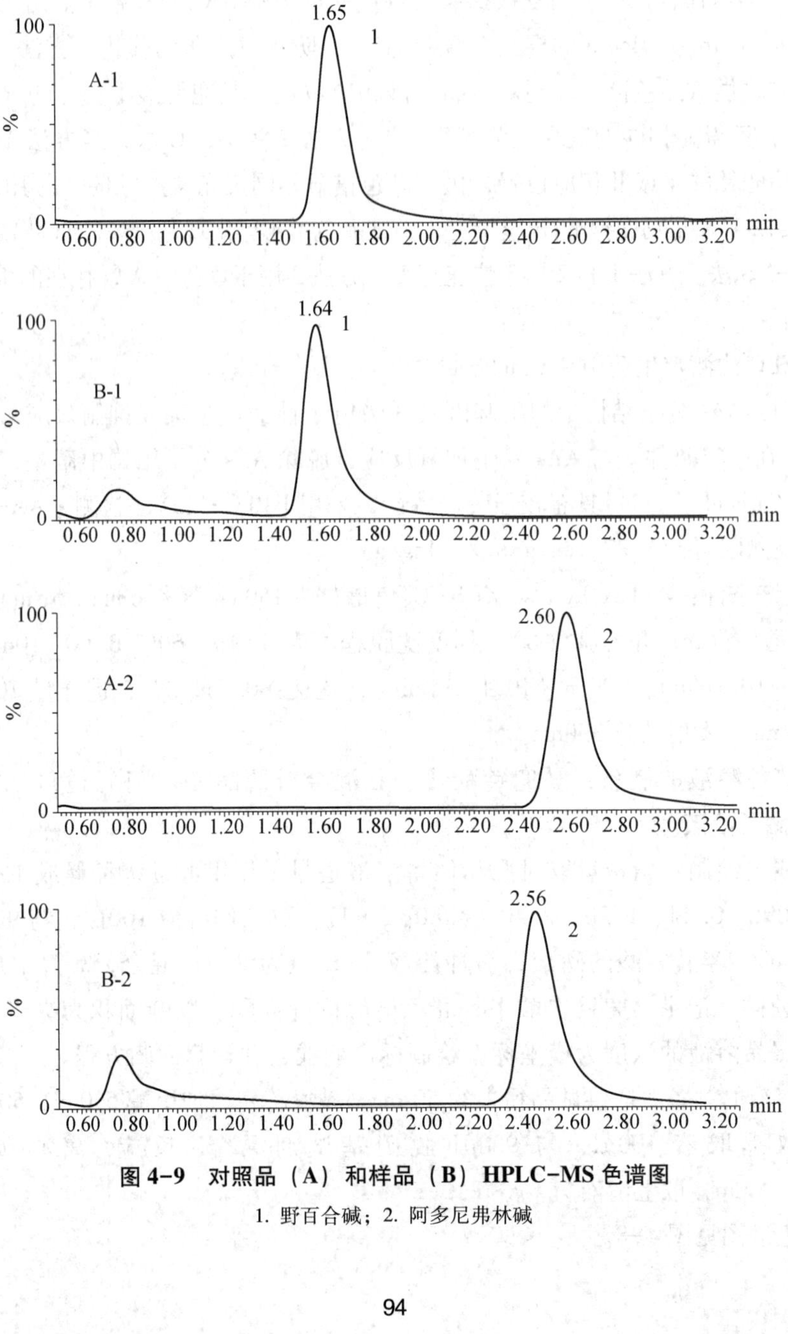

图 4-9　对照品（A）和样品（B）HPLC-MS 色谱图

1. 野百合碱；2. 阿多尼弗林碱

色谱-质谱条件：Waters XBridge™ C_{18}色谱柱（100mm × 2.1mm，3.5μm）；流动相为乙腈-0.5%甲酸（7∶93）；流速 0.3ml/min；柱温 30℃；进样量 2μl；质谱检测器，ESI 正离子模式下选择 *m/z* 366.4 离子进行检测；毛细管电压 3.0kV；锥孔电压 55V；离子源温度 120℃；脱溶剂温度 400℃；锥孔气流速 50L/h；脱溶剂气流速 400L/h。代表性色谱图见图 4-9。

三、内源性有害物质的限量

生药中的内源性有害物质可分为两种情况：一种为仅是有毒成分但不是有效成分，如苍耳子中的苍术苷、千里光中的吡咯里西啶类生物碱等；另一种为既是有毒成分又是有效成分，即以其毒性来治疗疾病，如附子中的乌头碱，马钱子中的士的宁等。为了保证临床用药安全有效，需要对生药中内源性有害物质规定限量。对于第一种情况，需要规定含量限量或服用限量（上限），如 WHO 专门制订了关于 HPAs 的健康及安全指南，认为导致 HSOS 的每日最高摄入量为 0.015mg/kg，即相当于 70kg 体重成人每天最高摄入量不得超过 1mg。一些国家的卫生部门也对此制定了严格的限量标准：如德国卫生部规定内服含 HPAs 的植物药制剂，每天摄取量不得超过 1μg，外用时每天用量不得超过 100μg；ChP 规定千里光含阿多尼弗林碱不得超过 0.004%，药材的每天最大用量不得超过 30g。对于第二种情况，则应规定含量幅度（上、下限），如 ChP 规定川乌含乌头碱、次乌头碱和新乌头碱的总量应为 0.050% ~0.17%，马钱子含士的宁应为 1.20%~2.20%。

（李会军）

扫码“练一练”

第五章 生药质量标准的制订与应用

药品质量标准是一个国家或地区对药品的质量和检验方法所制订的技术规定，是药品生产、销售、使用以及管理部门共同遵循的法律。本章内容包括两个方面：一是标准的制订，包括新药材质量标准的制订以及已有质量标准的修订，即对那些还没有质量标准或虽有质量标准但在某些方面尚不完善的药材，需要进行细致的实验研究，制订出相应的质量标准；二是标准的应用，即依据药材质量标准，对待检样品的一项或多项质量特性进行观察、测量、试验，并将结果与规定的质量要求进行比较，判断药材质量是否符合药用标准。

扫码“学一学”

第一节 生药质量标准制订原则与研究程序

一、制订原则

1. 可控性原则 “质量可控”是药品标准的目标性原则。为了实现“质量可控”，药品质量标准的建立应充分考虑来源、生产、流通以及使用等各个环节可能影响质量的因素，有针对性的确定标准制订的内容，建立相应的检测方法。即一个完善的质量标准既要设置通用性项目，又要设置能体现该药品自身质量特点的针对性项目。

2. 科学性原则 “准确灵敏”是检测方法选用的科学性原则。检测方法在可控的基础上应尽可能体现与真实值接近的准确性，最大限度减少各种偏差，同时体现该检测方法对被测药品的专属性。随着现代分析技术的发展，药品检测手段也已由经典法向仪器化、自动化方向推进。经典方法如容量法、分光光度法等，简便易行，不受设备条件的限制，在当前的药检工作中，仍占有一定的地位。现代分析技术具有快速、灵敏、专一的特点，但需要相应的仪器设备，目前我国正在逐步推广。选择检测方法，既要积极采用现代分析技术，又要结合药检工作的实际情况，把先进性和可行性结合起来。此外，在选择检测方法时还要注重绿色环保，尽量采用毒害小、污染少的试剂，提倡不使用毒性较大的试剂如苯、三氯甲烷等，避免危害检验者的健康以及污染环境。

3. 合理性原则 “简便实用”是药品标准制订的合理性原则。药品质量标准的建立，应在实现科学性的前提下考虑其合理性，即不必要制订操作繁琐、费用高昂的检测方法去控制那些用简单方法即可实现的检测项目。

4. 规范化原则 “统一规范”是体现药品标准法律性质的原则。例如，若要制订某种中药材的 ChP 标准，所起草的质量标准应按现行版 ChP 和《国家药品标准工作手册》的格式和用语进行规范，务求做到体例格式、文字术语、计量单位、数字符号以及通用检测方法等统一规范。

5. 持续改进原则 “持续改进”是与时俱进而又相对稳定并逐步优化的过程。药品质量标准持续提高必须做到：一方面是通过实践，验证分析方法的可控性和稳定性，以及随着新技术的发展，不断地改变或优化方法，使检验项目设置更科学、合理，方法更成熟、稳定，操作更简便、快捷，结果更准确、可靠，以保证药品的安全、有效和质量的提高；

另一方面是随着基础研究的不断深入，其质量标准也应随着不断提高完善，使之能更客观、更全面地反映药品质量。

二、研究程序

1. 拟定研究方案　拟定质量标准研究方案：①熟悉质量标准研究相关法规及技术规范。对于中药质量标准，研究方案的设计应根据国家食品药品监督管理总局颁发的《药品注册管理办法》中对中药制剂及其原料药材质量标准研究的技术要求，以及国家药典委员会颁发的《〈中国药典〉中药质量标准研究制订技术要求》等相关法规，质量标准拟定的各项内容参照现行版 ChP。②掌握对象的药用历史、生产加工、市场流通、化学成分、药理作用、临床应用等方面的研究资料，同时还要特别留意该品种被其他国家或地区性药典/专论或者地方标准的收载情况，为制订质量标准提供参考和依据。

2. 准备样品及标准物质　样品及标准物质是质量标准研究所需的重要物质基础，有时关乎质量标准研究的水平与成败。

（1）样品　收集样品前应认真考证该药材品种的来源、产地、资源情况。收集的样品应具有代表性，应选择在主产区收集，如有道地产区则选择在道地产区收集，避免在迁地植物种质保存区（如标本园）采集。药材样品产地加工遵循当地传统方法。《中国药典中药质量标准研究制订技术要求》规定，对于容易区分的多来源品种，每种来源都要收集 3~5 批样品，单来源的品种应至少收集 15 批以上（道地产区样品不少于 2~3 批）。同时还应注意多收集该品种的易混品、伪品供比较研究用。收集的药材样品应标明产地（如有可能应标明野生或栽培）、收集地、收集时间等，并须经专家鉴定。

（2）标准物质　标准物质是质量标准制订和质量检验实施的基础与关键。中药标准物质由国家食品药品监督管理部门指定中国食品药品检定研究院制备、标定和供应。实际工作中，如果所用标准物质为现行国家药品标准收载并由中国食品药品检定研究院提供者，可直接采用；其他来源的标准物质，则应按一定的工作程序制备，并提供资料，经省级以上药品检验所（研究院）标定或鉴定后方可使用，并同时向中国食品药品检定研究院申请备案。在 ChP 中，中药质量标准用标准物质包括化学对照品、对照药材和对照提取物。

①化学对照品　化学对照品是结构确认的、纯度较高的化合物。供含量测定用的对照品，含量（纯度）应在 98%以上；供鉴别用的对照品，含量（纯度）应在 95%以上。

②对照药材　对照药材指经过准确鉴定、基原明确的粉末药材。对照药材是我国药品检验工作中按标准规定供薄层鉴别使用的、除中药化学对照品外的另一类对照物质，主要用于中药材、中药饮片、中药提取物、中药制剂的薄层鉴别。对照药材在充分利用色谱信息、提高鉴别方法的专属性上，具有其他对照物质不可替代的作用。

③对照提取物　对照提取物包括药材提取对照物和挥发油对照物，是一类非单体成分对照物，但要求其主要成分比例相对固定。对照提取物若用于鉴别，类似于对照药材，具有提高鉴别方法专属性的优点；若用于含量测定，则具有制备简单、价格低廉等优点。

3. 开展实验研究　在质量标准研究过程中，开展实验研究的组织机构和人员应该遵守《药物非临床研究质量管理规范》，在实验设施、仪器设备、实验材料、实验数据等方面制订与实验工作相适应的标准操作规程，确保实验资料的真实性、完整性和可靠性。

4. 起草质量标准草案　根据实验研究结果，确定质量标准中具有质量控制意义的项目和限度，参照质量标准的规范用语及格式，起草合理、可行的质量标准草案。

5. 编写起草说明 在制订质量标准的同时，还应编写起草说明，以阐述标准起草过程中，规定各个项目的理由以及各项检测方法和指标的依据。起草说明应包括理论性解释和实践工作中的经验总结，尤其是对中药的真伪鉴别及质量控制方面的经验和实验研究，即使不太成熟（质量标准正文中没有收载的项目），但有实用价值的也可编写在内。中药质量标准起草说明的编写，可参考国家药典委员会发布的《〈中国药典〉中药质量标准起草说明编写细则》。

6. 标准复核、补充与终审 起草的质量标准草案须经标准主管部门指派复核单位进行标准复核。起草单位在提请标准复核时，需要提供质量标准草案及起草说明、样品检验报告书、样品及对照物质。复核单位在确认资料完整并符合起草技术要求后安排复核工作，其重点是复核方法的可行性与重现性，并根据复核结果对标准草案中各项内容提出同意或修订的意见。起草单位根据复核单位提出的意见、建议，进行补充研究，形成标准起草申报资料（包括复核资料）并提交至标准主管部门，后者适时开启专家审评程序对标准进行终审。

第二节 生药质量标准的制订

以 ChP 收载中药材质量标准为例，介绍中药材质量标准的主要内容及质量标准制订的技术要求。

一、主要内容

中药材质量标准的内容，一般包括：名称、来源、性状、鉴别、检查、特征图谱、浸出物、含量测定等项目。列在药材炮制项下的饮片，不同于原药材的项目均逐项列出，如制法、性状、含量测定、炮制、性味与归经、功能与主治、用法与用量、注意及贮藏等，并须明确规定饮片相应项目的限度。

二、技术要求

（一）名称

包括中文名、汉语拼音及拉丁名。原卫生部颁布的《中药命名原则》中关于中药材的命名，有如下原则：

1. 中文名

①一般应以全国多数地区习用的名称命名；如各地习用名称不一致或难以定出比较合适的名称时，可选用植物名。②中文名一般不加药用部位，如麻黄不叫麻黄草；若采用习用名，其中已包括药用部位者，可保留药用部位名，如白茅根、枇杷叶等。③对于地区用药习惯不同、品种来源比较复杂的中药材，如需分列几个中药材，命名时应考虑使它们之间保持一定的联系，如五加皮和香加皮。④药材人工方法制成品，其中文名称应与天然品的中文名称有所区别，如人工麝香、培植牛黄。⑤中药材的汉语拼音名，第一个字母需大写，并注意药材读音习惯，如阿胶 Ejiao、阿魏 Awei；药名较长（一般在五个字以上）者，可按音节分为两组拼写，每组的第一个字母须大写，如凤仙透骨草 Fengxian Tougucao；在拼音中如有与前一字母合拼能读出其他音的，要用隔音符号，如地耳草 Di'ercao。

2. 拉丁名　参见第二章相关内容。

（二）来源

包括基原即原植（动）物的科名、植（动）物的中文名、拉丁学名，以及药用部位、采收时间、产地加工和药材传统名称；矿物药包括该矿物的类、族、矿石名或岩石名、主要成分及产地加工。

1. 基原与药用部位　原植物的科名、拉丁学名的主要参照依据为《Flora of China》及《中国高等植物》，如该植物不在《Flora of China》已出版卷册及《中国高等植物》收载范围，则依照《中国植物志》的相关卷册核定。各地方植物志、《新编中药志》、《常用中药材品种整理和质量研究》等资料也可供参考。现行版 ChP 未收载的新增药材品种，应进行原植物的鉴定。

药用部位是指植（动、矿）物经产地加工后可药用的某一部分或全部。

2. 采收时间　采收时间与药材质量有密切关系，故应对采收时间进行考察。若采收时间必须控制在某个生长阶段的，则应明确规定，如“花盛开时采收”、“枝叶茂盛时采收”；有的品种对采收时间段虽不十分敏感，但某个生长阶段的采收质量相对较好，则可规定为“全年均可采收，以枝叶茂盛时采收为佳”等；全年均可采收、对药材质量无影响者，规定为“全年均可采收”。

3. 产地加工　主要规定药材采收后进行加工处理的基本要求。有的药材由于地区习惯不同，加工方法不一，尽可能选择能确保质量且具有代表性的一种方法，必要时也可列两种方法。应重点注明那些可能会影响药材质量及性状的加工处理方法，如“烤干”“趁鲜切片后干燥”“开水略烫后干燥”“刮去外皮后干燥”等。

（三）性状

主要指药材的形状、大小、表面（色泽、特征）、质地、断面、气、味等特征。按药材、饮片的实际形态描述，描述要抓主要特征，文字要简练，用语要准确。

性状鉴别主要运用感官来实现，如用眼看（较细小的可借助于放大镜或解剖镜）、手摸、鼻闻、口尝等。

多植（动）物来源的药材，其性状无明显区别者，可合并描述；有明显区别者，应分别描述。药材性状有明显区别，但植（动）物来源相互交叉则按传统习惯，以药材的性状分别描述，如川贝母中“松贝”“青贝”“炉贝”。

无论是根、根茎、藤茎、果实、皮类药材，应尽量多描述断面特征，以便对破碎药材或饮片进行鉴别。

（四）鉴别

指鉴别药材真伪的方法，包括经验鉴别、显微鉴别（组织切片、粉末或表面制片、显微化学反应等）、理化鉴别（一般理化鉴别、色谱鉴别和光谱鉴别等）和 DNA 分子标记鉴别。所选用方法要求专属、灵敏、快速、简便，并应尽可能区别同类相关品种或可能存在的易混淆品种。

1. 经验鉴别　是用传统的实践经验，对药材的某些特征，采用直观方法鉴别真伪，如蟾酥药材的经验鉴别方法是“取本品断面沾水，即呈乳白色隆起”，胖大海药材的经验鉴别方法为“取本品数粒置烧杯中，加沸水适量，放置数分钟即吸水膨胀成棕色半透明的海绵状物”。

2. 显微鉴别 是指用显微镜对药材的切片、粉末、解离组织或表面制片的显微特征进行鉴别的一种方法。

（1）凡有下列情况的药材，应尽量规定显微鉴别：组织构造特殊或有明显特征可以区别类似品或伪品的；外形相似或破碎不易识别的；某些常以粉末入药的毒性或贵重药材、饮片。

（2）鉴别时选择具有代表性的样品，根据鉴定的对象与目的，制作组织、表面或粉末显微装片。对植物类药材，如根、根茎、藤茎、皮、叶等，一般制作横切片观察；叶类、花类药材常制作表面片；果实类、种子类药材多制作横切片或纵切片观察；木类药材制作横切片、径向纵切片及切向纵切片三个面观察；观察粉末药材或药材的粉末特征时，制作粉末装片。

（3）显微粉末鉴别，通常观察并收载药材细粉（过 5 号筛）的特征，以便与成方制剂中粉末药材通常以细粉投料的生产实际相一致。但观察粉末药材，尤其是腺毛、非腺毛、纤维、导管等细长特征时，也可取过 4 号筛的粉末药材进行观察。

（4）对于多来源药材或易混淆品应注意考察显微特征是否一致，在组织构造和粉末特征研究的基础上，确定显微特征的相同点和不同点，并说明其专属性。

（5）显微特征描述力求准确规范。应选择容易观察、具有鉴别意义的专属特征列入标准。

3. 理化鉴别 包括物理、化学、光谱、色谱等方法，根据药材中所含化学成分而定，但必须注重方法的专属性及重现性。中药材因成分复杂，干扰物质多，一般理化鉴别、光谱鉴别方法很难符合专属性的要求。因此，除矿物药材及炮制品外，原则上不予采用。

（1）一般理化鉴别 应在明确鉴别成分或成分类别时，选择专属性强及反应明显的显色反应、沉淀反应、荧光现象等理化鉴别。选择显色反应、沉淀反应，一般选择 1~2 项，供试液应经初步提取分离，以避免出现假阳性结果。

选择荧光特征鉴别时，可采用药材新的切面（或粉末），置紫外光灯下直接观察，或药材、饮片经过提取处理后直接观察，或将溶液滴在滤纸上观察，使用波长根据实际应用标明。注意荧光颜色描述应尽量准确。收载荧光鉴别方法需要慎重，应考察药材放置不同时间后引起荧光变化的情况。

（2）光谱鉴别 矿物药的某些光谱特征，可作为鉴别的依据。对于某些药材，当难以建立专属性鉴别方法时，如含有的化学成分在紫外或可见光区有特征吸收光谱，也可作为鉴别的依据。最大吸收波长可作为鉴别特征，如有 2~3 个特定吸收波长时，还可将各波长吸收度的比值作为鉴别的依据。

（3）色谱鉴别 色谱鉴别是利用 TLC、GC 或 HPLC 等对中药材进行真伪鉴别的方法。TLC 具有专属性强、快速、经济、操作简便、重现性好等优点而被广泛采用，GC 与 HPLC 一般用于 TLC 分离度差、难以建立有效鉴别方法的样品。特别地，针对多基原的药材、相同基原但药用部位不同的药材或不同产地、不同采收期、不同加工方法的药材以及易混淆药材的鉴别难题，可考虑建立色谱指纹图谱或特征图谱。

4. DNA 分子标记鉴别 DNA 分子标记鉴别是指通过比较药材间 DNA 分子遗传多样性差异来鉴别药材基原、确定学名的方法。适用于采用性状、显微、理化以及色谱鉴别等方法难以鉴定药材的鉴别，如同属多基原药材、动物药等的鉴别。方法的原理、技术及应用参见本教材第二章 第四节 DNA 分子遗传标记鉴定。

（五）检查

检查是指对药材的含水量、纯净程度、有害或有毒物质等进行的限量或含量检查。

应根据药材的具体情况制定检查项目，制订能真实反映其质量的指标和限度，以确保安全与有效。如产地加工中易带进非药用部位的应规定杂质检查；易夹带泥沙的须做酸不溶性灰分检查；一般均应有水分、灰分检查；栽培药材，还应提供重金属及有害元素、农药残留量等研究资料，必要时在质量标准正文中做相应规定；易霉变的品种应增加黄曲霉毒素检查；某些品种还需进行二氧化硫残留量检查。

ChP 通则收载的检查方法，根据药品的不同情况会按序排列多个方法，制订质量标准时，应考察每种方法对所测药材的适用性，一般应在标准中明确具体的试验方法，同时描述供试品溶液制备的方法。在制订限度时，应使用代表性的样品来积累数据，制订出切实可行的限度。

（六）特征图谱

中药指纹图谱是中药经适当处理后，采用一定的分析方法和技术，建立的能够表征整体化学物质特性的图谱。中药指纹图谱按照获取方式分为色谱、光谱及其他分析手段，其中色谱是中药指纹图谱建立的首选和主要方式。中药指纹图谱是当前被国内外广泛接受的一种中药/植物药质量评价模式，可应用于药材生产、采收加工、贮藏以及中药饮片、中药提取物、制剂原料、半成品、成品的质量一致性和稳定性评价。中药特征图谱是指从中药指纹图谱中选取若干专属性强的色谱峰或色谱峰组合形成的特征指纹图谱，主要用于中药的专属性鉴别。

建立中药指纹图谱包括如下内容：分析方法的建立、方法学验证、数据处理和分析。

（1）中药指纹图谱分析方法的建立　中药指纹图谱应满足专属性、重现性和可操作性。其首要目的是能体现中药的整体特征。在满足表征中药化学成分群整体性质的前提下，要求有较好的重现性，应根据重现性要求选用合适的分析方法来获取指纹图谱。指纹图谱分析方法的可操作性系指针对不同用途，选用不同方法来达到不同的要求。建立中药指纹图谱分析方法的一般操作规程如下：

供试品溶液的制备：在中药指纹图谱测试中，制备供试品的基本原则是代表性和完整性。供试品的制备是整个分析步骤中关键的起始部分，直接影响整体分析结果的可信程度。因此，供试品的制备必须保证能够充分反映出样本的基本特性，同时也必须保证待测样品所含特性的完整性。

供试品溶液的制备需按照具体的分析对象，在对样品基本特性进行了解的情况下，采用规范的处理方式进行制备。操作过程应按照定量测定的要求，保证样品物质信息不减失、不转化。对于化学成分类别相差较大的样品，可根据类别成分的性质，按照分析要求，对样品分别进行预处理，用于制备 2 张以上的指纹图谱。

参照物的选择：指纹图谱的参照物质不等同于含量测定的对照品，一般选取容易获取的一个或一个以上主要活性成分或指标成分，主要用于考察指纹图谱的稳定程度和重现性，并有助于指纹图谱的辨认。在与临床药效未能取得确切关联的情形下，参照物起着辨认和评价指纹图谱特征的指引作用。如无合适参照物，也可选指纹图谱中稳定出现的色谱峰作为参照峰，说明其响应行为和有关数据，并应尽可能阐明其化学结构及化学名称。如有必要，也可考虑选择适宜的内标物。

指纹图谱的获取：指纹图谱的获取应首选色谱方法，主要有 HPLC、GC、TLC 及其他色谱技术。指纹图谱的试验条件应能满足指纹图谱的需要，不宜简单套用含量测定用的试验条件，并需根据指纹图谱的特点进行试验条件的优化。试验方法和试验条件的选择应根据供试品的特点和需要设计合适的试验方案，通过比较实验，从中选取相对简单易行的方法和条件，获取足以代表品种特征的指纹图谱，以满足指纹图谱的专属性、重现性和可操作性的要求。方法和条件须经过方法学验证。

指纹图谱的建立和辨识：指纹图谱建立和辨识的主要目的是确定获取的指纹图谱中具有指纹意义的特征峰，并能体现其整体性。如色谱指纹图谱的试验条件确立后，应将获取的所有样品指纹图谱逐一研究比较，找出具有指纹意义的各个色谱峰，给以编号。

指纹图谱的辨识应注意指纹特征的整体性。辨识时应从整体的角度综合考虑，注意共有图谱（共有模式）之间的相似性，即以“相似度”进行表达。

（2）指纹图谱方法验证　指纹图谱实验方法验证的目的是为了考察和证明采用的指纹图谱测定方法具有可靠性和可重复性，符合指纹图谱测定的要求。中药指纹图谱实验方法验证所包括的项目有：专属性、精密度（重复性和重现性）及耐用性等。方法验证的具体内容如下：

专属性：中药指纹图谱方法的专属性是指指纹图谱的测定方法对中药样品特征的分析鉴定能力。中药供试品中物质一般分为：有效成分或活性成分、指标成分、辅助成分、杂质和基质等。在多数为未知成分的情况下，成分的标定、分离程度的评价和化学成分的全显示等都不能得到较好满足，因此指纹图谱方法的专属性应从中药所包含的成分群入手，根据相应的样品理化性质，确定一定的分离分析方法和检测手段。如色谱指纹图谱中，一般认为在分离峰越多、大多数成分均能有响应的情况下，用典型的色谱图来证明其专属性，并尽可能在图上恰当地标出可确定的成分。具体的方法专属性可考虑采用峰纯度、总峰响应值、容量因子分布、最难分离物质对的分离情况、总分离效能指标等为考察参数。

精密度：指纹图谱实验方法的精密度通常以多次测量结果（相似度值）的变异性、标准偏差或变异系数来表达。具体精密度测量可用重复性和重现性进行考察。

耐用性：指纹图谱耐用性是指不同条件下分析同一样品所得测试结果的变化程度，是中药指纹图谱测定方法耐受环境变化的显示。如对色谱指纹图谱，在实际验证中首先需要考虑各个实验室不同温湿条件（即不同实验环境）、不同分析人员、不同厂家仪器（包括同一厂家不同规格仪器），不同厂家的试剂和不同色谱柱（不同批号和供应商）等；其次需考虑方法本身的参数波动的影响，如流速、柱温、波长变化、展开剂比例、流动相组成等；最后还包括分析溶液的稳定性、提取时间、流动相 pH 变化、流动相组分变化的影响等。对于薄层色谱和气相色谱还包括薄层板、展开系统；不同类型的担体、柱温、进样口和检测器温度等。经系统试验，应对结果予以说明，并确定不引起系统较大变化的范围，确保方法的有效。

（3）中药指纹图谱的数据处理和计算分析　中药指纹图谱获取的数据，应是符合实际情况的色谱、光谱或其他源数据或积分结果。应建立比较图谱的一致性或相似程度的评价方法。

指纹图谱的相似性评价可从两个方面考虑：对于用于评价产品一致性、批间均一性和稳定性的指纹图谱，可采用计算相似度的方法来评价供试品指纹图谱与该品种对照用指纹图谱（共有模式）的相似性。相似度的计算大多是借助国家药典委员会推荐的“中药指纹图谱计算机辅助相似度评价软件”，即“中药指纹图谱鉴别分析系统”与“计算机辅助相似性评价系统”；对用于鉴别的指纹图谱（即特征图谱），可目测比较供试品与对照指纹图谱的色谱整体“面貌”，即峰数、峰的位置和顺序、各峰之间的大致比例（薄层色谱还有斑点的颜色）等是否相似，以判断样品的真实性。

（七）浸出物测定

浸出物是指用水、乙醇或其他适宜溶剂，有针对性地对药材中相应的有效物质群进行测定，根据采用溶剂不同分为：水溶性浸出物、醇溶性浸出物及挥发性醚浸出物等。适用于尚无法建立含量测定，或虽已建立含量测定、但所测定成分与功效相关性差或含量低的药材和饮片，以便更好地控制质量。测定方法照 ChP 通则“浸出物测定法”测定，并注明所用溶剂。含量按药材的干燥品计算，并规定限度指标。

（八）含量测定

是指用化学、物理或生物的方法，对药材含有的有效成分、指标成分或类别成分进行测定，以评价其内在质量的项目和方法。凡已知有效成分、毒性成分及能反映药材内在质量的指标成分，均应建立含量测定项目。在建立化学成分的含量测定确有困难时，也可考虑建立生物效应测定法。

1. 测定成分的选择　待测定成分的选择一般应遵循以下原则。

（1）有效成分　对于有效成分清楚、基础研究扎实且其药理作用与该生药的功能主治相一致或相关的成分，应作为含量测定的首选成分。

（2）毒性成分　许多毒剧药中的毒性成分，往往也是有效成分，对其进行含量测定，控制其含量范围，既可保证其安全性，又可保证其有效性。例如，川乌含有多种二萜类生物碱，其中酯型生物碱（包括单酯型、双酯型）具有毒性，同时又具有镇痛活性，ChP 以乌头碱、次乌头碱和新乌头碱作为质量控制指标之一，并制订上下限（三者总量应为 0.050%~0.17%），确保安全有效。

（3）类别成分　对于尚无法建立有效成分含量测定，或虽已建立含量测定、但所测定成分与功效相关性差或含量低的药材，而其有效成分类别又清楚的，可进行有效类别成分的测定，如总黄酮、总生物碱、总皂苷、总鞣质等的测定；含挥发油成分的，可测定挥发油含量。

（4）易损成分　测定在采收、加工、贮藏过程中易损失的成分，可确保其质量，如主含挥发油成分的生药，往往需要测定挥发性成分或总挥发油。

（5）指标性或特征性成分　指标性成分是指与该生药的功能主治不直接相关，但可间接反映该生药质量的化学成分。对于无法确定有效成分的生药，可选择指标性成分，但要求专属性强，最好是该生药的特征性成分。不宜测定无专属性的指标成分或微量成分（含量低于万分之二的成分）。

2. 含量测定方法的选择　含量测定方法很多，常用的如经典分析方法（容量法、重量法）、紫外-可见分光光度法、高效液相色谱法、薄层色谱扫描法、气相色谱法、其他理化检测方法以及生物测定法等。对测定方法的选择应遵循“准确、灵敏、简便、快速”的原则，同时要考虑到方法的专属性、重现性、稳定性及实际工作中的可操作性等。

3. 含量测定方法的验证　含量测定应进行分析方法验证，确证其可行性，验证方法按照 ChP“药品质量标准分析方法验证指导原则”进行。验证内容有准确度（即回收率试验)、精密度、专属性、线性、范围、检测限、定量限、耐用性等。参见第三章相关内容。

4. 含量限(幅)度的制订 含量限（幅）度的制订，应根据药材、饮片的实际情况来制订。一般应根据不低于10批样品的测定数据，按其平均值的±20%作为限度的制订幅度，以干燥品来计算含量；有毒药材、饮片要制订限度范围，根据毒理学研究结果及中医临床常用剂量，确定合理的上下限数值。

含量限度表示的方式，有以下几种：①所测定成分为有效成分时可只规定下限；所测定成分为有毒成分时可作限量检查，只规定上限。②所测定成分为有毒成分同时又为有效成分时必须规定幅度，如马钱子规定“本品按干燥品计算，含士的宁应为1.20%~2.20%”。③凡含有两种以上的有效成分，而且该类成分属于相互转化的，可规定两种成分之和，如苦参规定“本品按干燥品计算，含苦参碱和氧化苦参碱的总量，不得少于1.2%”。④多植物来源的药材、饮片，如外形能区分开而其含量差异又较大者，可制订两个指标，如昆布规定“本品按干燥品计算，海带含碘不得少于0.35%；昆布含碘不得少于0.20%”。

第三节　生药质量的检验

生药质量检验是以生药质量标准为依据，由各级药品检验机构、药品生产和销售企业以及医疗机构的质量管理部门加以实施。尽管各级药品检验机构在中药材的检验品种和数量方面有所不同，但是按照质量标准对药材的质量进行检验，确保检验结果的准确性这一基本原则是一致的。为了达到结果准确的目的，除了强调检验人员应严格执行质量标准外，还必须建立一套完整的质量管理和保证体系。

一、生药质量检验的依据

生药质量检验的依据是药品标准。我国现行的中药质量标准分为三级，即国家标准、地方标准和企业标准。生药（药材）质量标准，无论其收载于哪一级药品标准，都是质量检验的依据，只是这些依据具有各不相同的法律效力。

（一）国家标准

国家标准是由国家食品药品监督管理部门颁布的中药质量标准，包括ChP和局（部）颁标准。

1. 国家药典 《中华人民共和国药典》简称《中国药典》（Pharmacopoeia of the People's Republic of China，英文简称为Chinese Pharmacopoeia，缩写为ChP）。ChP由国家药典委员会编纂出版。现行版ChP为2020年版，分一部、二部、三部和四部。其中一部收载中药，包括药材及饮片、植物油脂和提取物、成方制剂和单味制剂等。此外，国家药典委员会还编纂出版ChP增补本。

2. 局（部）颁标准 国家食品药品监督管理总局颁布的药品标准，简称局颁标准。ChP未收载的品种，凡属来源清楚、疗效确切、较多地区经营使用的中药材（包括蒙、藏、维药等），由国家药典委员会编纂出版，国家食品药品监督管理局颁布执行，作为ChP的补充标准。1998年以前，因药典委员会隶属卫生部，当时该标准由卫生部批准颁布执行，称为部颁标准。目前共颁布10册，其中《卫生部颁药品标准》中药材（第一册）共收载101种中药材。另外，局颁标准还包括进口药材标准（收载儿茶、西洋参、高丽红参等43个品种）。

（二）地方标准

各省、直辖市、自治区卫生厅（局）审批的药品标准（简称地方标准）。地方标准收载 ChP 及部颁标准中尚未收载的、本地区经营、使用的药品，或 ChP 及部颁标准虽有收载但规格有所不同的本省、市、自治区生产的药品。地方标准是国家标准的补充，也属于法定标准，具有地区性约束力。

凡是在全国经销的药材或生产中成药所用的药材，必须符合 ChP 和局（部）颁标准，地方标准只适用于在本地区经营、使用的药材。中国药品生物制品检定研究院及各省（自治区、市）、市县（区）药品检验所（院）为法定的药品检验机构，药品合格与否，依药品检验所（院）检验报告为准。

（三）企业标准

由药品生产企业自己制订并用于控制其药品质量的标准，称为企业标准或企业内部标准。它仅在本厂或本系统的管理上有约束力，属于非法定标准。企业标准一般有两种情况：一种是检验方法尚不够成熟，但能达到某种程度的质量控制；另一种是高于法定标准的要求，主要是增加了检验项目或提高了限度标准。企业标准在企业创优、竞争、保护优质产品，以及严防假冒等方面均起到了重要作用。国外较大的企业均有企业标准并对外保密。作为产品原料的生药的质量标准是整个企业质量标准的组成部分。

二、国外植物药质量标准简介

（一）国外药典

据不完全统计，世界上已有近 40 个国家编制了国家药典，另外尚有区域性药典（如《北欧药典》、《欧洲药典》和《亚洲药典》）及世界卫生组织编订的《国际药典》。这些药典对世界医药科技交流和国际医药贸易具有极大的促进作用，可作为中药质量标准研究工作者常用的参考资料。

1.《美国药典》《美国药典》（United States Pharmacopoeia，USP）由美国药典委员会编辑出版。首版于 1820 年出版，其后每十年左右修订一次，1940 年改为每五年修订一次，从 2002 年开始每年出一次修订版。《美国国家处方集》（National Formulary，缩写为 NF）为 USP 补充资料，可视为美国的副药典。1884 年美国药学会编制出版第一部《国家处方集》，1975 年以后由美国药典委员会负责修订出版。1980 年起，美国药典委员会将 USP（20）与 NF（15）制成合订单行本出版，前面部分为 USP，后面部分为 NF，因此出版物的完整名称应为《美国药典/国家处方集》（United States Pharmacopoeia/National Formulary，缩写为 USP/NF）。目前，世界上一些没有法定药典的国家通常采用 USP 作为本国药品质量检验的标准，故该药典具有一定的国际性。

USP 自第一版起，即有一定数量的传统植物药收载于食品补充剂卷（Dietary Supplements Compendium，DSC），如 37 版收载有 153 个植物药及其制剂品种。此外，USP 还于 2013 年专门推出了 USP 草药卷（Herbal Medicines Compendium，HMC）（https://hmc.usp.org/）。与 DSC 相比，其收载范围不局限于作为膳食、营养补充的植物，还包括应用于植物药制剂中的各种草药。

HMC 的质量标准包括：①定义（definition），即来源（拉丁学名、药用部位及科名）及质量要求（主要成分的含量限度），有的品种还指明产地与采收时间；②异名

(synonyms)，即该品种曾经使用过的植物学名；③混淆品种（potential confounding materials)；④通用名（Selected Common Names)，即该品种在不同国家、地区的名称，如中文名、日文名、韩文名、英文名等；④化学成分（constituents of interest)，按结构类型写出在鉴别或含量测定项中作为指标的化学成分；⑤鉴别（identification)，通常包括性状特征、组织显微特征、薄层色谱、液相色谱，主要采用对照提取物作为对照物质；⑥含量测定(assay)，大多数品种测定多指标成分，提倡采用一标多测方法；⑦污染物（contaminants)，包括重金属、农药残留量、黄曲霉毒素、微生物等，一般要求符合统一的限量；⑧检查(specific tests)，包括外来有机物、干燥失重、总灰分、酸不溶性灰分等；⑨其他要求(additional requirements)，如包装和贮藏（packaging and storage)、标签（labelling)、USP 对照品（USP reference standards）等。

USP 通则中，专属于植物药的通则有“<561>Articles of Botanical Origin”、“<563>Identification of Articles of Botanical Origin”、“<563>Botanical Extracts”等，如通则<561>集中收载了涉及植物药质量检查项的各种方法，如取样、外来有机物、总灰分、酸不溶性灰分、醇提取物、水提取物、粗纤维、淀粉、挥发油、水分、黄曲霉毒素、农药残留量等；通则<563>则介绍了植物药的性状、显微以及化学鉴别方法。

2.《欧洲药典》 《欧洲药典》（European Pharmacopoeia，Ph. Eur.）由欧洲理事会药品质量管理局（European Directorate for the Quality of Medicines of European Council，EDQM）(http：//www. edqm. eu/en/edqm-homepage-628. html）组织欧洲药典委员会编辑出版，有英文和法文两种法定文本。Ph. Eur. 第一版第一卷于 1969 年出版发行；从 2002 年第四版开始，Ph. Eur. 的出版周期被固定，每三年修订一次，每一版发行八部增补本。

Ph. Eur. 收载的品种数量较多，如 Ph. Eur. 9. 0 版收载有近 300 个草药（herbal drugs）及其制剂（如提取物、成药、药茶）品种。Ph. Eur. 收载的品种，正文项下主要包括定义(definition)、鉴别（identification)、检查（tests）和含量测定（assay）四个方面，其中检查项根据品种的不同选择，包括易混淆品种检查、外来杂质、干燥失重、总灰分、酸不溶性灰分等。Ph. Eur. 收载的草药标准水平也较高，并在某些方面具有突出特点，如在许多品种的质量标准中绘制了显微特征图、薄层色谱图、气相或液相色谱图，在含量测定时多采用替代对照品法等。

Ph. Eur. 通则中，专属于草药的通则是“2. 8. Methods in pharmacognosy”，集中收载了涉及草药质量检查项的各种方法，除了一些常规的项目和方法外，较特别的还有膨胀度、气孔指数、苦味值、鞣质、马兜铃酸、赭曲霉毒素 A 等。

3.《英国药典》 《英国药典》(British Pharmacopoeia，BP）由英国药典委员会编辑出版。自 1816 年开始编辑《伦敦药典》，后出版有《爱丁堡药典》和《爱尔兰药典》，1864 年合并为 BP。BP 不仅在英国使用，加拿大、澳大利亚、新西兰、斯里兰卡及印度等英联邦国家也采用。

BP 收载的草药，首先规定其来源（种名、药用部位及科名）及质量要求（主要成分的含量限度)，有的品种还指明产地与采收；其质量控制项目还包括以下各项：定义（包括来源与有效成分含量)、特性（包括气味及鉴别项下的性状与显微特征)、鉴别（包括性状、粉末显微特征、化学反应与检查项下的 TLC)、检查（包括 TLC、外来物、干燥失重、总灰分与酸不溶性灰分)、含量测定、贮藏、作用与用途、制剂等。BP 和 Ph. Eur. 收载品种相同，药品标准内容完全一致者，BP 在品种名称下标明其在 Ph. Eur. 中的收载位置。

4.《日本药局方》《日本药局方》（Japanese Pharmacopoeia，JP）由日本药局方编辑委员会编纂，由厚生省颁布执行，有日文和英文两种文本。分两部出版，第一部收载化学原料药及其制剂；第二部主要收载生药（crude drugs，包括药材、粉末生药、复方散剂、提取物、酊剂、糖浆、精油、油脂等）、家庭药制剂和制剂原料。

JP 收载生药的质量标准一般包括：品名（日文名、英文名和拉丁名）、来源及成分含量限度、性状、鉴别、纯度（外来有机物、重金属及有害元素、农药残留等）、干燥失重、灰分（总灰分、酸不溶性灰分）、浸出物、含量测定等。

（二）植物药专论

除了以上介绍的几部药典外，中药质量标准研究人员在实际工作中可供参考的还有《WHO药用植物专论》《德国植物药专论》《美国草药典》（American Herbal Pharmacopoeia）、《英国草药典》（British Herbal Pharmacopoeia）、《韩国草药典》（The Korean Herbal Pharmacopoeia）、《印度草药典》（Indian Herbal Pharmacopoeia）等相关资料。

三、生药质量检验的内容与方法

（一）检验的内容

生药检验是以质量标准为依据的，因此生药检验的内容就是标准规定的内容。以 ChP 为例，生药检验的内容包括：性状、鉴别（显微鉴别、理化鉴别、色谱鉴别）、检查（杂质、干燥失重、水分、灰分、重金属及有害元素和农药残留）、浸出物、含量测定（有效成分、指标成分、挥发油）等。

（二）检验的方法

生药检验方法涉及药材取样法、性状鉴别法、显微鉴别法、分光光度法、色谱法、重金属检查法、农药残留量检查法、挥发油测定法、水分测定法、灰分测定法、浸出物测定法、杂质检查法和铅、镉、砷、汞、铜测定法等，其中性状鉴别法、显微鉴别法、分光光度法、色谱法、重金属检查法、农药残留量检查法、挥发油测定法等内容已在相关章节中介绍，此处不再赘述。

四、生药检验记录与检验报告书的书写细则

检验记录是出具检验报告书的依据，是进行科学研究和技术总结的原始资料。为保证药品检验工作的科学性和规范化，检验记录必须做到：记录原始、真实，内容完整、齐全，书写清晰、整洁。

药品检验报告书是对药品质量做出的技术鉴定，是具有法律效力的技术文件。药检人员应本着严肃负责的态度，根据检验记录，认真填写“检验卡”，经逐级审核后，由主管领导签发“药品检验报告书”。要求做到：依据准确，数据无误，结论明确，文字简洁，书写清晰，格式规范。每一张药品检验报告书只针对一个药品批号。

（一）检验记录的基本要求

（1）原始检验记录应采用统一印制的活页记录纸和各类专用检验记录表格，并用蓝黑墨水或碳素笔书写（显微绘图可用铅笔）。凡用微机打印的数据与图谱，应剪贴于记录上的合适位置，并有操作者签名。如系用热敏纸打印的数据，为防止日久褪色难以识别，应以蓝黑墨水或碳素笔将主要数据记录于记录纸上。

（2）检验人员在检验前，应注意检品标签与所填检验卡的内容是否相符，逐一查对检品的编号、品名、规格、批号和有效期，生产单位或产地，检验目的和收检日期，以及样品的数量和封装情况等。并将样品的编号与品名记录于检验记录纸上。

（3）检验记录中，应先写明检验的依据。凡按 ChP、局颁标准、地方药品标准或国外药典检验的，应列出标准名称、版本和页数；凡按送检者所附检验资料或有关文献检验的，应先检查其是否符合要求，并将前述有关资料的影印件附于检验记录之后，或标明归档编码。

（4）检验过程中，可按检验顺序依次记录各检验项目，内容包括：项目名称、检验日期、操作方法、实验条件（如实验温度、仪器名称型号和校正情况等）、观察到的现象（不是照抄标准，而应是简要记录检验过程中观察到的真实情况；遇有反常的现象，则应详细记录，并鲜明标出，以便进一步研究）、实验数据及计算结果（注意有效数字和数值的修约及其运算和结果判断等），严禁事后补记或转抄。如发现记录有误，可用单线划去并保持原有的字迹可辨，不得擦抹涂改，并应在修改处签名或盖章，以示负责。检验或试验结果，无论成败（包括必要的复试），均应详细记录、保存。对废弃的数据或失败的实验，应及时分析其可能的原因，并在原始记录上注明。

（5）检验中使用的标准品或对照品，应记录其来源、批号和使用前的处理；用于含量测定的，应注明其含量（或效价）和干燥失重（或水分）。

（6）每个检验项目均应写明标准中规定的限度或范围，根据检验结果作出单项结论（符合规定或不符合规定），并签署检验者的姓名。

（7）在整个检验工作完成之后，应将检验记录逐页顺序编号，根据各项检验结果认真填写“检验卡”，并对本检品给出明确的结论。检验人员签名后，由技术科室主任指定的人员对所采用的标准，内容的完整性，以及计算结果和判断无误等，进行校核并签名。再经室主任审核后，连同检验卡一并送业务技术科（室）审核。

（二）对每个检验项目记录的要求

检验记录中，可按实验的先后，依次记录各检验项目，不强求与标准上的顺序一致。一些常见项目记录内容的最低要求（即必不可少的记录内容）如下：

1. 性状　应根据检验中观察到的情况如实描述药材的外形、大小、色泽、外表面、质地、断面、气味等，不可照抄标准上的规定。

2. 鉴别

（1）经验鉴别　如实记录简要的操作方法，鉴别特征的描述，单项结论。

（2）显微鉴别　除用文字详细描述组织特征外，可根据需要用 HB、4H 或 6H 铅笔绘制简图或用生物显微镜数码成像系统采集特征图，并标出各特征组织的名称，必要时可用对照药材进行对比鉴别并记录。

中药材，可绘出横（纵）切面图及粉末的特征组织图，测量其长度，并进行统计。

粉末的特征组织图中，应着重描述特殊的组织细胞和内含物，如未能检出某应有的特征组织，应注明“未检出××”。

（3）薄层色谱　记录室温及湿度、薄层板所用的吸附剂、供试品的预处理、供试液与对照液的配制及其点样量、展开剂、展开距离、显色剂、色谱示意图。必要时，计算出 R_f 值。

（4）气（液）相色谱　如为引用检查或含量测定项下所得的色谱数据，记录可以简略，但应注明检查（含量测定）项记录的页码。

3. 检查

（1）干燥失重　记录分析天平的型号、干燥条件（包括温度、真空度、干燥剂名称、干燥时间等）、每次称量（失重为1%以上者应平行2份）和恒重（包括空称量瓶重及其恒重值、取样量、干燥后的恒重值）及计算结果等。

（2）水分（如甲苯法）　记录供试品的称量、出水量、计算结果，并应注明甲苯用水饱和的过程。

（3）灰分　记录炽灼温度、空坩埚恒重值、供试品的称量、炽灼后残渣与坩埚的恒重值、计算结果。

（4）重金属　记录采用的方法、供试液的制备、标准溶液的浓度和用量、比较结果。原子吸收分光光度法要记录仪器型号和光源、仪器的工作条件（如波长、狭缝、光源灯电流、火焰类型和火焰状态）、对照溶液与供试品溶液的配制、计算结果。

4. 浸出物　记录供试品的称量、溶媒、蒸发皿的恒重、浸出物重量、计算结果。

5. 含量测定

（1）重量分析法　记录供试品的称量、简要的操作方法、干燥或灼烧的温度、滤器（坩埚）的恒重值、沉淀物或残渣的恒重值、计算公式与结果。

（2）紫外分光光度法　记录仪器型号、吸收池的配对情况、供试品与对照品的称量及其溶解和稀释情况、供试品溶液的最大吸收波长、狭缝宽度、测定波长及其吸收度值（附仪器自动打印记录）、计算公式及结果。必要时应记录仪器的波长校正情况。

（3）薄层扫描法　记录室温及湿度、薄层板所用的吸附剂、供试品的预处理、供试液与对照液的配制及其点样量、展开剂、展开距离、显色剂、色谱示意图（必要时计算出 R_f 值）、薄层扫描仪的型号、扫描方式、供试品和对照品的称量、测定值、计算结果。

（4）气相色谱法　记录仪器型号、检测器及其灵敏度、色谱柱长与内径、柱填料与固定相、载气和流速、柱温、进样口与检测器的温度、内标溶液、供试品的预处理、供试品与对照品的称量和配制过程、进样量、测定数据、计算式与结果，并附色谱图。标准中如规定有系统适用性试验者，应记录该试验的数据（如理论板数、分离度、校正因子的相对标准偏差等）。

（5）高效液相色谱法　记录仪器型号、检测波长、色谱柱与柱温、流动相与流速、内标溶液、供试品与对照品的称量和溶液的配制过程、进样量、测定数据、计算式与结果，并附色谱图。如标准中规定有系统适用性试验者，应记录该试验的数据（如理论板数、分离度、校正因子的相对标准偏差等）。

第四节　生药质量标准研究示例（黄芩）

以黄芩（*Scutellaria baicalensis* Georgi 的根）为例，简要介绍 USP 收载植物药质量标准研究的具体过程。

一、拟定研究方案

首先，通过检索黄芩研究文献及各国药典收载情况（见表5-1），发现黄芩中主要成分为黄酮及其苷类，药理作用主要有抗菌抗病毒、抗炎解热、抗肿瘤、心脑血管系统、清除自由基及抗氧化等，是黄芩质量评价的适宜指标成分；其次，通过阅读 USP 植物药质量研究指导原则，熟悉 USP 对植物药质量标准研究的理念、方法与技术要求。

二、样品收集

根据黄芩药材产地及市场流通情况，共收集 15 批样品，均为产地样品（包括道地药材及 GAP 基地样品）。

三、薄层色谱鉴别研究

首先，通过反复摸索，最终确定薄层色谱展开剂组成为甲苯-乙酸乙酯-甲醇-甲酸（6：4：1：2）。其次，开展薄层色谱方法学考察：①样品溶液制备方法的优化，包括提取溶剂种类及体积、提取方式、提取时间等；②色谱条件的优化，包括点样方式、点样体积、展距、展开剂饱和时间、检视方法等；③薄层色谱方法学验证，包括专属性、耐用性（不同品牌薄层色谱板、温度、湿度等）。最后，应用所建立的薄层色谱方法，对收集的样品进行薄层色谱鉴别分析（彩图 4）。

表 5-1　各国药典收载黄芩质量标准比较

药典	主要项目	鉴别项	含量测定项
ChP （2020 年版）	• 来源 • 性状 • 鉴别 • 检查（水分、总灰分） • 浸出物 • 含量测定（黄芩苷） • 功能与主治、用法与用量、贮藏	• 粉末显微特征 • 薄层色谱（以对照药材和黄芩苷、黄芩素、汉黄芩素对照品作对照）	• HPLC 法，黄芩苷不得少于 9.0%，黄芩苷、汉黄芩苷、黄芩素和汉黄芩素的总量不得少于 15.0%
Ph. Eur. （9.0 版）	• 定义（来源及含量要求） • 鉴别（性状、显微、薄层色谱） • 检查（干燥失重、总灰分、酸不溶性灰分） • 含量测定（黄芩苷） • 贮藏	• 薄层色谱（以黄芩苷和毛蕊糖苷作参照物，检出 2 个荧光斑点）	• HPLC 法，黄芩苷不得少于 9.0%
JP （第 17 版）	• 来源 • 性状（性状特征、横切面显微特征） • 鉴别 • 检查（重金属及有害元素、干燥失重、总灰分） • 容器与贮藏	• 薄层色谱（以黄芩苷为检出指标）	• HPLC 法，黄芩苷不得少于 10.0%

四、含量测定研究

黄芩中所含黄酮及其苷类均为主要有效成分，对于药材质量的控制需要同时测定。因此，建立了 HPLC-一标多测法，以黄芩苷作为参照物，测定汉黄芩苷、黄芩素、汉黄芩素的相对保留时间及相对校正因子，在方法学验证的基础上，测定样品中黄酮类成分的含量并规定了含量限度。

1. 测定方法

（1）色谱条件　在对流动相组成、梯度系统程序、柱温、流速、色谱柱、检测波长等色谱条件进行考察的基础上（具体数据略），最终确定的色谱条件为：Agilent Zorbax Extend-C18 柱（250 mm×4.6 mm，5 μm）；流动相为 0.1%磷酸（A）和乙腈（B），梯度洗脱程序为：22%~25% B（0~10 min），25% B（10~15 min），25%~32% B（15~25 min），32%~40% B（25~30 min），40% B（30~35 min），40%~50% B（35~40 min），50%~95% B（40~45 min），95% B（45~50 min），95%~22% B（50~53 min），22% B（53~60 min）；流速：1.0 ml/min；柱温：30℃；进样量：10 μl；紫外检测器，检测波长：276 nm。在上述色谱条件下，各待测组分色谱峰分离效果良好（分离度≥1.5），代表性色谱图如图 5-1。

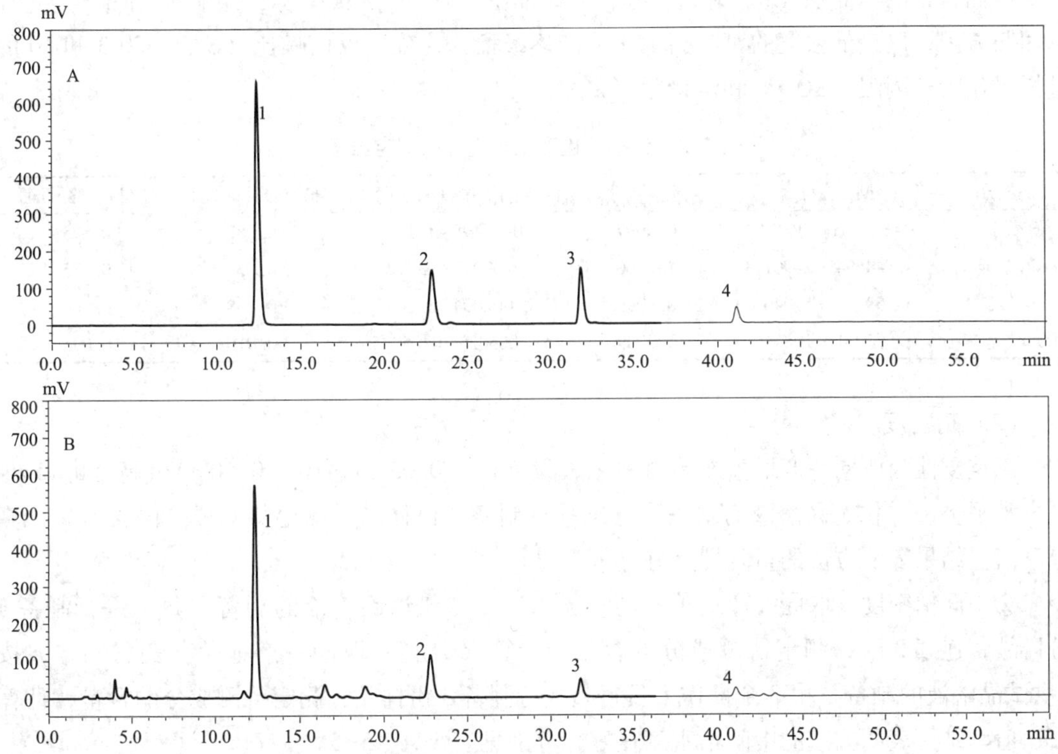

图 5-1　对照品（A）和样品（B）HPLC 色谱图

1. 黄芩苷；2. 汉黄芩苷；3. 黄芩素；4. 汉黄芩素

（2）对照品溶液的制备　分别精密称取汉黄芩苷、黄芩素、汉黄芩素对照品 10.40 mg、10.02 mg、10.07 mg 于 10 ml 量瓶中，加甲醇溶解并稀释至刻度。精密称取黄芩苷对照品 11.95 mg 于 10 ml 量瓶中，分别精密吸取上述汉黄芩苷溶液 3.0 ml、黄芩素溶液 2.0 ml 及汉黄芩素溶液 0.5 ml 至上述 10 ml 量瓶中，加甲醇溶解并稀释至刻度，摇匀即得黄芩苷、汉黄芩苷、黄芩素、汉黄芩素对照品储备液。吸取对照品储备液，稀释制备成适宜浓度的对照品工作溶液。

（3）供试品溶液的制备　在对提取溶剂种类及体积、提取方式、提取时间等参数进行考察的基础上（具体数据略），最终确定供试品溶液的制备方法为：取本品粉末（过四号筛）约 0.1 g，精密称定，置具塞锥形瓶中，精密加入 70%甲醇 50 ml，密塞，称定重量，超声处理 15 min，放冷，再称定重量，用 70%甲醇补足减失的重量，摇匀，滤过，取续滤液，即得。

（4）相对校正因子的计算　选择黄芩苷作为一标多测的参照峰。黄芩苷、汉黄芩苷、黄芩素、汉黄芩素的相对校正因子以标准曲线的斜率计算。公式如下：

$$F_i = Slope_s / Slope_i$$

F_i表示黄芩苷、汉黄芩苷、黄芩素、汉黄芩素的相对校正因子。

$Slope_i$表示黄芩苷、汉黄芩苷、黄芩素、汉黄芩素标准曲线的斜率。

$Slope_s$表示黄芩苷标准曲线的斜率。

以对照品浓度为横坐标，以对应的峰面积为纵坐标，绘制标准曲线，并以最小二乘法计算得回归方程。按上述公式计算得黄芩苷、汉黄芩苷、黄芩素、汉黄芩素的相对校正因子分别为1.00、0.84、0.63、0.52。

2. 方法学验证

（1）线性、检测限与定量限　取对照品溶液，在上述色谱条件下进样分析，测定各色谱峰峰面积，以峰面积（y）为纵坐标，对照品浓度（x）为横坐标，绘制标准曲线，并计算回归方程；以最低浓度的对照品工作溶液逐级稀释，分别以信噪比（S/N）为3和10的进样量作为检测限（LOD）和定量限（LOQ）。结果见表5-2。

表5-2　线性、检测限与定量限测定结果

待测成分	回归方程	相关系数	线性范围（mg/ml）	检测限（μg/ml）	定量限（μg/ml）
黄芩苷	$y=37639x+104211$	0.9997	0.01195～1.195	0.087	0.175
汉黄芩苷	$y=44694x-24901$	1.0000	0.00312～0.312	0.037	0.135
黄芩素	$y=59747x-51046$	0.9999	0.002004～0.2004	0.168	0.560
汉黄芩素	$y=71991x-10841$	0.9999	0.005035～0.05035	0.016	0.093

（2）精密度

①重复性　取同一产地黄芩药材粉末，设计低（0.05 g）、中（0.10 g）、高（0.15 g）三个水平，按“供试品溶液的制备”分别平行制备3份样品，测定待测成分的含量，计算RSD值。结果表明方法的重复性良好（表5-3）。

②中间精密度　取同一产地黄芩药材粉末，按“供试品溶液的制备”每天平行制备3份样品，连续3天，测定待测成分的含量，计算RSD值；取同一产地黄芩药材粉末，按“供试品溶液的制备”由3个操作人员每人平行制备3份样品，测定待测成分的含量，计算RSD值。结果表明方法的中间精密度良好，分别见表5-4、5-5。

表5-3　重复性实验结果

待测成分	水平	样品量（g）	含量（%）	RSD（%）
黄芩苷	低	0.0500	13.683	0.87
		0.0499	13.587	
		0.0499	13.824	
	中	0.0999	13.670	1.07
		0.0999	13.954	
		0.0999	13.746	
	高	0.1500	13.771	0.61
		0.1500	13.619	
		0.1500	13.753	
	平均值		13.734	

续表

待测成分	水平	样品量（g）	含量（%）	RSD（%）
		0.0500	2.481	
	低	0.0499	2.455	0.98
		0.0499	2.503	
		0.0999	2.480	
汉黄芩苷	中	0.0999	2.527	1.12
		0.0999	2.478	
		0.1500	2.490	
	高	0.1500	2.466	0.51
		0.1500	2.486	
	平均值		2.485	
		0.0500	1.041	
	低	0.0499	1.043	1.75
		0.0499	1.074	
		0.0999	1.066	
黄芩素	中	0.0999	1.062	0.97
		0.0999	1.082	
		0.1500	1.068	
	高	0.1500	1.067	0.66
		0.1500	1.080	
	平均值		1.065	
		0.0500	0.339	
	低	0.0499	0.337	1.92
		0.0499	0.349	
		0.0999	0.339	
汉黄芩素	中	0.0999	0.342	0.68
		0.0999	0.344	
		0.1500	0.337	
	高	0.1500	0.341	0.95
		0.1500	0.344	
	平均值		0.341	

表 5-4　日间精密度实验结果

待测成分	测试时间	外标法（%）	一标多测法（%）	一标多测/外标法（%）
	第一天	13.79	13.79	100
	第二天	13.73	13.73	100
黄芩苷	第三天	13.76	13.76	100
	平均值	13.76	13.76	100
	RSD（%）	0.22	0.22	
	第一天	2.51	2.49	99.43
	第二天	2.51	2.50	99.49
汉黄芩苷	第三天	2.50	2.49	99.46
	平均值	2.51	2.49	99.46
	RSD（%）	0.23	0.23	

续表

待测成分	测试时间	外标法（%）	一标多测法（%）	一标多测/外标法（%）
黄芩素	第一天	1.06	1.07	100.42
	第二天	1.07	1.07	100.3
	第三天	1.09	1.09	100.34
	平均值	1.07	1.08	100.35
	RSD（%）	1.43	1.07	
汉黄芩素	第一天	0.34	0.34	100.37
	第二天	0.34	0.34	100.37
	第三天	0.34	0.35	100.22
	平均值	0.34	0.34	100.32
	RSD（%）	0.00	1.70	

表 5-5　不同操作人员精密度实验结果

待测成分	测定人员	外标法（%）	一标多测法（%）	一标多测法/外标法（%）
黄芩苷	A	13.62	13.62	100
	B	13.64	13.64	100
	C	13.72	13.72	100
	平均值	13.66	13.66	100
	RSD（%）	0.39	0.39	
汉黄芩苷	A	2.48	2.47	99.47
	B	2.48	2.47	99.45
	C	2.50	2.49	99.46
	平均值	2.49	2.48	99.46
	RSD（%）	0.46	0.47	
黄芩素	A	1.06	1.06	100.3
	B	1.07	1.08	100.72
	C	1.06	1.07	100.44
	平均值	1.06	1.07	100.49
	RSD（%）	0.54	0.93	
汉黄芩素	A	0.33	0.33	100.32
	B	0.34	0.34	100.38
	C	0.34	0.35	100.33
	平均值	0.34	0.34	100.34
	RSD（%）	1.70	2.94	

（3）稳定性　精密吸取同一供试品溶液 10 μl，分别于配制后的 0、2、4、8、12、24 h 测定待测成分峰面积，计算 RSD 值均小于 2%，表明供试品溶液样品在 24 h 内稳定（表 5-6）。

表 5-6 稳定性实验考察结果

待测成分	0 h	2 h	4 h	8 h	12 h	24 h	RSD (%)
黄芩苷	2935687	2923873	2927419	2922726	2925777	2931183	0.17
汉黄芩苷	618132	615024	615929	615055	615659	616446	0.19
黄芩素	346628	349773	351170	351407	351784	344299	0.87
汉黄芩素	138403	138140	138242	137995	138130	137785	0.15

(4) 加样回收率实验 取 9 份已知含量的黄芩药材粉末，每份约 0.05 g，精密称定，分别设计相当于 0.8 倍、1.0 倍、1.2 倍量药材中待测成分含有量的三个添加水平，每个水平平行 3 份，加入对照品溶液适量，按“供试品溶液的制备”制备样品，依法测定含量，计算回收率。结果表明回收率 95%~105%（表 5-7）。

表 5-7 加样回收率实验结果

待测成分	添加水平	含有量（mg）	添加量（mg）	测得量（mg）	回收率（%）	平均回收率（%）	RSD（%）
黄芩苷	低	6.923	5.20	12.074	99.05	97.04	1.90
		6.912	5.20	11.939	96.66		
		6.903	5.20	11.864	95.42		
	中	6.919	6.40	13.493	102.71	99.76	2.57
		6.872	6.40	13.162	98.27		
		6.903	6.40	13.193	98.28		
	高	6.887	7.70	14.403	97.61	97.79	1.65
		6.908	7.70	14.568	99.48		
		6.896	7.70	14.309	96.28		
汉黄芩苷	低	1.255	0.96	2.211	99.56	99.77	0.24
		1.256	0.96	2.216	100.04		
		1.254	0.96	2.212	99.72		
	中	1.255	1.20	2.435	98.35	100.38	1.80
		1.256	1.20	2.468	101.00		
		1.255	1.20	2.476	101.79		
	高	1.255	1.44	2.702	100.50	100.59	0.27
		1.255	1.44	2.700	100.38		
		1.255	1.44	2.708	100.89		
黄芩素	低	0.533	0.384	0.927	102.81	102.39	1.13
		0.531	0.384	0.928	103.28		
		0.531	0.384	0.919	101.08		
	中	0.530	0.480	0.991	95.86	96.62	1.12
		0.531	0.480	1.001	97.86		
		0.530	0.480	0.992	96.15		
	高	0.532	0.576	1.104	99.35	98.70	1.98
		0.532	0.576	1.109	100.25		
		0.531	0.576	1.087	96.50		

续表

待测成分	添加水平	含有量（mg）	添加量（mg）	测得量（mg）	回收率（%）	平均回收率（%）	RSD（%）
	低	0.155	0.148	0.306	101.73		
		0.155	0.148	0.305	101.58	102.02	0.62
		0.155	0.148	0.307	102.74		
	中	0.155	0.185	0.334	96.45		
汉黄芩素		0.155	0.185	0.338	99.05	98.09	1.46
		0.155	0.185	0.338	98.77		
	高	0.155	0.222	0.378	100.44		
		0.155	0.222	0.378	100.31	100.49	0.21
		0.155	0.222	0.379	100.72		

（5）耐用性　通过改变流动相 pH、流动相中乙腈比例、检测波长、流速、进样体积、柱温进行方法的耐用性考察（具体数据略）。

3. 相对校正因子的方法学考察

（1）准确度　精密称量黄芩苷及汉黄芩苷、黄芩素、汉黄芩素对照品各 3 份，按“对照品溶液的制备”方法配制混合对照品溶液，按上述色谱条件进样测定，以对照品浓度为横坐标，以对应的峰面积为纵坐标，绘制标准曲线，并以最小二乘法计算得回归方程，计算各成分的相对校正因子及 RSD 值。结果表明，3 次测定相对校正因子 RSD 值均小于 3%，且同一成分 3 份标准曲线斜率的 RSD 均不大于 2.0%，标准曲线相关系数均大于 0.995（表 5-8）。

表 5-8　准确度考察

测定次数	相对校正因子			标准曲线斜率			
	汉黄芩苷	黄芩素	汉黄芩素	黄芩苷	汉黄芩苷	黄芩素	汉黄芩素
1	0.83	0.63	0.52	37161	44812	59212	70873
2	0.84	0.63	0.52	36373	43395	57717	69558
3	0.84	0.63	0.53	36733	43840	58366	69235
平均值	0.84	0.63	0.52	36755.67	44015.67	58431.67	69888.67
RSD（%）	0.69	0.00	1.10	1.07	1.65	1.28	1.24

（2）精密度

①重复性　以准确度所测定校正因子的 RSD 值进行评价，RSD 值小于 3%表明该方法重复性良好。

②中间精密度　按“对照品溶液的制备”配制混合对照品溶液，连续 3 天，测定待测成分的相对校正因子，计算 RSD 值；按“对照品溶液的制备”由 3 个操作人员每人平行配制混合对照品溶液，测定待测成分的相对校正因子，计算 RSD 值；按“对照品溶液的制备”配制混合对照品溶液，分别进样，应用岛津、安捷伦和赛默飞色谱系统，测定待测成分的相对校正因子，计算 RSD 值。结果表明方法的中间精密度良好，分别见表 5-9、表 5-10、表 5-11。

表 5-9　中间精密度考察-不同天

测定时间	相对校正因子		
	汉黄芩苷	黄芩素	汉黄芩素
第一天	0.84	0.63	0.52
第二天	0.84	0.63	0.53
第三天	0.83	0.62	0.52
平均值	0.84	0.63	0.52
RSD（%）	0.69	0.92	1.10

表 5-10　中间精密度考察-不同分析人员

测定人员	相对校正因子		
	汉黄芩苷	黄芩素	汉黄芩素
A	0.84	0.63	0.52
B	0.84	0.62	0.53
C	0.82	0.62	0.52
平均值	0.83	0.62	0.52
RSD（%）	1.39	0.93	1.10

表 5-11　中间精密度考察-不同仪器

测定仪器	相对校正因子		
	汉黄芩苷	黄芩素	汉黄芩素
岛津	0.84	0.63	0.52
安捷伦	0.85	0.63	0.52
赛默飞	0.84	0.64	0.53
平均值	0.84	0.63	0.52
RSD（%）	0.68	0.91	1.10

（3）耐用性

①检测波长　对拟定的检测波长、±1nm 和±2nm 的 5 个不同波长进行考察。结果表明不同波长下测得结果的 RSD 均小于 3%，说明在检测波长改变 ± 2 nm 时，对相对校正因子的测定没有显著影响（表 5-12）。

表 5-12　耐用性考察-检测波长

测定波长（nm）	相对校正因子		
	汉黄芩苷	黄芩素	汉黄芩素
278	0.85	0.63	0.53
277	0.85	0.64	0.53
276	0.84	0.63	0.52
275	0.83	0.63	0.53
274	0.83	0.63	0.52
平均值	0.84	0.63	0.53
RSD（%）	1.19	0.71	1.04

②溶液稳定性　对配制好的混合对照品溶液，分别放置 12、24h 后进样测试。实验结果表明，放置不同时间后测得结果的 RSD 均小于 3%，表明供试品溶液 24 h 内能够保持稳

定（表5-13）。

表5-13　耐用性考察-溶液稳定性

放置时间（h）	相对校正因子		
	汉黄芩苷	黄芩素	汉黄芩素
0	0.84	0.63	0.52
12	0.84	0.63	0.52
24	0.84	0.63	0.52
平均值	0.84	0.63	0.52
RSD（%）	0.00	0.00	0.00

③不同仪器　分别对5台不同仪器进行考察。结果表明不同仪器对相对校正因子和相对保留时间测定结果并无显著影响（表5-14）。

表5-14　耐用性考察-不同仪器

测定仪器	相对校正因子		
	汉黄芩苷	黄芩素	汉黄芩素
岛津-1	0.84	0.63	0.52
岛津-2	0.83	0.61	0.51
岛津-3	0.84	0.62	0.52
安捷伦	0.85	0.63	0.52
赛默飞	0.84	0.64	0.53
平均值	0.84	0.63	0.52
RSD（%）	0.84	1.82	1.36

岛津-1：LC-20AT四元泵，DGU-20A_{5R}脱气机，SIL-20A自动动进样器，CTO-20AC柱温箱，SPD-20A紫外检测器

岛津-2：LC-20AT四元泵，DGU-20A_{5R}脱气机，SIL-20A自动动进样器，CTO-20AC柱温箱，SPD-20A紫外检测器

岛津-3：LC-20AT四元泵，DGU-20A_{5R}脱气机，SIL-20A自动动进样器，CTO-20AC柱温箱，SPD-M20A紫外检测器

安捷伦：Agilent1260高效液相色谱仪

赛默飞：Thermo Scientific UltiMate 3000高效液相色谱仪

④不同色谱柱　分别对5根不同型号色谱柱进行考察。结果表明不同型号色谱柱对相对校正因子测定结果并无显著影响（表5-15）。

表5-15　耐用性考察-不同色谱柱

色谱柱	相对校正因子		
	汉黄芩苷	黄芩素	汉黄芩素
色谱柱1	0.84	0.63	0.52
色谱柱2	0.85	0.64	0.52
色谱柱3	0.84	0.64	0.53
色谱柱4	0.84	0.63	0.52
色谱柱5	0.83	0.62	0.51
平均值	0.84	0.63	0.52
RSD（%）	0.84	1.32	1.36

色谱柱1：Agilent Zorbax Extend-C18（4.6×250 mm，5.0 μm），P/N：770450-902，S/N：USHR015765

色谱柱2：SHIMADZU Shim-pack VP-ODS（4.6×250 mm，5.0 μm），P/N：228-34937-92，S/N：2112314

色谱柱3：Agilent Zorbax Eclipse Plus C18（4.6×250 mm，5.0 μm），P/N：959990-902，S/N：USUXA13413

色谱柱4：Agilent Zorbax SB-C18（4.6×250 mm，5.0 μm），P/N：880975-902，S/N：USCL064321

色谱柱5：Kromasil 100-5C18（4.6×250 mm，5.0 μm），S/N：E59028

⑤柱温　分别考察不同柱温（25 ℃、30 ℃、35 ℃）。结果表明柱温对相对校正因子和相对保留时间测定结果并无显著影响（表 5-16）。

表 5-16　耐用性考察-柱温

柱温（℃）	相对校正因子		
	汉黄芩苷	黄芩素	汉黄芩素
25	0.85	0.64	0.53
30	0.84	0.63	0.52
35	0.84	0.63	0.52
平均值	0.84	0.63	0.52
RSD（%）	0.00	0.00	0.00

⑥流速　分别考察不同流速（0.8、1.0、1.2 ml/min）。结果表明流速对相对校正因子测定结果并无显著影响（表 5-17）。

表 5-17　耐用性考察-流速

流速（ml/min）	相对校正因子		
	汉黄芩苷	黄芩素	汉黄芩素
0.8	0.84	0.62	0.52
1.0	0.84	0.63	0.52
1.2	0.85	0.63	0.52
平均值	0.85	0.63	0.52
RSD（%）	0.84	0.00	0.00

⑦流动相 pH　分别考察不同流动相 pH（0.02%、0.05%和 0.10%磷酸），分析对各成分相对校正因子的影响。结果表明，当磷酸浓度在 0.02%~0.1%范围内变化时，相对校正因子保持稳定，没有明显变化（RSD<3.0%）（表 5-18）。

表 5-18　耐用性考察-流动相 pH

流动相 pH	相对校正因子		
	汉黄芩苷	黄芩素	汉黄芩素
0.02%磷酸	0.84	0.62	0.52
0.05%磷酸	0.84	0.62	0.52
0.1%磷酸	0.84	0.63	0.52
平均值	0.84	0.63	0.52
RSD（%）	0.00	0.93	0.00

4. 待测成分色谱峰的定位及影响因素考察

根据公式 $RRT=RT_i/RT_s$，其中：*RRT* 为待测成分相对于参照物黄芩苷的相对保留时间（relative retention time，RRT），RT_i 为待测成分的保留时间（min），RT_s 为参照物黄芩苷的保留时间（min），即可计算各待测成分的 *RRT* 并对色谱峰进行定位。在本实验过程中考察了各种色谱条件的微小变动对 *RRT* 的影响，结果发现 RRT 在不同色谱柱之间偏差较大，故选用对照提取物随行对照来进行峰定位。

5. 外标法与一标多测法测定结果

采用外标一点法和一标多测法测定黄芩药材中 4 种待测成分的含量，结果见表 5-19。

表 5-19　黄芩药材含量测定结果（%，$n=3$）

编号	产地	黄芩苷		汉黄芩苷		黄芩素		汉黄芩素		总黄酮	
		含量	RSD	含量	RSD	含量	RSD	含量	RSD	外标法	一测多评法
1	山东沂南	13.32	1.23	2.55	1.58	0.67	0.92	0.42	1.04	16.96	16.77
2	山东沂源	16.02	0.61	3.14	0.66	0.17	1.69	0.15	0.74	19.48	19.24
3	山东平邑	16.51	1.55	3.55	1.74	0.74	0.41	0.29	1.94	21.09	20.84
4	山东沂水	14.90	2.19	3.25	2.27	0.20	1.16	0.16	2.75	18.51	18.27
5	河北怀安	12.69	1.53	2.69	1.80	0.30	2.40	0.15	0.67	15.83	15.63
6	河北赤城	15.03	1.29	2.97	1.09	0.49	1.21	0.24	0.68	18.73	18.51
7	河北围场	12.99	1.58	2.00	1.23	1.05	0.54	0.23	1.86	16.28	16.06
8	内蒙古科尔沁	15.45	2.41	2.69	2.01	0.38	1.62	0.16	1.94	18.69	18.48
9	内蒙古扎兰屯	10.77	1.07	2.45	1.07	0.87	2.65	0.35	0.08	14.44	14.26
10	山西夏县	17.76	2.57	3.93	0.84	0.22	1.72	0.13	2.16	22.04	21.77
11	山西新绛	16.79	1.24	3.18	1.17	1.04	1.39	0.45	2.15	21.47	21.26
12	山西陵川	18.81	0.24	3.84	0.49	1.06	0.81	0.36	1.13	24.07	23.79
13	陕西澄城	16.97	0.63	3.15	2.28	0.46	1.79	0.16	1.55	20.74	20.51
14	陕西合阳	16.20	0.57	2.65	0.69	0.53	0.28	0.16	0.89	19.54	19.36
15	陕西彬县	18.68	1.70	2.82	0.71	1.83	2.77	0.32	2.23	23.65	23.44
	平均值	15.53		2.99		0.67		0.25		19.44	19.21
	80%平均值	12.42		2.39		0.53		0.20		15.55	15.37

含量测定结果表明：①采用外标法和一标多测法所得结果无显著差异；②由于产地、生长年限、采收季节、贮藏等因素的影响，导致各批次之间含量差异较大。15 批黄芩药材中，黄芩苷、汉黄芩苷、黄芩素、汉黄芩素、总黄酮的含量范围分别为 10.77%~18.81%、2.00%~3.93%、0.17%~1.83%、0.13%~0.45%、14.44%~20.07%；平均值分别为 15.53%、2.99%、0.67%、0.25%、19.44%。以黄芩苷及总黄酮平均含量的 80%为依据，暂定黄芩药材按干燥品计算，含黄芩苷（$C_{21}H_{18}O_{11}$）不得少于 9.0%，含黄芩苷（$C_{21}H_{18}O_{11}$）、汉黄芩苷（$C_{22}H_{20}O_{11}$）、黄芩素（$C_{15}H_{10}O_5$）和汉黄芩素（$C_{16}H_{12}O_5$）的总量不得少于 15.0%（其中 1 批含量不合格）。

五、起草质量标准草案

根据以上实验研究结果，遵循 USP 收载植物质量标准的形式，起草黄芩质量标准草案（略）。

扫码“练一练”

（李会军　李　萍）

第六章　生药质量影响因素及调控

生药质量优劣直接影响到临床用药的安全、有效，科学的质量评价和有效的质量调控是保证生药质量的重要手段。生药大多为来源于自然界的生物有机体，其体内含有的多种有效成分是其临床发挥作用的物质基础。生药的质量差异一方面是遗传物质基础差异以及不同的外界环境因素共同作用于生物有机体的结果，另一方面也与生药的产地采收、加工、炮制、贮藏等环节密切相关。因此，影响生药质量的因素错综复杂，涉及多因素、多环节。生药质量的检验和控制，解决的仅仅是产品是否合格，通过取缔劣质生药来确保药品的质量。生药学的任务不仅仅是研究生药质量的评价方法，还要研究影响生药质量的各种因素，包括种质资源、药用植物的生长发育特性、环境因素、种养技术、采收、加工、炮制以及包装、运输、贮藏等，寻找对生药质量影响的一般规律和特殊规律，进而实现对生药质量从生产、采制、炮制、贮藏到应用全过程的动态调控，确保生药的安全、有效和质量的稳定、均一。

第一节　物种对生药质量的影响

扫码“学一学”

一、物种与生药质量

在影响生药质量的因素中，物种是至关重要的因素。生药有效成分多来源于次生代谢，不同种类的植物由于遗传特性的不同，合成与积累次生代谢产物的种类及量可能存在差异。

生药的同名异物、同物异名现象普遍存在，严重影响生药的质量。如“防己类”药材涉及 10 余个物种，有粉防己 *Stephania tetrandra* S. Moore、木防己 *Cocculus orbiculatus* (Linn.) DC.、广防己 *Aristolochia fangchi* Y. C. Wu ex L. D. Chow et S. M. Hwang、川防己 *Aristolochia austroszechuanica* C. P. Chien et C. Y. Cheng 等，分属防己科和马兜铃科，其中粉防己含有肌肉松弛成分，可作“汉肌松”的原料；而广防己含马兜铃酸，具有肾脏毒性，如果误用就有可能导致中毒。

ChP 收载的药材中，多基原品种占有一定比例。例如 ChP 收载的大黄三种基原植物（包括掌叶大黄 *Rheum palmatum* L.、唐古特大黄 *R. tanguticum* Maxim. ex Balf. 和药用大黄 *R. officinale* Baill.）均来源于蓼科大黄属 *Rheum* 掌叶组 Sect. *Palmata*，其根及根茎含有较高含量的致泻成分—结合型蒽醌如番泻苷、大黄酸-8-*O*-葡萄糖苷等，而来源于大黄属波叶组 Sect. *Rhapontica* 的华北大黄 *R. franzenbachii* Münt、藏边大黄 *R. australe* D. Don、河套大黄 *R. hotaoense* C. Y. Cheng et Kao 和天山大黄 *R. wittrockii* Lundstr. 等植物的根及根茎不含或仅含痕量的结合型蒽醌类，泻下作用均很弱，所以不能作为正品大黄使用。又如伞形科植物柴胡 *Bupleurum chinense* DC. 和狭叶柴胡 *B. scorzonerifolium* Willd. 是 ChP 规定的正品柴胡的来源，而全国另有柴胡属 23 种、6 变种、1 变型植物的根在不同地区作柴胡药用，其中包括具有毒性的大叶柴胡 *B. longiradiatum* Turcz.。HPLC 法对国产 23 种 61 份柴胡样品中柴胡皂苷 a、c、d（saikosaponin a，c，d）的测定结果表明，19 个产地的柴胡中柴胡皂苷 a、c、d

之和为 0.62%~3.04%，2 个产地的狭叶柴胡为 0.86%~0.91%，云南会泽的多枝柴胡 *B. polyclonum* Y. Li et S. L. Pan 为 7.44%，云南昆明的韭叶柴胡 *B. kunmingense* Y. Li et S. L. Pan 为 4.39%，四川汶川的汶川柴胡 *B. wenchuanense* Shan et Y. Li 为 4.45%，而云南会泽的川滇柴胡 *B. candollei* Wall. ex DC. 仅含痕量的柴胡皂苷 a、c、d。因此，生药的基原植物不同，质量可能有差异。对药材基原的准确鉴定，是保证药材质量和临床疗效的前提。

二、药用植物种内变异与生药质量

药用植物经长期栽培，遗传特性可能会发生一定程度的变异，形成不同的类型，导致其次生代谢产物也可能存在差异。如红花 *Carthamus tinctorius* L. 是菊科 1~2 年生草本植物，在我国有 2000 余年的栽培与药用历史，由于长期的自然和人工选择，形成了适合不同气候条件栽培的人工居群或品种。UV 法和 HPLC 法对在山西、新疆两地栽培的 22 个红花品种中总黄酮及其中的芦丁、山柰酚-3-*O*-芸香糖苷的含量测定结果表明，不同红花品种间总黄酮及芦丁、山柰酚-3-*O*-芸香糖苷的含量存在显著差异，总黄酮含量为 1.62%~7.82%，以合肥红花、亳州红花、鱼台红花含量较高；山柰酚-3-*O*-芸香糖苷的含量为 0.085%~0.895%，同样以合肥红花、亳州红花、鱼台红花含量较高。在新疆、山西同一年份种植时，不同品种间含量存在显著差别，而同一品种总黄酮含量及芦丁、山柰酚-3-*O*-芸香糖苷的含量虽有变化但小于品种间的差异。

植物化学成分种内变异，即种内次生代谢产物的多样性现象，称为化学宗（chemical races 或 chemodemes）、化学变种（chemovarietas）或化学型（chemotypes），是影响生药质量的一个重要因素。如蛇床 *Cnidium monnieri*（L.）Cuss. 含香豆素成分的变化与其地理分布具有相关性，蛇床可分为 3 个化学型：类型 I 以蛇床子素和线型呋喃香豆素为主要成分，分布于福建、浙江、江苏等亚热带常绿阔叶林区域；类型 Ⅱ 以角型呋喃香豆素为主要成分，分布于辽宁、黑龙江、内蒙古等温带针阔叶混交林区域；类型 Ⅲ 以蛇床子素、线型和角型呋喃香豆素同时存在，属于混合的过渡类群，分布于河南、河北、山西等暖温带落叶阔叶林区域的过渡地带。过渡类群样品的香豆素成分变化还表现为量和质的变化，即从南到北，蛇床子素的含量逐渐降低直至检测不出，而角型呋喃香豆素则从无到有且含量逐渐升高，同时形成过渡交叉类型。

西洋参 *Panax quinquefolium* L. 原产美国威斯康星州和加拿大蒙特利尔、魁北克省，20 世纪 80 年代在中国引种成功，目前中国已成为世界三大主产地之一。对中国主产区 4 年生西洋参的 8 种人参皂苷进行含量测定，结合生态因子空间数据库，应用生物统计等方法进行生态型划分，显示中国产西洋参存在两大化学生态型：人参皂苷 Rb$_1$-Re 山海关外型（东北）和人参皂苷 Rg$_2$-Rd 山海关内型（北京、山东），人参皂苷 Re、Rb$_1$、Rc 在关外样品中含量较高，而人参皂苷 Rg$_2$、Rb$_2$、Rb$_3$、Rd 在关内样品中含量较高。在气候特征上亦相应存在山海关内与山海关外两类，表明西洋参化学生态型的形成和分化与其所在气候地理环境变异相关。

薄荷 *Mentha haplocalyx* Briq. 是世界性广布种，分布于北半球的温带地区，在我国广布于南北各省。由于薄荷属植物分布广，生态适应幅度大，自然杂交现象普遍，以及有性和无性繁殖并存，造成薄荷属植物种内在形态和化学上都产生很多变异。采用 GC-MS 方法，对 22 个居群国产野生薄荷样品的挥发油成分进行分析，结果归为 6 个化学型，即薄荷酮-胡薄荷酮型（menthone-pulegone type）、胡椒酮型（piperitone type）、氧化胡椒酮-氧化胡椒烯酮型（piperitoneoxide-piperitenoneoxide type）、芳樟醇-氧化胡椒酮型（linalool-piperitoneoxide type）、香芹酮型（carvone type）和薄荷醇-乙酸薄荷酯型（menthol-menthylacetate type）。

第二节 药用植物生长发育特性对生药质量的影响

药用植物体内有效成分的形成和积累，不仅与其物种的遗传基因、品种类型密切相关，还与它的生长发育特性密切相关。掌握药用植物生长发育特性，对提高药材质量和单位面积产量、控制药材质量都有指导意义。

一、药用植物生长年限与生药质量

植物的寿命长短不一，有的只有1年，有的则长达数十年，甚至千年以上。药用植物在不同的生长阶段，其次生代谢产物可能会发生变化，因而对生药的质量也会产生影响。

金银花的基原植物忍冬 *Lonicera japonica* Thunb. 为多年生植物。研究表明，不同树龄的忍冬，萌发新枝能力与开花情况不同，其质量变异较大。不同树龄忍冬单株前两茬花蕾产量随着树龄的增加呈上升趋势，5年后即可达到盛产期，持续10年而不凋。综合产量和绿原酸含量的因素，金银花药材以忍冬树龄9~15年为好，22年生的忍冬，金银花产量已开始下降。

人参为五加科植物人参 *Panax ginseng* C. A. Mey. 的干燥根。人参中人参皂苷的含量随生长年限的不同而变化。用HPLC法对生长在日本和朝鲜的1~6年生100多份人参样品进行分析，结果表明，人参皂苷的含量随着生长年限的增加而不断升高，第5年夏末为人参的最佳采收期。在生长第1年，朝鲜和日本产的人参中人参总皂苷含量分别为1.32%和1.54%，随着生长年限的增加，第6年总皂苷含量分别增至3.11%和1.90%。另外，对人参的生长年限与根重的变化关系进行研究，发现人参根重也随生长年限的延长而增加，特别是在第4和第5年间变化非常明显，根重可增加1倍。以前人参多栽培8~10年以上才采收，现一般以5~7年生长期为宜，多在栽培5年后采收。

肉苁蓉是列当科多年生寄生植物肉苁蓉 *Cistanche desertiola* Y. C. Ma 干燥带鳞叶的肉质茎。肉苁蓉主要有效成分松果菊苷和毛蕊花糖苷的含量随着生长年限延长而升高，生长年限达3年及以上的肉苁蓉有效成分含量较高，秋季采收的肉苁蓉有效成分明显比春季采收的高。因此，建议肉苁蓉的生长年限应在3年以上，且在秋季采收为宜。

二、药用植物物候期与生药质量

植物的整个生育期，可划分为生长发育不同的生育时期或生长发育阶段，如播种期、出苗期、拔节期、现蕾期、开花期、成熟期等，因随季节而变化，也称物候期（phenological period）。药用植物体内有效成分的形成积累，不仅随植物生长年限不同有很大变化，而且在一年之中随季节不同、物候期不同亦有很大差异。一般而论，以植株地上部分入药的，生长旺盛的花蕾、花期有效成分积累为高；以地下部分入药的，休眠期积累为高。在植株各器官的不同生长发育时期，由于代谢能力的不同，也会导致次生代谢产物含量的差异。

茵陈来源于菊科植物滨蒿 *Artemisia scoparia* Waldst. et Kit. 或茵陈蒿 *A. capillaris* Thunb. 的干燥地上部分，具有清利湿热、利胆退黄之功效，为治疗黄疸之要药。茵陈药材根据采收期的不同，通常分为两种：一是春季幼苗期采收，习称“绵茵陈”；一是秋季花蕾期采收，称“花茵陈”。我国常用“绵茵陈”入药，而日本常用秋季带花果的枝梢入药。对不同采收期的茵陈蒿 *A. capillaris* 药材中滨蒿内酯、绿原酸含量进行分析，结果表明：茵陈蒿幼苗期、花前期、花蕾期（带花蕾枝梢）、开花期（带花枝梢）的滨蒿内酯含量（mg/g）分别为 0.02、0.03、17.00、16.50；而绿原酸在滨蒿 *A. scoparia* 幼苗期的含量最高（接近 20 mg/g），随着生长的继续，含量先迅速后平稳下降。即“绵茵陈”几乎不含滨蒿内酯而含有较大量的绿原酸，“花茵陈”则含较大量的滨蒿内酯。因此，ChP 将“绵茵陈”、“花茵陈”作为茵陈的两种药材收载，分别采用绿原酸、滨蒿内酯作为质量控制指标。

金银花的生长发育按照花的形态可划分为幼蕾期、三青期、二白期、大白期、银花期、金花期、凋花期 7 个时期。以千蕾重为衡量指标，金银花 7 个发育时期干物质的积累动态依次为：银花期>大白期>金花期>凋花期>二白期>三青期>幼蕾期。而金银花中主要有效成分绿原酸在 7 个生长时期含量的动态变化，从幼蕾期到大白期是逐步增加的，于大白期达最高峰，之后开始降低。大白期绿原酸的含量约为幼蕾期的 1.2 倍、银花期的 1.5 倍。综合干物质积累量与绿原酸含量，最佳的花蕾采收期应在大白期，但实际上，花蕾从二白到大白期的时间间隔较短，很难掌握，生产上一般认为二白期、大白期采收最佳。

三、药用植物不同器官、组织与生药质量

药用植物的不同器官与组织，可能表现出对有效成分不同的积累规律，从而导致有效成分在植株不同部位存在差异。用 HPLC 法测定贯叶金丝桃 *Hypericum perforatum* L. 根、茎、叶、花、果实中金丝桃素的含量，结果表明花中含量最高，茎中含量甚微，因此药材在夏、秋两季开花时采割地上部分。细辛来源于马兜铃科植物北细辛 *Asarum heterotropoides* Fr. Schmidt var. *mandshuricum*（Maxim.）Kitag.、汉城细辛 *A. sieboldii* Miq. var. *seoulense* Nakai 或华细辛 *A. sieboldii* Miq.，研究表明细辛的地上部分含有一定量的马兜铃酸，而根和根茎中马兜铃酸类成分极微或几乎检测不到，因此自 2005 年版起，ChP 将细辛的药用部位从全草调整为根及根茎，确保细辛的用药安全。

麻黄与麻黄根虽然同出一种植物，但二者功效相反，《本草纲目》中记述“麻黄发汗之气，驶不能御，而根节止汗”。麻黄主要含有生物碱，即麻黄碱，具有发汗、平喘、利尿、抗炎、解热、抗病毒、兴奋中枢神经系统以及升高血压等药理作用；而麻黄根则含具有降压作用的麻黄根碱 A、B、C（ephedradine A，B，C）。

第三节　环境因素对生药质量的影响

种质资源是影响生药质量的内因，但药用植物有效成分的形成、转化与积累除受本身的遗传特性决定外，还与环境因素密切相关。我国幅员辽阔，地理气候条件复杂多样，形成了中药材特有的多产地现象和道地药材。所谓道地药材（genuine regional crude drugs），是指在中医长期临床实践中产生的、公认的优质中药材，它的形成与我国特有的生态地理、文化背景及中医药理论有关。为此，不少道地药材在药名前多冠以地名，以示其道地产区，如西宁大黄、宁夏枸杞、川贝母、川麦冬、川芎、秦艽、辽五味、关防风、怀地黄、怀牛膝、密银花、亳菊花、宣木瓜、浙贝母、杭白芷、浙玄参、江枳壳、苏薄荷、茅苍术、建泽泻、广陈皮、泰和乌鸡、阿胶、代赭石等。道地药材道地性的本质是某一物种在特定生

态环境条件下形成的特定居群或种内变异。不同的植物种类要求的生态环境不同，有的以光或温度为主导因子，有的以土壤肥力为主导因子，这些生态因子随着地理区域的不同会发生改变，而这些生态因子通常综合起作用，它们的时空变化会导致药用植物体内次生代谢过程的变化，从而影响生药的质量。

一、光照与药用植物活性成分的积累

作为植物光合作用的原初反应动力，太阳辐射是大部分植物制造有机物质的唯一能源。光照时间、强度等影响各种化学成分在植物体内的积累。如颠茄 *Atropa belladonna* L. 露天栽培，阿托品含量为 0.70%，而荫蔽条件下栽培，含量为 0.38%。穿心莲 *Andrographis paniculata*（Burm. f.）Nees 原产热带雨林区，其总内酯含量与温度、日照条件有关。据研究，在北京全日照条件下，蕾期叶总内酯较遮荫条件下高 10%～20%。洋地黄 *Digitalis purpurea* L. 为喜阳植物，通常生活在向阳处，光不仅对其种子萌发有促进作用，日照时间也可影响洋地黄生长期的长短。许多资料表明，昼夜间叶中强心苷含量有明显变化，这是由于这些苷是在植物的同化组织中经阳光的照射形成的，因此在日出前采的叶含量低，中午采的叶要比早晨 8 时采的生理活性强，在向阳处采的叶要比阴处采的生理活性强。一些含挥发油植物如薄荷等栽培到阳光充足的地方，叶的腺毛密度增加，挥发油含量提高，而栽培在阴处的薄荷含薄荷脑较多，薄荷酮较少。虽然充足的阳光一般可提高活性成分含量，但也不尽然，例如小豆蔻 *Elettaria cardamomum*（L.）Maton 则需荫蔽才能生长良好，含油量也高。

二、温度与药用植物活性成分的积累

温度是药用植物生活的重要条件之一，温度的改变能影响植物体内酶的活性和生化反应速度，从而影响植物的生长发育和有效成分的形成积累。各种植物对温度的改变反应并不一致。例如，温度在人参的主要活性成分人参皂苷的形成中起着重要作用。温度与人参皂苷 Rg_1、Re 和 Rb_1 的含量呈显著负相关，即在一定温度范围内，人参皂苷是随着温度的降低而升高的，适度低温有利于这些人参皂苷的累积。颠茄、秋水仙 *Colchicum autumata* L.、欧乌头 *Aconitum napellus* L.、紫花洋地黄和欧薄荷 *Mentha longifolia*（Linn.）Hudson 等植物有效成分含量都与年平均温度呈正相关。毒芹 *Cicuta virosa* L. 在苏格兰并不产生有毒的毒芹碱；欧乌头的根在寒冷气候条件栽培可渐变为无毒，而生长在温暖的地中海地区就变为有毒。

三、水分与药用植物活性成分的积累

水是生命的发源地，又是生化过程进行的必要介质。虽然植物对水分的吸收和散发有一定的调节作用，但降水量的多少仍然对植物活性成分的形成和积累存在影响。在温暖的大陆干旱条件下，有利于植物生物碱的积累。例如，欧莨菪 *Scopolia carniolica* Jacq. 在高加索地区含阿托品达 1%，而栽培在瑞典的只有 0.3%～0.5%；颠茄叶中生物碱在克里米亚可达 1.29%，而在圣彼得堡为 0.41%～0.6%；曼陀罗 *Datura stramonium* L. 在原苏联的萨拉托夫叶中生物碱含量约为 0.40%，而在圣彼得堡只有 0.28%；罂粟 *Papaver somniferum* L. 在中亚西亚旱地上栽培能产生数量多、品质好的生物碱。同一地区不同年份的洋地黄叶中苷的积累变化，在很大程度上与降水量有关。实验证明，在植物生长期，较低的湿度是使洋地黄叶中苷的积累和产量提高的先决条件之一。栽培在刚果的香茅 *Cymbopogon citratus*（DC.）Stapf 在雨季挥发油含量约为 0.2%，在旱季则为 0.3%。当然，并非所有植物都需要干旱的环境，如缬草 *Valeriana officinalis* L. 和芫荽 *Coriandrum sativum* L. 中的挥发油、白芥子 *Sinapis alba* L. 中的脂肪油和白芥子苷（sinalbin）随雨量的增加而增加，而欧薄荷的挥发油含量则在中等雨量时最高。

四、土壤条件与药用植物活性成分的积累

土壤条件是影响药用植物活性成分积累的较复杂因素。土壤的性质、pH 对植物的分布和生长都有一定的影响，甘草 *Glycyrrhiza uralensis* Fisch. 是钙质土壤的指示植物，它的分布基本上限于北纬40°的平行线两侧，东起我国的东北、内蒙古，西至地中海沿岸。土壤环境对于甘草酸含量也存在影响，据分析，各种土壤环境生长的野生乌拉尔甘草的甘草酸含量依次为栗钙土>棕钙土>风沙土>盐碱化草甸土>次生盐碱化草甸土>碳酸盐黑钙土。土壤中氮元素增加常可提高茄科植物生物碱的积累，施用氨态的氮肥能促进颠茄生物碱的合成，施用碳酸铵则可使生物碱积累获得最大效益。甚至完全不能产生挥发油。土壤含有各种微量元素，这些微量元素也是植物生活中所必需的。实验证明某些微量元素在植物体内的积累除与土壤有无这种元素有关外，还与土壤的湿度有关。例如植物体内铜的含量可随土壤的湿度增加而减少，灌溉水中含氧量的增加也可增加植物体内铜的含量；牧草中锰的含量较高，而锰的含量和铁/锰比例又可随土壤湿度降低而减少；栽培在沼泽地的缬草挥发油含量较干地的少。

第四节　采收、加工、贮藏对生药质量的影响

野生或家种家养植（动）物生药的合理采收（collection）、加工（processing）、贮藏（storage），对于保证生药质量，具有重要意义。

一、采收与生药质量

生药质量取决于其中的有效物质含量，而有效物质含量的高低与采收季节、时间、方法等存在密切的关系。这一点早已为历代医家所重视。陶弘景谓：“其根物多以二月八月采者，谓春初津润始萌，未充枝叶，势力淳浓也。至秋枝叶干枯，津润归流于下也。大抵春宁宜早，秋宁宜晚，花、实、茎、叶，各随其成熟尔。”李杲谓：“凡诸草、木、昆虫，产之有地；根、叶、花、实，采之有时。失其地，则性味少异；失其时，则气味不全。”孙思邈亦云：“夫药采取，不知时节，不以阴干暴干，虽有药名，终无药实，故不依时采取，与朽木不殊，虚费人工，卒无裨益。”民间也有采药谚语：“春秋采茵陈夏采蒿，知母黄芩全年刨，九月中旬采菊花，十月上山摘连翘。”这些宝贵经验，已被长期实践所证实。天麻茎未出土时采之称“冬麻”，质坚体重，质佳；茎已出土时采之为“春麻”，质轻泡，质次。所以适时采收可以提高中药的质量。这些采收的理论是长期实践经验的总结，是由植物体的不同生长阶段、药用部分的成熟程度以及采收的质量和难易所决定的。

确定生药的适宜采收期，必须把有效成分的积累动态与药用部分的产量变化结合起来考虑。而这两个指标有时是不一致的，所以必须根据具体情况来确定，当有效成分的含量

有一显著的高峰期，而药用部分的产量变化不大时，此含量高峰期，即为适宜采收期。如薄荷的采收，一年两次，第一次在小暑后大暑前（7 月中下旬），主要供提取薄荷脑用；第二次在霜降之前（10 月中下旬），主要作药材用。实验证明，薄荷在花蕾期叶片中含油量为最高，原油的含脑量则以花盛期为最高，而叶的产量又在花后期为最高。又如槐米（豆科植物槐 *Sophora japonica* L. 的花蕾）主含芦丁（可达 28%），如植物一旦开花、结果，则芦丁含量急剧下降。当有效成分含量高峰期与药用部分的产量高峰期不一致时，要考虑有效成分的总含量，总含量达最大值时，即为适宜采收期。

二、加工与生药质量

凡在产地对药材的初步处理与干燥，称为“产地加工”（processing in producing area）或“初加工”（preliminary processing）。生药采收后，除少数要求鲜用（如生姜、鲜石斛、鲜芦根、鲜地黄等）外，绝大多数需进行产地加工或一般修制处理。

生药产地加工的意义在于：①去除非药用部位、杂质（砂石、泥土、虫卵等），纯净药材。如根和根茎类生药要除去残留茎基和叶鞘等；全草类生药要除去其他杂草和非入药的根与根茎等。②保留生药活性成分，保证药效。有些含苷类的生药如苦杏仁、白芥子、黄芩等，经加热处理，能使其中与苷类共存的酶失去活性，避免苷类成分被酶解。③消除或降低刺激性或其他副作用。有些生药的表面有毛状物，如不除去，服用时可能黏附或刺激咽喉的黏膜，使咽喉发痒，甚至引起咳嗽，如枇杷叶、狗脊等。④便于运输、贮藏、保管。通过产地简单加工、干燥后的生药，包装成件，便于运输。而蒸制桑螵蛸，则是为了杀死虫卵，便于生药贮藏保管。

生药产地加工的方法包括拣、洗、漂、去壳、切片、蒸、煮、烫、发汗、干燥等。产地加工是中药材生产的重要环节，也是影响中药材质量的重要因素之一。金银花的产地加工，多数本草著作均有“采后阴干”的记载。对鲜品阴干、鲜品晒干、杀青烘干等不同产地加工样品中绿原酸和木犀草苷进行含量测定，结果表明杀青烘干的金银花中绿原酸比鲜品晒干的高 12.8%，比鲜品阴干的高 24.9%；杀青烘干的金银花中的木犀草苷比鲜品晒干的高 7.8%，比鲜品阴干的高 54.3%，杀青烘干干燥法具有优势。大黄产地加工过程是先切去根茎顶端的生长点、修剪除去粗皮及须根以达到净制目的，然后依据个体形状切成片或块状，晾晒至切面处收缩并现油状颗粒时再行阴干、烘干或熏烤至干。现代研究表明，大黄中主含的游离型、结合型蒽醌类成分，以及鞣质、二苯乙烯苷等成分，在干燥过程中伴随着一系列的化学成分转化：鲜大黄中蒽酚类化合物被缓慢氧化为蒽醌衍生物，结合型蒽醌转化为游离蒽醌，以及鞣质的氧化聚合等（图 6-1）。

“发汗”是部分根类、皮类、菌核等药材在干燥加工过程中采用的独特处理方法，即在实施（或不实施）增温条件下，将鲜药材或一定程度失水药材进行密闭堆积放置，促其发热，以使其内部水分向外扩散，形成“发汗”现象。例如，四川出产的厚朴（*Magnolia officinalis* Rehd. et Wils. 的树皮）传统产地加工采用发汗方法，通常是将剥取的鲜厚朴干皮蒸或置沸水中微煮，变软时取出，发汗至内表面及断面变为紫褐色或棕褐色，并出现油润光泽时取出晒干。研究表明，发汗除了能有效地克服厚朴干燥过程中产生的结壳，使其内外干燥一致，加快干燥速度外，还能促进通过肉桂酸途径生物转化生成木脂素类成分（图 6-2），从而大幅度提高了厚朴酚与和厚朴酚的含量。

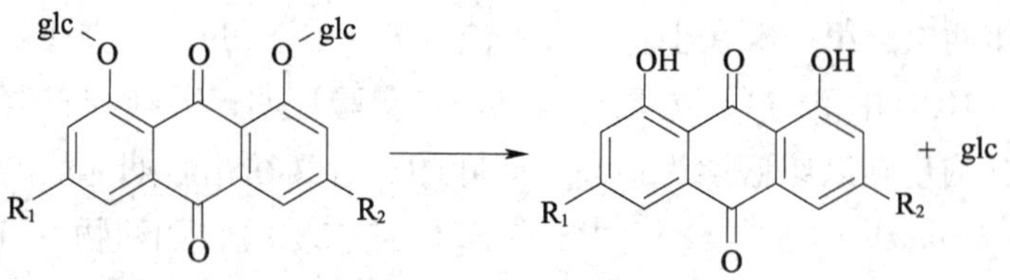

大黄酚 $R_1=H$，$R_2=CH_3$　大黄素甲醚 $R_1=CH_3$，$R_2=CH_3$
大黄素 $R_1=OH$，$R_2=CH_3$　芦荟大黄素 $R_1=H$，$R_2=CH_2OH$
大黄酸 $R_1=H$，$R_2=COOH$

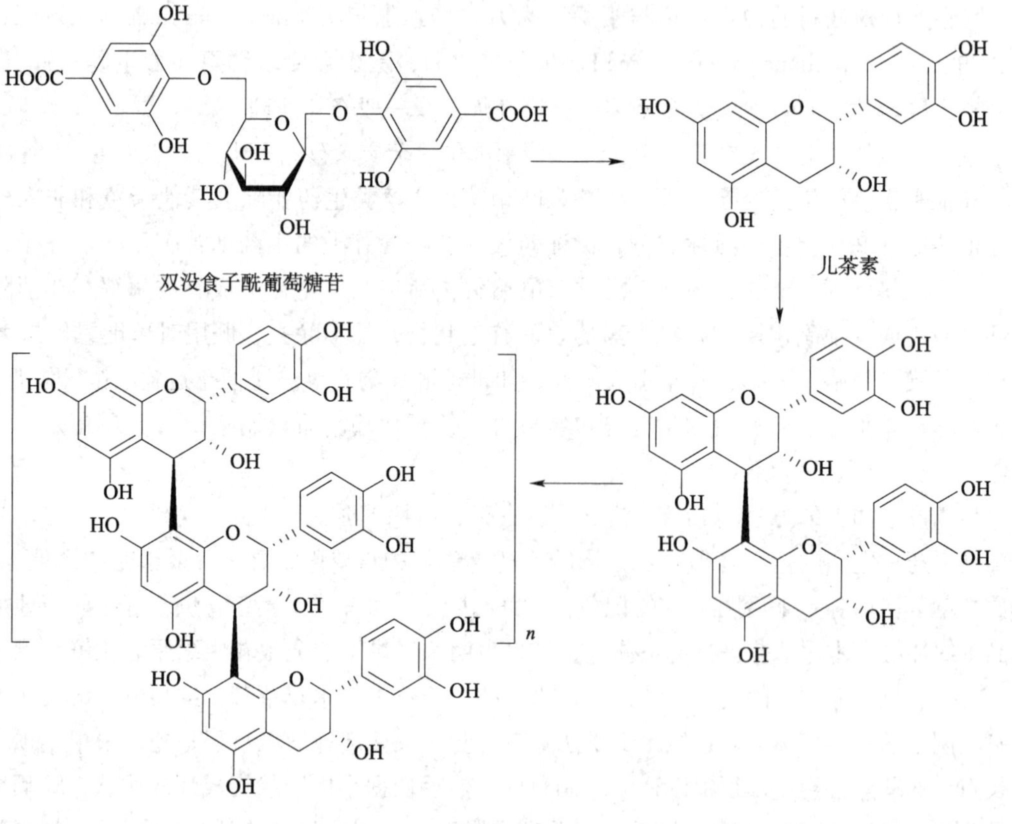

图 6-1　大黄产地加工过程中的化学成分变化途径

三、贮藏与生药质量

生药品质的好坏，不仅与采收加工有关，而且与生药的贮藏养护是否得当有密切的联系。如果贮藏不当，就会产生诸如虫蛀、霉变、变色、走油、风化等各种变质现象，降低质量和疗效。例如，花色素类成分是花类生药颜色形成的呈色分子，在生药贮藏过程中花色素容易发生羟基化、甲基化、糖基化修饰和分子偶联等化学变化而导致变色（图 6-3）。又如，对不同贮藏年份的黄芪药材中三萜皂苷进行比较分析发现，在贮藏过程中所含不稳定成分丙二酰黄芪皂苷Ⅰ会逐渐转化为黄芪皂苷Ⅰ（图 6-4）。

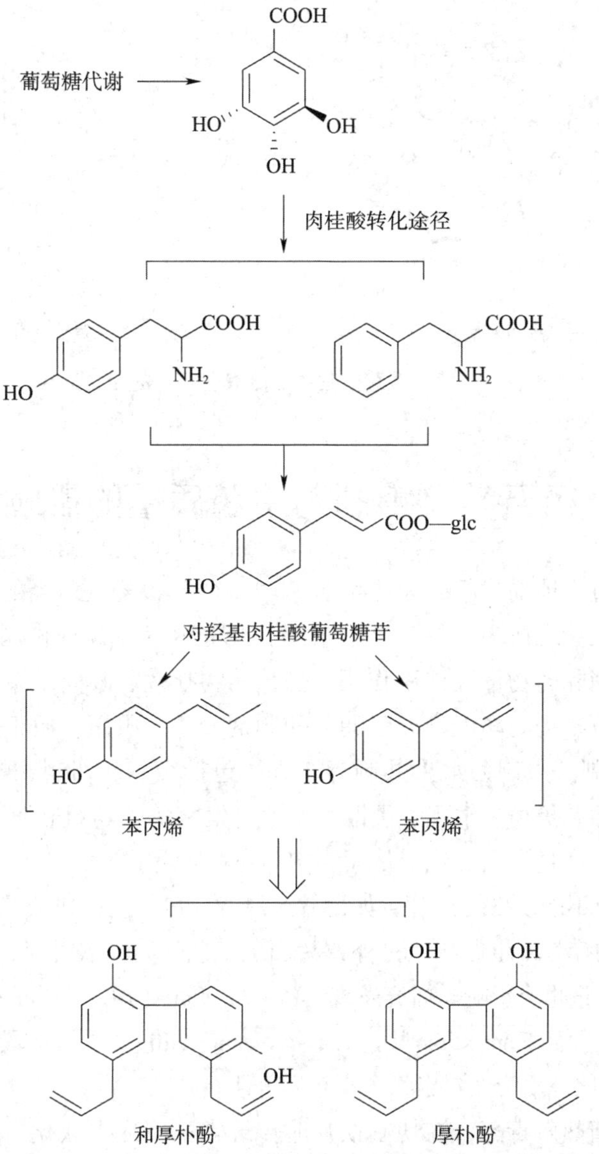

图 6-2　厚朴发汗过程中木质素类成分转化积累途径

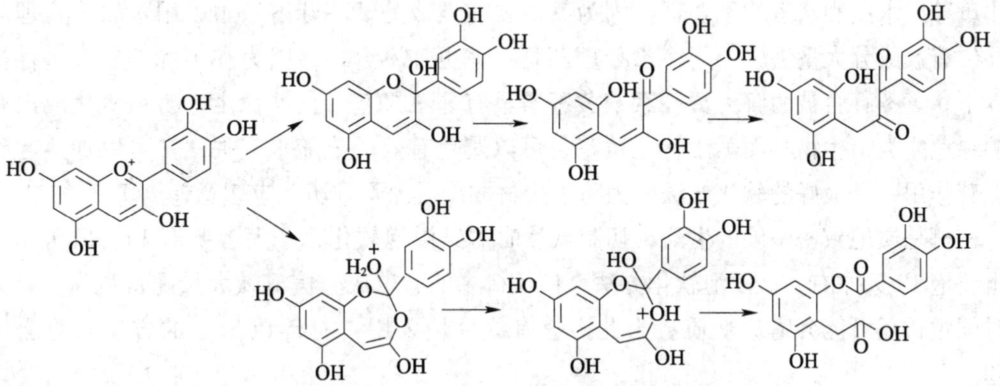

图 6-3　花类生药贮藏过程中可能发生的化学转化

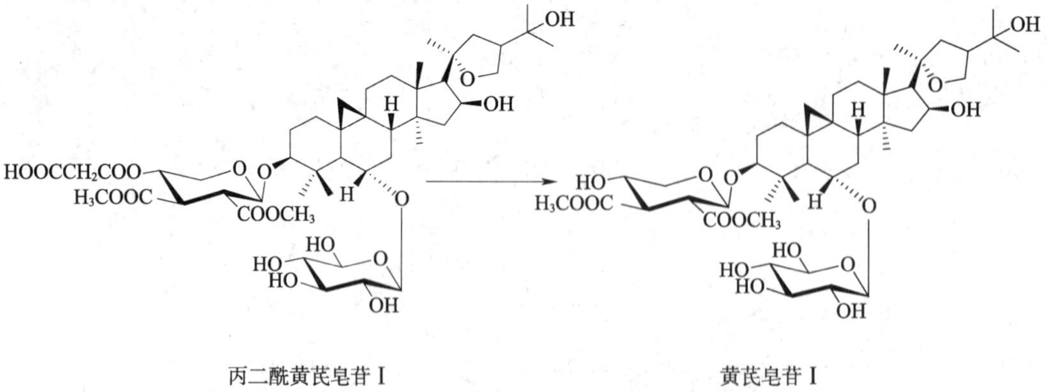

图 6-4 黄芪贮藏过程中三萜皂苷可能的变化途径

第五节 炮制对生药质量的影响

药材鲜品在经过产地加工后成为“生药”，“生药”再经过适当的净制、切制、炮制或辅料制等炮制处理后使之成为“饮片”，“饮片”才能用于临床或供制备各种制剂。生药炮制的目的是降低或消除药物毒性或副作用、增强药物疗效、改变或缓和药性、改变或增强药物作用趋向或部位、提高净度、便于调剂和制剂、便于服用、便于贮运等。炮制的方法分为一般修治、水制、火制、水火共制等，具体包括净制、切制、炒、炙、煅、蒸、煮、燀、煨、制霜、烘焙、提净、水飞、干馏、发芽、发酵等。药材在炮制过程中，可能会导致其中有效成分的质和量发生变化，从而影响生药的质量。

生药通过切制成不同规格的饮片，如薄片、厚片、段、丝、块或粉末等，影响其浸出成分的量，而对生药的疗效发生影响。另外饮片加工工艺，如泡漂时间、软化喷水温度等因素对药材的有效成分含量也有影响。研究发现，（2~3）mm ×（10~15）mm 横切丝片的黄柏、厚朴与其他规格类型饮片如 5mm ×5mm 块、（4~6）mm ×（10~15）mm 段、（2~3）mm ×（10~15）mm 纵切丝片相比，水溶性浸出物含量有显著性差异。

黄芩为常用的清热解毒药，在切制饮片时传统常采用冷水软化、热水煮或热蒸软化几种方法。冷水浸泡软化药材会遇到药材变绿的现象；热水煮存在水煮液呈黄色药汁的现象；热蒸法软化存在药材放冷后难以切制的问题。那么何种软化方法最佳？现代研究结果表明，软化黄芩用水浸和水煮均不合理，因为其主要有效成分黄芩苷溶于水，用水软化处理药材会导致有效成分大量丢失；用冷水处理药材，就更加不合理，因为在不加热、有水存在的条件下，黄芩苷会被酶解为黄芩素，黄芩素具有邻三羟基，很不稳定，易被氧化成没有活性的绿色醌类衍生物。而蒸法软化黄芩，可以避免有效成分随水流失，又可以加热起到杀酶保苷作用，是最好的软化方法，为防止药材放冷后僵硬难切，应注意趁热切制。

槟榔是质地致密坚硬的生药，切制饮片时需经浸泡软化，个大者要泡 15~20 天，个小者也要泡 10 天左右，该浸泡软化方法会使槟榔中的有效成分槟榔碱大量随水流失，夏天浸泡时间过长还可能会腐烂变质。为此，曾有饮片厂采用“打碎成米”的方法来克服这一问题。

马钱子有大毒，其中主要毒性成分为番木鳖碱和马钱子碱。临床上有成人口服 7 粒生马钱子或 30mg 番木鳖碱（strychnine）致死的报道。马钱子经砂炒后，番木鳖碱和马钱子碱可转化为相应的氮氧化物以及少量的异构生物碱，而番木鳖碱氮氧化物和马钱子碱氮氧化物的毒性分别为原型生物碱的 1/10 和 1/15，同时其药理活性与马钱子相近。即马钱子经高温炮制后毒性降低且保存了药效。

同样，乌头也有大毒，须经炮制降低其毒性后方可入药。方法是将乌头用水或石灰水浸泡至内无干心，取出，加水煮沸 4~6h 取出，晾至六成干时切片、晒干。现代化学研究证明，乌头毒性成分和抗炎止痛成分均为双酯型二萜生物碱，如乌头碱、次乌头碱、新乌头碱等。这些双酯型生物碱在炮制过程中可水解成单酯型生物碱，最终水解成胺醇型生物碱，毒性大大降低，如乌头胺的毒性仅为乌头碱的二千分之一，但抗炎止痛作用相当。而且毒性降低后，可以增大使用剂量，使乌头表现出新的药理功效，如强心作用。

大黄的泻下成分主要为结合蒽醌类成分如番泻苷 A 等，大黄炒炭后则无泻下作用，主要是由于结合蒽醌类成分受到破坏。

第六节　中药材生产质量管理规范与生药质量的调控

如前所述，影响生药质量的因素很多，包括药用植（动）物的种质、生长发育、生态环境、采收和加工方法等。在科学研究的基础上，对生药的生产过程进行科学的管理和调控，是提高生药质量和保证生药质量稳定的基础与关键。长期以来，由于诸多历史原因，我国中药材生产还存在一些问题：如种质不清，种植、加工技术不规范，农药、重金属残留量超标；中药材质量问题可溯源性不强，质量责任不明确；中药材质量不稳定；野生资源破坏严重等。为了将药材生产的管理纳入整个现代药品生产监督管理的范畴，国家食品与药品监督管理局于 2002 年颁布了《中药材生产质量管理规范（试行）》（good agricultural practice，GAP），并于 2002 年 6 月 1 日起施行。中药材 GAP 实施的目的是要建立中药材生产质量管理体系，对包括产地生态环境、种子、栽培、采收、加工、贮藏、运输等影响药材质量的各种因子进行控制，既重视过程控制，又重视终产品检验，既管产前，又管产中与产后，其核心是保证药材质量的均一、可控，并尽可能达到优质、高产、稳产和高效。同时，中药材 GAP 的实施，也有助于保护生态环境，实现资源的可持续利用。

一、中药材 GAP 的主要内容

1. 产地生态环境　中药材的生产具有很强的地域性，特定的生态环境是优质中药材生产的先决条件，是道地药材形成的主要因素。进行中药材栽培时，应按中药材产地适宜性优化原则，因地制宜，合理布局。其环境（包括生产基地空气、土壤、灌溉水、药用动物饮用水）应符合国家相应标准。

2. 种质和繁殖材料　种质资源是中药材种植的前提。对养殖、栽培或野生采集的药用动植物应准确地鉴定其物种（包括亚种、变种或品种），并实行检验和检疫制度，以保证质量和防止病虫害或杂草的传播。由于不同品种种质上的差异，生产出的药材在质量、产量、性状、最适宜种植地区等方面会有所不同，最好收集并比较全国此类药材品种种质资源，在同一试验田里种植，进行种质资源品质评价。从中选择并确定性状良好的中药材品种种质，作为中药材种植品种的基原。制定繁殖材料采集操作规程，包括种子采集操作规程、中药材种子质量标准等，以确保种质的质量。

到目前为止，大部分中药材品种的种质来源仍然是野生种引进，只有少数道地药材存在一些适合当地种植并经长期定向培育的品系或农家品种。为此需要加强中药材良种选育、配种工作，建立良种繁育基地。对于药用动物应按动物习性进行药用动物的引种及驯化。

中药材经几年种植后，会出现产量、活性成分含量、抗病性能下降等种质退化现象，这就需要进行中药材品种种质的复壮和纯化工作。因此，野生原产地或农家品种引种地的溯源很重要，必须详细记录，留待以后溯源或新品种培育时使用。

3. 栽培与养殖管理 对药用植物应根据其生长发育要求，确定栽培适宜区域，并制定相应的种植规程，进行科学的田间管理。根据不同生长发育时期进行施肥、灌溉和排水，根据需要进行打顶、摘蕾、整枝修剪、覆盖遮阴等栽培措施，病虫害的防治要严格控制农业残留和重金属污染，保护生态环境。

对药用动物养殖应根据药用动物生存环境、食性、行为特点及对环境的适应能力等因素，确定相应的养殖方式和方法，制定相应的养殖规程和管理制度，对饲料及添加剂、饮水、场所环境及消毒、疾病防治等应制定具体要求。

4. 采收与初加工 药用植物体内有效成分的形成和积累与其生长年龄与生长发育阶段有关。因此要确定合适的采收年限、采收季节、采收方法。对于野生或半野生药用动植物的采集，应坚持“最大持续产量”原则，有计划地进行野生抚育、轮采与封育，以利生物的繁衍与资源的更新。对药材的产地加工、场地、干燥以及鲜用药材的存贮保鲜和剧毒药材的加工应符合相关要求。

5. 包装、运输与贮藏 中药材经产地加工后，应按照标准操作规程进行包装。包装前应再次检查并清除劣质品及异物。包装应有批包装记录，其内容包括品名、规格、产地、批号、重量、包装工号、包装日期等。所使用的包装材料应是无污染、清洁、干燥、无破损，并符合药材质量要求。每件中药材包装上应注明品名、规格、产地、批号、重量、包装工号、包装日期、生产单位、采收日期、贮藏条件、注意事项，并附有质量合格的标志。

中药材的运输与贮藏对药材的质量也有影响。贮藏不当可引起酶解、霉变、虫蛀、变色、挥发油散失或走油等，运输途中遇水、暴晒、污染等，均能导致药材变质，影响或失去疗效。中药材 GAP 对中药材的仓库要求保持清洁、通风、干燥、避光和防霉变。温度、湿度应符合储存要求并具有防鼠、虫、禽畜的措施。

6. 质量管理 中药材质量是中药材 GAP 的核心。中药材质量的准入标准是 ChP，中药材质量控制的具体内容可按照中药新药研制指南的一些要求进行，也可在研究的基础上制订中药材的化学指纹图谱，作为内控标准。

除此之外，中药材 GAP 内容还包括人员和设备、文件管理及附则等。

二、中药材 GAP 的标准操作规程

中药材 GAP 为中药材生产提出了应当遵循的准则。GAP 的要求对所有的中药材及生产企业都是有效的，而中药材 GAP 的标准操作规程（standard operating procedure，SOP）是指根据 GAP 的要求，针对某一种中药材的整个生产管理过程，从区划、布局、选地、基地环境、种植、采收、初加工、质量检验、运输、包装、仓储、人员和设备管理等方面制订出的各项具体的操作方法和措施，它只适用于该种中药材。

质量是中药材 GAP 的核心，而切实可行的 SOP 是这个核心得以实现的技术保障。SOP 的制定是企业行为，制定出的各种中药材 SOP 是企业指导生产的主要文件，是 GAP 检查和认证以及自我质量审评的基本依据，是一个可靠的可溯源性系统。SOP 的制订是在总结前人经验的基础上，通过科学研究、技术实验，并经过生产实践证明操作的可行性，具有科

学性、完备性、实用性和严密性。

SOP 是一个具体的操作规程，每一个生产环节都应该细化，使其可以具体操作。应当注重研究和制订的 SOP 包括：农业环境质量现状、评价及动态变化；药用植（动）物的生物学特性及良种选育与复壮等；物种鉴定及种子、种苗标准；栽培技术经验总结及优化组合；病虫害种类、发生规律及综合防治方法研究；农药使用规范及安全使用标准；农药最高残留量及安全间隔期的确定；肥料的合理使用及农家肥的无害化处理；活性成分和指标性成分的积累动态及最佳采收期的确定；药材采收、产地加工方法的研究与改进；药材质量的检测与检验标准；药材的包装、运输与储藏；企业人员培训操作规程；文件档案的建立与管理等。

三、关于药用植物规范化生产的国际法规

国外对药用植物的规范化生产管理工作起步较早。日本在 1988~2002 年期间实施完成了包括黄连、地黄、大黄、当归、柴胡等 53 种生药的“药用植物栽培和品质评价”，并以此为基础于 2003 年公布了《药用植物良好种植和采收规范》（Good agricultural and collection practices for medicinal plants，GACP），从简介、栽培、采收、干燥、包装、贮藏、运输、设备、人员、文件管理、培训和教育、质量控制等 11 个方面规范了药用植物种植和采收的各个环节。

欧洲特殊药物制造业协会于 1998 年在布鲁塞尔会议上提出了 GAP 的概念。欧盟于 1998 年出台了药用和芳香植物优化种植生产质量规范（GAP）条例，并于 2002 年公布了《草药原料良好种植和采收规范细则》（points to consider good agricultural and collection practice for starting materials of herbal origin），从前言、总则、质量保证、人员培训、建筑与设施、设备、文件管理、种子与繁殖材料、栽培、采集、初加工、包装、贮藏与分发等 14 个方面规范了植物材料和药用植物生产、加工的整个过程。

世界卫生组织于 2003 年颁布了《药用植物优良种植和采集规范（GACP）指南》（WHO guidelines on good agricultural and collection practices for medicinal plants），分别对药用植物种植和野生药用植物的采集给予了规范指引，例如世界卫生组织于 2005 年发布了“青蒿种植和采收质量管理规范专论”（WHO GACP for *Artemisia annua* L.）。

以上关于药用植物规范化生产的国际法规的颁布以及逐步实施，显示出世界范围内对植物药来源的生药的质量控制问题正给予越来越多的重视。

（李　萍　陈　君）

扫码“练一练”

第七章　生药资源与可持续利用

生药资源是我国中医药产业生存和发展的物质基础，其保护和利用是相辅相成的：一方面要依靠科学技术和现代化的管理，大力保护和发展生药资源，保证药源的可持续利用；另一方面要采用多学科的综合研究方法和手段，更有效地开发利用资源。

扫码“学一学”

第一节　生药资源概述

生药资源（resources of crude drugs）包括植物药资源、动物药资源和矿物药资源，前两者统称为生物药资源，属于可再生资源（renewable resources），后者称为非生物药资源，为不可再生资源（non-renewable resources）。

野生动植物是主要的生药资源，但随着社会经济高速发展、生态环境恶化、生药需求量的快速增长以及资源的不合理利用，许多野生动植物种类已灭绝或濒危。据统计，目前高等植物每年约灭绝 200 种。根据濒危程度，国际上将濒危物种划分为灭绝（extinct）、野生灭绝（extinct in the wild）、极危（critically endangered）、濒危（endangered）、易危（vulnerable）、低危（lower risk）、数据不足（data deficient）及未评估（not evaluated）等八个等级。我国则将植物的濒危物种等级划分为濒危（endangered）种（处于灭绝危险中的物种）、稀有（rare）种（并不是立即有灭绝危险但分布区有限或仅零星存在的物种）和渐危（vulnerable）种（可以预见的将来很可能成为濒危的物种）。

我国的生药主要来源于植物，根据第三次全国中药资源普查统计，全国共有药用植物 11 146 种（包括亚种、变种和变型，其中大部分为种子植物，约占植物药总数的 90%）、药用动物 1581 种。从种类上来看，我国的生药资源无疑是丰富的。但《中国珍稀濒危保护植物名录（第一批）》收录的 354 种濒危植物中，药用植物超过 160 种，高达 45%。

1987 年国务院发布的《野生药材资源保护管理条例》规定了我国野生药材保护的等级标准，分为三级：一级为濒临灭绝状态的稀有珍贵野生药材物种；二级为分布区域缩小、资源处于衰竭状态的重要野生药材物种；三级为资源严重减少的主要野生药材物种。1999 年国务院颁布的《国家重点保护野生植物名录（第一批）》收录植物 255 种，一级保护 52 种、二级保护 203 种，包括红豆杉属（*Taxus*）所有种（一级保护）和厚朴 *Magnolia officinalis* Rehd. et Wils. 、黄皮树 *Phellodendron chinense* Schneid.（二级保护）等多种重要药用植物。

而 1987 年颁布的《国家重点保护的野生药材物种名录》（第一批）共收载药材 76 种，其中药用植物 58 种，药用动物 18 种。药用植物中，属于二级保护的 13 种，包括人参、杜仲、甘草（3 种）、黄连（3 种）、厚朴（2 种）、黄柏（2 种）、血竭；三级保护的 45 种，如贝母、石斛、紫草、五味子、龙胆、细辛、远志、黄芩、羌活、天门冬、连翘、防风、山茱萸、肉苁蓉等。药用动物的濒危情况更加严重，一级保护的有虎、豹、赛加羚羊、林麝、原麝、马麝和梅花鹿；二级保护的有黑熊、棕熊、马鹿、乌梢蛇、银环蛇、五步蛇、穿山甲、中华大蟾蜍、黑眶蟾蜍、中国林蛙、蛤蚧等。列入《国家重点保护野生动物名录》

的256种动物中，一级保护药用动物67种，二级保护药用动物96种，超过60%。

虽然矿物类生药的品种和临床用量远不及植物类和动物类生药，却是生药中具有一定特殊性和不可替代的重要组成部分。一方面，药用矿物作为“非生物类资源”，具有资源“全部来自于天然资源”和“不可再生性”的显著特点；另一方面，有关矿物药的药用价值评价和利用研究相对薄弱。因此，药用矿物资源的保护和利用也应当引起足够重视。

鉴于生药资源与用药需求和生态保护之间存在的突出矛盾，生药资源的可持续利用（sustainable utilization）已显得非常重要。我国政府已采取一些必要措施保护珍稀濒危药用动植物资源，并大力推动药材产业基地建设，生药资源急剧减少的状况有所缓解，但形势依然不容乐观。因此，如何从生药资源的合理应用、濒危药用动植物资源的保护、新药用资源的寻找等方面开展科学研究和有效管理成为生药资源可持续利用的关键。

第二节 生药资源的保护

生药资源的保护是一项系统工程，需要有国家法律、政策支撑，如建立珍稀濒危药材及道地药材保护区、选择性限制药材出口等；也需要有科技支撑，如野生动植物药材人工栽培与养殖、濒危动植物药材替代品的寻找等。生药资源的保护途径主要包括以下几个方面：

一、完善相关法律法规，加强宣传与执法

《濒危野生动植物种国际贸易公约（Convention on International Trade in Endangered Species of Wild Fauna and Flora，CITES）》是一项在控制野生动植物国际贸易、保护野生动植物方面最有权威、影响最为广泛、约束力最强的国际性公约，旨在通过各国政府采取有效的措施，加强野生动植物进出口管理，共同对过度的国际贸易实行有效的控制，以达到保护野生动植物的目的。目前全世界已有161个国家成为公约的缔约国，我国于1980年正式加入该公约，并认真履行公约义务。我国也是《国际植物保护公约（International Plant Protection Convention，IPPC）》、《生物多样性公约（Convention on Biological Diversity）》缔约国。

我国颁布了系列的法律和法规，如《环境保护法》、《森林法》、《草原法》、《渔业法》以及专门的《野生植物保护条例》、《野生药材资源保护管理条例》、《野生动物保护法》、《陆生野生动物保护实施条例》、《水生野生动物保护实施条例》等，为保护我国重要的濒危药用动植物资源及其生境筑起了坚实的法律防线。此外，国家还发布了针对一些珍稀濒危药用动植物的专项保护通知：如1993年国务院颁发了《关于禁止犀牛角和虎骨贸易的通知》，规定禁止犀牛角和虎骨及其制品的国内、国际贸易，禁止生产含有犀牛角和虎骨成分的中成药，从ChP中取消犀牛角、虎骨及其制剂的药用标准；2000年国务院发布了《关于禁止采集和销售发菜，制止滥挖甘草和麻黄草有关问题的通知》，同年国家经贸委发布了《关于保护甘草和麻黄草药用资源，组织实施专营和许可证管理制度的通知》。根据国家有关法规、条例的要求，结合本地的实际情况，各省、市也相继颁布实施了有关生物资源保护的条例，如《黑龙江省野生药材资源保护条例》、《四川省阿坝藏族羌族自治州野生中药材、菌类植物资源保护管理条例》、《西藏自治区冬虫夏草采集管理暂行办法》、《辽宁省野生珍稀植物保护暂行规定》等。这些法律和法规已建立起了

我国基本的野生动植物保护的法律和实施体系。

此外，在生药资源的保护上，还需要特别注意对野生植物资源保护和利用仍存在的“先开发后保护”的错误观念，即对已明确的濒危物种无论是保护还是利用都有严格的法律规定，而对那些目前资源仍较丰富、仍被大量利用的种类，却没有相应的法律规定，或缺乏有效的管理措施来避免它们陷入濒危境地。因此，对生药资源的开发利用，必须同时将保护和合理利用结合起来考虑，改变“先开发后保护”的观念和模式，在保护好资源的前提下合理开发利用，才能实现中药资源的可持续利用。

二、全面、科学、准确地开展生药资源调查

新中国成立以来，先后于1960~1962年、1969~1973年和1983~1989年进行了三次全国性的中药资源普查。通过第一次普查，出版了一些地方性中药志、中药材手册，并发现了一大批地方习用药材品种，如在对西藏的调查中发现了胡黄连、冬虫夏草、川贝母、大黄等90多种当地习用品种；通过第二次普查，发掘出民间使用的、确有疗效的中草药3000余种，出版了《全国中草药汇编》、《中药大辞典》等专著；通过第三次普查，摸清了全国中药资源种类和中药资源分布规律，提出了指导中药材生产合理布局的中药区划和分区系统，建立了全国中药资源普查技术档案和数据库，出版了6部中国中药资源丛书。

2011年国家中医药管理局组织开展了第四次全国中药资源普查工作。与以往仅从资源学角度开展调查不同，本次中药资源普查试点工作统筹考虑了行业的需求和当前的主要问题，工作任务包括：①调查代表性区域的药用资源的种类、分布等信息，分析研究重点资源的开发和利用情况，研究探索区域内中药资源保护和合理利用的发展思路；②探索建立包括中心平台、监测站和监测点三个层级的中药资源动态监测信息服务体系，提升中药材产业发展的信息化程度；③建立中药材种苗繁育示范基地和种质资源库；④开展与中药资源相关传统知识的调查。本次普查任务的设立体现了与解决中药材产业发展中的关键问题相结合、与中药资源领域基础设施建设相结合、与建立长效机制相结合的原则，为探索中药资源管理机制、建设中药材生产示范基础设施、研究解决中药材质量问题提供了途径和办法。

三、就地保护和迁地保护相结合

在原产地建立野生药材自然保护区，对珍稀濒危药用物种就地保护（*in situ* conservation），既可保证物种的正常生长发育，又能保持物种在原生态环境下的生存能力及种质资源（germplasm resources）。在保护和恢复生态环境基础上，通过封禁、人工管理、人工补种、仿野生栽培等方式开展野生抚育（wild nursery），可加速生药资源的更新和恢复。近年来，川贝母、甘草、黄连、冬虫夏草等生药的野生抚育取得显著进展。

迁地保护（*ex situ* conservation）指通过建立药用植物园、动物园的方式将野生动植物从原产地迁移到条件良好的人工环境中进行繁育，或通过离体保存（*in vitro* conservation）的方式建立种子库、基因库、细胞库等保存物种的种质，是一种保护濒危物种的有效方式，同时还可以研究这些物种的生物学和生态学特性，以保护物种和扩大种源。

四、对野生动植物进行引种与驯化，实现人工栽培与养殖

对野生动植物进行引种（introduction）与驯化（domestication），实现人工栽培

（cultivation）与养殖（reproduction），变野生药材为家种、家养，建立规范的药材 GAP 基地，不仅可以有效保证生药的质量，而且可以保护野生药材资源，是生药资源可持续利用的重要措施。

我国建立了一批中药材 GAP 基地。至 2014 年，已有 66 个中药材品种获得了中药 GAP 认证，已认证 GAP 基地 152 个。认证基地达 3 个以上的中药材品种有人参、丹参、山茱萸、三七、板蓝根、麦冬、石斛、附子、金银花、红花、黄芪、玄参、鱼腥草、黄连、川芎、银杏叶、地黄、当归和贝母等 19 个，基本保证了大宗常用中药材的用药需求。据调查，在我国市场上流通的 1000 余种中药材中，常用的有 500~600 种，其中主要依靠人工栽培的已达 250 多种，如板蓝根、地黄、山药、茯苓、党参、当归、黄连、川芎、乌头、浙贝母、延胡索、白芍、金银花、天麻、麦冬、巴戟天、佛手、广藿香等。在长期的人工栽培实践中，通过系统选育、杂交、诱变、多倍体育种等手段，获得了浙贝母、延胡索、地黄、吴茱萸、栝蒌、薄荷、牛膝、青蒿等众多的优质高产新品种。此外，在引进国外药用物种方面，已成功引种了颠茄、西洋参、洋地黄、金鸡纳、西红花、丁香、白豆蔻、番泻叶、安息香等，解决了一些进口药材资源紧缺的问题。

我国在药用动物的饲养驯化方面也取得了长足进步，如麝、鹿、熊的饲养。以鹿为例，20 世纪 50 年代初期，仅东北等少数地区养鹿，年产鹿茸 300 公斤左右，药用的绝大部分靠野生猎取。此后，在国家有关部门的组织和支持下，鹿的饲养范围和规模逐步扩大，品种从梅花鹿扩展到马鹿、赤鹿等。现今吉林省已成为我国梅花鹿养殖最成功、规模最大的地区，已在东丰、敦化、四平和双阳等地建立了 4 个规范化养殖基地，梅花鹿存栏数达 20 多万头，年产鹿茸 200 余吨。

对于有些自然繁殖能力低、资源极其珍稀濒危的药用植物，则可以应用组织细胞培养技术开展大规模无性繁殖，在较短时间内得到大量的新生植株，不仅可以保留母本的遗传特性，还可以脱毒、实现工业化生产，有效减轻对野生资源的压力，这对珍稀濒危物种的保护和资源再生尤其重要。铁皮石斛 *Dendrobium officinale* Kimura et Migo 在自然情况下生长缓慢，繁育率低，长期的过度开采导致野生资源日益枯竭。利用组织培养和不定芽快速繁殖技术，有效地提高了铁皮石斛种苗的繁殖速度，现已实现规模化生产，有效地保护了其野生资源。

五、合理采收，维持动植物资源的自然繁衍更新能力

合理采收，既可保证生药品质，还可以保证药材原动植物的再生能力和资源的良性循环。合理采收主要体现在采收方法、采收季节和采收量三个方面。

1. 采收方法　药材的采收除获得药用部位外，还应注意保证药材原动植物的再生能力和资源的良性循环。采用边挖边育、挖大留小、挖密留疏等采收方法是最值得推广的方法。如野生黄花蒿每间隔 200 米留 2~3 株健壮植株，花后结实，以利于种群更新。过去将胡黄连的茎苗作废物弃去，西藏、云南等地开展了用其茎苗作繁殖材料的研究，为保护胡黄连资源奠定了基础；吉林省在采收刺五加时，采取留幼株并保留部分根茎在土内的方法，保护了刺五加资源。我国对黄檗、杜仲、肉桂、厚朴等药用植物采取环状剥皮技术获取皮类生药，取代传统的伐木取皮，产生了较好的保护效果。藏药独一味为唇形科植物独一味 *Lamiopllomis rotata*（Benth.）Kudo 的带根全草，由于独一味只在高海拔的高寒地区生长，资源稀少，在大量研究证明其地上部分与根及根茎所含成分基本一致的基础上，ChP 自 2010 年版将其药用部位修改为地上部分，保留其根部使之得以继续繁育。

2. 采收季节 在药用部位主要活性成分积累到最高时，并避开药用动植物的繁殖期，进行适时采收，如在采收全草和枝叶类生药时，应尽量在果实成熟后进行，便于利用种子维持种群的自然繁衍更新；而在采收树皮类生药时，应选择形成层活动能力旺盛的季节进行。

3. 采收量 野生或半野生药用动植物药材采收应坚持“最大持续产量（maximum sustainable yield）”原则，根据每一种药用动植物资源的再生能力进行合理采收，合理的采收量应控制在年最大允收量范围之内，保证常采常生、永续利用。年最大允收量因药用部位不同而异，一般根和根茎类药材为10%，茎叶类药材为30%~40%，花和果实类药材为50%。若超负荷采收，资源得不到及时补充和恢复，则会导致资源减少，甚至消亡。

第三节 生药资源的可持续利用

生药资源保护的最终目的是为了可持续利用，只有“在保护中合理利用，以合理利用促保护”，才能最大程度地实现可持续发展。为此，需要遵循两条基本原则：一是要符合自然生态系统中的能量、物质循环的自然规律；二是要符合经济开发中物尽其用，综合开发、效益最大化的经营法则。生药资源的开发利用，既要科学、充分、合理、有效地利用已有的药物资源，同时也要广泛深入地去发掘药物新资源和新用途，使之在合理开发利用的前提下得到丰富、发展和可持续利用。

生药资源的开发利用包括以提供药材和原料为主的初级开发利用、以发掘新药源和开发新药为主的二级开发利用、以发挥生药多种用途而达到物尽其用的综合开发利用等不同层次上展开，其方法和手段也有所不同。

一、积极寻找濒危动植物药材和国外进口药材的替代品

药材的替代品，亦称代用品，是指在特定条件下，当正品药材严重缺乏而无法获得时，经过比较研究并报有关管理部门批准，可替代用之的药效相同或相近的品种。

随着中医药产业的发展，疗效卓著、用途广泛、需求量大的稀有和濒危的药用动植物资源压力日益增大，积极寻找其有效的替代品，不仅可以解决临床应用等方面的市场需求，更重要的是可以降低稀有药用动植物的濒危程度。例如，肉苁蓉为著名的滋补壮阳药，有补肾阳、益经血、润肠通便等功效，素有“沙漠人参”之美誉，但近年由于大规模采挖、寄主植物遭破坏等原因导致其资源日渐短缺，通过对同属植物肉苁蓉、管花肉苁蓉和盐生肉苁蓉等进行系统比较研究，发现地区习用品管花肉苁蓉 *Cistanche tubulosa*（Schrenk）Wight 与肉苁蓉 *C. deserticola* Y. C. Ma 的化学成分和主要药效基本相同，而且有效成分松果菊苷含量更高，资源相对丰富，可以作为肉苁蓉的替代品使用。2005年版ChP正式收载该品种，缓解了肉苁蓉资源紧缺的问题。另外，川贝母野生资源由于生境遭破坏、多年采挖、自然繁殖率低等原因已趋匮乏，基于植物分类学、植物化学、药效学、毒理学等一系列基础研究的成果，将有长期栽培和药用历史、有稳定资源量的瓦布贝母 *Fritillaria unibracteata* Hsiao et K. C. Hsia var. *wabuensis*（S. Y. Tang et S. C. Yue）Z. D. Li，S. Wang et S. C. Chen 和太白贝母 *Fritillaria taipaiensis* P. Y. Li 作为川贝母基原收载入2010年版ChP，对保证川贝母商品的稳定供应和临床使用起到了积极作用。在动物药研究方面，如采用水牛角代替犀角、狗骨代替虎骨等，体现了对珍稀濒危动物的关注与保护。

寻找国外进口药材的国产替代品也有许多实例，如，以西藏胡黄连（*Picrorhiza*

scrophulariiflora）替代进口胡黄连（*P. kurrooa*），以新疆阿魏（*Ferula sinkiangensis*）和阜康阿魏（*F. fukangensis*）替代进口阿魏（*F. assafoetida*），以国产沉香（白木香 *Aqulilaria sinensi* 含树脂的心材）替代进口沉香等，这些药效相近的国产药材代替进口品种，特别是近年推广的人工结香技术更为有效地扩大了国产沉香的生药资源，缓解了市场需求。

二、积极开发人工代用品和合成品

人工代用品和人工合成品是解决珍稀、濒危名贵药材的重要途径之一。例如，牛黄为牛的干燥胆结石，系我国传统名贵中药材，是许多著名中成药如安宫牛黄丸、牛黄清心丸、牛黄上清丸等的重要原料之一，但由于天然牛黄药源极少、价格昂贵，长期以来不能满足临床用药需求。为此，我国自20世纪中期即开始了天然牛黄的代用品研究，经过近半个世纪的努力，共研发出了三种代用品：人工牛黄（即参照天然牛黄所含的化学成分，由牛胆粉、胆酸、猪去氧胆酸、牛磺酸、胆红素、胆固醇、微量元素等加工制成）；培植牛黄（即在牛胆囊中植入异物，人为使胆囊中胆汁感染，使可溶性胆汁凝固、沉积而形成）；体外培育牛黄（即根据天然牛黄形成机理，应用现代生物工程技术，模拟体内胆红素钙结石形成的生化过程，在体外牛胆囊胆汁内培育而形成）。这些代用品的推出，基本解决了我国牛黄资源极度稀缺的问题。ChP 收载的相关中成药，除少数特殊品种外，绝大部分处方已改为人工牛黄或体外培育牛黄。此外，人工麝香、采用发酵工程获得的虫草菌丝体等都相继开发成功并作为新药（药材）上市，广泛作为生产各种中成药的原材料。

三、扩大药用部位，提高资源利用率

扩大和利用传统非药用部位也是开发利用生药资源的一个重要途径。目前使用的中药材往往取自植物或动物体的某一部位，如仅用植物的根、根茎、叶、花或果实等，或者仅用动物的角、骨、甲（壳）等，其余部分作为非药用部位常被作为废料丢弃，很少根据再生增值的综合利用原则进行探索、研究。为了提高资源利用率，可以通过系统的化学、药理学及毒理学研究，科学评价传统非药用部位的药用价值，从而扩大药用部位。如人参传统上以其根入药，而人参的茎、叶中人参皂苷的含量都较高可作为提取人参皂苷的优良资源。此外，三七根茎、钩藤的茎枝、黄连的地上部分和须根、杜仲叶、苏木根、由砂仁叶提取的挥发油等，都已供药用。

另外，同一药材中往往含有多种化学成分，具有多样的生理活性。如山莨菪含多种莨菪烷类生物碱，各有不同的生理活性和治疗功能：阿托品和后马托品用于胃肠解痉、眼科散瞳；东莨菪碱用于治疗各种中毒性休克、眩晕病；樟柳碱用于治疗偏头痛型血管性头痛、视网膜血管痉挛、神经系统炎症和有机磷中毒等。

四、以化学成分为线索，发现新的药用资源

根据植物化学分类学（chemotaxonomy of plants）中“亲缘关系相近的植物类群具有相似的化学成分”的理论，可以有方向、有目的的从同科属亲缘关系较近的种类中寻找新的药用资源，或从已知含有特定成分的植物类群中选择含量高的种类作为最佳的药用资源。

“寿比南”（serpina）为20世纪50年代我国进口的一种降压及安定药，系从印度产药用植物蛇根木 *Rauvolfia serpentina*（Linn.）Benth. ex Kurz 中提出的总生物碱，其主要活性成分为利血平（reserpine）。我国没有蛇根木分布，但在海南、广东等地分布有同属植物萝芙木

R. verticillata（Lour.）Baill.，研究发现，萝芙木不仅含有利血平，而且其总生物碱的降压作用温和、缓慢而持久，副作用少而轻微，萝芙木总碱以“降压灵”之名成为产品。进一步研究证实，国产萝芙木属（*Rauvolfia*）的大部分种类均可作为利血平的资源植物加以利用。

薯蓣属植物（*Discorea* spp.）因含有合成甾体激素类药物的主要原料—薯蓣皂苷元（diosgenin）而倍受关注，研究发现薯蓣皂苷元主要集中在薯蓣属根茎组（Sect. *Stenophora*）植物的根茎中。如三角叶薯蓣 *D. deltoidea* Wall. 含薯蓣皂苷元 1.8%～5.4%，盾叶薯蓣 *D. zingiberensis* C. H. Wright 含 1.05%～4.90%，现作为薯蓣皂苷元的优良资源植物大面积推广栽培。

莨菪烷类生物碱是一类重要的药用活性成分，经过重点筛选国产茄科植物发现，此类成分主要集中分布于亲缘关系密切的茄族天仙子亚族、向阳花亚族以及曼陀罗族植物中，其中矮莨菪 *Przewalskia shebbearei*（C. E. C. Fischer）Kuang 和青海矮莨菪 *P. tangutica* Maxim. 生物碱含量较高且具有生产价值。

五、从动植物中发现活性部位或活性成分并开发成为新药

从动植物中发现活性部位或活性成分并开发成为新药，可以充分发挥资源优势，扩大资源利用范围，促进资源的深度利用。用于治疗神经系统疾病（如老年痴呆症、帕金森病、脑梗死等）及心血管疾病（冠心病、高血压、高血脂等）的银杏提取物和用于防治抑郁症、调节情感障碍和情绪失调的贯叶连翘提取物等是有效部位开发成为药物的典型代表，而从小檗属植物中提取抗菌消炎药物黄连素、从千金藤属植物中提取催眠、镇痛药物罗通定（颅痛定）、从岩白菜属植物中提取治疗气管炎药物岩白菜素、从蛇足石杉中提取治疗老年痴呆药物石杉碱甲等为植物中活性成分开发为新药的成功案例。

有些动植物含有的某些成分可作为新药的半合成原料，通过结构改造可制成高效、低毒的新药物。例如，从红豆杉枝叶中提取 10-去乙酰巴卡亭Ⅲ（10-deacetylbaccatin Ⅲ），再经过化学半合成生产紫杉醇和多烯紫杉醇，是一条在不破坏红豆杉野生植物资源基础上实现资源可持续利用的有效途径；云南产草药三分三中莨菪碱达 1%，经化学方法处理，可转化为常用药品阿托品；从黄藤茎木中提取巴马亭，经氢化后得到延胡索乙素，比从延胡索中直接提取延胡索乙素更经济实用；从丹参中提取丹参酮 $Ⅱ_A$，经磺化后得到的丹参酮Ⅱ磺酸钠，大大增强了水溶性，获得了更高疗效的新药物。天然化学成分经结构修饰后用于临床的成功实例还有甲基斑蝥素、羟基斑蝥素、亚硫酸穿心莲内酯、甲基青蒿素（青蒿醚）及青蒿酯钠等。

六、应用生物技术大规模生产动植物中的药用成分

生物技术（biotechnology）又称生物工程（bioengineering），是指运用生物化学、分子生物学、微生物学、遗传学等原理与生化工程相结合，以工业规模利用现有生物体系制造产品，即将活的生物体、生命体系或生命过程产业化的技术。近年来，以基因工程、细胞工程、酶工程、发酵工程为代表的现代生物技术迅猛发展，并日益影响和改变着人们的生产和生活方式，在生药资源的研究与开发方面也具有十分广阔的应用前景。

应用生物技术大规模生产动植物中的药用成分，已成为获得药用成分的重要途径之一。例如，紫草的细胞培养已获得成功，培养物中乙酰紫草素的含量达到原植物含量的 4.7 倍，采用紫草细胞培养生产紫草宁已成功产业化，为保护天然紫草资源提供了重要途径。水蛭

素（hirudin）是从水蛭中发现的、迄今为止作用最强的特异性凝血酶抑制剂。但由于生境遭到破坏、过度利用等原因，从野生水蛭中提取水蛭素受到资源短缺的制约，成本高昂。应用基因工程技术工业化生产的结构、药理活性与天然水蛭素基本相同的重组水蛭素（recombinant hirudin）已成功上市。无疑是应用基因工程手段生产有效成分的成功范例。

近年来，采用合成生物学（synthetic biology）方法，利用基因工程技术将药用成分生物合成途径的系列基因或关键基因导入到微生物或植物中，使其大量生产所需成分，已成为获取天然药用成分一种有效策略。青蒿素（artemisinin）是含过氧桥的倍半萜内酯，是目前治疗抗氯喹疟疾和脑型疟疾药中效果最好、毒性最低的药物。黄花蒿 *Artemisia annua* L. 中青蒿素含量很低（约 0.01%~0.80%），且青蒿素分子结构较为复杂，很难采用化学全合成的方法生产青蒿素。青蒿素的生物合成主要包括四大步（图 7-1）：①通过甲羟戊酸途径和非甲羟戊酸途径形成法尼基焦磷酸（farnesyl pyrophosphate，FPP）；②在紫穗槐-4，11-二烯合酶（amorpha-4，11-diene synthase，ADS）作用下，FPP 环化形成紫穗槐-4，11-二烯；③细胞色素 P450 酶 CYP71AV1 及其伴体细胞色素还原酶 CPR 共同催化紫穗槐-4，11-二烯为青蒿醇、青蒿醛和青蒿酸的三步氧化反应，同时青蒿醛在双键还原酶（DBR2）作用下转化为二氢青蒿醛，最终形成二氢青蒿酸；④二氢青蒿酸通过不依赖于酶的光氧化反应形成青蒿素。目前，采用合成生物学方法将青蒿素生物合成途径的一系列基因引入到酿酒酵母中，高效合成青蒿素的前体物质青蒿酸，再通过化学转化的方法大量制备青蒿素，从而实现了青蒿素在发酵罐中的产业化生产。

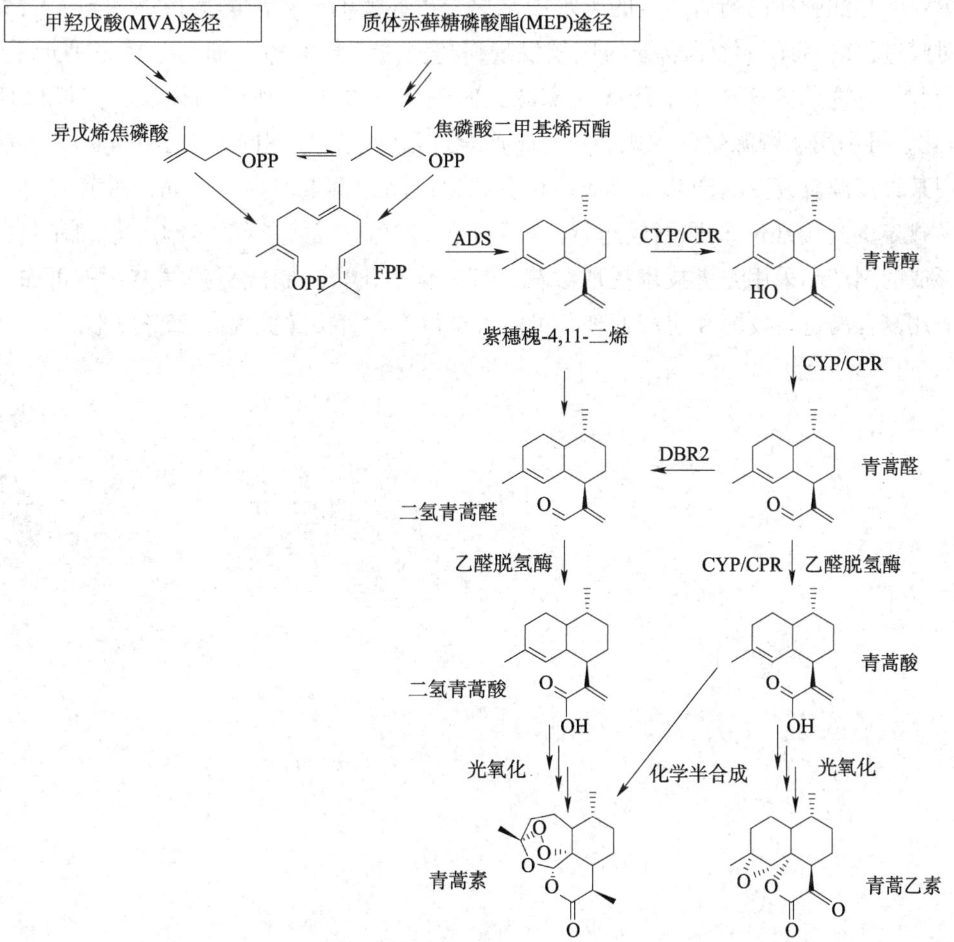

图 7-1　青蒿素的合成途径

七、加强药用动植物多方面开发利用

除作为医疗用途外，药用动植物资源在农药、食品添加剂、化妆品等方面也大有可为。例如从除虫菊、鱼藤、苦楝子、雷公藤中开发出了低残留、低成本及无公害的生物农药；从姜黄、栀子、紫苏、紫草、红花、茜草等药用植物中开发出种类繁多、安全性高的天然食用色素；从罗汉果、甘草中得到的罗汉果皂苷、甘草酸可作为低热量无糖甜味剂供糖尿病人食用。随着科学研究的不断深入，生药资源的开发利用将会在广度和深度上取得新的突破。

值得提及的是，我国具有很长的海岸线，具有丰富的海洋生物资源，但只有少数海洋生物如海藻、海马等作为药物应用，从海洋中发现新的生药资源大有可为。

八、加强对副产品、废弃物的深加工和综合利用

近年来，随着中药产品市场需求的不断扩张，中药生产、加工过程中的副产品、废弃物产生量也逐年增加，环境承载压力进一步加大，加之国家相关清洁生产和生态环境保护法律的完善，对副产品、废弃物的有效处置与资源化利用是中药产业提质增效和绿色发展的必由之路。研究人员提出了两种新的中药副产品处理方式：①深加工。根据中药资源 产业副产品的组成成分和理化性质，运用现代工艺和技术手段，提取、纯化和富集具有再利用价值的有效成分，从而获得质量稳定，有效成分含量高、纯度高的高附加值产品。例如，采用 PVDF 超滤膜在制药后产生的废水中富集青皮挥发油，精油的截留率达到 67.5%，且通过对膜过程前后样品化学成分的比较发现，超滤法富集的挥发油与原挥发油近乎一致。②综合利用。这种方式改变了传统对资源只实现部分或单一利用的做法，遵循循环经济“减量化、再利用、资源化”原则，通过生产全过程管理，以不同方法手段全面、多次、反复利用某种资源及废弃副产品，形成多种资源化产品和再生产品。例如，对薄荷按《中国药典》规定的药用部位 提取制成药品，对剩下的残草副产品进行加工制成 有机肥料，对提油后形成的副产品采用先进技术提取蒙花苷等三萜类化合物制成免疫调节剂。再如，对甘草药渣用复合酶进行发酵和超声处理，可使黄酮得率比直接醇提提高 25%以上。

扫码“练一练”

（陈道峰）

下篇

各类生药分述

第八章　菌类 Fungi

菌类植物不是一类具有自然亲缘关系的类群，是没有根、茎、叶分化、一般无光合作用色素、依靠现存的有机物质生活的一类低等植物。按其营养方式可分为寄生和腐生：从活的生物体吸取养分者为寄生，从死亡的动植物体或无生命的有机物吸收养分者为腐生。

菌类可分为细菌门、黏菌门和真菌门。菌类生药均属真菌门。

真菌的营养体一般都是由向四周伸展的分枝丝状体所构成，称菌丝体（mycelium），个别的丝称菌丝（hyphae）。多数真菌的菌丝都有横隔壁，把菌丝隔成许多细胞，菌丝的每一部分都有潜存的生长能力，菌丝壁（细胞壁）大多数由几丁质（chitin）所组成。真菌营养体的结构是很疏松的，但是，当环境条件不良或繁殖时，菌丝体上的菌丝相互紧密地缠结在一起，变态成菌丝组织体。常见的菌丝组织体有菌核（sclerotium）、子座（stroma）和根状菌索（rhizomorph）。

菌核是真菌为了渡过不良环境，菌丝体上的菌丝密结、特化所形成的菌丝休眠体。菌核质地坚硬，在适宜的条件下，可萌发成菌丝体或子实体（真菌的有性孢子，容纳在一个菌丝组织结构上的结构类型）。

子座真菌的子座是容纳子实体的褥座，是由疏丝组织（prosenchyma）和拟薄壁组织（pseudoparenchyma）构成的，一般呈垫状。子座形成后，往往随即在上面产生子实体，所以子座是真菌从营养阶段到繁殖阶段的一种过渡形式，也有助于度过不良环境。

扫码“学一学”

子实体是真菌（多是高等真菌）在生殖时期形成的具有一定形状和结构、能产生孢子的菌丝体结构，如灵芝。

真菌的菌丝体有的可以纠结成绳索状，外观和高等植物的根相似，故称为根状菌索。根状菌索能抵抗不良环境，遇到适宜的条件可从顶端的生长点恢复生长。

常见的菌类生药有冬虫夏草、麦角、茯苓、猪苓、灵芝、云芝等。菌类生药主要化学成分有多糖类、核苷类、氨基酸类、生物碱类、蛋白酶类、甾醇类和三萜类，其中多糖类成分分布较普遍，而且多糖类成分大多数有增强免疫及抗肿瘤作用。近年来，对菌类生药中的核苷类成分和三萜酸类成分研究渐多。

冬虫夏草 Cordyceps

（英）Chinese Caterpillar Fungus

【来源】麦角菌科真菌冬虫夏草菌 *Cordyceps sinensis*（Berk.）Sacc. 寄生在蝙蝠蛾科昆虫幼虫体上的子座和幼虫尸体的干燥复合体。

【植物形态】子座出自寄主的头部，单生，稀 2~3 个，细柱形；子座头部棕色，稍膨大，其上密生多数子囊壳，壳内有多数线性子囊，每一子囊内有 2~4 个具隔膜的子囊孢子。夏季，子囊孢子从子囊射出后，产生芽管（或从分生孢子产生芽管），芽管穿入寄主幼虫体内生长，染病幼虫钻入土中，冬季形成菌核，幼虫死亡。翌年夏季，从幼虫尸体的前端生出子座，成为冬虫夏草。（彩图 5）

【采制】6~7 月子座出土后，孢子未发散时采挖，晒至 6~7 成干，除去杂质，晒干或低温干燥。出口品需喷黄酒软化，整理平直，按一定个数扎成小把。

【产地】主产于青海玉树、西藏昌都、四川甘孜等地。甘肃、贵州亦有少量出产。

【性状】由虫体与从虫头部长出的真菌子座相连而成。虫体似蚕，长 3~5cm，直径 0.3~0.8cm；表面深黄色至黄棕色，有环纹 20~30 个，近头部的环纹较细；头部红棕色，有足 8 对，中部 4 对较明显；质脆，易折断，断面略平坦，淡黄白色。子座细长圆柱形，长 4~7cm，直径约 0.3cm；表面深棕色至棕褐色，有细纵皱纹，上部稍膨大；质柔韧，断面类白色。气微腥，味微苦。（图 8-1，彩图 5）

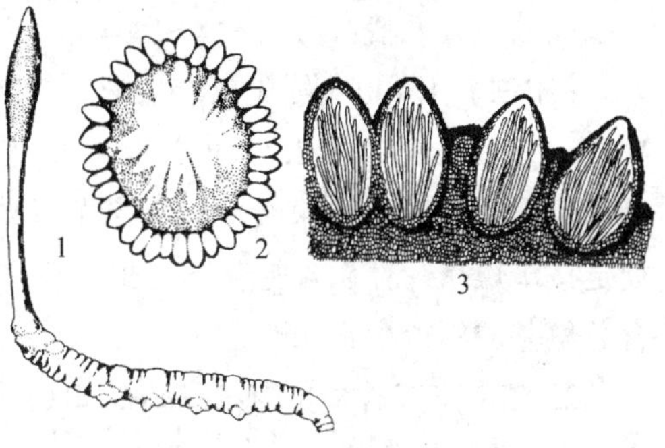

图 8-1　冬虫夏草

1. 全形；2. 子座横切面（示子囊壳）；3. 子囊壳放大（示子囊）

【显微特征】虫体表面观黄棕色或棕色，表面显颗粒性，着生长短不一的锐刺毛和长绒毛。横切面不规则形，四周为虫体的躯壳，外表可见短刺毛；躯壳内为大量菌丝，其间有裂隙。（彩图 6）

【化学成分】①核苷类　含虫草素（cordycepin，即 3′-脱氧腺苷 3′-deoxyadenosine）、腺嘌呤（adenine）、腺苷（adenosine）、尿嘧啶（uracil）、尿苷（uridine）、鸟嘌呤（guanine）、鸟苷（guanoside）、次黄嘌呤（hypoxanthine）、次黄嘌呤核苷（hypoxanthine nucleoside）、胸腺嘧啶（thymine）等。②氨基酸、肽及蛋白质类　含粗蛋白约 25%，水解后得天门冬氨酸等 17 种氨基酸。另含 19 种游离氨基酸。③糖和醇类　虫草及虫草菌丝体含碳水化合物约 30%，如虫草酸（cordycepic acid，即 D-甘露醇 D-mannitol）；半乳甘露聚糖（galactomannan），系由 D-半乳糖（D-galactose）与 D-甘露糖（D-mannose）组成。④甾体类 含麦角甾醇（ergosterol）、Δ^3-麦角甾醇（Δ^3-ergosterol）、麦角甾醇过氧化物（ergosterol peroxide）、胆甾醇（cholesterol）、胆甾醇棕榈酸酯（cholesteryl palmitate）、菜油甾醇（campesterol）和二氢菜籽甾醇（dihydrobrassicasterol）等。此外，还含脂肪酸类成分。

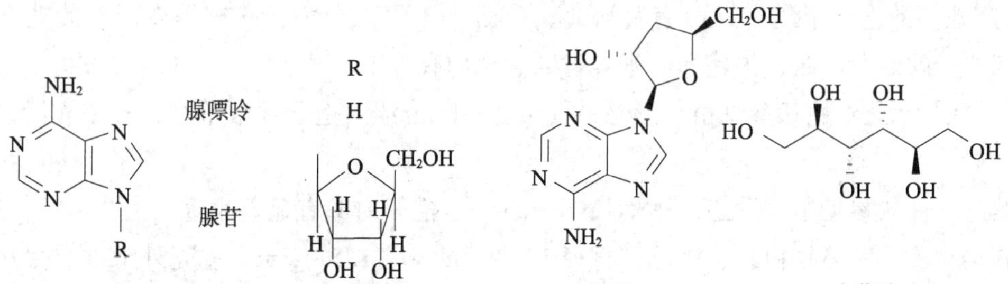

虫草素　　虫草酸

【检查】铅不得过 5mg/kg；镉不得过 0.3mg/kg；汞不得过 0.2mg/kg；铜不得过 20mg/kg。

【含量测定】采用 HPLC 法测定腺苷。粉末用 90%甲醇加热回流提取，以十八烷基硅烷键合硅胶为固定相，磷酸盐缓冲液（pH 6.5）-甲醇（85：15）为流动相，检测波长 260nm，外标法计算含量。按干燥品计算，含腺苷不得少于 0.010%。

【药理作用】①免疫调节作用　对机体非特异性免疫包括红细胞免疫、单核巨噬细胞系统、自然杀伤细胞等具有调节作用；同时对机体细胞免疫和体液免疫也呈现双向调节作用。②肾脏保护作用　对肾炎、肾衰、药物和缺血造成的肾损伤均有一定的防治作用。③抗心肌缺血和心律失常作用　水提液可使离体豚鼠及兔心率减慢、心输出量和冠脉流量增加，能明显对抗乌头碱、氯化钡诱发的大鼠心律失常。此外，还有抗肿瘤、抗衰老、抗应激等作用。

【功效】 性平，味甘。能补肺益肾，止血化痰。用于肾虚精亏，阳痿遗精，腰膝酸痛，久咳虚喘，劳嗽咯血。用量3~9g。

【附注】 1. ChP收载的抗心律失常药物—虫草头孢菌粉Cordyceps Cephalosporium Mycelia，系从新鲜冬虫夏草中分离得到的麦角菌科真菌虫草头孢 *Cephalosporium sinensis* Chen. sp. nov. 经液体深层发酵所得菌丝体的干燥粉末。其所含成分与天然虫草相近，ChP规定按干燥品计算，含腺苷不得少于0.2%；含甘露醇类物质以甘露醇计，不得少于7.0%；含总氨基酸不得少于25%。

2. 湖南产亚香棒虫草 *C. hawkesii* Gary 及四川产凉山虫草 *C. liangshanensis* Zhang, Liu et Hu 在民间亦作药用。

灵芝 Ganoderma

（英）Glossy Ganoderma

【来源】 多孔菌科真菌赤芝 *Ganoderma lucidum*（Leyss. ex Fr.）Karst. 或紫芝 *G. sinense* Zhao, Xu et Zhang 的干燥子实体。

【植物形态】 赤芝　菌盖（菌帽）木栓质，半圆形或肾形，宽12~20cm，厚约2cm，皮壳坚硬，幼嫩时淡黄色，渐变为红褐色，有光泽，具环状棱纹和辐射状皱纹，边缘薄而平截，常稍内卷。菌盖下表面菌肉白色至浅棕色，由无数细孔状菌管构成，内生担子及担孢子。菌柄侧生，长达19cm，粗约4cm，红褐色至紫褐色，有漆样光泽。孢子细小，黄褐色。（彩图7）

紫芝　菌盖与菌柄的皮壳呈紫黑色或黑色；菌肉锈褐色。

【采制】 全年采收，除去杂质，剪除附有的朽木、泥沙或培养基质的下端菌柄，阴干或40~50℃烘干。

【产地】 灵芝产于华东、西南及河北、山西、江西、广西、广东等省区。紫芝产于浙江、江西、湖南、广西、福建和广东等省区。现均有人工培植。

【性状】 赤芝　性状参见植物形态，气微香，味苦涩。孢子顶端平截，外壁光滑，内壁粗糙。

紫芝　性状参见植物形态，菌柄长17~23cm。孢子内壁有显著小疣。

栽培品　子实体较粗壮、肥厚，直径12~22cm，厚1.5~4cm。皮壳外常被有大量粉尘样的黄褐色孢子。（彩图7）

【显微特征】 粉末浅棕色、棕褐色至紫褐色。①菌丝散在或黏结成团，无色或淡棕色，细长，稍弯曲，有分枝，直径2.5~6.5μm。②孢子褐色，卵形，顶端平截，外壁无色，内壁疣状突起，长8~12μm，宽5~8μm。（彩图8）

【化学成分】 ①三萜类　如灵芝酸（ganoderic acid）A~H等，灵芝烯酸（ganoderenic acid）A~D等，赤芝酸（lucidenic acid）A、B、C、D_1、D_2、E_1、E_2、F，灵赤酸（ganolucidic acid）A、B、C以及赤孢子内酯（ganosporelactone）A、B等。②多糖类　如灵芝多糖（ganoderan）A、B、C等。此外，还含有核苷类、氨基酸类和蛋白质等。

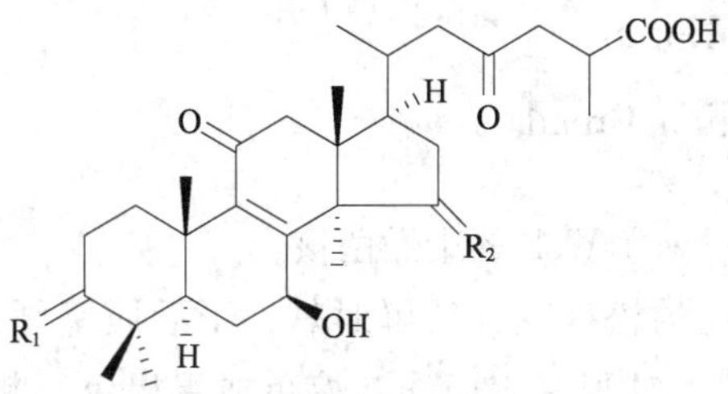

灵芝酸A　R_1=O　R_2=α-OH, β-H

灵芝酸B　R_1=β-OH, α-H　R_2=O

灵芝酸C　R_1=β-OH, α-H　R_2=5-OH, β= H

灵芝酸D　R_1 = R_2 = O

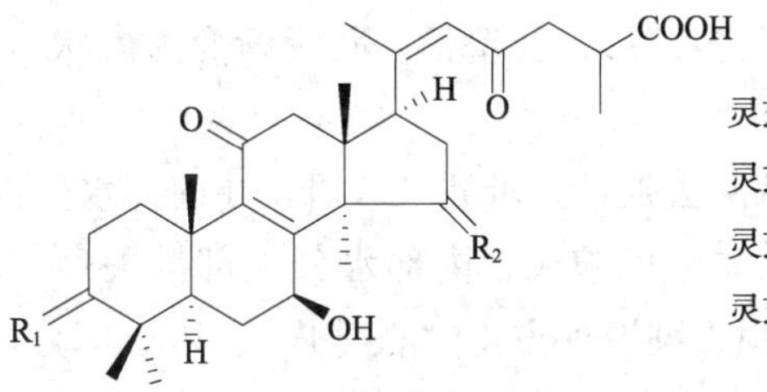

灵芝烯酸A　R_1=O　R_2=α-OH, β-H

灵芝烯酸B　R_1=β-OH, α-H　R_2=O

灵芝烯酸C　R_1=β-OH, α-H　R_2 = α-OH, β= H

灵芝烯酸D　R_1 = R_2 = O

【理化鉴别】TLC　粉末用乙醇提取，滤过，滤液蒸干，残渣加甲醇溶解作供试品，以灵芝对照药材作对照，用硅胶G板，石油醚（60~90℃）-甲酸乙酯-甲酸（15：5：1，上层）展开，紫外光灯（365nm）下检视。供试品色谱中，在与对照药材色谱相应的位置上，显相同颜色的荧光斑点。

粉末用水提取，残渣加水溶解，加乙醇，离心取沉淀物，加三氟乙酸水解，取上清液作为供试品溶液。以半乳糖、葡萄糖、甘露糖和木糖作对照，用硅胶G板，正丁醇-丙酮-水（5：1：1）展开，对氨基苯甲酸溶液显色。供试品色谱中，在与对照品色谱相应的位置上，显相同颜色的荧光斑点。

【检查】水分不得过17.0%；总灰分不得过3.2%。水溶性浸出物不得少于3.0%。

【含量测定】采用硫酸蒽酮法测定总多糖含量。按干燥品计算，含灵芝多糖以无水葡萄糖计，不得少于0.90%。

采用比色法测定三萜及甾醇含量。按干燥品计算，含三萜及甾醇以齐墩果酸计，不得少于0.50%。

【药理作用】①免疫增强作用　灵芝多糖能增强正常小鼠的非特异性免疫能力，促进细胞免疫和体液免疫功能。②抗肿瘤作用　灵芝多糖对Lewis肺癌和结肠癌具有抑制作用。③镇静作用　灵芝醇提物能延长戊巴比妥钠睡眠时间，显示对巴比妥类药物有协同作用。此外，尚有抗惊厥、镇痛、止咳祛痰平喘、抗肝损伤、抗辐射等作用。

【功效】性平，味甘。能补气安神，止咳平喘。用于心神不宁，失眠心悸，肺虚咳喘，虚劳短气，不思饮食。用量6~12g。

【附注】USP-HMC采用HPLC-一标多测法测定总三萜。粉末用乙醇加热回流提取，提取液用C_{18}固相萃取小柱处理后作为供试品溶液。以十八烷基硅烷键合硅胶为固定相，乙腈-0.075%磷酸溶液为流动相，梯度洗脱，检测波长257nm。以ganoderic acid A为参照物，其相对于ganoderenic acid C、ganoderic acid C_2、ganoderic acid G、ganoderenic acid B、ganoderic acid B、ganoderic acid A、ganoderic acid H、ganoderenic acid D、ganoderic acid D、ganoderic acid F的校正因子分别为0.51、1.05、1.18、0.45、1.10、1.00、1.54、0.51、1.08、1.45。按干燥品计算，含总三萜以上述各个三萜的总量计，不得少于0.3%。

茯苓 Poria

（英）Indian Bread

【来源】多孔菌科真菌茯苓 *Poria cocos*（Schw.）Wolf 的干燥菌核。

【植物形态】菌核寄生于地下 20~30cm 处的松根上，新鲜时软，干后质坚硬；形状、大小不一，小者如拳，大的可达数公斤，多呈类球形。表面淡灰棕色或黑褐色，断面近外皮处粉红色，内部白色。子实体生于菌核表面成一薄层，平伏，伞形，直径 0.5~2cm，近无柄；菌管多数，着生于子实体下面，管孔多角形，孔壁薄，孔缘渐变为齿状；孢子长方形至近圆柱形，有一斜尖。

【采制】多于 7~9 月进行采挖，挖出后除去泥沙，堆置“发汗”（内部水分渗出）后，摊开晾至表面干燥，再“发汗”，反复数次至现皱纹、内部水分大部散失后，阴干，称“茯苓个”；或将鲜茯苓按不同部位切制，用刀削取外皮得“茯苓皮”；中心部分切成块片，称“茯苓块”和“茯苓片”，带棕红色或淡红色部分切成的片块称“赤茯苓”，近白色部分切成的片块称“白茯苓”。带松根者称“茯神”。

【产地】主产于云南、安徽、湖北、河南等省，以云南产品质最佳，称“云苓”，安徽产量最大，称“安苓”，销全国并出口。现多为人工培植品。

【性状】茯苓个　呈类球形、椭圆形、扁圆形或不规则团块，大小不一。外皮薄而粗糙，棕褐色至黑褐色，有明显的皱缩纹理。体重、质地坚实，断面颗粒性，有的具裂隙，外层淡棕色，内部白色、少数粉红色，有的中间抱有松根。气微、味淡，嚼之粘牙。（图 8-2）

茯苓块　为去皮后切制的茯苓，呈立方块状或方块状厚片，大小不一，白色，淡红色或淡棕色，平滑细腻。

茯苓片　为去皮后切制的茯苓，呈不规则厚片，厚薄不一，白色，淡红色或淡棕色。

【显微特征】粉末　灰白色。①不规则颗粒团块及分枝状团块无色，遇水合氯醛液渐溶化。②菌丝无色或淡棕色，细长，稍弯曲，有分枝，直径 3~8（~16）μm。（图 8-3）

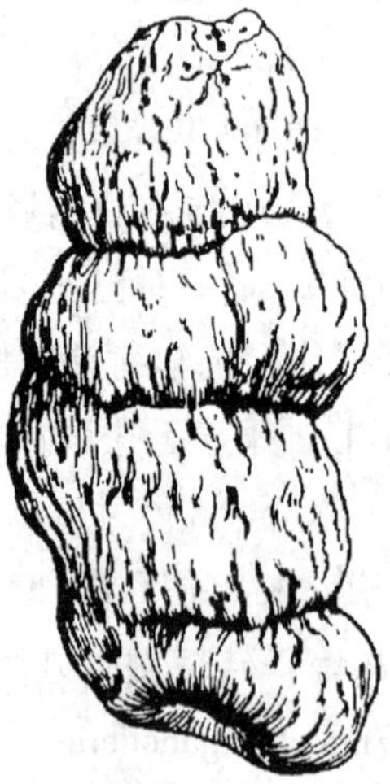

图 8-2　茯苓（菌核）外形

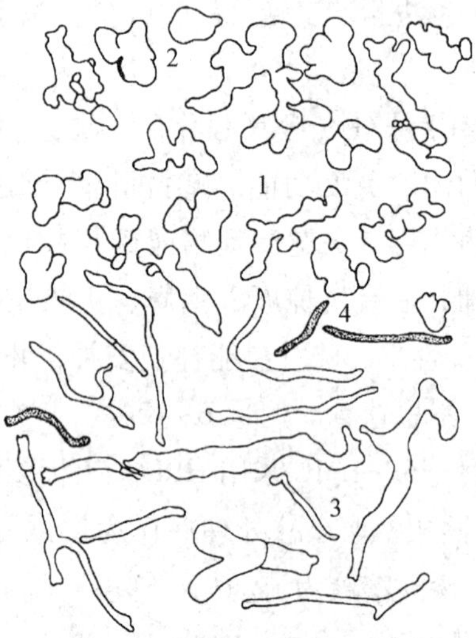

图 8-3　茯苓（菌核）粉末

1. 分枝状团块；2. 颗粒状团块；3. 无色菌丝；4. 棕色菌丝

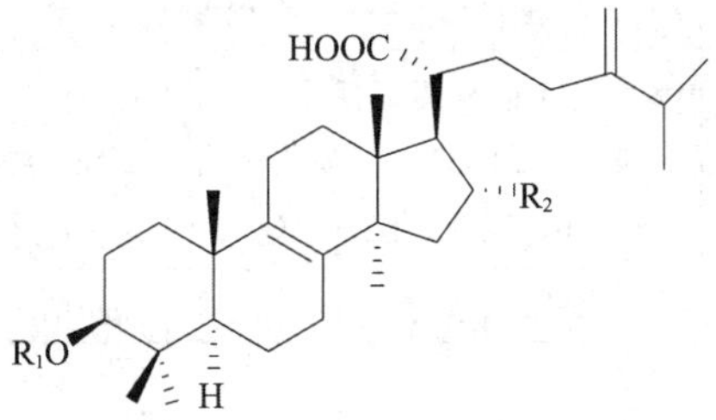

	R_1	R_2
茯苓酸	$COCH_3$	OH
土莫酸	H	OH
齿孔酸	H	H

【化学成分】①多糖类　如β-茯苓聚糖（β-pachyman）、茯苓次聚糖（pachymaran）等。β-茯苓聚糖为具有β-（1→6）吡喃葡聚糖支链的β-（1→3）吡喃葡聚糖，切断支链成β-（1→3）葡聚糖，即茯苓次聚糖，常称为茯苓多糖。②三萜类　主要有茯苓酸（pachymic acid）、6α-羟基去氢茯苓酸（6α-hydroxydehydropachymic acid）、土莫酸（tumulosic acid）、去氢土莫酸（dehydrotumulosic acid）、茯苓酸甲酯（pachymic acid methylester）、土莫酸甲酯（tumulosic acid methylester）、齿孔酸（eburicoic acid）、去氢齿孔酸（dehydroeburicoic acid）等。③有机酸类　如辛酸（caprylic acid）、十一烷酸（undecanoic acid）、月桂酸（lauric acid）、十二碳烯酸（dodecenoic acid）、棕榈酸（palmitic acid）、十二碳烯酸酯（dodecenoate）、辛酸酯（caprylate）等。

【检查】水分不得过18.0%；总灰分不得过2.0%。

【理化鉴别】TLC　粉末用乙醚超声处理，滤过，滤液蒸干残渣加甲醇溶解作供试品，以茯苓对照药材作对照，用硅胶G板，甲苯-乙酸乙酯-甲酸（20∶5∶0.5）展开，2%香草醛硫酸乙醇溶液，105℃加热至斑点显色清晰。供试品色谱中，在与对照药材色谱相应的位置上，显相同颜色的主斑点。

【含量测定】可用苯酚-硫酸比色法测定总多糖含量。

【药理作用】①抗肿瘤作用　茯苓多糖及茯苓三萜类化合物对体外小鼠白血病L_{1210}细胞的DNA合成有抑制作用。②免疫增强作用　茯苓多糖能增强巨噬细胞识别功能，提高巨噬细胞的吞噬率和吞噬指数。③利尿作用　家兔腹腔注射茯苓醇提物，有利尿作用。④对胰岛素的作用　茯苓三萜类化合物使胰岛素的分化诱导作用增强。

【功效】性平，味甘、淡。能利水渗湿，健脾，宁心。用于水肿尿少，痰饮眩悸，脾虚食少，便溏泄泻，心神不安，惊悸失眠。用量10~15g。

【附注】1. 茯苓皮 Poriae Cutis 为多孔菌科真菌茯苓 *Poria cocos*（Schw.）Wolf 菌核的干燥外皮。多于7~9月采挖，加工“茯苓片”、“茯苓块”时，收集削下的外皮，阴干。呈长条形或不规则块片，大小不一。外表面棕褐色至黑褐色，有疣状突起，内表面淡棕色并常带有白色或淡红色的皮下部分。质较松软，略具弹性。气微、味淡，嚼之粘牙。性平，味甘、淡。能利水消肿。用于水肿，小便不利。用量15~30g。

2. Ph. Eur. 收载有茯苓，其质量标准与ChP基本相同。

其他菌类生药和药用菌类见表8-1和表8-2。

表 8-1　ChP 收载的菌类其他生药

生药名	来源	药用部位	主要成分	功效
猪苓	*Polyporus umbellatus* (Pers.) Fries	菌核	多糖类（猪苓葡聚糖 I）、甾体类（麦角甾醇）、多孔菌甾酮 A、B、C、D、E、F、G	利尿、抗肿瘤、保肝
雷丸	*Omphalia lapidescens*-Schroet.	菌核	麦角甾醇、雷丸素	杀虫消积
马勃	*Lasiosphaera fenzlii* Reich.、*Calvatia gigantean* (Batsch ex Pers.) Lloyd 或 *Calvatia lilacina* (Mont. et Berk.) Lloyd	子实体	亮氨酸、酪氨酸、麦角甾醇、马勃素、秃马勃素、马勃酸、磷酸盐	清肺利咽、止血
云芝	*Coriolus versicolor* (L. ex Fr.) Quel	子实体	云芝多糖	健脾利湿、清热解毒

表 8-2　欧美国家常用的药用菌类

药用菌类	学名	药用部位	主要成分	功效
麦角菌	*Claviceps purpurea* (Fr.) Tul.	菌核	生物碱（麦角新碱、麦角胺碱、麦角生碱、麦角高碱、麦角开碱）	收缩脑血管，收缩子宫，止血

（崔亚君）

扫码“练一练”

第九章　蕨类植物门 Pteridophyta

蕨类植物是具维管束的孢子植物，世代交替明显，有独立生活的孢子体和配子体，孢子体发达。陆生、附生或水生，常见的蕨类植物体（孢子体）有根、茎、叶的分化。茎多为根状茎，常被鳞片并着生须根。叶自根茎生出，小型叶或大型叶，孢子囊单生或聚集成孢子囊群，满布于孢子叶背面或沿叶脉分布或生于叶缘，有时生于特化的叶或苞片形成的孢子囊穗，孢子囊群形状多样，有或无囊群盖。孢子大多数为同型，少数为异型，分别生于大小孢子囊中。

蕨类植物门分为松叶蕨纲（Psilotinae）、石松纲（Lycopodinae）、水韭纲（Isoetinae）、木贼纲（Equisetinae）和真蕨纲（Filicinae），前四纲为小叶型蕨类，真蕨纲为大叶型蕨类，在蕨类植物中占有绝对优势，又分为厚囊蕨亚纲和薄囊蕨亚纲，大多数药用蕨类植物属于薄囊蕨亚纲。

扫码“学一学”

现有蕨类植物约 12 000 种，以热带、亚热带分布最多，多喜生于温暖阴湿的森林地带。我国约有 2600 种，其中可供药用的约 300 种，主要的蕨类生药有石杉、绵马贯众、紫萁贯众、骨碎补、海金沙、狗脊、伸筋草、木贼、卷柏等。

蕨类植物茎的中柱主要为原始的原生中柱、管状中柱、网状中柱和散生中柱等，无次生构造，木质部均为管胞。毛茸常为单细胞非腺毛、星状毛或单细胞头腺毛，有的具间隙腺毛。孢子的大小、形状及构造具有鉴别意义。

蕨类植物化学成分主要有：①酚类 普遍存在于大叶型蕨类植物中，属苯丙素酚类的绿原酸、咖啡酸、阿魏酸等均有抑菌、止血、利胆及升高白细胞等作用；间苯三酚衍生物常存在于鳞毛蕨属（*Dryopteris*）植物中，绵马贯众、欧绵马贯众的绵马酸类（filicic acids）和黄绵马酸类（flavaspidic acids）化合物有驱虫和抗病毒活性。②黄酮类 槲蕨 *Drynaria fortunei*（Kunze）J. Sm. 含有橙皮苷（hesperidin）及柚橘苷（naringin）。过山蕨 *Camptosorus sibiricus* Rupr. 含有多种山柰酚衍生物，金粉蕨 *Onychium japonicum*（Thunb.）Kze. 含有山柰酚双鼠李糖苷，石韦属（*Pyrrosia*）中含有芒果苷（mangiferin）和异芒果苷（isomangiferin）。③生物碱类 较广泛地存在于小叶型蕨类石松科及木贼科等植物中，一般含量较低，如伸筋草含有解热作用的石松碱（lycopodine）、伸筋草碱（clavatine）和石松毒碱（clavatoxine）等。金不换 *Lycopodium serratum* Thunb. var. *longepetiolatus* 所含的金不换碱（kimpkaine）A、B、C 具镇痛作用。此外，尚含甾体类、三萜类、蒽醌类、皂苷类、挥发油等。

1. 石杉科 Huperziaceae

常绿草本。附生或伴生于苔藓植物中。主茎短，直立或上升，有规律的等位二歧分叉成等长分枝。能育叶与不育叶同形或稍异形，螺旋排列，呈龙骨状，内含叶绿素。孢子囊横肾形，腋生。原叶体地下生，圆柱状椭圆形或线形，有菌根，与真菌共生。

本科有 2 属约 150 种，广布全球，以热带美洲最多。我国有 2 属四十余种。

多数植物常含有生物碱，如石杉碱甲（huperzine A）具有强的胆碱酯酶抑制活性，用于治疗重症肌无力、老年人记忆力减退和早、中期老年痴呆症。

石杉 Huperziae Herba
（英）Huperzia herb

【来源】石杉科植物蛇足石杉 *Huperzia serrate*（Thunb.）Trev. 或石杉 *H. selago*（L.）Bernh. 的干燥全草。

【植物形态】蛇足石杉　多年生草本。全株暗绿色，根须状。枝直立或下部平卧，单一或有少数叉状分枝。叶纸质，有短柄，略呈四行疏生，大小不一，叶椭圆披针形，边缘有不规则的尖锯齿。孢子叶与普通叶同形。孢子囊肾形，淡黄色，横生于全株叶的叶腋内，两端超出叶缘。孢子呈四面体，同形。（彩图 9）

石杉　匍匐枝短，茎直立或斜上，二歧式分枝。叶线状披针形，全缘；中脉较明显。孢子囊肾形，生于上部叶腋，黄褐色。

【采制】夏末秋初采收，阴干或鲜用。

【产地】主产于东北、华东、西南。

【性状】蛇足石杉　全草暗绿色，稍有光泽，茎上部有叉状分枝，叶椭圆形，长 10~12mm，宽 2~4mm，先端渐尖，基部渐狭，边缘有不整齐的锐锯齿，中脉明显，叶薄纸质，孢子囊多生于叶腋处，营养叶与孢子叶同形，孢子囊淡黄色，肾形，光滑，成熟易裂开。

【显微特征】茎横切面　表皮细胞 1 列，外被角质层。皮层由 20~30 余列薄壁细胞组成，细胞壁不均匀增厚，近表皮的 1~2 列薄壁细胞略呈长方形，向内为圆形或多角形，细胞间隙明显。皮层有叶迹维管束。内皮层明显。中柱鞘为 1 至数列较小的细胞。星状中柱，木质部为外始式，多原型，木质部与韧皮部相间排列，有的完全隔开，韧皮部由筛胞和薄壁细胞组成。（图 9-1）

粉末　灰绿色。①表皮细胞类长方形或不规则形，垂周壁弯曲。可见不等式气孔。②叶肉细胞不规则分枝状，壁稍厚。③孢子极面观为钝三角形，三边略内凹或平直；赤道面观为超半圆形；具三裂缝。④纤维较多，单个散在或成束，直径 23~62μm，壁厚至 6μm，孔沟及纹孔稀疏，表面具不规则纵条纹。另可见厚壁细胞、孢子囊外壁细胞等。（彩图 10）

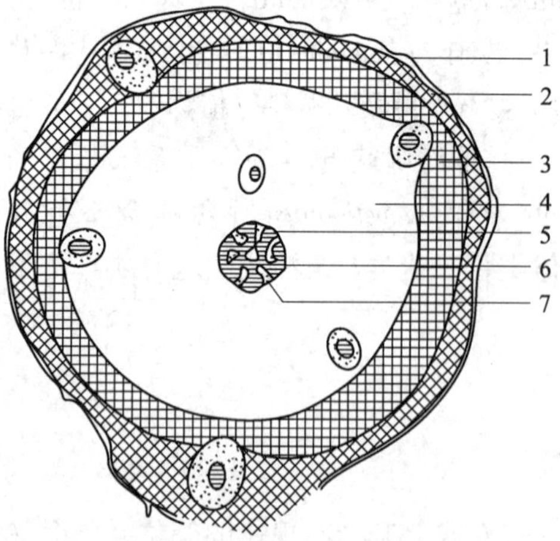

图 9-1　蛇足蛇杉（茎）横切面

1. 表皮；2. 厚壁细胞；3. 纤维束；4. 皮层；5. 内皮层；6. 木质部；7. 韧皮部

【化学成分】蛇足石杉　①生物碱类　如石杉碱（huperzine）A、B、E、F、G、J、K、L、蛇足石杉碱 B（huperzinine B）、*N*-demethyl-β-obscurine、石松灵碱（lycodoline）、6-α-hydroxyl-ly-copodine、丝他宁碱（serratanine）、石松碱（lycopodine）、石松苏碱（lycothunine）、丝替定碱（serratidine）、伸筋草宁碱（clavolonine）等。②三萜类　如千层塔烯二醇-3-乙酸酯（serratenediol-3-acetate）、21-表千层塔烯二醇（21-episerratenediol）、千层塔烯二醇（serratenediol）、16-氧千层塔烯二醇（16-oxoserratenediol）、千层塔三醇（tohogenol）、

千层塔四醇（tohogeninol）、lycobercine 等。

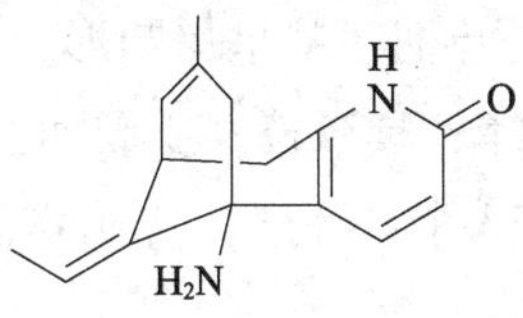

石杉碱A

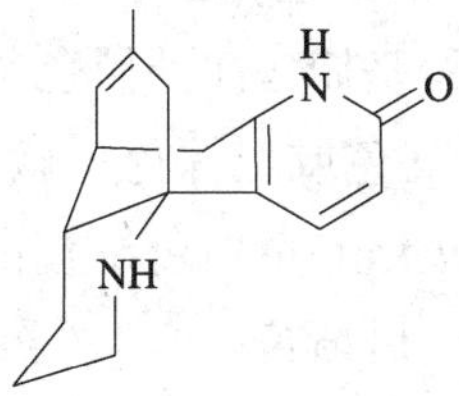

石杉碱B

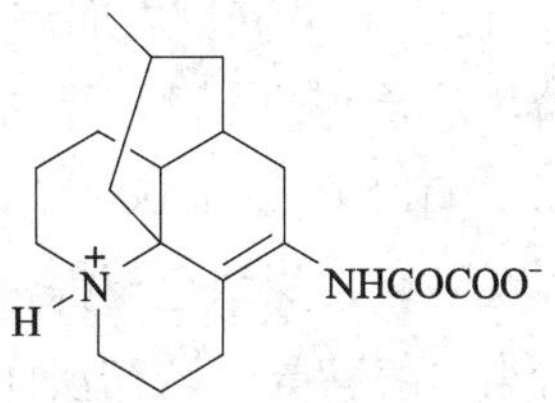

石杉碱G

石杉含石松碱（lycopodine）、尖叶石松碱（acrifoline）、石松灵碱（lycodoline）、伪卷柏石松碱（pseudoselagine）、卷柏石松碱（selagine）、α-玉柏碱（α-obscurine）、β-玉柏碱（β-obscurine）、杉曼碱（annotine）、异石松碱（isolycopodine）。

【含量测定】文献报道采用 HPLC 法测定石杉碱 A。粉末用 95% 甲醇索氏提取，以十八烷基硅烷键合硅胶为固定相，甲醇-0.08 mol/L 醋酸铵缓冲液（40∶60，pH 6.0）为流动相，检测波长 308nm，外标法计算含量。蛇足石杉中石杉碱 A 的含量约为 0.018%。

【药理作用】①对中枢神经系统的作用　石杉碱 A 是一种强效可逆的胆碱酯酶抑制剂，石杉碱 B 亦有此作用。石杉碱 A 能明显改善衰老导致的自由基系统的异常变化，这种神经保护作用可能有益于老年痴呆的治疗。②改善记忆力　石杉碱 A 能有效地改善基底核大细胞部损毁导致的空间记忆障碍，对密胆碱所致的小鼠记忆障碍有显著的改善作用。此外，石杉碱 A 还是 *N*-mehtyl-D-aspartate（NMDA）受体拮抗剂。

【功效】性平，味微苦。能祛风除湿，退热，止血，续筋，消肿止痛。用于肺炎，肺痈，劳伤吐血，痔疮便血，跌打损伤，肿毒等。

【附注】*Huperzia* 属多种植物可作为提取石杉碱 A 的原料，如长柄石杉 *H. longipetiolata*（Spring）C. M. Yang、中华石杉 *H. chinensis*（Christ）Ching 等。

2. 鳞毛蕨科 Dryopteridaceae

多年生草本。根茎多粗短，直立或斜生，密被鳞片，网状中柱，叶柄多被鳞片或鳞毛；叶轴上有纵沟；叶片 1 至多回羽状。孢子囊群背生或顶生于小脉，囊群盖圆肾形，稀无盖。孢子囊扁圆形，具细长的柄，环带垂直。孢子呈两面形，表面具疣状突起或有翅。本科约 20 属 1700 余种，主要分布于温带和亚热带。我国有 13 属 700 余种。本科植物化学成分常含有间苯三酚衍生物，具有驱除肠道寄生虫的作用。

绵马贯众 Dryopteridis Crassirhizomatis Rhizoma
（英）Male Fern Rhizome

【来源】鳞毛蕨科植物粗茎鳞毛蕨 *Dryopteris crassirhizoma* Nakai 的干燥根茎及叶柄残基。

【植物形态】多年生草本。根茎粗壮。叶簇生，叶柄、叶轴连同根茎密生棕色大形鳞片，叶片二回羽裂，裂片紧密，叶轴被黄褐色扭曲鳞片。孢子囊群着生于叶片背面上部 1/3～1/2 处，生于小脉中下部，每裂片 1～4 对。囊群盖肾圆形，棕色。（彩图 11）

【采制】秋季采挖，削去叶柄、须根，晒干。

【产地】主产于黑龙江、吉林、辽宁。

【性状】全体呈倒卵形，稍弯曲，上端钝圆或截形，下端较尖，有的纵剖为两半，长7~20cm，直径4~8cm；表面黄棕色至黑褐色，密被排列整齐的叶柄基部及鳞片，顶端中心有密被鳞片及卷曲的冬芽，下端常残留坚韧弯曲的黑色须根。叶柄残基呈扁圆形，稍弯曲，长3~5cm，直径0.5~1.0cm，表面绿褐色或黑棕色，微有光泽，具纵棱；质硬而脆，断面类圆形，略平坦，深绿色至棕色，近边缘有黄白色维管束5~13个，环列，其外散有较多的叶迹维管束。气特异；味初淡而微涩，后渐苦、辛。（彩图11）

【显微特征】叶柄基部横切面　表皮为1列外壁增厚的小型细胞，常脱落。下皮为10余列多角形厚壁细胞，棕色至褐色，基本组织细胞圆形或椭圆形，排列疏松，细胞间隙中有单细胞的间隙腺毛（分泌细胞），头部呈球状或梨形，内含棕色分泌物；周韧维管束5~13个，环列，中央为木质部，管胞多角形，周围韧皮部为数列薄壁细胞，再外为1列束鞘细胞，每个维管束周围有1列扁小的内皮层细胞，凯氏点明显，有油滴散在，其外有1~2列中柱鞘薄壁细胞，薄壁细胞中含棕色物和淀粉粒。根茎的组织构造类同，在环列的分体中柱外侧，还有多数较小的分体中柱散在。（图9-2，图9-3，彩图12）

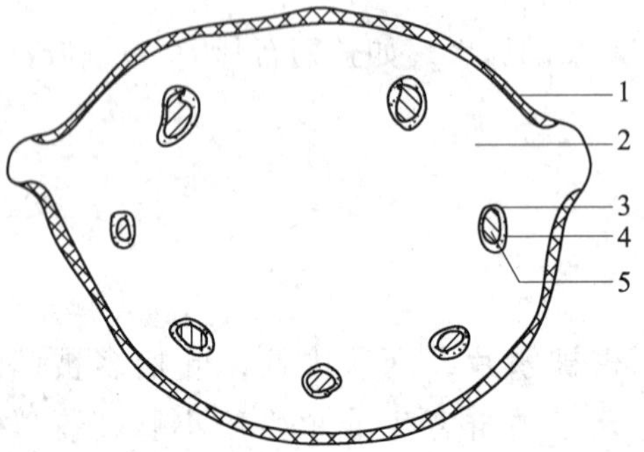

图9-2　粗茎鳞毛蕨（叶柄基部）横切面（简图）

1. 厚壁组织；2. 基本薄壁组织；3. 内皮层；4. 韧皮部；5. 木质部

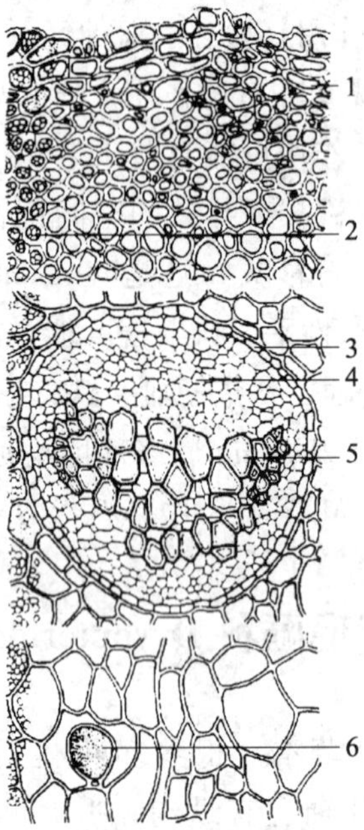

图9-3　粗茎鳞毛蕨（叶柄基部）横切面（详图）

1. 厚壁组织；2. 淀粉粒；3. 内皮层；4. 韧皮部；5. 木质部；6. 间隙腺毛

【化学成分】①间苯三酚衍生物　如绵马精（filmarone），其性质不稳定，能缓慢分解产生绵马酸类（filicic acids），包括绵马酸BBB、PBB、PBP、ABB、ABP、ABA；黄绵马酸类（flavaspidic acids），包括黄绵马酸BB、PB、AB；白绵马素类（albaspidins），包括白绵马素AA、BB、PP；去甲绵马素类（desaspidins），包括去甲绵马素AB、BB、PB；及绵马酚（aspidinol）、绵马次酸（filicinic acid）等。还从中分离出绵马贯众素（东北贯众素，dryocrassin）。②黄酮醇类　crassirhizomoside A［kaempferol-3-α-L-（2，4-di-*O*-acetyl）rhamnopyranoside-7-α-L- rhamnopyranoside］、crassirhizomoside B［kaempferol-3-α-L-（3，4-di-*O*-acetyl）rhamnopyranoside-7- α-L-rhamnopyranoside］、crassirhizomoside C［kaempferol-3-α-L-（2，3-di-*O*-acetyl）rhamnopyranoside-7-α-L-rhamnopyranoside］。此

外还含三萜类及挥发油类。

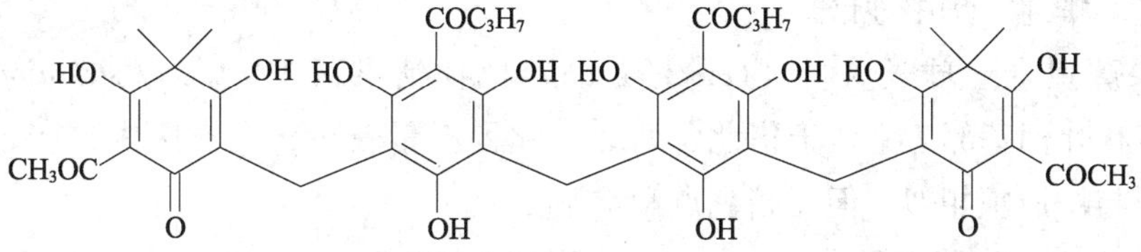

绵马贯众素

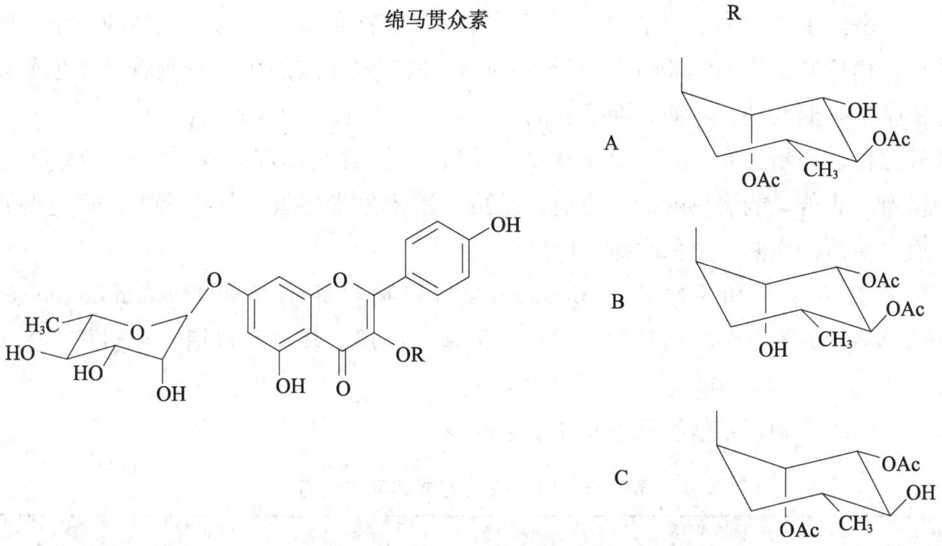

crassirhizomoside A, B, C

【理化鉴别】 TLC　粉末用环已烷超声提取，取滤液作供试品。以绵马贯众对照药材作对照，用硅胶 G 板，正己烷-三氯甲烷-甲醇（30：15：1）展开，0.3%坚牢蓝 BB 盐的稀乙醇溶液显色，供试品色谱中，在与对照药材色谱相应的位置上，显相同颜色的斑点。

【检查】 水分不得过 12.0%；总灰分不得过 7.0%；酸不溶性灰分不得过 3.0%。

【含量测定】 文献报道采用 HPLC 法测定绵马贯众素。粉末用乙醚冷浸提取，以十八烷基硅烷键合硅胶为固定相，异丙醇-甲醇-三氯甲烷-水-磷酸（102：20：12：24：0.1）为流动相，检测波长 283nm。测定结果显示 11 批市售药材中绵马贯众素含量为 5.12%~11.80%。

【药理作用】 ①驱虫作用　对绦虫有强烈的毒性，可使绦虫麻痹，通过泻药可将绦虫驱出体外。②抗病原微生物作用　对流感病毒、副流感病毒、腺病毒、柯萨奇病毒等均有明显抑制作用，也有体外广谱抗菌作用。③抗肿瘤作用　间苯三酚类化合物对宫颈癌 U_{14}、Lewis 肺癌有抑制作用。

【功效】 性微寒，味苦。有小毒。能清热解毒，止血，杀虫。用于时疫感冒，风热头痛，温毒发斑，疮疡肿毒，崩漏下血，虫积腹痛。用量 5~10g。

【附注】 1. 欧绵马　为欧洲鳞毛蕨 *Dryopteris filix-mas*（L.）Schott 根茎及叶柄基部。主产于欧洲，我国分布于新疆。原植物近似绵马贯众，其叶芽期叶柄及叶轴鳞片边缘有锯齿而无腺毛，仅鳞片基部有 2 腺毛，根茎质地疏松，而绵马贯众较坚实。化学成分、功效类同。

2. 商品“贯众”来源复杂，各地已发现有 6 科 12 属不少于 35 种蕨类植物。常见者有下列 4 类 5 种植物。

（1）峨眉蕨贯众　蹄盖蕨科（Athyriaceae）植物河北峨眉蕨 *Lunathyrium vegetius*（Kitagawa）Ching 或陕西峨眉蕨 *L. giraldii*（Christ）Ching 的根茎和叶柄基部。两种的叶柄基

部断面构造相同，具分体中柱 2 个，呈八字形排列，其间常有一暗色点或形成空洞。主产于甘肃、宁夏、华北、华中地区。

（2）荚果蕨贯众　球子蕨科（Onocleaceae）植物荚果蕨 *Matteuccia struthiopteris*（L.）Todaro 的根茎和叶柄基部。主产于华北、西北。此种产量较少，在产区内自产自销。叶柄基部断面特征与峨眉蕨相似，但无暗色点和空洞。

（3）紫萁贯众　为紫萁科（Osmundaceae）植物紫萁 *Osmunda japonica* Thunb. 的干燥根茎和叶柄残基。主产于华东、华中、西南，为华东各省商品贯众的主流品种。略呈圆锥形或圆柱形，稍弯曲，长 10~20cm，直径 3~6cm。根茎横生或斜生，下侧着生黑色而硬的细根；上侧密生叶柄残基，叶柄基部呈扁圆形，斜向上，长 4~6cm。直径 0.2~0.5cm，表面棕色或棕黑色，切断面有“U”形筋脉纹（维管束），常与皮部分开。质硬，气微，味甘、微涩。微寒，味苦。能清热解毒，止血，杀虫。用于疫毒感冒，热毒泻痢，痈疮肿毒，吐血，衄血，便血，崩漏，虫积腹痛。用量 5~9g。

（4）狗脊贯众　乌毛蕨科（Blechnaceae）植物单芽狗脊蕨 *Woodwardia unigemmata*（Makino）Nakai 的根茎和叶柄基部。主产于云南、四川，多自产自销。叶柄基部断面常有分体中柱 5~8 个，排成半环状，末端 2 个较大。

本科其他生药和药用植物见表 9-1 和表 9-2。

表 9-1　ChP 收载的蕨类其他生药

生药名	来源	药用部位	主要成分	功效
骨碎补	槲蕨 *Drynaria fortunei*（Kunze）J. Sm.	根茎	黄酮类（柚皮苷、三萜类、甾体类、挥发油）	疗伤止痛，补肾强骨
狗脊	金毛狗脊 *Cibotium barometz*（L.）J. Sm.	根茎	原儿茶醛、原儿茶酸、绵马酚、咖啡酸、棕榈酸	祛风湿，补肝肾，强腰膝
石韦	庐山石韦 *Pyrrosia sheareri*（Bak.）Ching、石韦 *P. lingua*（Thunb.）Farwell 或有柄石韦 *P. petiolosa*（Christ）Ching	叶	有机酸（绿原酸、原儿茶酸、延胡索酸）、黄酮（芒果苷、山柰酚、柚皮素、紫云英苷）	利尿通淋，清肺止咳，凉血止血
海金沙	海金沙 *Lygodium japonicum*（Thunb.）Sw.	成熟孢子	海金沙素、脂肪油、反式-对-香豆酸、咖啡酸	清利湿热，通淋止痛

表 9-2　欧美国家常用的蕨类其他植物药

药用植物	学名	药用部位	主要成分	功效
水扒椆	*Scolopendrium vulgare* Sym.	叶	鞣质、黏液质和黄酮类	收敛，祛痰，利尿
欧亚水龙骨	*Polypodium vulgare* L.	根茎	皂苷、挥发油、藤黄酚、脂肪油和鞣质	祛痰，轻泻，促进胆汁分泌
铁线蕨	*Adiantum capillus-veneris* L.	地上部分	黄酮（芦丁、异槲素）、萜类化合物、鞣质、原花青素及黏液质	治疗黄疸，腹泻，吐血及疯狗咬伤，同时可以利尿，通经

扫码“练一练”

（崔亚君　杨　华）

第十章　裸子植物门 Gymnospermae

裸子植物是一类介于蕨类植物与被子植物之间的维管植物。该类植物多为乔木或灌木，少为藤本，多为常绿性，稀为落叶性。叶针形、条形或鳞形，极少为阔叶。花被常缺，雌雄同株或异株，小孢子叶（雄蕊）聚生成雄球花，大孢子叶（雌蕊）聚生成雌球花，每个大孢子叶上或边缘有裸露的胚珠。胚珠裸露于心皮上，整个胚珠发育成种子。现存的裸子植物有13科70属700余种，广泛分布于世界各地，尤以北半球亚热带高山地区及温带至寒带分布为多，常成大面积森林。我国有12科，39属，300余种，资源丰富，品种较多，有不少为我国特有科属，如银杏科（Ginkgoaceae）、银杉属（*Cathaya*）、水杉属（*Metasequoia*）、金钱松属（*Pseudolarix*）、水松属（*Glyptostrobus*）、侧柏属（*Platycladus*）、白豆杉属（*Pseudotaxus*）等。

茎的维管束环状排列，具形成层，次生木质部大多为管胞，极少有导管；韧皮部中有筛胞而无伴胞。

裸子植物所含化学成分主要有：①黄酮类 包括黄酮醇及其苷、双黄酮等。双黄酮成分是裸子植物与少数蕨类植物的特征性成分，银杏叶中含银杏双黄酮（ginkgetin）、异银杏双黄酮（isoginkgetin）、去甲银杏双黄酮（bilobetin）等；侧柏中含穗花杉双黄酮（amentoflavone）、扁柏双黄酮（hinokiflavone）、新柳杉双黄酮（neocryptomerin）等。②生物碱类 粗榧科三尖杉属（*Cephalotaxus*）植物枝叶含三尖杉碱（cephalotaxine）等多种生物碱及其酯类，其中的三尖杉酯碱（harringtonine）、高三尖杉酯碱（homoharringtonine）均有抗癌活性，临床上用于治疗白血病。红豆杉科植物含有紫杉醇（taxol），具有显著的抗肿瘤作用。麻黄属（*Ephedra*）植物含有多种有机胺生物碱，麻黄碱具有松弛支气管平滑肌作用，用于治疗支气管哮喘等症，并有升压与兴奋作用。③树脂及挥发油 松科、柏科的植物富含树脂及挥发油，有祛风湿和止痛的功效。

扫码“学一学”

1. 银杏科 Ginkgoaceae

落叶大乔木。树干端直，具长枝及短枝。单叶，扇形，有长柄，淡绿色，无毛，叶脉二叉状分歧；顶端2浅裂或3浅裂，基部宽楔形；长枝上的叶螺旋状散生，短枝上的叶簇生。球花单性，异株，分别生于短枝上，簇生；雄球花葇荑花序状，雄蕊多数，具短柄，花药2室；雌球花具长梗，顶端二叉状，大孢叶特化成一环状突起，称珠领（collar）也叫珠座，在珠领上生一对裸露的直立胚珠。种子核果状，椭圆形或近球形，外种皮肉质，成熟时黄色或橙黄色，外被白粉，味臭；中种皮木质，白色；内种皮膜质，淡红色。胚乳丰富，胚具子叶2枚。

本科仅银杏属（*Ginkgo*）1属1种和多个变种。我国特产，现普遍栽培。主产于四川、河南、湖北、山东、辽宁等省。

银杏叶 Ginkgo Folium

（英）Ginkgo Leaf

【来源】 银杏科植物银杏 *Ginkgo biloba* L. 的干燥叶。

【植物形态】 形态特征与科特征相同。（彩图 13）

【采制】 秋季采收，低温干燥，贮存。

【产地】 全国大部分地区有产，主产广西、四川、河南、山东、湖北、辽宁、江苏等地。

【性状】 叶片扇形，有的折叠或破碎，完整者长 3~12cm，宽 5~15cm，浅棕黄色或黄绿色，上缘呈不规则的波状弯曲，有的中间凹入，深者可达叶长的 4/5，叶脉自基部射出多回二叉细脉，易纵向撕裂，叶基楔形，叶柄长 2~8cm。体轻。气微，味微苦。（彩图 13）

【显微特征】 叶横切面　上下表皮细胞各 1 列，类方形或类长方形，外被角质层，下表皮散有内陷气孔。叶肉细胞分化不明显，多角形或类长圆形，细胞中含棕色物质或油滴状物；维管束外韧型；与分泌道间隔排列。较老叶维管束周围有 1~2 列厚壁细胞组成的维管束鞘；叶肉细胞含草酸钙簇晶，以维管束周围为多见，直径 8~106μm。（图 10-1，彩图 14）

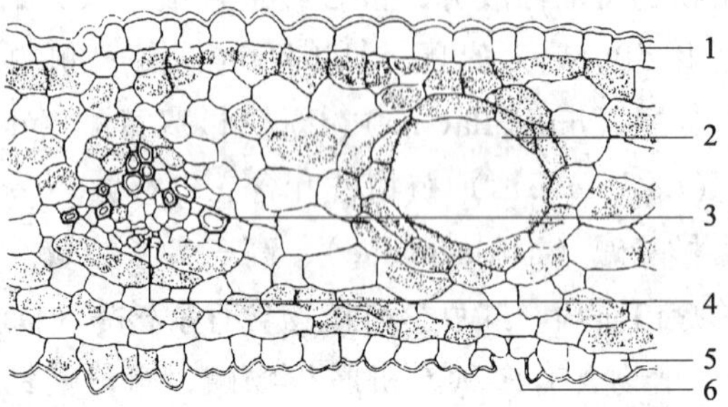

图 10-1　银杏叶横切面

1. 上表皮；2. 分泌道；3. 木质部；4. 韧皮部；5. 下表皮；6. 气孔

【化学成分】 ①黄酮类成分　如山柰酚-7-*O*-葡萄糖苷及苷元、异鼠李素-3-*O*-葡萄糖苷及苷元、槲皮素-3-*O*-芸香糖苷及苷元、银杏双黄酮（ginkgetin）、7-去甲基银杏双黄酮（bilobetin）、异银杏双黄酮（isoginkgetin）等。②内酯类　如银杏内酯（白果苦内酯，ginkgolide）A、B、C、M、J，白果内酯（bilobalide）等。③酚酸类成分　为同系混合物，在水杨酸 C_6 位上接一含 13~19 碳、双键数 0~3 的长碳链，如白果酸（ginkgolic acid）、氢化白果酸（hydroginkgolic acid）等。另外尚含聚戊二烯醇（polyprenol）类等成分。

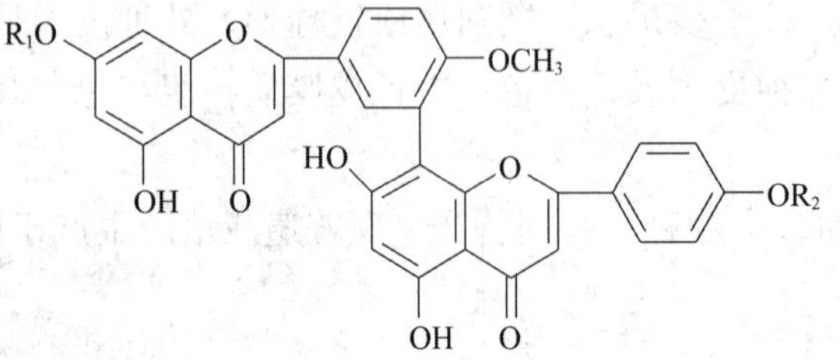

	R_1	R_2
银杏双黄酮	CH_3	H
去甲银杏双黄酮	H	H
异银杏双黄酮	H	CH_3

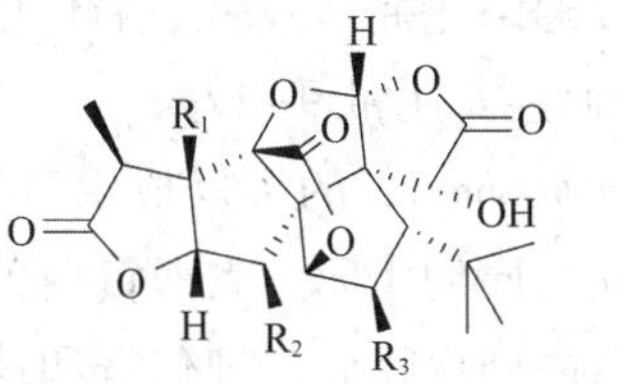

		R_1	R_2	R_3
银杏内酯	A	OH	H	H
银杏内酯	B	OH	OH	H
银杏内酯	C	OH	OH	OH

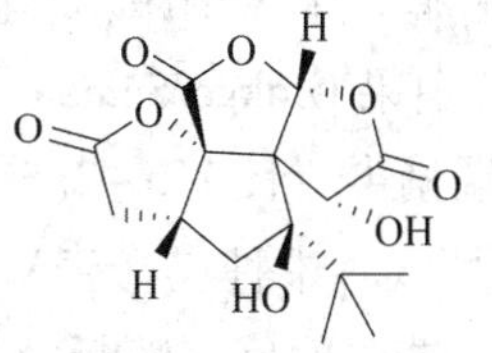

白果内酯

【理化鉴别】 1. TLC（黄酮类）　粉末用40%乙醇回流提取，取滤液作供试品。以银杏叶对照药材作对照，用含4%醋酸钠的硅胶G板，乙酸乙酯-丁酮-甲酸-水（5∶3∶1∶1）展开，3%三氯化铝乙醇溶液显色，紫外光灯（365nm）下检视。供试品色谱中，在与对照药材色谱相应的位置上，显相同颜色的荧光斑点。

2. TLC（内酯类）　粉末用50%丙酮回流提取，滤液蒸干，残渣加水溶解，乙酸乙酯振摇提取，合并乙酸乙酯液，蒸干，残渣加15%乙醇溶解。在聚酰胺柱上，用5%乙醇洗脱，洗脱液蒸去乙醇，残液用乙酸乙酯提取，蒸干，残渣加丙酮溶解作供试品。以银杏内酯A、B、C和白果内酯作对照，用含4%醋酸钠的硅胶G板，甲苯-乙酸乙酯-丙酮-甲醇（10∶5∶5∶0.6）展开，在醋酐蒸气中显色，紫外光灯（365nm）下检视。供试品色谱中，在与对照品色谱相应的位置上，显相同颜色的荧光斑点。

【检查】 杂质不得过2.0%；水分不得过12.0%；总灰分不得过10.0%；酸不溶性灰分不得过2.0%。

【含量测定】 1. 采用HPLC法测定总黄酮醇苷。粉末用三氯甲烷提取2h，药渣挥干溶剂，用甲醇回流提取4h，蒸干，残渣加甲醇-25%盐酸溶液（4∶1），加热回流30min。以十八烷基硅烷键合硅胶为固定相，以甲醇-0.4%磷酸溶液（50∶50）为流动相洗脱，检测波长360nm，外标法计算含量，总黄酮醇苷含量＝（槲皮素含量＋山柰酚含量＋异鼠李素含量）×2.51。按干燥品计算，含总黄酮醇苷不得少于0.40%。

2. 采用HPLC法测定萜类内酯。粉末用石油醚脱脂，甲醇回流提取，蒸干，残渣加甲醇溶解并超声，取上清液5ml，置于酸性氧化铝柱上，甲醇25ml洗脱，收集洗脱液，挥干，残渣用甲醇转移并定容。以十八烷基硅烷键合硅胶为固定相，甲醇-四氢呋喃-水（25∶10∶65）为流动相，蒸发光散射检测器检测，外标两点法对数方程计算含量。按干燥品计算，含萜类内酯以银杏内酯A、银杏内酯B、银杏内酯C和白果内酯的总量计，不得少于0.25%。

【药理作用】 ①对心血管系统作用　黄酮及内酯类成分具有扩张冠脉、保护缺血心肌作用；可增加家兔颈动脉和耳动脉血流量。②中枢神经系统的作用　具有改善脑循环，改善记忆力，调节中枢神经递质如去甲肾上腺素、5-羟色胺、乙酰胆碱等作用；其提取物EGb761对脑缺血再灌注损伤有良好的保护作用。③抗血小板活化因子的作用　银杏内酯成分通过抗血小板活化因子，从而产生抗变态反应、抗内毒素反应、抑制排斥反应等效应。④银杏黄酮可以促进糖尿病动物糖原恢复正常水平，纠正糖代谢紊乱；能够促进胰岛β细胞的恢复，降低血糖，改善糖耐量，对抗肾上腺素的升血糖作用。此外还有抗氧化、抗过敏、抗病原微生物、抗癌等作用。

【功效】性平，味苦、甘、涩。能活血化瘀，通络止痛，敛肺平喘，化浊降脂。用于瘀血阻络，胸痹心痛，中风偏瘫，肺虚咳喘，高脂血症。用量9~12g。

【附注】1. 白果 Ginkgo Semen 为银杏 *Ginkgo biloba* L. 的干燥成熟种子。略成椭圆形，一端钝，另一端稍尖，长1.5~2.5cm，宽1~2cm，厚约1cm。表面黄白色或淡棕黄色，平滑，具2~3条棱线。中种皮（壳）骨质，坚硬；内种皮膜质；种仁宽卵球形或椭圆形，一端淡棕色，另一端金黄色，横断面外层黄色，胶质样，内层淡黄色或淡绿色，粉性，中间有空隙。气微，味甘、微苦。含白果酸、氢化白果酸、氢化白果亚酸（hydroginkgolinic acid）、白果酚（ginkgol）、白果醇（ginnol）、脂肪油等。性平，味甘、苦、涩。能敛肺定喘，止带缩尿。用于痰多喘咳，带下白浊，遗尿尿频。生食有毒。用量5~10g。

2. 银杏叶提取物（Extract of *Gingko biloba*，EGb）EGb是畅销欧美的食品补充剂和药品之一。20世纪70年代德国科研人员首先发现银杏叶中含有抗血栓和降低胆固醇的药用成分，自此开始了对银杏叶的研究与开发。随后，由德国施瓦伯（Schwabe）制药集团和法国博福-益普生（Beaufour-Ipsen）制药集团合作，将经过特定工艺制备的银杏叶提取物加以标准化，代号为EGb761。ChP收载EGb制法为：取银杏叶，粉碎，用稀乙醇加热回流提取，合并提取液，回收乙醇并浓缩至适量，加在已处理好的大孔吸附树脂柱上，依次用水及不同浓度的乙醇洗脱，收集相应的洗脱液，回收乙醇，喷雾干燥；或回收乙醇，浓缩成稠膏，真空干燥，粉碎，即得。

早期EGb的质量标准是所谓的“24 + 6”，即含总黄酮不得少于24.0%，萜类内酯不得少于6.0%。现今EGb的升级标准往往还规定HPLC图谱中3种黄酮苷元峰面积的比值范围以及刺激性成分总银杏酸的限量。例如，ChP规定“槲皮素与山柰酚的峰面积比应为0.8~1.2，异鼠李素与山柰酚的峰面积比值应大于0.15；总银杏酸不得过5mg/kg”。

3. USP、Ph. Eur. 均收载有银杏叶及EGb，与ChP的主要不同之处在于：USP规定银杏叶含“总黄酮醇苷不得少于0.5%，萜类内酯不得少于0.1%”，EGB中“总黄酮醇苷含量为22.0%~27.0%，且HPLC图谱中山柰酚与槲皮素的峰面积比值应不小于0.7，异鼠李素与山柰酚的峰面积比值应不小于0.1；萜类内酯含量为5.4%~12.0%，且白果内酯的含量为2.6%~5.8%，银杏内酯A、银杏内酯B、银杏内酯C的总量为2.8%~6.2%；总银杏酸不得过5mg/kg”；Ph. Eur. 规定银杏叶含“总黄酮醇苷不得少于0.5%”，EGb中“总黄酮醇苷含量为22.0%~27.0%，白果内酯的含量为2.6%~3.2%，银杏内酯A、银杏内酯B、银杏内酯C的总量为2.8%~3.4%；总银杏酸不得过5mg/kg”。

2. 红豆杉科 Taxaceae

常绿乔木或灌木。叶披针形或条形，螺旋状排列或交互对生，上面中脉明显，下面沿中脉两侧各具1条气孔带。球花单性异株，稀同株；雄球花单生叶腋或苞腋或组成穗状花序状集生于枝顶，雄蕊多数，各具3~9个花药，花粉粒球形，无气囊；雌球花单生或成对，胚珠1枚，生于苞腋，基部具盘状或漏斗状珠托。种子浆果状或核果状，包于杯状肉质假种皮中。

本科共有5属23种，主要分布于北半球。我国有4属12种和多个变种，药用3属10种。本科植物多含有双黄酮、紫杉碱（taxine）和具抗癌作用的紫杉醇（taxol），以及蜕皮甾酮等。

红豆杉 Taxi Ramulus et Folium seu Cortex

（英）Yew

【来源】 红豆杉科植物东北红豆杉 *Taxus cuspidata* Sieb. et Zucc. 或红豆杉 *Taxus wallichiana* var. *chinensis*（Pilger）Florin 的干燥枝叶或树皮。

【植物形态】 东北红豆杉　乔木，高达 20 m。树皮红褐色，叶条形，有短柄，生于主枝上者为螺旋状排列，生于侧枝上者叶柄基部左右扭转，成不规则羽状排列。背面有两条灰绿色气孔带。雄球花有雄花 9~14，各具 5~8 个花药。种子卵圆形，紫红色，有光泽，外覆有上部开口的假种皮，假种皮成熟时鲜红色，肉质。

红豆杉　叶螺旋状着生，基部扭转排成二列，中脉气孔带上有密生均匀的小乳头点。雌雄异株；球花单生叶腋；雌球花的胚珠单生于花轴上部侧生短轴的顶端，基部托以圆盘状假种皮。种子扁卵圆形，生于红色肉质的杯状假种皮中。

【采制】 枝叶四季均可采收；树皮最好待伐木时剥皮采收，以保护红豆杉资源。

【产地】 东北红豆杉主产于东北；红豆杉主产于西北、西南。东北红豆杉、红豆杉均为国家一类保护珍稀濒危物种，人工栽培已获成功。

【性状】 东北红豆杉 干皮弯曲或浅槽状；外表面灰棕色，粗糙；内表面红棕色，有细纵纹；质硬而脆，断面纤维性。枝皮红褐色，有浅裂，有密生稍突起的叶柄残基。枝的横断面灰白色至淡棕色，周围有较薄的栓皮，年轮和放射状木部射线可见，髓部细小，棕色，常枯朽。气特异，味苦涩。

红豆杉 树皮微卷，外表面灰褐色，易脱落，内表面黄红色，有纵沟纹；质坚，折断面厚 10~15mm，不整齐，纤维状。气微，味微涩。

【化学成分】 东北红豆杉含紫杉烷（taxane）类二萜成分，主要有紫杉醇（taxol）、三尖杉宁碱（cephalomannine）、紫杉宁 A、B、C 、E、H、J、K、L、M（taxinine A, B, C, E, H, J, K, L, M）、东北红豆杉素（taxacin）、东北紫杉素（taxuspine）D~Z 等。

红豆杉含紫杉醇、10-去乙酰基紫杉醇（10-deacetyltaxol）、10-去乙酰基三尖杉宁碱（10-deacetylcephalomannine）、10-去乙酰基巴卡亭Ⅲ、东北红豆杉素、紫杉宁 M（taxinine M）、紫杉齐三烯 A、B（taxachitriene A, B）等。

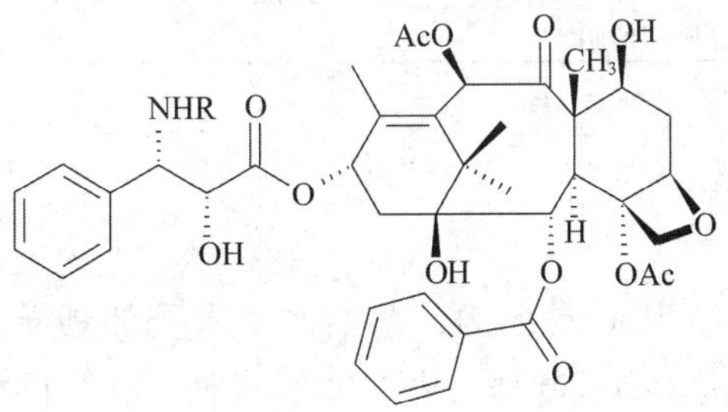

紫杉醇　$R=C_6H_5CO$

三尖杉宁碱　$R=CH_3CH=CCH_3CO$

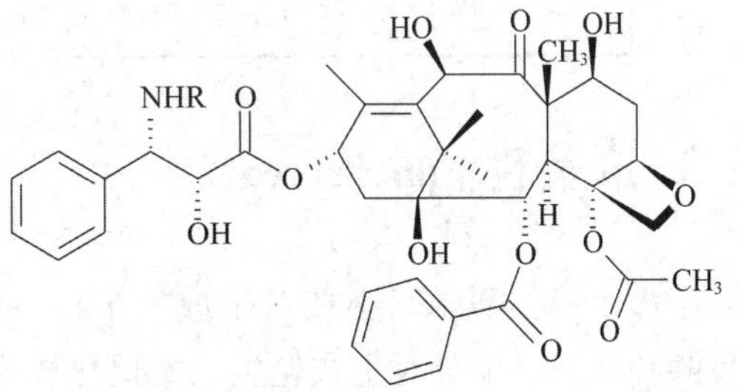

taxothere $R=CO_2Bu\text{-}t$

【理化鉴别】 TLC 粉末用二氯甲烷-甲醇（1∶1）超声提取，取滤液减压浓缩，加二氯甲烷-水（1∶1）萃取，二氯甲烷层浓缩作供试品。以紫杉醇作对照，用硅胶 GF_{254} 板，二氯甲烷-甲醇（95∶5）展开，置紫外光灯下（254nm）检视。供试品色谱中，在与对照品色谱相应的位置上，显相同颜色的斑点。

【含量测定】 文献报道采用 HPLC 法测定紫杉醇。以十八烷基硅烷键合硅胶为固定相，甲醇-乙腈-水-四氢呋喃（15：40：40：5）为流动相，检测波长254nm，外标法计算含量。测定结果表明，东北红豆杉树皮中紫杉醇含量为0.017%，小枝中含量为0.015%，叶中含量为0.0074%。

【药理作用】 紫杉醇及紫杉烷类均有抗肿瘤活性。紫杉醇在生物体内能够与微管蛋白结合，促进微管蛋白聚合装配成微管二聚体，从而抑制细胞中微管的正常生理解聚，抑制纺锤体的形成，使细胞分裂停止在 G_2 期及 M 期，阻止癌细胞的快速繁殖而抑制肿瘤细胞的生长。

【用途】 用于提取紫杉醇的原料。紫杉醇临床上用于治疗卵巢癌、乳腺癌、肺癌、脑癌、子宫内膜癌等恶性肿瘤，其中对乳腺癌效果最好。

【附注】 1. 我国除东北红豆杉、红豆杉，尚有2种1个变种，分别为云南红豆杉 *T. yunnanesis* Cheng et L. K. Fu、西藏红豆杉 *T. wallichiane* Zucc. 及南方红豆杉 *T. chinensis* var. *mairei*（Lemeé et Lévl.）Cheng et L. K. Fu。其树皮及枝叶均可用于提取紫杉醇的原料。

2. 紫杉醇（taxol）是1967年首次从欧洲短叶红豆杉 *T. brevifolia* Nutt. 分离得到的紫杉烷（taxane）二萜类化合物，具有广谱抗肿瘤活性。1977年发现其抗癌机制，1983年美国国立癌症研究所（NCI）开始首次临床试验，1992年美国FDA批准上市，临床上用于乳腺癌、卵巢癌等肿瘤的治疗，目前已在世界范围内广泛使用。将从欧洲产的 *T. baccata* L. 中分离到紫杉醇类衍生物进行分解，获得了形成紫杉醇构造中心的紫杉烷环，并进行结构改造，合成出与紫杉醇类似的化合物taxothere。该化合物对乳腺癌、子宫癌有特异疗效，1995年美国FDA批准应用于临床，治疗转移性乳腺癌。

本科其他常用生药和药用植物见表10-1和表10-2。

表10-1　ChP收载的红豆杉科其他生药

生药名	来源	药用部位	主要成分	功效
榧子	*Torreya grandis* Fort.	种子	脂肪油，主要为不饱和脂肪酸	杀虫消积，润肺止咳，润燥通便

表10-2　欧美国家常用的红豆杉科其他植物药

药用植物	学名	药用部位	主要成分	功效
欧洲红豆杉	*Taxus baccata* L.	种子	紫杉醇、二萜类化合物、木脂素、鞣质和树脂	抗癌

3. 麻黄科 Ephedraceae

小灌木或亚灌木。小枝对生或轮生，节明显，节间具纵沟，茎内次生木质部具导管。叶呈鳞片状，于节部对生或轮生，常退化成膜质鞘。孢子叶球（花）单性异株，少数同株。雄球花（小孢子叶球）由数对苞片组合而成，每苞中有1雄花，每花有2~8雄蕊（小孢子囊），花丝合成一束，雄花外包有膜质假花被，2~4裂；雌球花（大孢子叶球）由多数苞片组成，仅顶端1~3片苞片生有雌花，雌花具有顶端开口的囊状假花被，包于胚珠外，胚珠1，具一层珠被，珠被上部延长成珠被（孔）管，自假花被开口处伸出。种子浆果状，成熟时，假花被发育成革质假种皮，外层苞片增厚成肉质状，红色，富含黏液和糖质，俗称“麻黄果”。胚具子叶2枚。

本科仅有1属约40种。主要分布于亚洲、美洲、欧洲东南部及非洲北部等干旱、荒漠地区。我国产12种4变种，分布于西北、华北、东北及四川、贵州、云南等省。本科植物含有麻黄碱等多种生物碱。

麻黄 Ephedrae Herba
（英）Ephedra Herb

【来源】 麻黄科植物草麻黄 *Ephedra sinica* Stapf、中麻黄 *E. intermedia* Schrenk et C. A. Mey. 或木贼麻黄 *E. equisetina* Bge. 的干燥草质茎。

【植物形态】 草麻黄　草本状小灌木，高30~60cm。木质茎短，或成匍匐状，小枝对生或轮生，直伸或微曲，纵槽纹不明显。叶鳞片状，膜质，基部鞘状，下部1/4~1/2合生，上部2裂，裂片锐三角形，先端急尖，多反曲。雌雄异株，雄球花多成复穗状；雌球花单生，在幼枝上顶生，在老枝上腋生，苞片4对，仅先端1对苞片有2~3雌花，花成熟时苞片增厚成肉质，红色，矩圆状卵圆形或近于圆球形，内含种子1~2粒。（彩图15）

中麻黄　灌木，高20~100cm。木质茎直立或斜向生长，基部分枝多。叶片上部2~3裂，下部约2/3合生成鞘状。雄球花通常无梗，数个簇生于节上，雌球花3个轮生或2个对生于节上；种子常2~3粒。

木贼麻黄　直立小灌木，高达1m，木质茎粗长，直立或斜向生长。叶2裂，裂片短三角形，先端钝，不反卷。雄球花多单生或3~4个集生于节上；雌球花成对或单生于节上；种子通常1粒。

【采制】 9月为最佳采收期，割取草质茎，于通风处晾至7~8成干时再晒干。如暴晒则色变黄，受霜冻则色变红，药效均会受影响。

【产地】 草麻黄主产于河北、山西、内蒙古、新疆；中麻黄主产于甘肃、青海、内蒙古；木贼麻黄主产于山西、甘肃、宁夏、新疆、河北、内蒙古等地。草麻黄产量大，中麻黄次之，两者多混用，木贼麻黄产量小。

【性状】 草麻黄　细长圆柱形，少分枝，直径1~2mm，有的带少量棕色木质茎。表面淡绿色至黄绿色，有细纵棱18~20条；节明显，节间长2~6cm，节上有膜质鳞叶，长3~4mm，基部约1/2合生，红棕色，上部2裂（稀3裂），锐三角形，先端渐尖，灰白色，反曲。体轻质脆，易折断，断面类圆形或扁圆形，略呈纤维性，中心暗红棕色，俗称“玫瑰心”。气微香，味涩、微苦。（图10-2，彩图15）

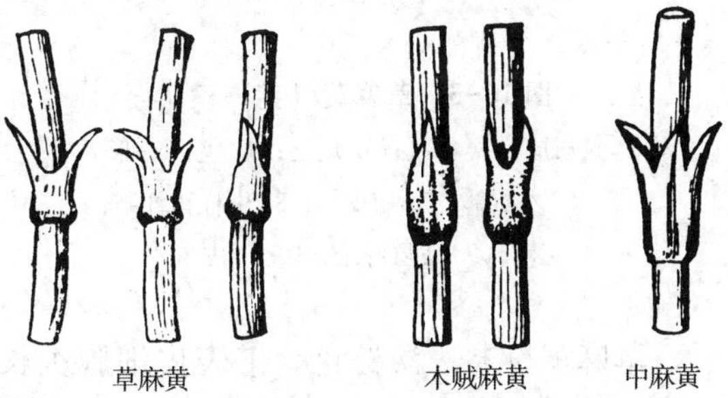

图10-2　三种麻黄茎节膜质鳞片特征

中麻黄　略呈三棱形，分枝较多，直径1.5~3mm，有粗糙感，常带棕色木质茎。节间长2~6cm，细纵棱18~28条；节上膜质鳞叶长2~3mm，基部1/2~2/3合生，上部3裂（稀2裂），先端锐尖，稍反曲；断面略成三角状圆形。（图10-2）

木贼麻黄　细圆柱形，分枝较多，直径1~1.5mm，无粗糙感，常带灰黑棕色木质茎。节间长1.5~3cm，有细纵棱13~14条；膜质鳞叶长1~2mm，基部约1/2~2/3合生，红色至棕黑色，上部2裂（稀3裂），上部为短三角形，灰白色，先端多不反曲；断面类圆形。（图10-2）

【显微特征】草麻黄茎节间横切面　边缘有波状细棱脊18~20条。表皮细胞类方形，外壁厚，被厚的角质层，两棱脊间有下陷气孔；在棱脊内侧有下皮纤维束，壁厚，非木化。皮层较宽，外侧薄壁细胞径向延长，纤维成束散在，中柱鞘纤维束新月形，位于韧皮部外侧。维管束外韧形，8~10个，形成层类圆形，木质部呈三角形。髓薄壁细胞壁含棕色块，偶有环髓纤维。表皮细胞外壁、皮层薄壁细胞及纤维均有多数微小草酸钙砂晶或方晶。（图10-3，彩图16）

中麻黄茎节间横切面　棱脊18~28个；维管束12~15个，形成层环类三角形；髓薄壁细胞壁微木化，环髓纤维成束或单个散在。

木贼麻黄茎节间横切面　棱脊13~14个；维管束8~10个，形成层环类圆形；髓薄壁细胞壁木化，无环髓纤维。

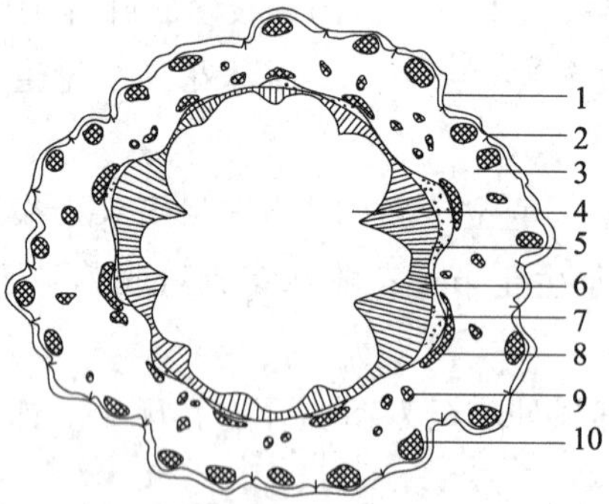

图10-3　草麻黄（茎）横切面

1. 角质层；2. 气孔；3. 皮层；4. 髓；5. 形成层；6. 木质部；7. 韧皮部；8. 中柱鞘纤维；9. 皮层纤维；10. 下皮

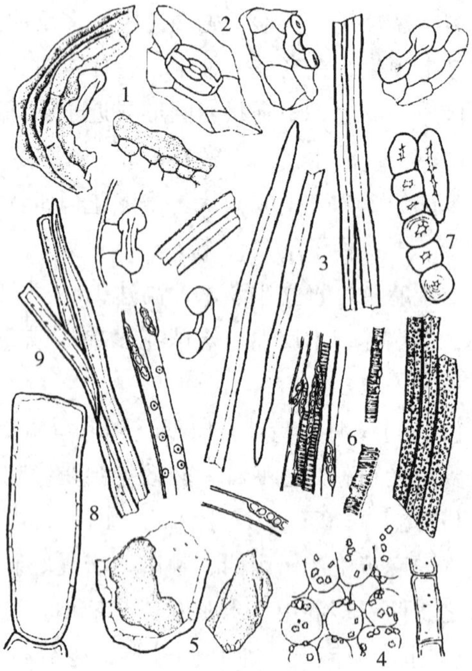

图10-4　草麻黄（茎）粉末

1. 表皮碎片；2. 气孔；3. 纤维；4. 草酸钙结晶；5. 色素块；6. 导管；7. 石细胞；8. 髓部薄壁细胞

草麻黄粉末　淡棕色。①表皮细胞类长方形，外壁布满草酸钙砂晶，角质层厚约至18μm。②气孔特异，长圆形，保卫细胞侧面观似电话筒状。③皮层纤维长，直径10~24μm，壁厚，有的木化，壁上布满砂晶，形成嵌晶纤维。④螺纹、具缘纹孔导管直径10~15μm，导管分子斜面相接，接触面具多数穿孔，形成特殊的麻黄式穿孔板。此外薄壁细胞中常见细小簇晶、红棕色块状物、少量石细胞、髓部薄壁细胞及木纤维。（图10-4）

【化学成分】含多种有机胺类生物碱，主要存在于髓部，包括*l*-麻黄碱（*l*-ephedrine）、*l*-*N*-甲基麻黄碱（*l*-*N*-methylephedrine），其次为*d*-伪麻黄碱（*d*-pseudoephedrine）、*d*-*N*-甲基伪麻黄碱（*d*-*N*-methylpseudoephedrine）、*l*-去甲基麻黄碱（*l*-norephedrine）、*d*-去甲基伪麻黄碱（*d*-norpseudoephedrine）等。另外，从草麻黄挥发油中分离出2，3，5，6-四甲基吡嗪（2，3，5，6-tetramethylpyrazine）；木贼麻黄地上部分分离得到3-*O*-*β*-D-葡萄糖基-5，7，4′-三羟基-8-甲氧基黄酮苷（3-*O*-*β*-D-glucopyranosyl-5，7，4′-trihydroxy-

8-methoxyflavone）及白飞燕草苷元（leucodelphinidin）。

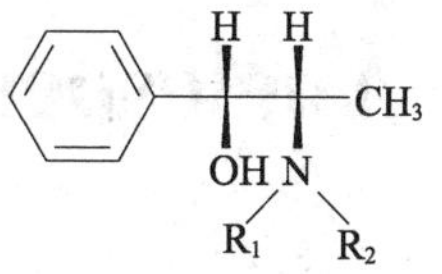

	R_1	R_2
l-麻黄碱	CH_3	H
l-N-甲基麻黄碱	CH_3	CH_3
l-去甲基麻黄碱	H	H

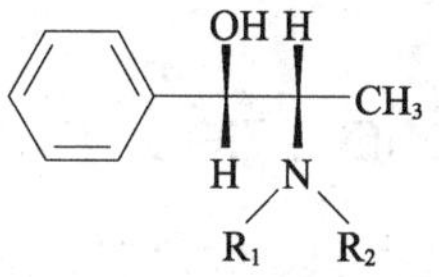

	R_1	R_2
d-伪麻黄碱	CH_3	H
d-N-甲基伪麻黄碱	CH_3	CH_3
d-去甲基伪麻黄碱	H	H

【理化鉴别】1. 粉末微量升华，得细小针状或颗粒状结晶。

2. TLC　粉末用浓氨液碱化，三氯甲烷回流提取，取滤液蒸干，残渣加甲醇溶解作供试品，以盐酸麻黄碱作对照，用硅胶 G 板，三氯甲烷-甲醇-浓氨试液（20∶5∶0.5）展开，茚三酮试液显色。供试品色谱中，在与对照品色谱相应的位置上，显相同的红色斑点。

【检查】杂质不得过 5.0%；水分不得过 9.0%；总灰分不得过 10.0%。

【含量测定】采用 HPLC 法测定盐酸麻黄碱和盐酸伪麻黄碱。粉末用 1.44%磷酸溶液超声提取，以极性乙醚连接苯基键合硅胶为固定相，以甲醇-0.092%磷酸溶液（含 0.04%三乙胺和 0.02%二正丁胺）（1.5∶98.5）为流动相，检测波长 210nm。外标法计算含量。按干燥品计算，含盐酸麻黄碱和盐酸伪麻黄碱的总量不得少于 0.80%。

【药理作用】①麻黄碱、伪麻黄碱、甲基麻黄碱对支气管平滑肌有松弛作用。麻黄挥发油有明显的祛痰作用。②麻黄碱能使外周血管收缩，心肌收缩力增强，心输出量增加；对大脑、脑干、脊髓均有兴奋作用，大剂量可引起失眠、不安、震颤。③煎剂有明显的抗病原微生物作用，对金黄色葡萄球菌、甲型链球菌等多种细菌均有不同程度的抑制作用。挥发油对亚洲甲型流感病毒有抑制作用。④挥发油乳剂对人工发热的兔有解热作用；对人有中度发汗作用。⑤*d*-伪麻黄碱具有显著利尿作用。此外，麻黄还具有抗氧化、抗病毒、抗癌、免疫抑制等作用。

【功效】性温，味辛、微苦。能发汗散寒，宣肺平喘，利水消肿。用于风寒感冒，胸闷喘咳，风水浮肿。蜜麻黄润肺止咳。多用于表证已解，气喘咳嗽。用量 2~10g。

【附注】1. 我国麻黄属植物除上述 3 种麻黄药用外，还有单子麻黄 *E. monosperma* Gmel. ex C. A. Mey.，产于四川、甘肃、新疆等地；西藏中麻黄 *E. intermedia* var. *tibetica* Stapf，主产于西藏；丽江麻黄 *E. likiangensis* Florin，产于云南、贵州、四川、西藏，以上几种麻黄均可药用。膜果麻黄 *E. przewalskii* Stapf 分布较广，但麻黄碱含量低。

2. 麻黄根 Ephedrae Radix et Rhizoma 为麻黄科植物草麻黄 *E. sinica* Stapf 与中麻黄 *E. intermedia* Schrenk et C. A. Mey. 的干燥根与根茎。味微苦。麻黄根不含麻黄碱类成分，含麻黄根素（ephedrannin），麻黄根碱（ephedradine）A、B、C，以及双黄酮类麻黄宁（makuannin）A、B。麻黄根碱具有显著降压作用。性平，味甘、涩。能固表止汗。用于自汗，盗汗。用量 3~9g。

3. Ph. Eur. 收载有麻黄 Ephedrae herba，其基原植物与 ChP 相同，规定麻黄碱的含量限度为“不得少于 1.0%”。

扫码“练一练”

（崔亚君　杨　华）

第十一章　被子植物门 Angiospermae

第一节　双子叶植物纲 Dicotyledoneae

1. 杜仲科 Eucommiaceae

落叶乔木。单叶互生，无托叶。花雌雄异株，无花被，常先叶开放；雄花簇生，雄蕊 5 ~10 个，线性；雌花单生于小枝下部；子房上位，2 心皮合生，1 室。翅果。种子 1 枚，胚乳丰富，子叶肉质，扁平；外种皮膜质。

本科 1 属，1 种，为我国特产。分布于我国中部及西南各省区，各地有栽培。

杜仲 Eucommiae Cortex

（英）Eucommia Bark

【来源】杜仲科植物杜仲 *Eucommia ulmoides* Oliv. 的干燥树皮。

【植物形态】落叶乔木，高达 20m。树皮灰褐色，粗糙，折断时有银白色橡胶丝。单叶互生，椭圆形、卵形或矩圆形，薄革质，基部圆形或阔楔形，先端渐尖，边缘有锯齿，侧脉 6~9 对，折断后有橡胶丝。花单性，雌雄异株，生于当年生枝基部，雄花簇生，无花被，具短梗，雄蕊 6 ~ 10。雌花单生。翅果椭圆形。种子狭长椭圆形。花期 4 月，果期 10 月。(彩图 17)

【采制】栽培 10~20 年，6~7 月剥取树皮，刮去粗皮，堆置“发汗”至内皮呈紫褐色，晒干。

【产地】主产于贵州、陕西、湖北、四川等地。以贵州、四川产量大，质量佳。

【性状】呈板片状或两边稍向内卷，大小不一，厚 3 ~ 7mm。外表面淡棕色或灰褐色，有明显的皱纹或纵裂槽纹，有的树皮较薄，未去粗皮，可见明显的皮孔。内表面暗紫色，光滑。质脆，易折断，断面有细密、银白色、富弹性的橡胶丝相连。气微，味稍苦。嚼之有胶状残留物。(彩图 17)

【显微特征】老树皮横切面　有较厚的落皮层，落皮层内侧有数层木栓细胞，其下可见栓内层。韧皮部占大部分，有 5 ~ 7 条横向排列的石细胞层，每层厚约 3 ~ 5 列细胞，石细胞壁极厚。射线宽 2 ~ 3 列细胞，有不规则形的橡胶质团块散布，以近石细胞处为多见。(图 11-1)

粉末　棕色。①橡胶丝成条或扭曲成团，直径 8 ~ 16μm，表面显颗粒性。②石细胞甚多，大多成群，类长方形、类方形、类圆形、长条形或不规则形，长约至 180μm，直径 20 ~80μm，壁厚，大多厚薄不匀，孔沟明显，有的分枝，胞腔大小不一，有的内含橡胶质团块。③木栓细胞表面观多角形，直径 15 ~ 40μm，壁不均匀增厚，木化，有细小纹孔；侧面观长方形，壁三面增厚，一面薄，孔沟明显。④筛管分子端壁复筛板的筛域椭圆形，较大，

侧壁上的筛域较小，类圆形。⑤淀粉粒稀少而小，单粒类球形。（图 11-2，彩图 18）

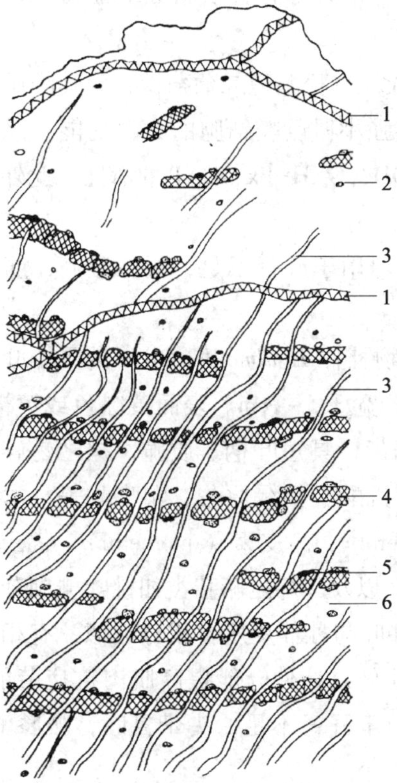

图 11-1　杜仲（树皮）横切面

1. 木栓层；2. 橡胶质；3. 射线；
4. 石细胞；5. 纤维群；6. 韧皮部

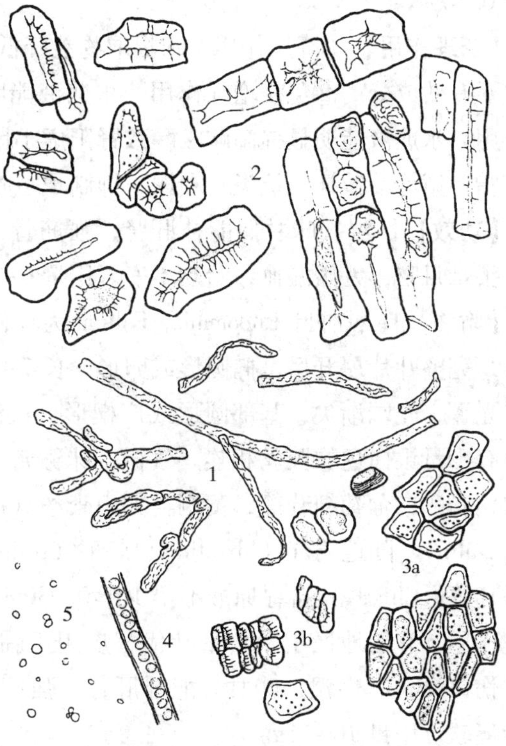

图 11-2　杜仲（树皮）粉末

1. 橡胶丝；2. 石细胞；3. 木栓细胞
（a. 表面观；b. 侧面观）；4. 筛管分子；5. 淀粉粒

【化学成分】①木脂素及其苷类　主要有松脂醇二葡萄糖苷（pinoresinol-di-*O*-*β*-D-glucopyranoside）、丁香树脂酚（syringaresinol）、松脂酚（pinoresinol）、橄榄树脂素（olivil）、杜仲树脂酚（medioresinol）、杜仲素 A（eucommin A）等。②环烯醚萜类　主要有桃叶珊瑚苷（aucubin）、杜仲苷（ulmoside）、京尼平苷（geniposide）、京尼平酸（geniposidic acid）、京尼平（genipin）、筋骨草苷（ajugoside）等。还含杜仲胶，国际上习称固塔波橡胶（gattapercha），与天然橡胶的化学组成完全相同，即 $(C_5H_8)_n$，只是分子链的构型不同，天然橡胶是顺式-聚异戊二烯，杜仲胶为反式-聚异戊二烯。此外尚含绿原酸（chlorogenic acid）、香草酸（vanillic acid）和多糖等。

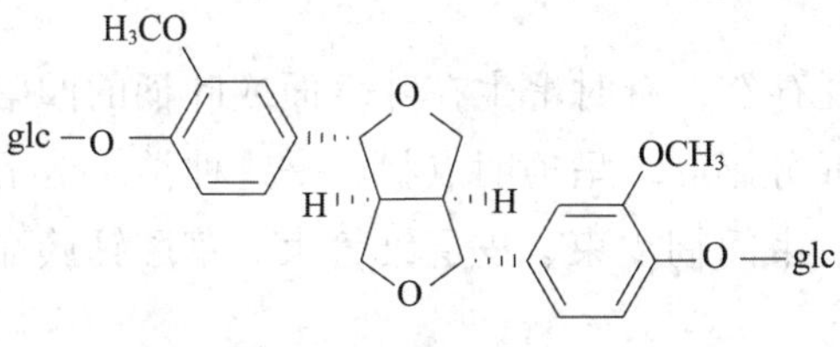

松脂醇二葡萄糖苷

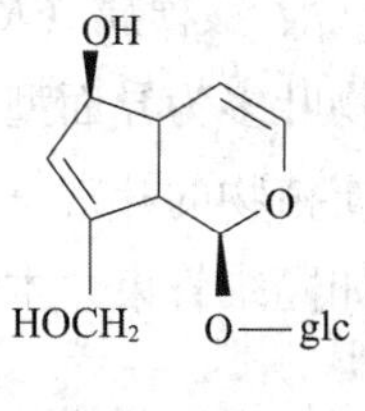

桃叶珊瑚苷

【理化鉴别】粉末 1g，加三氯甲烷 10ml，浸渍 2h，滤过。滤液挥干，加乙醇 1ml，产生具弹性的胶膜。

【检查】水分不得过 13.0%；总灰分不得过 10.0%。

【含量测定】采用 HPLC 法测定松脂醇二葡萄糖苷。取本品剪成碎片，揉成絮状，用三氯甲烷脱脂，甲醇加热回流提取。以十八烷基硅烷键合硅胶为固定相，甲醇-水（25∶75）为流动相，检测波长277nm，外标法计算含量。按干燥品计算，含松脂醇二葡萄糖苷不得少于0.10%。

【药理作用】①降压作用　水提取物能降低大鼠血压；松酯醇二葡萄糖苷为其降压作用的主要有效成分。②免疫增强作用　水煎液能明显增强小鼠巨噬细胞的吞噬功能。③抗氧化作用　水煎液能明显提高雌二醇致肾阳虚小鼠肝SOD、GXH-Px、CAT的活性。此外还有降血脂、镇静、镇痛、抗炎、利尿、抑制子宫收缩等作用。

【功效】性温，味甘。能补肝肾，强筋骨，安胎。用于肝肾不足，腰膝酸痛，筋骨无力，头晕目眩，妊娠漏血，胎动不安。用量6~10g。

【附注】1. 杜仲叶 Eucommiae Folium 为杜仲科植物杜仲 *E. ulmoides* Oliv. 的干燥叶。多破碎，完整叶片展开后呈椭圆形或卵形，长7~15cm，宽3.5~7cm。表面黄绿色或黄褐色，微有光泽，先端渐尖，基部圆形或广楔形，边缘有锯齿，具短叶柄。质脆，搓之易碎，折断面有少量银白色橡胶丝相连。气微，味微苦。含有机酸类如绿原酸、咖啡酸等，木脂素类如松脂醇二葡萄糖苷等，黄酮类如山柰酚（kaempferol）、槲皮素（quercetin）、紫云英苷（astragalin）、陆地锦苷（hirsutin）、芦丁（rutin）等，以及环烯醚萜苷类如桃叶珊瑚苷、京尼平苷等。ChP规定含绿原酸不得少于0.080%。杜仲叶与杜仲皮所含成分近似，有相似的药理作用，有的地区用两倍量叶代替皮用于临床。此外，杜仲叶能提高肌肉抗疲劳能力，促进伤口愈合。性温，味甘。能补肝肾，强筋骨。用于肝肾不足，头晕目眩，腰膝酸痛，筋骨痿软。用量10~15g。

2. Ph. Eur. 收载有杜仲 Eucommiae cortex，其质量标准与ChP的不同之处在于：采用HPLC法测定松脂醇二葡萄糖苷含量，以咖啡因为替代对照品，其相对于松脂醇二葡萄糖苷的校正因子为5.6，规定含量限度为“含松脂醇二葡萄糖苷不得少于0.10%”。

（付小梅）

2. 蓼科 Polygonaceae

草本或灌木，茎节常膨大。托叶包于茎节形成托叶鞘，多呈膜质。花两性或单性异株；单被，花被3~6，常花瓣状；子房上位。瘦果或小坚果，常包于宿存花被内。

本科约50属，1120种。我国有13属，230余种，主要的属有蓼属（*Polygonum*）、大黄属（*Rheum*）、酸模属（*Rumex*）等。

本科植物叶多为异面型，腺毛广泛存在，有时聚生在叶表面或叶柄的凹陷处，形成花外蜜腺。蓼属植物的叶常有分泌细胞或分泌腔，呈透明点状。一些种类的地下器官中有异型维管束，如髓维管束、木内韧皮部、束间韧皮束、皮层维管束。草酸钙簇晶多见，偶见方晶。

本科植物普遍含有蒽醌类、黄酮类、鞣质及各种苷类。①蒽醌类　广泛存在于大黄属、酸模属、蓼属，有的是游离状态如大黄素（emodin）、大黄素甲醚（physcion），有的结合成苷如番泻苷A、B、C、D（sennoside A，B，C，D），具有致泻活性。新鲜植物中含有蒽酚及其衍生物，贮存时间过长则被氧化成蒽醌；两分子蒽酚还可以结合成二蒽酮，如大黄二蒽酮B（reidin B）。②黄酮类　分布于荞麦属（*Fagopyrum*）等，如芦丁、萹蓄苷（avicularin）、瑞诺苷（reynoutrin）、金丝桃苷等。③鞣质　在本科植物中普遍存在，具有收敛、止血、抗菌作用。④芪类　如土大黄苷（rhaponticin）、虎杖苷（polydatin），有降血脂活性。⑤吲哚苷　如靛苷（indican），存在于蓼属植物中，水解产生靛蓝。

扫码"学一学"

何首乌（首乌）Polygoni Multiflori Radix
（英）Fleeceflower Root

【来源】蓼科植物何首乌 *Polygonum multiflorum* Thunb. 的干燥块根。

【植物形态】多年生缠绕草本，地下块根肥大。叶互生，具长柄；叶片心形，全缘；托叶鞘膜质。圆锥花序顶生或腋生，花多数，白色。瘦果椭圆形，有三棱，包于宿存的翅状花被内。花期 8~10 月，果期 9~11 月。(彩图 19)

【采制】秋、冬二季叶枯时采挖块根，切去两端，洗净，个大者可再对半剖开，或切片晒干。生用，或用黑豆汁拌匀，蒸成制首乌。

【产地】主产于广东、贵州、四川、河南、湖北、广西，野生或栽培，销全国并出口。

【性状】块根呈团块状或不规则纺锤形，长 6~15cm，直径 4~12cm。表面红棕色或红褐色，皱缩不平，有浅沟，并有横长皮孔样突起和细根痕。体重，质坚实，不易折断，断面浅黄棕色或浅红棕色，显粉性，皮部有 4~11 个类圆形异型维管束环列，形成云锦状花纹，中央木部较大，有的呈木心。气微，味微苦而甘涩。(彩图 19)

制首乌多为不规则皱缩状的块片，厚约 1cm，表面黑褐色或棕褐色，凹凸不平，质坚硬，断面角质样，棕褐色或黑色，气微，味微甘而苦涩。

【显微特征】块根横切面　木栓层为数列细胞，充满红棕色物。韧皮部较宽广，散有类圆形异型维管束 4~11 个，为外韧型，导管稀少。根中央形成层成环。木质部导管较少，周围有管胞和少数木纤维。薄壁细胞含草酸钙簇晶及淀粉粒。(图 11-3，彩图 20)

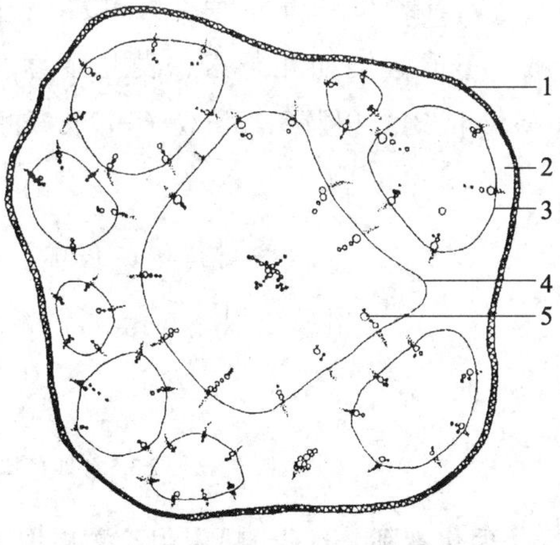

图 11-3　何首乌（块根）横切面

1. 木栓层；2. 韧皮部；3. 异型维管束；4. 形成层；5. 木质部

粉末黄棕色。①草酸钙簇晶较多，直径 10~80（160）μm，偶见簇晶与较大的方形结晶合生。②棕色细胞类圆形或椭圆形，壁稍厚，胞腔内充满淡黄棕色、棕色或红棕色物，并含淀粉粒。③淀粉粒众多，单粒类圆形，直径 4~50μm，脐点人字形、星状或三叉状，大粒者隐约可见层纹；复粒由 2~9 分粒组成。④木纤维多成束，细长，直径 17~34μm，有斜纹孔。此外，可见导管、木栓细胞、棕色块。(图 11-4)

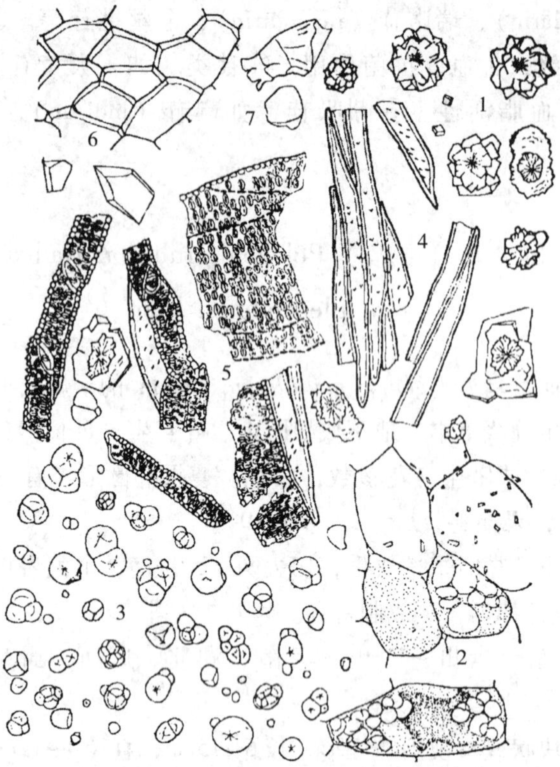

图 11-4 何首乌（块根）粉末

1. 草酸钙簇晶；2. 棕色细胞；3. 淀粉粒；4. 木纤维；5. 导管；6. 木栓细胞；7. 棕色块

【化学成分】①芪类 如2,3,5,4′-四羟基二苯乙烯-2-*O*-*β*-D-葡萄糖苷。②蒽醌类 主要为大黄酚、大黄素，其次为大黄酸、大黄素甲醚，尚含有芦荟大黄素、大黄素-1，6-二甲醚、大黄素-8-甲醚、芦荟大黄素-8-甲醚及其葡萄糖苷类等。③卵磷脂类 主要为磷脂酰胆碱。④黄酮类如儿茶素、表儿茶素、3-*O*-没食子酰原矢车菊素 B_1（3-*O*-galloyl-procyanidin B_1）以及3，3′-双-*O*-没食子酰原矢车菊素 B_2（3，3′-di-*O*-galloyl-procyanidin B_2）。

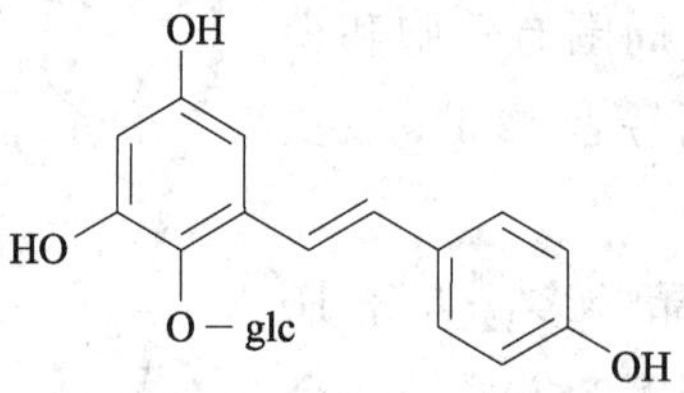

2,3,5,4′-四羟基二苯乙烯-2-O-*β*-D-葡萄糖苷

【理化鉴别】TLC 粉末用乙醇提取，浓缩作供试品。以何首乌对照药材作对照，用硅胶H板，三氯甲烷-甲醇（7：3）为展开剂，展至约3.5cm，取出，晾干，再以三氯甲烷-甲醇（20：1）为展开剂，展至约7cm，取出，晾干，紫外光灯（365nm）下检视。供试品色谱中，在与对照药材色谱相应的位置上，显相同颜色的荧光斑点。

【检查】水分不得过10.0%；总灰分不得过5.0%。

【含量测定】1. 采用HPLC法测定二苯乙烯苷（避光操作）。粉末用稀乙醇回流提取，以十八烷基硅烷键合硅胶为固定相，乙腈-水（25：75）为流动相，检测波长320nm，外标法计算含量。按干燥品计算，含2,3,5,4′-四羟基二苯乙烯-2-*O*-*β*-D-葡萄糖苷不得少于1.0%。

2. 采用HPLC法测定结合蒽醌。粉末用甲醇回流提取，取续滤液作供试品溶液A（测游离蒽醌用）。另精密量取续滤液置具塞锥形瓶中，挥去溶剂，精密加8%的盐酸溶液，超声处理，用三氯甲烷回流、萃取，三氯甲烷层回收溶剂至干，残渣加甲醇使溶解，作供试品溶液B（测总蒽醌用）。以十八烷基硅烷键合硅胶为固定相，以甲醇-0.1%磷酸溶液（80：20）为流动相，检测波长254nm，外标法计算大黄素和大黄素甲醚的含量。结合蒽醌含量=总蒽醌含量-游离蒽醌含量。按干燥品计算，含结合蒽醌以大黄素和大黄素甲醚的总量计，不得少于0.10%。

【药理作用】①抗氧化作用　何首乌能增加机体超氧化物歧化酶（SOD）的活性，降低单胺氧化酶-B（MAO-B）的活性及脂褐质含量。②降血脂作用　何首乌能阻止胆固醇在肝内沉积，降低血清胆固醇，具有减轻动脉粥样硬化的作用。此外还有抗衰老、改善记忆、抗辐射损伤、保肝等作用。③近年来国内外不断有服用何首乌及含何首乌制剂导致肝损伤的报道，我国食品药品监督管理总局也多次发布可能存在的用药风险，建议“不宜长期超量服用，避免与肝毒性药物同时使用，注意监测肝功能”。

【功效】性微温。味苦、甘、涩。能解毒，消痈，截疟，润肠通便。用于疮痈，瘰疬，风疹瘙痒，久疟体虚，肠燥便秘。用量3~6g。制何首乌补肝肾，益精血，乌须发，强筋骨，化浊降脂。用于血虚萎黄，眩晕耳鸣，须发早白，腰膝酸软，肢体麻木，崩漏带下，高脂血症。用量6~12g。

【附注】1. 首乌藤（夜交藤）Polygoni Multiflori Caulis 为蓼科植物何首乌 *P. multiflorum* Thunb. 的干燥藤茎。茎呈长圆柱形，稍扭曲，有分枝，长短不一，直径4~7mm。表面紫红色或紫褐色，粗糙，具扭曲的纵皱纹，节部略膨大，有侧枝痕，外皮菲薄，可剥离。质脆，易折断，断面皮部紫红色，木部黄白色或淡棕色，导管孔明显，髓部疏松，类白色。切段者为圆柱形，外表面紫红色或紫褐色，断面皮部紫红色，木部黄白色或淡棕色，导管孔明显，髓部疏松，类白色。气微，味微苦涩。ChP规定含2,3,5,4′-四羟基二苯乙烯-2-*O*-*β*-D-葡萄糖苷不得少于0.20%。能养血安神，祛风通络。用于失眠多梦，血虚身痛，风湿痹痛，皮肤瘙痒。用量9~15g；外用适量，煎水洗患处。

2. 白首乌　为萝藦科植物牛皮消 *Cynanchum auriculatum* Royle ex Wight 的块根。主产于江苏滨海。呈不规则团块状或类圆形，长1.5~7cm，直径1~5cm。表面棕色至棕褐色，光亮且凹凸不平，皮孔横长，栓皮层层脱落，脱落处浅土黄色，略具条网状纹理。质硬脆，易折断，断面平坦，类白色，有稀疏黄色放射状纹理。气微，味微苦。可用于体虚失眠，健忘多梦，皮肤瘙痒。用量9~30g。

大黄 Rhei Radix et Rhizoma

（英）Rhubarb

【来源】蓼科植物掌叶大黄 *Rheum palmatum* L.、唐古特大黄 *R. tanguticum* Maxim. ex Balf. 或药用大黄 *R. officinale* Baill. 的干燥根及根茎。

【植物形态】掌叶大黄　多年生高大草本。基生叶有肉质粗壮的长柄，叶片宽卵形或近圆形，3~7掌状中裂；茎生叶互生，具浅褐色膜质托叶鞘。疏散圆锥花序；花红紫色，花被片6。瘦果三棱状，具翅。花期6~7月，果期7~8月。（彩图21）

唐古特大黄　叶片分裂极深，裂片披针形。花序分枝紧密，常向上紧贴于茎。

药用大黄　叶浅裂，一般仅达叶片 1/4 处，裂片宽三角形。花较大，直径约 4mm，白色。

【采制】10~11 月间地上部分枯萎时，或 4~5 月未开花前采挖生长三年以上的植物地下部分，除去顶芽及细根，刮去外皮，根茎按大小横切或纵切成厚片或瓣状或马蹄状，也有加工成卵圆形和圆柱形的。粗根截成段。焙干或阴干。出口商品须除尽外皮。

【产地】掌叶大黄主产于甘肃礼县、宕昌、岷县、文县、临夏、武威，青海同仁、同德、贵德，西藏昌都与那曲地区，四川阿坝与甘孜州的产量占大部分。

唐古特大黄主产于青海与甘肃祁连山北麓，西藏东北部及四川西北部亦有少量。

药用大黄产于四川北部、东部及南部盆地边缘，贵州北部、西部，云南西北部，湖北西部，陕西南部。产量很小，多销当地，通称“马蹄大黄”。

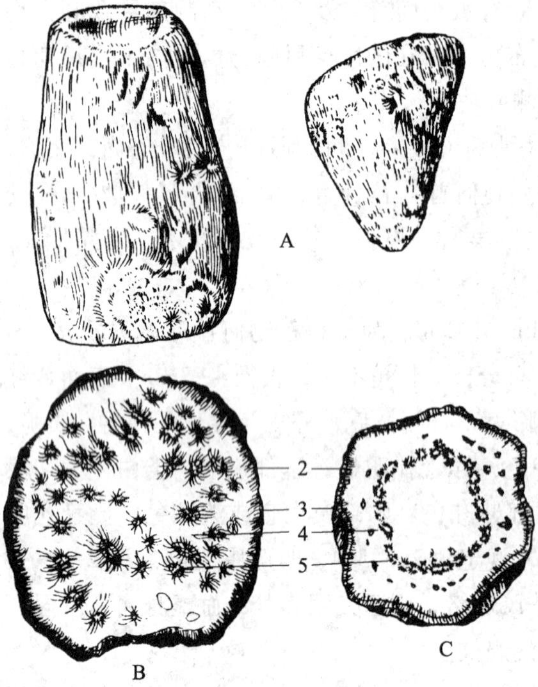

图 11-5　大黄外形及饮片

A. 外形；B. 大黄饮片；C. 横切面

1. 韧皮部；2. 形成层；3. 次生木质部；4. 髓；5. 星点

【性状】呈类圆柱形、圆锥形、卵圆形或不规则块状，长 3~17cm，直径 3~10cm。除尽外皮者，表面黄棕色至红棕色，有的可见类白色网状纹理（系类白色的薄壁组织夹有棕红色的射线），残留的外皮棕褐色，多具绳孔及粗皱纹。质坚实，有的中心较松软，断面淡红棕色或黄棕色，显颗粒性。根茎髓部宽广，有星点（异型维管束）环列或散在。根木部发达，具放射状纹理，形成层环明显，无星点。气清香，味苦、微涩，嚼之粘牙，有砂粒感，并使唾液染成黄色。（图 11-5，彩图 21）

【显微特征】根横切面　木栓层与栓内层大多已除去。韧皮部筛管群明显。薄壁组织发达。形成层成环。木质部射线较密，宽 2~4 列细胞，内含深棕色物；导管非木化，常 1~数个相聚，稀疏排列。薄壁细胞含草酸钙簇晶，并含多数淀粉粒。

根茎横切面　髓部宽广，其中常见黏液腔，内有红棕色物。异型维管束散在，形成层成环，木质部位于形成层外方，韧皮部位于形成层内方，射线呈星状射出。（图11-6，彩图 22）

粉末　黄棕色。掌叶大黄　①草酸钙簇晶众多，完整者直径 21~135μm，棱角大多短钝，有的长尖；有的簇晶呈不规则矩圆形。②导管主为网纹导管和具缘纹孔导管，直径约至 140μm，非木化或微木化，具缘纹孔椭圆形或斜方形，有的横向延长；另有螺纹和环纹导管。③淀粉粒大多圆球形，直径 3~32μm，脐点常呈星状、十字状；复粒由 2~7 分粒组成。（图 11-7）

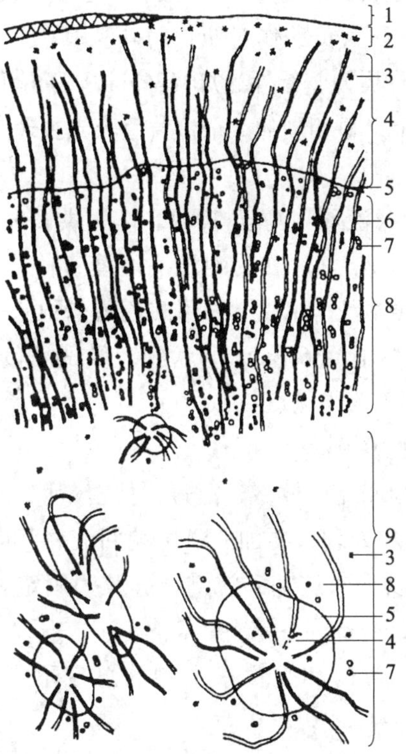

图 11-6　大黄（根茎）横切面

1. 木栓层；2. 皮层；3. 草酸钙簇晶；4. 韧皮部；5. 形成层；6. 射线；7. 导管；8. 木质部；9. 髓

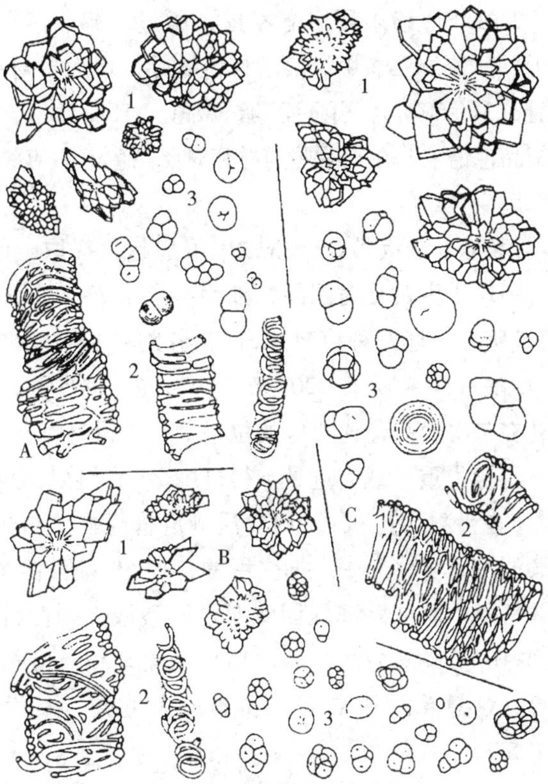

图 11-7　大黄（根茎）粉末

A. 掌叶大黄；B. 唐古特大黄；C. 药用大黄

1. 草酸钙簇晶；2. 导管；3. 淀粉粒

唐古特大黄　①簇晶以类长方形者较多见，直径 20～106μm，棱角宽而较尖。②导管主为具缘纹孔导管，有的导管分子甚短，长仅 54μm。③淀粉粒多类圆形，直径3～25μm，复粒由 2～12 分粒组成。(图 11-7)

药用大黄　①簇晶直径 35～155μm，棱角大多宽而较尖，有的簇晶呈矩圆形。②导管以具缘纹孔导管及网纹具缘纹孔导管为多见，直径约至 160～190μm。③淀粉粒多类圆形，直径 5～44μm，复粒由 2～8 分粒组成。(图 11-7)

【化学成分】三种大黄均含结合蒽醌及游离蒽醌，含量以总蒽醌计约 2.0%～6.2%。游离蒽醌有大黄素（emodin）、大黄素甲醚（physcion）、芦荟大黄素（aloe-emodin）、大黄酸（rhein）、大黄酚（chrysophanol）等；结合蒽醌主要有番泻苷 A、B、C、D、E、F（sennoside A，B，C，D，E，F）、大黄酚-1-*O*-*β*-D-葡萄糖苷、大黄素甲醚-8-*O*-*β*-D-葡萄糖苷、大黄素-1-*O*-*β*-D-葡萄糖苷、大黄素-8-*O*-*β*-D-葡萄糖苷、芦荟大黄素-8-*O*-*β*-D-葡萄糖苷、大黄酸-8-*O*-*β*-D-葡萄糖苷等。尚含鞣质、有机酸、糖类、挥发油等。

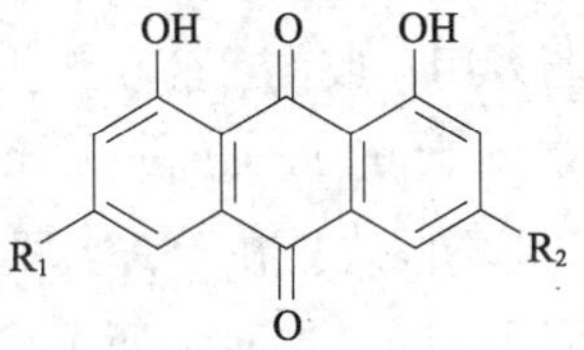

	R_1	R_2
大黄素	OH	CH_3
大黄素甲醚	OCH_3	CH_3
大黄酚	H	CH_3
芦荟大黄素	H	CH_2OH
大黄酸	H	COOH

【理化鉴别】1. 取粉末少量，进行微量升华，可见菱状针晶或羽状结晶。

2. TLC　粉末用甲醇浸提，滤过，滤液蒸干，残渣加水溶解，盐酸酸化，乙醚萃取，蒸干，残渣加三氯甲烷溶解作供试品。以大黄对照药材和大黄酸作对照，用硅胶 H 板，石油醚（30~60℃）-甲酸乙酯-甲酸（15∶5∶1，上层）展开，紫外光灯（365nm）下检视。供试品色谱中，在与对照药材和对照品色谱相应的位置上，显相同的 5 个橙黄色荧光主斑点，氨熏后变为红色。

【检查】土大黄苷　粉末用甲醇超声提取，取 1ml 滤液加甲醇至 10ml，作为供试品溶液。另取土大黄苷对照品，加甲醇制成每 1ml 含 10μg 的溶液，作为对照品溶液（临用新制）。吸取上述两种溶液各 5μl，分别点于同一聚酰胺薄膜上，以甲苯-甲酸乙酯-丙酮-甲醇-甲酸（30∶5∶5∶20∶0.1）为展开剂展开，在紫外灯（365nm）下检视。供试品色谱中，在与对照品色谱相应的位置上，不得显相同的亮蓝色荧光斑点。

干燥失重　减失重量不得过 15.0%；总灰分不得过 10.0%。

【含量测定】采用 HPLC 法测定总蒽醌。粉末用甲醇回流，放冷，滤过，精密量取一定量续滤液，置烧瓶中，挥去甲醇，加 8%盐酸溶液，超声处理，再加三氯甲烷回流、萃取，合并三氯甲烷液，减压回收至干，残渣加甲醇溶解。以十八烷基硅烷键合硅胶为固定相，甲醇-0.1%磷酸溶液（85∶15）为流动相，检测波长 254nm，外标法计算含量。按干燥品计算，含总蒽醌以芦荟大黄素、大黄酸、大黄素、大黄酚和大黄素甲醚的总量不得少于 1.5%。

采用 HPLC 法测定游离蒽醌。粉末用甲醇回流，放冷，滤过，精密量取一定量续滤液。以十八烷基硅烷键合硅胶为固定相，甲醇-0.1%磷酸溶液（85∶15）为流动相，检测波长 254nm，外标法计算含量。按干燥品计算，含游离蒽醌以芦荟大黄素、大黄酸、大黄素、大黄酚和大黄素甲醚的总量不得少于 0.20%。

【药理作用】①泻下作用　主要致泻成分为番泻苷，其次为芦荟大黄素和大黄酸。能使肠张力增加，运动力增强，产生泻下作用。②抗病原微生物的作用　大黄抗菌谱广，对金黄色葡萄球菌、溶血性链球菌、伤寒杆菌、痢疾杆菌及幽门螺旋菌等多种革兰氏阳性和阴性菌有抑制作用；对多种真菌、流感病毒、肝炎病毒及人免疫缺陷病毒（HIV）有抑制作用。此外，还有利胆、抗消化道溃疡、抗肿瘤、免疫调节等作用。

【功效】性寒，味苦。能泻下攻积，清热泻火，凉血解毒，逐瘀痛经，利湿退黄。用于实热积滞便秘，血热吐衄，目赤咽肿，痈肿疔疮，肠痈腹痛，瘀血经闭，产后瘀阻，跌打损伤，湿热痢疾，黄疸赤尿，淋证，水肿；外治烧烫伤。用量 3~15g；用于泻下不宜久煎。外用适量，研末敷于患处。孕妇及月经期、哺乳期慎用。

【附注】1. 同属一些植物在部分地区或民间称山大黄、土大黄等而作药用，有时与上述三种正品大黄混淆。主要有藏边大黄 *R. australe* D. Don，河套大黄 *R. hotaoense* C. Y. Cheng et C. T. Kao，华北大黄 *R. franzenbachii* Münt 及天山大黄 *R. wittrochii* Lundstr.。商品中根的比例很大，香气弱，含有游离的和结合的蒽醌类成分，但不含或仅含痕量的大黄酸和番泻苷。由于均含有土大黄苷（rhapoticin），故其断面在紫外光灯下均显亮蓝紫色荧光而易与正品大黄区别。土大黄的泻下作用均很弱，通常作收敛止血药外用，或作兽药和工业染料。

2. Ph. Eur. 收载大黄 Rhei radix 的基原植物为掌叶大黄 *R. palmatum* L.、药用大黄 *R. officinale* Baill. 及其杂交品，其质量标准与 ChP 的主要不同之处在于：①理化鉴别还采用 Bornträger's 反应鉴别羟基蒽醌类成分；②针对混淆品 *Rheum rhaponticum* L.，采用 TLC 法检查土大黄苷；③采用分光光度法测定羟基蒽醌：药材用碳酸氢钠溶液提取，经 $FeCl_3$ 氧化、HCl 水解后，用乙醚提取，与醋酸镁络合后在 515nm 处测定，含量限度为“含羟基蒽醌以大黄酸计，不得少于 2.2%”。

本科其他常用生药和药用植物见表 11-1 和表 11-2。

表 11-1 ChP 收载的蓼科其他生药

生药名	来源	药用部位	主要成分	功效
虎杖	虎杖 *Polygonum cuspidatum* Sieb. et Zucc.	根茎及根	蒽醌（大黄素-8-葡萄糖苷、大黄酚等）、芪（白藜芦醇、虎杖苷等）	利湿退黄，清热解毒，散瘀止痛，止咳化痰
水红花子	红蓼 *Polygonum orientale* L.	果实	黄酮（花旗松素、槲皮素等）、多酚（鞣花酸）、有机酸（阿魏酸）、木脂素	散血消瘢，消积止痛，利水消肿
金荞麦	金荞麦 *Fagopyrum dibotrys* (D. Don) Hara	根茎	黄酮（表儿茶素、儿茶素等）、有机酸（阿魏酸、对香豆酸、原儿茶酸）、蒽醌	清热解毒，排脓祛瘀
拳参	拳参 *Polygonum bistorta* L.	根茎	黄酮（槲皮素、儿茶素等）、多酚（鞣质），有机酸（绿原酸、没食子酸）	清热解毒，消肿，止血
萹蓄	萹蓄 *Polygonum aviculare* L.	地上部分	黄酮（杨梅苷、萹蓄苷等）、有机酸（绿原酸、咖啡酸、没食子酸）	利尿通淋，杀虫，止痒
杠板归	杠板归 *Polygonum perfoliatum* L.	地上部分	黄酮（山柰酚、槲皮素、萹蓄苷、芦丁等）、蒽醌类（大黄素、大黄素甲醚、芦荟大黄素）、有机酸（鞣花酸、原儿茶酸、没食子酸）	清热解毒，利水消肿，止咳
蓼大青叶	蓼蓝 *Polygonum tinctorium* Ait.	叶	生物碱（靛蓝、靛玉红）、黄酮（山柰酚-3-葡萄糖苷）	清热解毒，凉血消斑

表 11-2 欧美国家常用的蓼科其他植物药

药用植物	学名	药用部位	主要成分	功效
小酸模	*Rumex acetosella* L.	地上部分	草酸盐、蒽醌（大黄酚、大黄素、大黄素甲醚）	解毒，利尿，轻泻
荞麦	*Fagopyrum esculentum* Moench	叶和花	黄酮（芦丁）	抗氧化
拳参	*Polygonum bistorta* L.	叶和根茎	黄酮（槲皮素、儿茶素）、多酚（鞣质）、有机酸	收敛
皱叶酸模	*Rumex crispus* L.	根	蒽醌、鞣质、黄酮类	泻下
萹蓄	*Polygonum aviculare* L.	地上部分	黄酮（杨梅苷、萹蓄苷等）、有机酸（绿原酸、咖啡酸、没食子酸等）	利尿，驱虫，止血

（李会军 付小梅）

3. 苋科 Amaranthaceae

多为草本。叶互生或对生；无托叶。花常两性；排成穗状花序、圆锥状或头状聚伞花序；单被，花被片 3~5，干膜质；每花下常有 1 干膜质苞片及 2 小苞片，雄蕊 1~5；子房上位，心皮 2~3，合生，1 室，胚珠 1 枚，稀多数。胞果，稀为浆果或坚果。

本科约70属，900种。我国有15属，44种。

本科部分植物的根可见同心环状排列的异常维管束，如牛膝、川牛膝等。

本科植物化学成分主要有：①植物蜕皮激素类　常见的如蜕皮甾酮、牛膝甾酮等。②三萜皂苷类　该类成分在牛膝属（*Achyranthes*）、苋属（*Amaranthus*）、青葙属（*Celosia*）植物中较为丰富。③生物碱类　以甜菜碱最为常见。

牛膝 Achyranthis Bidentatae Radix
（英）Twotoothed Achyranthes Root

【来源】苋科植物牛膝 *Achyranthes bidentata* Bl. 的干燥根。

【植物形态】多年生草本，根长圆柱形。叶椭圆形，全缘，两面被柔毛。茎四棱形，节略膨大，有对生的分枝。穗状花序腋生或顶生。胞果长圆形，果皮薄，包于宿萼内。花期7~9月，果期9~10月。(彩图23)

【采制】冬季茎叶枯萎时采挖，除去地上茎、须根及泥沙，捆成小把，晒至干皱后，将顶端切齐，晒干。

【产地】主产于河南武涉、沁阳等地，习称“怀牛膝”，为“四大怀药”之一。

【性状】根呈细长圆柱形，挺直或稍弯曲，长15~70cm，直径0.4~1cm。表面灰黄色或淡棕色，有微扭曲的细纵皱纹、排列稀疏的侧根痕和横长皮孔样的突起。质硬脆，易折断，受潮后变软，断面平坦，淡棕色，略呈角质样而油润，中心维管束木质部较大，黄白色，其外周散有多数黄白色点状维管束，断续排列成2~4轮。气微，味微甜而稍苦涩。(彩图23)

【显微特征】横切面　木栓层为数列扁平细胞，切向延伸。栓内层较窄。外韧型维管束断续排列成2~4轮，最外轮的维管束较小，有的仅1至数个导管，束间形成层几连接成环，向内维管束较大；木质部主要由导管及小的木纤维组成，根中心木质部集成2~3群。薄壁细胞含有草酸钙砂晶。(图11-8，彩图23)

粉末　土黄色。①薄壁细胞含草酸钙砂晶。②导管网纹、单纹孔或具缘纹孔。③木纤维较长，壁微木化，胞腔大，具斜形单纹孔。④木薄壁细胞长方形，微木化，有的具单纹孔或网纹增厚。⑤木栓细胞类长方形，淡黄色。(图11-9，彩图24)

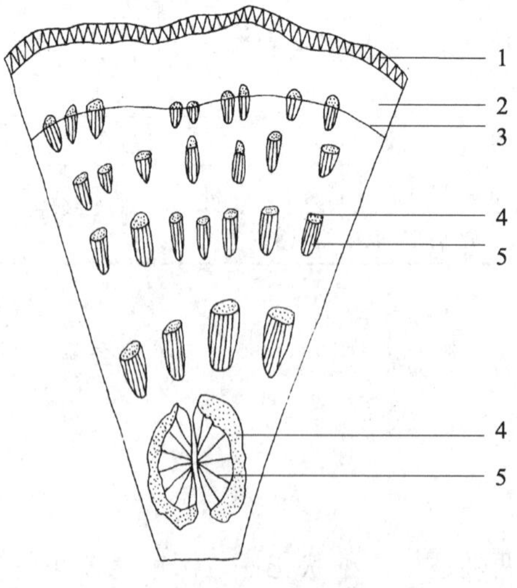

图11-8　牛膝（根）横切面

1. 木栓层；2. 皮层；3. 形成层；4. 韧皮部；5. 木质部

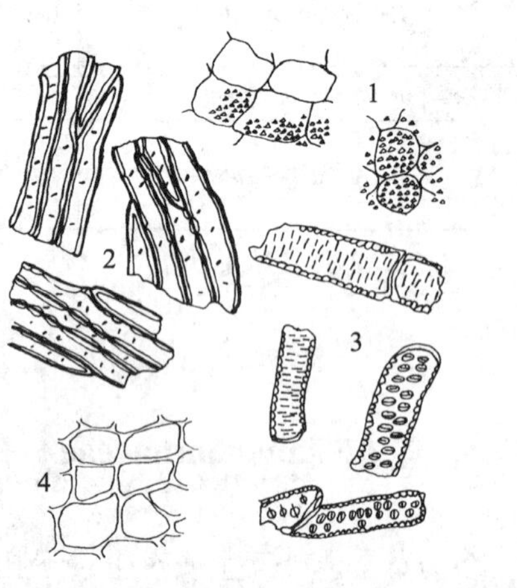

图11-9　牛膝（根）粉末

1. 薄壁细胞及沙晶；2. 纤维；3. 导管；4. 木栓细胞

【化学成分】①三萜皂苷类 如牛膝皂苷 A（achyranthoside A）、牛膝皂苷 E（achyranthoside E）、竹节参苷Ⅳa（chikusetsusaponin Ⅳa）、人参皂苷 Ro（ginsenoside Ro）、姜状三七苷 R_1（zingibroside R_1）等。②甾酮类 如β-蜕皮甾酮（ecdysterone）、25-*R*-牛膝甾酮（25-*R*-inokosterone）、25-*S*-牛膝甾酮（25-*S*-inokosterone）、水龙骨甾酮（polypodine）、红苋甾酮（rubrosterone）等。

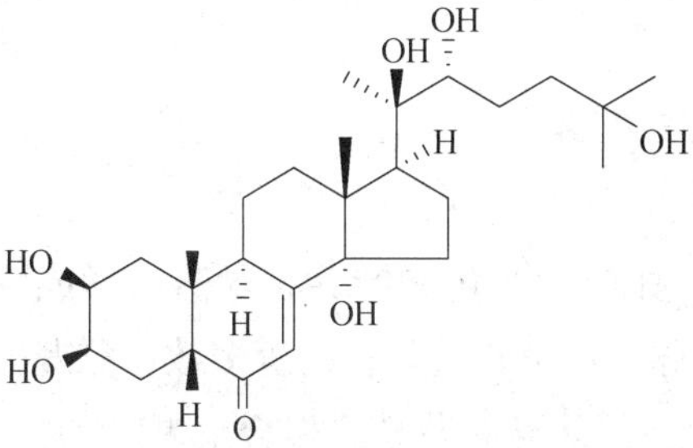

β-蜕皮甾酮

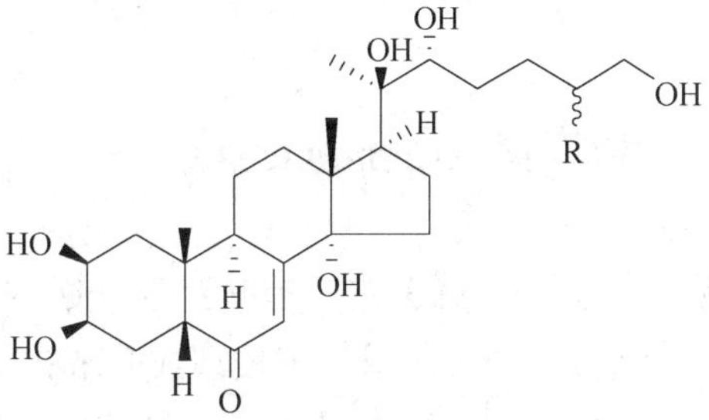

25-*S*-牛膝甾酮　　R=β-CH_3

25-*R*-牛膝甾酮　　R=α-CH_3

【理化鉴别】TLC　粉末用 80% 甲醇回流，滤过，滤液蒸干，残渣加水溶解，上 D101 型大孔吸附树脂柱，弃去水及 20% 乙醇洗脱液，收集 80% 乙醇洗脱液，蒸干，残渣加 80% 甲醇溶解作供试品。以牛膝对照药材、β-蜕皮甾酮对照品、人参皂苷 Ro 对照品作对照，用硅胶 G 板，三氯甲烷-甲醇-水-甲酸（7∶3∶0.5∶0.05）展开，5% 香草醛硫酸溶液显色。供试品色谱中，在与对照药材色谱和对照品色谱相应的位置上，显相同颜色的斑点。

【检查】水分不得过 15.0%；总灰分不得过 9.0%。二氧化硫残留量不得过 400mg/kg。

【含量测定】采用 HPLC 法测定。粉末用水饱和正丁醇浸泡过夜后，超声，滤过，蒸干，残渣加甲醇溶解。以十八烷基硅烷键合硅胶为固定相，乙腈-水-甲酸（16∶84∶0.1）为流动相；检测波长为 250nm，外标法计算含量。按干燥品计算，含β-蜕皮甾酮不得少于 0.030%。

【药理作用】①牛膝皂苷有兴奋子宫平滑肌和抗生育作用。②牛膝多糖有免疫增强作用。此外，还有延缓衰老，降血糖，抗病毒、镇痛等作用。

【功效】性平，味苦、甘、酸。能逐瘀通经，补肝肾，强筋骨，利尿通淋，引血下行。用于经闭，痛经，腰膝酸痛，筋骨无力，淋证，水肿，头痛，眩晕，牙痛，口疮，吐血，衄血。用量 5~12g。孕妇慎用。

【附注】在少数地区尚有以同属植物柳叶牛膝 *Achyranthes longifolia*（Mak.）Mak. f. *rubra* Ho 和粗毛牛膝 *A. aspera* L. 的根作“土牛膝”药用。柳叶牛膝根粗短，新鲜时断面带紫红色，别名“红牛膝”，产于湖南、湖北、江西、四川等地；粗毛牛膝的主根较短，分枝较多，产于福建、广东、广西、四川等地，广东以全草入药，名“倒扣草”。以上均非正品。

本科其他常用生药和药用植物见表 11-3 和表 11-4。

表 11-3　ChP 收载的苋科其他生药

生药名	来源	药用部位	主要成分	功效
川牛膝	川牛膝 *Cyathula officinalis* Kuan	根	甾酮、三萜皂苷	逐瘀通经，通利关节，利尿通淋
鸡冠花	鸡冠花 *Celosia cristata* L.	花序	黄酮	收敛止血，止带，止痢
青葙子	青葙 *Celosia argentea* L.	种子	三萜皂苷、环肽	清肝泻火，明目退翳

表 11-4　欧美国家常用的苋科其他植物药

药用植物	学名	药用部位	主要成分	功效
千穗谷	*Amaranthus hypochondriacus* L.	地上部分	鞣质	收敛
巴西人参	*Pfaffia paniculata*（Mart.）Kuntze	根	三萜皂苷、甾酮	滋补，免疫调节，改善贫血

（周　群）

4. 木兰科 Magnoliaceae

灌木至乔木，稀藤本。单叶互生，通常全缘；托叶大，包围叶芽，早落，形成明显的托叶环（痕）。花大，单生于枝顶或叶腋，辐射对称；花被3基数；雄蕊多数；雌蕊多数至少数，分离，螺旋状排列在延长的花托上；子房上位。聚合蓇葖果或聚合浆果。

本科约17属，300种，我国有13属，110余种。主要的属有八角属（*Illicium*）、鹅掌楸属（*Liriodendron*）、木兰属（*Magnolia*）、五味子属（*Schisandra*）等。值得注意的是，在某些分类系统中，将花托短、心皮数目少、排列成一轮的八角属另立为八角科（Illiciaceae）；将植物为藤本、果为聚合浆果的五味子属和南五味子属另立为五味子科（Schisandraceae）。

本科植物常含有黏液细胞或油细胞、草酸钙小方晶；木质部中导管单独散在或组成小群，端壁多为单穿孔；射线宽3~4列细胞，偶见单列同型或异型；纤维多有具缘纹孔。

本科植物化学成分主要有：①挥发油　油中主要成分为芳香族衍生物或倍半萜类，如大茴香脑（anethol）、大茴香醛（anisaldehyde）等，是区别于毛茛科的化学特征之一。②生物碱类　多为异喹啉类生物碱，是木兰科的又一化学特征。如木兰箭毒碱（magnocurarine）、木兰花碱（magnoflorine）等，多具抗菌消炎、利尿降压、松弛肌肉以及神经节阻断的作用。③内酯类　从含笑属分离出多种倍半萜内酯，有的具抗癌活性；八角属中的倍半萜内酯常有毒性，如莽草毒素（anisatine）。④木脂素类　五味子属含多种木脂素成分，如五味子素（schisandrin）及其类似物有抑制中枢神经、降低转氨酶等作用；厚朴酚（magnolol）及和厚朴酚（honokiol）在木兰属中常见，厚朴酚有抗菌作用。

厚朴 Magnoliae Officinalis Cortex
（英）Magnolia Officinalis Bark

扫码“学一学”

【来源】木兰科植物厚朴 *Magnolia officinalis* Rehd. et Wils. 或凹叶厚朴 *M. officinalis* Rehd. et Wils. var. *biloba* Rehd. et Wils. 的干燥干皮、根皮及枝皮。

【植物形态】厚朴　落叶乔木。树皮厚，紫褐色。叶互生，密集于小枝顶端，叶片革质，倒卵形或倒卵状披针形，先端钝圆或具短尖，基部楔形，全缘或微波状。花大，与叶同时开放，单生于幼枝顶端，杯状，白色，芳香，花被片9~12，肉质；雄蕊与雌蕊均为多数，螺旋状排列于延长的花托上。聚合蓇葖果卵状椭圆形。种子三角状倒卵形。花期4~5月，果期9~10月。（彩图25）

凹叶厚朴　与厚朴的主要区别在于叶片先端凹陷成2钝圆浅裂片。

【采制】4~6月剥取干皮，根皮和枝皮直接阴干；干皮置沸水中微煮后，堆置阴湿处，“发汗”至内表面变紫褐色或棕褐色时，蒸软，取出，卷成筒状，干燥。根据采皮的部位、加工方式以及形状不同可分为不同类型，主要有筒朴、靴筒朴、根朴、枝朴四类。

姜厚朴　取生姜（每 100kg 厚朴，用生姜 10kg）切片煎汤，加净厚朴，与姜汤共煮透，待汤吸尽，取出，及时切片，晾干。

【产地】厚朴主产于湖北、四川，习称“紫油厚朴”或“川朴”，质量最佳；凹叶厚朴主产于浙江，习称“温朴”。

【性状】干皮　呈卷筒状或双卷筒状，长 30~35cm，厚 0.2~0.7cm，习称“筒朴”；近根部的干皮一端展开如喇叭口，长 13~25cm，厚 0.3~0.8cm，习称“靴筒朴”。外表面灰棕色至灰褐色，粗糙，有时呈鳞片状，较易剥落，有明显椭圆状皮孔和纵皱纹，刮去粗皮者显黄棕色。内表面紫棕色或深紫褐色，较平滑，具细密纵纹，划之显油痕。质坚硬，不易折断，断面颗粒性，外层灰棕色，内层紫褐色或棕色，有油性，有的可见多数小亮星（厚朴酚及和厚朴酚结晶）。气香，味辛辣、微苦。（彩图 25）

根皮（根朴）　呈单筒状或不规则块片状，有的弯曲似鸡肠，习称“鸡肠朴”。质硬，较易折断，断面纤维性。

枝皮（枝朴）　呈单筒状，长 10~20cm，厚 0.1~0.2cm。质脆，易折断，断面纤维性。

【显微特征】厚朴干皮横切面　木栓层为 10 余列细胞，有的可见落皮层。皮层外侧有石细胞环带，内侧散有多数油细胞及石细胞群；有的石细胞呈分枝状；油细胞椭圆形，壁木化，内含油状物。韧皮部射线宽 1~3 列细胞；油细胞较多，单个散在或 2~5 个相接；韧皮纤维束众多，略切向断续排列成层。薄壁细胞稀含细小草酸钙方晶，并含淀粉粒。（图 11-10，彩图 26）

厚朴粉末　棕色。①石细胞类方形、椭圆形、卵圆形，不规则分枝状，直径 11~65μm，有时可见层纹。②纤维甚多，多成束，直径 15~32μm，壁极厚，有的呈波浪形或一边呈锯齿状，木化，孔沟不明显。③油细胞椭圆形或类圆形，直径 50~85μm，含黄棕色油状物。④筛管分子端壁复筛板的筛域较大，筛孔明显，侧壁上也有小型筛域。另可见木栓细胞、细小草酸钙方晶和射线细胞等。（图 11-11）

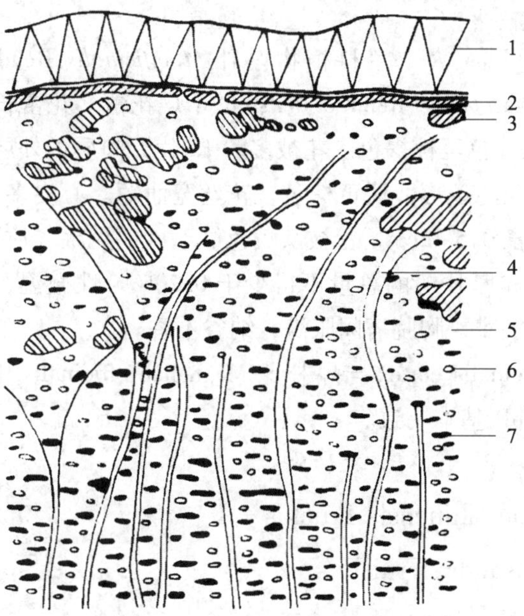

图 11-10　厚朴（干皮）横切面

1. 木栓层；2. 皮层（石细胞层）；3. 石细胞群；4. 韧皮射线；5. 韧皮部；6. 油细胞；7. 纤维束

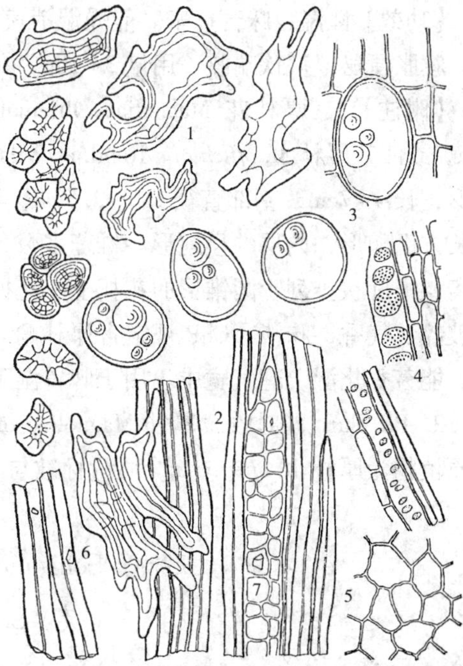

图 11-11　厚朴（干皮）粉末

1. 石细胞；2. 纤维；3. 油细胞；4. 筛管分子；5. 木栓细胞；6. 草酸钙方晶；7. 射线细胞

凹叶厚朴粉末　分枝状石细胞较大，长可至 326μm。纤维边缘常呈锯齿状。油细胞较少见，但较大，直径可至 100μm。

【化学成分】 ①木脂素类　主要有厚朴酚及和厚朴酚，尚有厚朴三酚 B、厚朴醛 B、辣薄荷基厚朴酚等。②挥发油　主要有 β-桉叶醇（β-eudesmol）、荜澄茄醇等。③生物碱类　主要有木兰箭毒碱、木兰花碱、鹅掌楸碱等。

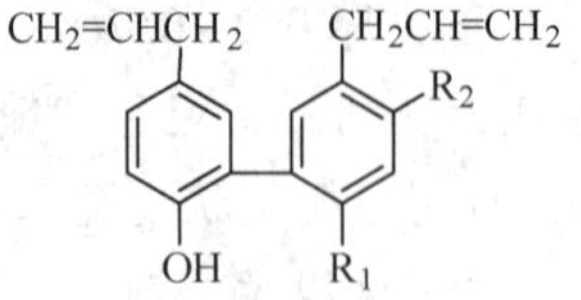

厚朴酚　R_1=OH　R_2=H

和厚朴酚　R_1=H　R_2=OH

【理化鉴别】 采用 TLC 法　粉末用甲醇提取，滤过，滤液作供试品。以厚朴酚与和厚朴酚作对照，用硅胶 G 板，甲苯-甲醇（17：1）展开，喷 1%香草醛硫酸溶液，在 100℃加热至斑点显色清晰。供试品色谱中，在与对照品相应位置上，显相同颜色的斑点。

【检查】 水分不得过 15.0%；总灰分不得过 7.0%；酸不溶性灰分不得过 3.0%。

【含量测定】 采用 HPLC 法测定厚朴酚与和厚朴酚。粉末用甲醇提取，以十八烷基硅烷键合硅胶为固定相，甲醇-水（78：22）为流动相，检测波长 294nm，外标法计算含量。按干燥品计算，含厚朴酚与和厚朴酚的总量不得少于 2.0%。

【药理作用】 ①肌肉松弛作用　水提取物有显著的箭毒样作用，乙醚提取物可使握力降低，对由士的宁、印防己毒素、戊四氮等药物诱发的痉挛有强烈抑制作用；厚朴酚与和厚朴酚具有持久的肌肉松弛作用。②抗炎镇痛作用　乙醇提取物有镇痛作用，减少乙酸引起的小鼠腹腔毛细血管通透性升高，并抑制二甲苯引起的小鼠耳肿胀及角叉菜胶引起的小鼠足跖肿胀。③对消化系统的影响　乙醇提取物能抑制盐酸型溃疡，对抗番泻叶性小鼠腹泻。④对中枢神经的作用　乙醚浸膏腹腔注射可抑制小鼠的自发活动；厚朴酚与和厚朴酚等也具有显著的中枢抑制作用。此外尚有降血压、抗菌等作用。

【功效】 性温，味苦、辛。能燥湿消痰，下气除满。用于湿滞伤中，脘痞吐泻，食积气滞，腹胀便秘，痰饮喘咳。用量 3~10g。

【附注】 1. 厚朴花 Magnoliae Officinalis Flos 为木兰科植物厚朴 *M. officinalis* Rehd. et Wils. 或凹叶厚朴 *M. officinalis* Rehd. et Wils. var. *biloba* Rehd. et Wils. 的干燥花蕾。花蕾长圆锥形，长 4~7cm，基部直径 1.5~2.5cm。红棕色至棕褐色。花被多为 12 片，肉质，外层的呈长方倒卵形，内层的呈匙形。雄蕊多数，花药条形，淡黄棕色，花丝宽而短。心皮多数，分离，螺旋状排列于圆锥形的花托上。花梗长 0.5~2cm，密被灰黄色绒毛，偶无毛。质脆，易破碎。气香，味淡。ChP 规定含厚朴酚与和厚朴酚的总量不得少于 0.20%。性微温，味苦。能芳香化湿，理气宽中。用于脾胃湿阻气滞，胸脘痞闷胀满，纳谷不香。

2. Ph. Eur. 同时收载厚朴 Magnoliae officinalis cortex 与厚朴花 Magnoliae officinalis flos，基原植物为厚朴 *M. officinalis*，质量标准与 ChP 基本一致。

五味子 Schisandrae Chinensis Fructus

（英）Schisandra Fruit

【来源】 木兰科植物五味子 *Schisandra chinensis*（Turcz.）Baill. 的干燥成熟果实，习称"北五味子"。

【植物形态】 木质藤本，茎皮灰褐色，皮孔明显。叶在幼枝上互生，在老茎短枝上簇生，叶柄细长，叶片广椭圆形或倒卵形，边缘疏生有腺体的小齿，有芳香。花单性异株，具长梗，花被片6~9，长圆形，乳白色，内侧微带淡红色；雄花具5枚雄蕊，基部合生；雌花雌蕊多数，螺旋状排列于花托上，子房倒梨形，无花柱，花后花托显著延长而下垂。聚合浆果成穗状，小浆果球形，肉质，成熟后深红色，内含种子1~2枚。花期5~7月，果期8~10月。(彩图27)

【采制】秋季果实成熟时采摘，晒干或蒸后晒干，除去果梗及杂质。

【产地】主产于辽宁、黑龙江、吉林、河北，内蒙古亦产，销全国并出口。

【性状】呈不规则的球形或扁球形，直径5~8mm。表面褐色、暗红色或红黑色，皱缩，显油润；有的表面出现"白霜"。果肉柔软，种子1~2，肾形，表面棕黄色，有光泽，种皮薄而脆。果肉气微，味酸；种子破碎后，有香气，味辛、微苦。(彩图27)

【显微特征】果实横切面　外果皮为1列方形或长方形细胞，壁稍厚，外被角质层，散有油细胞。中果皮薄壁细胞10余列，含淀粉粒，散有小型外韧型维管束。内果皮为1列小方形薄壁细胞。种皮最外层为1列径向延长的石细胞；其下为数列类圆形、多角形或不规则形石细胞；石细胞层下为数列薄壁细胞，种脊部位有维管束；油细胞层为1列长方形细胞，含棕黄色油滴；再下为2~5列小型细胞；种皮内表皮为1列小细胞，壁稍厚。胚乳细胞含脂肪油滴及糊粉粒。(图11-12，图11-13；彩图28)

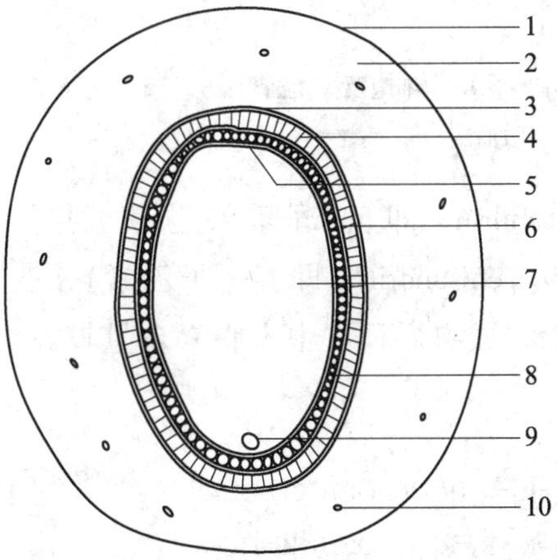

图11-12　五味子（果实）横切面

1. 外果皮；2. 中果皮；3. 内果皮；4. 种皮石细胞外层；5. 种脊维管束；6. 油细胞层；7. 胚乳；8. 薄壁组织；9. 胚；10. 维管束

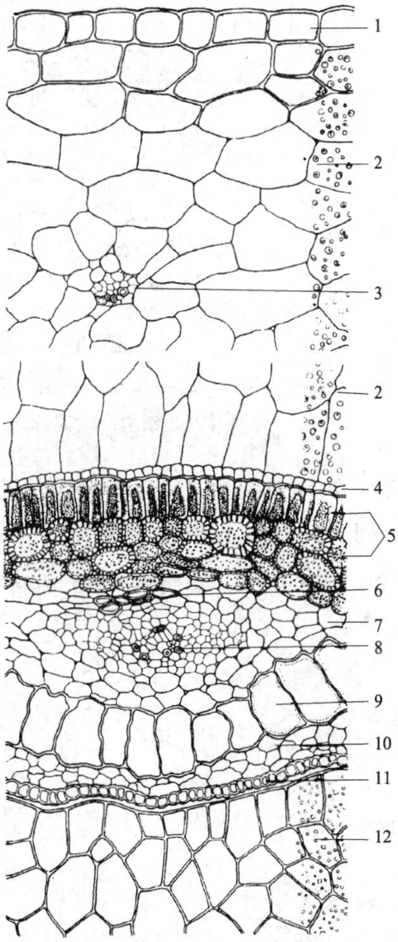

图11-13　种脊部分详图

1. 外果皮；2. 中果皮；3. 维管束；4. 内果皮；5. 种皮石细胞；6. 纤维束；7. 薄壁细胞；8. 种脊维管束；9. 油细胞；10. 薄壁细胞；11. 种皮内表皮细胞；12. 胚乳细胞

粉末　暗棕色。①种皮表皮石细胞表面观呈多角形或长多角形，直径 18~50μm，壁厚，孔沟极细密，胞腔内含深棕色物。②种皮内层石细胞呈多角形、类圆形或不规则形，直径约至 83μm，壁稍厚，纹孔较大。③果皮表皮细胞表面观类多角形，垂周壁略呈连珠状增厚，表面有角质线纹；表皮中散有类圆形或圆多角形的油细胞。④油细胞散在于表皮中，呈类圆形或圆多角形，直径约至 50μm，壁稍厚，内含挥发油滴。另可见皱缩的中果皮细胞、淀粉粒、内胚乳细胞及脂肪油滴、纤维等。（图 11-14）

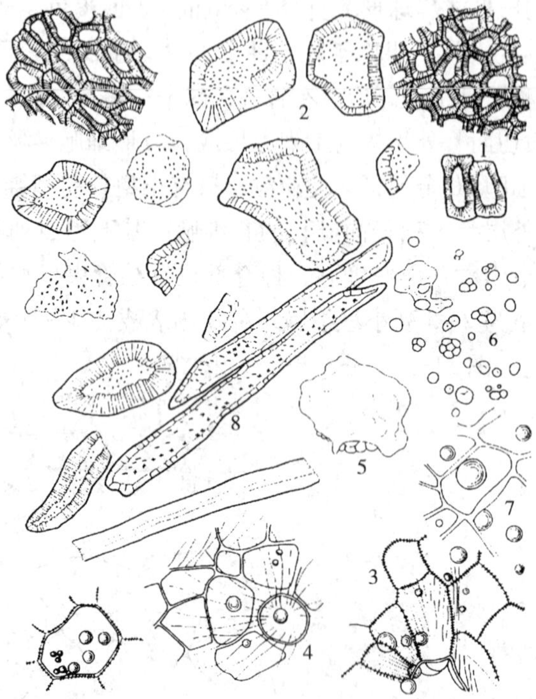

图 11-14　五味子（果实）粉末

1. 种皮表皮石细胞；2. 种皮内层石细胞；3. 果皮表皮细胞；4. 油细胞及挥发油滴；5. 中果皮细胞；6. 淀粉粒；7. 内胚乳细胞及脂肪油滴；8. 纤维

【化学成分】 主含木脂素类成分，五味子醇甲（schisandrin，即五味子素）、去氧五味子素（deoxyschisandrin，即五味子甲素）、γ-五味子素（γ-schisandrin，即五味子乙素）、五味子酚（Schisanhenol）、五味子醇（schisandrol）等。果实成熟后种皮中木脂素含量较高，约 5%~22%。

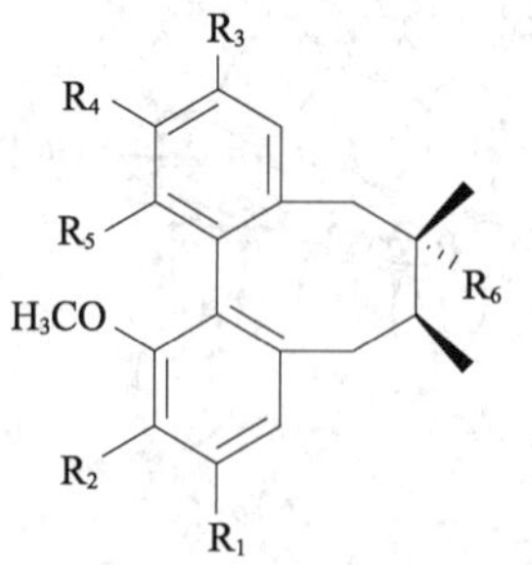

五味子素	$R_1=R_2=R_3=R_4=R_5=OCH_3$　$R_6=OH$
去氧五味子素	$R_1=R_2=R_3=R_4=R_5=OCH_3$　$R_6=H$
γ-五味子素	$R_1=R_2=R_5=OCH_3$　$R_3\text{-}R_4=O\text{-}CH_2\text{-}O$　$R_6=H$
五味子酚	$R_1=R_2=R_3=R_4=OCH_3$　$R_5=H$　$R_6=OH$
五味子醇	$R_1=R_2=R_4=R_5=OCH_3$　$R_3=R_6=OH$

【理化鉴别】 TLC　粉末用三氯甲烷提取作供试品，以五味子对照药材和五味子甲素作对照，用硅胶 GF_{254} 板，石油醚（30~60℃）-甲酸乙酯-甲酸（15∶5∶1，上层）展开，紫外光灯（254nm）下检视。供试品色谱中，在与对照药材和对照品色谱相应的位置上，显相同颜色的斑点。

【检查】杂质不得过 1.0%；水分不得过 16.0%；总灰分不得过 7.0%。

【含量测定】采用 HPLC 法测定五味子醇甲。粉末用甲醇超声提取，以十八烷基硅烷键合硅胶为固定相，甲醇-水（65∶35）为流动相，检测波长 250nm，外标法计算含量。按干燥品计算，含五味子醇甲不得少于 0.40%。

【药理作用】①益智作用　五味子能使延髓反射加强；延缓小鼠条件反射形成；改善人的智力活动、提高工作效率。②解毒作用　五味子甲素、乙素均能显著提高肝微粒体细胞色素 P_{450} 的活性，增强肝脏的解毒功能。③心肌保护作用　有加强和调节心肌细胞和心脏、肾脏小动脉的能量代谢，改善心肌营养和功能等作用。此外还有抗氧化、抗衰老、调节免疫、抗菌、抗病毒等作用。

【功效】性温，味酸、甘。能收敛固涩，益气生津，补肾宁心。用于久嗽虚喘，梦遗滑精，遗尿尿频，久泻不止，自汗盗汗，津伤口渴，内热消渴，心悸失眠。用量2~6g。

【附注】1. 南五味子 *Schisandrae sphenantherae* Fructus 为木兰科植物华中五味子 *S. sphenanthera* Rehd. et Wils. 的干燥成熟果实。较小，直径 4~6mm，表面棕红色至暗棕色，干瘪，皱缩，果肉常紧贴种子上，无光泽。果实含五味子酯甲、乙、丙、丁、戊（schisantherin A，B，C，D，E）等木脂素类成分。ChP 规定含五味子酯甲不得少于 0.20%。功效同北五味子。

2. Ph. Eur. 收载有五味子 *Schisandrae chinensis* Fructus，其基原植物为 *S. chinensis*，质量标准与 ChP 的主要不同之处在于：采用 TLC 法检查易混淆品种南五味子 *S. sphenanthera*。

本科其他常用生药见表 11-5。

表 11-5　ChP 收载的木兰科其他生药

生药名	来源	药用部位	主要成分	功效
辛夷	望春花 *Magnolia biondii* Pamp.、玉兰 *M. denudata* Desr. 或武当玉兰 *M. sprengeri* Pamp.	花蕾	木脂素（木兰脂素、辛夷脂素等）	散风寒，通鼻窍。用于风寒头痛，鼻塞流涕，鼻鼽，鼻渊
八角茴香	八角茴香 *Illicium verum* Hook. f.	果实	挥发油（反式茴香脑）、木脂素（厚朴酚）	温阳散寒，理气止痛
地枫皮	地枫皮 *Illicium difengpi* K. I. B. et K. I. M.	树皮	挥发油（黄樟醚、桉油精等）、木脂素（厚朴酚）、三萜（白桦脂酸等）	祛风除湿，行气止痛
滇鸡血藤	内南五味子 *Kadsura interior* A. C. Smith	藤茎	木脂素（内南五味子酯甲~丁等）	活血补血，调经止痛，舒筋通络

（付小梅）

5. 樟科 Lauraceae

木本（仅无根藤属 *Cassytha* 为寄生缠绕草本），常具芳香或黏液分泌腺。单叶，多互生，常革质，全缘，稀分裂；无托叶。花多 3 基数，呈萼片状，2 轮排列，基部合生；雄蕊 3~12，通常 9，着生在花被筒的喉部，轮状排列，每轮 3 枚，花药瓣裂；子房上位，顶生胚珠 1。核果或呈浆果状。种子 1，无胚乳。

本科约45属，2000~2500种，分布于热带及亚热带地区。我国有25属，445种，主要分布于长江以南各省区。主要的属有樟属（*Cinnamomum*）、山胡椒属（*Lindera*）、木姜子属（*Litsea*）等。

本科植物茎、叶中常具分泌细胞，含挥发油或黏液质。毛茸为单细胞，壁厚。叶下表皮通常呈乳头状突起；叶主脉或茎中柱鞘部分常由纤维与石细胞形成连续或断续的环，石细胞常为“U”字形增厚。次生韧皮部具纤维或纤维束。薄壁组织中多见针晶或纺锤状结晶。

本科植物多含挥发油和生物碱，挥发油主要分布于樟属、山胡椒属和木姜子属。油中主要成分为樟脑（camphor）、桂皮醛（cinnamaldehyde）、桉叶素（cineole）等，均有重要药用价值。所含生物碱主要为异喹啉类，如无根藤碱（cassyfiline），有利尿作用。

肉桂 Cinnamomi Cortex
（英）Cinnamomum Bark

【来源】 樟科植物肉桂 *Cinnamomum cassia* Presl 的干燥树皮。

【植物形态】 常绿乔木，全株有芳香气，树皮灰褐色。幼枝略呈四棱形，密被黄褐色短绒毛。叶互生或近对生，革质，疏被黄色短绒毛，具离基三出脉。圆锥花序腋生或近顶生；花小，黄白色，花被片6；能育雄蕊9，3轮；子房1室，胚珠1。浆果状核果椭圆形，成熟时黑紫色。花期6~8月，果期10~12月。(彩图29)

【采制】 秋季剥取树皮，阴干。由于采收年限和加工方法不同，因而商品品种较多，如“官桂”：剥取栽培5~6年的树皮和枝皮，晒1~2天后，卷成圆筒状，阴干即成。“企边桂”：剥取10余年生的干皮，两端削齐，夹在木制的凹凸板内，晒干。“板桂”：剥取30~40年生的干皮，同上法晒至九成干时取出，纵横堆叠，加压，干燥。“桂心”：桂皮加工过程中留下来的边条，去掉外皮晒干。“桂碎”：即桂皮加工中留下的碎片。

【产地】 主产于广西、广东、云南。以广西产量大，销全国并出口。

【性状】“企边桂”呈浅槽状，“官桂”多呈筒状，长30~40cm，宽或直径3~10cm，厚0.2~0.8cm。外表面灰棕色，稍粗糙，有不规则的细皱纹及横向突起的皮孔，有的可见灰白色斑纹；内表面红紫色，略平坦，有细纵纹，划之显油痕。质硬而脆，易折断，断面不平坦，外层棕色而较粗糙，内层红棕色而油润，两层间有1条黄棕色的线纹（石细胞环带）。气香浓烈，味甜、辣。(彩图29)

【显微特征】 树皮横切面　木栓细胞数列，最内层细胞外壁增厚，木化。皮层较宽，散有石细胞和油细胞。中柱鞘部位有石细胞群，断续排列成环，外侧伴有纤维束，石细胞通常外壁较薄，内壁及侧壁较厚。韧皮部约占皮厚的1/2，射线宽1~2列细胞，含细小草酸钙针晶；纤维常2~3个成束；油细胞随处可见。薄壁细胞含淀粉粒。(图11-15，彩图30)

粉末　红棕色。①纤维大多单个散在，长梭形，长195~920μm，直径约至50μm，壁厚，木化，纹孔不明显。②石细胞类方形或类圆形，直径32~88μm，壁厚，有的一面菲薄。③油细胞类圆形或长圆形，直径45~108μm。④草酸钙针晶细小，长4~7μm，散在于射线细胞中；也有小柱晶和小方晶。此外可见木栓细胞、淀粉粒及片状草酸钙结晶。(图11-16)

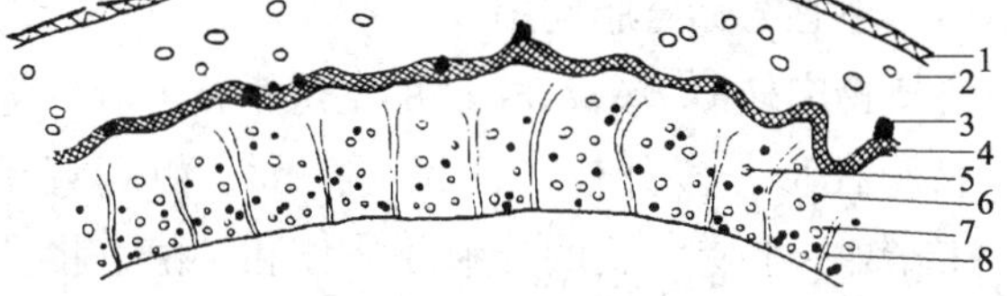

图 11-15　肉桂（树皮）横切面

1. 木栓层；2. 皮层；3. 纤维束；4. 石细胞群；5. 油细胞；6. 纤维；7. 韧皮部；8. 射线

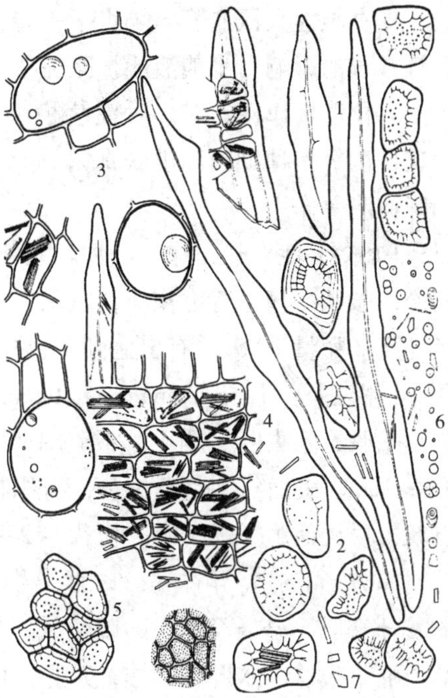

图 11-16　肉桂（树皮）粉末

1. 纤维；2. 石细胞；3. 油细胞；4. 草酸钙针晶（于射线细胞中）；5. 木栓细胞；6. 淀粉粒；7. 片状草酸钙结晶

【化学成分】含挥发油，油中以桂皮醛（cinnamaldehyde）为主，并含少量乙酸桂皮酯（cinnamyl acetate）、桂皮酸（cinnamic acid）、乙酸苯丙酯等。另含五环多元醇类二萜，如桂二萜醇、乙酰桂二萜醇、肉桂苷等。

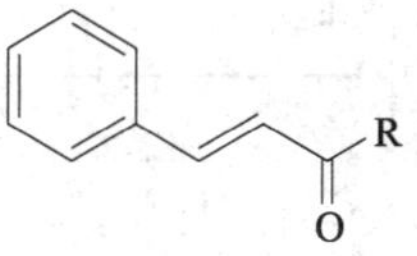

桂皮醛 R=H

桂皮酸 R=OH

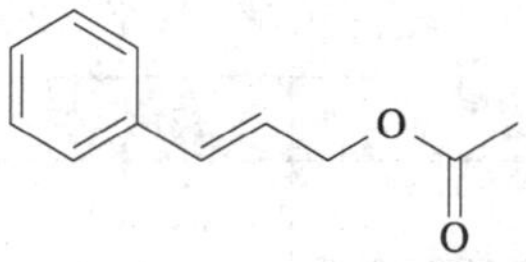

乙酸桂皮酯

【理化鉴别】1. 粉末用三氯甲烷浸渍，吸取三氯甲烷液 2 滴置于载玻片上，待挥干，滴加 10%盐酸苯肼试液 1 滴，显微镜下可见桂皮醛苯腙杆状结晶。

2. TLC　粉末用乙醇提取，滤过，滤液作供试品。以桂皮醛作对照，用硅胶 G 板，石油醚（60~90℃）-醋酸乙酯（17∶3）展开，二硝基苯肼乙醇试液显色。供试品色谱中，在与对照品色谱相应的位置上，显相同颜色的斑点。

【检查】水分不得过 15.0%；总灰分不得过 5.0%。

【含量测定】1. 照挥发油测定法测定。含挥发油不得少于 1.2%（ml/g）。

2. 采用 HPLC 法测定桂皮醛。粉末用甲醇超声提取，以十八烷基硅烷键合硅胶为固定相，乙腈-水（35∶75）为流动相，检测波长 290nm，外标法计算含量。按干燥品计算，含桂皮醛不得少于 1.50%。

【药理作用】①对神经内分泌系统的作用　对体温具有双向调节作用；肉桂醛对小鼠有明显的镇静作用；提取物可抑制阳虚小鼠的胸腺萎缩，能使大鼠肾脏 β 肾上腺素能受体增加，提高雄性大鼠血浆睾酮水平，降低血浆三碘甲状腺原氨酸水平，降低血糖。②对心脑血管系统的影响　水煎液能扩张血管，改善心肌缺血状态，桂皮油对兔离体心脏有抑制作用。③抗溃疡作用　对多种溃疡模型有显著保护作用。④抗菌作用　体外对大肠埃希菌、痢疾杆菌等多种细菌和皮肤真菌具有明显抑制作用。此外，肉桂还有抗炎、抗肿瘤、杀虫和降血脂等作用。

【功效】性大热，味辛、甘。能补火助阳，引火归元，散寒止痛，温通经脉。用于阳痿宫冷，腰膝冷痛，肾虚作喘，虚阳上浮，眩晕目赤，心腹冷痛，虚寒吐泻，寒疝腹痛，痛经经闭。用量 1~5g。有出血倾向者及孕妇慎用，不宜与赤石脂同用。

【附注】1. 桂枝 Cinnamomi Ramulus 为樟科植物肉桂 *C. cassia* Presl 的干燥嫩枝。春、夏二季采收，除去叶，晒干，或切片晒干。呈长圆柱形，多分枝，长 30~75cm，粗端直径 0.3~1cm。表面红棕色至棕色，有纵棱线、细皱纹及小疙瘩状的叶痕、枝痕和芽痕，皮孔点状。质硬而脆，易折断。切片厚 2~4mm，切片皮部红棕色，木部黄白色至浅黄棕色，髓部略呈方形。有特异香气，味甜、微辛，皮部味较浓。ChP 规定含桂皮醛不得少于 1.0%。能发汗解肌，温通经脉，助阳化气，平冲降气。用于风寒感冒，脘腹冷痛，血寒经闭，关节痹痛，痰饮，水肿，心悸，奔豚。用量 3~10g。孕妇慎用。

2. 桂皮　基原较为复杂，来自樟属 10 余种不同植物的树皮，主要为天竺桂 *C. japonicum* Sieb.、阴香 *C. burmanni*（Nees）Bl.、香桂 *C. subavenium* Miq.，川桂 *C. wilsonii* Gamble 等。皮一般较薄，质硬，干燥不油润，香气淡；不含桂皮醛成分。多作香料或副食佐料，很少供药用。

3. Ph. Eur. 收载肉桂 Cinnamomi Cortex 的基原植物为锡兰肉桂 *C. verum* J. Presl。原产于斯里兰卡，是世界范围内较为著名的香料植物；我国广东、广西、云南、海南等省有引种栽培。

本科其他常用生药和药用植物见表 11-6 和表 11-7。

表 11-6　ChP 收载的樟科其他生药

生药名	来源	药用部位	主要成分	功效
乌药	乌药 *Lindera aggregata*（Sims）Kosterm.	块根	生物碱（新木姜子碱、波尔定碱等）、倍半萜（乌药醚内酯、乌药内酯）	行气止痛，温肾散寒
荜澄茄	山鸡椒 *Litsea cubeba*（Lour.）Pers.	果实	挥发油（柠檬烯）	温中散寒，行气止痛
天然冰片	樟 *Cinnamomum camphora*（L.）Presl	新鲜枝、叶经提取加工制成的结晶	右旋龙脑	开窍醒神，清热止痛

表 11-7　欧美国家常用的樟科其他植物药

药用植物	学名	药用部位	主要成分	功效
鳄梨	*Persea americana* Mill.	叶、树皮和果实	叶和树皮含挥发油（甲基胡椒素、α-蒎烯）、黄酮、鞣质，果肉含不饱和脂肪酸、倍半萜	叶和树皮的主要作用是收敛，驱风，止咳，调经；果实有降胆固醇、催情作用

续表

药用植物	学名	药用部位	主要成分	功效
月桂	*Laurus nobilis* L.	叶、精油	挥发油（桉油精、里哪醇、α-蒎烯、α-乙酸萜品醇）、鞣质、树脂	治疗上消化道功能异常和关节炎，对胃有安定、滋补的功效，还有通经作用

（黄　芸）

6. 毛茛科 Ranunculaceae

草本或藤本。叶片多缺刻或分裂。花多两性；雄蕊和心皮多数，分离，常螺旋状排列，子房上位。聚合瘦果或聚合蓇葖果。

本科约60属，2500余种，主产北温带和寒温带，我国分布38属，920余种。主要的属有黄连属（*Coptis*）、乌头属（*Aconitum*）、银莲花属（*Anemone*）、芍药属（*Paeonia*）、升麻属（*Cimicifuga*）、铁线莲属（*Clematis*）、唐松草属（*Thalictrum*）、白头翁属（*Pulsatilla*）、毛茛属（*Ranunculus*）、翠雀属（*Delphinium*）、飞燕草属（*Consolida*）、侧金盏花属（*Adonis*）、铁筷子属（*Helleborus*）等。

本科植物多以根和根茎入药，其组织构造差别较大。大部分属的根均有表皮或后生表皮，黄连属和芍药属植物常具周皮（木栓组织），乌头属和银莲花属常见由皮层细胞特化形成的后生皮层或外皮层，铁线莲属可见下皮层；黄连属、乌头属、铁线莲属和唐松草属植物的根和根茎中常具皮层厚壁细胞，内皮层通常明显。本科植物维管束中常具有“V”字形排列的导管。草酸钙结晶在芍药属中多见簇晶，铁线莲属多见砂晶。

本科植物化学成分较复杂，主要有：①生物碱类　以异喹啉类生物碱（如木兰花碱magnoflorine）为主，是本科的特征成分之一。苄基异喹啉生物碱主要存在于唐松草属、黄连属、翠雀属等，如具抗菌作用的小檗碱（berberine）；双苄基异喹啉生物碱主要存在于唐松草属，如具有抗癌作用的海兰地嗪（hernandezine）；二萜类生物碱，主要存在于乌头属、翠雀属，如毒性很强的乌头碱（aconitine）。②毛茛苷（ranunculin）为毛茛科又一特征性成分，普遍存在于银莲花属、毛茛属、白头翁属、侧金盏花属和铁线莲属；为辛辣的油性物质，具引赤发泡和抗炎作用，酶解后可产生原白头翁素（protoanemonin），性质不稳定，易聚合成二聚体白头翁素（anemonin），具显著抗菌活性。③三萜皂苷类　主要分布于毛茛属、金莲花属、银莲花属、铁线莲属及唐松草属。④强心苷类　主要分布于侧金盏花属、铁筷子属。侧金盏花属植物所含强心苷属毒毛旋花子苷型，如福寿草毒苷（adonitoxin）；铁筷子属植物含海葱甾型，如嚏根草苷（hellebrin）。⑤氰苷类　主要分布于耧斗菜属、扁果草属、唐松草属，如唐松草苷（thaliforoside）。本科植物中，升麻属既不含毛茛苷，也不含木兰花碱，主要含有四环三萜及其苷类。另外，芍药属植物普遍含有芍药苷（paeoniflorin）、丹皮酚（paeonol）、丹皮酚苷（paeonoside），不含毛茛苷和木兰花碱，加上形态学特征的较大差异，故有学者将其另立为芍药科（Paeoniaceae）。

扫码“学一学”

川乌、附子 Aconiti Radix et Aconiti Lateralis Radix Praeparata

（英）Aconite Root，Common Monkshood Root，Prepared Daughter Root of Common Monkshood

【来源】川乌为毛茛科植物乌头 *Aconitum carmichaeli* Debx. 的干燥主根（母根），附子为乌头侧根（子根）的加工品。

【植物形态】多年生草本。块根常4~5个连生，母根长圆锥形，侧生子根短圆锥形。茎直立。叶互生，具短柄；叶片卵圆形，掌状3深裂，两侧裂片再2裂。总状花序顶生，花蓝紫色，萼片5，上萼片高盔状；花瓣2，有长爪，距长1~2.5mm；雄蕊多数；心皮3~5。蓇葖果3~5个。种子多数。花期6~7月，果期7~8月。（彩图31）

【采制】一般于栽后第二年6月下旬至8月上旬采挖，除去茎叶、须根，洗净泥沙，将母根与子根分开。母根晒干称“川乌”；子根习称“泥附子”，加工成下列品种：

1. 盐附子　选择个大、均匀的泥附子，洗净，浸入胆巴水溶液中浸泡过夜，再加食盐，继续浸泡，每日取出晾晒，并逐渐延长晒晾时间，直至附子表面出现大量结晶盐粒（盐霜）、体质变硬为止。

2. 黑顺片　按大小分泌洗净，浸入胆巴水溶液中数日，连同浸液煮至透心，捞出，水漂，纵切成厚约0.5cm的片，再用水浸漂，用调色液使附片染成浓茶色，取出，蒸至出现油面、光泽后，烘至半干，再晒干或继续烘干。

3. 白附片　选择大小均匀的泥附子，洗净，浸入胆巴水溶液中数日，连同浸液煮至透心，捞出，剥去外皮，纵切成厚约0.3cm的片，用水浸漂，取出，蒸透，晒干。

黑顺片、白附片可直接入药，川乌与盐附子必须经炮制后才能入药。盐附子炮制方法为用水浸漂，每天换水2~3次，至盐分漂尽，与甘草、黑豆加水共煮透心（每100kg盐附子用甘草5kg、黑豆10kg），至切开后口尝无麻舌感时，取出，切薄片，晒干，称淡附片；或用沙烫法制成炮附片。

【产地】主要栽培于四川江油、平武、绵阳等地。

【性状】川乌　不规则圆锥形，稍弯曲，顶端常有残留茎基，中部多向一侧膨大，长2~7.5cm，直径1.2~2.5cm。表面棕褐色或灰棕色，皱缩，周围有锥形瘤状隆起的侧根（习称“钉角”）及子根脱离后的痕迹。质坚实，断面类白色或浅灰黄色，粉性，形成层环纹呈多角形。气微，味辛辣、麻舌。（彩图31）

附子　圆锥形，长1.5~5cm，直径1.5~3.5cm。表面灰棕色，有微细纵皱纹，上端具凹陷的芽痕，周围有多个瘤状隆起的支根（习称“钉角”）及支根痕。质坚实，断面灰白色，粉性，横切面可见多角形的形成层环纹。气微弱，味辛辣而麻舌。

盐附子　圆锥形，长4~7cm，直径3~5cm。表面灰黑色，被盐霜，顶端有凹陷的芽痕，周围有瘤状突起的支根或支根痕。体重，横切面灰褐色，可见充满盐霜的小空隙及多角形形成层环纹，环纹内侧导管束排列不整齐。气微，味咸而麻，刺舌。

黑顺片　为纵切片，上宽下窄，长1.7~5cm，宽0.9~3cm，厚0.2~0.5cm。外皮黑褐色，切面暗黄色，油润具光泽，半透明状，并有纵向导管束。质硬而脆，断面角质样。气微，味淡。

白附片　形状与黑顺片相似，但无棕黑色外皮，黄白色，半透明，厚约0.3mm。

【显微特征】川乌横切面　后生皮层为 1 列棕色木栓化细胞，皮层薄壁组织常有少数石细胞，单个散在或数个成群，类长方形、方形或长椭圆形，胞腔较大；内皮层不甚明显。韧皮部散有筛管群；内侧偶见纤维束。形成层环呈不规则多角形。木质部导管多列，呈径向或略呈“V”形排列。髓宽阔。薄壁细胞充满淀粉粒。（图 11-17，彩图 32）

粉末　灰黄色。①淀粉粒众多，单粒球形、长圆形或肾形，直径 3~22μm，脐点点状、十字状或人字状；复粒由 2~15 分粒组成。②石细胞近无色或淡黄绿色，呈类长方形、类方形、多角形或一边斜尖，直径 49~117μm，长 113~280μm，壁厚 4~13μm，壁厚者层纹明显，纹孔较稀疏。③后生皮层细胞棕色，表面观多角形，有的壁呈瘤状增厚突入细胞腔。另可见含糊化淀粉粒细胞及导管。（图 11-18）

此外，经加工后的黑顺片、白附片，主为含糊化淀粉粒的薄壁组织碎片，细胞多角形或长条形。

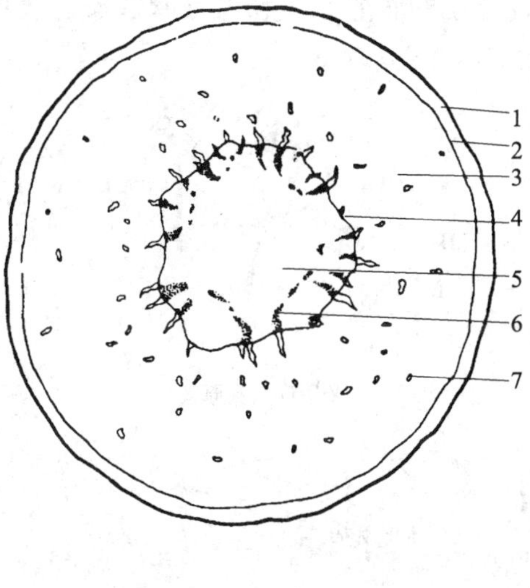

图 11-17　川乌（子根）横切面

1. 后生皮层；2. 内皮层；3. 韧皮部；
4. 形成层；5. 髓；6. 木质部；7. 筛管群

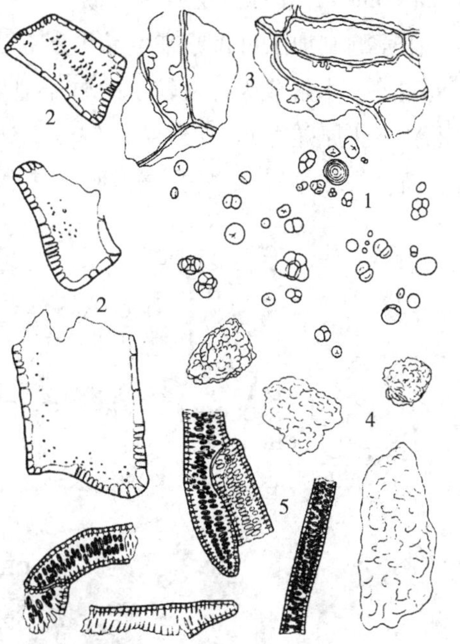

图 11-18　川乌（子根）粉末

1. 淀粉粒；2. 石细胞；3. 后生皮层细胞；
4. 含糊化淀粉粒细胞；5. 导管

【化学成分】主含生物碱。①双酯型二萜类生物碱　乌头碱（aconitine）、次乌头碱（hypaconitine）、新乌头碱（中乌头碱，mesaconitine）、异翠雀碱（异飞燕草碱）等。②单酯型二萜类生物碱　苯甲酰乌头原碱（苯甲酰乌头胺，benzoylaconine）、苯甲酰次乌头原碱（苯甲酰次乌头胺，benzoylhypaconine）、苯甲酰新乌头原碱（苯甲酰中乌头原碱，苯甲酰中乌头胺，benzoylmesaconine）等。③其他生物碱　消旋去甲乌药碱、棍掌碱、去甲猪毛菜碱等。

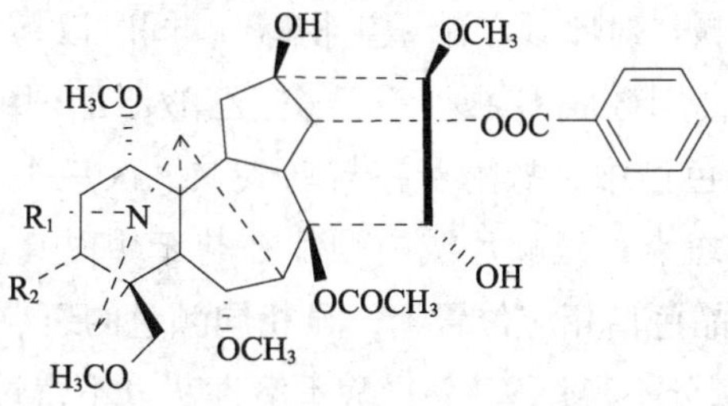

乌头碱	R_1= CH_2CH_3	R_2= OH
次乌头碱	R_1= CH_3	R_2= OH
新乌头碱	R_1= CH_3	R_2= H

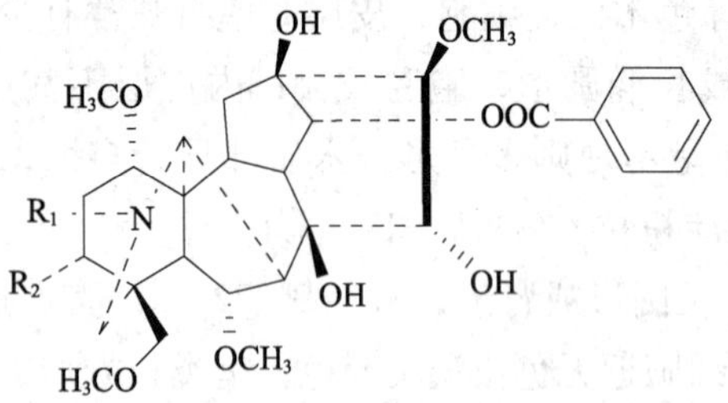

苯甲酰乌头原碱 $R_1=CH_2CH_3$ $R_2=OH$

苯甲酰次乌头原碱 $R_1=CH_3$ $R_2=OH$

苯甲酰新乌头原碱 $R_1=CH_3$ $R_2=H$

双酯型二萜类生物碱为乌头中的主要毒性成分，毒性极强，乌头碱成人口服致死量约为2~5mg，小鼠皮下注射LD_{50}为0.32mg/kg。若双酯型生物碱水解为单酯型生物碱，则毒性明显减小，如苯甲酰乌头原碱的毒性为乌头碱的1/200左右。单酯型生物碱可进一步水解为毒性更小的胺醇类生物碱，如乌头胺（aconine）、中乌头胺（mesaconine）、次乌头胺（hypaconine），其毒性仅为乌头碱的1/2000左右。

附子炮制加工可将原来生品中所含毒性很强的双酯型生物碱（乌头碱、次乌头碱、新乌头碱等）水解成为毒性较小的单酯型生物碱（苯甲酰乌头原碱、苯甲酰次乌头原碱、苯甲酰新乌头原碱等）。如继续水解，则转变为毒性更小的胺醇型生物碱（乌头胺、次乌头胺、新乌头胺等）。以乌头碱为例，其水解过程如下：

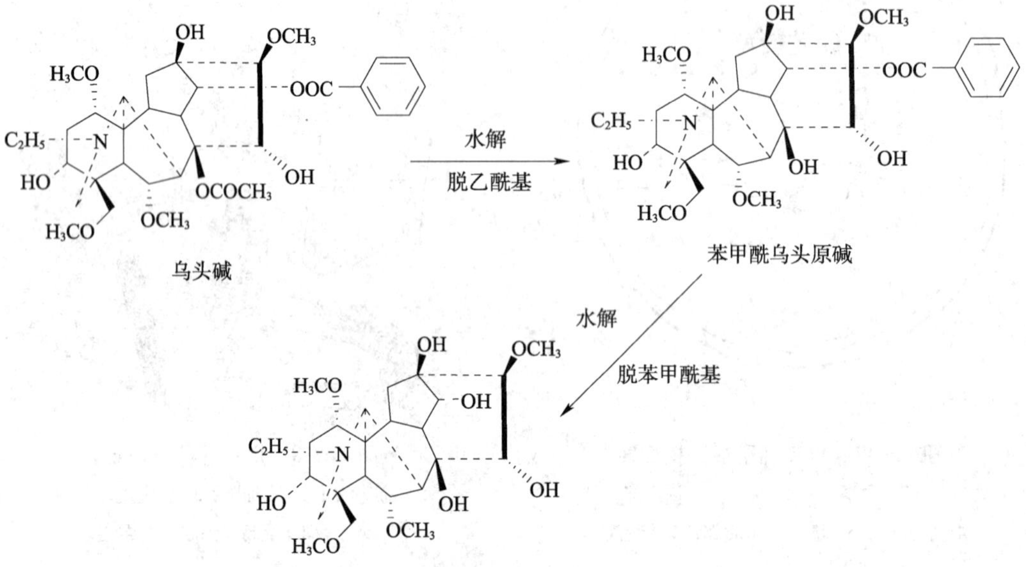

乌头胺

【理化鉴别】1. TLC(川乌) 粉末用氨试液润湿，乙醚超声处理，滤过，滤液挥干，残渣加二氯甲烷溶解，作供试品溶液。以乌头碱、次乌头碱、新乌头碱作对照，用硅胶G板，正己烷-乙酸乙酯-甲醇（6.4∶3.6∶1）展开，稀碘化铋钾显色。供试品色谱中，在与对照品色谱相应位置上，显相同颜色的斑点。

2. TLC(附子) 照川乌薄层色谱条件、供试品溶液的制备方法实验。以苯甲酰乌头原碱、苯甲酰次乌头原碱及苯甲酰新乌头原碱作对照（单酯型生物碱），同时以乌头碱、次乌头碱、新乌头碱作对照（双酯型生物碱），用硅胶G板，正己烷-乙酸乙酯-甲醇（6.4∶3.6∶1）展开，稀碘化铋钾显色。供试品色谱中，盐附子在与乌头碱、次乌头碱、新乌头碱对照品色谱相应位置上，显相同颜色的斑点；黑顺片或白顺片在与苯甲酰乌头原碱、苯甲酰次乌头原碱及苯甲酰新乌头原碱对照品色谱相应位置上，显相同颜色的斑点。

【检查】川乌水分不得过12.0%；总灰分不得过9.0%；酸不溶性灰分不得过2.0%。附子水分不得过 15.0%；含双酯型生物碱以乌头碱、次乌头碱及新乌头碱的总量计不得过 0.020%。

【含量测定】 1. 川乌　采用 HPLC 法测定乌头碱、次乌头碱及新乌头碱。粉末用氨试液与异丙醇-乙酸乙酯（1∶1）溶液超声处理，滤过，取续滤液减压回收溶剂至干，残渣加 0.01%盐酸甲醇溶液使溶解，转移至 5ml 量瓶中，定容，即得。以十八烷基硅烷键合硅胶为固定相，乙腈和 0.2%冰醋酸溶液（pH6.20）梯度洗脱，检测波长 235nm，外标法计算含量。按干燥品计算，川乌含乌头碱、次乌头碱和新乌头碱的总量应为 0.050%~0.17 %。

2. 附子　采用 HPLC 法测定苯甲酰乌头原碱、苯甲酰次乌头原碱及苯甲酰新乌头原碱。粉末用氨试液与异丙醇-乙酸乙酯（1∶1）溶液超声处理，滤过，溶剂挥干，残渣加入异丙醇-二氯甲烷（1∶1）溶解，即得。以十八烷基硅烷键合硅胶为固定相，乙腈-四氢呋喃（25∶15）（A）和 0.1 mol/L 乙酸铵（B）梯度洗脱，检测波长 235nm，外标法计算含量。按干燥品计算，附子含苯甲酰乌头原碱、苯甲酰次乌头原碱和苯甲酰新乌头原碱的总量不得少于 0.010 %。

【药理作用】①强心作用　附子及去甲乌药碱有显著的强心活性，能增强心肌收缩力，加快心率，增加心输出量，增加心肌耗氧量。②扩张血管、降压作用　附子及乌头碱均有扩张血管，增加血流，改善血液循环作用，且有一次性降压作用。③镇痛、抗炎与局麻作用　其活性成分为乌头碱类生物碱。④毒性　川乌与附子具有很强的毒性。急性中毒时，表现为呼吸兴奋、流涎、呕吐样开口运动、运动麻痹、末梢痉挛等，通常称为“乌头碱症状”。

【功效】 川乌性热，味辛、苦，有大毒。能祛风除湿，温经止痛。用于风寒湿痹，关节疼痛，心腹冷痛，寒疝作痛及麻醉止痛。一般炮制后用。生品内服宜慎，孕妇禁用。不宜与半夏、瓜蒌、瓜蒌子、瓜蒌皮、白及、白蔹、天花粉、贝母类同用。附子性大热，味辛、甘，有毒。能回阳救逆，补火助阳，散寒止痛。用于亡阳虚脱，肢冷脉微，心阳不足，胸痹心痛，虚寒吐泻，脘腹冷痛，肾阳虚衰，阳痿宫冷，阴寒水肿，阳虚外感，寒湿痹痛。用量 3~15g。

【附注】 1. 制川乌 Aconiti Radix Cocta 为川乌的炮制加工品。取川乌，大小个分开，用水浸泡至内无干心，取出，加水煮沸 4~6 h（或蒸 6~8 h）至取大个及实心者切开内无白心，口尝微有麻舌感时，取出，晾至六成干，切片，干燥。气微，微有麻舌感。川乌中的双酯型生物碱毒性较强，炮制后水解成毒性明显减小的单酯型生物碱。ChP 规定含双酯型生物碱以乌头碱、次乌头碱及新乌头碱的总量计不得过 0.040%；并规定含苯甲酰乌头原碱、苯甲酰次乌头原碱及苯甲酰新乌头原碱的总量应为 0.070%~0.15%。功效同川乌，用量 1.5~3g，先煎、久煎。

2. 草乌 Aconiti Kusnezoffii Radix 为毛茛科植物北乌头 *Aconitum kusnezoffii* Reichb. 的干燥块根。主产于东北、华北各省。成分、功效与生川乌类同，一般炮制后用。ChP 规定含乌头碱、次乌头碱及新乌头碱的总量应为 0.10%~0.50%。

3. 关白附子 Aconiti Coreani Radix 为毛茛科植物黄花乌头 *Aconitum coreanum*（H. Lév.）Rapaics 的干燥块根。主产于东北。我国学者从中发现二萜类生物碱—关附甲素（guanfu base A）具有明显的抗心律失常、特异性减慢心律作用，现已开发成抗心律失常一类新药。

4. 雪上一枝蒿　来源于乌头属植物雪上一枝蒿 *Aconitum bullatifolium* Lévl. var. *homotrichum* W. T. Wang、短柄乌头 *A. brachypodum* Diels、铁棒槌 *A. pendulum* Busch 或宣威乌头

A. subrosulatum Hand. -Mazz. 的块根。主产于云南、四川、甘肃等地。含乌头碱、次乌头碱、一枝蒿素（bullatine）A~G 等生物碱成分。性温，味苦、辛，有大毒。能消炎止痛，祛风除湿。用于风湿疼痛、跌打损伤等症。一般外用，内服慎用。

黄连 Coptidis Rhizoma

（英）Coptis Root，Chinese Goldthread

【来源】毛茛科植物黄连 *Coptis chinensis* Franch.、三角叶黄连 *C. deltoidea* C. Y. Cheng et Hsiao 或云南黄连 *C. teeta* Wall. 的干燥根茎。以上三种分别习称“味连”、“雅连”、“云连”。

扫码“学一学”

【植物形态】黄连　为多年生草本。根茎直立，常分枝，黄色。叶基生，卵状三角形，3 全裂，中央裂片具柄，卵状菱形。聚伞花序顶生，花 3~8 朵，花瓣黄绿色，线形或线状披针形，长约为萼片的 1/2，中央有蜜槽；雄蕊多数；心皮 8~12，离生。蓇葖果。花期 2~4 月，果期 3~6 月。（彩图 33）

三角叶黄连　叶掌状 3 全裂，叶片卵状三角形；雄蕊短，长为花瓣长度的 1/2 左右。

云南黄连　根茎节间密，较少分枝。叶片卵状三角形，中央裂片卵状菱形，羽状深裂。花瓣匙形至卵状匙形，先端钝。

【采制】栽培 4~5 年采收，以第 5 年采挖为好，一般在秋末冬初采收。挖出根茎，除去地上部分和泥沙，烘干后撞去须根。

【产地】主产于四川东部、重庆、湖北西部、湖南西北部，均为栽培品；陕西、贵州、甘肃也有栽培。

【性状】味连　多集聚成簇，常弯曲，形如鸡爪，单枝根茎长 3~6cm，直径 0.3~0.8cm。表面灰黄色或黄褐色，粗糙，有不规则结节状隆起、须根及须根残基，有的节间表面平滑如茎杆，习称“过桥”。上部多残留褐色鳞叶，顶端常留有残余的茎或叶柄。质硬，断面不整齐，皮部橙红色或暗棕色，木部鲜黄色或橙黄色，呈放射状排列，髓部有的中空。气微，味极苦。（彩图 33）

雅连　多为单枝，略呈圆柱形，微弯曲，长 4~8cm，直径 0.5~1cm。“过桥”较长，顶端有少许残茎。

云连　弯曲呈钩状，多为单枝，较细小。

【显微特征】根茎横切面　味连　木栓层为数列细胞。皮层较宽，石细胞单个或成群散在。中柱鞘纤维成束，或伴有少数石细胞，均显黄色。维管束外韧型，环列。木质部黄色，均木化，木纤维较发达。髓部均为薄壁细胞，无石细胞。（图 11-19，彩图 34）

雅连　髓部有石细胞。

云连　皮层、中柱鞘部位及髓部均无石细胞。

粉末　棕黄色，味极苦。①石细胞鲜黄色，类方形、类圆形、类长方形或类多角形，直径 25~64μm，壁厚 8~30μm，常见层纹，孔沟明显。②韧皮纤维鲜黄色，长梭状或纺锤形，直径 20~40μm，壁厚，可见纹孔。③木纤维众多，鲜黄色，直径 15~35μm，壁具纹孔。④木薄壁细胞呈类长方形或不规则形，较大，直径约至 48μm，壁稍厚，纹孔明显。此外，还可见鳞叶表皮细胞、导管、细小淀粉粒及草酸钙小方晶。（图 11-20）

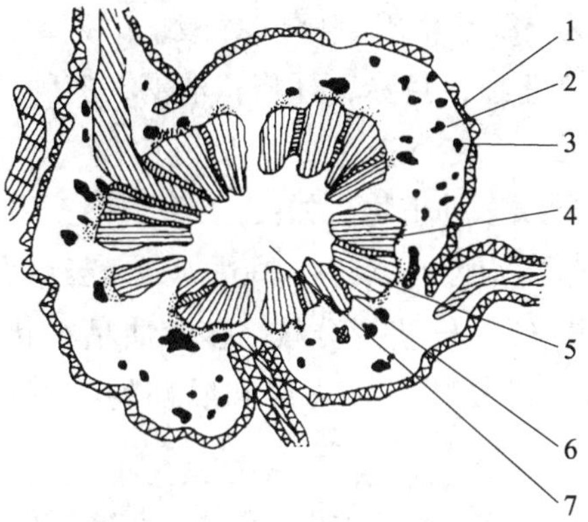

图 11-19 黄连（根茎）横切面

1. 木栓层；2. 皮层；3. 石细胞；4. 韧皮部；5. 木质部；6. 木化射线；7. 髓部

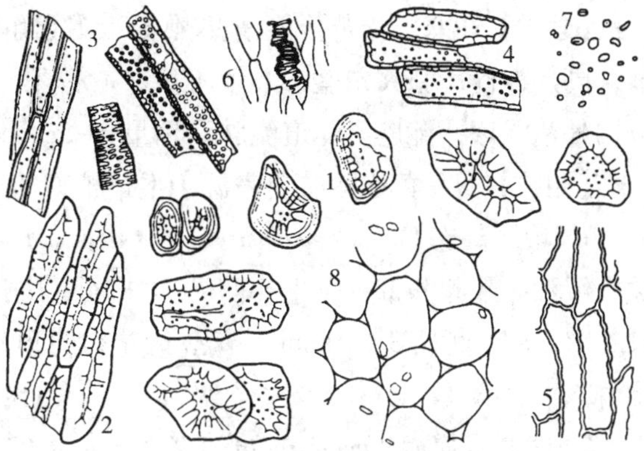

图 11-20 黄连（根茎）粉末

1. 石细胞；2. 韧皮纤维；3. 木纤维；4. 木薄壁细胞；5. 鳞叶表皮细胞；6. 导管；7. 淀粉粒；8. 草酸钙方晶

【化学成分】 根茎含多种异喹啉类生物碱，以小檗碱（berberine）含量最高，为5.0%~8.0%，尚含黄连碱（coptisine）、巴马汀（palmatine）、表小檗碱（epiberberine）、药根碱（jatrorrhizine）等。并含有机酸类如阿魏酸、绿原酸等。

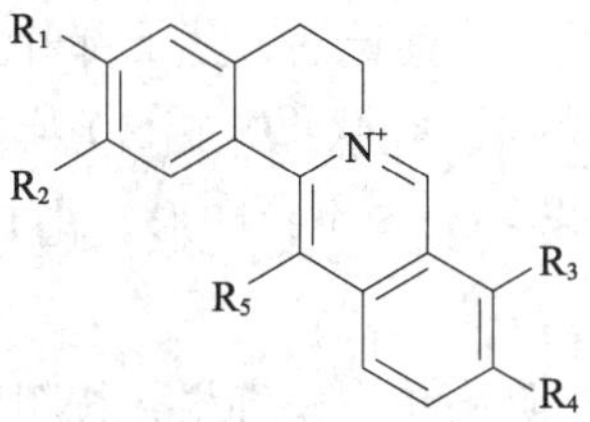

小檗碱	R_1—R_2= O-CH_2-O　R_3 = R_4 = OCH_3　R_5 =H
黄连碱	R_1—R_2= O-CH_2-O　R_3—R_4 = O-CH_2-O　R_5 = H
甲基黄连碱	R_1—R_2= O-CH_2-O　R_3—R_4 = O-CH_2-O　R_5 = CH_3
巴马汀	R_1= R_2 = R_3 = R_4 = OCH_3　R_5=H
药根碱	R_1= OH　R_2 = R_3 = R_4 = OCH_3　R_5=H
表小檗碱	R_1 = R_2= OCH_3　R_3—R_4= O-CH_2-O　R_5 =H

【理化鉴别】 TLC　粉末用甲醇提取，滤过，滤液作供试品。以黄连对照药材和盐酸小檗碱作对照，用硅胶 G 板，环己烷-乙酸乙酯-异丙醇-甲醇-水-三乙胺（3∶3.5∶1∶1.5∶0.5∶1）展开，紫外光灯（365nm）下检视。供试品色谱中，在与对照药材和对照品色谱相应的位置上，分别显相同颜色的荧光斑点。

【检查】 水分不得过 14.0%；总灰分不得过 5.0%。

【含量测定】 采用 HPLC 一标多测测定小檗碱、表小檗碱、黄连碱、巴马汀。粉末用甲醇-盐酸（100∶1）的混合溶液超声提取，以十八烷基硅烷键合硅胶为固定相，乙腈-50mmol/L 磷酸二氢钾溶液（50∶50）（混合液中加 15mmol/L 十二烷基硫酸钠，以磷酸调节 pH 为 4.0）为流动相，检测波长 345nm，以盐酸小檗碱为参照，用各待测成分色谱峰与盐酸小檗碱色谱峰的相对保留时间进行色谱峰定位，各待测成分相对校正因子计为 1.00。味连按干燥品计算，含小檗碱不得少于 5.5%、表小檗碱不得少于 0.8%、黄连碱不得少于 1.6%、巴马汀不得少于 1.5%。

【药理作用】 ①抗病原微生物作用　煎剂对葡萄球菌、痢疾杆菌等多种革兰阳性、阴性菌，絮状表皮癣菌等多种真菌以及流感病毒等多种病毒均有抑制作用。②抗炎、抗溃疡作用　小檗碱能对抗小鼠应激性溃疡，抑制胃酸分泌。③对心血管作用　小檗碱对实验动物具增加冠脉流量、降低血压等作用。④降血脂作用　小檗碱能促进肝细胞对“低密度脂蛋白”的吸收，从而降低血脂，其作用机理与“他汀类”药物完全不同，且对病人肝肾功能无明显影响。⑤降血糖作用　小檗碱通过促进胰岛 B 细胞修复、抑制 α-糖苷酶活性等产生降血糖作用，可单独或与其他类药物联合应用于 2 型糖尿病的临床治疗。

【功效】性寒，味苦。能清热燥湿，泻火解毒。用于湿热痞满，呕吐吞酸，泻痢，黄疸，高热神昏，心火亢盛，心烦不寐，心悸不宁，血热吐衄，目赤，牙痛，消渴，痈肿疔疮；外治湿疹，湿疮，耳道流脓。用量2~5g。外用适量。

【附注】商品黄连除主要来源于上述植物外，尚有同属多种植物，如：

1. 峨眉黄连 *Coptis omeiensis* C. Y. Cheng，产四川峨眉、洪雅、峨边、马边一带及云南大关、绥江、永善一带，野生。商品称"凤尾连"、"崖连"。根茎少分枝，多弯曲呈蚕状，长4~12cm，直径3~10mm，节密集，有的顶端带数个叶柄或叶。皮层和髓部均有石细胞群。

2. 线萼黄连 *C. linearisepala* T. Z. Wang et C. K. Hsich.，产四川马边、雷波一带，野生。商品常将叶柄捆扎成小把，称"草连"。根茎少分枝，略弯曲，长3~8cm，直径3~9mm，节较密集，顶端均带长约10cm的叶柄。皮层与髓部均有石细胞，但较三角叶黄连为少。

白芍 Paeoniae Radix Alba

（英）Paeony Root

【来源】毛茛科植物芍药 *Paeonia lactiflora* Pall. 的干燥根。

【植物形态】多年生草本。根肥大，圆柱形。茎直立。叶互生，具长柄，茎下部叶为二回三出复叶，枝端为单叶。花大形，单生于茎枝顶端；萼片3~4，叶状；花瓣10片或更多，白色、粉红色或紫红色；雄蕊多数；心皮3~5，分离。蓇葖果3~5个，卵形。花期5~7月，果期6~7月。（彩图35）

【采制】一般栽培4~5年收获，于夏、秋二季采挖，洗净，除去头尾及细根，按粗细分别放入沸水中煮至透心，取出放入冷水中，捞出刮去外皮（或先刮去外皮后再煮），晒干或整理搓圆后再晒干。

【产地】主产安徽（亳白芍）、浙江（杭白芍）、四川（川白芍），山东等地亦栽培。以安徽亳州产量大。

【性状】根圆柱形，平直或稍弯曲，两端平截，长5~18cm，直径1~2.5cm。表面类白色或淡红棕色，平滑，有时可见横向皮孔痕，偶有未除尽的棕褐色外皮。质坚实而重，角质样，断面类白色或微棕红色，较平坦，形成层环明显，其内方有1~2条断续环纹（为切向相接的导管束所形成），射线宽，放射状。气微，味微苦、酸。（彩图35）

亳白芍表面粉白或类白色，较光滑；杭白芍表面棕色或浅棕色，较粗糙。

【显微特征】根横切面　木栓细胞6~10列，去皮者偶有残存。皮层窄，薄壁细胞有的可见大纹孔。韧皮部筛管群近形成层处明显。形成层环状。木质部宽广，导管径向散在，近形成层处成群；木射线较宽，中央初生木质部不明显。薄壁细胞含糊化淀粉粒，有的含草酸钙簇晶。（图11-21）

粉末　黄白色。①含糊化淀粉粒的薄壁细胞无色，类圆形、类长方形，淀粉粒多糊化，有的轮廓隐约可见，呈类圆形。②草酸钙簇晶直径11~35μm，含晶细胞常纵向连接，簇晶排列成行。③木纤维，主为纤维管胞，呈长梭形，直径约至44μm，壁厚约15μm，微木化，具大的圆形纹孔，有的胞腔内可见细粒状草酸钙结晶。此外，还可见导管、管胞、薄壁细胞等。（图11-22，彩图36）

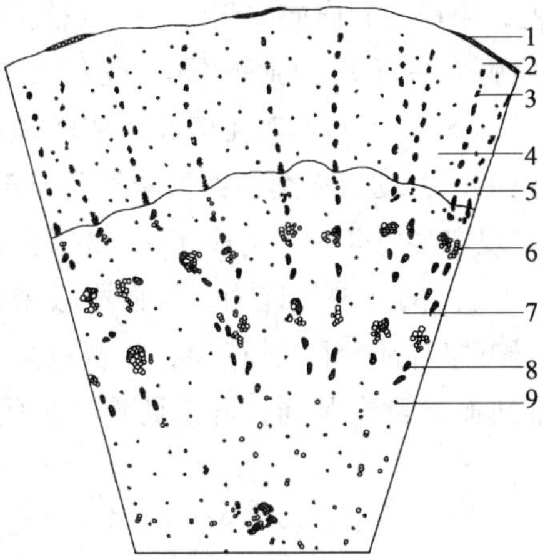

图 11-21　白芍（根）横切面

1. 木栓层；2. 皮层；3. 筛管群；4. 韧皮射线；5. 形成层；6. 木质部；7. 木射线；8. 木纤维束；9. 草酸钙簇晶

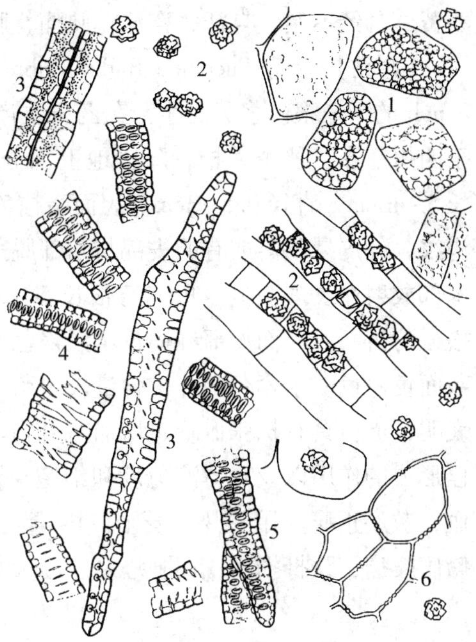

图 11-22　白芍（根）粉末

1. 含糊化淀粉粒细胞；2. 草酸钙簇晶；3. 木纤维；4. 导管；5. 管胞；6. 薄壁细胞

【化学成分】含芍药苷（paeoniflorin）3.3%～5.7%、丹皮酚（paeonol）、羟基芍药苷（oxypaeoniflorin）、苯甲酰芍药苷（benzoyl paeoniflorin）、苯甲酰羟基芍药苷（benzoyloxy paeoniflorin）、牡丹酚原苷。尚含苯甲酸、没食子鞣质、挥发油等。

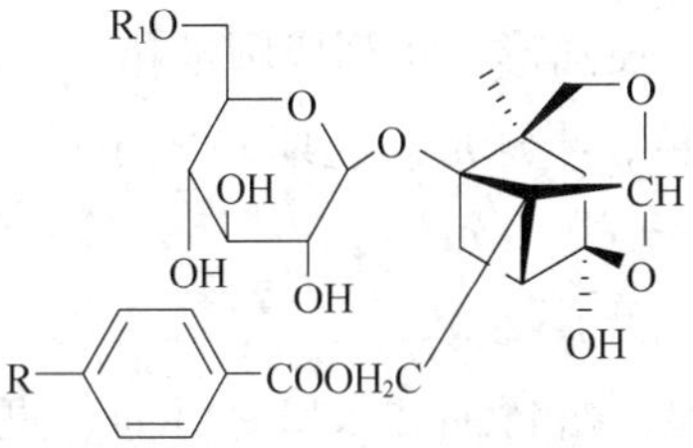

芍药苷	R= H　R_1 =H
羟基芍药苷	R= OH　R_1 =H
苯甲酰芍药苷	R= H　R_1 =C_6H_5—CO—
苯甲酰羟基芍药苷	R= OH　R_1 =C_6H_5—CO—

【理化鉴别】TLC　粉末用乙醇提取，滤过，滤液蒸干，残渣加乙醇溶解作供试品，以芍药苷作对照，用硅胶 G 板，三氯甲烷-乙酸乙酯-甲醇-甲酸（40∶5∶10∶0.2）展开，5%香草醛硫酸溶液显色。供试品色谱中，在与对照品色谱相应的位置上，显相同的蓝紫色斑点。

【检查】水分不得过 14.0%；总灰分不得过 4.0%。二氧化硫残留量不得过 400mg/kg。

【含量测定】采用 HPLC 法测定芍药苷。粉末用稀乙醇超声提取，以十八烷基硅烷键合硅胶为固定相，乙腈-0.1%磷酸溶液（14∶86）为流动相，检测波长 230nm，外标法计算含量。按干燥品计算，含芍药苷不得少于 1.6%。

【药理作用】①镇静镇痛作用　小鼠腹腔注射芍药苷能减少自发活动，延长戊巴比妥钠的睡眠时间，抑制因腹腔注射乙酸引起的扭体反应。②扩张血管作用　芍药苷对狗的冠状血管及后肢血管有扩张作用。③抗溃疡作用　芍药苷能抑制大鼠的胃液分泌，并能预防大鼠应激性溃疡病。④免疫调节作用　水煎剂对巨噬细胞有明显的促进作用，对细胞免疫功能有一定的调节作用。此外，尚有解痉、抗炎、解热、抗肝损伤、抑菌等作用。

【功效】性微寒，味苦、酸。能养血调经，敛阴止汗，柔肝止痛，平抑肝阳。用于血虚萎黄，月经不调，自汗，盗汗，胁痛，腹痛，四肢挛痛，头痛眩晕。用量6~15g。

【附注】赤芍 Paeoniae Radix Rubra 为芍药 *Paeonia lactiflora* Pall. 或川赤芍 *P. veitchii* Lynch 的干燥根。多为野生。芍药根主产于内蒙古、河北、黑龙江、吉林等地；川赤芍主产于四川。春、秋季采挖，除去地上部分、须根及泥沙，不去外皮，晒干。芍药根圆柱形，长5~40cm，直径0.5~3cm。表面暗棕色至紫棕色，粗糙，有横向突起的皮孔及稍扭曲的纵沟纹，外皮易脱落或有的皮部与木部脱落。质硬而脆，易折断，断面平坦，粉红或黄白色，木部放射性纹理明显。川赤芍根长5~20cm，直径0.5~2.5cm。表面棕红色或暗棕色，质松，易折断，断面皮部红褐色至黑褐色，木部黄白色；去皮川赤芍表面淡紫红色或肉白色，断面黄白色。主含芍药苷，含量较白芍为高。ChP 规定含芍药苷不得少于1.5%。药理实验表明，赤芍具有扩张血管、增加冠脉血流量、增加机体的耐缺氧能力、抗血小板聚集和血栓形成的作用以及对体液免疫和细胞免疫均有较强的抑制作用。性微寒，味苦；能清热凉血，散瘀止痛。用于热入营血，温毒发斑，吐血衄血，目赤肿痛，肝郁胁痛，经闭痛经，癥瘕腹痛，跌打损伤，痈肿疮疡。用量6~12g。

黑升麻 Cimicifugae Rhizoma
（英）Black Cohosh

【来源】毛茛科植物黑升麻 *Actaea racemosa* L. ［异名：*Cimicifuga racemosa*（L.）Nutt.］的干燥根及根茎。

【植物形态】多年生草本。茎高75~250cm，浅绿色，无毛。茎基部叶为2~3回三出复叶；小叶20~70，卵形至倒卵形，顶端3裂，基部略呈心形，边缘锯齿状或具缺刻，先端渐尖，表面无毛。萼片4，绿白色，花瓣1~8，白色，长圆形，排列成圆锥花序，基部有蜜腺；雄蕊55~110，雌蕊1，心皮1。蓇葖果。种子棕色，半球形。花期6~9月。

【采制】秋季采挖。除去地上部分和泥沙，洗净，干燥。

【产地】主产于欧洲、北美和亚洲等地。

【性状】根茎呈不规则状，有明显的结节状隆起，略弯曲，长2~15cm，直径1.5~2.5cm。表面深棕色，粗糙不平，具纵沟。根茎上端有大量的圆形茎基痕，下端有具纵沟、易折断的细根。质坚硬。断面黄白色，纤维性，角质样。根呈圆柱形或钝四边形，直径1~3mm。表面深棕色，具纵皱纹。质脆。断面黄白色，角质样，皮部宽广，形成层环明显。（彩图37）

【显微特征】根茎横切面　表皮细胞木栓化，排列整齐，壁略增厚。中柱鞘纤维成束，新月形。皮层细胞多角形，充满淀粉粒。维管束沿径向放射状延长或呈楔形，间断排列成环。射线较宽。髓部宽广。（图11-23，彩图38）

粉末　黄棕色。①纤维管胞单个散在或成束，黄棕色，纺锤形，末端斜尖，壁稍增厚，纹孔V字形。②韧皮纤维单个散在或成束，黄棕色，壁木化增厚，末端斜尖，纹孔或孔沟明显。③后生皮层细胞黄棕色，表面观类多角形，壁增厚。④韧皮薄壁细胞单个散在或数个成群，淡黄色，类矩形、类圆形、类多角形，纹孔点状或短裂缝状。⑤导管主要为具缘纹孔导管、网纹导管或螺纹导管。⑥淀粉粒较多，单粒球形或多角形，直径3~15μm；复粒由2~6分粒组成；脐点裂缝状。（图11-24）

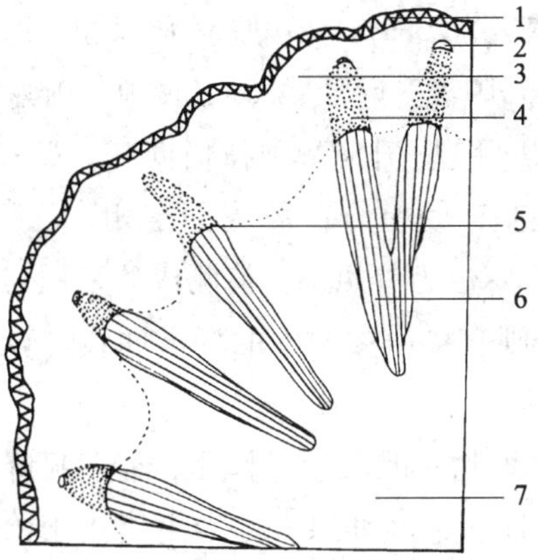

图 11-23　黑升麻根茎横切面

1. 表皮；2. 中柱鞘纤维；3. 皮层；4. 韧皮部；5. 形成层；6. 木质部；7. 髓

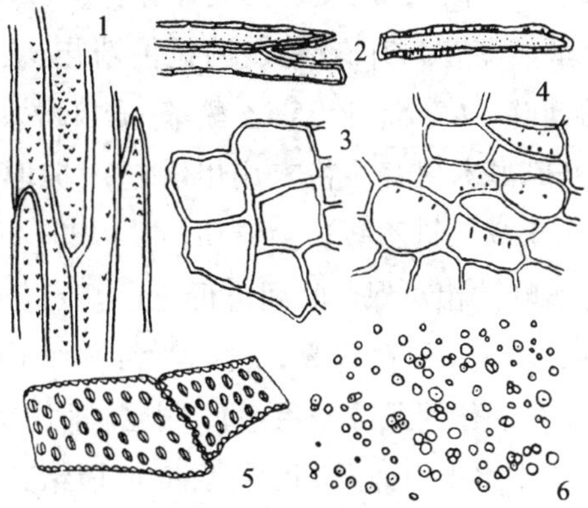

图 11-24　黑升麻粉末

1. 纤维管胞；2. 韧皮纤维；3. 厚生皮层细胞；4. 薄壁细胞；5. 导管；6. 淀粉粒

【化学成分】①三萜皂苷类　主要有黑升麻苷 H-1（cimicifugoside H-1）、cimiracemoside A、（26*R*）-黄肉楠碱［（26*R*）-actein］、26-去氧升麻苷（26-deoxycimicifugoside）、(26*S*）-黄肉楠碱［（26*S*）-actein］、23-*epi*-26-脱氧升麻烃（23-*epi*-26-deoxyactein）、乙酰黑升麻醇木糖苷（acetyl-shengmanol-xyloside）、升麻醇酮-阿拉伯糖苷（cimigenol-arabinoside）、黑升麻苷（cimicifugoside）、26-脱氧升麻烃（26-deoxysctein）、25-乙酰基-升麻醇阿拉伯糖苷（25-acetyl-cimigenol-arabinoside）、（24*S*）-25-乙酰基-升麻醇木糖苷［（24*S*）-25- acetyl-cimigenol-xyloside］、25-*O*-甲基-升麻醇阿拉伯糖苷（25-*O*-methyl-cimigenol-arabinoside）、25-*O*-甲基-升麻醇木糖苷（25-*O*-methyl-cimigenol-xyloside）等。②有机酸类　咖啡酸、阿魏酸、异阿魏酸、升麻酸 A、B、E、F（cimicifugic acid A，B，E，F）等。③黄酮类　山柰酚、芒柄花黄素等。

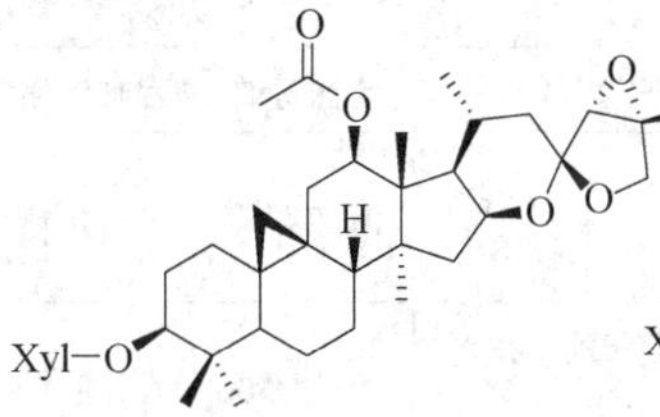

23-*epi*-26-脱氧升麻烃

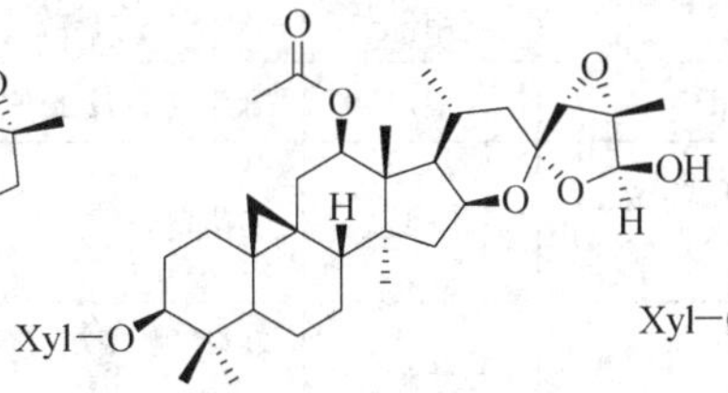

(26*S*)-黄肉楠碱

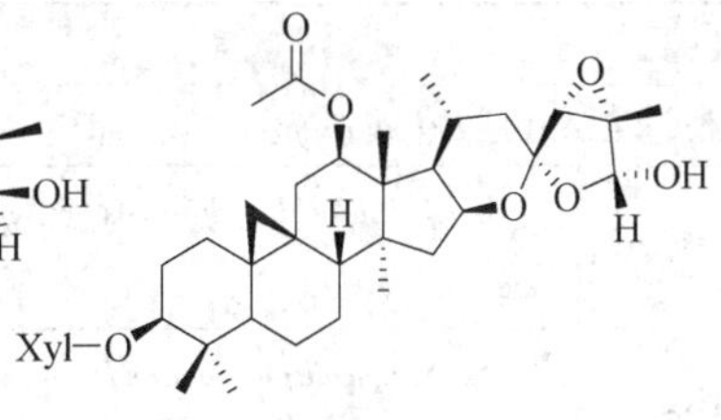

(26*R*)-黄肉楠碱

【理化鉴别】TLC　粉末用乙醇和水（7∶3）的混合溶液水浴加热提取，离心，取上清液作供试品。以黑升麻对照提取物以及黄肉楠碱、23-*epi*-26-脱氧升麻烃、异阿魏酸作对照，用硅胶 G 板，正丁醇-冰醋酸-水（5∶1∶4）展开，紫外光灯（365nm）下检视。供试品色谱中，在与对照提取物和对照品色谱相应的位置上，显相同颜色的异阿魏酸荧光斑点。甲醇-冰醋酸-硫酸-反式茴香醛（85∶10∶5∶0.5）显色，100℃加热 5min，供试品色谱中，在与对照提取物和对照品色谱相应的位置上，显相同颜色的黄肉楠碱和 23-*epi*- 26-脱氧升麻烃斑点。

【检查】有机杂质不得过 2.0%；茎残基不得过 5.0%；水分不得过 12.0%；总灰分不得过 10.0%；酸不溶性灰分不得过 4.0%；重金属及有害元素总量不得过 1mg/kg；50%醇浸出物不得少于 8.0%。

【含量测定】USP 采用 HPLC-ELSD 一标多测法测定黑升麻苷 H-1、cimiracemoside A、

（26*R*）-黄肉楠碱、26-去氧升麻苷、（26*S*）-黄肉楠碱、23-*epi*-26-脱氧升麻烃、乙酰黑升麻醇木糖苷、升麻醇醇-阿拉伯糖苷、黑升麻苷、26-脱氧升麻烃、25-乙酰基-升麻醇阿拉伯糖苷、（24*S*）-25-乙酰基-升麻醇木糖苷、25-*O*-甲基-升麻醇阿拉伯糖苷、25-*O*-甲基-升麻醇木糖苷。粉末用甲醇超声提取，以十八烷基硅烷键合硅胶为固定相，乙腈-水（含0.05%三氟乙酸）为流动相，以23-*epi*-26-脱氧升麻烃为参照，各待测成分采用与参照物色谱峰的相对保留时间进行色谱峰定位，含量测定则直接由参照物的标准曲线计算总三萜皂苷。按干燥品计算，含总三萜皂苷不得少于0.4%。

【药理作用及临床用途】①抗抑郁作用　黑升麻提取物具雌激素样作用，能明显降低促黄体激素水平，改善妇女产后抑郁情绪，缓解绝经前期和绝经期综合征，主要用于治疗月经延期、神经官能症、伴有肌痛和关节痛的神经痛，以及绝经前内分泌紊乱或月经前抑郁症。②抗炎作用　黑升麻提取物对关节炎及风湿病特别是由绝经引起的关节炎有抗炎功效。

【附注】1. 黑升麻在欧美地区使用广泛，具有久远的应用历史，在欧洲移民进入新大陆之前已用于消除疲劳、喉痛、关节炎与毒蛇咬伤，现用于治疗妇女更年期综合征。因此，USP、Ph. Eur. 均有收载。上述黑升麻质量标准内容即来自于USP；而Ph. Eur. 则着重强调了与易混淆品种美洲升麻 *Cimicifuga americana* Michx.、升麻 *C. foetida* L.、兴安升麻 *C. dahurica*（Turcz.）Maxim. 及大三叶升麻 *C. heracleifolia* Kom. 的HPTLC鉴别方法。

2. ChP收载的升麻Cimicifugae Rhizoma，其来源为升麻 *C. foetida* L.、兴安升麻 *C. dahurica*（Turcz.）Maxim. 及大三叶升麻 *C. heracleifolia* Kom. 的根茎，具有发表透疹，清热解毒，升举阳气之功效。用于风热头痛，齿痛，口疮，咽喉肿痛，麻疹不透，阳毒发斑，脱肛，子宫脱垂。

本科其他常用生药和药用植物见表11-8和表11-9。

表11-8　ChP收载的毛茛科其他生药

生药名	来源	药用部位	主要成分	功效
牡丹皮	牡丹 *Paeonia suffruticosa* Andr.	根皮	酚苷（丹皮酚等）	清热凉血，活血化瘀
白头翁	白头翁 *Pulsatilla chinensis*（Bge.）Regel	根	三萜皂苷	清热解毒，凉血止痢
天葵子	天葵 *Semiaquilegia adoxoides*（DC.）Makino	块根	生物碱（天葵碱、木兰碱）、香豆素	清热解毒，消肿散结
升麻	大三叶升麻 *Cimicifuga heracleifolia* Kom.、兴安升麻 *C. dahurica*（Turcz.）Maxim. 或升麻 *C. foetida* L.	根茎	三萜皂苷（升麻苷A）、有机酸	发表透疹，清热解毒，升举阳气
两头尖	多被银莲花 *Anemone raddeana* Regel	根茎	三萜皂苷、生物碱（药根碱）	祛风湿，消痈肿
草乌叶	北乌头 *Aconitum kusnezoffii* Reichb.	叶	生物碱（乌头碱等）、鞣质	清热，解毒，止痛
威灵仙	威灵仙 *Clematis chinensis* Osbeck.、棉团铁线莲 *C. hexapetala* Pall. 或东北铁线莲 *C. manshurica* Rupr.	根及根茎	三萜皂苷（huzhongosid B、clemaphenol A）	祛风湿，通经络
川木通	小木通 *Clematis armandii* Franch.. 或绣球藤 *C. montana* Buch.-Ham.	藤茎	三萜皂苷（绣球藤皂苷A、B、C），黄酮类	利尿通淋，清心除烦，通经下乳
猫爪草	小毛茛 *Ranunculus ternatus* Thunb.	块根	有机酸、甾醇	化痰散结，解毒消肿

续表

生药名	来源	药用部位	主要成分	功效
黑种草子	腺毛黑种草 *Nigella glandulifera* Freyn et Sint.	种子	生物碱（黑种草碱）、三萜皂苷（常春藤皂苷）、黄酮	补肾健脑，通经，通乳，利尿

表 11-9 欧美国家常用的毛茛科其他植物药

药用植物	学名	药用部位	主要成分	功效
北美黄连	*Hydrastis canadensis* L.	根和根茎	异喹啉生物碱（北美黄连碱、小檗碱）、黄酮	滋补，缓泻，消炎，抗菌，苦补，兴奋子宫，收敛，止内出血等
三叶黄连	*Coptis trifolia*（L.）Salisb.	根茎	异喹啉生物碱（小檗碱、黄连碱）	抗菌，消炎，滋补
欧洲白头翁	*Anemone pulsatilla* L.	地上部分	原白头翁素、三萜皂苷、鞣质	镇定，止痛
欧芍药	*Paeonia officinalis* Lour.	根	芍药苷、鞣质	解痉，镇静
欧洲铁线莲	*Clematis vitalba* L.	叶	内酯、原银莲花素和皂苷	止痛，利尿
春福寿草	*Adonis vernalis* L.	地上部分	强心苷（侧金盏毒苷）	强心，利尿
榕叶毛茛	*Ranunculus ficaria* L.	地上部分	皂苷、鞣质	治疗痔疮和溃疡
嚏根草	*Helleborus niger* L.	根茎和叶	强心苷（嚏根草因、嚏根草苷等）、甾体皂苷和生物碱	泻下，强心，驱虫，通经

（付小梅　李会军）

7. 小檗科 Berberidaceae

草本或小灌木。花两性，辐射对称；萼片与花瓣相似，2~4 轮，每轮常 3 片；雄蕊常 3~9，常与花瓣同数而对生；子房上位，常 1 心皮，浆果或蒴果。

本科植物约有 17 属，650 余种，分布于北温带或亚热带高山地区。我国有 11 属，303 种，分布于南北各地，主要的属有小檗属（*Berberis*）、八角莲属（*Dysosma*）、淫羊藿属（*Epimedium*）、十大功劳属（*Mahonia*）等。

本科木本植物幼枝维管束间初生射线宽；中柱鞘部位常成纤维束环；某些属植物髓宽广。草本植物表皮细胞壁常增厚；内皮层明显；维管组织次生构造常不发达；薄壁细胞常含草酸钙柱晶、簇晶与方晶。叶表皮的气孔一般为不定式。

本科植物化学成分主要有：①异喹啉类生物碱　多集中于小檗属，如小檗碱（berberine）、黄皮树碱（obamegine），有抗菌、消炎、降压、降糖作用；小檗胺（berbamine）有升高白细胞作用；巴马亭（palmatine）、药根碱（jatrorrhizine）、非洲防己胺（columbamine）有抗菌活性；刺檗碱（oxyacanthine）有降压、利胆作用；木兰碱有降压及横纹肌松弛作用；小檗红碱（berberubine）有抗癌活性。②木脂素类　鬼臼属（*Podophyllum*）、八角莲属及山荷叶属（*Diphylleia*）植物常含多种木脂素类衍生物，其中鬼臼毒素（podophyllotoxin）能抑制细胞分裂，有明显抗癌活性，但毒性较大。③黄酮类　如淫羊藿属含有淫羊藿苷（icariin），具扩张冠状动脉、降低血流阻力作用。

淫羊藿 Epimedii Folium

（英）Epimedium Leaf

【来源】小檗科植物淫羊藿 *Epimedium brevicornu* Maxim.、箭叶淫羊藿 *E. sagittatum* (Sieb. et Zucc.) Maxim.、柔毛淫羊藿 *E. pubescens* Maxim. 或朝鲜淫羊藿 *E. koreanum* Nakai 的干燥叶。

【植物形态】淫羊藿　多年生草本。根状茎粗短、木质化。茎直立。通常无基生叶，茎生叶2枚，二回三出复叶，小叶下表面疏生毛茸。聚伞状圆锥花序顶生，花白色。蓇葖果纺锤形，种子深棕色。花期5~6月，果期6~8月。（彩图39）

箭叶淫羊藿　根茎较细，有多数纤细须根。基生叶1~3枚，一回三出复叶，有长柄。茎生叶常2枚生于茎顶，小叶下表面被稀疏毛茸。蓇葖果卵圆形，宿存花柱短嘴状。花期2~3月，果期4~5月。

柔毛淫羊藿　与箭叶淫羊藿相似，但根茎发达，不规则状分枝。叶背面及叶柄密被白色长柔毛。花期4~5月，果期5~7月。

朝鲜淫羊藿　根茎略呈圆柱形，横走。茎及叶柄具明显细纵棱。茎生叶1枚，二回三出复叶，叶片纸质至薄革质，花后增大。叶缘锯齿纤细，侧生小叶基部歪斜，下面有长柔毛。叶背面有稀疏长毛或近无毛。花大，花瓣有长距。花期4~5月，果期5月。

【采制】夏、秋季割取地上部分，除去粗梗及杂质，晒或晾至半干后扎成小捆，再晒干或晾干。有报道浙江产箭叶淫羊藿黄酮类化合物的含量以夏、秋季最高。

【产地】淫羊藿主产于陕西、山西、四川，销全国各地，并出口；箭叶淫羊藿主产于湖北、浙江、四川、陕西，销全国各地，并出口；柔毛淫羊藿主产于四川；朝鲜淫羊藿主产于辽宁。

【性状】淫羊藿　三出复叶；小叶片卵圆形，长3~8cm，宽2~6cm，先端微尖，顶生小叶基部心形，两侧小叶较小，偏心形，外侧较大，呈耳状，边缘具黄色刺毛状细锯齿；上表面黄绿色，下表面灰绿色，主脉7~9条，基部有稀疏细长毛，细脉两面突起，网脉明显；小叶柄长1~5cm。叶片近革质。气微，味微苦。（彩图39）

箭叶淫羊藿　三出复叶，小叶片长卵形至卵状披针形，长4~12cm，宽2.5~5cm，先端渐尖，两侧小叶基部显著偏斜，外侧呈箭形。下表面疏被粗短伏毛或近无毛。叶片革质。

柔毛淫羊藿　叶下表面及叶柄密被绒毛状柔毛。

朝鲜淫羊藿　小叶较大，长4~10cm，宽3.5~7cm，先端长尖。叶片较薄。

【显微特征】叶表面观　箭叶淫羊藿 上、下表皮细胞垂周壁不规则连珠状增厚，下表皮细胞外平周壁具乳头状突起，表面观呈双圆圈状；气孔不定式。非腺毛5~14细胞，基部数个细胞短，向上渐长，顶端细胞特长，平直或作钝角、直角状拐折，也有作不规则弯曲或扭曲；少数非腺毛较长，多至24细胞以上，下部细胞短扁，相连呈竹节状，全部细胞含淡棕色物；另有少数非腺毛粗短，3~5细胞，壁薄，先端圆钝。异形细胞纵长，沿叶脉纵向排列，内含一至多个草酸钙柱晶，长15~40μm，直径4~13μm。另可见草酸钙簇晶，直径9~41μm，棱角短钝，有的由多个方晶簇合而成，方晶直径5~25μm。（图11-25A，彩图40）

朝鲜淫羊藿　非腺毛多细短，（2）3~8细胞，平直或稍弯曲，顶端细胞多长而尖，上部1~2（3）细胞，有时全部细胞含黄棕色物，基部细胞具角质细条纹；另一种非腺毛粗

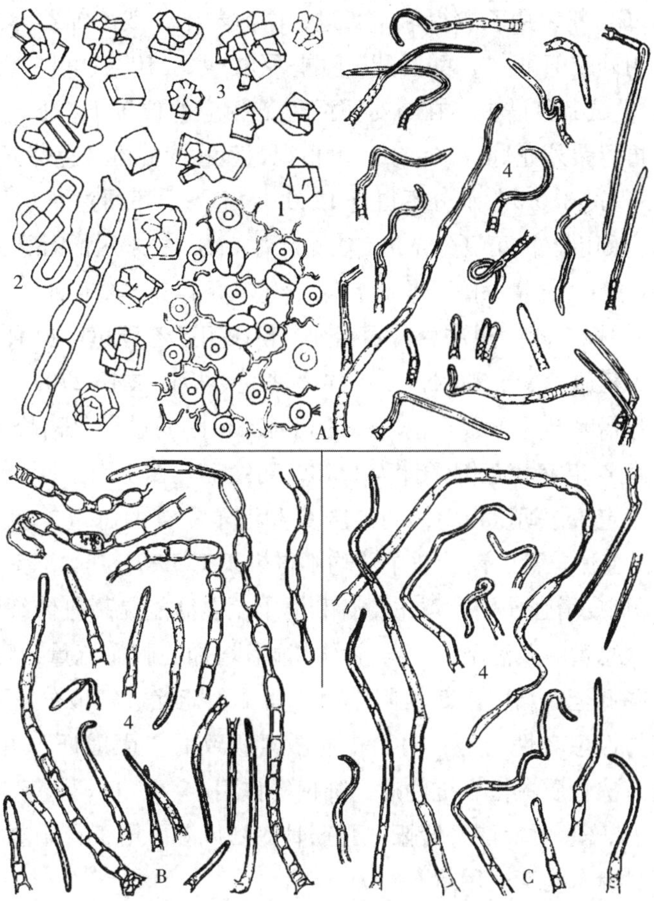

图 11-25　淫羊藿叶粉末显微特征

A. 箭叶淫羊藿；B. 朝鲜淫羊藿；C. 淫羊藿

1. 下表皮细胞；2. 草酸钙柱晶；3. 草酸钙簇晶；4. 非腺毛

长，主要分布在主脉及叶基部，细胞多至 30 余个，多弯曲，下部细胞短或扁，向上渐延长，有的细胞收缩或膨大，两者相间隔，顶端细胞先端钝圆，有的细胞含红棕色或黄棕色油滴状物。少数非腺毛 6~10 细胞，顶端细胞先端钝圆或锐尖。（图 11-25B）

淫羊藿　非腺毛较少，主脉或主脉基部略多，3~14 细胞，平直或弯曲，基部细胞短，壁稍厚，向上细胞延长，壁薄，顶端细胞呈波状、钩状、扭曲、倒折或直立，先端钝圆，有的细胞收缩，多数或全部细胞含棕色物。少数非腺毛较细短，细胞较少，顶端细胞特长，先端锐尖，含棕色物。（图 11-25C）

【化学成分】茎叶含黄酮类成分约 1.0%~8.8%，主要有淫羊藿苷（icariin）、淫羊藿次苷Ⅱ（icariside Ⅱ，即宝藿苷Ⅰ，baohuoside Ⅰ）、淫羊藿次苷（icariside Ⅰ）、淫羊藿新苷 A、C（epimedoside A，C）、大花淫羊藿苷 A、B、C（ikarisoside A，B，C）、朝藿定 A、B、C（epimedinA，B，C）、箭藿苷 A、B、C（sagittatoside A，B，C），还含多糖和挥发油等。

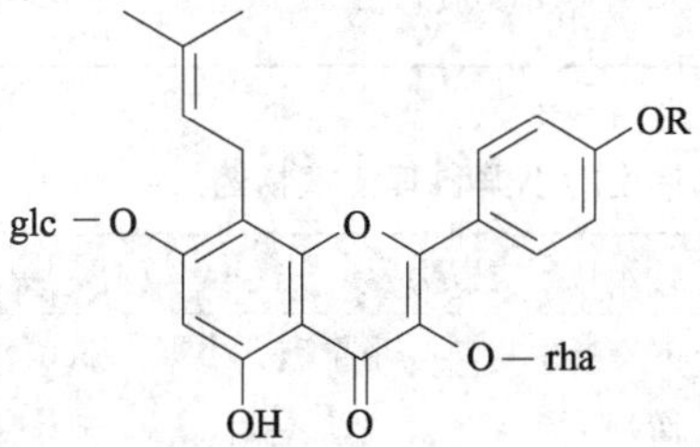

淫羊藿苷	$R= CH_3$
淫羊藿新苷A	R=H

【理化鉴别】TLC　粉末用乙醇提取，滤过，滤液蒸干，残渣加乙醇溶解作供试品。以淫羊藿苷作对照，用硅胶H板，乙酸乙酯-丁酮-甲酸-水（10∶1∶1∶1）展开，紫外光灯（365nm）下检视。供试品色谱中，在与对照品色谱相应的位置上，显相同的暗红色斑点；喷三氯化铝试液，再置紫外光灯（365nm）下检视，显相同的橙红色荧光斑点。

【检查】杂质不得过3.0%。水分不得过12.0%；总灰分不得过8.0%。

【含量测定】1. 采用紫外-可见分光光度法测定总黄酮。粉末用稀乙醇超声提取，在270nm处测定吸光度，外标法计算含量。按干燥品计算，含总黄酮以淫羊藿苷计，不得少于5.0%。

2. 采用HPLC-一标多测法测定总黄酮醇苷。粉末用稀乙醇超声提取，以十八烷基硅烷键合硅胶为固定相，乙腈（A）和水（B）梯度洗脱，检测波长270nm，以淫羊藿苷为参照，用各待测成分色谱峰与淫羊藿苷色谱峰的相对保留时间进行色谱峰定位，朝藿定A校正因子计为1.35，朝藿定B校正因子计为1.28，朝藿定C校正因子计为1.22。本品按干燥品计算，叶片含朝藿定A，朝藿定B，朝藿定C和淫羊藿苷的总量，朝鲜淫羊藿不得少于0.50%；淫羊藿、柔毛淫羊藿、箭叶淫羊藿均不得少于1.5%。

【药理作用】①免疫增强作用　淫羊藿苷和淫羊藿多糖能提高机体细胞免疫功能。②血管系统作用　淫羊藿总黄酮及淫羊藿苷静注均能显著增加心脑血流量，降低心脑血管阻力；淫羊藿总黄酮可以降低全血黏度。③壮阳作用　淫羊藿能促进精液分泌和具有雄性激素样作用，可明显改善男性患者性功能；对糖皮质激素所致的“阳虚证”有预防和改善作用。此外，淫羊藿还具有抗骨质疏松、抗肿瘤、降糖等作用。

【功效】性温，味辛、甘。能补肾阳，强筋骨，祛风湿。用于肾阳虚衰，阳痿遗精，筋骨痿软，风湿痹痛，麻木拘挛。用量6~10g。

【附注】1. 淫羊藿属植物在我国约有40种，除上述几种外，尚有巫山淫羊藿 *E. wushanense* T. S. Ying 主产陕西、广西、四川、贵州，宝兴淫羊藿 *E. davidii* Franch. 主产云南，湖南淫羊藿 *E. hunanense*（Hand. -Mazz.）Hand. -Mazz. 主产湖南，粗毛淫羊藿 *E. acuminatum* Franch. 主产四川、云南、贵州，黔岭淫羊藿 *E. leptorrhizum* Stearn. 主产贵州，茂汶淫羊藿 *E. platypetalum* K. Meyer 主产四川等，均含黄酮类成分。

本科其他常用生药和药用植物见表11-10和表11-11。

表11-10　ChP收载的小檗科其他生药

生药名	来源	药用部位	主要成分	功效
三颗针	拟獴猪刺 *Berberis soulieana* Schneid.、小黄连刺 *B. wilsonae* Hemsl.、细叶小檗 *B. poiretii* Schneid. 或匙叶小檗 *B. vernae* Schneid. 等同属数种植物	根	异喹啉生物碱（小檗碱、小檗胺）	清热燥湿，泻火解毒
小叶莲	桃儿七 *Sinopodophyllum hexandrum*（Royle）Ying	果实	木脂素（4'-去甲去氧鬼臼毒素、鬼臼毒素、去氧鬼臼毒素）	调经活血
功劳木	阔叶十大功劳 *Mahonia bealei*（Fort.）Carr. 或细叶十大功劳 *M. fortunei*（Lindl.）Fedde	茎	异喹啉生物碱（小檗碱、小檗胺）	清热燥湿，泻火解毒

表11-11　欧美国家常用的小檗科其他植物药

药用植物	学名	药用部位	主要成分	功效
欧洲小檗	*Berberis vulgaris* L.	茎皮、根皮、浆果	异喹啉生物碱（小檗碱、小檗胺）	抗菌，刺激胆汁分泌，降血压

续表

药用植物	学名	药用部位	主要成分	功效
美威岩仙	*Caulophyllum thalitroides* Michx.	根和根茎	生物碱（甲基金雀花碱、木兰花碱）、甾体皂苷（威岩仙皂苷）、树脂	解痉，利尿，调经，子宫兴奋，抗风湿，发汗和消炎
冬青叶小檗	*Berberis aquifolium* Nutt	根	异喹啉生物碱（小檗胺、北美黄连碱）、阿扑菲类生物碱	抗菌
盾叶鬼臼	*Podophyllum peltatum* L.	根茎	木脂素（鬼臼毒素）、类黄酮、树脂、树胶	泻下，催吐，抗癌

（崔亚君）

8. 木通科 Lardizabalaceae

木质藤本。茎木质部有宽大的髓射线。掌状或三出复叶，叶柄和小叶柄两端膨大为节状。花辐射对称，单性；萼片6，花瓣状，排列成2轮；花瓣6，蜜腺状；雄蕊6，花丝离生或多少合生成管；花药外向，纵裂，药隔常突出于药室顶端而呈角状或凸头状；子房上位，心皮3，少6~9，离生，螺旋状排列在膨大的花托上。果为肉质的蓇葖果或浆果，沿腹缝开裂或不裂。种子具丰富的胚乳和小而直的胚。

本科有9属，约50种，大部分产于亚洲东部，只有2属分布于南美的智利。我国有7属，42种2亚种4变种，南北均产，但多数分布于长江以南各省区。主要有木通属（*Akebia*）、猫儿屎属（*Decaisnea*）、八月瓜属（*Holboellia*）、野木瓜属（*Stauntonia*）、大血藤属（*Sargentodoxa*）等。

本科植物主含三萜及三萜皂苷类成分。

木通 Akebiae Caulis
（英）Akebia Stem

【来源】木通科植物木通 *Akebia quinata*（Thunb.）Decne.、三叶木通 *A. trifoliata*（Thunb.）Koidz. 或白木通 *A. trifoliata*（Thunb.）Koidz. var. *australis*（Diels）Rehd. 的干燥藤茎。

【植物形态】木通　落叶木质藤本。茎皮灰褐色，具圆形、小而凸起的皮孔。掌状复叶，簇生于短枝顶端，叶柄细长；小叶片5，倒卵形或椭圆形，全缘。总状花序腋生；花单性，雌雄同株。果肉质，浆果状，长椭圆形或椭圆形，熟时紫色，沿腹缝线开裂。种子多数，长卵形而稍扁。种皮褐色或黑色，有光泽。花期4~5月，果期6~8月。（彩图41）

三叶木通　小叶3片，卵形至宽卵形，边缘浅裂或呈波状，侧脉5~6对。

白木通 小叶全缘，革质。

【采制】秋季采收，截取茎部，除去细枝，阴干。

【产地】主产于浙江、四川等地。

【性状】木通　茎藤圆柱形，常稍扭曲，长30~70cm，直径0.5~2cm。表面灰棕色至灰褐色，外皮粗糙而有许多不规则的裂纹或纵沟纹，具突起的皮孔。节部膨大或不明显，具侧枝断痕。质坚实，不易折断，断面不平整，皮部较厚，木部黄白色，导管孔排列紧密而无规则，射线呈放射状排列，髓小或有时中空。气微，味微苦而涩。（彩图41）

三叶木通　茎藤扭曲，直径0.2~1.5cm。表面灰色、灰棕色或暗棕色，颜色不均匀，极粗糙，有许多不规则纵裂纹及横裂纹。皮部易与木部剥离，去皮处表面棕黄色，射线处有深棕色纵沟。质坚韧，难折断，断面木部黄白色，射线浅棕色。

白木通　表面黄棕色或暗棕色，有不规则纵沟纹，有枝痕。断面木部淡黄色，射线约13条，浅黄色放射状。

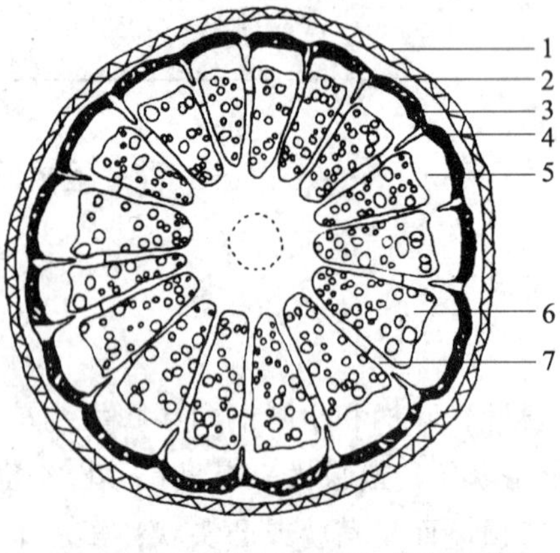

图11-26　木通（藤茎）横切面简图

1. 木栓层；2. 皮层；3. 含晶石细胞群；4. 纤维群；5. 韧皮部；6. 木质部；7. 射线

【显微特征】木通　木栓细胞数列，常含有褐色内含物；栓内层细胞含草酸钙方晶，含晶细胞壁不均匀加厚，微木化。皮层细胞6~10列，有的亦含数个小棱晶。中柱鞘纤维束与含晶石细胞群交替排列成连续的浅波浪形环带，含晶石细胞常与射线中的石细胞相连。维管束16~26个。韧皮部狭窄。束内形成层明显。木质部由导管、木纤维及木薄壁细胞组成，细胞壁均木化。射线全部为初生射线。髓周细胞圆形，壁木化增厚，常含1至数个棱晶，中央有少量非木化薄壁细胞。（图11-26，彩图42）

三叶木通　木栓细胞无褐色内含物。中柱鞘晶鞘纤维与含晶石细胞交替排列成连续的环带，但含晶石细胞群仅存在于射线相对处。维管束27~31个。

白木通　中柱鞘与三叶木通相似，中柱鞘含晶石细胞不与射线中的石细胞相连。维管束约13个。

【化学成分】①苯乙醇苷类　如木通苯乙醇苷B（caleolarioside B）。②三萜及三萜皂苷类　三萜类有白桦脂醇、齐墩果酸、常春藤皂苷元、木通酸（quinatic acid）、木通萜酸（akebonoic acid）、松叶菊萜酸（mesembryanthemoidigenic acid）等，三萜皂苷主要为以常春藤皂苷元（hederagenin）、去甲常春藤皂苷元（norhederagenin）、齐墩果酸（oleanolic acid）、去甲齐墩果酸（noroleanolic acid）等为苷元的三萜皂苷。

【理化鉴别】TLC　粉末用70%甲醇超声提取，滤过，滤液蒸干，残渣加水溶解，用乙酸乙酯提取，蒸干，残渣加甲醇溶解作供试品。以木通苯乙醇苷B作对照，用硅胶G板，三氯甲烷-甲醇-水（30∶10∶1）展开，2%香草醛硫酸溶液显色。供试品色谱中，在与对照品色谱相应的位置上，显相同颜色的斑点。

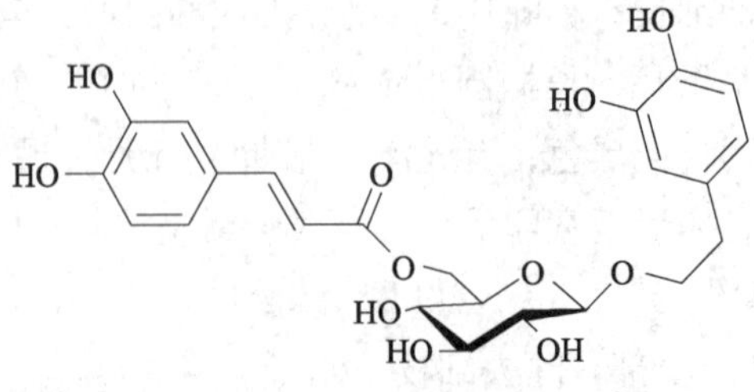

木通苯乙醇苷B

【检查】水分不得过10.0%；总灰分不得过6.5%。

【含量测定】采用HPLC法测定木通苯乙醇苷B。粉末用70%甲醇提取，以十八烷基硅烷键合硅胶为固定相，甲醇-水-磷酸溶液（35∶65∶0.5）为流动相，检测波长330nm，外标法计算含量。按干燥品计算，含木通苯乙醇苷B不得少于0.15%。

【药理作用】①利尿作用 促进电解质排泄，特别是Na^+的排出。②抗菌作用 在体外对革兰阳性菌、阴性菌如痢疾杆菌、伤寒杆菌均具有抑制作用。

【功效】性寒，味苦。能利尿通淋，清心除烦，通经下乳。用于淋证，水肿，心烦尿赤，口舌生疮，经闭乳少，湿热痹痛。用量3~6g。

【附注】1. 木通利水，古今常用。但其名实不符，古有混乱，近有误用。该药始载于《神农本草经》，在《唐本草》及以前本草中称"通草"，其基原植物皆为木通科植物木通（又称五叶木通）*Akebia quinata*（Thunb.）Decne.。宋代以后开始出现品种混乱、名实不符现象。近代楼之岑院士通过调查研究后发现，当时国内使用的木通来源于马兜铃科、毛茛科和木通科三科近10种植物。ChP1963年版同时收载了木通科木通*Akebia quinata*（木通）、毛茛科小木通*Clematis armandii*（川木通）和马兜铃科东北马兜铃*Aristolochia manshuriensis*（关木通）；1977年至2000年版收载毛茛科小木通*Clematis armandii*和绣球藤*C. montana*（川木通）和马兜铃科东北马兜铃*Aristolochia manshuriensis*（关木通）。近年研究发现，关木通中马兜铃酸可引起急性肾功能衰竭，为保证用药安全，纠正历史上木通品种的混乱现象，ChP自2002年增补本起已取消了关木通的药用标准。

2. 川木通 Clematidis Armandii Caulis 为毛茛科小木通*Clematis armandii* Franch. 或绣球藤*C. montana* Buch. -Ham. 的干燥藤茎。小木通主产于陕西、甘肃、福建、四川等地；绣球藤主产于四川、贵州、云南等地。茎藤呈长圆柱形，略扭曲，长50~100cm，直径2.5~3.5cm。表面黄棕色或黄褐色，有纵向凹沟及棱线；节处多膨大，有叶痕及侧枝痕。残存皮部易撕裂。质坚硬，不易折断。切片厚2~4mm，边缘不整齐，残存皮部黄棕色，木部浅黄棕色或浅黄色，有黄白色放射状纹理及裂隙，其间布满导管孔，髓部较小，类白色或黄棕色，偶有空腔。气微，味淡。主含以齐墩果酸、常春藤皂苷元为苷元的三萜皂苷类成分，如绣球藤皂苷A、B（clemontanoside A，B）等。本品性寒，味苦。能利尿通淋，清心除烦，通经下乳。用于淋证，水肿，心烦尿赤，口舌生疮，经闭乳少，湿热痹痛。用量3~6g。

3. 预知子 Akebiae Fructus 为木通科植物木通*Akebia quinata*（Thunb.）Decne.、三叶木通*A. trifoliata oliata*（Thunb.）Koidz. 或白木通*A. trifoliata*（Thunb.）Koidz. var. *australis*（Diels）Rehd. 的干燥近成熟果实。果实呈肾形或长椭圆形，稍弯曲，长3~9cm，直径1.5~3.5cm。表面黄棕色或黄褐色，有不规则的深皱纹，顶端钝圆，基部有果梗痕。质硬，破开后，果瓤淡黄色或黄棕色；种子多数，扁长卵形，黄棕色或紫褐色，具光泽，有条状纹理。气微香，味苦。预知子主含以α-常春藤皂苷等三萜皂苷类成分。ChP规定含α-常春藤皂苷不得少于0.20%。性寒，味苦。能疏肝理气，活血止痛，散结，利尿。用于脘肋胀痛，痛经经闭，痰核痞块，小便不利。用量3~9g。

本科其他常用生药见表11-12。

表11-12 ChP收载的木通科其他生药

名称	来源	药用部位	主要成分	功效
大血藤	大血藤*Sargentodoxa cuneata*（Oliv.）Rehd. et Wils.	藤茎	酚酸（原儿茶酸、香草酸）、多糖（红藤多糖）、蒽醌（大黄素、大黄素甲醚）	清热解毒，活血，祛风止痛

续表

名称	来源	药用部位	主要成分	功效
野木瓜	野木瓜 *Stauntonia chinensis* DC.	带叶茎枝	黄酮（皂草黄苷、6-羟基-木犀草素-7-β-D-葡萄糖苷）、有机酸（绿原酸）、木脂素（野木瓜苷）、三萜皂苷（yemuoside Ⅰ）	祛风止痛，舒经活络

（崔亚君）

9. 防己科 Menispermaceae

多年生草质或木质藤本。单叶互生。花小，单性异株；萼片、花瓣常各6枚，各2轮，每轮3片；花瓣常小于萼片；雄蕊通常6枚。子房上位，心皮3~6，离生。核果，核常呈马蹄形或肾形。

本科约有65属，350余种，分布于热带、亚热带。我国有19属，77种，南北各省均有分布，主要属有木防己属（*Cocculus*）、轮环藤属（*Cyclea*）、秤钩风属（*Diploclisia*）、千金藤属（*Stephania*）、青牛胆属（*Tinospora*）、防己属（*Sinomenium*）、蝙蝠葛属（*Menispermum*）等。

本科植物常有异常构造，多由维管束外方的束外形成层形成一至多个同心性或偏心性环状排列维管束。草酸钙结晶多见。有的种类具分泌囊、异形细胞或其他厚壁细胞。

本科植物大多含异喹啉类生物碱。常见的生物碱类型有：①*l*-苄基异喹啉（*l*-benzylisoquinoline）型，存在于木防己属及千金藤属。②双苄基异喹啉（bisbenzylisoquinoline）型，木防己属、轮环藤属、蝙蝠葛属、防己属等近10个属中均含有，如粉防己碱（tetrandrine）、蝙蝠葛碱（dauricine）和锡生藤碱（hayatine）等有镇痛、抗炎、降压及肌松等作用。③阿朴啡（aporphine）型，在防己属等约5个属中含有，如青藤碱（tuduranine）有清热消炎作用。④吗啡烷（morphinane）型，主要分布于防己属及千金藤属，如防己碱（sinomenine）有显著镇痛作用。⑤原小檗碱（protoberberine）型，存在于锡生藤属、黄藤属（*Fibraurea*）、蝙蝠葛属、防己属等，如*l*-四氢巴马亭（*l*-tetrahydropalmatine，即罗通定，rotundine）具较好的镇痛、镇静作用。⑥原阿片碱（protopine）型，在防己属中有分布。

防己（粉防己）Stephaniae Tetrandrae Radix
（英）Fourstamen Stephania Root

【来源】防己科植物粉防己 *Stephania tetrandra* S. Moore 的干燥根。

【植物形态】多年生缠绕藤本。根圆柱形。茎纤细，有略扭曲的纵条纹。叶互生，宽三角状卵形，先端钝，具小突尖，基部截形或略呈心形。全缘，叶柄盾状着生。花小，单性，雌雄异株；雄花序为头状聚伞花序，排列成总状，萼片4，花瓣4，黄绿色，雄蕊4；雌花萼片、花瓣与雄花相同，心皮1。核果球形，熟时红色。种子环形。花期5~6月，果期7~9月。（彩图43）

【采制】秋季采挖，洗净，除去粗皮，晒至半干，切段，个大者再纵切，干燥。

【产地】主产于浙江、安徽、江西、湖北、湖南等地，销全国大部分地区。

【性状】根呈不规则圆柱形，或剖切成半圆柱形或块状，长 5~10cm，直径 1~5cm，多弯曲，弯曲处常有深陷横沟而呈结节状的瘤块样。表面淡灰黄色，可见残存的灰褐色栓皮、细皱纹、皮孔；纵剖面黄白色，有导管束条纹。质坚实，横断面平坦，灰白色，粉性，木部占大部分，棕色导管束放射状排列。气微，味苦。（彩图 43）

【显微特征】根横切面　木栓细胞有时残存。栓内层散有石细胞群，常切向排列。韧皮部较宽，筛管群束状。形成层成环。木质部占大部分，射线较宽；导管稀少，呈放射状排列，导管旁有木纤维。薄壁细胞充满淀粉粒，并可见细小杆状草酸钙结晶。（图 11-27，彩图 44）

粉末　类白色或黄白色。①淀粉粒单粒类圆形，直径 5~26μm，脐点点状、裂缝状、三叉状，层纹不明显；复粒由 2~6（~8）分粒组成。②石细胞类圆形、类方形或长椭圆形，长 26~103μm，直径 21~59μm，壁稍厚，纹孔及孔沟明显，有的可见层纹。③纤维细长梭形，长 340μm 以上，直径 9~17μm，壁厚 2~5μm，有单斜纹孔或交叉成十字形。另可见具缘纹孔及网纹导管、木薄壁细胞、草酸钙小结晶及木栓细胞。（图 11-28）

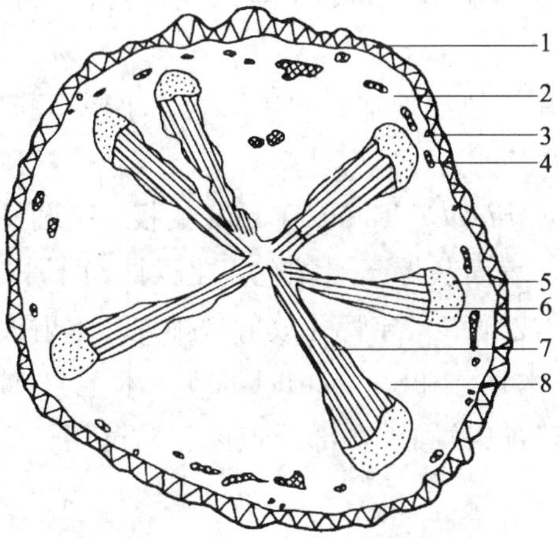

图 11-27　防己（块根）横切面简图

1. 木栓层；2. 皮层；3. 草酸钙方晶；4. 石细胞；5. 韧皮部；6. 形成层；7. 木质部；8. 射线

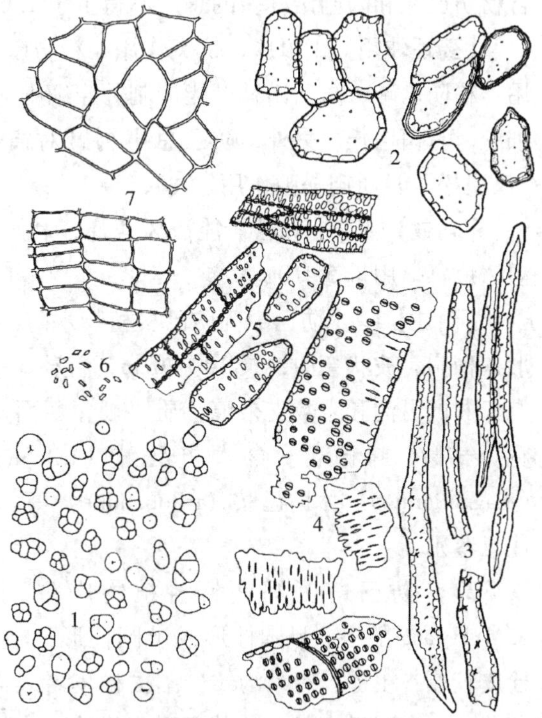

图 11-28　防己（块根）粉末

1. 淀粉粒；2. 石细胞；3. 纤维；4. 导管；5. 木薄壁细胞；6. 草酸钙结晶；7. 木栓细胞

【化学成分】含多种异喹啉类生物碱，如粉防己碱（汉防己甲素，tetrandrine）、防己诺林碱（汉防己乙素，fangchinoline）、轮环藤酚碱（cyclanoline）、氧化防己碱（oxofangchirine）、防己菲碱（stephanthrine），此外尚含小檗胺（berbamine）。

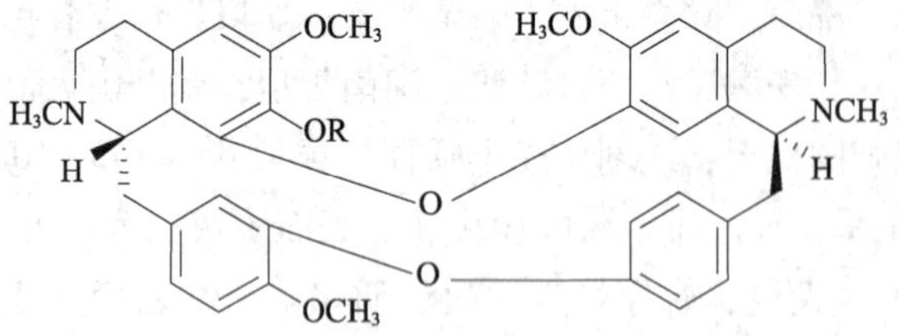

粉防己碱　　R=CH_3

防己诺林碱　　R=H

【理化鉴别】TLC　粉末用乙醇回流提取，滤过，滤液蒸干，残渣加乙醇溶解作供试品。以粉防己碱、防己诺林碱作对照，用硅胶 G 板，三氯甲烷-丙酮-甲醇-5%浓氨试液（6：1：1：0.1）展开，稀碘化铋钾试液显色。供试品色谱中，在与对照品色谱相应的位置上，显相同颜色的斑点。

【检查】水分不得过 12.0%；总灰分不得过 4.0%。

【含量测定】采用 HPLC 法测定粉防己碱和防己诺林碱。粉末用 2%盐酸甲醇回流提取，以十八烷基硅烷键合硅胶为固定相，乙腈-甲醇-水-冰醋酸（40：30：30：1）（每 100ml 含十二烷基磺酸钠 0.41g）为流动相，检测波长 280nm，外标法计算含量。按干燥品计算，含粉防己碱和防己诺林碱的总量不得少于 1.6%。

【药理作用】①镇痛、抗炎作用　粉防己碱和防己诺林碱有镇痛及抗炎作用。②抗癌作用　粉防己碱、防己诺林碱能抑制肿瘤细胞 DNA 合成。③抗菌作用　粉防己碱可抑制多种细胞、真菌增长。另外，防己总生物碱对横纹肌有松弛作用；其碘甲烷或溴甲烷衍生物"汉肌松"具肌肉松弛作用。

【功效】性寒，味苦。能祛风止痛，利水消肿。用于风湿痹痛，水肿脚气，小便不利，湿疹疮毒。用量 5～10g。

【附注】1. 木防己　为防己科植物木防己 *Cocculus trilobus*（Thunb.）DC. 的根。呈圆柱形，稍扁，波状弯曲，长 10～20cm，直径 1～2.5cm。表面灰棕至黑棕色，略微凹凸不平，有弯曲的纵沟和少数支根痕；质坚硬，断面黄白色，皮部窄，导管孔放射状排列，木射线宽。气微，味微苦。含木防己碱（trilobine）、异木防己碱（isotrilobine）、木兰花碱（magnoflorine）、木防己胺（trilobamine）等。功效与防己类同，在部分地区作防己用，应注意鉴别。

2. 广防己　为马兜铃科植物广防己 *Aristolochia fangchi* Y. C. Wu ex L. D. Chou et S. M. Hwang 的根。呈圆柱形或半圆柱形，略弯曲，长 6～20cm，直径 1～3cm。表面棕色，栓皮较厚，粗糙，有纵沟纹；刮去栓皮者表面灰黄色，较光滑。质坚硬，不易折断，断面灰黄色，有明显车轮纹，或呈片状突起。气微，味微苦而涩。含有肾毒性成分马兜铃酸，可导致肾衰竭，ChP 自 2005 年版起已取消其药用标准，不得再作药用。

3. Ph. Eur. 收载有粉防己 Stephaniae retrandrae radix，其质量标准与 ChP 的不同之处在于：（1）采用 HPLC 法，以粉防己碱为对照品，测定粉防己碱和防己诺林碱，规定二者的总量以粉防己碱计，不得少于 1.6%；（2）针对有毒混淆品广防己 *Aristolochia fangchi*，采用 TLC 法检查马兜铃酸Ⅰ、Ⅱ。

本科其他常用生药和药用植物见表 11-13 和表 11-14。

表 11-13 ChP 收载的防己科其他生药

生药名	来源	药用部位	主要成分	功效
北豆根	蝙蝠葛 *Menispermum dauricum* DC.	根茎	生物碱（山豆根碱、蝙蝠葛碱、蝙蝠葛任碱、蝙蝠葛诺林碱等）	清热解毒，祛风止痛
亚乎奴（锡生藤）	锡生藤 *Cissampelos pareira* L. var. *hirsuta* (Buch. ex DC.) Forman	全株	生物碱（锡生藤碱、海牙汀碱、海牙替宁碱等）	消肿止痛，止血，生肌
青风藤	青藤 *Sinomenium acutum* (Thunb.) Rehd. et Wils. 和毛青藤 *S. acutum* (Thunb.) Rehd. et Wils. var. *cinereum* Rehd. et Wils	藤茎	生物碱（青藤碱、清风藤碱、千金藤宁、蝙蝠葛宁、清风藤定碱等）	祛风湿，通经络，利小便
黄藤	黄藤 *Fibraurea recisa* Pierre.	藤茎	生物碱（巴马汀、掌叶防己碱、药根碱、黄藤素甲、黄藤素乙等）	清热解毒，泻火通便
金果榄	青牛胆 *Tinospora sagittata* (Oliv.) Gagnep. 或金果榄 *T. capillipes* Gagnep.	块根	生物碱（金牛胆苦素、巴马汀、药根碱、古伦宾等）	清热解毒，利咽，止痛

表 11-14 欧美国家常用的防己科其他植物药

药用植物	学名	药用部位	主要成分	功效
南美防己	*Chondrodendron tomentosum* Ruiz et Pavon	根和茎	生物碱	缓解尿道的慢性炎症

（李晓波）

10. 马兜铃科 Aristolochiaceae

多年生草本或藤本。单叶互生；叶片多为心形或盾形，全缘，稀 3~5 裂；无托叶，花两性；单被，辐射对称或两侧对称，花被下部合生成管状；子房下位或半下位，蒴果。

本科约 8 属，450~600 种，分布于热带和温带，南美尤盛。我国有 4 属，86 种，分布全国，以西南及东南较盛。主要属有马兜铃属（*Aristolochia*）、细辛属（*Asarum*）、马蹄香属（*Saruma*）。

本科植物茎维管束多数，外韧型，最主要特征是射线明显，初生射线宽而长，次生射线较窄而短，使维管束相互分离形成特异的形状（马兜铃科式）。中柱鞘一般为厚壁组织。叶表皮上的毛茸多单列，有的顶端细胞钩状。角质层常具颗粒，上表皮或下表皮有乳突。气孔不定式，上表皮或邻接栅栏组织处常有硅化细胞群。草酸钙结晶较常见，分泌细胞存在于茎、叶、花、果实和种子中。

本科植物含有生物碱、挥发油及硝基菲类化合物（nitrophenanthrene）等。马兜铃酸（aristolochic acid）为一种硝基菲类化合物，是马兜铃科植物的特征性化学成分，近年发现该类成分具有肾脏毒性，在使用中应注意，该科部分药材品种已被我国撤销药用标准。

细辛 Asari Radix et Rhizoma

（英）Asarum Root

【来源】 马兜铃科植物北细辛 *Asarum heterotropoides* Fr. Schmidt var. *mandshuricum*（Maxim.）Kitag.、汉城细辛 *A. sieboldii* Miq. var. *seoulense* Nakai 或华细辛 *A. sieboldii* Miq. 的干燥根和根茎。前二种习称“辽细辛”。

【植物形态】 北细辛　多年生草本，根茎横走，生有细长的根，根具浓烈香气。叶基生，具长柄，叶片肾状心形，全缘。花单生叶腋；花被紫棕色，顶端 3 裂，花被裂片向下反卷。雄蕊 12；子房下位，柱头 6。蒴果浆果状，半球形。种子椭圆状船形。花期 5 月，果期 6~7 月。

华细辛　根状茎直立或横走，有多条须根。叶通常 2 枚，叶片心形或卵状心形，叶面疏生短毛，脉上较密，叶背仅脉上被毛；叶柄光滑无毛；果近球状，棕黄色。花期 4~5 月。

汉城细辛　与华细辛相似，但叶片背面密生短毛，叶柄被疏毛。（彩图 45）

【采制】 夏季果熟期或初秋采挖，除净地上部分和泥沙，阴干。

【产地】 北细辛主产于辽宁、吉林、黑龙江等地，产量大，销全国并出口。汉城细辛主产于辽宁、吉林，多自产自销。华细辛主产于山东、安徽、陕西、四川、湖北等地，产量少。

【性状】 北细辛　常卷曲成团。根茎横生呈不规则圆柱状，具短分枝，长 1~10cm，直径 0.2~0.4cm；表面灰棕色，粗糙，有环形的节，节间长 0.2~0.3cm，分枝顶端有碗状的茎痕。根细长，密生节上，长 10~20cm，直径 0.1cm；表面灰黄色，平滑或具纵皱纹；有须根和须根痕。质脆，易折断，断面平坦，黄白色或白色。气辛香，味辛辣，麻舌。（彩图 45）

汉城细辛　根茎直径 0.1~0.5cm，节间长 0.1~1cm。

华细辛　根茎长 5~20cm，直径 0.1~0.2cm，节间长 0.2~1cm。气味较弱。

【显微特征】 北细辛根横切面　表皮细胞 1 列，部分残存。皮层宽，众多油细胞散在分布；外皮层细胞 1 列，类长方形，木栓化并微木化；皮层薄壁细胞充满淀粉粒；内皮层明显，可见凯氏点。中柱鞘细胞 1~2 层，初生木质部 2~4 原型。韧皮部束与木质部束相间排列。（图 11-29，彩图 46）

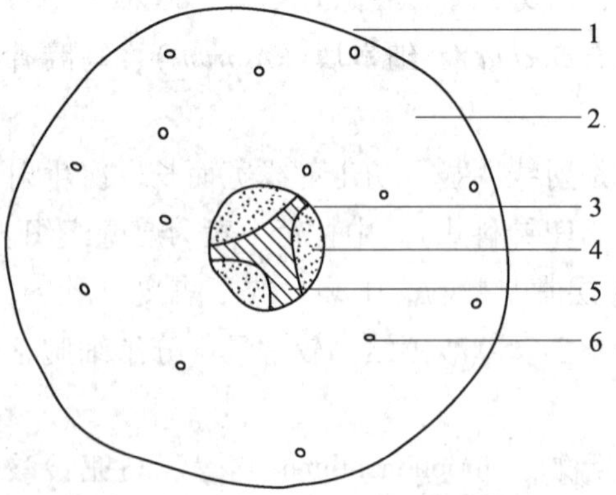

图 11-29　细辛根横切面

1. 表皮；2. 皮层；3. 内皮层；4. 韧皮部；5. 木质部；6. 油细胞

粉末　淡黄灰色。有浓郁香气，味辛、苦，有较持久的麻舌感。①表面观根外皮层细胞类长圆形或类多角形，垂周壁细波状弯曲。②油细胞类圆形，壁薄、木栓化，胞腔内常可见绿黄色油状物。③根茎表皮细胞类长方形或类长多角形，垂周壁连珠状加厚，平周壁隐约可见与细胞长轴平行的角质纹理，表皮中可见油细胞。④石细胞（根茎）呈类方形、类长方形等。⑤网纹、梯纹导管多见。

【化学成分】 含挥发油（含量 2.0%~4.5%），油中主要成分为甲基丁香酚（methyl eugenol）、黄樟醚（safrole）、细辛醚（asaricin）、榄香脂素

(elemicin) 等。另含细辛脂素 (asarinin)、去甲乌药碱 (higenamine)、派立托胺 (pellitorine)、*l*-芝麻脂素 (*l*-sesamin)、*N*-异丁基十四碳四烯酰胺 (*N*-isobutyldodecatetraenamide) 等。

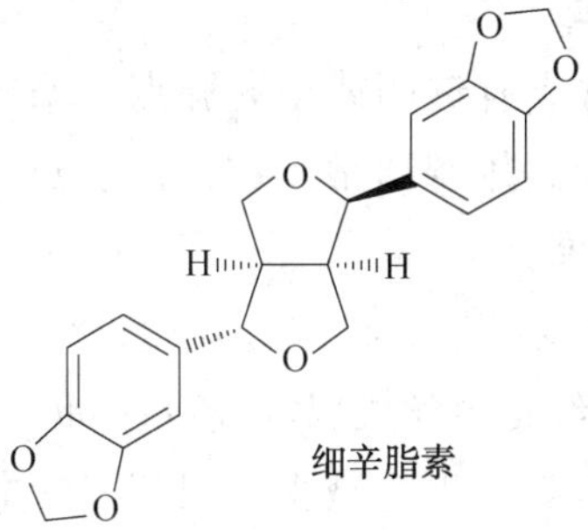

细辛脂素

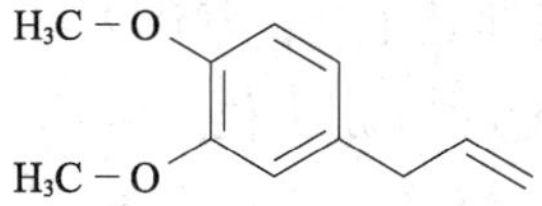

甲基丁香酚

【理化鉴别】TLC　粉末用甲醇超声提取，滤过，滤液蒸干，残渣加甲醇作为供试品溶液，以细辛对照药材及细辛脂素为对照，用硅胶 G 薄层板，石油醚 (60~90℃) -乙酸乙酯 (3∶1) 展开，喷以 1%香草醛硫酸溶液显色。供试品色谱中，在与对照药材色谱和对照品色谱相应的位置上，显相同颜色的斑点。

【检查】水分不得过 10.0%；总灰分不得过 12.0%；酸不溶性灰分不得过 5.0%；马兜铃酸 I (HPLC 法) 不得过 0.001%；醇溶性浸出物不得少于 9.0%。

【含量测定】1. 采用挥发油测定法测定，含挥发油不得少于 2.0% (ml/g)。

2. 采用 HPLC 法测定细辛脂素。粉末用甲醇超声处理，以十八烷基硅烷键合硅胶为填充剂；乙腈-水为流动相，梯度洗脱；检测波长 287nm。按干燥品计算，含细辛脂素不得少于 0.050%。

【药理作用】①对呼吸系统作用　细辛挥发油及甲基丁香酚对豚鼠离体气管平滑肌有松弛作用；细辛醚有平喘、祛痰的作用。②对心血管系统作用　细辛挥发油能显著增加豚鼠离体心脏的冠脉血流量，可明显改善狗左心室泵血功能和心肌收缩性。③解热、镇痛、解热、抗炎作用　挥发油对动物具有镇静、镇痛、局部麻醉及降温等作用；对角叉菜胶、组胺等引起的大鼠足肿胀有明显的抑制作用。④抑菌、抗病毒作用　乙醇提取物对多种细菌、真菌有抑制作用，水提取液对人乳头病毒有明显的破坏作用。⑤细辛挥发油具有一定的毒性；黄樟醚有致癌作用。

【功效】性温，味辛。能解表散寒，祛风止痛，通窍，温肺化饮。用于风寒感冒，头痛，牙痛，鼻塞流涕，鼻鼽，鼻渊，风湿痹痛，痰饮喘咳。用量 1~3g。不宜与藜芦同用。

本科其他常用生药和用药植物见表 11-15 和表 11-16。

表 11-15　ChP 收载的马兜铃科其他生药

生药名	来源	药用部位	主要成分	功效
马兜铃	北马兜铃 *Aristolochia contorta* Bge. 或马兜铃 *A. debilis* Sieb. et Zucc.	果实	菲类 (马兜铃酸、马兜铃内酰胺)、异喹啉类生物碱 (木兰碱)	清肺降气，止咳平喘，清肠消痔
天仙藤	马兜铃 *Aristolochia debilis* Sieb. et Zucc. 或北马兜铃 *A. contorta* Bge.	地上部分	菲类 (马兜铃酸、马兜铃内酰胺)、异喹啉类生物碱	行气活血，通络止痛

表 11-16　欧美国家常用的马兜铃科其他植物药

药用植物	学名	药用部位	主要成分	功效
铁线莲状马兜铃	*Aristolochia clematitis* L.	根和地上部分	马兜铃酸、挥发油、鞣质	治疗外伤，疼痛和蛇咬伤

(王书芳)

扫码“学一学”

11. 藤黄科 Guttiferae（Hypericaceae）

木本或草本。单叶对生，稀轮生，全缘，常具有透明或暗色腺点；无托叶。花单生或成聚伞花序，顶生或腋生；萼片 4~5；花瓣 4~5；雄蕊通常多数，花丝分离或基部合生成多束（多体雄蕊）；子房上位。蒴果、浆果或核果。

本科植物约 45 属，1000 余种，分布于热带及温带。我国有 8 属，80 余种。主要的属有藤黄属（*Garcinia*）、金丝桃属（*Hypericum*）、红花金丝桃属（*Triadenum*）等。

本科植物化学成分主要有：二蒽酮类、黄酮类、生物碱类、间苯三酚类、挥发油和鞣质类化合物。金丝桃属植物多含二蒽酮类化合物。藤黄属植物多含有口山酮类及双黄酮类化合物。

贯叶金丝桃 Hyperici Perforati Herba

（英） St. John's Wort

【来源】 藤黄科植物贯叶金丝桃 *Hypericum perforatum* L. 的干燥地上部分。

【植物形态】 多年生草本，高可达 1m 左右。茎直立，多分枝，枝皆腋生，茎两侧各有纵棱 1 条。单叶对生，长椭圆形或披针形，长 1~3cm，基部无柄，有时抱茎，散布透明腺点，叶缘有黑色腺点。聚伞花序顶生；花较大，黄色，萼片 5；花瓣 5；雄蕊多数，组成 3 束，花瓣边缘和花药均有黑色腺点。子房上位，1 室，花柱 3 裂。蒴果长圆形，具泡状小突起，开裂。种子圆筒形。花期 6~7 月，果期 9~10 月。（彩图 47）

【采制】 夏、秋二季开花时采割，阴干或低温烘干。

【产地】 主产于江西、四川、陕西。

【性状】 茎呈圆柱形，长 10~100cm，多分枝，茎及分枝两侧各具一条纵棱，小枝细瘦，对生于叶腋。单叶对生，无柄抱茎，叶片披针形或长椭圆形，长 1~2cm，宽 0.3~0.7cm，散布透明或黑色的腺点，黑色腺点大多分布于叶片边缘或近顶端。聚伞花序顶生，花黄色，花萼、花瓣各 5 片，长圆形或披针形，边缘有黑色腺点；雄蕊多数，合生为 3 束，花柱 3。气微，味微苦涩。

【显微特征】 叶表面观　①叶上表皮细胞多角形，细胞壁连珠状增厚。②叶下表皮细胞多角形，垂周壁波状弯曲，略呈连珠状增厚，气孔平轴式或不定式。③半透明腺点为分泌囊结构，由 1 层细胞包围圆形腔隙构成，内含油状物。④黑色腺点由一团分泌细胞组成，细胞内容物红色。（彩图 47）

【化学成分】 ①二蒽酮类　金丝桃素（hypericin）、伪金丝桃素（pseudohypericin）、原金丝桃素（protohypericin）、原伪金丝桃素（protopseudohypericin）和环伪金丝桃素（cyclopseudohypericin）等。②间苯三酚衍生物　贯叶金丝桃素（hyperforin）、加贯叶金丝桃素（adhyperforin）等。这类成分是贯叶金丝桃的特征性成分，也是其抗抑郁作用的主要有效成分。③黄酮类　金丝桃苷（hyperin or hyperoside）、山柰酚（kaempferol）、木犀草素（luteolin）、杨梅素（myricetin）、槲皮素（quercetin）、槲皮苷（quercitrin）、异槲皮苷（isoquercitrin）、芦丁（rutin）、东草花粉苷（quercitin）等。此外，还含有香豆素类、有机酸类、挥发油成分等。

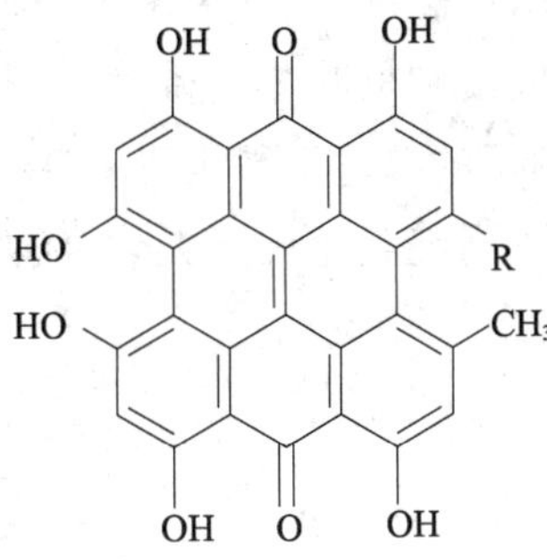

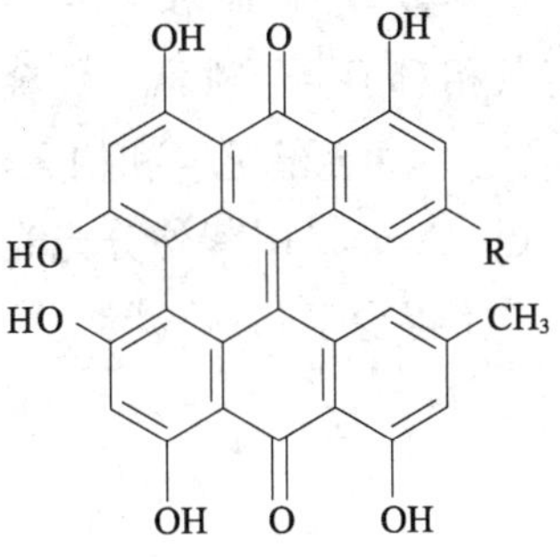

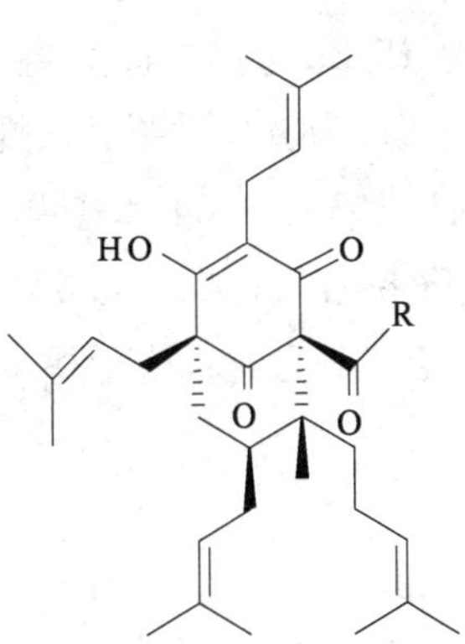

金丝桃素	R=CH_3	原金丝桃素	R= CH_3	贯叶金丝桃素	R=$CH(CH_3)_2$
伪金丝桃素	R=CH_2OH	原伪金丝桃素	R= CH_2OH	加贯叶金丝桃素	R=$CH(CH_3)CH_2CH_3$

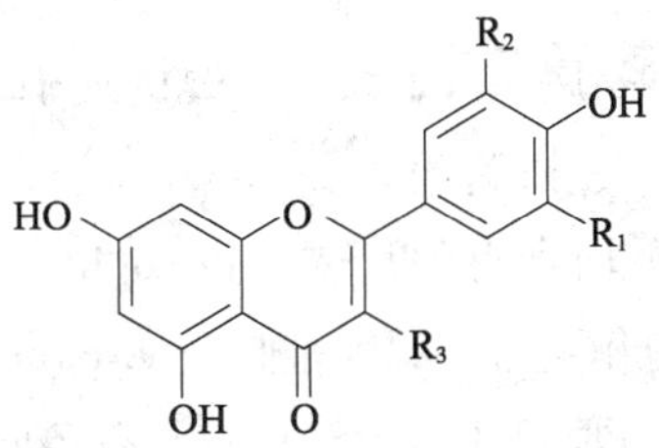

	R_1	R_2	R_3
山柰酚	H	H	OH
木犀草素	OH	H	H
杨梅素	OH	OH	OH
槲皮素	OH	H	OH
东草花粉苷	H	OH	OH
槲皮苷	OH	H	-O-*α*-L-rha
异槲皮苷	OH	H	-O-*β*-D-glc
金丝桃苷	OH	H	-O-*β*-D-gal
芦丁	OH	H	-O-*α*-L-rha-*β*-D-glc

【理化鉴别】 TLC ①药材粉末用甲醇超声提取，取滤液作供试品溶液，以贯叶金丝桃对照药材作对照，用硅胶 G 板，乙酸乙酯-甲酸（25∶1）展开，在 365nm 下检视。供试品色谱中，在与对照药材色谱相应的位置上，显相同颜色的荧光斑点。

②药材粉末用甲醇超声提取，取滤液作供试品溶液，以金丝桃苷和芦丁为对照，用硅胶 G 板，乙酸乙酯-甲酸-水（8∶1∶1）展开剂，5%三氯化铝乙醇溶液显色，在 365nm 下检视。供试品色谱中，在与对照品色谱相应的位置上，显相同颜色的荧光斑点。

【检查】 水分不得过 12.0%。

【含量测定】 采用 HPLC 法测定金丝桃苷。粉末用 60%乙醇提取，以十八烷基硅烷键合硅胶为固定相，乙腈-0.1%磷酸溶液（16∶84）为流动相，检测波长 360nm，外标法计算含量。按干燥品计算，含金丝桃苷不得少于 0.10%。

【药理作用】 ①抗抑郁、抗焦虑作用 贯叶金丝桃提取物具有抗焦虑、抗抑郁作用，其中贯叶金丝桃素是主要有效成分。②抗病毒作用 金丝桃素可抑制人体免疫缺陷病毒（HIV），体外实验表明，金丝桃素对疱疹病毒、高致病性禽流感病毒等有抑制和杀灭作用。此外，金丝桃素还有抗肿瘤、抗氧化、抗炎和镇痛等作用；贯叶金丝桃素具有抗阿尔茨海默病作用；贯叶金丝桃提取物具有增强记忆、延缓衰老、心肌保护的作用。

【功效】 性寒，味辛。能疏肝解郁，清热利湿，消肿通乳。用于肝气郁结，情志不畅，心胸郁闷，关节肿痛，乳痈，乳少。用量 2~3g。

【附注】 USP、Ph. Eur. 均收载有 St. John's Wort，其质量标准与 ChP 的不同之处在于：

USP 采用 HPLC 测定金丝桃素、伪金丝桃素和贯叶金丝桃素的含量，以氧苯酮（oxybenzone）为替代对照品，规定其相对于金丝桃素、伪金丝桃素和贯叶金丝桃素的校正因子分别为 1.30、1.24 和 0.46，规定“含金丝桃素和伪金丝桃素的总量不得少于 0.04%，含贯叶金丝桃素不得少于 0.6%”；Ph. Eur. 采用紫外分光光度法测定金丝桃素类化合物的总量，规定“其含量以金丝桃素计，不得少于 0.08%”。

（陈立娜）

12. 罂粟科 Papaveraceae

草本，体内常含乳汁或黄色汁液。单叶互生，无托叶。花两性，萼片 2，早落，花瓣4~6；雄蕊多数；子房上位，1 室，侧膜胎座，胚珠多数。蒴果，孔裂或瓣裂。种子细小。

本科 38 属，700 余种，主要分布于北温带。我国有 18 属，362 种，主要的属有罂粟属（*Papaver*）、紫堇属（*Corydalis*）、白屈菜属（*Chelidonium*）、博落回属（*Macleaya*）等。

本科植物富含生物碱，以异喹啉类生物碱为主，几乎均含有阿片碱（protopine）。许多生物碱具有重要药用价值，如罂粟碱（papaverine）具有解痉作用；吗啡（morphine）、白屈菜碱（chelidonine）具有镇痛作用；可待因（codeine）、那可丁（narcotine）有镇咳作用；紫堇属植物中的延胡索乙素（*dl*－tetrahydropalmatine）具有镇痛、镇静作用；血根碱（sanguinarine）主要存在于白屈菜属、罂粟属、博落回属、角茴香属，具有一定的镇痛、抗癌活性。

延胡索（元胡）Corydalis Rhizoma
（英）Yanhusuo

【来源】 罂粟科植物延胡索 *Corydalis yanhusuo* W. T. Wang 的干燥块茎。

【植物形态】 多年生草本，高 10~30cm。块茎扁球形，直径 0.5~2.5cm。地上茎纤细。基生叶与茎生叶同形，有柄；茎生叶互生，二回三出复叶，二回裂片近无柄或具短柄，常 2~3 深裂，小叶片长椭圆形、长卵形或线形。总状花序顶生或与叶对生；苞片阔披针形；花两侧对称，萼片 2，早落；花瓣 4，外轮 2 片稍大，边缘粉红色，中央青紫色，上部 1 片尾部延伸成距，距长 1~1.2cm，内轮 2 片较狭小，上端青紫色，愈合，下部粉红色；雄蕊 6，二体；子房上位，1 室，花柱细短。蒴果线形。种子多数。花期 4 月，果期 5~6 月。（彩图 48）

【采制】 夏初茎叶枯萎时采挖，除去地上部分及须根，搓掉浮皮，洗净，置沸水中煮至恰无白心时，取出，晒干。

【产地】 主产于浙江东阳、磐安，销全国并出口，湖北、湖南、江苏等地栽培者多自产自销，商品又称“元胡”。

【性状】 块茎呈不规则扁球形，直径 0.5~1.5cm。表面黄色或黄褐色，有不规则网状皱纹。顶端有略凹陷的茎痕，底部常有疙瘩状突起（根痕）。质硬而脆，断面黄色，角质样，有蜡样光泽。气微，味苦。（图 11-30，彩图 48）

【显微特征】块茎横切面　表皮常脱落，偶有残存。下皮层为1~2列厚壁细胞，扁平，长条形，壁稍厚，木化，具细密纹孔。皮层细胞10余层，扁平。韧皮部宽广，筛管呈类多角形，环状散列；韧皮薄壁细胞大，充满淀粉粒或糊化淀粉团块。形成层不明显。木质部4~7小束成环状排列，导管单个或2~4个相聚疏松排列。中央有较宽广的髓。（图11-31）

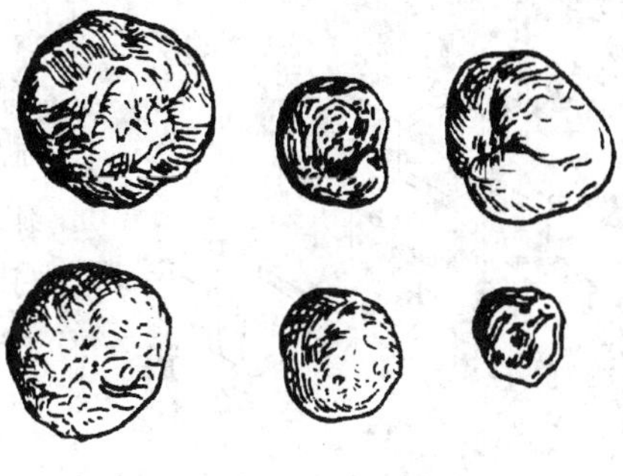

图 11-30　延胡索（块茎）外形

粉末　绿黄色。①淀粉粒为粉末的主体。商品多已糊化，含糊化淀粉粒的薄壁细胞类多角形或类方形，用水合氯醛透化后，留有网格样痕迹。糊化淀粉粒团块淡黄色或近无色。未糊化淀粉粒单粒类圆形或长圆形，直径5~30μm，脐点点状、星状、短缝状或人字形，位于中央或偏向一端，大粒层纹明显；复粒多见由2~6分粒组成。②下皮厚壁细胞多角形、类方形或长条形，直径21~72μm，壁厚3~5μm，稍弯曲，木化，有的呈连珠状增厚，纹孔细密。③皮层厚壁细胞单个散在或少数几个成群，细胞类多角形、纺锤形或类长圆形，边缘不平整，木化。④石细胞单个散在或成群，类方形、类圆形或类多角形，壁厚12~18μm，纹孔点状，孔沟短而密。⑤可见螺纹导管，直径16~32μm。（图11-32）

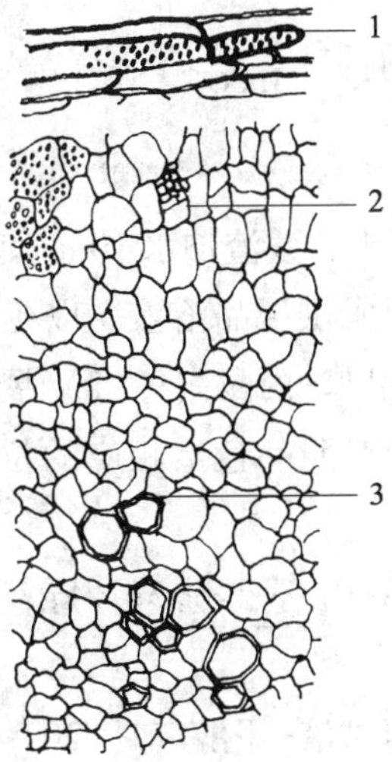

图 11-31　延胡索（块茎）横切面详图

1. 下皮厚壁组织；2. 韧皮部；3. 导管

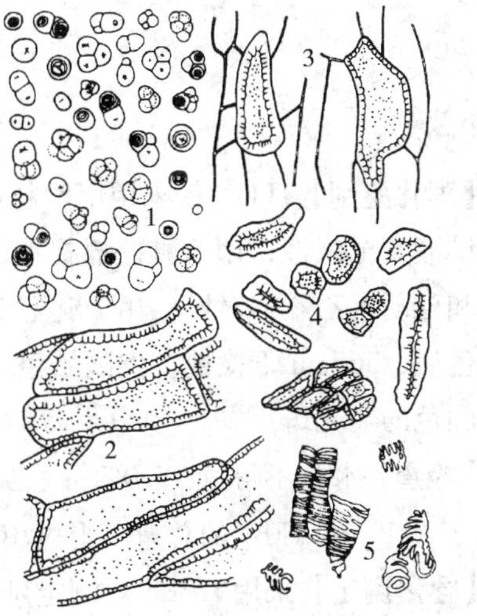

图 11-32　延胡索（块茎）粉末

1. 淀粉粒；2. 下皮厚壁细胞；3. 皮层厚壁细胞；4. 石细胞；5. 导管

【化学成分】含有20多种异喹啉类生物碱（总含量0.4%~0.6%），主要有延胡索甲素（*d*-紫堇碱，*d*-corydaline）、延胡索乙素（*dl*-四氢巴马汀，*dl*-tetrahydropalmatine）、延胡索丙素（原阿片碱，protopine）、延胡索丁素（*l*-四氢黄连碱，*l*-tetrahydrocoptisine）、*l*-四氢非洲防己碱（*l*-tetrahydrocolumbamine）、*d*-紫堇鳞茎碱（*d*-corybulbine）、去氢紫堇碱（去氢延胡索甲素，dehydrocorydaline）。另有黄连碱（coptisine）、*d*-海罂粟碱（*d*-glaucine）、非洲防己碱（columbamine）、紫堇单酚碱（corydalmine）、元胡球茎碱（bulbocapnine）、α-别隐品碱（α-allocryptopine）等。

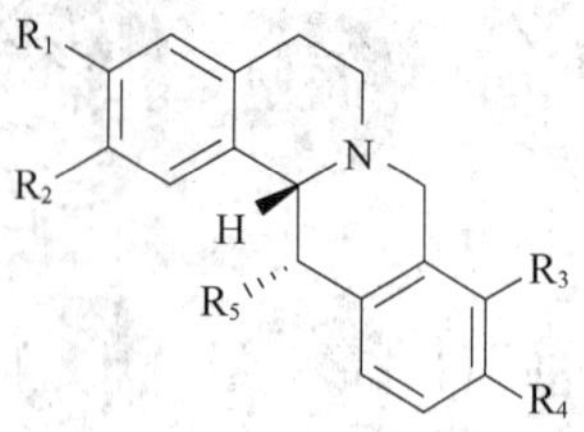

	R_1	R_2	R_3	R_4	R_5
延胡索甲素	OCH_3	OCH_3	OCH_3	OCH_3	CH_3
延胡索乙素	OCH_3	OCH_3	OCH_3	OCH_3	H
延 胡索丁素	$O\text{-}CH_2\text{-}O$		$O\text{-}CH_2\text{-}O$		H
l-四氢非洲防己	H	OCH_3	OCH_3	OCH_3	H
d-紫堇鳞茎碱	OCH_3	H	OCH_3	OCH_3	CH_3

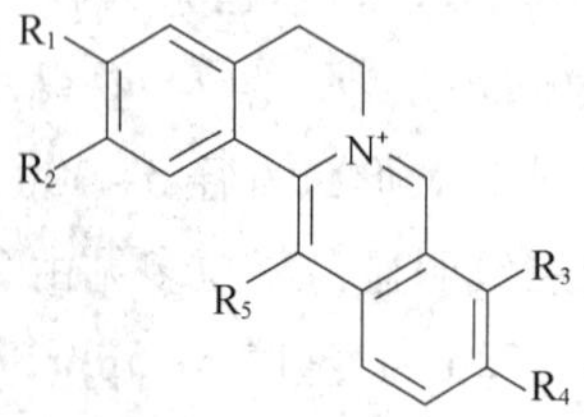

	R_1	R_2	R_3	R_4	R_5
去氢紫堇碱	OCH_3	OCH_3	OCH_3	OCH_3	CH_3
黄连碱	$O\text{-}CH_2\text{-}O$		$O\text{-}CH_2\text{-}O$		H
非洲防己碱	OCH_3	OH	OCH_3	OCH_3	H

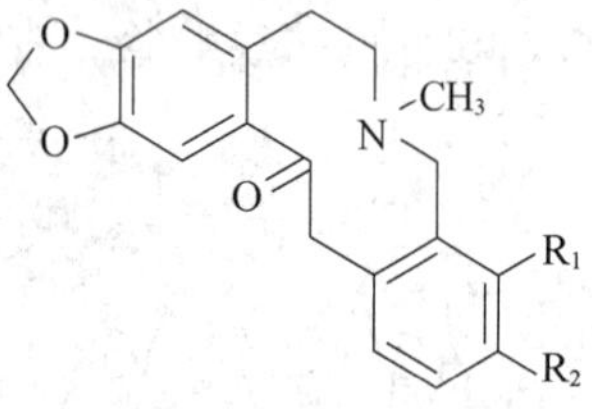

	R_1	R_2
延胡索丙素	$O\text{-}CH_2\text{-}O$	
α-别隐品碱	OCH_3	OCH_3

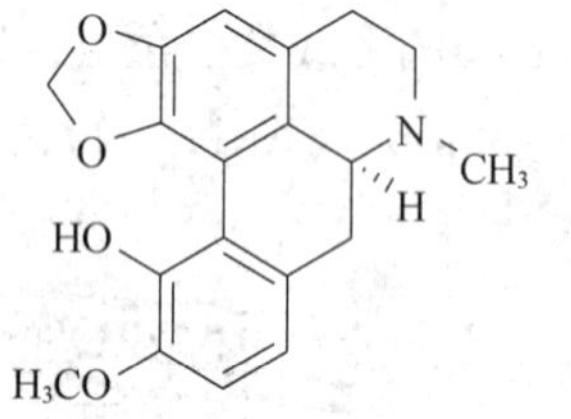

元胡球茎碱

【理化鉴别】TLC　粉末用甲醇超声提取，滤过，滤液蒸干，残渣加水10ml使溶解，加浓氨试液调至碱性，用乙醚振摇提取、蒸干，残渣加甲醇制成供试品溶液。以延胡索对照药材和延胡索乙素作对照，用1%氢氧化钠硅胶G薄层板，甲苯-丙酮（9∶2）展开，碘蒸气显色后，365nm下检视。供试品色谱中，在与对照药材和对照品色谱相应的位置上，显相同颜色的荧光斑点。

【检查】水分不得过15.0%；总灰分不得过4.0%。含AFB_1不得过5μg/kg，含AFG_2、AFG_1、AFB_2和AFB_1的总量不得过10μg/kg。

【含量测定】采用HPLC法测定延胡索乙素。粉末用浓氨试液-甲醇（1∶20）混合溶液冷浸1小时后加热回流提取，以十八烷基硅烷键合硅胶为固定相，甲醇-0.1%磷酸溶液（三乙胺调pH至6.0）（55∶45）为流动相，检测波长280nm，外标法计算含量。按干燥品计算，含延胡索乙素不得少于0.050%。

【药理作用】①对中枢神经系统的作用　延胡索总生物碱有显著的镇痛作用，其中延胡索乙素作用最强，甲素次之。延胡索及延胡索乙素对实验动物有镇静、安定、催眠作用。②对心血管系统的作用　延胡索可增加离体兔心的冠脉流量，可使猫心律减慢，血压下降，冠脉流量增加。延胡索乙素有抗心律失常作用。③抗胃溃疡作用　去氢延胡索甲素对实验性胃溃疡有明显保护作用；去氢延胡索丙素对幽门结扎性溃疡，去氢延胡索乙素对饥饿引起的溃疡均有轻度的抑制作用。④对内分泌系统的作用　延胡索乙素可促进大鼠脑下垂体分泌促肾上腺皮质激素；延胡索乙素还可影响甲状腺功能，使甲状腺重量增加，并可抑制小鼠动情周期。

【功效】性温，味辛、苦。能活血，行气，止痛。用于胸胁、脘腹疼痛，胸痹心痛，经闭痛经，产后瘀阻，跌扑肿痛。用量 3~10g。研末吞服，一次 1.5~3g。

【**附注**】同属植物东北延胡索 *C. ambigua* Cham. et Schlecht.、齿瓣延胡索 *C. turtschaninovii* Bess.、全叶延胡索 *C. repens* Mandl. et Muhldorf 等的块茎，民间亦作药用，功效同延胡索。

本科其他常用生药和药用植物见表 11-17 和表 11-18。

表 11-17 ChP 收载的罂粟科其他生药

生药名	来源	药用部位	主要成分	功效
苦地丁	紫堇 *Corydalis bungeana* Turcz.	全草	生物碱（苦地丁素、紫堇灵、普罗托品、二氢西根碱等）	清热解毒，散结消肿
罂粟壳	罂粟 *Papaver somniferum* L.	果壳	生物碱（罂粟壳碱、吗啡、原阿片碱、可待因等）	敛肺，涩肠，止痛
夏天无	伏生紫堇 *Corydalis decumbens* (Thunb.) Pers.	块茎	异喹啉类生物碱（延胡索乙素、原阿片碱、紫堇碱等）	活血止痛，舒筋活络，祛风除湿
白屈菜	白屈菜 *Chelidonium majus* L.	全草	异喹啉类生物碱（别隐品碱、小檗碱、白屈菜碱、鹰爪碱等）	解痉止痛，止咳平喘

表 11-18 欧美国家常用的罂粟科其他植物药

药用植物	学名	药用部位	主要成分	功效
白屈菜	*Chelidonium majus* L.	地上部分	异喹啉类生物碱（别隐品碱、小檗碱、白屈菜碱、鹰爪碱）	止痛，抗痉挛，降血压
花菱草	*Eschscholtzia californica* Cham.	地上部分	异喹啉类生物碱（原阿片碱、隐阿片碱和白屈菜碱等）、黄酮苷	止痛，镇静
美洲血根草	*Sanguinaria canadensis* L.	根茎	异喹啉类生物碱（血根碱）	祛痰，止痉，杀菌
蓟罂粟	*Argemone mexicana* L.	地上部分、浆液和种子	异喹啉生物碱	止痛，祛痰
虞美人	*Papaver rhoeas* L.	花	生物碱（罂粟碱、丽春花碱、异丽春花碱）、袂康酸、mekocyanin	止痛，镇静
罂粟	*Papaver somniferum* L.	乳汁	吗啡烷类生物碱（吗啡、可待因、罂粟碱）、袂康酸	麻醉，止痛，镇痉，催眠

（田立文）

13. 十字花科 Cruciferae（Brassicaceae）

扫码"学一学"

草本，植物体有的含辛辣液汁。单叶互生。花两性；花瓣 4，十字形排列；雄蕊 6，四强；子房上位，由假隔膜分为 2 室，侧膜胎座。长角果或短角果。

本科植物约 330 属，3500 种，广布世界各地，主要分布于北温带。我国约 100 属，410 余种，主要的属有芸苔属（*Brassica*）、碎米芥属（*Cardamine*）、葶苈属（*Draba*）、糖芥属（*Erysimum*）、独行菜属（*Lepidium*）、蔊菜属（*Rorippa*）等。

本科植物多具乳管或特殊的乳囊组织，含白色乳汁或有色汁液。除少数属外，常不含草酸钙结晶。少数有非腺毛，由 1~2 列或多列细胞组成；无腺毛，叶表皮的气孔不等式。

本科植物化学成分多样，主要含硫苷（包括含硫化合物）及吲哚苷，是本科的特征成分。如芥子苷（sinigrin）、菘蓝苷（isatan B），并同时含有芥子酶（myrosin），芥子苷经酶解后产生刺激性芥子油，为异硫氰酸酯类化合物，具挥发性，可引起皮肤充血、发泡，内服有祛痰理气等作用。强心苷类成分存在于糖芥属、桂竹香属，如桂竹香属（*Cheiranthus*）植物种子含强心苷桂竹香苷 A（cheiroside A）及桂竹香毒素（cheirotoxin）。独行菜属含氰基（—CN）、异硫氰基（—NCS）及巯基（—SH）的化合物，如氰苷（cyanogenic glycoside）。

大青叶 Isatidis Folium

（英）Indigowoad Leaf

【来源】十字花科植物菘蓝 *Isatis indigotica* Fort. 的干燥叶。

【植物形态】二年生草本，主根较长。茎直立，上部多分枝。叶互生，基生叶具柄，叶片长椭圆形，全缘或波状；茎生叶基部垂耳圆形，抱茎、全缘。复总状花序生于枝端；花黄色；萼片 4，绿色；花瓣 4，倒卵形；雄蕊 6，四强；雌蕊 1。长角果矩圆形，边缘翅状，紫色。种子 1 枚。花期 4~5 月，果期 6 月。（彩图 49）

【采制】夏、秋季分 2~3 次采收，除去杂质，晒干。

【产地】各地有栽培。主产于河北、北京、黑龙江、河南、江苏、甘肃，多自产自销。

【性状】叶多皱缩卷曲，有的破碎。完整叶片展平呈长椭圆形至长圆状倒披针形，长 5~20cm，宽 2~6cm；上表面暗灰绿色，先端钝，全缘或微波状，基部狭窄延至叶柄呈翼状，叶柄长 4~10cm。质脆。气微，味微酸、苦、涩。（彩图 50）

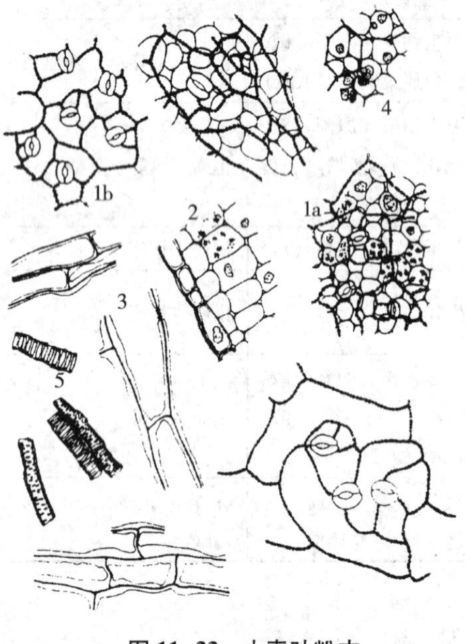

图 11-33　大青叶粉末

1. 表皮细胞（a. 上表皮；b. 下表皮）；2. 靛蓝结晶；3. 厚角组织；4. 橙皮苷样结晶；5. 导管

【显微特征】粉末深灰棕色。①表皮细胞垂周壁较平直或稍弯曲，表面观呈连珠状增厚；下表皮气孔较多，不等式，副卫细胞 3~4 个，可见 2~3 个气孔相聚，具共同的副卫细胞。②靛蓝结晶蓝色，存在于叶肉细胞中，有的表皮细胞亦含有，呈细小颗粒状或片状，常聚集成堆。③厚角组织纵断面观长条形，角隅处壁厚至 14μm。此外，可见有橙皮苷样结晶、导管等。（图 11-33，彩图 50）

【化学成分】含靛蓝（indigotin 或 indigo）、靛玉红（indirubin）、色胺酮（tryptanthrin）、2，4（1*H*，3*H*）-喹唑二酮［2，4（1*H*，3*H*）-quinazoline dione］、苯甲酸、邻氨基苯甲酸等。

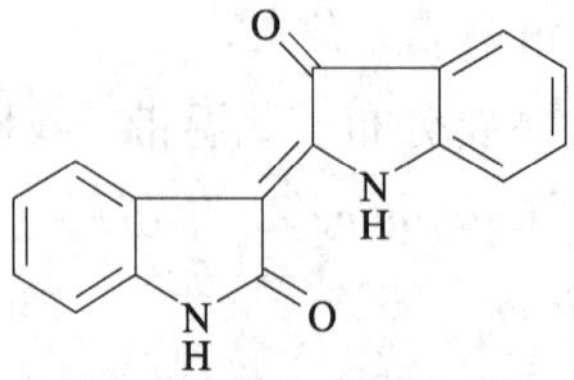

靛玉红

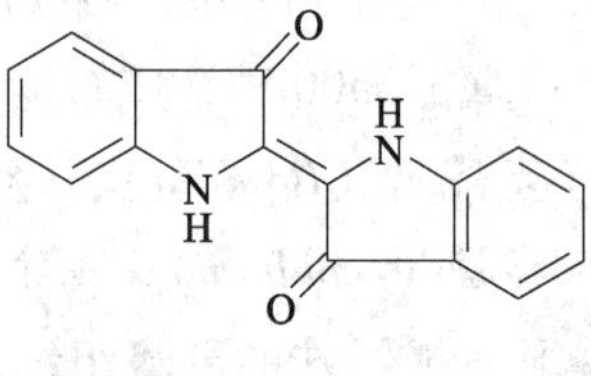

靛蓝

【理化鉴别】1. 粉末进行微量升华，可得蓝色或紫红色细小针状、片状或簇状结晶。

2. 粉末水浸液在紫外光灯下呈蓝色荧光。

3. TLC　粉末用三氯甲烷回流提取，以靛蓝、靛玉红作对照，用硅胶 G 板，环己烷-三氯甲烷-丙酮（5∶4∶2）展开。供试品色谱中，在与对照品色谱相应的位置上，分别显相同的蓝色和浅紫红色斑点。

【检查】水分不得过 13.0%。

【含量测定】采用 HPLC 法测定靛玉红。细粉用三氯甲烷索氏提取，以十八烷基硅烷键合硅胶为固定相，甲醇-水（75∶25）为流动相，检测波长 289nm，外标法计算含量。按干燥品计算，含靛玉红不得少于 0.020%。

【药理作用】①抗病原微生物作用　大青叶对金黄色葡萄球菌和肺炎双球菌有抑制作用，对甲型流感病毒也有抑制作用。②抗内毒素作用　体内外实验表明大青叶三氯甲烷提取液的 1%溶液稀释 64 倍仍有抗大肠杆菌 $O_{111}B_4$ 内毒素作用。③免疫增强作用　大青叶单用或合用均能增强吞噬细胞吞噬功能，并能增强细胞免疫和体液免疫。此外还有利胆作用。

【功效】性寒，味苦。能清热解毒，凉血消斑。用于温病高热，神昏，发斑发疹，痄腮，喉痹，丹毒，痈肿。用量 9~15g。

【附注】1. 商品“大青叶”还包括蓼大青叶、马蓝叶和马大青叶：

蓼大青叶　为蓼科植物蓼蓝 *Polygonum tinctorium* Ait. 的干燥叶。主产于河北、山东、辽宁。完整叶长圆形或椭圆形，长 3~8cm，宽 2~6cm，全缘，托叶鞘膜质，白色，蓝绿色至蓝黑色。表皮细胞垂周壁平直或微弯曲；气孔平轴式；非腺毛多列式，壁厚，木化，有纹孔；腺毛头部多 4 或 8 个细胞，柄为 2 个并列细胞；有草酸钙簇晶。全草含靛苷（indican），被酸水解生成吲哚醇，在空气中氧化为靛蓝；另含色胺酮与靛玉红。ChP 规定含靛蓝不得少于 0.55%。

马蓝叶　为爵床科植物马蓝 *Strobilanthes cusia*（Nees）Bremek 的干燥叶。主产于福建、江西、广东、广西、四川等地。叶卵形至椭圆状矩圆形，长 7~20cm，宽 3~5cm，边缘浅锯齿，稀近全缘，绿黑至黑色。气孔直轴式或不等式；非腺毛 4~8 细胞，有壁疣；腺毛头部多为 4 细胞，柄为单细胞；异细胞存在于上表皮下方，内含钟乳体。叶含靛青苷、色胺酮。

马大青叶　为马鞭草科植物路边青 *Clerodendrum cyrtophyllum* Turcz. 的干燥叶。主产于广东、浙江、福建等省。叶卵形或椭圆形，长 5~12cm，宽 3~6cm，全缘或微有锯齿；气孔不定式；非腺毛1~2~4 细胞组成，壁较厚，壁疣明显；腺鳞头部 8 个细胞，柄为单细胞；叶脉处有晶纤维。含山大青苷（cyrtophyllin，5-羟基-3，6，3′-三甲氧基黄酮-4′-*O*-半乳糖苷）、正十三醇等。

2. 板蓝根 Isatidis Radix 为十字花科植物菘蓝 *Isatis indigotica* Fort. 的干燥根。呈圆柱形，稍扭曲，长 10~20cm，直径 0.5~1cm。表面淡灰黄色或淡棕黄色，有纵皱纹、横长皮孔样突起及支根痕。根头略膨大，可见暗绿色或暗棕色轮状排列的叶柄残基和密集的疣状突起。体实，质略软，断面皮部黄白色，木部黄色。气微，味微甜后苦涩。含吲哚类化合物，如靛玉红、靛蓝等，此外还含有芥子苷（sinigrin）、2-羟基-3-丁烯基硫氰酸酯（2-hydroxy-3-butenylthiocyanate）、（*R*，*S*）-告衣春（goitrin）、表告衣春（epigoitrin）、腺苷（adenosine）、氨基酸等。ChP 规定含（*R*，*S*）-告衣春不得少于 0.020%。有抗菌、抗病毒、抗内毒素、抗癌、免疫调节等作用。性寒，味苦。能清热解毒，凉血利咽。用于瘟疫时毒，发热咽痛，温毒发斑，痄腮，喉痹，烂喉丹痧，大头瘟疫，丹毒，痈肿。用量 9~15g。

3. 青黛 Indigo Naturalis 为以上述各种“大青叶”经加工制得的干燥粉末、团块或颗粒。为深蓝色粉末或不规则多孔性团块、颗粒，用手搓捻即成细末。微有草腥气，味淡。ChP 规定含靛蓝不得少于 2.0%，含靛玉红不得少于 0.13%。性寒，味咸。能清热解毒，凉血消斑，泻火定惊。用于温毒发斑，血热吐衄，胸痛咳血，口疮，痄腮，喉痹，小儿惊痫。用量 1~3g，外用适量。

4. 值得注意的是，国内外植物分类学界对于菘蓝 *Isatis indigotica* Fort. 与欧洲菘蓝 *I. tinctoria* L. 的分类问题存在分歧。在 Flora of China 中，菘蓝 *I. indigotica* Fort. 已作为欧洲菘蓝 *I. tinctoria* L. 异名处理，原因是二者在形态上具有多样性，存在种间过渡，不应作为两个独立的物种；Ph. Eur. 收载板蓝根 Isatidis radix 时，也将欧洲菘蓝 *I. tinctoria* L.（*I. indigotica* Fort.）作为其基原植物。但国内多数生药学家认为：①这是两个独立的物种，这一观点得到本草学、形态学、DNA、化学成分等多方面研究结果的支持；②我国应用广泛的大青叶、板蓝根的基原植物应是菘蓝 *Isatis indigotica* Fort.。

5. 南板蓝根 Baphicacanthis Cusiae Rhizoma et Radix 为爵床科植物马蓝 *Baphicacanthus cusia*（Nees）Bremek. 的干燥根茎和根。主产于福建、浙江、湖南、广东、广西等地，西南和华南地区惯用。根茎圆柱形，有时分叉，膨大的节上着生略弯曲的根，有残留的地上茎。薄壁细胞中含钟乳体。性寒，味苦。能清热解毒，凉血消斑。用于瘟疫时毒，发热咽痛，温毒发斑，丹毒。

本科其他常用生药和药用植物见表 11-19 和表 11-20。

表 11-19 ChP 收载的十字花科其他生药

生药名	来源	药用部位	主要成分	功效
芥子	白芥 *Sinapis alba* L. 或芥 *Brassica juncea*（L.）Czern. et Coss.	种子	白芥子苷、芥子碱等	温肺豁痰利气，散结通络止痛
莱菔子	萝卜 *Raphanus sativus* L.	种子	生物碱（芥子碱）、脂肪酸	消食除胀，降气化痰
葶苈子	播娘蒿 *Descurainia sophia*（L.）Webb ex Prantl. 或独行菜 *Lepidium apetalum* Willd.	种子	黄酮（槲皮素-3-*O*-β-D-葡萄糖-7-*O*-β-D-龙胆双糖苷）、强心苷（葶苈苷等）	泻肺平喘，行水消肿
菥蓂	菥蓂 *Thlaspi arvense* L.	地上部分	黑芥子苷、芥子油	清肝明目，和中利湿，解毒消肿
高山辣根菜	无茎荠 *Pegaeophyton scapiflorum*（Hook. f. et Thoms.）Marq. et Shaw	根和根茎	黄酮	清热解毒，清肺止咳，止血，消肿

表 11-20 欧美国家常用的十字花科其他植物药

药用植物	学名	药用部位	主要成分	功效
荠	*Capsella bursa-pastoris*（L.）Medic.	地上部分	黄酮、胆碱、乙酰胆碱、组胺和酪胺	止血，收敛
北美独行菜	*Lepidium virginicum* L.	叶、根	维生素 C	解毒，利尿，消除风湿痛
甘蓝	*Brassica oleracea* L.	叶	维生素 A 原、B_1、B_2和 C	解毒
豆瓣菜	*Nasturtium officinale* R. Brume	地上部分	硫氰酸盐	抗菌，抗肿瘤，解毒，兴奋，利尿
岩荠	*Cochlearia officinalis* L.	叶、地上部分	Glucosilinates	抗坏血病，防腐和缓泻

续表

药用植物	学名	药用部位	主要成分	功效
苦屈曲花	*Iberis amara*	地上部分、种子	芥子油、糖苷	滋补，助消化，减轻胃肠胀气
桂竹香	*Cheiranthus cheiri* L.	叶、花	强心苷（桂竹香苷等）	利尿，强心
辣根	*Armoracia rusticana*（Lam.）Gaertn.	根、叶	黑芥子硫苷酸钾、类黄酮、天冬酰胺、树脂	抗菌，利尿，促进排汗，增强胃液分泌

（李会军）

14. 蔷薇科 Rosaceae

单叶或复叶，常具托叶。花两性，辐射对称；花托呈各种类型，凸起、平展或下凹；花萼下部与花托愈合成盘状、杯状、坛状、壶状的萼筒；萼片、花瓣多各为5。蓇葖果、瘦果、核果或梨果。

全科约124属，3300多种，分布于全世界，以北温带为多。我国有55属，约950余种。主要的属有木瓜属（*Chaenomeles*）、栒子属（*Cotoneaster*）、山楂属（*Crataegus*）、枇杷属（*Eriobotrya*）、苹果属（*Malus*）、石楠属（*Photinia*）、委陵菜属（*Potentilla*）、李属（*Prunus*）、蔷薇属（*Rosa*）、悬钩子属（*Rubus*）、花楸属（*Sorbus*）、绣线菊属（*Spiraea*）等。

本科植物种类多，形态差异大，其解剖学特征也呈现多样性。多具单细胞的非腺毛，单生或连合成簇；蜜腺存在于有些种类的叶柄、叶表面及叶齿上；气孔多为不定式；草酸钙结晶通常为方晶或簇晶；黏液细胞常存在于叶表皮、叶脉及茎的薄壁组织中（如枇杷属）；溶生式树脂道存在于有些植物的髓中。

本科植物化学成分主要有：①含氰基化合物及其苷类　氰苷在蔷薇科的木本植物中多有分布，如苦杏仁苷（amygdalin）、野樱皮苷（prunasin）、月桂樱叶苷（prulaurasin）。氰苷能分解产生氢氰酸，少量的氢氰酸有镇咳作用，多量则可致中毒。②多元酚及鞣质类　本科植物均含酚性成分，包括简单的酚类、酚苷、黄酮醇、黄酮、异黄酮和鞣质等，但不同植物含有的类型不同，如梨属含有酚苷类成分熊果苷（arbutin）；李属含有山柰苷（kaempferitrin）；苹果属含有根皮苷（phloridzin）及有关的二氢查耳酮苷；山楂属、花楸属等含黄酮类化合物，有多种生物活性；龙牙草属（*Agrimonia*）含鹤草酚（agrimophol），可驱绦虫。本科植物几乎都含大量鞣质。③三萜与三萜皂苷　如地榆皂苷（sanguisorbins）、委陵菜苷（tormentoside）存在于龙牙草属、山楂属、委陵菜属、草莓属（*Fragaria*）、地榆属（*Sanguisorba*）和蔷薇属。④糖及糖醇类　多年生草本植物含有蔗糖、葡萄糖、果糖；木本的苹果属、梨属、李属植物含有棉子糖等。⑤有机酸类　果实多含有苹果酸、枸橼酸、酒石酸、抗坏血酸等。花楸属植物所含的山梨酸（sorbic acid）制成钠盐，有较强的抗霉菌作用。

山楂 Crataegi Fructus
（英）Hawthorn Fruit

【来源】蔷薇科植物山里红 *Crataegus pinnatifida* Bge. var. *major* N. E. Br. 或山楂 *C. pinnatifida* Bge. 的干燥成熟果实，习称“北山楂”。

【植物形态】山里红 落叶小乔木，高约6m。叶互生，有长柄；托叶镰形；叶片广卵形或菱状卵形，5~9羽状浅裂。伞房花序生于枝端或上部叶腋，有花10~12朵；花萼5齿裂；花瓣5，白色或稍带红晕。梨果球形，直径2~2.5cm，花萼宿存。种子3~5粒。花期5月，果期8~10月。（彩图51）

山楂 叶3~5羽状深裂，裂片卵状披针形；梨果直径1~1.5cm，表面深红色而带灰白色斑点。

【采制】秋季果实成熟时采收。切片，干燥。

【产地】主产于山东、河南、河北、山西、辽宁、北京等地，多为栽培。以山东临朐、沂水、河南林县产量较大，品质佳，销全国并有出口。

【性状】果实呈类球形，直径1~2.5cm，表面深红色，具皱纹，有光泽，布有灰白色小斑点，顶端有凹窝，边缘有宿萼，基部有短细的果柄或柄痕，果核（种子）5枚。切片圆片形，皱缩不平，直径1~2.5cm，厚0.2~0.4cm。外皮红色，具皱纹，有灰白色小斑点。果肉深黄色至淡棕色。中部横切片具5枚淡黄色果核，但多脱落而中空。气微清香，味酸、微甜。（彩图51）

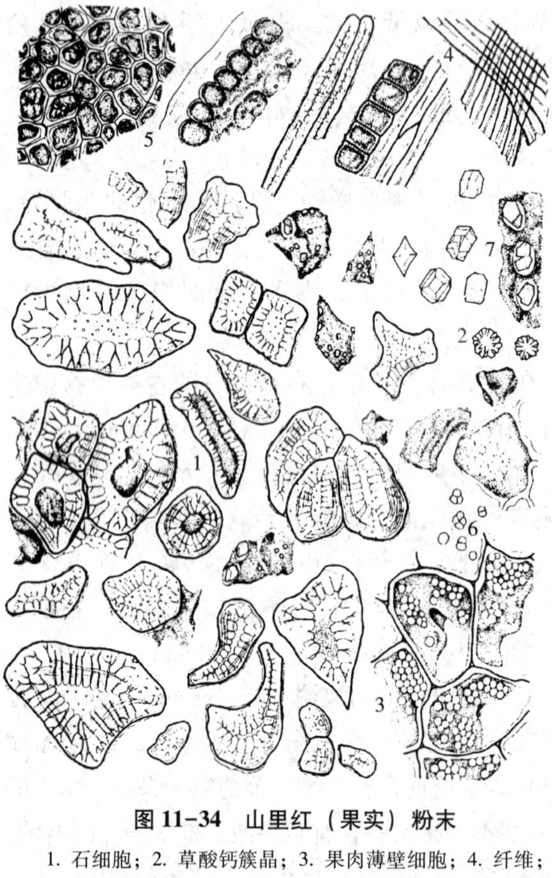

图11-34 山里红（果实）粉末

1. 石细胞；2. 草酸钙簇晶；3. 果肉薄壁细胞；4. 纤维；5. 果皮表皮细胞；6. 淀粉粒；7. 草酸钙方晶

【显微特征】山里红粉末深棕色。①石细胞类圆形、长圆形、圆多角形、长条形、类三角形或不规则形，直径19~125μm，长约至185μm，壁极厚，层纹明显，常可见细胞壁有1~3圈裂缝，有的完整地开裂，孔沟较粗，有分叉，胞腔小，有的含橙黄色物。②草酸钙簇晶直径27~41μm，棱角较钝。③果肉薄壁细胞（原花托部分）皱缩，细胞界限不甚清楚，细胞内含棕色物，常包埋有淀粉粒及草酸钙方晶，方晶直径13~52μm。④纤维有时上下层交错排列。⑤果皮表皮细胞内含红棕色或黄棕色物，断面观角质层厚。此外，可见淀粉粒与草酸钙方晶。（图11-34）

山楂粉末特征见彩图52。

【化学成分】①黄酮类 如金丝桃苷（hyperoside）、槲皮素（quercetin）、牡荆素（vitexin）、芦丁（rutin）、表儿茶精（epicatechin）、北美圣草素-3,7-双葡萄糖苷（eriodictyol-3,7-diglucoside）、黄烷聚合物（flavan polymers）。②有机酸类 如柠檬酸（citric acid）及其甲酯、苹果酸（malic acid）、酒石酸（tartaric acid）、熊果酸（ursolic acid）、绿原酸（chlorogenic acid）、棕榈酸（palmitic acid）、硬脂酸（stearic acid）、油酸（oleic acid）、亚油酸（linoleic acid）以及亚麻酸（linolenic acid）等。

【理化鉴别】TLC 粉末用乙酸乙酯超声提取，滤过，滤液作供试品。以熊果酸作对照，用硅胶 G 板，甲苯-乙酸乙酯-甲酸（20：4：0.5）展开，喷硫酸乙醇溶液于 80℃加热至斑点显色清晰。供试品色谱中，在与对照品色谱相应的位置上，显相同的紫红色斑点；置紫外光灯（365nm）下检视，显相同的橙黄色荧光斑点。

【检查】水分不得过 12.0%；总灰分不得过 3.0%。

【含量测定】采用酸碱滴定法测定总有机酸。细粉用水在室温下提取，以酚酞为指示剂，用氢氧化钠滴定。按干燥品计算，含有机酸以枸橼酸计，不得少于 5.0%。

【药理作用】①对心脏的作用　对离体蛙心有一定强心作用；小剂量注射对麻醉猫、兔、小鼠有降压作用。总黄酮有增加冠脉流量、抗实验性心肌缺氧、抗心律不齐等作用。②降血脂作用　浸膏可使家兔血中胆固醇及甘油三酯含量明显降低。③助消化作用　山楂中脂肪酶可促进脂肪分解，山楂有机酸等可提高蛋白分解酶的活性，有助消化作用。此外，还有抗菌、免疫增强等作用。

【功效】性微温，味酸、甘。能消食健胃，行气散瘀，化浊降脂。用于肉食积滞，胃脘胀满，泻痢腹痛，瘀血经闭，产后瘀阻，心腹刺痛，胸痹心痛，疝气疼痛，高脂血症。焦山楂消食导滞作用增强。用于肉食积滞，泻痢不爽。用量 9~12g。

【附注】1. 野山楂 *C. cuneata* Sieb. et Zucc. 主产于江苏、浙江、安徽、江西、湖北，均为野生。果实习称“南山楂”，类球形或梨形，直径 0.8~1.4cm，有的压成饼状；表面棕色至棕红色，有细密皱纹，味微酸、涩。

2. 山楂叶 Crataegi Folium 为蔷薇科植物山里红 *C. pinnatifida* Bge. var. *major* N. E. Br. 或山楂 *C. pinnatifida* Bge. 的干燥叶。含槲皮素、金丝桃苷、牡荆素等黄酮类成分及有机酸类、三萜类。ChP 规定含总黄酮以芦丁计不得少于 7.0%；含金丝桃苷不得少于 0.050%。山楂叶和山楂叶总黄酮具有扩张血管、增加冠脉血流量、改善心脏活力、兴奋中枢神经系统、降低血压和胆固醇、软化血管的作用。性平，味酸。能活血化瘀，理气通脉，化浊降脂。用于气滞血瘀，胸痹心痛，胸闷憋气，心悸健忘，眩晕耳鸣，高脂血症。用量 3~10g；或泡茶饮。

3. Ph. Eur. 收载山楂 Crataegi fruictus、山楂叶 Crataegi folium cum flore 的基原植物为 *C. monogyna* Jacq. 或 *C. laevigata*（Poir.）DC. 或其杂交种，并规定山楂采用比色法测定，含原花青素类（procyanidins）以氯化矢车菊素（cyanidin chloride）计不得少于 0.06%；山楂叶采用比色法测定，含总黄酮以金丝桃苷（hyperoside）计不得少于 1.5%。

苦杏仁 Armeniacae Semen Amarum

（英）Bitter Apricot Seed

扫码“学一学”

【来源】蔷薇科植物山杏 *Prunus armeniaca* L. var. *ansu* Maxim.、西伯利亚杏 *P. sibirica* L.、东北杏 *P. mandshurica*（Maxim.）Koehne 或杏 *P. armeniaca* L. 的干燥成熟种子。

【植物形态】山杏　落叶乔木，高达 10m。叶片宽椭圆形或宽卵形；花常 2 朵并生，粉红色。核果近球形，果核具网纹，腹棱常锋利。花期 3~4 月，果期 6~7 月。（彩图 53）

西伯利亚杏　落叶灌木或小乔木，高 2~5m；叶卵形或近圆形。花单生，白色或粉红色；核果近球形，成熟时黄色带红晕。

东北杏　大乔木，高达 15m；叶缘有粗而深的重锯齿；花单生，少有 2 朵，白色；核果扁圆形，果核粗糙，两侧扁平。花期 4 月，果期 5~7 月。

杏　乔木，高达10m；叶卵圆形；花单生，白色或带红色；核果心状卵圆形，黄色至黄红色或白色，果肉多汁可食，果核平滑，沿腹缝二侧各有一棱，棱突起锋利者种子味甜，棱平钝者种子味苦。

【采制】 夏季采收成熟果实，除去果肉及核壳，取出种子，晒干。

【产地】 我国大部分地区均产。主产于北方，以内蒙古东部、辽宁、河北、吉林产量最多，销全国并出口。

【性状】 呈扁心形，长1.0~1.9cm，宽0.8~1.5cm，厚0.5~0.8cm。表面黄棕色至深棕色，珠孔位于尖端，近尖端边缘有短线形种脐，钝圆一端较肥厚，左右不对称，有椭圆形合点，种脐与合点间有线形种脊，自合点散出数条深棕色脉纹；种皮薄，子叶2枚，乳白色，肥厚，富油性，子叶接合面稍有空隙，胚根介于子叶尖端。气微，与水共研可产生苯甲醛的香气；味苦。（彩图53）

【显微特征】 杏种子横切面　种皮表皮细胞1列，间有近圆形橙黄色石细胞，常单个或3~5个成群，突出表皮外，埋于表皮的部位有大的纹孔。表皮下为多列薄壁细胞，有小型维管束。外胚乳为1列颓废细胞；内胚乳细胞含糊粉粒及脂肪油，子叶薄壁细胞也含糊粉粒及脂肪油。（图11-35）

种皮石细胞　杏　种皮石细胞顶面观类圆形、类长圆形、类多角形、纺锤形、贝壳形，有的呈梭形或弓形（种脊），底部边缘整齐或不整齐，直径18~88μm，孔沟稍宽，较明显，纹孔短缝状或圆孔状，近尖端石细胞较小而壁较厚，位于维管束上方者较小；侧面观盔帽形、贝壳形、弓形或圆拱状，一般径向20~62μm，底部宽25~250μm，突出于表皮层的部分壁厚至19μm，隐约可见层纹，底部壁厚6~20μm，纹孔多呈弯曲的裂缝状，孔沟明显。（图11-36）

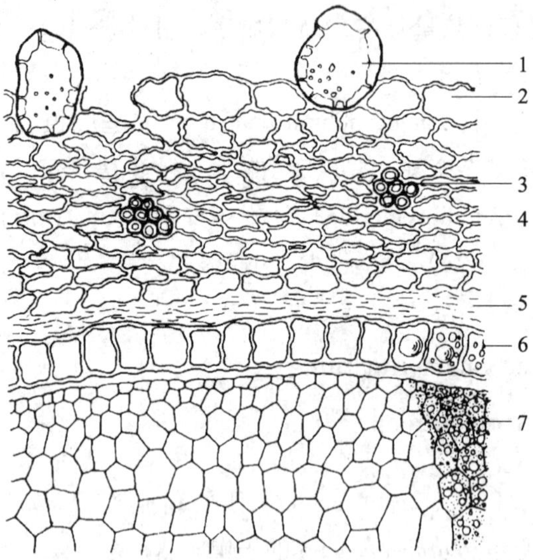

图11-35　杏（种子）横切面

1. 石细胞；2. 表皮；3. 维管束；4. 薄壁细胞；5. 外胚乳；6. 内胚乳；7. 子叶细胞

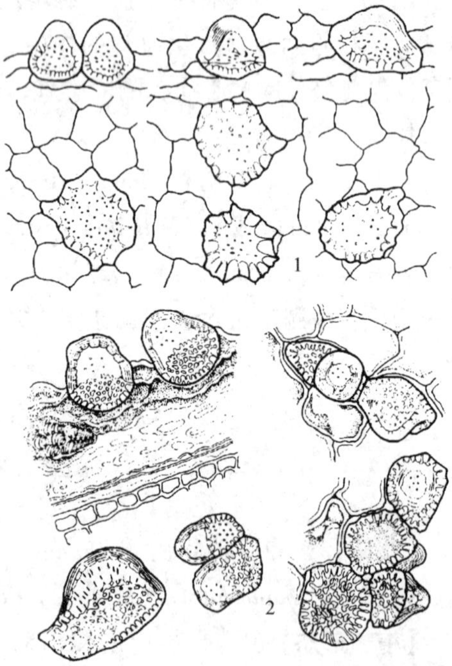

图11-36　种皮石细胞顶面观和侧面观

1. 杏；2. 山杏

山杏 种皮石细胞淡黄色、鲜黄色或黄棕色。顶面观类圆形、多角形、类多角形或梭形，纹孔大而密，类圆形、类三角形或茧形；侧面观贝壳形、类圆形、卵圆形、类方形、类多角形或梭形，径向 27~76μm，底部宽 18~60μm，突出于表皮层的部分呈半月形、弓形或圆拱形，约占高度的一半，色较淡，壁厚 5~8（~10）μm，层纹及纹孔明显，底部壁厚 3~5μm，层纹无或极少，纹孔甚密。（图 11-36，彩图 54）

【化学成分】含苦杏仁苷（amygdalin）、脂肪油，并含苦杏仁酶（emulsin）、苦杏仁苷酶（amygdalase）、樱叶酶、醇腈酶。另含可溶性蛋白质，以及各种游离氨基酸、糖类、胆甾醇等。与杏仁香味有关的成分，经分析有苯甲醛、芳樟醇、4-松油烯醇和 α-松油醇等。

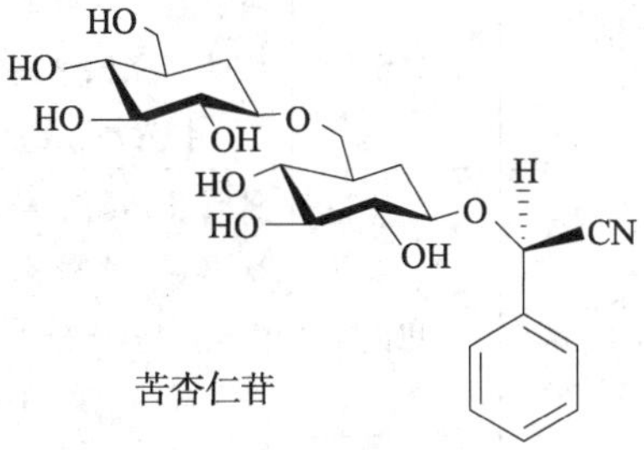

苦杏仁苷

【理化鉴别】1. 苦味酸钠反应阳性。

2. TLC 粉末用二氯甲烷脱脂，然后用甲醇回流提取，滤过，滤液作供试品。以苦杏仁苷作对照，用硅胶 G 板，三氯甲烷-乙酸乙酯-甲醇-水（15∶40∶22∶10）5~10℃放置 12 小时的下层溶液展开，0.8%磷钼酸的 15%硫酸乙醇溶液浸板后在 105℃加热至斑点显色清晰。供试品色谱中，在与对照品色谱相应的位置上，显相同颜色的斑点。

【检查】水分不得过 7.0%。过氧化值不得过 0.11。

【含量测定】采用 HPLC 法测定苦杏仁苷。粉末用甲醇超声提取，以十八烷基硅烷键合硅胶为固定相，乙腈-0.1%磷酸溶液（8∶92）为流动相，检测波长 207nm，外标法计算含量。按干燥品计算，含苦杏仁苷不得少于 3.0%。

【药理作用】①镇咳作用 苦杏仁苷、苦杏仁提取物灌胃，对二氧化硫诱发的小鼠实验性咳嗽有明显抑制作用。②抗肿瘤作用 水提取物对人子宫颈癌 JTC-26 细胞有抑制作用。③抗炎镇痛作用 杏仁蛋白对角叉菜胶引起的小鼠足肿胀和小鼠扭体反应有明显抑制作用。此外还有降血糖、润肠通便等作用。④毒副作用 由于杏仁苷在体内可分解产生氢氰酸，大量口服苦杏仁或苦杏仁苷可引起氰化物中毒，严重者可导致中枢神经系统麻痹而死亡。

【功效】性微温，味苦；有小毒。能降气止咳平喘，润肠通便。用于咳嗽气喘，胸满痰多，肠燥便秘。用量 5~10g。生品入煎剂宜后下。内服不宜过量，以免中毒。

【附注】桃仁 Persicae Semen 为同属植物桃 *Prunus persica*（L.）Batsch 或山桃 *P. davidiana*（Carr.）Franch. 的干燥成熟种子。桃仁呈扁长卵形，长 1.2~1.8cm，宽 0.8~1.2cm，厚 0.2~0.4cm，表面密布细小颗粒状突起，基部钝圆稍偏斜；山桃仁呈类卵圆形，较小而肥厚。含苦杏仁苷与苦杏仁酶。ChP 规定含苦杏仁苷不得少于 2.0%。性平，味甘、苦。能活血祛瘀，润肠通便，止咳平喘。用于经闭通经，癥瘕痞块，肺痈肠痈，跌打损伤，肠燥便秘，咳嗽气喘。用量 5~10g。

本科其他常用生药和药用植物见表 11-21 和表 11-22。

表 11-21　ChP 收载的蔷薇科其他生药

生药名	来源	药用部位	主要成分	功效
木瓜	贴梗海棠 *Chaenomeles speciosa* (Sweet) Nakai	果实	三萜（齐墩果酸、熊果酸）、有机酸（枸橼酸、苹果酸、柠檬酸）	舒筋活络，和胃化湿
枇杷叶	枇杷 *Eriobotrya japonica* (Thunb.) Lindl.	叶	三萜（熊果酸、齐墩果酸、委陵菜酸、羟基齐墩果酸、乌苏酸）	清肺止咳，降逆止呕
覆盆子	华东覆盆子 *Rubus chingii* Hu	果实	黄酮（椴树苷等）、鞣质	益肾固精缩尿，养肝明目
月季花	月季 *Rosa chinensis* Jacq.	花	黄酮（金丝桃苷、异槲皮苷）、挥发油	活血调经
乌梅	梅 *Prunus mume* (Sieb.) Sieb. et Zucc.	果实	有机酸（枸橼酸、苹果酸、柠檬酸、绿原酸等）、甾醇、脂类、挥发油、苦杏仁苷等	敛肺，涩肠，生津，安蛔
梅花	梅 *Prunus mume* (Sieb.) Sieb. et Zucc.	花蕾	黄酮（异鼠李素、槲皮素、异槲皮苷、金丝桃苷、芦丁、山柰酚-3-*O*-*β*-D-吡喃半乳糖苷、异鼠李素-3-*O*-*β*-D-吡喃葡萄糖苷等）	疏肝和中，化痰散结
仙鹤草	龙牙草 *Agrimonia pilosa* Ledeb.	地上部分	黄酮（儿茶素、芦丁、金丝桃苷、槲皮素、槲皮苷等）、酚（鹤草酚、间苯三酚三缩合体的衍生物）、鞣质（仙鹤草鞣酸）、有机酸（委陵菜酸）、三萜皂苷、糖苷、挥发油等	收敛止血，截疟，止痢，解毒，补虚
地榆	地榆 *Sanguisorba officinalis* L. 或长叶地榆 *S. officinalis* L. var. *longifolia* (Bert.) Yü et Li	根	皂苷（地榆皂苷）、黄酮、鞣质	凉血止血，解毒敛疮
玫瑰花	玫瑰 *Rosa rugosa* Thunb.	花蕾	黄酮（金丝桃苷、异槲皮苷等）、挥发油	行气解郁，和血，止痛
郁李仁	欧李 *Prunus humilis* Bge.、郁李 *P. japonica* Thunb. 或长柄扁桃 *P. pedunculata* Maxim.	种子	苦杏仁苷	润燥滑肠，下气，利水
委陵菜	委陵菜 *Potentilla chinensis* Ser.	全草	黄酮（苷元主要有槲皮素、山柰酚、鼠李素、异鼠李素、杨梅素等）、三萜（乌苏烷型和齐墩果烷型三萜及其皂苷）	清热解毒，凉血止痢
金樱子	金樱子 *Rosa laevigata* Michx.	果实	黄酮（槲皮素、山柰酚、芹菜素等）、三萜（熊果酸）、多糖	固精缩尿，固崩止带，涩肠止泻
蕤仁	蕤核 *Prinsepia uniflora* Batal. 或齿叶扁核木 *P. uniflora* Batal. var. *serrata* Rehd.	果核	有机酸（香草酸、原儿茶酸）、三萜（熊果酸）、里白烯	养肝明目，疏风散热
翻白草	翻白草 *Potentilla discolor* Bge.	全草	黄酮（苷元主要有芹菜素、木犀草素、槲皮素等）、萜类（乌苏烷型和齐墩果烷型三萜及其皂苷）、鞣质等酚酸性化合物	清热，解毒，止血，止痢

续表

生药名	来源	药用部位	主要成分	功效
蓝布正	路边青 *Geum aleppicum* Jacq. 或柔毛路边青 *Geum japonicum* Thunb. var. *chinense* Bolle	全草	有机酸（乌苏酸、蔷薇酸、没食子酸等）、挥发油	益气健脾，补血养阴，润肺化痰
桃枝	桃 *Prunus persica*（L.）Batsch	枝条	黄酮（橙皮苷、山柰酚、山柰酚葡萄糖苷等）	活血通络，解毒杀虫

表 11-22　欧美国家常用的蔷薇科其他植物药

药用植物	学名	药用部位	主要成分	功效
狗牙蔷薇	*Rosa canina* L.	果实	黄酮、鞣质	凉血，收敛，利尿，止渴和缓解胃炎
法国蔷薇	*Rosa gallica* L.	花和精油	挥发油（香叶醇、橙花醇、香茅醇、香草酸）	镇痛，抗抑郁，抗炎，降低胆固醇
洋苹果	*Malus sylvestris* Mill	果实	黄酮	缓解痢疾，治疗便秘并促进肠蠕动，降低胆固醇，抗氧化，抗癌
旋果蚊子草	*Filipendula ulmaria*（L.）Maxim.	花枝和叶	黄酮苷（槲皮苷）、酚苷（水杨酸盐）、挥发油（水杨酸醛）、鞣质	消炎，抗风湿，收敛，利尿和健胃
田野芫荽菜	*Aphanes arvensis* L.	地上部分	鞣质	利尿，收敛，润滑
羽衣草	*Alchemilla vulgaris* L.	地上部分和根	鞣质、三萜皂苷	收敛，用于月经过多，减轻痛经，促进月经循环正常
皂树	*Quillaja saponaria* Molina	内皮	三萜皂苷、鞣质	祛痰，清肺止咳
欧亚路边青	*Geum urbanum* L.	根和地上部分	酚苷、挥发油、鞣质	收敛
欧洲龙芽草	*Agrimonia eupatoria* L.	地上部分	鞣质、香豆素、黄酮	收敛，滋补
欧洲花楸	*Sorbus aucuparia* L.	果实	鞣质、山梨醇、苹果酸、山梨酸	收敛
欧洲甜樱桃	*Prunus avium* L.	茎和果实	茎含多酚类（水杨酸、鞣质），果实含水杨酸盐、氰苷	利尿，收敛
黑樱桃	*Prunus serotina* Ehrh.	内皮	野樱桃苷、安息香醛、桉叶酸、香豆素和鞣质	止咳
洋委陵菜	*Potentilla erecta*（L.）Raeusch.	地上部分和根	鞣质	收敛，止血
鹅绒委陵菜	*Potentilla anserina* L.	地上部分和根		收敛，抗炎
野草莓	*Fragaria vesca* L.	叶和果实	叶含类黄酮、鞣质和挥发油，果实含果酸、挥发油、甲基水杨酸盐和龙脑	收敛，利尿
黑莓	*Rubus fruticosus*	叶和浆果	果含花青苷、果酸，叶含鞣质、黄酮	收敛，止血
榅桲	*Cydonia oblonga* Mill.	果实和种子	挥发油、黄酮、生物碱、鞣质、有机酸	收敛，消炎，轻泻

（年四辉）

15. 豆科 Leguminosae（Fabaceae）

根部常有根瘤。叶常互生；多为羽状或掌状复叶；多具托叶和叶枕（叶柄基部膨大的部分）。雄蕊多为10枚，常成二体雄蕊（9+1，稀5+5）；心皮1，子房上位，1室，边缘胎座。荚果。

本科为被子植物中仅次于菊科及兰科的三个最大科之一，约650属18 000种，广布于世界各地。我国有170属，约1600种。本科分为三个亚科：含羞草亚科、云实亚科和蝶形花亚科，也有一些学者根据植物形态和化学成分等特征主张将各亚科提升为科。主要的属有合欢属（*Albizia*）、黄芪属（*Astragalus*）、云实属（*Caesalpinia*）、决明属（*Cassia*）、野百合属（*Crotalaria*）、黄檀属（*Dalbergia*）、扁豆属（*Dolichos*）、皂荚属（*Gleditsia*）、大豆属（*Glycine*）、甘草属（*Glycyrrhiza*）、米口袋属（*Gueldenstaedtia*）、岩黄芪属（*Hedysarum*）、苜蓿属（*Medicago*）、草木犀属（*Melilotus*）、棘豆属（*Oxytropis*）、补骨脂属（*Psoralea*）、葛属（*Pueraria*）、槐属（*Sophora*）等。

豆科植物具有各种类型的毛茸，腺毛广泛存在，在蝶形花亚科中，较常见单列多细胞毛和单细胞毛；蝶形花亚科和云实亚科的某些属中还有双臂毛。叶表皮气孔常为平轴式。某些植物小叶的叶肉组织为等面型，叶脉部位有晶鞘纤维，有的厚壁细胞中含草酸钙方晶。多数种子表皮细胞为狭长的栅状细胞，细胞壁常有不同程度的木化增厚，有时在中部偏外侧部分可见1条折光性强的光辉带，表皮下层细胞为滴漏状的种皮支持细胞。某些植物的中柱鞘、韧皮部和木质部薄壁组织产生树胶。分泌组织较少见，分泌物常具有各种色泽（如鸡血藤）。

本科植物化学成分主要有：①黄酮类　在蝶形花亚科植物中分布较多。甘草属植物中的甘草苷（liquiritin）、甘草素（liquiritigenin）、异甘草素（isoliquiritigenin）等黄酮类成分有抗溃疡活性。葛根中的葛根素（puerarin）等异黄酮类成分在心血管系统方面有广泛的活性。补骨脂中的异补骨脂查耳酮（isobavachalcone）能显著扩张冠状动脉、增加冠脉血流量，还有抗肿瘤等作用。槐米中的芦丁（rutin）可以维持血管正常渗透压、减低血管脆性，有预防血管脆化和防止毛细血管性出血的作用。大豆中的染料木素（genistein）和大豆苷元（daidzein）等异黄酮类成分具有抗肿瘤作用。鱼藤属植物根中所含的鱼藤酮（rotenone）及其衍生物对昆虫和鱼的毒性很强，可用于农业上杀灭害虫。②生物碱类　蝶形花亚科植物中，重要的生物碱有喹喏里西啶类（quinolizidine），主要分布于槐属、染料木属（*Genista*）、鹰爪豆属（*Spartium*）、金雀花属（*Cytisus*）、黄花木属（*Piptanthus*）、黄华属（*Thermopsis*）等植物中，其中苦参碱（matrine）、氧化苦参碱（oxymatrine）等具有抗肿瘤、抗病原微生物、抗心律不齐等作用，鹰爪豆碱（sparteine）有抗心律不齐和收缩子宫等作用，金雀花碱（cytisine）有兴奋呼吸和增高血压等作用。另一类重要的生物碱为吡咯里西啶类（pyrrolizidine），分布在野百合属植物中，如农吉利 *Crotalaria sessiliflora* L. 中的野百合碱（monocrotaline）有抗癌活性，但因有明显的肝脏毒性，仅用于皮肤癌。此外，还含有吲哚类生物碱，如刺桐属（*Erythrina*）植物种子中的β-刺桐碱（β-erythroidine）等有箭毒样作用。③三萜皂苷类　甘草中的甘草甜素（glycyrrhizin）等三萜皂苷类成分可以抑制艾滋病病毒增殖，还有抗菌、保肝、镇咳、祛痰等作用。黄芪中的黄芪甲苷具有保护心肌、抗糖尿病及保肝等作用。合欢属多种植物的树皮所含的三萜皂苷类成分，具有兴奋子宫等作用。

葛属植物所含的三萜皂苷类成分有抗肿瘤和保肝作用。④其他类　决明属多种植物含蒽醌类化合物，具有降血脂、抗血小板聚集、保肝和泻下等作用。补骨脂中的补骨脂素（psoralen）、异补骨脂素（isopsoralen）等香豆素类成分有抗肿瘤、致光敏、抗病原体等活性。决明属植物所含的萘骈吡酮类化合物具有保肝作用。黄芪多糖有增进巨噬细胞的吞噬功能、清除氧自由基、抗癌等多方面的药理作用。甘草所含多糖类成分有抗病毒活性。刀豆 *Canavalia gladiata*（Jacq.）DC. 种子中所含的刀豆球蛋白 A（concanavaline A）是一种植物血凝素，可以强力地促进有丝分裂，有较好的促淋巴细胞转化反应的作用，还可以调节机体免疫，用于治疗自身免疫性疾病，防治移植物排斥反应或恶性肿瘤。

黄芪 Astragali Radix
（英）Milkvetch Root

【来源】 豆科植物蒙古黄芪 *Astragalus membranaceus*（Fisch.）Bge. var. *mongholicus*（Bge.）Hsiao 或膜荚黄芪 *A. membranaceus*（Fisch.）Bge. 的干燥根。

【植物形态】 蒙古黄芪　多年生草本，高 40~80cm。主根粗长，较直。奇数羽状复叶互生，小叶 12~18 对；小叶片广椭圆形或长圆形，长 0.5~1cm，宽 3~5mm，下面被柔毛，托叶披针形。总状花序腋生，常比叶长，着花 5~20 余朵；花萼钟状，密被短柔毛，具 5 萼齿；花冠黄色至浅黄色，旗瓣长圆状倒卵形，翼瓣及龙骨瓣均有长爪；雄蕊 10，二体；子房有长柄。荚果膜质，膨胀成半卵圆形，无毛。花期 6~7 月，果期 7~9 月。（彩图 55）

膜荚黄芪　小叶 6~13 对，小叶片较大，卵状披针形或椭圆形，长 0.7~3cm，宽 0.3~1.2cm；荚果被黑色或黑白相间的短伏毛。

【采制】 春、秋季采挖，除去泥土、须根及根头，晒至六、七成干，分别大小，理直扎捆后，晒至全干。

【产地】 主产于山西、甘肃、黑龙江及内蒙古，多为栽培。商品中山西浑源产膜荚黄芪、内蒙古产蒙古黄芪，以具有“根条粗直、粉质、味甜、具有浓郁豆腥香气”等优良性状而著称，近年来，山东文登、甘肃定西等地亦有大量栽培。

【性状】 根呈圆柱形，有的有分枝，上端较粗，长 30~90cm，直径 1~3.5cm。表面淡棕黄色或淡棕褐色，有不整齐的纵皱纹或纵沟。质硬而韧，不易折断，断面纤维性强，并显粉性，皮部黄白色，木部淡黄色，有放射状纹理和裂隙，老根中心偶呈枯朽状，黑褐色或呈空洞。气微，味微甜，嚼之微有豆腥味。饮片为斜片或横切薄片，厚约 1mm，切断面形成层环明显，皮部的射线较弯曲，大多已成裂隙。（彩图 55）

【显微特征】 蒙古黄芪根横切面　木栓细胞多列。栓内层为 3~5 列厚角细胞。韧皮部射线外侧常弯曲，有裂隙；韧皮部纤维成束，壁厚，木化或微木化，与筛管群交互排列；近栓内层处有时可见石细胞。形成层成环。木质部导管单个散在或 2~3 个相聚；导管间有木纤维，射线中有时可见单个或 2~4 个成群的石细胞。薄壁细胞含淀粉粒。（图 11-37，彩图 56）

蒙古黄芪根粉末　黄白色。①纤维多成束，细长，稍弯曲，直径 8~30μm，壁极厚，非木化或微木化，表面有较多不规则纵皱纹，初生壁常与次生壁分离，孔沟不明显，断端常纵裂成帚状。②具缘纹孔导管直径 24~160μm，导管分子甚短，具缘纹孔椭圆形、类方形或类斜方形，排列紧密。③淀粉粒单粒类圆形、椭圆形或类肾形，直径 3~13μm；复粒

由2~4分粒组成。此外，可见石细胞、木栓细胞等。（图11-38）

膜荚黄芪根粉末　黄白色。①纤维直径6~22μm，无色或橙黄色，断端较平截。②具缘纹孔导管直径约至224μm，有的含橙红色色素块。

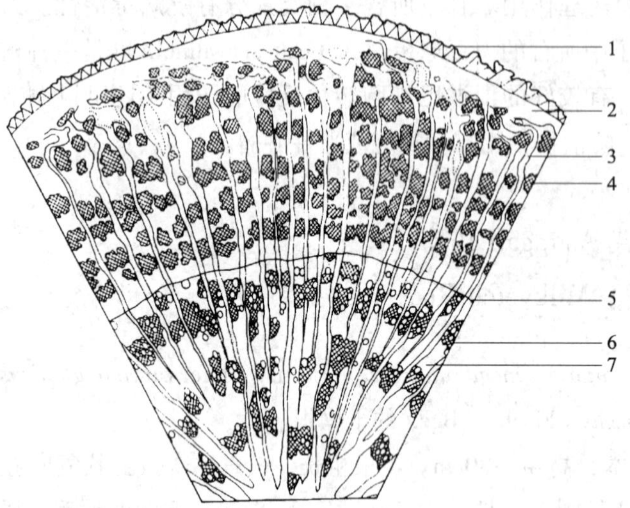

图11-37　蒙古黄芪（根）横切面

1. 木栓层；2. 栓内层；3. 韧皮射线；4. 韧皮纤维束；5. 形成层；6. 导管及木纤维；7. 木质部

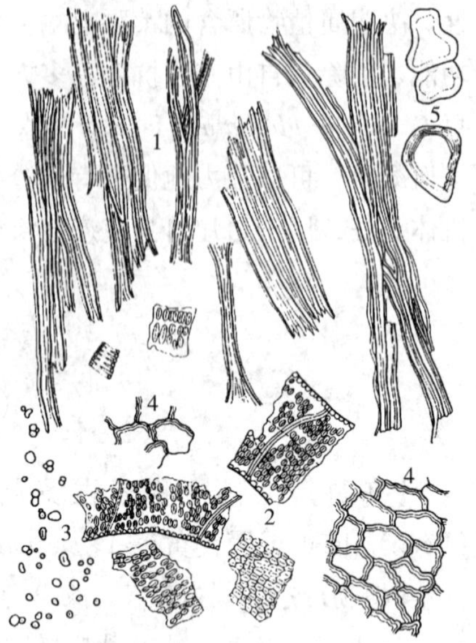

图11-38　蒙古黄芪（根）粉末

1. 纤维；2. 导管；3. 淀粉粒；4. 木栓细胞；5. 石细胞

【化学成分】 蒙古黄芪　①三萜皂苷类　黄芪皂苷Ⅰ~Ⅳ（astragaloside Ⅰ~Ⅳ）、丙二酰黄芪皂苷Ⅰ（malonylastragaloside Ⅰ）、乙酰黄芪皂苷Ⅰ（acetylastragaloside Ⅰ）、异黄芪皂苷Ⅰ、Ⅱ（isoastragaloside Ⅰ，Ⅱ）、大豆皂苷Ⅰ（soyasaponin Ⅰ）、环黄芪醇-3-*O*-β-D-吡喃木糖基-25-*O*-β-D-吡喃葡萄糖苷（3-*O*-β-D-xylopyranosyl-25-*O*-β-D-glucopyranosylcycloastragenol）、羽扇豆醇（lupeol）等。②黄酮类　毛蕊异黄酮（calycosin）、刺芒柄花素（formononetin）、异微凸剑叶莎醇（isomucronulatol）、毛蕊异黄酮-7-*O*-β-D-葡萄糖苷（calycosin-7-*O*-β-D-glucoside）、2′-羟基-3′,4′-二甲氧基异黄烷-7-*O*-β-D-葡萄糖苷（2′-hydroxy-3′,4′-dimethoxyisoflavane-7-*O*-β-D-glucoside）、9,10-二甲氧基紫檀烷-3-*O*-β-D-葡萄糖苷（9，10-dimethoxypterocarpane-3-*O*-β-D-glucoside）、异微凸剑叶莎醇-7,2′-二-*O*-葡萄糖苷（isomucronulatol-7,2′-di-*O*-glucoside）等。③多糖类　黄芪多糖Ⅰ、Ⅱ、Ⅲ（astraglalan Ⅰ，Ⅱ，Ⅲ）等。

膜荚黄芪　①三萜皂苷类　黄芪皂苷Ⅰ~Ⅶ、丙二酰黄芪皂苷Ⅰ（malonylastragaloside Ⅰ）、乙酰黄芪皂苷Ⅰ（acetylastragaloside Ⅰ）、异黄芪皂苷Ⅰ、Ⅱ（isoastragaloside Ⅰ，Ⅱ）、大豆皂苷Ⅰ、膜荚黄芪苷Ⅰ、Ⅱ（astramembranin Ⅰ、Ⅱ）、环黄芪醇（cycloastragenol）、环绵黄芪苷元（cyclosieversigenin）、羽扇豆醇等。②黄酮类　刺芒柄花素、毛蕊异黄酮、熊竹素（kumatakenin）、毛蕊异黄酮-7-*O*-β-D-葡萄糖苷、刺芒柄花素-7-*O*-β-D-葡萄糖苷（formononetin-7-*O*-β-D-glucoside）、7,2′-二羟基-3′,4′-二甲氧基异黄酮-7-*O*-β-D-葡萄糖苷（7,2′-dihydroxy-3′,4′-dimethoxyisoflavone-7-*O*-β-D-glucoside）、9,10-二甲氧基紫檀烷-3-*O*-β-D-葡萄糖苷等。

【理化鉴别】 TLC　粉末用含4%浓氨试液的80%甲醇溶液回流提取，滤过，取续滤液25ml蒸干，残渣加80%甲醇溶解，定容至5ml量瓶中，滤过，作为供试品溶液。以黄芪甲苷（即黄芪皂苷Ⅳ）作对照，用硅胶G板，三氯甲烷-甲醇-水（13∶7∶2，下层）展开，10%硫酸乙醇溶液显色。供试品色谱中，在与对照品色谱相应的位置上，日光下显相同的棕褐色斑点；紫外光灯（365nm）下显相同的橙黄色荧光斑点。

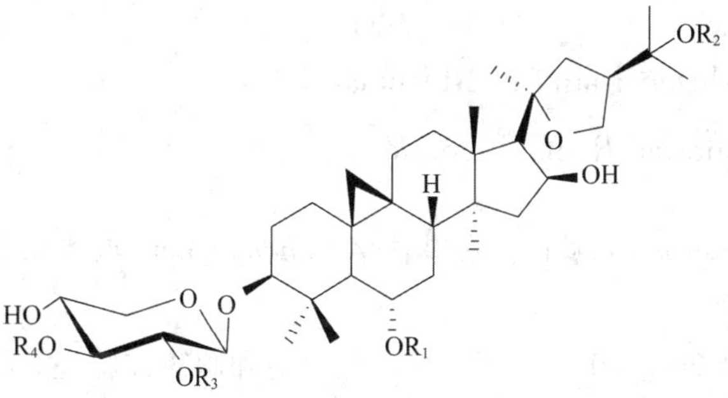

	R_1	R_2	R_3	R_4
黄芪皂苷 Ⅰ	glc	H	Ac	Ac
黄芪皂苷 Ⅱ	glc	H	Ac	H
黄芪皂苷 Ⅲ	H	H	glc	H
黄芪皂苷 Ⅳ	glc	H	H	H
黄芪皂苷 Ⅴ	H	glc	glc	H
黄芪皂苷 Ⅵ	glc	H	glc	H
黄芪皂苷 Ⅶ	glc	glc	H	H

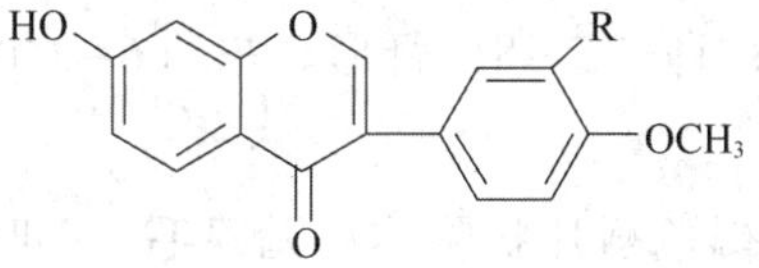

刺芒柄花素　R=H

毛蕊异黄酮　R=OH

【检查】水分不得过10.0%；总灰分不得过5.0%。有机氯农药残留量：五氯硝基苯不得过0.1mg/kg。

【含量测定】1. 采用HPLC-ELSD法测定黄芪甲苷（即黄芪皂苷Ⅳ）。粉末用含4%浓氨试液的80%甲醇回流提取；以十八烷基硅烷键合硅胶为固定相，乙腈-水（32∶68）为流动相，蒸发光散射检测器检测，外标两点法对数方程计算含量。按干燥品计算，含黄芪甲苷不得少于0.080%。

2. 采用HPLC法测定毛蕊异黄酮苷。粉末用甲醇回流提取，以十八烷基硅烷键合硅胶为固定相，乙腈-0.2%甲酸溶液梯度洗脱，检测波长260nm，外标法计算含量。按干燥品计算，含毛蕊异黄酮苷不得少于0.020%。

【药理作用】①免疫调节作用　黄芪及其多糖、皂苷类成分对免疫系统具有广泛的作用，以免疫增强、免疫调节为主。②抗衰老作用　黄芪具有抗衰老、抗氧化，调节核酸、蛋白质代谢，调节环核苷酸系统等作用。③心肌保护作用　黄芪具有正性肌力、降压、扩张血管、促进微循环、抗心肌缺血、抗心律失常、保护心肌、抑制血小板聚集、促进造血功能等作用。此外还有保肝、抗溃疡、利尿、抗病毒、降血糖、抗炎、镇静、镇痛等作用。

【功效】性微温，味甘。能补气升阳，固表止汗，利水消肿，生津养血，行滞通痹，托毒排脓，敛疮生肌。用于气虚乏力，食少便溏，中气下陷，久泻脱肛，便血崩漏，表虚自汗，气虚水肿，内热消渴，血虚萎黄，半身不遂，痹痛麻木，痈疽难溃，久溃不敛。用量9～30g。

【附注】1. 红芪 Hedysari Radix 为豆科植物多序岩黄芪 *Hedysarum polybotrys* Hand.-Mazz. 的干燥根，主产于甘肃南部。根圆柱形，长10～50cm，直径0.6～2cm，表面灰红棕色，具纵皱纹及少数支根痕，栓皮剥落处淡黄色。质硬而韧，断面纤维性，富粉质。粉末中晶纤维极多，含晶细胞的壁不均匀增厚，非木化或微木化；纤维直径5～22μm，断端平截；淀粉粒直径至19μm。功效与黄芪类同。

2. 除蒙古黄芪、膜荚黄芪外，黄芪属的其他一些种在部分地区也作黄芪药用，主要有梭果黄芪 *Astragalus ernestii* Comb.、多花黄芪 *A. floridus* Benth.、金翼黄芪 *A. chrysopterus*

Bunge 和单蕊黄芪 *A. monadelphus* Bunge。

3. Ph. Eur. 收载黄芪 Astragali mongholici radix 的基原植物与 ChP 相同，含量测定项同样采用 HPLC-ELSD 法测定黄芪甲苷，但未对毛蕊异黄酮苷作出限量规定。

甘草 Glycyrrhizae Radix et Rhizoma

（英）Liquorice Root，Licorice

【来源】 豆科植物甘草 *Glycyrrhiza uralensis* Fisch.、胀果甘草 *G. inflata* Bat. 或光果甘草 *G. glabra* L. 的干燥根及根茎。

【植物形态】 甘草　多年生草本，高 30~100cm，全株被白色短毛和腺鳞或腺毛。根茎圆柱形，主根甚长，粗壮。羽状复叶互生，小叶 7~17，卵形或宽卵形，全缘；托叶披针形，早落。总状花序腋生，花密集；花萼钟状，5 裂；花冠紫红色或蓝紫色；雄蕊二体。荚果弯曲成镰刀状或环状，密被黄褐色刺状腺毛；种子 2~8，肾形。花期 6~7 月，果期 7~9 月。（彩图 57）

胀果甘草　植物体局部被密集成片的淡黄褐色鳞片状腺体，无腺毛；小叶 3~7，卵形或矩圆形，边缘波状，上面有黄褐色腺点，下面有似涂胶状光泽；荚果短小而直，膨胀，无腺毛。

光果甘草　植物体密被淡黄褐色腺点和鳞片状腺体，无腺毛；小叶 9~17，长椭圆形或窄长卵状披针形，下面密被淡黄褐色腺点；荚果扁直，长圆形或微弯曲，光滑或有少许不明显的腺瘤。

【采制】 春、秋二季采挖，以秋季为好。栽培品于种后 3~4 年采挖。除去地上茎与须根，晒至 6~7 成干，置通风干燥处至完全干燥。也有刮去栓皮的称“粉甘草”。

【产地】 甘草主产于内蒙古、甘肃、新疆；西北其他地区、华北、东北亦产。胀果甘草、光果甘草产于新疆、甘肃等地。以内蒙古阿拉善旗、杭锦旗及橙口一带所产的品质最佳，内蒙古五原、陕西、山西、新疆产者次之。

【性状】 甘草　根呈圆柱形，长 25~100cm，直径 0.6~3.5cm。外皮松紧不一。表面红棕色或灰棕色，具显著的纵皱纹、沟纹、皮孔及稀疏的细根痕。质坚实，断面略显纤维性，黄白色，粉性，形成层环明显，射线放射状，有的有裂隙。根茎呈圆柱形，表面有芽痕，断面中部有髓。气微，味甜而特殊。（彩图 58）

胀果甘草　根及根茎木质粗壮，有的分枝，外皮粗糙，多灰棕色或灰褐色。质坚硬，木质纤维多，粉性小。根茎不定芽多而粗大。

光果甘草　根及根茎质地较坚实，有的分枝，外皮不粗糙，多灰棕色，皮孔细而不明显。

【显微特征】 甘草根及根茎横切面　木栓层为数列棕色细胞；栓内层较窄。韧皮部射线宽广，多弯曲，常现裂隙；纤维多成束，非木化或微木化，周围细胞常含草酸钙方晶；外侧筛管群多颓废作条状。束内形成层明显。木质部射线宽 3~5 列细胞；导管较多，直径约至 160μm；木纤维成束，周围细胞亦含草酸钙方晶。根中心无髓；根茎中心有髓。（图 11-39，彩图 59）

甘草根及根茎粉末淡棕黄色。①纤维细长，微弯曲，直径 8~14μm，壁极厚，微木化；纤维束周围细胞含草酸钙方晶，形成晶鞘纤维，含晶细胞壁不均匀增厚，微木化或非木化；

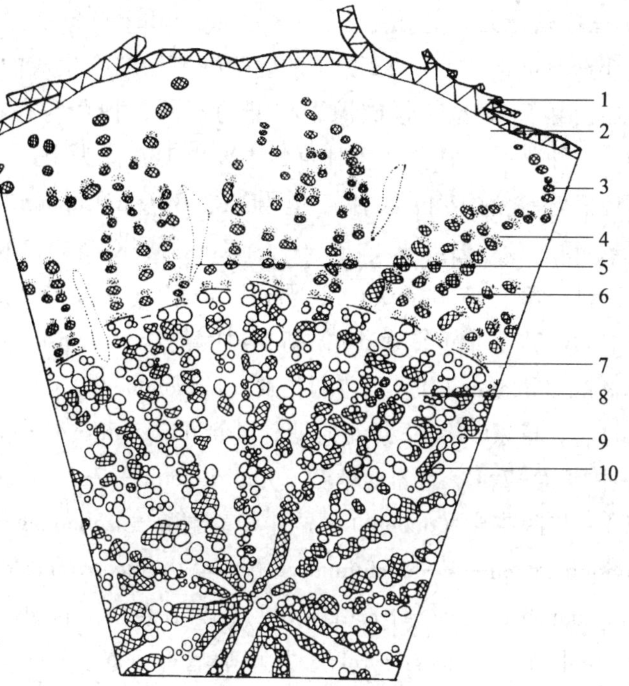

图 11-39　甘草（根）横切面

1. 木栓层；2. 栓内层；3. 韧皮纤维束；4. 筛管群；5. 裂隙；6. 韧皮射线；
7. 形成层；8. 木射线；9. 导管；10. 木纤维束

草酸钙方晶类双锥形、长方形或类方形，长至 24μm。②具缘纹孔导管形大，直径约至 160μm，具缘纹孔较密。③木栓细胞淡棕红色，壁薄，微木化。④淀粉粒单粒椭圆形、卵形或类圆形，直径 3~10μm，脐点点状或短缝状；复粒稀少。此外，亦可见草酸钙方晶、棕色块、射线细胞。（图 11-40）

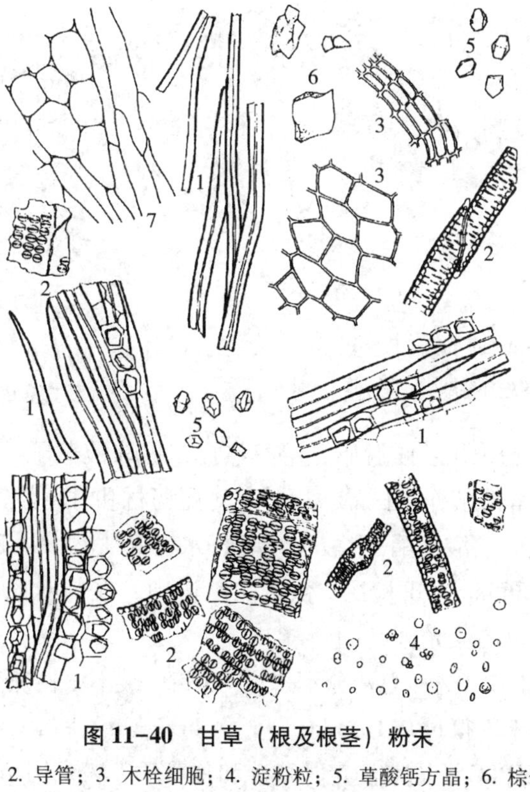

图 11-40　甘草（根及根茎）粉末

1. 纤维及晶鞘纤维；2. 导管；3. 木栓细胞；4. 淀粉粒；5. 草酸钙方晶；6. 棕色块；7. 射线细胞

【化学成分】①三萜皂苷类 主要有甘草甜素（glycyrrhizin），是甘草的甜味成分，为1分子的甘草次酸（glycyrrhetic acid）和2分子的葡萄糖醛酸结合生成的甘草酸（glycyrrhizic acid）的钾盐和钙盐。由于18位手性碳原子构型的不同，甘草酸存在一对差向异构体，即18β-甘草酸和18α-甘草酸。甘草所含甘草酸主要以18β体为主，经碱化处理可一定程度上转化为18α体。还含有乌拉尔甘草皂苷A、B（uralsaponin A，B）、甘草皂苷（licoricesaponin）A_3、B_2、C_2、D_3、E_2、F_3、G_2、H_2、J_2、K_2等。②黄酮类 主要有甘草素（liquiritigenin）、甘草苷（liquiritin）、异甘草素（isoliquiritigenin）、异甘草苷（isoliquiritin）、新甘草苷（neoliquiritin）、新异甘草苷（neoisoliquiritin）、甘草西定（licoricidin）、甘草利酮（licoricone）、刺芒柄花素（formononetin）、5-*O*-甲基甘草西定（5-*O*-methyllicoricidin）、甘草素-4′-芹糖葡萄糖苷［liquiritigenin-4′-apiofuranosyl-（1→2）-glucopyranoside］、甘草素-7，4′-二葡萄糖苷（liquiritigenin-7，4′-diglucoside）、新西兰牡荆苷Ⅱ（vicenin Ⅱ）、芒柄花苷（ononin）、异甘草黄酮醇（isolicoflavonol）、异甘草素-4′-芹糖葡萄糖苷［isoliquiritigenin-4′-apiofuranosyl（1→2）glucopyranoside］等。③香豆素类 甘草香豆素（glycycoumarin）、甘草酚（glycyrol）、异甘草酚（isoglycyrol）、甘草香豆素-7-甲醚（glycyrin）、新甘草酚（neoglycyrol）、甘草吡喃香豆素（licopyranocoumarin）、甘草香豆酮（licocoumarone）等。④生物碱类 5，6，7，8-四氢-4-甲基喹啉（5，6，7，8-tetrahydro-4-methylquinoline）、5，6，7，8-四氢-2，4-二甲基喹啉（5，6，7，8-tetrahydro-2，4-dimethylquinoline）等。⑤多糖类 甘草多糖UA、UB、UC（glycyrrigan UA，UB，UC）等。

胀果甘草除含有三萜皂苷类、黄酮类外，还含二芳基丙二酮类成分，如5′-异戊烯基甘草二酮（5′-prenyllicodione）、胀果甘草二酮A、B（glycyrdione A，B）、胀果甘草宁A、B、C、D（glyinflanin A，B，C，D）。

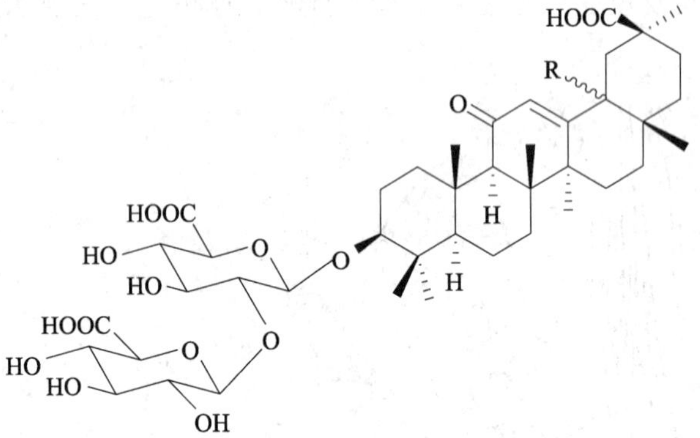

18 α-甘草酸　R =αH

18 β-甘草酸　R =βH

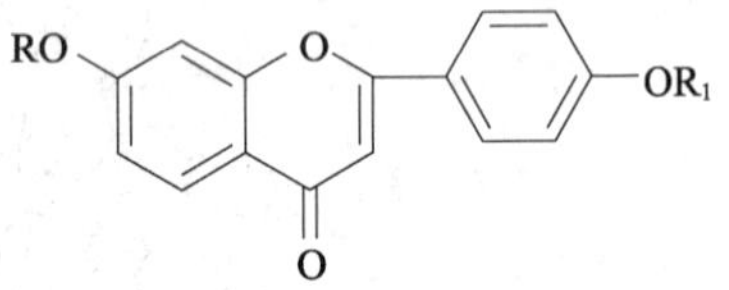

	R	R_1
甘草素	H	H
甘草苷	H	glc
新甘草苷	glc	H

【理化鉴别】TLC 粉末用乙醚脱脂，甲醇热提，提取液蒸干，残渣加水溶解，正丁醇萃取，蒸干，残渣加甲醇溶解作供试品。以甘草对照药材和甘草酸铵作对照，用1%氢氧化钠溶液制备的硅胶G板，乙酸乙酯-甲酸-冰醋酸-水（15∶1∶1∶2）展开，10%硫酸乙醇溶液显色，紫外光灯（365nm）下检视。供试品色谱中，在与对照品药材和对照品色谱相应的位置上，显相同颜色的荧光斑点。

【检查】水分不得过12.0%；总灰分不得过7.0%；酸不溶性灰分不得过2.0%。有机氯农药残留量：五氯硝基苯不得过0.1mg/kg。

【含量测定】采用HPLC法同时测定甘草苷和甘草酸。粉末用70%乙醇超声提取，以十八烷基硅烷键合硅胶为固定相，乙腈-0.05%磷酸溶液梯度洗脱，检测波长 237nm，外标法计算含量。按干燥品计算，含甘草苷不得少于 0.50%，含甘草酸不得少于 2.0%。（注：测定甘草酸时以甘草酸铵作为对照，甘草酸含量=甘草酸铵含量/1.0207）

【药理作用】①抗病毒作用　甘草对艾滋病病毒、水疱性口炎病毒、Ⅱ型腺病毒、Ⅰ型单纯疱疹病毒和牛痘病毒均有明显的抑制作用。②肾上腺皮质激素样作用　甘草可以增强肾上腺皮质功能，减少对皮质激素的依赖，减轻激素撤除反应。③对消化系统的作用　甘草具有抗溃疡、保肝、促进胰液分泌等作用。甘草水溶性提取物、甘草酸能抑制肝脏 CYP1A1 和 CYP2E1 的活性，减少毒物和致癌物的代谢活化，有治疗肝损伤和预防癌症等作用，对肝脏药物代谢酶也有明显影响。④抗炎作用　甘草可以抑制多种炎症反应。⑤免疫调节作用　腹腔注射甘草酸具有抗过敏、提高特异性及非特异性免疫功能的作用。⑥解毒作用　甘草对多种药物中毒、代谢产物中毒、细菌毒素中毒、农药中毒以及食物中毒都有一定的解毒作用，有效成分为甘草甜素。此外，甘草还有降血脂、镇咳祛痰、抗肿瘤、抗突变、抗氧化等作用。

【功效】性平，味甘。能补脾益气，清热解毒，祛痰止咳，缓急止痛，调和诸药。用于脾胃虚弱，倦怠乏力，心悸气短，咳嗽痰多，脘腹、四肢挛急疼痛，痈肿疮毒，缓解药物毒性、烈性。用量 2~10g。不宜与海藻、京大戟、红大戟、甘遂、芫花同用。

【附注】1. Ph. Eur. 收载甘草 Liquiritiae radix 的基原植物与 ChP 相同，采用 HPLC 法测定含量，粉末经氨试液超声处理，以甘草酸单铵盐（monoammonium glycyrrhizate）作为对照，于 254nm 处测定（甘草酸含量=甘草酸铵含量/1.0207），规定含 18β-甘草酸（18β-glycyrrhizic acid）不得少于 4.0%。USP 收载甘草的基原植物仅包括光果甘草 *G. glabra* L. 和甘草 *G. uralensis* Fisch.，采用 HPLC 法测定含量，粉末经 50%乙醇超声处理，以甘草酸作为对照，检测波长 254nm，规定含甘草酸不得少于 2.5%。

2. 早期对甘草酸的研究大多没有将两种异构体明确区分，但 C-18 构型所引起的差异正日益受到国内外学者的关注。研究表明，甘草酸的两种差向异构体在理化性质、药效学、药动学等方面均存在较大差异，在抗炎、抗病毒、保肝活性上 18α-甘草酸均强于 18β-甘草酸，且肾上腺皮质激素样副作用更小。新一代的甘草酸制剂—异甘草酸镁已于 2006 年在我国上市。

番泻叶 Sennae Folium

（英）Senna Leaf

【来源】豆科植物狭叶番泻 *Cassia angustifolia* Vahl 或尖叶番泻 *C. acutifolia* Delile 的干燥小叶。

【植物形态】狭叶番泻　为矮小灌木，高约 1~1.5m。双数羽状复叶，互生，具小叶 4~8 对，卵状披针形至线状披针形，长 2~6cm，宽 0.4~2cm，先端急尖，基部稍不对称；有短柄。总状花序腋生或顶生，花略不整齐，萼片 5，长卵形，略不等大；花瓣 5，倒卵形、黄色、下面两瓣较大；雄蕊 10，不等长；子房具柄，被疏毛。荚果扁平长方形，长 4~6cm，宽 1~1.7cm，背缝顶端有清楚的尖突；种子 8 枚。花期 9~12 月，果期次年 3 月。

尖叶番泻与狭叶番泻相似，但小叶 4~5 对，多为长卵形，长 2~4cm，宽 0.7~1.2cm，先端急尖或有棘尖，叶基不对称。荚果宽 2~2.5cm，先端的尖突微小不显，种子 6~7 枚。

【采制】狭叶番泻在开花前摘下叶片，阴干后打包。尖叶番泻在9月间果实将成熟时，剪下枝条，摘取叶片晒干，按全叶与碎叶分别包装。

【产地】狭叶番泻主产于印度，埃及和苏丹亦产。尖叶番泻主产于埃及的尼罗河中上游地区，我国海南、云南有引种。商品主要由印度进口。

【性状】狭叶番泻呈长卵形或卵状披针形，长1.5~5cm，宽0.4~2cm，叶端急尖，叶基稍不对称，全缘。上表面黄绿色，下表面浅黄绿色，无毛或近无毛，叶脉稍隆起。革质。气微弱而特异，味微苦，稍有黏性。（彩图59）

尖叶番泻呈披针形或长卵形，略卷曲，长2~3cm，宽0.6~1cm，叶端短尖或微突，叶基不对称，两面均有细短毛茸。质地较薄脆。

【显微特征】尖叶番泻叶横切面　表皮细胞1列，外被角质层，上下表皮均有气孔及单细胞非腺毛；有的表皮细胞含黏液质，积聚于内壁。叶肉为两面栅栏组织，均为1列细胞，上面的栅栏组织细胞较长（约150μm），下面的较短（50~80μm）；海绵组织2~3列细胞，细胞类圆形，有的含草酸钙簇晶。主脉上方有栅栏组织通过；维管束的上下方均有微木化的纤维束，并为晶纤维。（图11-41）

狭叶番泻叶横切面　与尖叶番泻近似，仅韧皮部外侧纤维层断续，有的纤维较少。

狭叶番泻叶粉末　粉末污绿色或淡棕色。①叶脉晶鞘纤维明显，草酸钙方晶直径12~15μm。②单细胞非腺毛较少，具壁疣。③叶肉组织细胞含草酸钙簇晶。④上表皮细胞多角形；上下表皮均有平轴式气孔，副卫细胞2~3个。（图11-42，彩图60）

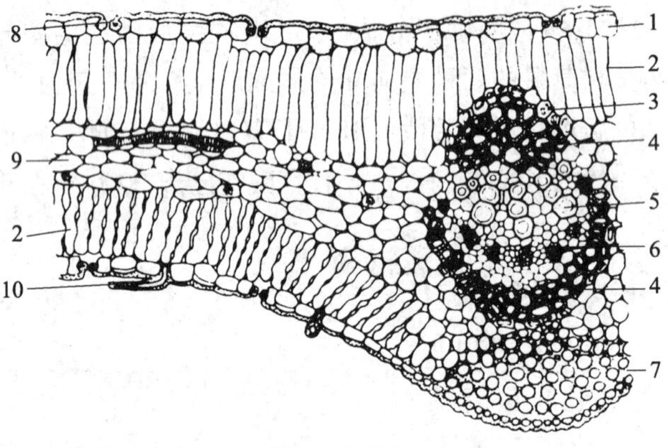

图11-41　尖叶番泻叶（叶）横切面

1. 表皮；2. 栅栏细胞；3. 草酸钙方晶 4. 纤维束；5. 导管；6. 筛管群；7. 厚角组织；8. 气孔；9. 海绵组织；10. 非腺毛

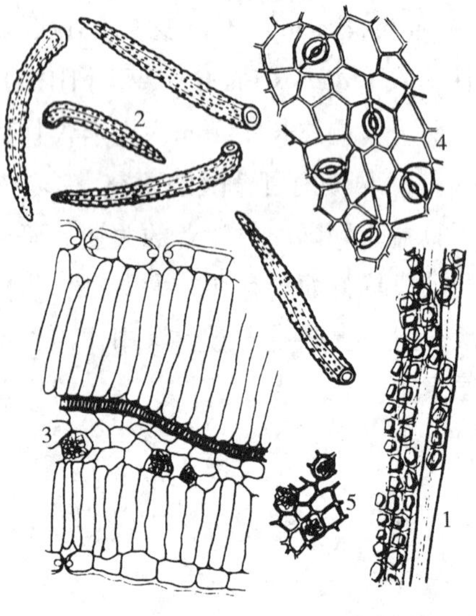

图11-42　狭叶番泻叶（叶）粉末

1. 晶纤维；2. 非腺毛；3. 叶组织碎片（断面观）；4. 表皮细胞及气孔；5. 草酸钙簇晶

尖叶番泻叶粉末　单细胞非腺毛众多；气孔副卫细胞大多为2个。

【化学成分】狭叶番泻叶　主要含番泻苷A、B、C、D（sennoside A，B，C，D）、芦荟大黄素二蒽酮苷（aloe-emodin dianthrone diglucoside）、大黄酚、芦荟大黄素、大黄酸及其葡萄糖苷等。

尖叶番泻叶　含番泻苷A、B、C、D、芦荟大黄素-8-*O*-葡萄糖苷、大黄酸-8-*O*-葡萄糖苷、大黄酸-1-*O*-葡萄糖苷、芦荟大黄素和大黄酸等。

【理化鉴别】TLC　粉末用稀乙醇超声提取，离心，取上清液蒸干，残渣加水溶解，石油醚（60~90℃）萃取，弃去石油醚液，水液蒸干，残渣加稀乙醇溶解作为供试品。以番泻叶对照药材作对照，用硅胶 G 板，乙酸乙酯-正丙醇-水（4∶4∶3）展开，供试品色谱中，在与对照药材色谱相应的位置上，紫外光灯（365nm）下显相同颜色的荧光斑点；20%硝酸溶液显色，再喷 5%氢氧化钾的稀乙醇溶液，日光下显相同的棕褐色斑点；

【检查】杂质不得过 6.0%；水分不得过 10.0%。

【含量测定】采用 HPLC 法测定番泻苷 A、B。粉末用 0.1%碳酸氢钠溶液超声提取，以十八烷基硅烷键合硅胶为固定相，乙腈-醋酸-醋酸钠缓冲液（pH5.0）（35∶65）为流动相，检测波长 340nm，柱温 40℃，外标法计算番泻苷 A、B 的含量。按干燥品计算，含番泻苷 A 和番泻苷 B 的总量，不得少于 1.1%。

【药理作用】①番泻叶所含的结合蒽醌类衍生物具有显著的泻下作用。②番泻叶具有促凝血作用。此外，还具有抗菌、解痉等作用。

【功效】性寒，味甘、苦。能泻热行滞，通便，利水。用于热结积滞，便秘腹痛，水肿胀满。用量 2~6g。入煎剂宜后下，或开水泡服。孕妇慎用。

【附注】Ph. Eur. 收载番泻叶 Sennae folium 的基原植物与 ChP 相同，采用分光光度法测定羟基蒽醌苷类：药材经水提取，水提取液加 HCl 酸化后用 $CHCl_3$ 萃取以除去游离蒽醌，酸水层用碳酸氢钠溶液提取，再经 $FeCl_3$ 氧化、HCl 水解后，用乙醚提取，与醋酸镁络合后在 515nm 处测定，含量限度为“含羟基蒽醌苷类以番泻苷 B 计，不得少于 2.5%”。同时，Ph. Eur. 还收载有番泻果实 Senna fructus。

本科其他常用生药和药用植物见表 11-23 和表 11-24。

表 11-23　ChP 收载的豆科其他生药

生药名	来源	药用部位	主要成分	功效
葛根	野葛 *Pueraria lobata* (Willd.) Ohwi	根	异黄酮（葛根素、大豆苷、染料木素、刺芒柄花素等）	解肌退热，生津止渴，透疹，升阳止泻，通经活络，解酒毒
粉葛	甘葛藤 *Pueraria thomsonii* Benth.	根	同葛根	同葛根
决明子	决明 *Cassia obtusifolia* L. 或小决明	种子	蒽醌（大黄酚、大黄素甲醚、美决明子素、黄决明素、决明蒽酮等）、萘骈吡酮（决明子苷等）	清热明目，润肠通便
补骨脂	补骨脂 *Psoralea corylifolia* L.	果实	香豆素（补骨脂素、异补骨脂素等）、黄酮（补骨脂双氢黄酮等）	温肾助阳，纳气平喘，温脾止泻
苦参	苦参 *Sophora flavescens* Ait.	根	喹喏里西啶类生物碱（苦参碱、氧化苦参碱等）、三萜皂苷	清热燥湿，杀虫，利尿
鸡血藤	密花豆 *Spatholobus suberectus* Dunn	藤茎	异黄酮类（刺芒柄花素、芒柄花苷、阿夫罗摩辛等）	活血补血，调经止痛，舒筋活络
合欢皮	合欢 *Albizia julibrissin* Durazz.	树皮	三萜皂苷（合欢皂苷 J_1、J_2、J_3、J_6、J_{23} 等）、木脂素糖苷	解郁安神，活血消肿

续表

生药名	来源	药用部位	主要成分	功效
合欢花	合欢 *Albizia julibrissin* Durazz.	花序或花蕾	黄酮（槲皮苷、异槲皮苷等）	解郁安神
儿茶	儿茶 *Acacia catechu* (L. f.) Willd.	去皮枝、干的煎膏	多酚［儿茶素、(-)-表儿茶素、鞣质］、	活血止痛，止血生肌，收湿敛疮，清肺化痰
刀豆	刀豆 *Canavalia gladiata* (Jacq.) DC.	种子	尿素酶、刀豆氨酸、刀豆球蛋白A	温中，下气，止呃
山豆根	越南槐 *Sophora tonkinensis* Gagnep.	根及根茎	生物碱（苦参碱、氧化苦参碱等）、黄酮（广豆根素、广豆根酮等）	清热解毒，消肿利咽
广金钱草	广金钱草 *Desmodium styracifolium* (Osb.) Merr.	地上部分	三萜皂苷（大豆皂苷Ⅰ、槐花皂苷Ⅲ等）、生物碱（广金钱碱、广金钱内酯等）、多糖	利湿退黄，利尿通淋
白扁豆	扁豆 *Dolichos lablab* L.	种子	脂肪油（棕榈酸、亚油酸等）、胡芦巴碱、蛋氨酸、维生素B_1、胡萝卜素等	健脾化湿，和中消暑
赤小豆	赤小豆 *Vigna umbellata* Ohwi et Ohashi 或赤豆 *V. angularis* Ohwi et Ohashi	种子	三萜皂苷（赤豆皂苷Ⅰ~Ⅵ等）、黄烷醇鞣质（D-儿茶精等）、核黄素、烟酸等	利水消肿，解毒排脓
苏木	苏木 *Caesalpinia sappan* L.	心材	黄酮（苏木黄素、表苏木黄素等）、查耳酮（苏木查耳酮等）、巴西苏木素、挥发油	活血祛瘀，消肿止痛
皂角刺	皂荚 *Gleditsia sinensis* Lam.	棘刺	黄酮（黄颜木素、非瑟素等）、三萜（皂角苷、皂角皂苷）、花青素	消肿托毒，排脓，杀虫
沙苑子	扁茎黄芪 *Astragalus complanatus* R. Br.	种子	三萜皂苷（紫云英苷Ⅷ、大豆苷甲等）、黄酮（沙苑子苷、黄芪苷等）	补肾助阳，固精缩尿，养肝明目
鸡骨草	广州相思子 *Abrus cantoniensis* Hance	全株	生物碱（相思子碱、胆碱等）、皂苷（鸡骨草三醇、广特车皂醇A等）、黄酮、蒽醌、鞣质	利湿退黄，清热解毒，疏肝止痛
降香	降香檀 *Dalbergia odorifera* T. Chen	树干和根的心材	挥发油（β-欧白芷内酯、4-甲基-4-羟基环己酮等）、黄酮（芒柄花素、甘草素等）	化瘀止血，理气止痛
胡芦巴	胡芦巴 *Trigonella foenum-graecum* L.	种子	甾体皂苷（胡芦巴皂苷A~G、薯蓣皂苷元等）、黄酮（牡荆素、异牡荆素等）、三萜	温肾助阳，祛寒止痛
猪牙皂	皂荚 *Gleditsia sinensis* Lam.	不育果实	皂苷（猪牙皂皂苷A~D、皂角苷元-1等）、黄酮、多糖	祛痰开窍，散结消肿
淡豆豉	大豆 *Glycine max* (L.) Merr.	种子的发酵加工品	异黄酮（大豆苷、染料木苷、大豆素等）、丁香酸、多糖	解表，除烦，宣发郁热
槐花	槐 *Sophora japonica* L.	花及花蕾	三萜皂苷（赤豆皂苷Ⅰ、Ⅱ等）、黄酮（槲皮素、芸香苷等）	凉血止血，清肝泻火

续表

生药名	来源	药用部位	主要成分	功效
槐角	槐 *Sophora japonica* L.	果实	黄酮（槐角苷、槐属双苷、染料木苷等）、生物碱（苦参碱、金雀花碱等）	清热泻火，凉血止血
大皂角	皂荚 *Gleditsia sinensis* Lam.	果实	三萜皂苷（猪牙皂皂苷 A~D、皂角苷元-1 等）、黄酮	祛痰开窍，散结消肿
榼藤子	榼藤子 *Entada phaseoloides*（Linn.）Merr.	种子	脂肪油（肉豆蔻酸、棕榈酸、硬脂酸、花生酸等）、三萜皂苷（榼藤皂苷）	补气补血，健胃消食，除风止痛，强筋健骨

表 11-24　欧美国家常用的豆科其他植物药

药用植物	学名	药用部位	主要成分	功效
红车轴草	*Trifolium pratense* L.	花序	挥发油（苄基醇、水杨酸甲酯）、异黄酮、香豆素、氰苷	镇静，止咳，抗炎，抗癌，预防心脏病
紫苜蓿	*Medicago sativa* L.	地上部分、发芽的种子	异黄酮、香豆素、生物碱	治疗经期和更年期的有关疾病
大叶合欢	*Albizzia lebbeck*（L.）Benth.	树皮、花和种子	皂苷、强心苷、鞣质和黄酮	抗过敏，降低胆固醇，治疗血脂失常
山羊豆	*Galega officinalis*L.	地上部分	生物碱（山羊豆碱）、植物凝集素、黄酮和鞣质	降低血糖，催乳，利尿
牙买加毒鱼豆	*Piscidia erythrina* L.	根皮	异黄酮、甾醇、鞣质和有机酸	镇静，止痛，解痉
长角豆	*Ceratonia siliqua* L.	果实、树皮	鞣质	抗腹泻
古巴香脂树	*Copaifera* spp.	油树脂	挥发油（α-石竹烯、β-石竹烯、倍半萜烯、树脂和三萜酸）	防腐，利尿，兴奋
阿拉伯金合欢	*Acacia nilotica*（L.）Delile	树皮	鞣质、黏液质和黄酮	收敛
刺芒柄花	*Ononis spinosa* L.	根	酚类、植物凝血素、三萜和挥发油	利尿，防止肾结石和膀胱结石
金雀花	*Sarothamnus scoparius*（L.）Wimmer ex Koch	花枝	喹啉类生物碱（金雀花碱和羽扇豆碱）、异黄酮类、黄酮类	用于心动过速、心律不齐等病症，利尿
相思子	*Abrus precatorius*L.	根、叶和种子	相思子碱、吲哚类生物碱、三萜皂苷和花青素	避孕
胡芦巴	*Trigonella foenum-graecum* L.	种子	甾体皂苷（胡芦巴皂苷A~G、薯蓣皂苷元等）、黄酮（牡荆素、异牡荆素等）、三萜	抑制肝癌，刺激子宫收缩和抗糖尿病作用
秘鲁香树	*Myroxylon pereirae* Klotzsch	油树脂	挥发油（苯酸苄酯和肉桂酸苄酯）、树脂	抗菌，祛痰
菜豆	*Phaseolus vulgaris*L.	豆荚、豆	植物凝血素、皂苷、黄酮、尿囊素、氨基酸	利尿，降血脂

续表

药用植物	学名	药用部位	主要成分	功效
黄香草木樨	*Melilotus officinalis* (L.) Desr.	地上部分	黄酮、香豆素、树脂、鞣质和挥发油	镇静，解痉
酸豆	*Tamarindus indica* L.	果实	植物酸（烟酸、泛酸）、挥发油（香叶醛酸、香叶醇）	开胃，健胃，通便
赝靛	*Baptisia tinctoria* (L.) R. Br.	根、叶	异黄酮、黄酮、生物碱、香豆素和多糖	抗菌，促进免疫

（张　英）

16. 芸香科 Rutaceae

常绿乔木或灌木。叶互生或对生，复叶或单身复叶，叶或果实上常有透明腺点，含挥发油。花辐射对称，两性；总状、聚伞或圆锥花序。雄蕊与花瓣同数（3~5）或为其倍数；花盘发达；子房上位，心皮2~5或更多，多合生。蒴果、核果或柑果，稀翅果。

本科约150属，约1600种，多分布于热带和温带。我国有22属，约120余种。主要的属有柑属（*Citrus*）、吴茱萸属（*Euodia*）、芸香属（*Ruta*）、黄柏属（*Phellodendron*）、花椒属（*Zanthoxylum*）等。

本科植物茎叶组织中普遍存在分泌腔（油室），有时伴生或代以分泌细胞。髓部、皮层和嫩茎射线内常可见树脂细胞。毛茸主要为厚壁单细胞或单列多细胞毛，亦有盾状、星状、簇状毛以及多细胞的腺毛或瘤状物。叶表皮细胞内壁常黏液性。草酸钙结晶以方晶或簇晶常见，较少针晶及砂晶，茎的周皮于浅表发生，木栓细胞壁薄或外切向壁强烈增厚，中柱鞘部位常可见纤维束，射线通常较狭窄。

本科植物化学成分主要有：①挥发油　挥发油中多含单萜类衍生物，如柠檬烯、芳樟醇（linalool）、香茅醇、枸橼醛等；也有芳香族化合物，如茴香醛（anisaldehyde）、甲基胡椒酚（methyl chavicol）等；柠檬烯有镇痛、利胆、促进消化液分泌等作用，已广泛应用于临床。②生物碱类　异喹啉类生物碱常见于黄柏属、花椒属、吴茱萸属植物中，如小檗碱、黄柏碱、木兰碱、氯化两面针碱等；呋喃喹啉类、吡喃喹啉类和吖啶酮类生物碱几乎只存在于芸香科植物中，呋喃喹啉类生物碱如白鲜碱（dictamnine）、茵芋碱（skimmianine）等常见于白鲜属（*Dictamnus*）、花椒属、芸香属（*Ruta*）的某些植物中；吖啶酮类生物碱如吴茱萸黄碱（euoxanthine）、山油柑碱（acronycine）等存在于吴茱萸属的某些植物中；吲哚类生物碱在吴茱萸中存在，如吴茱萸碱（euodiamine）。生物碱类是本科植物的重要活性成分，山油柑碱有广谱抗肿瘤作用和中枢神经抑制作用，吴茱萸碱可增强巴比妥类药物的安眠作用，并有抗惊厥作用，小檗碱具有抗病原微生物、抗心律失常、降血糖、抗炎与免疫调节、抗肿瘤等多种药理作用，氯化两面针碱有较强的抗肿瘤活性及对心肌缺血的保护作用。③黄酮类　在柑橘属、枳属（*Poncirus*）、芸香属、花椒属、黄柏属等植物中均含有黄酮类化合物，柑橘属中的多甲氧基黄酮多具有抗炎、抗氧化、抗诱变、抗癌等作用。④香豆素类常见的有佛手苷内酯（bergapten）、花椒毒内酯（xanthotoxin）、花椒内酯（xanthyletin）、异茴芹内酯（isopimpinellin）、邪蒿内酯（seselin）等，前二者具有显著的镇痛作用。

关黄柏 Phellodendri Amurensis Cortex

（英）Chinese Corktree Bark

【来源】芸香科植物黄檗 *Phellodendron amurense* Rupr. 的干燥树皮。

【植物形态】落叶乔木，高达 25 m。树干木栓层厚，表面灰褐色，具纵向不规则沟裂。奇数羽状复叶对生，小叶 5~13 对，狭卵形或卵状长椭圆形，具缘毛。雌雄异株，圆锥花序顶生，花小，黄绿色。核果球形，浆果状，成熟时紫黑色，有特殊香气。花期 5~6 月，果期 9~10 月。(彩图 61)

【采制】3~6 月剥取树皮，鲜时刮去粗皮，晒干。

【产地】关黄柏主产于东北、河北、内蒙古。

【性状】板片状或浅槽状，长宽不一，厚 2~4mm。外表面黄绿色或淡棕黄色，较平坦；有不规则的纵裂纹，皮孔痕小而少见，偶有灰白色的粗皮残留；内表面黄色或黄棕色。体轻，质较硬，断面纤维性，有的呈裂片状分层，鲜黄色或黄绿色。气微，味极苦，嚼之有黏性。(彩图 61)

【显微特征】横切面(有残留栓皮)　木栓细胞含黄棕色物。皮层狭窄，有石细胞和纤维束，石细胞壁厚，有层纹，有的石细胞呈分枝状。韧皮射线宽 2~4 列细胞，韧皮纤维众多，与韧皮薄壁细胞交互成层排列。纤维黄色，壁厚，周围细胞中常含草酸钙方晶。黏液细胞多。薄壁细胞中可见方晶、细小淀粉粒。(图 11-43A，彩图 62)

粉末　黄绿色或黄色。①纤维与晶鞘纤维多见，鲜黄色，直径 16~38μm，常成束，壁厚，木化，周围细胞含草酸钙方晶。②石细胞鲜黄色，类圆形或纺锤形，直径 35~80μm，有的呈分枝状，壁厚，层纹明显，有的可见孔沟。③草酸钙方晶甚多，大多类双锥形、多面形或正立方形，直径 12~30μm。另可见淀粉粒及黏液细胞。(图 11-44)

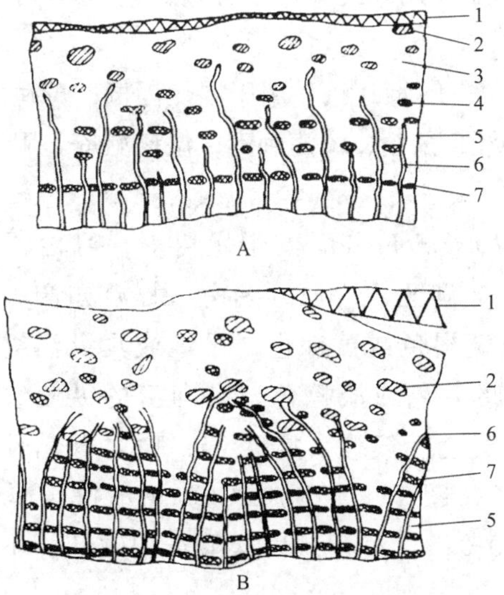

图 11-43　黄檗（树皮）横切面

A. 黄檗；B. 黄皮树

1. 木栓层；2. 石细胞群；3. 皮层；4. 纤维束；5. 韧皮部；6. 射线；7. 硬韧部

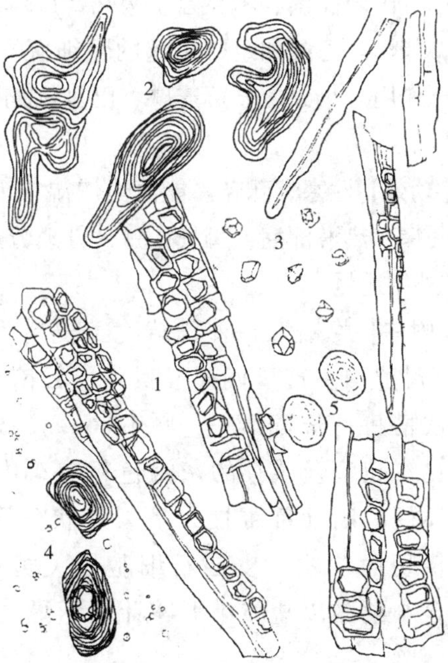

图 11-44　黄檗（树皮）粉末

1. 纤维及晶鞘纤维；2. 石细胞；3. 草酸钙方晶；4. 淀粉粒；5. 黏液细胞

【化学成分】①生物碱　小檗碱（berberine）、巴马汀（palmatine）、药根碱（jatrorrhizine）、木兰花碱（magnoflorine）、黄柏碱（phellodendrine）、白栝楼碱（candicine）和蝙蝠葛任碱（menisperine）等。②柠檬苦素类　柠檬苦素（limonin，即黄柏内酯 obakulactone）、黄柏酮（obakunone）、kihadanin A 和 B。柠檬苦素在化学结构上属于三萜的衍生物，是黄柏的主要苦味成分。

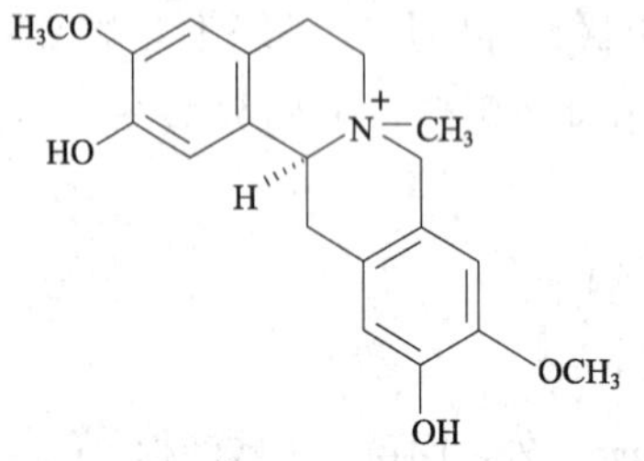

黄柏碱

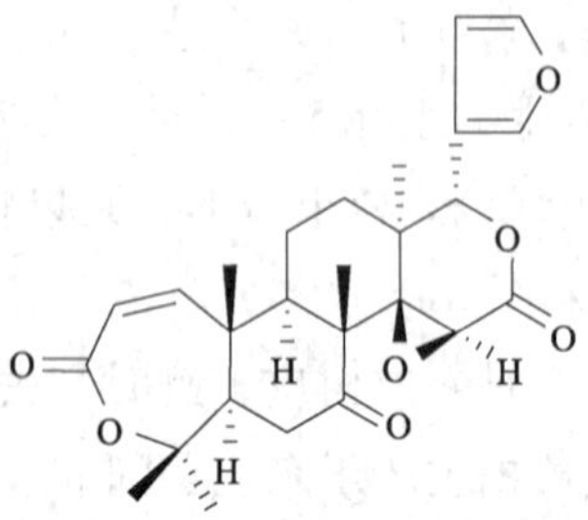

黄柏酮

【理化鉴别】TLC　粉末用乙酸乙酯超声提取作供试品，以关黄柏对照药材和黄柏酮作对照，用硅胶 G 板，石油醚（60～90℃）-乙酸乙酯（1∶1）展开，10%硫酸乙醇显色。供试品色谱中，在与对照药材和对照品色谱相应的位置上，显相同颜色的斑点。

【含量测定】采用 HPLC 法同时测定盐酸小檗碱和盐酸巴马汀。粉末用 60%乙醇溶液超声提取，以十八烷基硅烷键合硅胶为固定相，乙腈-0.1%磷酸溶液梯度洗脱，检测波长 345nm，外标法计算含量。按干燥品计算，含盐酸小檗碱，不得少于 0.60%；含盐酸巴马汀，不得少于 0.30%。

【药理作用】①抗病原微生物及病原虫作用　黄柏煎剂、醇浸剂具有广谱抗菌作用。对多种革兰氏阳性菌、阴性菌、钩端螺旋体、滴虫、阿米巴原虫均有抑制作用。②抗炎作用　小檗碱能抑制乙酸和组胺引起的毛细血管渗透性增加，抑制二甲苯引起的小鼠耳廓肿胀。③降压作用　小檗碱、黄连碱、巴马汀均具有降压作用。此外，还有镇静、利胆、抗溃疡等作用。

【功效】性寒，味苦。能清热燥湿，泻火除蒸，解毒疗疮。用于湿热泻痢，黄疸尿赤，带下阴痒，热淋涩痛，脚气痿躄，骨蒸劳热，盗汗，遗精，疮疡肿毒，湿疹湿疮。用量 3～12g，外用适量。

【附注】黄柏为芸香科植物黄皮树 *P. chinense* Schneid. 的干燥树皮，习称“川黄柏”。川黄柏主产于四川、贵州、云南，陕西、湖北、广西、湖南、甘肃亦产。板片状或浅槽状，长宽不一，厚 1～6mm；外表面黄褐色或黄棕色，平坦或具纵沟纹，有的可见皮孔痕及残存的灰褐色粗皮；内表面暗黄色或淡棕色，有细密的纵棱纹。体轻，质硬，断面纤维性，呈裂片状分层，深黄色。气微，味极苦，嚼之有黏性。川黄柏横切面观察，皮层石细胞较关黄柏为多（图 11-43B）。ChP 规定按干燥品计算，含小檗碱以盐酸小檗碱计，不得少于 3.0%；含黄柏碱以盐酸黄柏碱计，不得少于 0.34%。

本科其他常用生药和药用植物见表 11-25 和表 11-26。

表 11-25　ChP 收载的芸香科其他生药

生药名	来源	药用部位	主要成分	功效
陈皮	橘 *Citrus reticulata* Blanco 及其栽培变种	果皮	挥发油（柠檬烯、蒎烯等）、黄酮（橙皮苷、新橙皮苷、川陈皮素、柚皮苷、5，7，4′-三甲氧基黄酮等）	理气健脾，燥湿化痰
青皮	橘 *Citrus reticulata* Blanco 及其栽培变种	幼果果皮	同陈皮	疏肝破气，消积化滞
橘红	橘 Citrus reticulata Blanco 及其栽培变种	外层果皮	同陈皮	理气宽中，燥湿化痰
化橘红	化州柚 *Citrus grandis* 'Tomentosa' 或柚 *C. grandis*（L.）Osbeck	未成熟或近成熟的外层果皮	挥发油（柠檬醛、牻牛儿醇、芳樟醇等）、黄酮（柚皮苷、新橙皮苷、枳属苷）、香豆素（异欧前胡素，佛手内酯）	理气宽中，燥湿化痰
橘核	橘 *Citrus reticulata* Blanco 及其栽培变种	种子	柠檬苦素（柠檬苦素、诺米林等）、脂肪酸（棕榈酸、硬脂酸、油酸等）	理气，散结，止痛
白鲜皮	白鲜 *Dictamnus dasycarpus* Turcz.	根皮	生物碱（白鲜碱、白鲜明碱等）、柠檬苦素（柠檬苦素、黄柏酮等）、苯酞（梣酮）	清热燥湿，祛风解毒
吴茱萸	吴茱萸 *Euodia rutaecarpa*（Juss.）Benth.、石虎 *E. rutaecarpa*（Juss.）Benth. var. *officinalis*（Dode）Huang 或疏毛吴茱萸 *E. rutaecarpa*（Juss.）Benth. var. *bodinieri*（Dode）Huang	果实	生物碱（吴茱萸碱、羟基吴茱萸碱、吴茱萸次碱等）、柠檬苦素	散寒止痛，降逆止呕，助阳止泻
九里香	九里香 *Murraya exotica* L. 或千里香 *M. paniculata*（L.）Jack	叶和带叶嫩枝	香豆素（九里香甲素、乙素、丙素等）、挥发油（左旋荜澄茄烯、邻氨基苯甲酸甲酯、甜没药烯、β-丁香烯等）、黄酮（5,7,3′,4′, 5′-五甲氧基黄酮）	行气止痛，活血散瘀
花椒	青椒 *Zanthoxylum schinifolium* Sieb. et Zucc. 或花椒 *Z. bungeanum* Maxim.	果皮	挥发油（柠檬烯、1,8-桉叶素、月桂烯等）、生物碱（白藓碱、勒碱、氧化勒碱等）、酰胺（α-山椒素、花椒素、异花椒素等）	温中止痛，杀虫止痒
两面针	两面针 *Zanthoxylum nitidum*（Roxb.）DC.	根	生物碱（氯化两面针碱等）、木脂素（左旋芝麻素等）、黄酮（牡荆素等）、香豆素（*l*-芝麻脂素、*d*-表芝麻脂素等）	活血化瘀，行气止痛，祛风通络，解毒消肿
佛手	佛手 *Citrus medica* L. var. *sarcodactylis* Swingle	果实	挥发油（柠檬烯等）、香豆素（6,7-二甲氧基香豆素、5-羟基-7-甲氧基-8-异戊烯基香豆素等）	疏肝理气，和胃止痛，燥湿化痰

续表

生药名	来源	药用部位	主要成分	功效
枳壳	酸橙 *Citrus aurantium* L. 及其栽培变种	未成熟果实	挥发油（α-蒎烯、β-蒎烯、月桂烯等）、黄酮（柚皮苷、新橙皮苷等）、生物碱（辛弗林、*N*-甲基酪胺等）	理气宽中，行滞消胀，
枳实	酸橙 *Citrus aurantium* L. 及其栽培变种或甜橙 *C. sinensis* Osbeck	幼果	同枳壳	破气消积，化痰散痞
香橼	枸橼 *Citrus medica* L. 或香圆 *C. wilsonii* Tanaka	果实	挥发油（乙酸牻牛儿醇酯、乙酸芳樟醇酯、右旋柠檬烯、柠檬醛等）、有机酸（枸橼酸、苹果酸）	疏肝理气，宽中，化痰

表 11-26　欧美国家常用的芸香科其他植物药

药用植物	学名	药用部位	主要成分	功效
柠檬	*Citruslimon*（L.）Burm. f.	果实和果皮	挥发油（含柠檬烯、α-松油烯、β-蒎烯、柠檬醛）	防腐，抗风湿，抗菌，抗氧化，解热
美洲花椒	*Zanthoxylum americanum* Mill.	树皮和蒴果	生物碱（白屈菜赤碱）、木脂素（细辛素）、香豆素（别黄木亭、黄木亭、花椒内酯）	止痛
短叶布枯	*Agathosma betulina* Bartling et Wendland	叶	挥发油（胡薄荷酮、薄荷酮、地奥酚）、黄酮（芦丁）、香豆素（香叶木苷）	消炎，杀菌，调理月经，治疗消化系统疾病
安古斯图拉树	*Galipea officinalis* Hancock	树皮	生物碱、挥发油	抗菌，滋补，止痉
芸香	*Ruta graveolens* L.	地上部分	挥发油（2-十一烷酮醇）、黄酮（芦丁）、生物碱（环氧芸香吖啶酮碱、20-羟基环氧吖啶酮碱）	治疗月经病，刺激子宫肌肉
香柠檬	*Citrus bergamia* Riossa et Poit	精油	挥发油（乙酸芳樟酯、柠檬烯、芳樟醇等）	缓解精神紧张，放松肌肉痉挛及促进消化
调料九里香	*Murraya koenigii*（L.）Spreng.	叶和果实	生物碱（九里香叶甲碱、九里香碱）、挥发油（β-丁香稀、甜没药稀）	减少消化系统分泌物，减缓恶心，消化不良和呕吐
酸橙	*Citrus aurantium* L.	果实、叶、花及精油	挥发油（柠檬烯）、黄酮（柚皮苷）	减轻胃肠胀气，解痉，镇静

（贾　英）

17. 橄榄科 Burseraceae

乔木或灌木，有树脂道分泌树脂或油质。叶互生，奇数羽状复叶，稀为单叶。花小，多数，两性或杂性，辐射对称；萼片和花瓣 3~5；花盘环状；子房上位，2~5 室，每室有胚珠2枚。核果。

本科16属，约550种，分布于南北半球热带地区，是热带森林主要树种之一。我国有3属13种，产于四川、云南、广西、广东、海南、福建和台湾。主要的属有橄榄属（*Canarium*）、乳香属（*Boswellia*）、没药属（*Commiphora*）、嘉榄属（*Garuga*）、马蹄果属（*Protium*）、山地榄属（*Santiria*）等。

本科植物的主要有用产物是树脂，其中著名的如乳香，系乳香树 *Boswellia carteri* Birdw. 及同属植物 *B. bhaw-dajiana* Birdw. 所产的树脂，原产索马里、埃塞俄比亚及阿拉伯等地，我国有引种，为治筋脉拘挛、跌打损伤、痈疽疮毒、心腹诸痛的要药；又如没药，是地丁树 *Commiphora myrrha* Engl. 及哈地丁树 *C. molmol* Engl. 的树脂，对治痈疽肿痛、损伤瘀血、经闭症瘕、心腹诸痛有良效。本科植物化学成分主要有树脂类、挥发油类和树胶类等。

没药 Myrrha
（英）Myrrh 或 guggul

【来源】 橄榄科植物地丁树 *Commiphora myrrha* Engl. 或哈地丁树 *C. molmol* Engl. 的干燥树脂。分为天然没药和胶质没药。

【植物形态】 灌木或矮乔木，高3m。树枝具尖刺，树皮薄，光滑。叶单生或丛生，多为三出复叶，小叶倒长卵形或倒披针形，中央1片较大；叶柄短。总状花序腋生；花小，具雄花、雌花或两性花。核果卵形。花期夏季。

【采制】 于11月至次年2月将树刺伤，树脂由树皮裂缝处或伤口自然渗出（没药树干受伤后，其韧皮部的离生树脂道附近的细胞被破坏，形成大型溶生树脂腔，内含油胶树脂）。树脂流出时初为淡白色，在空气中渐变为红棕色硬块，采收后除去杂质。

【产地】 主产于非洲东北部的索马里、埃塞俄比亚、阿拉伯半岛南部及印度等地，以索马里所产没药质量最佳。

【性状】 天然没药呈不规则颗粒性团块，大小不等，大者直径长达6cm以上。表面黄棕色或红棕色，近半透明部分呈棕黑色，被有黄色粉尘。质坚脆，破碎面不整齐，无光泽。有特异香气，味苦而微辛。

胶质没药呈不规则块状和颗粒，多黏结成大小不等的团块，大者直径长达6cm以上。表面棕黄色至棕褐色，不透明，质坚实或疏松，有特异香气，味苦而有黏性。

【显微特征】 粉末浅棕黄色。树脂块呈不规则块片状或团块状，黄棕色、红棕色或灰白色，半透明，边缘常呈缺刻状。方晶众多，直径15~30μm，棱角明显。石细胞单个散在或数个成群，类多角形、长圆形或不规则形，壁厚，孔沟及纹孔明显。偶见导管、纤维及木栓细胞。（图11-45）

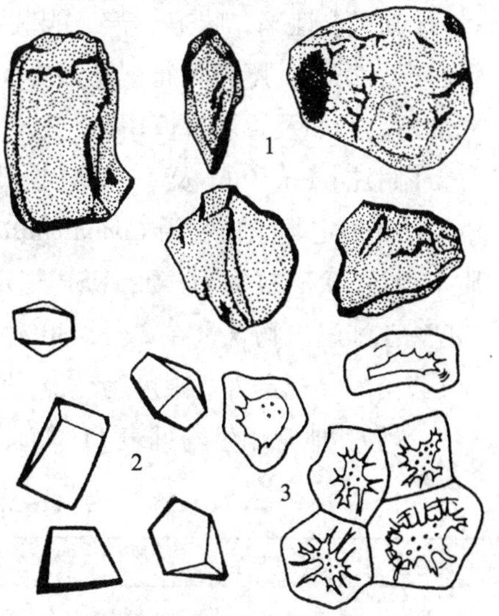

图11-45 没药粉末

1. 树脂块；2. 草酸钙方晶；3. 石细胞

【化学成分】 由挥发油、醇溶性树脂和水溶性树胶三部分构成。含挥发油2%~8%，主要成分为没药酮（myrrhone）、丁香酚、*m*-甲基苯酚、枯醛、二戊烯、桂皮醛、莪术呋喃烯酮、8α-甲氧基莪术呋喃二烯等；含树脂25%~35%，主要成分为没药萜醇（commiferin）、*Z*-没药甾酮（guggulsterone Z）、*E*-没药甾酮（guggulsterone E）、羽扇豆酮（lupenone）、3-表-羽扇豆醇乙酯（3-*epi*-lupenyl acetate）、α-香树脂酮（α-amyrone）、3-表-α-香树脂醇（3-*epi*-α-amyrin）、环阿尔廷-1α，2α，3β，25-四醇（cycloartane-1α，2α，3β，25-tetraol）等；含树胶40%~60%，主要成分为糖类、蛋白质、有机酸等，如阿拉伯糖、半乳糖、木糖、苹果酸等。

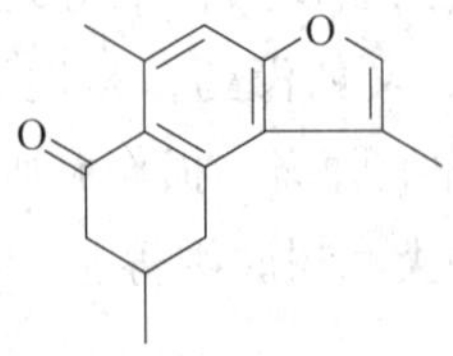

没药酮

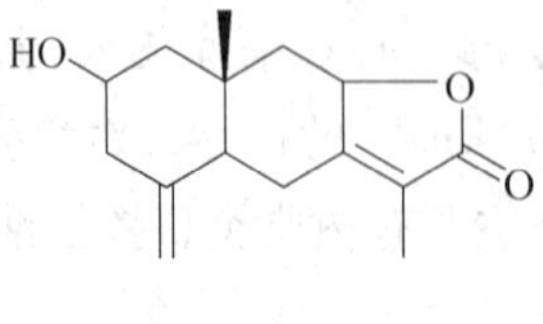

没药萜醇

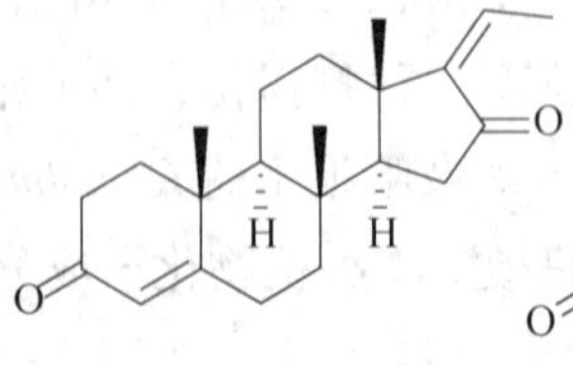

Z-没药甾酮

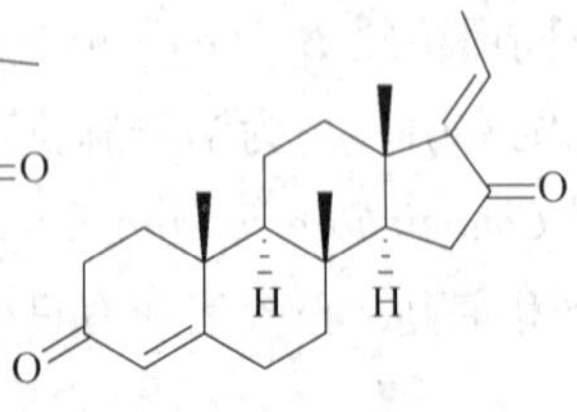

E-没药甾酮

【理化鉴别】 1. 取本品粉末0.1g，加乙醚3ml，振摇，滤过，滤液置蒸发皿中，挥尽乙醚，残留的黄色液体加硝酸，显褐紫色。

2. 取本品粉末少量，加香草醛试液数滴，天然没药立即显红色，继而变为红紫色，胶质没药立即显紫红色，继而变为蓝紫色。

3. TLC　取［含量测定］项下的挥发油适量，加环己烷制成供试品溶液。取天然没药对照药材或胶质没药对照药材，照挥发油测定法，加环己烷制成对照药材溶液。用硅胶G板，以环己烷-乙醚（4∶1）为展开剂展开，喷以10%硫酸乙醇溶液，在105℃加热至斑点显色清晰。供试品色谱中，在与对照药材色谱相应的位置上，显相同颜色的斑点。

【含量测定】 取20g（除去杂质），照挥发油测定法（二甲苯法）测定，天然没药含挥发油不得少于4.0%（ml/g）；胶质没药含挥发油不得少于2.0%（ml/g）。

【药理作用】 ①抗菌作用　没药水浸剂对堇色毛癣菌、同心性毛癣菌、许兰黄癣菌等多种致病真菌有不同程度的抑制作用。②抗炎、镇痛与解热作用　没药的多种同属植物均被发现有抗炎、退热等作用。③降血脂作用　没药能降低动物血清胆固醇和甘油三酯的浓度。

【功效】 性平，味辛、苦。能散瘀定痛，消肿生肌。用于胸痹心痛，胃脘疼痛，痛经经闭，产后瘀阻，癥瘕腹痛，风湿痹痛，跌打损伤，痈肿疮疡。用量3~5g，炮制去油，多入丸散用。孕妇及胃弱者慎用。

【附注】 Ph. Eur. 及USP均收载有没药，其质量标准与ChP的主要不同之处在于：Ph. Eur. 规定基原植物为 *Commiphora molmol* Engl. 或没药属其他种，设定有“醇不溶性物质不得过70%”的检查项；USP规定基原植物为 *C. mukul*（Hook. ex Stocks）Engl.，设定有“乙酸乙酯浸出物含量在22%~30%之间”的检查项，并采用HPLC法测定*Z*-没药甾酮和*E*-没药甾酮，规定含量限度为“含没药甾酮以*Z*-没药甾酮计，不得少于1.0%”。

本科其他常用生药见表11-27。

表11-27　ChP收载的橄榄科其他生药

生药名	来源	药用部位	主要成分	功效
乳香	乳香树 *Boswellia carteri* Birdw. 及同属植物 *B. bhaw-dajiana* Birdw.	树皮渗出的树脂	挥发油（蒎烯、α-水芹烯等）、树脂（α-乳香脂酸、β-乳香脂酸）、树胶	活血定痛，消肿生肌

续表

生药名	来源	药用部位	主要成分	功效
青果	橄榄 *Canarium album* Raeusch.	果实	三萜（α-香树脂醇、β-香树脂醇、32表-α-香树脂醇）、香豆素（滨蒿内酯，东莨菪内酯）、挥发油（桉油精）、多酚类（苏木酚、并没食子酸）	清热解毒，利咽，生津

（李会军　贾　英）

18. 瑞香科 Thymelaeaceae

灌木或乔木。茎皮多韧皮纤维，不易折断。单叶，对生或互生，全缘。花萼管状，4~5裂，呈花瓣状；花瓣缺或退化为鳞片状；雄蕊常与花萼裂片同数或为其2倍，通常着生于萼管的喉部；子房上位，每室1倒生胚珠。

本科约50属，500种，分布于热带和温带。我国有9属，约90种，已知药用近40种，主要分布于长江以南地区。主要的属有沉香属（*Aquilaria*）、瑞香属（*Daphne*）、草瑞香属（*Diarthron*）、荛花属（*Wikstroemia*）、结香属（*Edgeworthia*）、狼毒属（*Stellera*）等。

本科植物化学成分主要有：二萜酯类、香豆素类、木脂素类、挥发油和黄酮类等。芫花中的二萜酯类有抗生育作用。瑞香属植物中含有的瑞香素（daphnetin）及其苷类，有抗炎、抗凝血和促进尿酸排泄作用。木脂素类芫花醇（wikstromol）有抗淋巴细胞性白血病作用。本科许多植物均含挥发油，油中成分多属倍半萜类成分，有止痛、理气功效。某些植物所含的黄酮类成分有镇咳祛痰作用。

沉香 Aquilariae Lignum Resinatum
（英）Chinese Eaglewood Wood

【来源】瑞香科植物白木香 *Aquilaria sinensis*（Lour.）Gilg 含有树脂的木材。习称国产沉香、土沉香。

【植物形态】常绿乔木，高达15 m，有香气。叶互生，革质，长卵形、倒卵形或椭圆形。伞形花序顶生或腋生，花黄绿色，花萼浅钟状，裂片5；花瓣10，鳞片状，有毛；子房上位，2室。蒴果木质，扁倒卵形。花期4~5月，果期7~8月。（彩图63）

【采制】全年均可采收，以种植10年、胸径15cm以上者取香质量较好。常用结香的方法有：①半断干法　离树干基部一定高度横锯树干深1/2或1/3，让其结香。②凿洞法　在树干上，凿一至多个宽2cm、长5~10cm、深5~10cm的长方形或圆形洞，用泥土封闭，让其结香，取香数年后再取。③砍伤法　用刀在树干上横砍至木质部3~5cm，一至数个伤口，让其结香，数年后能产生3~4级沉香，香被取后又可以继续结香。④人工接种结香　用锯和凿的方法，在大树树干的同一边从上到下每隔40~50cm开一香门，香门长和深度均为树干粗的一半，宽为1cm。开好香门后，将菌种塞满香门，用塑料薄膜包扎封口。当上下伤口都结香而相连接时，整株砍下采香。将采下的香，用刀削去黄白色不含树脂部分，阴干。

【产地】生于疏林酸性黄壤土或荒山中，主产于广东、海南、广西、福建等省区。白木香野生量在不断减少，被列为国家二级保护野生植物，已载入《中国植物红皮书》和《广东省珍稀濒危植物图谱》。

【性状】呈不规则块状、片状或盔帽状，有的为小碎块。表面凹凸不平，有刀痕，偶有孔洞，可见黑褐色树脂与黄白色木部相间的斑纹，孔洞及凹窝表面多呈朽木状。质较坚实，断面刺状。气芳香，味苦。（彩图 63）

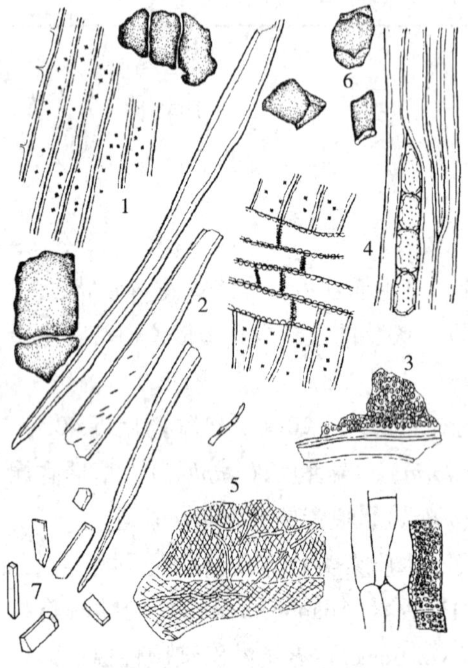

图 11-46　白木香（心材）粉末
1. 纤维管胞；2. 韧型纤维；3. 导管碎片；4. 木射线碎片；5. 木间韧皮薄壁细胞；6. 树脂块；7. 草酸钙柱晶

【显微特征】横切面　木射线宽 1~2 列细胞，充满棕色树脂。导管圆多角形，直径 42~128μm，有的含棕色树脂。木纤维多角形，直径 20~45μm，壁稍厚，木化。木间韧皮部扁长椭圆形或条带状，常与射线相交，细胞壁薄，非木化，内含棕色树脂；其间散有少数纤维，有的薄壁细胞含草酸钙柱晶。（彩图 64）

粉末　黑棕色。①纤维状管胞长梭形，多成束，直径 22~29μm，壁较薄，木化，径向壁上有具缘纹孔。②韧型纤维较少见，多离散，直径 25~45μm，径向壁有单斜纹孔。③具缘纹孔导管直径约至 128μm，具缘纹孔排列紧密，内含黄棕色树脂块。④木射线碎片宽 1~2 列细胞，壁连珠状增厚。⑤木间韧皮薄壁细胞壁非木化，含黄棕色物，可见菌丝腐蚀形成的纵横交错的纹理。另可见黄棕色树脂团块、草酸钙柱晶。（图 11-46）

【化学成分】主含挥发油及树脂，含挥发油约 0.80%，主要成分为白木香醇（baimuxinol）、异白木香醇（isobaimuxinol）、去氢白木香醇（dehydrobaimuxinol）、白木香酸、白木香醛、沉香螺萜醇（agarospirol）、羰基何帕酮（3-oxo-22-hydroxyhopane）、β-沉香呋喃、苄基丙酮、对甲氧基苄基丙酮、茴香酸等。尚含色酮类化合物：2-（2-苯乙基）色酮、6-羟基-2-（2-苯乙基）色酮、6-甲氧基-2-（2-苯乙基）色酮、5，8-二羟基-2-（2-苯乙基）色酮、6，7-二甲氧基-2-（2-苯乙基）色酮等。

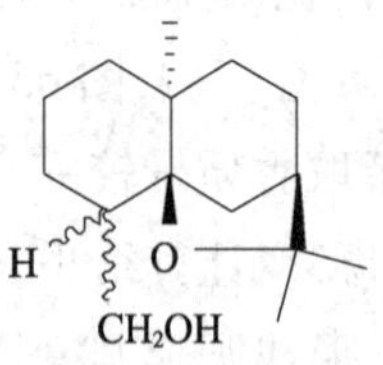

异白木香醇　α-H　β-CH_2OH
白木香醇　β-H　α-CH_2OH

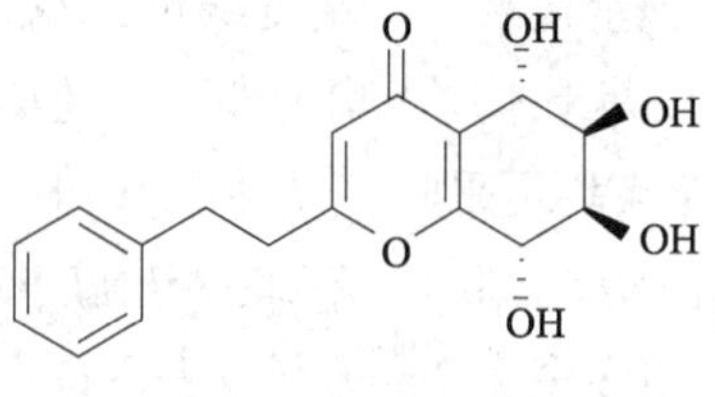

沉香四醇

【理化鉴别】TLC　粉末用乙醚超声提取，滤过，滤液蒸干后加三氯甲烷溶解，作供试品。另取沉香对照药材做对照，用硅胶 G 板，三氯甲烷-乙醚（10∶1）展开。紫外灯（365nm）下检视，在与对照药材色谱相应的位置上，显相同颜色的荧光斑点。

【含量测定】采用 HPLC 法测定沉香四醇。粉末用乙醇超声提取，以十八烷基硅烷键合硅胶为固定相，乙腈-0.1%甲酸溶液梯度洗脱，检测波长252nm，外标法计算含量。按干燥品计算，含沉香四醇不得少于0.10%。

【药理作用】①对消化道系统的作用　沉香水煎液和水煮醇沉液能抑制离体豚鼠回肠的自主收缩，对抗组胺、乙酰胆碱引起的痉挛性收缩；对整体动物腹腔注射沉香水煮醇沉液能使新斯的明引起的小鼠肠推进运动减慢，呈现肠平滑肌解痉作用。②对中枢神经系统的作用　沉香苯提取物给小鼠灌胃能明显延长小鼠环己巴比妥的睡眠时间。③止咳作用　醇提取物能促进体外豚鼠气管抗组胺作用，而发挥止喘效果。此外，用沉香粉吸入法治疗呃逆，具显著疗效。

【功效】性微温，味辛、苦。能行气止痛，温中止呕，纳气平喘。用于胸腹胀闷疼痛，胃寒呕吐呃逆，肾虚气逆喘急。用量1~5g。入煎剂宜后下。

【附注】1. 在自然条件下，只有当白木香受到刺激或者损伤时，才会产生沉香。古人将自然结香分为三种，即“熟结”“脱落”“虫漏”。据药农经验，是否结香首先看树干有无伤口、腐朽、残枝、断干、雷劈，其次看树势，在正常情况下，出现枝叶枯黄生长不旺盛、局部枯死等现象，大多数已结香。

2. 靠自然结香远不能够满足市场需求。因此，人工快速结香方法是提高沉香产量的最有效途径。现代研究发现，物理化学伤害或真菌侵染能诱导白木香产生具有抑菌活性的防御性物质，这些物质与细胞其他组分复合形成的导管填充物堵塞了次生木质部的导管，从而形成含有树脂的木材——沉香。目前常用的快速结香技术，大体可分为物理伤害结香法（砍伤法、凿洞法、半断干法、断枝法、打钉法）、接菌结香法和化学伤害结香法。近年又出现了“通体结香技术”，即在白木香离地50cm处钻1个到达木质部很小的孔，将结香液通过输液装置缓缓输入孔中，利用植物的蒸腾作用，疏导至植物茎干、枝条、根等各器官，促使整个植株内部结香。该技术有望在一定程度上解决沉香产业化生产中所面临的结香技术瓶颈问题。

本科其他常用生药和药用植物见表11-28和表11-29。

表11-28　ChP收载的瑞香科其他生药

生药名	来源	药用部位	主要成分	功效
芫花	芫花 *Daphne genkwa* Sieb. et Zucc.	花蕾	二萜（芫花酯甲、乙）、黄酮（芫花素、羟基芫花素）、α-呋喃醛	泻水逐饮，外用杀虫疗疮

表11-29　欧美国家常用的瑞香科其他植物药

药用植物	学名	药用部位	主要成分	功效
欧瑞香	*Daphne mezereum* L.	根、根皮和茎皮	二萜（瑞香毒素、欧瑞香素）	轻泻，抗癌

（贯　英）

19. 五加科 Araliaceae

木本，稀多年生草本。叶多互生。花两性，稀单性或杂性；辐射对称，伞形花序，或再集合成圆锥状或总状复合花序；雄蕊多与花瓣同数而互生，生于花盘边缘，花盘肉质，生于子房顶部；子房下位。浆果或核果。

本科约80属900余种，广布于温带和热带。我国有22属，约160余种。主要的属有五加属（*Acanthopanax*）、楤木属（*Aralia*）、常春藤属（*Hedera*）、刺楸属（*Kalopanax*）、人参属（*Panax*）、鹅掌柴属（*Schefflera*）、通脱木属（*Tetrapanax*）等。主要的生药有人参、三七、刺五加、五加皮、竹节参、珠子参、通草、刺人参、龙牙楤木等。

本科植物常有长而硬的单列或成二歧、丛生、星状与盾状的非腺毛。气孔常为平轴式。分泌道常见，多存在于皮层、韧皮部和髓部，某些属植物的射线中有胞间性分泌道。草酸钙簇晶较常见，亦有方晶。

本科植物化学成分主要有：①皂苷类　达玛烷型四环三萜皂苷主要存在于人参属植物中，如人参皂苷是人参、三七和西洋参等的主要有效成分，具有广泛的生物活性。齐墩果烷型五环三萜皂苷分布在楤木属、刺楸属、五加属和人参属植物中，具有兴奋中枢神经、抗溃疡、抗炎等作用。②黄酮类　在许多属中均含有，如刺五加中的金丝桃苷有提高动物耐低压缺氧能力和镇静作用；人参茎叶所含的山柰酚、三叶豆苷、人参黄酮、木犀草素-7-*O*-葡萄糖苷等有扩张冠状动脉、改善血液循环和抗菌作用。③香豆素类　五加属、刺楸属等植物含有香豆素类，如刺五加的异秦皮定有明显的镇静作用。此外，五加属植物尚含有木脂素类及蒽醌类成分，如刺五加含新刺五加酚及大黄酚、大黄素、大黄素甲醚和芦荟大黄素。

人参 Ginseng Radix et Rhizoma

（英）Ginseng

【来源】五加科植物人参 *Panax ginseng* C. A. Mey. 的干燥根和根茎。栽培品称“园参”；播种在山林野生状态下自然生长的又称“林下山参”，习称“籽海”。

【植物形态】多年生草本，高达60cm。主根肥大，纺锤形，单一或二歧，根茎短，每年增生一节。茎单一；叶轮生茎顶，通常一年生者具1枚三出复叶，二年生者具1枚五出复叶，三年生者具2枚复叶，四年生者具3枚复叶，并开始抽生花序，以后每年增1枚复叶，最多可至6枚复叶。掌状复叶有长柄，小叶常为5，倒卵状椭圆形，基部一对较小。伞形花序顶生，花小，4~40余朵；花瓣5，淡绿色或浅黄绿色；雄蕊5；子房下位。浆果状核果扁球形，成熟时鲜红色，内含半球形种子2粒。花期6~7月，果期7~9月。（彩图65）

【采制】园参　于9~10月间采收栽培6年的人参根，林下山参于7月下旬至9月果红熟时采挖，洗净。

生晒参　全根晒干称“全须生晒参”；剪去小支根，晒干者称“生晒参”；刮去外皮晒干者，称“白干参”。山参均加工成“全须生晒参”。

红参　将鲜参捏去须根，蒸透（3~6 h）后干燥，剪去支根和细根，再烘干。剪下的支根、细根和须根，扎成小把，再烘干，称“红参须”。

糖参　人参鲜根用沸水烫15min左右，用排针扎孔，灌糖，晾晒，再灌糖1~2次，晾晒，烘干。现已少生产。

冻干参（活性参）　鲜参经真空冷冻干燥加工制成。

【产地】园参主产于吉林，辽宁及黑龙江省亦产；林下山参主产于东北三省，量少。

【性状】生晒参　主根呈圆柱形或纺锤形，长 3~15cm，直径 1~2cm。表面淡黄白色或淡灰黄色，有明显纵皱纹及少数横长皮孔，上部有疏浅断续的横纹，下部常有支根 2~3 条及少数细侧根，长约至 12cm。顶端有短小的根茎（习称“芦头”），长 1~5.5cm，直径 0.3~1.5cm，上有茎痕（习称“芦碗”）数个，呈凹窝状，交互排列，有时具细长横伸的不定根（习称“艼”）。全须生晒参着生多数须状细根，有的具细小不明显的疣状突起（习称“珍珠疙瘩”）。主根质较硬，折断面平坦，淡黄白色，形成层环棕黄色，皮部有黄棕色点状树脂道及放射状裂隙；须根质脆。气特异，微香；味微苦、甘。（彩图 65）

山参　主根与根茎等长或稍短，呈圆柱形或具 2 条短纺锤形支根而呈“人”字形，主根长 2~10cm，直径 1~2cm。表面灰黄色，细腻，有浅纵皱纹，上部有细密而深陷的环纹（习称“铁线纹”）。根茎较长而细（习称“雁脖芦”），上有多数密集的芦碗，并有纺锤形下垂的艼（习称“枣核艼”），须根疏散长须状，长约为主根的 1~2 倍，珍珠疙瘩较多而明显。

红参　主根长 3~10cm。表面棕红色，半透明，有时上部有不透明的灰黄色斑块（习称“黄马褂”），具纵沟、皱纹及细根痕，下部有 2~3 条扭曲的支根。质硬脆，断面平坦，角质样，中心色较浅。（彩图 65）

【显微特征】生晒参主根横切面　木栓层为数列扁平细胞。栓内层窄。韧皮部外侧有裂隙，并可见颓废筛管组织，内侧薄壁细胞排列较紧密，树脂道圆形或椭圆形，内含黄色分泌物，近形成层处树脂道较多。形成层环明显。木质部射线宽广，导管单个散在或数个相聚，径向稀疏排列，导管旁偶有非木化纤维。薄壁细胞含草酸钙簇晶，并含众多淀粉粒。红参和糖参中淀粉粒多已糊化，其余与生晒参相同。（图 11-47）

生晒参粉末　淡黄色。①树脂道碎片易见，内径 34~110μm，腔道内含金黄色或黄棕色块状分泌物，分泌细胞中含颗粒状物或油滴。②草酸钙簇晶直径 20~68μm，大多棱角锐尖。③木栓细胞无色或淡黄色。表面观呈类方形、类长方形或多角形，壁薄，细波状弯曲，非木化或微木化。另可见导管、淀粉粒及木薄壁细胞。（图 11-48，彩图 66）

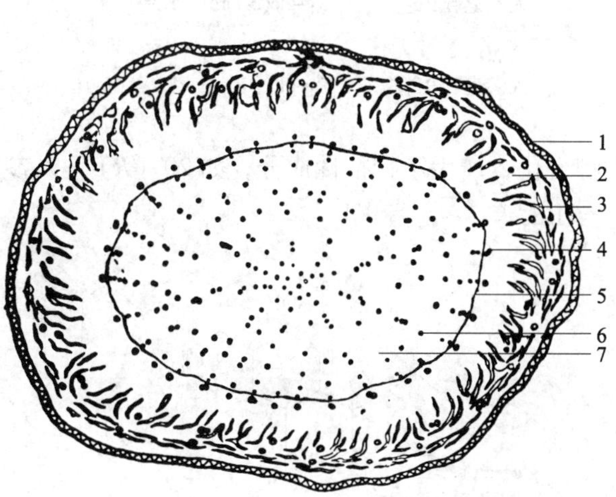

图 11-47　人参（根）横切面

1. 木栓层；2. 韧皮部；3. 裂隙；4. 树脂道；5. 形成层；6. 木质部；7. 射线

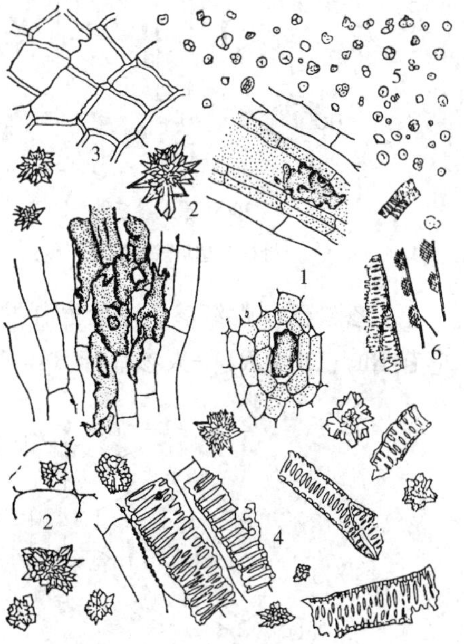

图 11-48　人参（根）粉末

1. 树脂道；2. 草酸钙簇晶；3. 木栓细胞；4. 导管；5. 淀粉粒；6. 木薄壁细胞

红参粉末　红棕色，除淀粉粒糊化轮廓模糊外，其他特征相同。

【化学成分】①三萜皂苷类　人参皂苷（ginsenoside）多数为达玛烷型四环三萜皂苷，如人参皂苷 Rb_1、Re、Rg_1等，由于苷元不同，达玛烷型皂苷又分为 20（*S*）-原人参二醇（protopanaxadiol）型皂苷（A 型）和 20（*S*）-原人参三醇（protopanaxatriol）型皂苷（B 型），以前者为多；少数为齐墩果烷型（C 型）五环三萜皂苷，如人参皂苷 Ro。皂苷中糖有葡萄糖、鼠李糖、木糖、阿拉伯呋喃糖、阿拉伯吡喃糖等。A 型和 B 型人参皂苷经酸水解后，由于 C_{20}上的甲基与羟基发生差向异构并与支链上双键环合，分别得到人参二醇（panaxadiol）和人参三醇（panaxatriol），而不能得到真正的皂苷元。②挥发性成分　生晒参含挥发油，油中含 γ-榄香烯等 20 余种成分。尚含人参炔醇（panaxynol）、人参环氧炔醇（panaxydol）等。③多糖　人参多糖由人参淀粉和人参果胶两部分组成，具显著生理活性的主要是人参果胶。人参果胶中有两种酸性杂多糖 SA 与 SB，SA 以 β-(1→3) D-半乳糖基为主链，SB 以 α-(1→4) 半乳糖醛酸为主链。

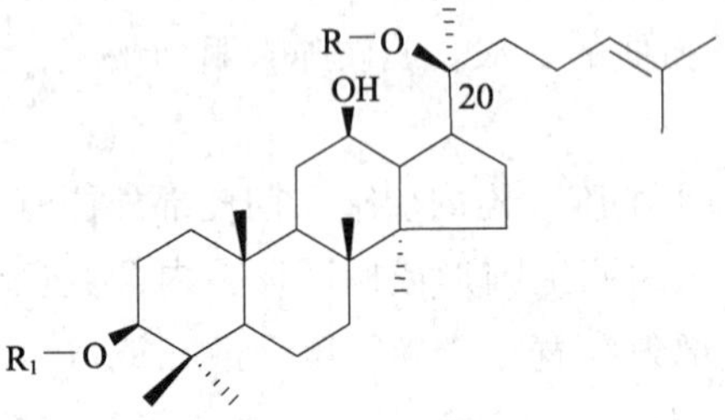

20(*S*)-原人参二醇类
(母核为达玛烷型四环三萜)

人参皂苷 Ra_1	R=glc(6-1)ara(p)(4-1)xyl	R_1=glc(2-1)glc
人参皂苷 Ra_2	R=glc(6-1)ara(f)(2-1)xyl	R_1=glc(2-1)glc
人参皂苷 Rb_1	R=glc(6-1)glc	R_1=glc(2-1)glc
人参皂苷 Rb_2	R=glc(6-1)ara(p)	R_1=glc(2-1)glc
人参皂苷 Rb_3	R=glc(6-1)xyl	R_1=glc(2-1)glc
人参皂苷 Rc	R=glc(6-1)ara(f)	R_1=glc(2-1)glc
人参皂苷 Rd	R=glc	R_1=glc(2-1)glc
人参皂苷 Rg_3	R=H	R_1=glc(2-1)glc

ara(p)=阿拉伯吡喃糖苷　ara(f)=阿拉伯呋喃糖苷

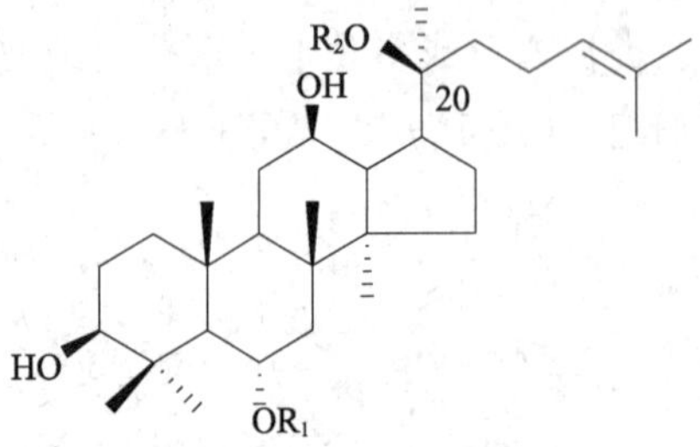

20(*S*)-原人参三醇类
(母核为达玛烷型四环三萜)

人参皂苷 Re	R_1=glc(2-1)rha	R_2=glc
人参皂苷 Rf	R_1=glc(2-1)glc	R_2=H
人参皂苷 Rg_1	R_1=R_2=glc	
人参皂苷 Rg_2	R_1=glc(2-1)rha	R_2=H
人参皂苷 Rh_1	R_1=glc	R_2=H

人参经蒸制得红参，部分皂苷发生了构型变化，产生了特征性成分，如 20（*R*）-人参皂苷 Rh_2、20（*R*）-人参皂苷 Rg_3、人参皂苷 Rh_3等。

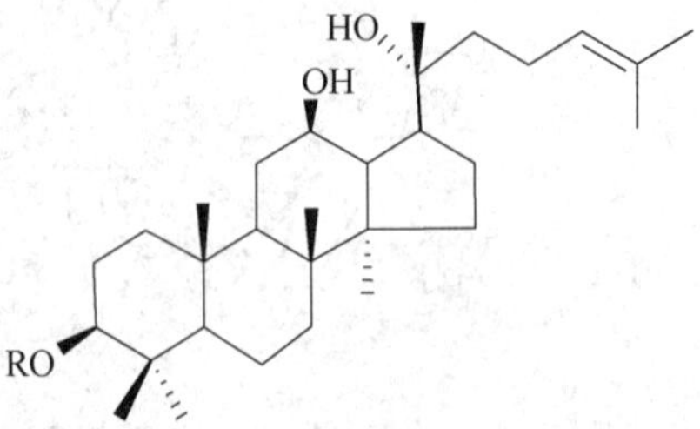

20(*R*)-人参皂苷 Rh_2　R=glc
20(*R*)-人参皂苷 Rg_3　R=glc(2-1)glc

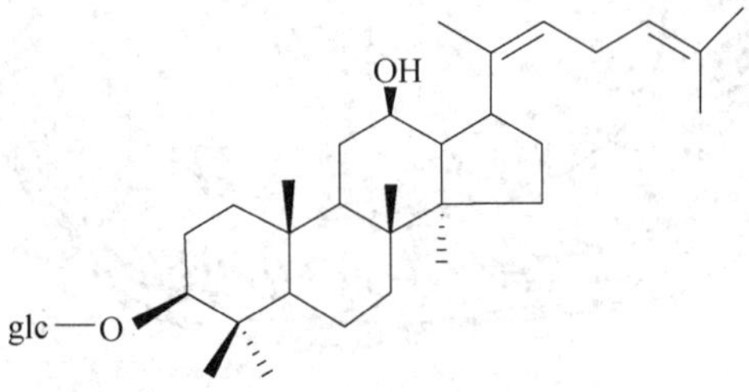

人参皂苷 Rh_3

【理化鉴别】 TLC　粉末用三氯甲烷脱脂，水饱和正丁醇超声提取，上清液氨水碱化后，上层液蒸干，加甲醇溶解作供试品。以人参对照药材和人参皂苷 Rb_1、Re、Rf、Rg_1 作对照，用硅胶 G 板，三氯甲烷-乙酸乙酯-甲醇-水（15∶40∶22∶10）10℃以下放置的下层溶液展开，10%硫酸乙醇显色，日光及紫外光灯（365nm）下检视。供试品色谱中，在与对照药材和对照品色谱相应位置上，分别显相同颜色的斑点或荧光斑点。

【检查】 水分不得过 12.0%；总灰分不得过 5.0%；有机氯类农药残留量：五氯硝基苯不得过 0.1mg/kg；六氯苯不得过 0.1mg/kg；七氯（七氯、环氧七氯之和）不得过 0.05mg/kg；氯丹（顺势氯丹、反式氯丹、氧化氯丹之和）不得过 0.1mg/kg。

【含量测定】 采用 HPLC 法测定人参皂苷 Rg_1、Re 及 Rb_1。粉末经三氯甲烷脱脂后用水饱和正丁醇超声提取，以十八烷基硅烷键合硅胶为固定相，乙腈-水梯度洗脱，检测波长 203nm，外标法计算含量。按干燥品计算，含人参皂苷 Rg_1 和 Re 总量不得少于 0.30%，人参皂苷 Rb_1 不得少于 0.20%。

【药理作用】 ①适应原样作用　人参能增强机体对各种有害因素的非特异性抵抗力，人参皂苷有抗疲劳、抗应激和抗突变作用。②对中枢神经系统的调整作用　人参能调节中枢神经系统的兴奋过程与抑制过程的平衡，Rb 组人参皂苷有镇静作用，Rg 组人参皂苷则有兴奋作用。人参对学习记忆也有双向作用，Rg_1 能促进学习记忆的获得、保留和再现，而 Rb_1 则有抑制作用。③对心血管系统的作用　人参对多种动物心脏均有先兴奋后抑制，小剂量兴奋、大剂量抑制的作用。人参对冠状动脉、脑血管与外周血管均有扩张作用。对血压，小剂量升压，大剂量降压；人参皂苷有先微升后下降的双向作用，Rb_1 有较强而持久的降压作用。④对血液系统的作用　人参和人参皂苷对骨髓的造血功能有保护和刺激作用，并有抑制血小板聚集、降血脂和抗动脉粥样硬化的作用。人参和总皂苷无溶血作用，其中 A 型皂苷有抗溶血作用，B 型和 C 型皂苷则有溶血作用。⑤对内分泌系统的作用　人参和人参皂苷能刺激垂体-肾上腺皮质轴系统功能，提高血浆中皮质酮水平，并有促性腺激素样作用。⑥对物质代谢的影响　人参及其皂苷对机体各组织的 RNA 和蛋白质合成均有促进作用，对异常血糖水平有调节作用；人参多糖有降血糖作用，并能促进大鼠肝内胆固醇合成，使高脂动物的胆固醇降低。

【功效】 性微温（红参性温），味甘、微苦。大补元气，复脉固脱，补脾益肺，生津养血，安神益智。用于体虚欲脱，肢冷脉微，脾虚食少，肺虚喘咳，津伤口渴，内热消渴，气血亏虚，久病虚羸，惊悸失眠，阳痿宫冷。用量 3~9g。另煎兑入汤剂服；也可研粉吞服，一次 2g，一日 2 次。不宜与藜芦、五灵脂同用。

【附注】 1. 人参叶 Ginseng Folium 为五加科植物人参 *Panax ginseng* C. A. Mey. 的干燥叶。常扎成小把，呈束状或扇状，掌状复叶带有长柄，小叶通常 5 枚。基部楔形，先端渐尖，边缘具细锯齿及刚毛，上表面叶脉生刚毛，下表面叶脉隆起。纸质易碎，气清香。味微苦而甘。ChP 规定含人参皂苷 Rg_1 和 Re 总量不得少于 2.25%。本品性寒、味苦、甘；能补气，益肺，祛暑，生津；用于气虚咳嗽，暑热烦躁，津伤口渴，头目不清，四肢倦乏。用量 1~3g。

2. 人参茎叶总皂苷（total ginsenoside of ginseng stems and leaves）和人参总皂苷（total ginsenoside of ginseng roots）分别为人参茎叶、人参根及根茎经加工制成的总皂苷，作为生产相关制剂的原料。其特征图谱如图 11-49 所示。

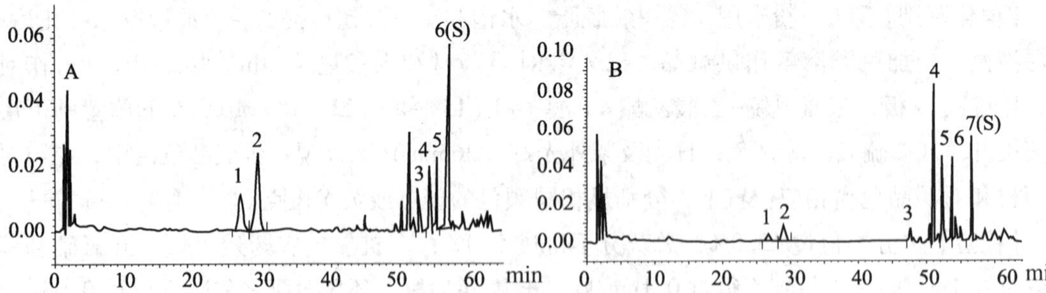

图 11-49 人参茎叶总皂苷和人参总皂苷特征色谱图

A. 人参茎叶总皂苷色谱图，色谱峰 1~4 分别为人参皂苷 Rg_1，Re，Rc，Rb_2，色谱峰 6（S）为人参皂苷 Rd；
B. 人参总皂苷色谱图，色谱峰 1~7 分别为人参皂苷 Rg_1，Re，Rf，Rb_1，Rc，Rb_2，Rd

3. 高丽参来源与人参相同，产于朝鲜与韩国。商品有红参和白参两种。红参又称“别直参”，加工方法与中国红参相似，唯压成方柱形；白参是将鲜参用沸水浸煮片刻后，再干燥。红参芦头较粗，几与参体等宽，芦碗明显，常有双芦，习称“蝴蝶芦”，单芦者称“独碗芦”，参体呈不规则方柱形，稀分枝，肩部横平，习称“平肩”或“将军肩”；表面棕褐色，断面具光泽；香气浓郁，味甘、苦而持久。

4. 西洋参 Panacis Quinquefolii Radix 为五加科植物西洋参 *Panax quinquefolium* L. 的干燥根。又称“花旗参”、“洋参”、“广东人参”。主产于美国北部及加拿大，我国华北、东北和山西已有大量栽培。根圆柱形或长纺锤形，长 2~6cm，直径 0.5~1.5cm，芦头大部除去，仅留长约 1mm 残基，无侧根和须根；表面淡棕黄色或类白色，上部有密集的横环纹，全体具细纵皱纹；质较轻松，折断面平坦，淡黄白色，近形成层处棕色环较深，散有多数红棕色树脂道；气微香，味微苦回甘。显微特征与人参相似。含皂苷 6.4%~7.3%，主要有人参皂苷 Ro、Rb_1、Rb_2、Rb_3、Rc、Rd、Re、Rg_1、Rg_2、Rg_3、Rh_1、R_{A0}，伪人参皂苷 F_{11}（pseudoginsenoside F_{11}），西洋参皂苷 R_1（quinquenoside R_1）等；尚含多种氨基酸、有机酸及微量挥发油，还分得有降血糖活性的西洋参多糖（karusan）A~E。ChP 规定含人参皂苷 Rg_1、Re 和 Rb_1 的总量不得少于 2.0%。西洋参有镇静、抗惊厥、抗缺氧、抗应激、免疫增强作用以及增加心肌血流量、降低冠脉阻力、减少心肌耗氧量、抗心律失常等药理作用。本品性凉、味甘、微苦；能补肺阴，清火，养胃生津；用于肺虚咳血，潮热及肺胃津亏，烦渴，气虚等证。

近年来，以生晒参伪充西洋参的现象时有发生。两者的鉴别可采用 TLC 法，人参可检测到人参皂苷 Rf；西洋参可检测到伪人参皂苷 F_{11}。

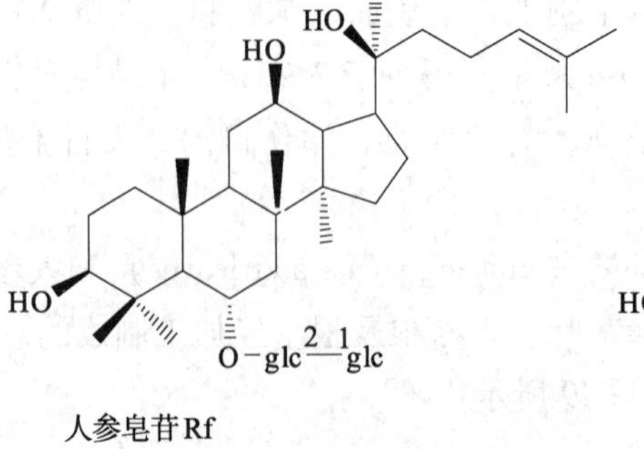

人参皂苷 Rf

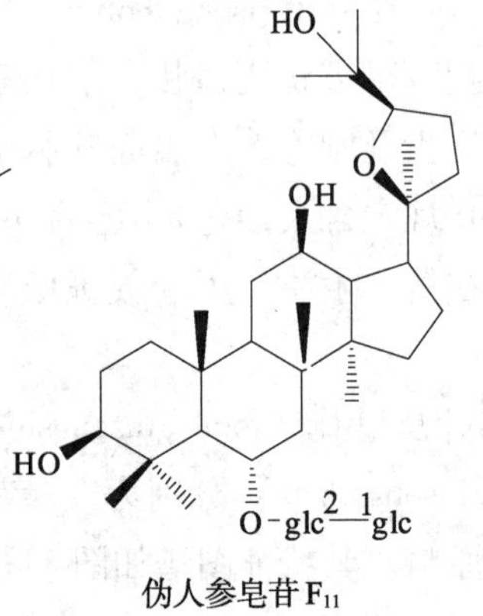

伪人参皂苷 F_{11}

5. USP、Ph. Eur. 均收载有人参，其质量标准与 ChP 的不同之处在于：USP 对人参皂苷的含量限度规定为“含人参皂苷 Rg_1 不得少于 0.2%，含人参皂苷 Rb_1 不得少于 0.1%”；Ph. Eur. 通过 HPLC 特征图谱中人参皂苷 Rf 色谱峰的存在与否检查混淆品西洋参（人参应出现人参皂苷 Rf 色谱峰而西洋参不应出现），对人参皂苷的含量限度规定为“含人参皂苷 Rg_1 和 Rb_1 不得少于 0.40%”。

三七 Notoginseng Radix et Rhizoma
（英）Sanchi

【来源】五加科植物三七 *Panax notoginseng*（Burk.）F. H. Chen 的干燥根及根茎。

【植物形态】多年生草本，高达 30~60cm。主根倒圆锥形或短纺锤形，肉质，常具瘤状突起的分枝。根茎短；茎直立，光滑无毛。掌状复叶具长柄，常 3~6 片轮生于茎顶；小叶 3~7，椭圆形或长圆状倒卵形，边缘有细锯齿，两面脉上密生刚毛。伞形花序顶生，花序梗从茎顶中央抽出，长 20~30cm。花小，黄绿色；花萼 5 裂；花瓣、雄蕊皆为 5。核果浆果状，近肾形，熟时红色。种子 1~3，扁球形。花期 6~8 月，果期8~10 月。（彩图 67）

【采制】一般于栽种后第 3~4 年秋季开花前采挖，称“春七”，根饱满，质佳；11 月种子成熟后采挖，称“冬七”，根较松泡，质较次。将挖出的根除去地上部分及泥土，并将芦头、侧根、细根剪下，分别晒干。主根（习称“三七头子”）晒至半干时，用手搓揉，以后边晒边搓，直至全干，称“毛货”；将毛货置麻袋中（或加蜡块）反复冲撞，使表面光滑，即为成品。剪下的芦头称“剪口”，较粗支根称“筋条”，细支根及须根称“绒根”，亦供药用。

【产地】主产于云南东部（滇七）及广西西部右江流域的田东、田阳等县（田七）。今野生品少见，多栽培于海拔 1000~1300m 的山脚斜坡或土丘缓坡上，于 10~12 月播种，一年后移植，定植 3~4 年后可采挖。

【性状】主根呈类圆锥形或圆柱形，长 1~6cm，直径 1~4cm。表面灰黄色（习称“铜皮”）或灰褐色（习称“铁皮”），有蜡样光泽，具多数断续细纵纹及少数横长皮孔，顶端有根茎痕，周围有瘤状突起（习称“狮子头”），下部有支根断痕。体重，质坚实，难折断，断面灰绿色、黄绿色或灰白色，击碎后皮部与木部分离，皮部有棕色细小树脂道斑点，木部微显放射状纹理。气微，味苦，后回甜。（彩图 67）

【显微特征】根横切面 木栓层为数列细胞。韧皮部有树脂道散在。形成层成环常略弯曲。木质部导管近形成层处稍多，呈径向排列；木射线宽广。薄壁细胞含淀粉粒及少数草酸钙簇晶。（图 11-50）

粉末 灰黄色。①淀粉粒极多，单粒类圆形、半圆形或圆多角形，直径 4~30μm；复粒由 2~10 余分粒组成。②树脂道碎片黄色，直径 60~128μm，内含滴状或块状分泌物。③网纹导管多见，亦有梯纹导管及螺纹导管，直径为 15~55μm，纹孔较大。④草酸钙簇晶稀少，直径 50~80μm，棱角宽钝。此外，可见木栓细胞。（图 11-51，彩图 68）

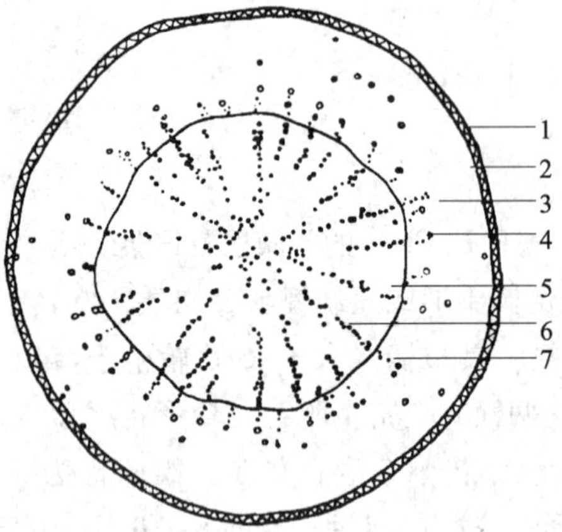

图 11-50　三七（根）横切面

1. 木栓层；2. 栓内层；3. 韧皮部；4. 树脂道；5. 射线；6. 导管；7. 筛管群

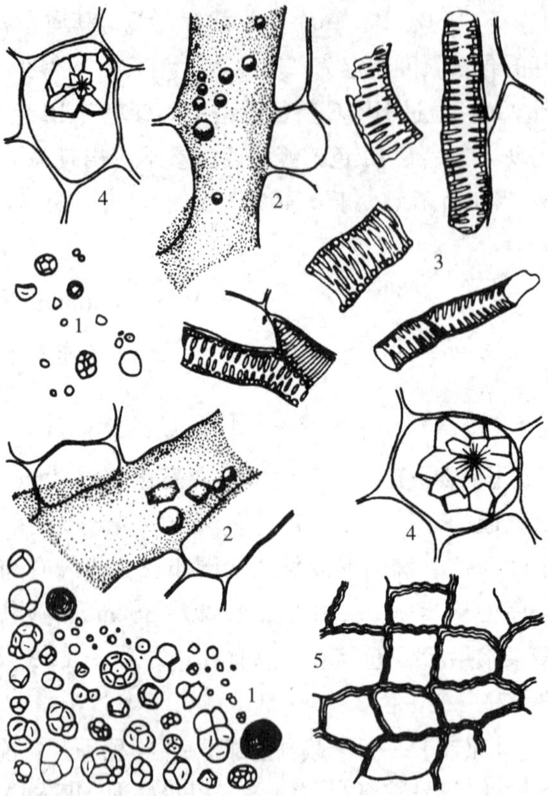

图 11-51　三七（根）粉末

1. 淀粉粒；2. 树脂道；3. 导管；4. 草酸钙簇晶；5. 木栓细胞

【化学成分】①皂苷类 含量约为 12%。主要含人参皂苷 Rb_1、Re、Rg_1 等，另含三七皂苷（notoginsenoside）R_1 等。②三七素 又名田七氨酸（dencichine），结构为 β-*N*-乙二酸酰基-L-α，β-二氨基丙酸（β-*N*-oxalo-L-α，β-diamino-propionie acid），含量为 0.33%～0.38%，现已能人工合成。此外，尚含三七黄酮、三七黄酮苷（山柰酚-3-*O*-半乳糖-*O*-葡萄糖）、多糖、甾醇类、挥发油等。

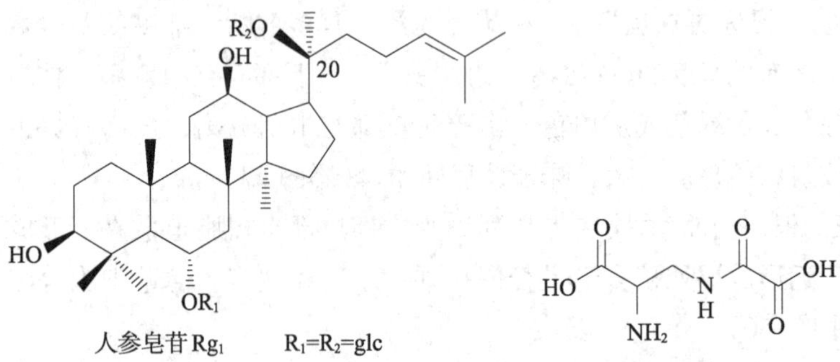

人参皂苷 Rg_1　　$R_1=R_2=glc$

三七皂苷 R_1　　$R_1=glc(2-1)xyl$　$R_2=glc$

三七素

【理化鉴别】TLC　粉末以水饱和正丁醇提取，离心后再以正丁醇饱和水提取，取正丁醇层，蒸干，滤渣以甲醇溶解作为供试品。以人参皂苷 Rb_1、人参皂苷 Re、人参皂苷 Rg_1 及三七皂苷 R_1 作对照，用硅胶 G 板，三氯甲烷-乙酸乙酯-甲醇-水（15∶40∶22∶10）10℃放置下的下层溶液为展开剂，10%硫酸乙醇显色，日光及紫外光灯（365nm）下检视。供试品色谱中，在与对照品色谱相应位置上，分别显相同颜色的斑点或荧光斑点。

【检查】水分不得过 14.0%；总灰分不得过 6.0%；酸不溶性灰分不得过 3.0%。

【含量测定】采用 HPLC 法测定人参皂苷 Rg_1、Rb_1 及三七皂苷 R_1。粉末以甲醇提取，用十八烷基硅烷键合硅胶为填充剂，乙腈-水梯度洗脱，检测波长 203nm，外标法计算含量。本品按干燥品计算，含人参皂苷 Rg_1、Rb_1 及三七皂苷 R_1 总量不得少于 5.0%。

【药理作用】①止血作用　三七煎剂及三七粉口服对多种动物均能促进其凝血过程和凝血酶的生成，能显著缩短出血和凝血时间，其中三七素为止血有效成分。②活血作用　三七总皂苷可抑制血小板凝聚，降低血液黏度，减少血栓素（TXA_2）生成。③抗炎作用　三七总皂苷对巴豆油诱发的大鼠、小鼠的鼠耳炎症及叉菜胶等所致大鼠足跖肿胀均有明显的对抗作用。④对心脑血管作用　三七总皂苷及三七总黄酮能显著增加冠脉血流量、对抗实验性心肌缺血，三七总皂苷并有扩张血管、降低血压及抗动脉粥样硬化作用。三七总皂苷对多种实验性心律失常均有一定程度的对抗作用。

【功效】性温，味甘、微苦。能散瘀止血，消肿定痛。用于咯血，吐血，衄血，便血，崩漏，胸腹刺痛，跌扑肿痛。用量 3~9g，研粉吞服，每次 1~3g；外用适量。孕妇慎用。

【附注】1. 三七茎、叶、花均含皂苷类成分，并有类似三七的药理作用。

2. 三七总皂苷（notoginseng total saponins）为三七的主根或根茎经加工制成的总皂苷，作为生产相关制剂的原料。三七三醇皂苷（notoginseng triol saponins）为三七的根经加工制成的提取物，作为生产相关制剂的原料。特征图谱如图 11-52。

3. USP、Ph. Eur. 均收载有三七，其质量标准与 ChP 的不同之处在于：USP 对人参皂苷的含量限度规定为“含人参皂苷 Rg_1 不得少于 0.2%，含人参皂苷 Rb_1 不得少于 0.1%”；Ph. Eur. 通过 TLC 图谱中特征性条带的存在与否检查混淆品人参、西洋参，对人参皂苷的含量限度规定为“含人参皂苷 Rg_1 和 Rb_1 不得少于 3.8%”。

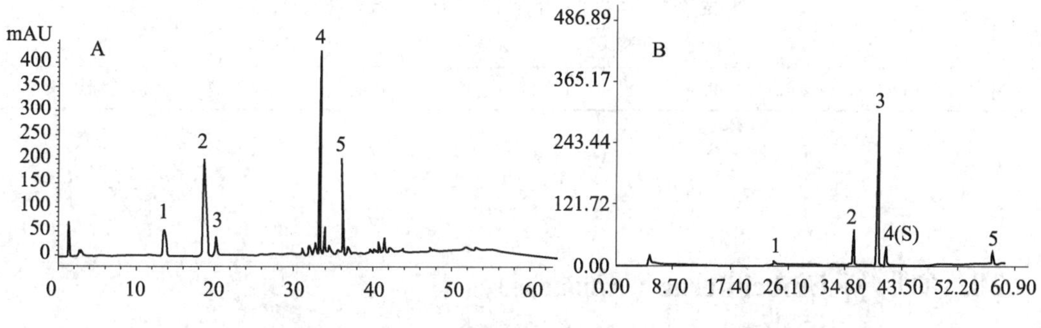

图 11-52　三七总皂苷和三七三醇皂苷特征色谱图

A. 三七总皂苷色谱图，色谱峰 1~5 分别为三七皂苷 R1，人参皂苷 Rg_1，Re，Rb_1，Rd；

B. 三七三醇总皂苷色谱图，色谱峰 2~4 分别为三七皂苷 R_1，人参皂苷 Rg_1，Re

4. 菊科植物菊三七 *Gynura segetum*（Lour.）Merr. 的根茎及景天科植物景天三七 *Sedum aizoon* L. 或费菜 *S. kamtschaticum* Fisch. 的根茎、根或全草在民间称“土三七”，均不宜作三七药用，特别是菊三七含肝毒性吡咯里西定生物碱，可引起广泛性肝坏死，并有致癌作用。

本科其他常用生药和药用植物见表 11-30 和表 11-31。

表 11-30　ChP 收载的五加科其他生药

生药名	来源	药用部位	主要成分	功效
刺五加	刺五加 *Acanthopanax senticosus* (Rupr. et Maxim.) Harms	根及根茎或茎	苯丙素苷（刺五加苷 B）、三萜皂苷（刺五加苷 F）	益气健脾，补肾安神

续表

生药名	来源	药用部位	主要成分	功效
五加皮	细柱五加 *Acanthopanax gracilistylus* W. W. Smith	根皮	苯丙素苷（紫丁香苷）	祛风除湿，补益肝肾，强筋壮骨，利水消肿
竹节参	竹节参 *Panax japonicus* C. A. Mey.	根茎	齐墩果烷型三萜皂苷（竹节参皂苷Ⅰb、Ⅳ、Ⅳa、Ⅴ），达玛烷型三萜皂苷（人参皂苷Rb1、Rc、Rd）	散瘀止血，消肿止痛，祛痰止咳，补虚强壮
珠子参	珠子参 *P. japonicus* C. A. Mey. var. *major* (Burk.) C. Y. Wu et K. M. Feng 或羽叶三七 *P. japonicus* C. A. Mey. var. *bipinnatifidus* (Seem.) C. Y. Wu et K. M. Feng	根茎	齐墩果烷型三萜皂苷（竹节参皂苷Ⅳa甲酯、人参皂苷Ro）、达玛烷型三萜皂苷（人参皂苷Rd、Re、Rg_2、珠子参皂苷R_1、R_2）	补肺养阴，祛瘀止痛，止血
通草	通脱木 *Tetrapanax papyrifer* (Hook.) K. Koch	茎髓	多糖（多聚戊糖、多聚甲基戊糖）、单糖（阿拉伯糖、果糖）、果胶、肌醇	清热利尿，通气下乳

表 11-31 欧美国家常用的五加科其他植物药

药用植物	学名	药用部位	主要成分	功效
欧常春藤	*Hedera helix* L.	枝条、树皮、叶、花和浆果	叶含常春花苷C、常春花苷B；藤含大牻牛儿烯	调经，止痢
美楤木	*Aralia racemosa* L.	根茎	挥发油、鞣质、二萜酸	发汗，刺激，解毒

（杨念云　杨　华）

20. 伞形科 Umbelliferae (Apiaceae)

草本，常含挥发油而有香气。茎中空。叶柄基部膨大成鞘状。花辐射对称，集成复伞形或单伞形花序；花瓣5；雄蕊5；子房下位，2心皮合生，2室，每室胚珠1；花柱2。果实为双悬果。

本科约有270余属，2900余种，广布于北温带、亚热带或热带高山。我国有95属，约600余种。主要属有当归属（*Angelica*）、柴胡属（*Bupleurum*）、阿魏属（*Ferula*）、独活属（*Heracleum*）、天胡荽属（*Hydrocotyle*）、藁本属（*Ligusticum*）、前胡属（*Peucedanum*）、茴芹属（*Pimpinella*）、水芹属（*Oenanthe*）、变豆菜属（*Sanicula*）等。

本科植物的茎和根有时具异常增粗。异常构造有的是中心木质部产生多数同心维管束；有的形成束外形成层向内形成木质部，向外形成韧皮部。常有分泌道或分泌腔，内含挥发油、树脂和黏液质的混合物。

本科植物化学成分主要有：①挥发油　如当归挥发油中含丁烯基苯酞（butylidenephthalide），为解痉有效成分；藁本挥发油有抑制真菌的活性，油中主成分为正丁基苯酞（*n*-butylphthalide）、蛇床内酯（cnidilide）等。②香豆素类 主要为香豆素衍生物及呋喃骈香豆素衍生物，是伞形科植物的特征性成分，存在于当归属、蛇床属（*Cnidium*）、独活属、前胡属、藁本属、珊瑚菜属（*Glehnia*）等20多个属的植物中。呋喃香豆素类化合物有光敏感作用，用于治疗白癜风。③黄酮类 如凯林（khellin）有显著增加冠状动脉血流量的作用。此外，柴胡属、积雪草属（*Centella*）、天胡荽属植物含三萜皂苷，阿魏属植物存在含硫有机化合物。

当归 Angelicae Sinensis Radix
（英）Chinese Angelica

【来源】伞形科植物当归 *Angelica sinensis*（Oliv.）Diels 的干燥根。

【植物形态】多年生草本，全株有特异香气。主根粗短，有数条支根。茎带紫红色。叶二至三回羽状全裂；小叶3对，一至二回分裂；叶柄基部膨大成鞘状，抱茎。复伞形花序顶生；花白色。双悬果，分果有5棱，侧棱具翅。花果期6~9月。（彩图69）

【采制】秋末采挖，除去须根及泥沙，待水分稍蒸发后，捆成小把，上棚，用烟火慢慢熏干。

【产地】主产于甘肃、云南，四川、陕西、湖北等地亦产，均为栽培。其中以甘肃岷县和宕昌产量多，质量佳。销全国，并出口。

【性状】根头（归头）及主根（归身）粗短，略呈圆柱形，下部有支根3~5条或更多，长15~25cm。表面浅棕色至棕褐色，具纵皱纹及横长皮孔样突起。根头（归头）直径1.5~4cm，具环纹，顶端残留多层鳞片状叶鞘的残基；主根（归身）表面凹凸不平；支根（归尾）直径0.3~1cm，上粗下细，多扭曲，有少数须根痕。质柔韧，断面黄白色或淡黄棕色，皮部厚，有裂隙及多数棕色点状分泌腔，木部色较淡，形成层环黄棕色。有浓郁的香气，味甘、辛、微苦。（彩图69）

饮片为横切、斜切或纵切薄片，类圆形或长圆形，厚0.5~1mm。外表皮浅棕色至棕褐色。切面淡黄棕色或黄白色，多平坦，有裂隙，中间有一浅棕色的环纹，并有多数棕色油点，周边灰棕色或灰褐色。质柔韧，香气浓郁，味甘、辛、微苦。（彩图69）

【显微特征】侧根横切面 木栓层为数列木栓细胞。皮层窄，有时可见少数小的分泌腔。韧皮部较宽广，有多数分泌腔（主要为油室，也有油管）散在，类圆形，直径25~160μm，外侧较大，近形成层处分泌腔较小，周围分泌细胞6~9个；韧皮射线稍弯曲。木质部导管单个或数个成束，放射状排列；木射线宽至3~5列细胞；木薄壁细胞较射线细胞为小。（图11-53，彩图70）

粉末 米黄色。①纺锤形韧皮薄壁细胞直径18~34μm，壁稍厚，非木化，表面（切向壁）有微细斜向交错的网状纹理，有时可见菲薄横隔。②油室及油管碎片时可察见，油室内径约25~160μm，含挥发油滴。③梯纹、网纹导管直径13~80μm，另有具缘纹孔及螺纹导管；导管旁有时可见纺锤形木薄壁细胞，具菲薄横隔。此外，可见木栓细胞、淀粉粒，偶见木纤维。（图11-54）

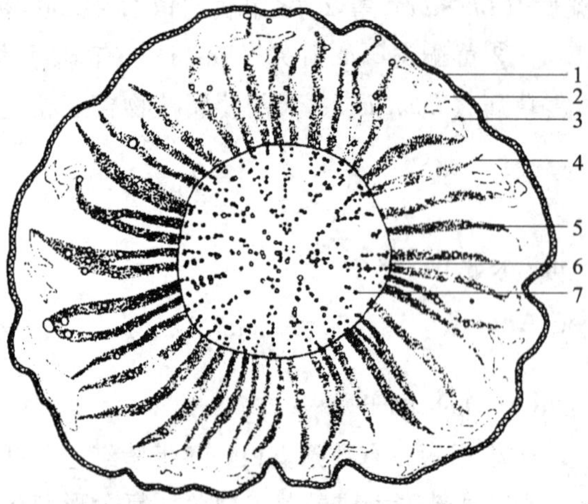

图 11-53　当归（侧根）横切面

1. 木栓层；2. 皮层；3. 裂隙；4. 韧皮部；
5. 分泌腔（油室、油管）；6. 形成层；7. 导管

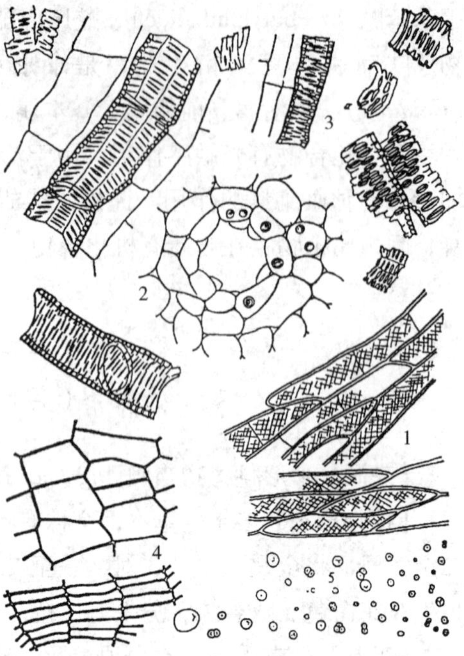

图 11-54　当归（根）粉末

1. 纺锤形韧皮薄壁细胞；2. 油室；3. 导管；
4. 木栓细胞；5. 淀粉粒

【化学成分】①挥发油　主要成分为苯酞类化合物，如藁本内酯（ligustilide）、新当归内酯（angelicide）、二氢化藁本内酯（dihydroligustilide）等。②酚酸类　如阿魏酸（ferulic acid）等。③多糖类　如具有抗补体活性的酸性多糖，由 D-半乳糖、L-阿拉伯糖、*D*-木糖、葡萄糖醛酸、半乳糖醛酸等组成，另外还含当归多糖 X-C-3-Ⅱ、X-C-3-Ⅳ等。此外还含花椒毒素、异虎耳草素、尿嘧啶等。

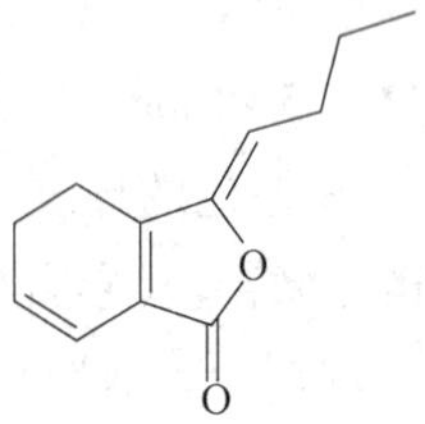

藁本内酯

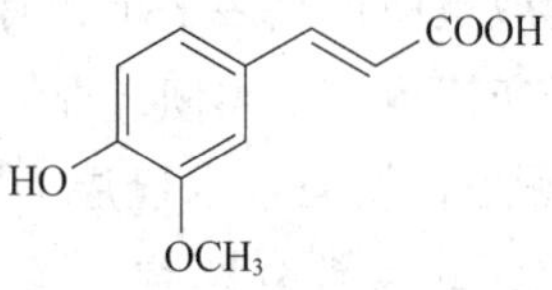

阿魏酸

【理化鉴别】1. TLC(对照药材)　粉末用乙醚超声提取，滤过，滤液蒸干，残渣加乙醇溶解作供试品。以当归对照药材作对照，用硅胶 G 板，正己烷-乙酸乙酯（4∶1）展开，紫外光灯（365nm）下检视。供试品色谱中，在与对照药材色谱相应的位置上，显相同颜色的荧光斑点。

2. TLC(阿魏酸和藁本内酯)　粉末用碳酸氢钠溶液超声提取，取上清液用稀盐酸调节 pH 至 2~3，再用乙醚提取，合并乙醚液，回收溶剂，残渣加甲醇溶解作供试品。以阿魏酸和藁本内酯作对照，用硅胶 G 板，环己烷-二氯甲烷-乙酸乙酯-甲酸（4∶1∶1∶0.1）展开，紫外光灯（365nm）下检视。供试品色谱中，在与对照品色谱相应的位置上，显相同颜色的荧光斑点。

【检查】水分不得过 15.0%；总灰分不得过 7.0%；酸不溶性灰分不得过 2.0%。

【含量测定】 1. 采用挥发油测定法测定挥发油。含挥发油不得少于 0.4%（ml/g）。

2. 采用 HPLC 法测定阿魏酸。粉末用 70%甲醇回流提取，以十八烷基硅烷键合硅胶为固定相，乙腈-0.085%磷酸溶液（17∶83）为流动相，检测波长 316nm，外标法计算含量。按干燥品计算，含阿魏酸不得少于 0.050%。

【药理作用】 ①对子宫平滑肌的作用 当归含兴奋和抑制子宫平滑肌的两类成分，抑制成分主要为挥发油，兴奋成分为水溶性或醇溶性的非挥发性物质。藁本内酯对未孕或早孕兔离体子宫有明显抑制作用，对乙酰胆碱、前列腺素等引起的子宫兴奋有对抗作用，部分对抗肾上腺素引起的子宫收缩反应。②对心血管的作用 当归能降低兴奋性，延长离体大鼠心肌功能性不应期，对乙酰胆碱、肾上腺素引起的心率失常有拮抗作用。当归能扩张离体豚鼠冠脉，增加血流量，并能改善脉管炎患者的外周循环。当归可明显抑制抗原诱发的血小板活化和具有明显的抗血栓形成作用。增加外周血红细胞、白细胞、血红蛋白及骨髓有核细胞数。③增强机体免疫功能 当归多糖能显著促进混合淋巴细胞和 T 细胞增殖反应，显著增加培养的脾细胞中 $CD4^{+}T$ 细胞亚群的比率。此外还有抗肿瘤、保肝、抗氧化、抗变态反应等作用。

【功效】 性温，味甘、辛。能补血活血，调经止痛，润肠通便。用于血虚萎黄，眩晕心悸，月经不调，经闭痛经，虚寒腹痛，风湿痹痛，跌扑损伤，痈疽疮疡，肠燥便秘。用量 6~12g。

【附注】 Ph. Eur. 收载有当归 Angelicae sinensis radix，质量标准与 ChP 的不同之处在于：（1）采用 TLC 法，以蛇床子素和欧前胡素为参照，检查当归属、欧当归属、藁本属其余药用品种；（2）采用 HPLC 法测定反式阿魏酸含量，色谱条件要求满足反式与顺式阿魏酸的分离度不小于 1.3，含量限度为“含反式阿魏酸不得少于 0.05%”。

柴胡 Bupleuri Radix

（英）Chinese Thorowax Root

【来源】 伞形科植物柴胡 *Bupleurum chinense* DC. 或狭叶柴胡 *B. scorzonerifolium* Willd. 的干燥根。前者习称“北柴胡”，后者习称“南柴胡”。

【植物形态】 柴胡 多年生草本。主根较粗，坚硬。茎上部分枝稍呈“之”字形弯曲。基生叶倒披针形或狭线状披针形，早枯；中部叶倒披针形或长圆状披针形，平行脉 7~9 条。复伞形花序，花鲜黄色。双悬果，棱狭翅状。花期 8~9 月，果期 9~10 月。

狭叶柴胡 主根多单生，棕红色或红褐色。茎基部常被棕红色或黑棕色纤维状的叶柄残基。叶线形或线状披针形，有 5~7 条平行脉；复伞形花序。双悬果棱粗而钝。花期 7~8 月，果期 8~9 月。

【采制】 春、秋季采挖根，晒干。

【产地】 北柴胡又名“竹叶柴胡”、“蚂蚱腿”，主产于东北及河南、河北、陕西；内蒙古、山西、甘肃亦产。南柴胡主产于湖北、江苏、安徽、黑龙江等地。南柴胡、北柴胡除西南地区外，销全国各地。

【性状】 柴胡（北柴胡） 根呈圆柱形或长圆锥形，长 6~15cm，直径 0.3~0.8cm。根头膨大，顶端多带有残留茎基及凋枯的纤维状叶基残余，表面浅棕色或黑褐色，近根头部有横皱纹，下部有不规则纵皱纹、支根痕、皮孔；质硬而韧，断面显纤维性，皮部浅棕色，木部黄白色。气微香，味微苦。

狭叶柴胡（南柴胡） 根较细，圆锥形，少分枝，长4~10cm，直径0.2~0.6cm。表面红棕色或黑棕色，近根头处多具细密环纹；根头稍膨大，残留众多纤维状叶基残余。质较脆，折断面木部黄白色，裂片状。具败油气，味淡。

【显微特征】柴胡根横切面 木栓层由7~8层木栓细胞。皮层狭窄，有油室7~11个，扁圆形，直径40~80μm，周围分泌细胞6~8个。韧皮部油室较小，直径约27μm。形成层环状。木质部占大部分，大型导管切向排列，木纤维与木薄壁细胞聚集成群，排列成环状。（图11-55）

狭叶柴胡根横切面 木栓层为6~10层木栓细胞。皮层油室切向直径达102μm，内含淡黄棕色分泌物。韧皮部较宽；油管多数，直径17~66μm；韧皮射线向外渐成切向弯曲。形成层环状。木质部导管束多次叉状分枝，导管多径向排列；木射线较窄而多。

柴胡粉末 灰棕色。①木纤维直径8~17μm，壁厚2~8μm，木化，层纹不明显，初生壁碎裂成短须状，纹孔稀疏，有的呈人字形或十字形，孔沟隐约可见。②油管中含黄棕色或绿黄色条状分泌物，直径8~25μm。此外，可见导管、木栓细胞，全草入药者还可见茎髓薄壁细胞、茎表皮细胞等。（图11-56）

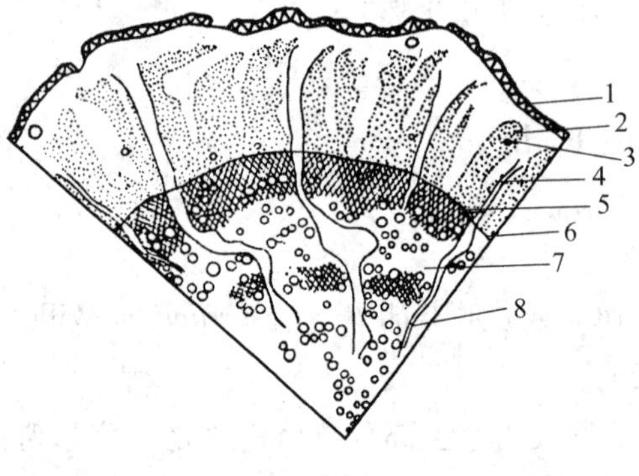

图11-55 柴胡（根）横切面

1. 木栓层；2. 韧皮部；3. 油管；4. 韧皮射线；5. 木纤维群；6. 形成层；7. 木质部；8. 木射线

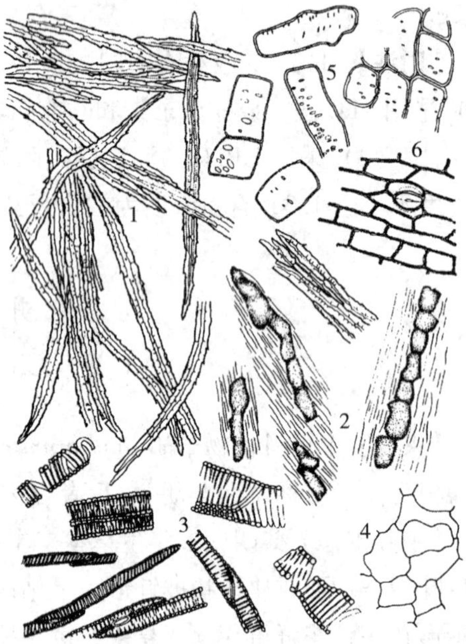

图11-56 柴胡粉末

1. 木纤维；2. 油管碎片；3. 导管；4. 木栓细胞；5. 茎髓薄壁细胞；6. 茎表皮细胞

狭叶柴胡粉末 黄棕色。木纤维长梭形，直径可达26μm，有的纤维有稀疏螺状或双螺状裂纹。油管多碎断，直径17~66μm。导管直径8~42μm。

【化学成分】①三萜及其皂苷类 柴胡及狭叶柴胡均含柴胡皂苷a（saikosaponin a）、柴胡皂苷d（saikosaponin d）等。②挥发油 柴胡挥发油中含2-甲基环戊酮、柠檬烯等。狭叶柴胡挥发油中含柠檬烯、樟烯等。

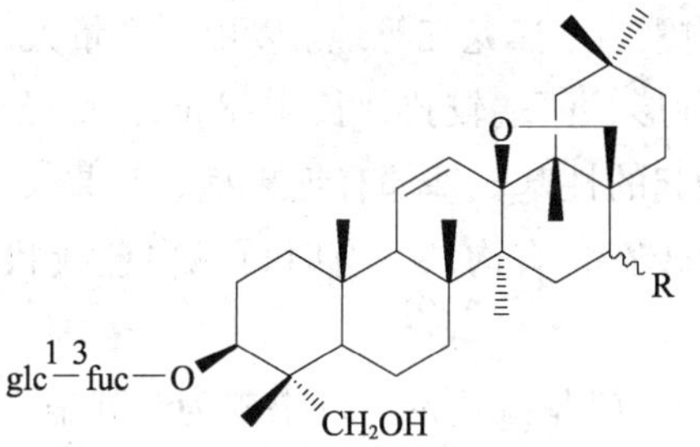

柴胡皂苷a　R =β-OH
柴胡皂苷d　R =α-OH

【理化鉴别】TLC　北柴胡粉末用甲醇超声提取，滤过，滤液浓缩作供试品。以柴胡对照药材和柴胡皂苷 a、d 作对照，用硅胶 G 板，乙酸乙酯-乙醇-水（8：2：1）展开，2%对二甲基氨基苯甲醛的 40%硫酸溶液显色，日光及紫外光灯（365nm）下检视。供试品色谱中，在与对照药材及对照品色谱相应的位置上，显相同颜色的斑点。

【检查】水分不得过 10.0%；总灰分不得过 8.0%；酸不溶性灰分不得过 3.0%。

【含量测定】北柴胡　采用 HPLC 法测定柴胡皂苷 a、d。粉末用含 5%浓氨试液的甲醇溶液超声提取，以十八烷基硅烷键合硅胶为固定相，乙腈-水梯度洗脱，检测波长 210nm，外标法计算含量。按干燥品计算，含柴胡皂苷 a 和柴胡皂苷 d 的总量不得少于 0.30%。

【药理作用】①解热作用　柴胡煎剂给兔灌胃，对疫苗引起的发热均有明显的解热作用。②抗炎作用　柴胡可抑制角叉菜胶、5-羟色胺、组胺引起的大鼠足跖肿胀，抑制大鼠棉球肉芽肿，同时可使肾上腺肥大，说明其抗炎作用与内源性糖皮质激素释放相关。③抗肝损伤作用　柴胡注射液皮下注射连续 5 天可显著降低四氯化碳引起的大鼠血清谷丙转氨酶（GPT）升高，肝细胞变性及坏死也明显减轻，肝细胞内糖原及核糖核酸含量也接近正常。此外，柴胡还有抗辐射损伤和抗结核菌作用。

【功效】性微寒，味辛、苦。能疏散退热，疏肝解郁，升举阳气。用于感冒发热，寒热往来，胸胁胀痛，月经不调，子宫脱垂，脱肛。用量 3~10g。

【附注】1. 我国柴胡属植物种类较多，供药用的约 20 种，常用的有以下几种：竹叶柴胡 *B. marginatum* Wall. ex DC.、西藏柴胡 *B. marginatum* var. *stenophyllum*（H. Wolff）R. H. Shan et Y. Li、银州柴胡 *B. yinchowense* R. H. Shan et Y. Li、锥叶柴胡 *B. bicaule* Helm、柴首 *B. chaishoui* R. H. Shan et M. L. Sheh、小叶黑柴胡 *B. smithii* Wolff var. *parvifolium* Shan et Y. Li。

2. 大叶柴胡 *B. longiradiatum* Turcz. 的根表面密生环带，曾在东北地区作柴胡用，其含柴胡毒素与乙酰柴胡毒素，有剧毒，不能作柴胡入药。

小茴香 Foeniculi Fructus

（英）Fennel

【来源】伞形科植物茴香 *Foeniculum vulgare* Mill. 的干燥成熟果实。

【植物形态】多年生草本，全株有粉霜，具强烈香气。茎直立，上部分枝，有棱。叶互生，二至四回羽状细裂，最终裂片丝状；下部叶具长柄，基部鞘状抱茎，上部叶柄一部分或全部成鞘。复伞形花序顶生，花小，金黄色。双悬果矩圆形，果棱尖锐，具特异芳香气。花期 6~8 月，果期 8~10 月。（彩图 71）

【采制】8~10月果实初熟时采收全株，晒干，打下果实，除去杂质。

【产地】主产于山西、内蒙古、黑龙江等地。以山西产量大，内蒙古的质量佳，销全国。

【性状】双悬果呈细椭圆形，两端较狭，长4~8mm，直径1.5~2.5mm，表面黄绿色或淡黄色，顶端残留黄棕色突起的柱基，基部有细果柄；悬果瓣（分果）呈广椭圆形，背面有纵棱5条，接合面平坦而较宽，有沟纹，有时可见白色线状心皮柄附着。香气特异，味微甜、辛。（彩图71）

【显微特征】分果横切面　略呈五边形。外果皮为1列扁平细胞。中果皮接合面有油管2个，背面棱脊间各有油管1个，共有油管6个，油管椭圆形或半圆形，周围有多数红棕色扁小分泌细胞；棱脊部位有维管束柱，由2个外韧型维管束及纤维束连结而成，木质部有少数细小导管，韧皮部细胞位于束柱两侧，维管束柱内外侧有多数大型木化网纹细胞。内果皮为1列扁平细胞。种皮为1列扁长细胞，含棕色物质。内胚乳细胞含多数细小糊粉粒，其中有微小簇晶。接合面种脊维管束由细小导管等组成。（图11-57，图11-58；彩图72）

粉末　黄棕色。①外果皮表皮细胞表面观多角形或类方形，壁稍厚。气孔不定式，副卫细胞4个。②网纹细胞类长方形或类长圆形，壁稍厚；微木化，有大型网状纹孔。③油管碎片黄棕色或深红棕色，完整者宽至250μm，可见多角形分泌细胞痕。④内果皮镶嵌层细胞表面观狭长，壁菲薄，常5~8个细胞为一组，以其长轴相互作不规则方向嵌列。此外，可见内胚乳细胞、草酸钙簇晶、木薄壁细胞等。（图11-59）

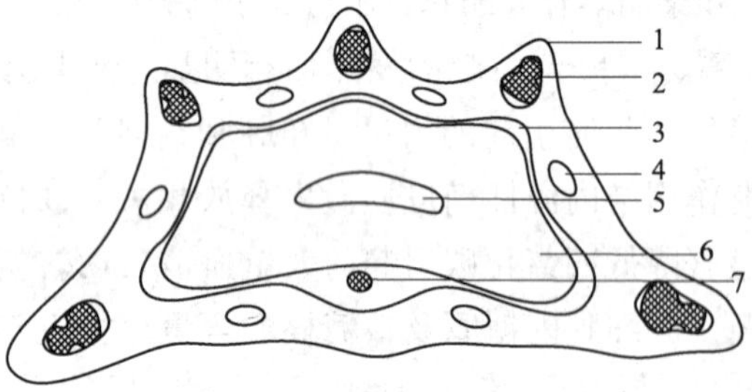

图11-57　茴香（果实）横切面（简图）

1. 外果皮；2. 维管束；3. 内果皮；4. 油管；5. 胚；6. 内胚乳；7. 种脊维管束

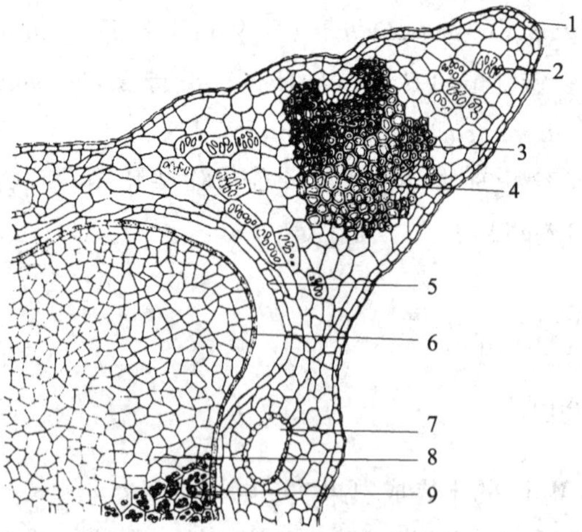

图11-58　茴香（果实）横切面（详图）

1. 表皮细胞；2. 网纹细胞；3. 木质部；4. 韧皮部；5. 内果皮；6. 油管；7. 油管；8. 内胚乳；9. 糊粉粒（含有簇晶）

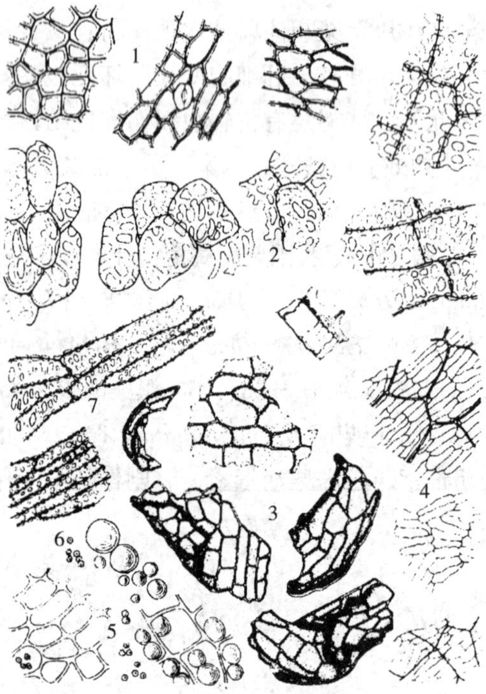

图11-59　茴香（果实）粉末

1. 外果皮表皮细胞；2. 网纹细胞；3. 油管碎片；4. 内果皮镶嵌层细胞；5. 内胚乳细胞；6. 草酸钙簇晶；7. 木薄壁细胞

【化学成分】①挥发油　主要含反式茴香脑（*trans*-anethole），约占挥发油含量的65%~78%以上，*d*-小茴香酮（*d*-fenchone）、甲基胡椒酚（methylchavicol，estragole）、茴香醛（anisaldehyde）等。②香豆素类　花椒毒素（xanthotoxin）、欧前胡素（imperatorin）等。

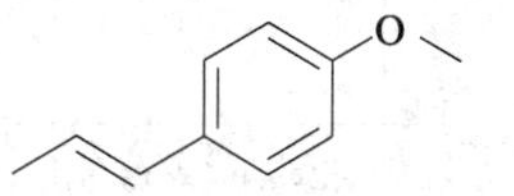
反式茴香脑

【理化鉴别】TLC　粉末用乙醚超声提取，滤过，滤液挥干，残渣加三氯甲烷溶解作供试品溶液。以茴香醛作对照，用硅胶G板，石油醚（60~90℃）-乙酸乙酯（17∶2.5）展开，二硝基苯肼试液显色。供试品色谱中，在与对照品色谱相应的位置上，显相同的橙红色斑点。

【含量测定】1. 采用挥发油测定法测定挥发油。含挥发油不得少于1.5%（ml/g）。

2. 采用GC法测定反式茴香脑。粉末用乙酸乙酯超声提取，用聚乙二醇毛细管柱，柱温145℃，外标法测定反式茴香脑的含量。按干燥品计算，含反式茴香脑不得少于1.4%。

【药理作用】①促进胃肠运动作用　小茴香可显著兴奋离体兔肠收缩活动。②抗溃疡作用　小茴香经灌胃或十二指肠给药能抑制应激性胃溃疡，显著抑制胃酸的分泌。此外还有镇痛、祛痰平喘、中枢麻痹、性激素样作用。

【功效】性温，味辛。能散寒止痛，理气和胃。用于寒疝腹痛，睾丸偏坠，痛经，少腹冷痛，脘腹胀痛，食少吐泻。用量3~6g。

【附注】Ph. Eur. 收载有两种小茴香，即具苦味的小茴香 Foeniculi amari fructus 和具甜味的小茴香 Foeniculi dulcis fructus，前者基原植物为 *Foeniculum vulgare* Mill.，后者基原植物为 *F. vulgare* Mill. var. *dulce*（Mill.）Batt. & Trab，质量标准与ChP的不同之处在于：①具苦味的小茴香含挥发油不得少于40ml/kg，且挥发油中反式茴香脑不低于60.0%，封酮（fenchone）不低于15.0%；采用GC法，检查挥发油中草蒿脑（estragole），规定其在挥发油中含量不得超过5.0%；②具甜味的小茴香含挥发油不得少于20ml/kg，且挥发油中反式茴香脑不低于80.0%；采用GC法，检查挥发油中草蒿脑和封酮，规定其在挥发油中含量不得超过10.0%、7.5%。

本科其他常用生药和药用植物见表11-32和表11-33。

表11-32　ChP收载的伞形科其他生药

生药名	来源	药用部位	主要成分	功效
川芎	川芎 *Ligusticum chuanxiong* Hort.	根茎	挥发油主要为苯酞类化合物（藁本内酯等）、含氮化合物（川芎嗪等）、酸类化合物（阿魏酸）等	活血行气，祛风止痛
白芷	白芷 *Angelica dahurica*（Fisch. ex Hoffm.）Benth. et Hook. f. 或杭白芷 *A. dahurica*（Fisch. ex Hoffm.）Benth. et Hook. f. var. *formosana*（Boiss.）Shan et Yuan	根	挥发油、呋喃香豆素（白当归素等）	解表散寒，祛风止痛，宣通鼻窍，燥湿止带，消肿排脓
蛇床子	蛇床 *Cnidium monnieri*（L.）Cuss.	果实	挥发油（α-蒎烯等）、香豆素类（蛇床子素等）	燥湿祛风，杀虫止痒，温肾壮阳

续表

生药名	来源	药用部位	主要成分	功效
北沙参	珊瑚菜 *Glehnia littoralis* Fr. Schmidt ex Miq.	根	香豆素类（补骨脂素等）、挥发油	肺热燥咳，劳嗽痰血，胃阴不足，热病津伤，咽干口渴
防风	防风 *Saposhnikovia divaricata*（Turcz.）Schischk.	根	挥发油（辛醛等），色原酮（升麻素苷 5-*O*-甲基维斯阿米醇苷等）	祛风解表，胜湿止痛，止痉
前胡	白花前胡 *Peucedanum praeruptorum* Dunn	根	香豆素类（白花前胡甲素等）	降气化痰，散风清热
羌活	羌活 *Notopterygium incisum* Ting ex H. T. Chang 或宽叶羌活 *N. franchetii* H. de Boiss.	根茎、根	挥发油（α-蒎烯、β-蒎烯等）、香豆素（佛手柑内酯、欧前胡素）、有机酸	解表散寒，祛风除湿，止痛
阿魏	新疆阿魏 *Ferula sinkiangensis* K. M. Shen 或阜康阿魏 *F. fukanensis* K. M. Shen	树脂	挥发油（蒎烯、阿魏双硫物等）、树脂（阿魏酸及其酯）、树胶（阿魏麝醇 A~C）	消积，化癥，散痞，杀虫
明党参	明党参 *Changium smyrnioides* Wolff	根	挥发油（6，9-十八碳二炔酸甲酯、棕榈酸）、L-天门冬酰胺、氨基酸	润肺化痰，养阴和胃，平肝，解毒
南鹤虱	野胡萝卜 *Daucus carota* L.	成熟果实	挥发油（细辛醚、芳樟醇、α-蒎烯）、氨基酸	杀虫消积
独活	重齿毛当归 *Angelica pubescens* Maxim. f. *biserrata* Shan et Yuan	根	挥发油（佛术烯、百里香酚等），香豆素（蛇床子素、二氢山芹醇等）、有机酸	祛风除湿，通痹止痛
积雪草	积雪草 *Centella asiatica*（L.）Urb.	全草	三萜皂苷（积雪草苷、羟基积雪草苷）、黄酮（槲皮素-3-葡萄糖苷等）、甾醇	清热利湿，解毒消肿
紫花前胡	紫花前胡 *Peucedanum decursivum*（Miq.）Maxim.	根	紫花前胡苷、紫花前胡素 D、F	降气化痰，散风清热
藁本	藁本 *Ligusticum sinense* Oliv. 或辽藁本 *L. jeholense* Nakai et Kitag.	根茎、根	挥发油（蛇床内酯、柠檬烯）、苯酞（藁本酚、藁本内酯）、有机酸（阿魏酸）	祛风，散寒，除湿，止痛

表 11-33　欧美国家常用的伞形科其他植物药

药用植物	学名	药用部位	主要成分	功效
旱芹	*Apium graveolens* L.	种子和茎	挥发油，柠檬烯、苯酞、β-芹子烯、香豆素、呋喃香豆素（佛手柑内酯）、黄酮（芹菜素）	抗风湿，驱风，止痛，利尿，降血压和泌尿系统杀菌
阿米芹	*Ammi visnaga*（L.）Lam.	种子	呋喃色原酮、香豆素、黄酮、挥发油、甾醇	解痉和止喘
圆当归	*Angelica archangelica* L.	根、茎、叶和种子	挥发油（β-水芹烯）、内酯，香豆素类化合物	抗炎

续表

药用植物	学名	药用部位	主要成分	功效
皱叶欧芹	*Petroselinum crispum* (Mill.) Fuss	叶、根、种子	挥发油（肉豆蔻醚、芹菜脑），黄酮，苯酞，香豆素（香柠檬烯），维生素（维生素A，C，E），铁	降压，利尿，滋补，通经
莳萝	*Anethum graveolens* L.	种子、精油和叶	挥发油（α-水芹烯），类黄酮，香豆素，占吨酮，三萜	防腐，促进消化
葛缕子	*Carum carvi* L.	种子和精油	精油，类黄酮，多糖，呋喃香豆素	助消化，解痉，祛痰，滋补
孜然芹	*Cuminum cyminum* L.	种子	挥发油（醛类、萜烯、α-萜品醇），黄酮	缓解胃肠胀气，促进消化，催乳
芫荽	*Coriandrum sativum* L.	种子、精油和叶	挥发油（δ-芳樟醇、α-萜烯和萜品烯），黄酮，香豆素，苯酞，酚酸	治疗胃肠气胀和急性腹痛，缓解胃肠痉挛和神经紧张
阿母尼亚胶草	*Dorema ammoniacum* D. Don.	油树脂	树脂，树胶，挥发油，游离水杨酸，香豆素	抗痉挛，化痰
刺芹	*Eryngium foetidum* L.	根	皂苷，香豆素，黄酮，有机酸	利尿，通经
欧当归	*Levisiticum officinale* Koch	根、种子、叶	挥发油（苯酞类），香豆素（香柠檬烯、补骨脂素和伞形酮），炔类，甾醇，树脂，树胶	镇静，抗惊厥，利尿，抗菌
欧前胡	*Imperatoria ostruthium* L.	根	樟脑型挥发油，前胡素，氧化前胡素，欧前胡醇	滋补，治疗消化不良，月经不调
欧洲变豆菜	*Sanicula europaea* L.	地上部分	皂苷，尿囊素，挥发油，鞣质，有机酸（绿原酸、迷迭香酸）黏液质，维生素C	加快伤口愈合，解毒，抗炎
波尔多树	*Peumus boldus* Molina	叶	异喹啉生物碱（波尔多碱），挥发油，黄酮	刺激肝脏活动和胆汁分泌
毒参	*Conium maculatum* L.	叶和种子	生物碱（毒芹碱），挥发油	小剂量镇静，止痛
洋茴芹	*Pimpinella anisum* L.	种子和精油	挥发油（茴香醚、甲基胡椒酚）、呋喃香豆素、黄酮、脂肪酸	解痉，祛痰
胡萝卜	*Daucus carota* L.	种子、根和叶	黄酮、挥发油	养肝，利尿，清除肾脏废物
海茴香	*Crithmum maritimum* L.	地上部分	挥发油、果胶、维生素C	利尿，缓解胃肠胀气和消化不良
深裂狭缝芹	*Lomatium dissectum*	根	黄酮、香豆素、季酮酸、挥发油	抗菌，抗病毒
蜡叶峨参	*Anthriscus cerefolium* (L.) Hoffm.	地上部分	挥发油、香豆素、类黄酮	助消化，净化血液，降血压，利尿

（杨念云　李会军）

21. 木犀科 Oleaceae

灌木、乔木或攀援藤本。叶多对生。花两性，辐射对称；花萼4裂；花瓣4，合生；子房上位，2室，每室2胚珠。

本科约27属，400余种，广泛分布于温带和亚热带地区。我国有12属，约178种。主要的属有白蜡树属（*Fraxinus*），连翘属（*Forsythia*），女贞属（*Ligustrum*），丁香属（*Syringa*），木犀属（*Osmanthus*）等。

本科植物的叶具盾状毛，有的具分泌功能，肉眼观察呈透明小点或凹点。在某些属中有由腺毛组成的花外蜜腺；多为不定式气孔；叶肉中常有厚壁异形细胞。茎中柱鞘部位可见连续或间断的厚壁细胞环带。草酸钙小针晶或方晶广泛存在于茎和叶中。

本科植物化学成分主要有：①香豆素类　如秦皮苷（fraxin）、秦皮素（fraxetin）、秦皮甲素（aesculin）、秦皮乙素（aesculetin）在白蜡树属中广泛分布，为本属生药的活性成分，具有重要的医疗价值。②木脂素　如连翘苷（phillyrin）等。③黄酮类　如芸香苷（rutin）等。此外还有三萜类如齐墩果酸等，苦味素类如素馨苦苷（jasminin）等，酚类如连翘酚（forsythol）等。

秦皮 Fraxini Cortex
（英）Ash Bark

【来源】 木犀科植物苦枥白蜡树 *Fraxinus rhynchophylla* Hance、白蜡树 *F. chinensis* Roxb.、尖叶白蜡树 *F. szaboana* Lingelsh. 或宿柱白蜡树 *F. stylosa* Lingelsh. 的干燥枝皮或干皮。

【植物形态】 苦枥白蜡树　落叶乔木，高8~10m，树皮灰棕色或灰褐色，皮孔圆点状。叶轴上面具浅沟，小叶着生处具关节，叶对生，奇数羽状复叶，革质，宽卵形或倒卵形，长5~15cm，顶生小叶较大，最下部的一对小叶较小，边缘有不规则钝粗状锯齿，近波状，叶背中脉及小叶柄上有棕色柔毛。圆锥花序，雌雄异株或混生有两性花，花小，无花瓣，柱头二叉状。翅果。花期5~6月，果期7~8月。（彩图73）

白蜡树　小枝、叶轴和小叶下面被毛，小叶5~9枚，以7枚为多，椭圆形或椭圆状卵形。

尖叶白蜡树　小枝、叶轴和小叶下面被毛，小叶通常3~5枚，卵状披针形至披针形，花与叶同时开放。

宿柱白蜡树　小叶3~5枚，无柄或近无柄，叶片卵状披针形至阔披针形，腹背两面中脉上均具柔毛；先叶后花。

【采制】 春、秋二季剥取枝皮或干皮，晒干，或趁鲜横切成丝后晒干。枝皮较优，以3~17年树龄，花期采制为佳。

【产地】 苦枥白蜡树主产于东北、辽宁、吉林部分地区，销全国大部分地区，商品称“东北秦皮”或“辽宁秦皮”。白蜡树主产于四川、陕西，商品称“四川秦皮”。宿柱白蜡树主产于陕西，因皮孔灰白色，商品称“陕西白点秦皮”。

【性状】 枝皮　呈卷筒状或槽状，长10~60cm，厚1.5~3mm。外表面灰白色、灰棕色至黑棕色或相间呈斑状，平坦或稍粗糙，并有灰白色圆点状皮孔及细斜皱纹，有的具分枝痕。内表面黄白色或棕色，平滑。质硬而脆，断面纤维性，黄白色。气微，味苦。（彩图 73）

干皮　呈长条状块片，厚 3~6mm。外表面灰棕色，有龟裂状沟纹及红棕色圆形或横长的皮孔。质坚硬，断面纤维性较强，易成层状剥离。

【显微特征】苦枥白蜡树皮横切面　木栓细胞 5~10 列，细胞内壁增厚明显，有纹孔。栓内层由 2~8 列厚角细胞组成。栓内层及较宽广的皮层中均有纤维及石细胞，单个或数个成群分布。中柱鞘部位有纤维及石细胞相间排列成的厚壁细胞环带。韧皮部射线宽 1~3 列细胞，纤维束及少数石细胞与韧皮薄壁组织成层状排列，中间贯穿射线，形成“井”字形。薄壁细胞中常含有草酸钙砂晶及淀粉粒。(图 11-60，彩图 74)

白蜡树皮　栓内层及皮层无纤维。

宿柱白蜡树皮　中柱鞘厚壁细胞环的细胞层数较苦枥白蜡树树皮多。

苦枥白蜡树皮粉末　淡黄白色。①纤维较多，平直或稍弯曲，边缘微波状或凸凹，直径 15~40μm，壁极厚，木化，有时可见不规则斜向或横向纹理，胞腔线型或狭缝型，孔沟不明显。②石细胞形状各异，有类圆形、类方形或类长方形，有的呈类纺锤形并作不规则短分枝，直径 24~72（~90）μm，壁厚，孔沟不明显。③射线细胞宽1~2列，胞腔内充满草酸钙砂晶。④草酸钙砂晶存于薄壁细胞中，呈细梭状。此外，还有木栓细胞、淀粉粒等。(图 11-61)

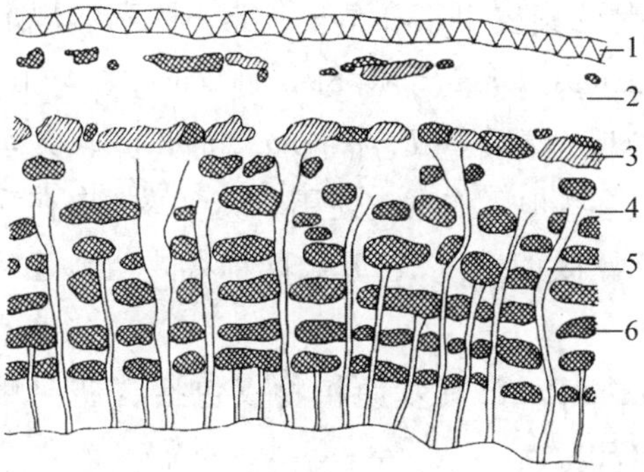

图 11-60　苦枥白蜡树（干皮）横切面

1. 木栓层；2. 皮层；3. 石细胞群；
4. 韧皮部；5. 射线；6. 纤维束

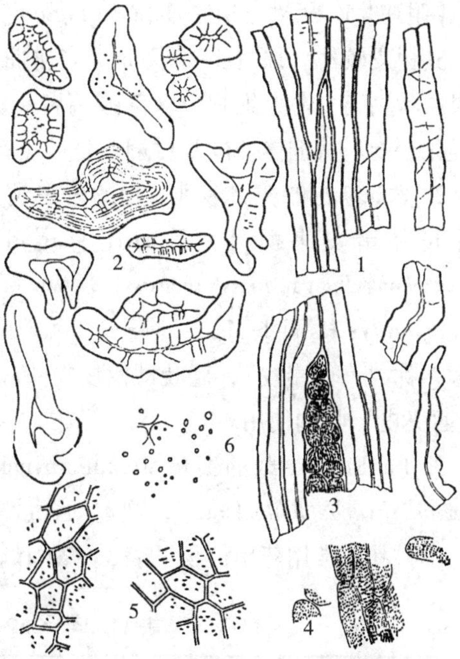

图 11-61　苦枥白蜡树（干皮）粉末

1. 纤维；2. 石细胞；3. 射线；
4. 草酸钙砂晶；5. 木栓细胞；6. 淀粉粒

【化学成分】主要含香豆素及其苷类。总香豆素含量可达 6%。秦皮甲素（七叶树苷，aesculin），秦皮乙素（七叶树素，aesculetin）为其主要活性成分。尖叶白蜡树尚含莨菪亭，宿柱白蜡树尚含宿柱白蜡苷（stylosin）。

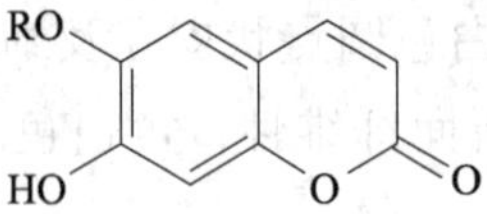

秦皮甲素　R= glc

秦皮乙素　R=H

【理化鉴别】1. 取秦皮药材少许浸入热水中，浸出液在日光下呈碧蓝色荧光（秦皮甲素、秦皮乙素）。

2. TLC　粉末用甲醇提取，滤过，滤液作供试品。以秦皮甲素、秦皮乙素及秦皮素作对照，用硅胶 GF_{254} 板，三氯甲烷-甲醇-甲酸（6∶1∶0.5）展开，紫外光灯（254nm）下检视。供试品色谱中，在与对照品色谱相应的位置上，显相同颜色的斑点；喷以三氯化铁试液-铁氰化钾试液（1∶1）溶液，斑点变为深蓝色。

【检查】水分不得过7.0%；总灰分不得过8.0%。

【含量测定】采用HPLC法测定秦皮甲素、乙素。粉末用甲醇回流提取，以十八烷基硅烷键合硅胶为固定相，乙腈-0.1%磷酸溶液（8∶92）为流动相，检测波长334nm，外标法计算含量。按干燥品计算，含秦皮甲素和秦皮乙素的总量不得少于1.0%。

【药理作用】①抗菌作用　秦皮煎剂及秦皮甲素、秦皮乙素对金黄色葡萄球菌、大肠埃希菌、痢疾杆菌、伤寒杆菌、肺炎双球菌及浅部真菌等有抑菌作用。②秦皮甲素、秦皮乙素、秦皮苷均有抗炎作用。此外还有镇咳、祛痰、平喘、抗风湿、抗病毒等作用。

【功效】性寒，味苦、涩。能清热燥湿，收涩止痢，止带，明目。用于湿热泻痢，赤白带下，目赤肿痛，目生翳膜。用量6～12g。外用适量，煎洗患处。

【附注】1. 胡桃科植物胡桃楸 *Juglans mandshurica* Maxim. 的树皮在部分地区作秦皮使用。其树皮较薄，厚0.1～0.2cm，多扭曲；具三角状猴脸形叶柄痕。质坚韧，不易折断，不成层状剥离。薄壁细胞中含草酸钙簇晶。其水浸液无蓝色荧光。不含香豆素成分，含黄酮类化合物。煎剂体外试验对痢疾杆菌也有抑制作用。

2. 木犀科白蜡树属多种植物的枝皮或干皮中都含秦皮甲素和秦皮乙素。除药典规定的4种正品秦皮来源外，目前还有尾叶梣 *Fraxinus longicuspis* Sieb. et Zucc.、华山梣 *F. rhynchophylla* var. *huashanensis* J. L. Wu et L. W. Xie、秦岭梣 *F. paxiana* Lingelsh.、尖萼梣 *F. odontocalyx* Handel-Mazzetti ex E. Peter 的树皮在有些地区作秦皮使用。尖萼梣树皮在河南地区，称"河南秦皮"；尾叶梣树皮在陕西地区称"陕西秦皮"；其余两种在陕西地区混同"陕西秦皮"收购使用。

3. Ph. Eur. 收载的秦皮 Fraxini rhynchophyllae cortex，其基原植物仅包括苦枥白蜡树 *Fraxinus rhynchophylla* Hance，规定的含量限度同ChP。

本科其他常用药用植物见表11-34和表11-35。

表11-34　ChP收载的木犀科其他生药

生药名	来源	药用部位	主要成分	功效
连翘	连翘 *Forsythia suspensa* (Thunb.) Vahl	果实	木脂素类（连翘苷等）、苯乙烷类（连翘酯苷等）、挥发油	清热解毒，消肿散结，疏散风热
女贞子	女贞 *Ligustrum lucidum* Ait.	果实	环烯醚萜类（女贞子苷等）、三萜类（齐墩果酸等）	滋补肝肾，明目乌发
暴马子皮	暴马丁香 *Syringa reticulata* (Bl.) Hara var. *mandshurica* (Maxim.) Hara	干皮或枝皮	香豆素（6,7-二甲氧基香豆精、3,4-二羟基-β-羟乙基苯）、环烯醚萜（暴马子醛酸甲酯）	清肺祛痰，止咳平喘

表 11-35　欧美国家常用的木犀科其他植物药

药用植物	学名	药用部位	主要成分	功效
巴西晃晃木	*Liriosma ovata* Miers	根、树皮、木材	酯类和甾醇	滋补，壮阳，收敛
欧洲白蜡树	*Fraxinus excelsior* L.	叶和树皮	黄酮、鞣质、黏液质、三萜、环烯醚萜	收敛，泻下，利尿
油橄榄	*Olea europaea* L.	叶、油	叶含洋橄榄内酯、橄榄油甾醇和橄榄苦苷、油含油酸、单不饱和脂肪酸	降血压，利尿，降血糖，滋补
美国流苏树	*Chionanthus virginicus* L.	根皮、茎皮	皂苷（毒灰木脂等）和苷类	刺激胆汁流量，滋补，能降低尿中糖水平，增加食欲和促进消化

（杨念云）

22. 马钱科 Loganiaceae

乔木、灌木或藤本，稀草本。单叶对生或轮生。花两性，辐射对称；雄蕊与花冠裂片同数而互生；子房上位，通常 2 室；花柱单生，2 裂。

本科约 28 属，550 种，分布于热带、亚热带地区。我国有 8 属，约 63 种，分布于西南及东部地区。

本科植物大多有毒，主要的化学成分为吲哚类生物碱，如士的宁（strychnine）、马钱子碱（brucine）、异士的宁（isostrychnine）、伪士的宁（pseudostrychnine）等。尚含黄酮类成分和环烯醚萜苷类等成分。

马钱子 Strychni Semen
（英）Nux Vomica

【来源】马钱科植物马钱 *Strychnos nux-vomica* L. 的干燥成熟种子。

【植物形态】常绿乔木。叶对生，叶片广卵形，革质，有光泽，主脉 5 条，稀 3 条。聚伞花序顶生，小花白色筒状，近无梗，花冠 5 裂，花萼先端 5 裂，雄蕊 5 枚，着生于花冠筒喉部，花丝极短，近无，子房上位，花柱与花冠近等长，柱头微裂。浆果球形，成熟时橙色，表面光滑，内含种子 3~5 粒或更多，种子纽扣形或圆盘形，表面密被银色茸毛，种柄生于一面的中央。花期春秋两季，果期 8 月至翌年 1 月。（彩图 75）

【采制】冬季采收成熟果实，取出种子，晒干。

【产地】主产于印度、越南、缅甸、泰国、斯里兰卡。多进口，销全国。

【性状】种子呈纽扣状圆板形，一面微凹，另一面稍隆起，直径 1.5~3cm，厚 0.3~0.6cm。表面密被灰棕色或灰绿色绢状绒毛，自中间向四周呈辐射状排列，有丝样光泽。边缘稍隆起，较厚，有突起的珠孔，底面中央有一微突起的圆点状种脐，种脐和珠孔间隐约可见一条隆起的棱线（非种脊）。质坚硬，沿边缘剖开，可见淡黄白色的胚乳，角质状，有菲薄心形子叶 2 枚，叶脉 5~7 条。气微，味极苦。大毒，口尝宜慎。（图 11-62，彩图 75）

【显微特征】种子横切面　种皮表皮的单细胞非腺毛长 500~1100μm，宽约 25μm 以上，由表皮细胞分化而成，向一侧斜伸，基部膨大，成石细胞状，直径约75μm，壁极厚，强木化，有纵长扭曲的纹孔，毛体有约10条肋状木化增厚纵条纹，胞腔断面观类圆形，木化增厚部分可被盐酸-间苯三酚试液染成红色。种皮内层的颓废棕色薄壁细胞，细胞边界不清（色素层）。内胚乳细胞层，细胞壁较厚，约25μm，隐约可见胞间连丝，以稀碘液处理后较明显，细胞内含脂肪油及糊粉粒。（图11-63）

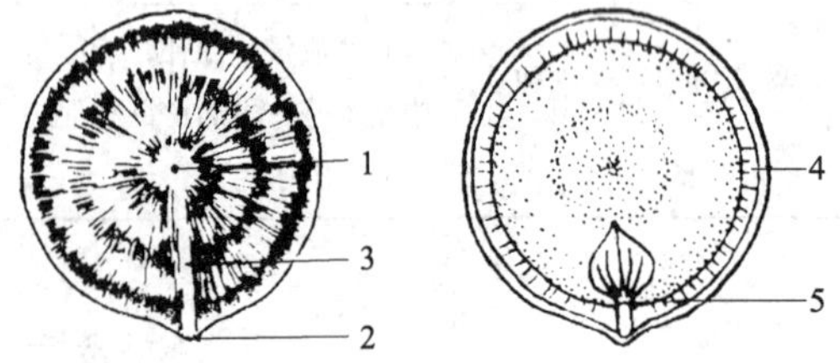

图11-62　马钱（种子）外形及剖面

1. 种脐；2. 珠孔；3. 隆起线纹；4. 胚乳；5. 胚

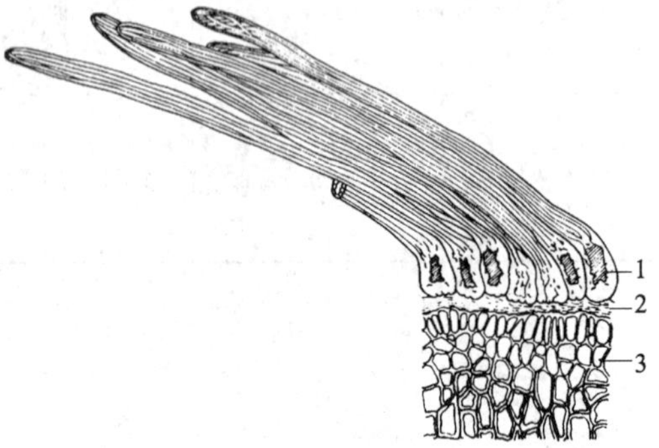

图11-63　马钱（种子）横切面

1. 表皮毛；2. 颓废的种皮细胞；3. 内胚乳

粉末　灰黄色。①单细胞非腺毛，大多破碎、断裂，完整者长可达1100μm，直径25~63μm，基部膨大成石细胞状，壁极厚，纹孔纵裂成缝状，毛体具5~18条纵向肋状增厚条纹，顶端钝圆，易纵裂。②内胚乳细胞多角形，壁较厚，隐约可见胞间连丝，内含脂肪油及糊粉粒。此外，可见种皮内层颓废的棕色色素层。（图11-64，彩图76）

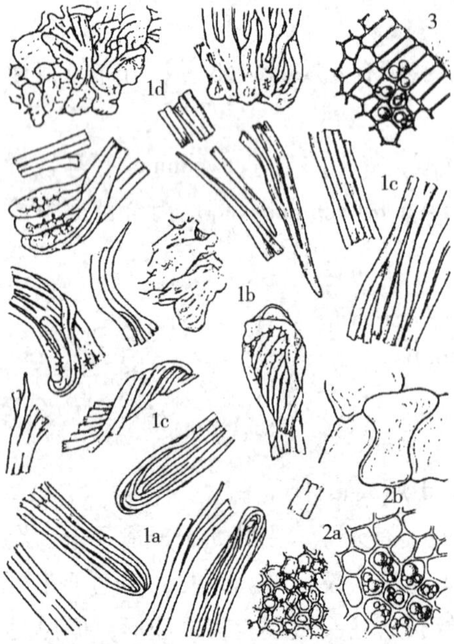

图11-64　马钱（种子）粉末

1. 非腺毛（a. 上部；b. 基部；c. 中部裂片；d. 底面观）；2. 内胚乳细胞（a. 示内含物及细胞连丝；b. 示壁极厚）；3. 色素层

【化学成分】含吲哚类生物碱，总碱含量约3.0%~5.0%，主要是士的宁（即番木鳖碱，strychnine）、马钱子碱（brucine）等。此外，还含环烯醚萜类成分，如马钱苷（即番木鳖苷，loganin）等。

马钱子经加热炮制后，其中生物碱如士的宁和马钱子碱的构型发生了改变，士的宁转化成异士的宁 *N*-氧化物、二羟基三甲基士的宁；马钱子碱可转化成异马钱子碱、异马钱子碱 *N*-氧化物，从而使马钱子的毒性降低，同时增加了抗肿瘤细胞生长和抗氧化的生物效应。

【理化鉴别】TLC　粉末用三氯甲烷-乙醇（10∶1）混合液与少量浓氨试液浸渍提取，滤液作供试品。以士的宁和马钱子碱作对照，用硅胶G板，甲苯-丙酮-乙醇-浓氨试液（4∶5∶0.6∶0.4）展开，稀碘化铋钾试液显色。供试品色谱中，在与对照品色谱相应的位置上，显相同颜色的斑点。

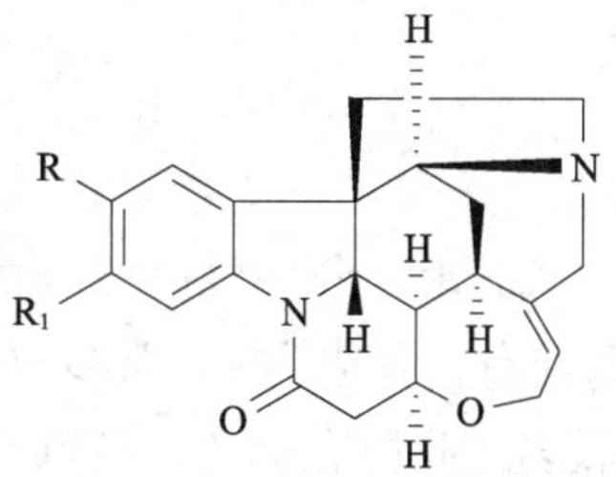

士的宁　$R=R_1=H$
马钱子碱　$R=R_1=OCH_3$

【检查】水分不得过 13.0%；总灰分不得过 2.0%。含 AFB_1 不得过 5μg/kg，含 AFG_2、AFG_1、AFB_2 和 AFB_1 的总量不得过 10μg/kg。

【含量测定】采用 HPLC 法测定士的宁和马钱子碱。粉末用氢氧化钠试液碱化后，再用三氯甲烷回流提取，以十八烷基硅烷键合硅胶为固定相，乙腈-0.01mol/L 庚烷磺酸钠与 0.02mol/L 磷酸二氢钾等量混合溶液（用 10%磷酸调节 pH 为 2.8）（21：79）为流动相，检测波长 260nm，外标法计算含量。按干燥品计算，含士的宁应为 1.20%~2.20%，含马钱子碱不得少于 0.80%。

【药理作用】①士的宁对整个中枢神经系统都有兴奋作用。②马钱子碱及士的宁具有显著的镇痛作用。③士的宁、马钱子碱均具毒性，成人一次口服 5~10mg 的士的宁可致中毒，30mg 可致死亡，死亡原因是强直性惊厥反复发作造成衰竭与窒息所致。

【功效】性温，味苦；有大毒。能通络止痛，散结消肿。用于跌打损伤，骨折肿痛，风湿顽痹，麻木瘫痪，痈疽疮毒，咽喉肿痛。用量 0.3~0.6g，炮制后入丸散用。孕妇禁用，不宜多服久服及生用。运动员慎用。有毒成分能经皮肤吸收，外用不宜大面积涂敷。

【附注】1. 马钱子必须炮制后入药，炮制以热砂浴和油煎为好。炮制后可减少士的宁和马钱子碱的含量，增加上述生物碱的异型生物碱及氮氧化合物的含量，以便减少毒性，增加使用范围。

2. 云南马钱子　为长籽马钱 *Strychnos wallichiana* Steud. ex DC.（云南马钱 *S. pierriana* A. W. Hill）的种子。主产云南南部，与马钱子的主要区别为：边缘薄而上翘，表面被灰黄色茸毛，较疏松粗糙，色素层中可见微细晶状物。总生物碱含量为 2.19%，士的宁为 1.34%。

3. 下列同属植物都含有士的宁和马钱子碱，如分布于海南省的海南马钱 *S. hainanensis* Merr. et Chun 与密花马钱 *S. confertiflora* Merr. et Chun 种子含总生物碱分别为 2.90%与 1.26%，士的宁分别为 0.04%与 1.10%。海南马钱主产于菲律宾、越南、泰国等地，我国也有分布，可作为提取士的宁和马钱子碱的原料。

表 11-36　ChP 收载的马钱科其他生药

生药名	来源	药用部位	主要成分	功效
密蒙花	密蒙花 *Buddleja officinalis* Maxim.	花蕾和花序	三萜、黄酮（木犀草素、芹菜素、橙皮素、密蒙花新苷等）、苯乙醇苷（毛柳苷、毛蕊苷、异毛蕊花苷、仙人球苷等）	清热泻火，养肝明目，退翳

（杨念云）

23. 龙胆科 Gentianaceae

草本，单叶对生，全缘，稀互生或轮生，无托叶。花两性，稀单性，辐射对称；花冠漏斗状、辐状或管状；子房上位，基部有时具花盘；胚珠倒生，常多数。蒴果 2 瓣裂。

本科约 80 属，900 余种，以北温带种类较多。我国有 19 属，350 余种，主要分布于西南高山地区。主要的属有龙胆属（*Gentiana*）、獐牙菜属（*Swertia*）、花锚属（*Halenia*）。

本科植物多数无毛，有的具 1~2 细胞的非腺毛，稀见腺毛。叶表皮及叶肉中常有黏液细胞。草酸钙结晶通常细小，针晶、柱晶、砂晶或棱晶。维管束大多为双韧型。

本科的特征性化学成分为裂环环烯醚萜苷和咖酮类化合物，龙胆苦苷（gentiopicroside）、獐牙菜苦苷（sweroside）、当药苦苷（swertiamarin），它们为龙胆科的苦味成分，具有抗菌消炎、促进胃液分泌等作用，龙胆咖酮（gentisin）、当药咖酮（swertianin）有抗结核和利胆作用。有些还含有生物碱，如龙胆碱（gentianine）能镇静和抗过敏。

龙胆 Gentianae Radix et Rhizoma
（英）Chinese Gentian Root

【来源】龙胆科植物条叶龙胆 *Gentiana manshurica* Kitag.、龙胆 *G. scabra* Bge.、三花龙胆 *G. triflora* Pall. 或坚龙胆 *G. rigescens* Franch. 的干燥根及根茎。前三种习称“龙胆”，后一种习称“坚龙胆”。

【植物形态】条叶龙胆　多年生草本，根状茎短，周围簇生多数细长圆柱状根。茎直立，近四棱形。单叶对生，无柄，叶片卵形或卵状披针形，叶脉 1~3 条，仅中脉明显。花蓝色，聚伞花序密集枝顶和叶腋，苞片披针形；花萼 5 深裂，裂片近条形，边缘粗糙；花冠筒状钟形，裂片 5，三角卵形，顶端尖，裂片间有褶，先端短三角形；雄蕊 5，雌蕊 1，子房上位，柱头短，2 裂。蒴果细长梭形，含多数种子，成熟时 2 瓣裂。种子条形，周边具翅。

龙胆　根细长，簇生。叶对生，全缘，叶脉 3~5 条。花蓝紫色，长钟形。蒴果长圆形，种子有翅。（彩图 77）

三花龙胆　根茎平卧或直立，具多数粗壮、略肉质的须根。叶对生，无柄，叶脉 1~3 条，光滑，仅中脉明显，并在下面突起。花冠蓝紫色。蒴果宽椭圆形；种子有翅。

坚龙胆　须根肉质。主茎粗壮，发达，有分枝。无莲座状叶丛；茎生叶多对生，叶脉 1~3 条，在下面突起，叶柄边缘具乳突，长 5~8mm。花冠蓝紫色或蓝色，漏斗形或钟形。蒴果椭圆形或椭圆状披针形；种子矩圆形，表面有蜂窝状网隙。

【采制】春、秋季采挖，洗净，干燥。

【产地】龙胆主产于东北三省及内蒙古，以条叶龙胆和龙胆的产量最大，三花龙胆产量很小，前两种在华东地区亦有出产。坚龙胆主产于云南、贵州。

【性状】龙胆根茎呈不规则块状，长 1~3cm，直径 0.3~1cm，表面暗灰棕色或深棕色，上端有茎痕或残留茎基，周围及下端着生多数细长的根。根圆柱形，略扭曲，长 10~20cm，直径 0.2~0.5cm。表面淡黄色或黄棕色，具细密环纹和不规则纵皱纹及少数突起的支根痕。

根茎质坚韧。根质脆，断面略平坦，皮部黄白色或淡黄棕色，木部色较浅，中央可见黄色小点状的髓部。气微，味甚苦。坚龙胆表面无横皱纹，外皮膜质，易脱落，木部黄白色，易与皮部分离。（彩图 77）

【显微特征】横切面　龙胆表皮细胞有时残存，外壁较厚。皮层窄；外皮层细胞类方形，壁稍厚，木栓化；内皮层细胞切向延长，每一细胞由纵向壁分隔成数个类方形小细胞。韧皮部宽广，有裂隙。形成层不甚明显。木质部导管 3~10 个群束。髓部明显。薄壁细胞含细小草酸钙针晶。（图 11-65，彩图 78）

坚龙胆　内皮层以外组织多已脱落。木质部导管发达，均匀密布。无髓部。

龙胆粉末　淡黄棕色。外皮层细胞表面观类纺锤形，每一细胞由横壁分隔成数个扁方形的小细胞。内皮层细胞表面观类长方形，甚大，平周壁显纤细的横向纹理，每一细胞由纵隔壁分隔成数个栅状小细胞，纵隔壁大多连珠状增厚。薄壁细胞含细小草酸钙针晶。网纹导管及梯纹导管直径约至 45μm。（图 11-66）

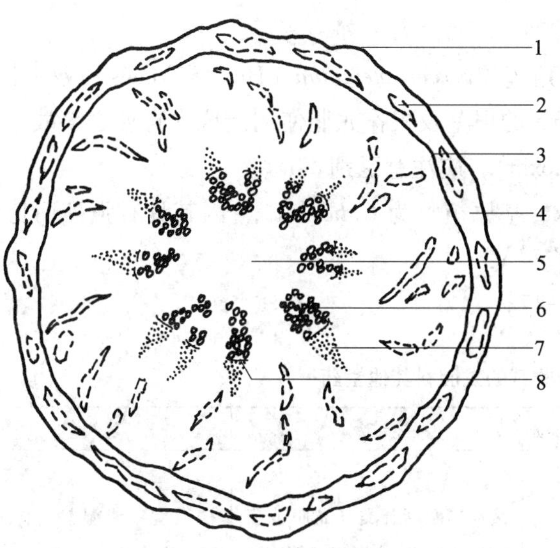

图 11-65　龙胆根横切面

1. 外皮层；2. 裂隙；3. 内皮层；4. 皮层；5. 髓部；6. 木质部；7. 韧皮部；8. 形成层

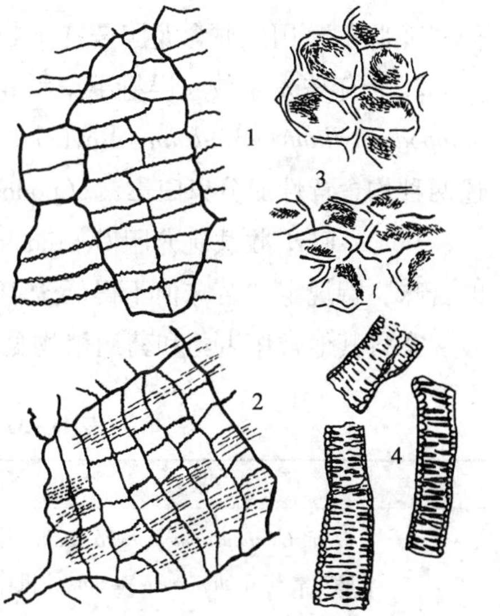

图 11-66　龙胆粉末

1. 外皮层细胞；2. 内皮层细胞；3. 含草酸钙针晶薄壁细胞；4. 导管

坚龙胆粉末　无外皮层细胞。内皮层细胞类方形或类长方形，平周壁的横向纹理较粗而密，有的粗达 3μm，每一细胞分隔成多数栅状小细胞，隔壁稍增厚或呈连珠状。

【化学成分】主要含裂环烯醚萜苷苦味成分，如龙胆苦苷（gentiopicroside）、当药苦苷（swertiamarin），此外还含有屾酮类成分如龙胆屾酮（gentisin）。

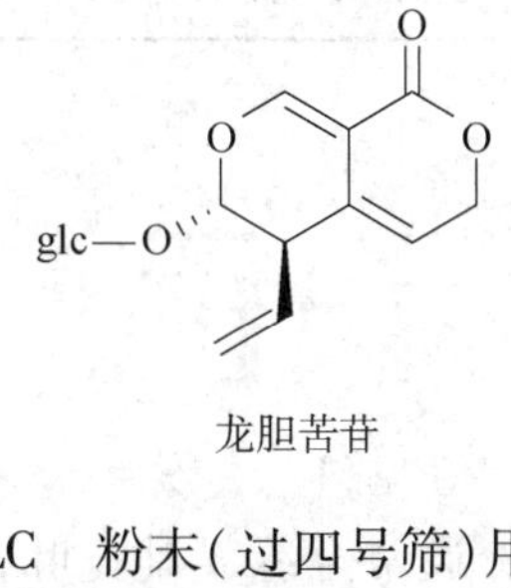

龙胆苦苷

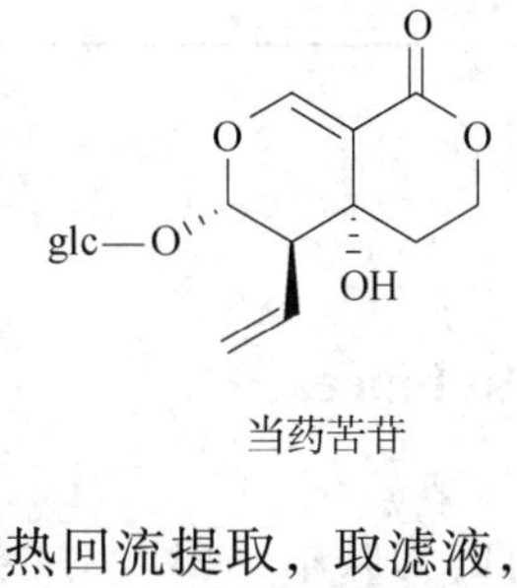

当药苦苷

【理化鉴别】TLC　粉末（过四号筛）用甲醇加热回流提取，取滤液，作供试品溶液。另取龙胆苦苷对照品，用硅胶 GF_{254} 薄层板，乙酸乙酯-甲醇-水（10∶2∶1）展开，置紫外光灯（254nm）下检视。供试品色谱中，在与对照品色谱相应的位置上，显相同颜色的斑点。

【检查】水分不得过 9.0%；总灰分不得过 7.0%；酸不溶性灰分不得过 3.0%。

【浸出物】热浸法测定，不得少于 36.0%。

【含量测定】采用 HPLC 法测定龙胆苦苷，以十八烷基硅烷键合硅胶为填充剂；以甲醇-水（25∶75）为流动相；检测波长为 270nm。龙胆含龙胆苦苷不得少于 3.0%；坚龙胆含龙胆苦苷不得少于 1.5%。

【药理作用】龙胆的水提物、醇提物及龙胆苦苷均有保肝和抗炎作用。此外还有抗菌、降压、镇静、镇痛、健胃等作用。

【功效】性寒，味苦。能清热燥湿，泻肝胆火。用于湿热黄疸，阴肿阴痒，带下，湿疹瘙痒，肝火目赤，耳鸣耳聋，胁痛口苦，强中，惊风抽搐。用量 3~6g。

【附注】1. 尚有同属植物头花龙胆 *G. cephalantha* Franch. 与亚木龙胆 *G. suffrutescens* J. P. Lou et Z. C. Lou 的根、根茎及全草，红花龙胆 *G. rhodantha* Franch. 的全草在西南地区作“龙胆草”用。亦含龙胆苦苷 1.8%~3.1%。

2. 近年曾发生数起误将小檗科植物六角莲 *Dysosma pleiantha*（Hce.）Woods. 或桃儿七 *Sinopodophyllum hexandrum*（Royle）T. S. Ying 的根茎及根作龙胆使用造成中毒死亡事故。上述两种均含毒性成分鬼臼毒素（podophyllotoxin），应注意区别。

3. Ph. Eur. 收载有龙胆 Gentianae radix，基原植物为 *G. lutea* L.，因其具有强烈而持久的苦味，特规定“苦味值不得低于 10 000”。

本科其他常用生药和药用植物见表 11-37。

表 11-37　ChP 收载的龙胆科其他生药

生药名	来源	药用部位	主要成分	功效
秦艽	秦艽 *Gentiana macrophylla* Pall.、麻花秦艽 *G. straminea* Maxim.、粗茎秦艽 *G. crassicaulis* Duthie ex Burk. 或小秦艽 *G. dahurica* Fisch.	根	裂环烯醚萜苷类（龙胆苦苷等）、三萜（齐墩果酸等）	祛风湿，清湿热，止痹痛，退虚热
青叶胆	青叶胆 *Swertia mileensis* T. N. Ho et W. L. Shih	全草	三萜（齐墩果酸等）、黄酮（日本当药素等）、环烯醚萜苷（当药苷等）	清肝利胆，清热利湿
当药	瘤毛獐牙菜 *Swertia pseudochinensis* Hara	全草	生物碱（龙胆碱等）、三萜（齐墩果酸等）、黄酮（当药素等）、环烯醚萜苷（当药苦苷、当药苷、龙胆苦苷等）	清湿热，健胃

（杨念云　杨　华）

24. 茜草科 Rubiaceae

木本或草本，有的为藤本。单叶对生或轮生，通常全缘，具托叶，有时托叶呈叶状。花常两性，辐射对称，以聚伞花序排成圆锥状或头状，花冠 4~6，稀多裂，雄蕊与花冠裂片同数而互生，子房下位，2 心皮 2 室，蒴果、浆果或核果。

本科有 500 余属，6000 余种，广布于热带和亚热带，少数分布至北温带。我国有 75 属，477 种，主要分布在东南部、南部和西南部。重要的属有栀子属（*Gardenia*）、茜草属（*Rubia*）、咖啡属（*Coffea*）、钩藤属（*Uncaria*）、巴戟天属（*Morinda*）、鸡矢藤属（*Paederia*）。

本科植物多有分泌组织，细胞内含砂晶、针晶、簇晶等。

本科植物化学成分主要有：①生物碱类　包括奎宁（quinine）、奎尼丁（quinidine）等具有抗疟活性的喹啉类生物碱，钩藤碱（rhychophylline）、异钩藤碱（isorhychophylline）等具有镇静、降血压作用的吲哚类生物碱，以及咖啡因（coffeine）等具有强心、利尿作用的嘌呤类生物碱。②环烯醚萜苷类　如栀子苷（geniposide）、车前草甘（asperuloside）等，多有促进胆汁分泌作用。③蒽醌类　如茜草酸（munjistin）、紫黄茜素（purpuroxanthin）等，具有抗菌作用。

栀子 Gardeniae Fructus
（英）Common Gardenia Fruit

【来源】茜草科植物栀子 *Gardenia jasminoides* Ellis 的干燥成熟果实。

【植物形态】常绿灌木，高 0.3~3 m；嫩枝常被短毛。叶对生，革质。花芳香，通常单朵生于枝顶；萼管倒圆锥形或卵形，有纵棱，顶部通常 6 裂，裂片披针形或线状披针形，果时增长，宿存；花冠白色或乳黄色，高脚碟状，喉部有疏柔毛，冠管狭圆筒形，顶部通常 6 裂；花丝极短，花药线形，花柱粗厚，柱头纺锤形，子房下位。蒴果卵形、近球形、椭圆形或长圆形，黄色或橙红色，有翅状纵棱 5~9 条，顶部有宿存萼片；种子多数，近圆形而稍有棱角。（彩图 79）

【采制】9~11 月果实成熟呈红黄色时采收，除去果梗及杂质，蒸至上汽或置沸水中略烫，取出，干燥。

【产地】主产于浙江、湖南、江西、湖北、福建、四川等地。

【性状】呈长卵圆形或椭圆形，长 1.5~3.5cm，直径 1~1.5cm。表面红黄色或棕红色，具 6 条翅状纵棱，棱间常有 1 条明显的纵脉纹，并有分枝。顶端残存萼片，基部稍尖，有残留果梗。果皮薄而脆，略有光泽；内表面色较浅，有光泽，具 2~3 条隆起的假隔膜。种子多数，扁卵圆形，集结成团，深红色或红黄色，表面密具细小疣状突起。气微，味微酸而苦。（彩图 79）

【显微特征】粉末　红棕色。果皮石细胞类长方形。果皮纤维细长，梭形，直径约 10μm，长约至 110μm，常交错、斜向镶嵌状排列；含晶石细胞类圆形或多角形，直径 17~31μm，壁厚，胞腔内含草酸钙方晶，直径约 8μm。种皮石细胞黄色或淡棕色，长多角形、长方形或形状不规则，直径 60~112μm，长至 230μm，壁厚，纹孔甚大，胞腔棕红色。草酸钙簇晶直径 19~34μm。（图 11-67，彩图 80）

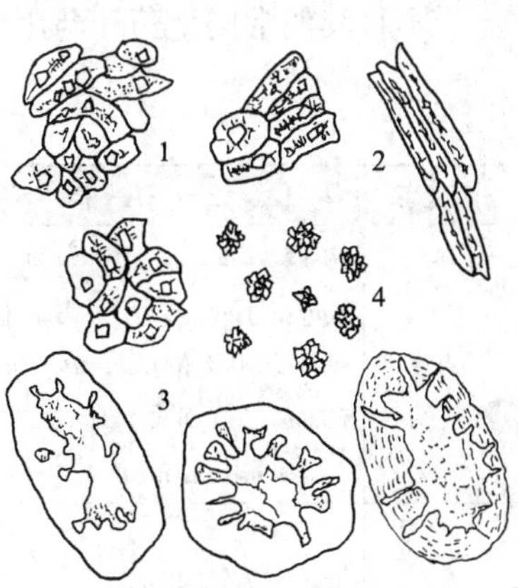

图 11-67　栀子粉末显微特征

1. 果皮石细胞；2. 果皮纤维；3. 种皮石细胞；4. 草酸钙簇晶

【化学成分】①环烯醚萜苷类，如栀子苷（即京尼平苷，geniposide）、羟异栀子苷（gardenoside）等。②有机酸类，如绿原酸等。③类胡萝卜素类，如西红花苷Ⅰ~Ⅳ（crocin Ⅰ~Ⅳ）、西红花酸（crocetin）等。此外，尚含栀子黄素（gardenin）等成分。

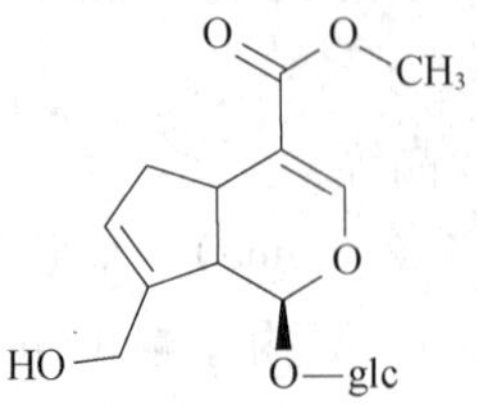

栀子苷

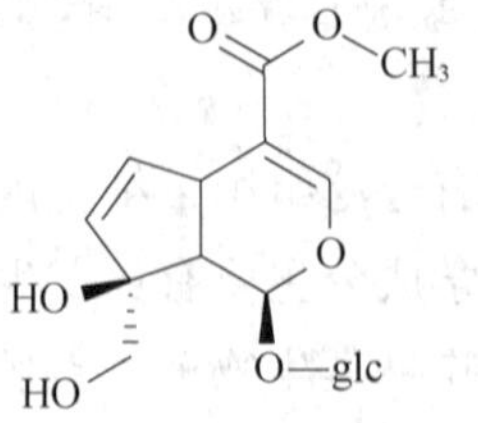

羟异栀子苷

【理化鉴别】（1）取粉末0.2g，加水5ml，置水浴中加热3min，滤过。取滤液5滴，置蒸发皿中，蒸干，加硫酸1滴，即显蓝绿色，迅速变为褐色，继而转为紫褐色。

（2）TLC　粉末用50%甲醇超声提取，滤液作供试品溶液。另取栀子对照药材和栀子苷作为对照，用同一硅胶G薄层板，以乙酸乙酯-丙酮-甲酸-水（5∶5∶1∶1）展开，喷以10%硫酸乙醇溶液，在110℃加热至斑点显色清晰。供试品色谱中，在与对照品色谱相应的位置上，显相同颜色的斑点。

【含量测定】采用HPLC法测定栀子苷，粉末用甲醇超声提取，以十八烷基硅烷键合硅胶为填充剂，乙腈-水（15∶85）为流动相，检测波长为238nm，外标法计算含量。按干燥品计算，含栀子苷不得少于1.8%。

【药理作用】①保肝作用　栀子提取物能降低血清胆红素含量，使结扎总胆管大鼠升高的天冬氨酸转氨酶（AST）活力恢复正常。栀子苷可显著降低血清胆红素含量、丙氨酸转氨酶（ALT）和AST活性，保护肝细胞。②利胆作用　栀子苷元、西红花苷、西红花酸能促进胆汁分泌而具有利胆作用。此外，尚有抑菌、降压、降血糖、抗肿瘤等作用。

【功效】性寒，味苦。能泻火除烦，清热利湿，凉血解毒。外用消肿止痛。用于热病心烦，湿热黄疸，淋证涩痛，血热吐衄，目赤肿痛，火毒疮疡；外治扭挫伤痛。用量6~10g。外用生品适量，研末调敷。

【附注】水栀子，又名大栀子，为茜草科植物大花栀子 *G. jasminoides* Ellis var. *grandiflora* Nakai 的干燥果实。果大，外表较黄，棱高，为栀子混淆品，仅外敷作伤科药或作染料。

本科其他常用生药和药用植物见表11-38和表11-39。

表11-38　ChP收载的茜草科其他生药

生药名	来源	药用部位	主要成分	功效
钩藤	钩藤 *Uncaria rhynchophylla*（Miq.）Miq. ex Havil.、大叶钩藤 *U. macrophylla* Wall.、毛钩藤 *U. hirsuta* Havil.、华钩藤 *U. sinensis*（Oliv.）Havil. 或无柄果钩藤 *U. sessilifructus* Roxb.	带钩茎枝	吲哚类生物碱（钩藤碱、异钩藤碱等）	息风定惊，清热平肝
茜草	茜草 *Rubia cordifolia* L.	根及根茎	蒽醌类（茜草素、羟基茜草等）、萘醌类（大叶茜草素等）	凉血，祛瘀，止血，通经
巴戟天	巴戟天 *Morinda officinalis* How	根	蒽醌类（茜黄素等）、环烯醚萜类（moridolide等）	补肾阳，强筋骨，祛风湿

续表

生药名	来源	药用部位	主要成分	功效
红大戟	红大戟 *Knoxia valerianoides* Thorel et Pitard	块根	蒽醌（红大戟素、甲基异茜草素等）	泻水逐饮，消肿散结

表 11-39　欧美国家常用的茜草科其他植物药

药用植物	学名	药用部位	主要成分	功效
阿拉伯咖啡	*Coffea arabica* L.	种子	黄嘌呤、咖啡因、可可碱、茶碱、鞣质	兴奋，平喘，增加心血输出量，刺激胃分泌，利尿，止痛作用
金鸡纳	*Cinchona ledgeriana* Moens	树皮	喹啉生物碱（奎宁、奎尼丁）、吲哚生物碱（辛可拉明）、苦味三萜苷（喹诺温）、鞣质、奎宁酸	解热，抗疟，增进食欲，解痉，收敛和抗菌
拉拉藤	*Galium aparine* L.	地上部分	环烯醚萜（车叶草苷）、多酚酸、蒽醌、烃类、黄酮、鞣质	轻泻，利尿，解毒
吐根	*Cephaelis ipecacuanha* A. Richard	根和根茎	异喹啉生物碱、鞣质、苷类	祛痰，催吐，杀阿米巴原虫作用
欧茜草	*Rubia tinctorum* L.	根	蒽醌类衍生物（茜草酸、茜草素、羟基茜草素）	利尿
李果藤	*Mitchella repens* L.	地上部分	鞣质、糖苷、皂苷	助产，对子宫和卵巢有滋补功效，促进月经正常，减少经期大出血和痛经
绒毛钩藤	*Uncaria tomentosa* (Willd.) DC.	根皮和茎皮	吲哚生物碱、三萜苷、甾醇、黄酮、鞣质	消炎，抗氧化，增强免疫力
香车叶草	*Asperula odorata* L.	地上部分	环烯醚萜、香豆素、鞣质、蒽醌类、类黄酮	强身滋补，利尿，抗炎，抗痉挛
海巴戟	*Morinda citrifolia* L.	果实、叶、树皮	蒽醌、生物碱、多糖、甾醇	止痛，提高免疫力，抗癌
蓬子菜	*Galium verum* L.	地上部分	环烯醚萜、多酚酸、蒽醌	利尿，治疗皮肤病，咽喉肿痛

（杨念云　杨　华）

25. 唇形科 Labiatae (Lamiaceae)

草本，稀灌木，常含挥发油而有香气。茎呈四棱形。单叶对生。花两性，两侧对称，呈轮状聚伞花序（轮伞花序）；花冠5裂，多二唇形（通常上唇2裂，下唇3裂）；雄蕊通常4枚，2强；子房上位，2心皮合生，4深裂成假4室，花柱着生于4裂子房中央的基部。果实由4枚小坚果组成。

本科有10个亚科，约220属，3500余种。我国有约99属，800余种，主要的属有风轮菜属（*Clinopodium*）、香薷属（*Elshotzia*）、活血丹属（*Glechoma*）、益母草属（*Leonurus*）、薄荷属（*Mentha*）、荆芥属（*Nepeta*）、罗勒属（*Ocimum*）、夏枯草属（*Prunella*）、香茶菜属（*Rabdosia*）、鼠尾草属（*Salvia*）、黄芩属（*Scutellaria*）、水苏属（*Stachys*）、百里香属

(*Thymus*) 等。

本科植物气孔为直轴式，具有腺毛、腺鳞和非腺毛。广藿香茎和叶具间隙腺毛。

本科植物富含挥发油，其中许多挥发油可供药用，如薄荷属、荆芥属、紫苏属、薰衣草属（*Lavandula*）。薰衣草挥发油为高级香精原料，薄荷油是重要的药用、食品与化工原料，广藿香油是重要的固香剂。鼠尾草属主含二萜醌类成分，如丹参酮 II_A（tanshinone II_A），为丹参的主要有效成分。香茶菜属植物主含二萜类成分，如冬凌草素（oridonin）等，具抗癌活性。黄芩属植物含黄酮类化合物，如黄芩苷（baicalin）、黄芩素（baicalein）、汉黄芩素（wogonin）等，有广谱抗菌与抗病毒等作用。另外，筋骨草属植物主含筋骨草内酯（ajugalactone）和羟基蜕皮甾酮（hydroxyecdysterone）。在益母草属和水苏属等少数类群中含有生物碱。

薄荷 Menthae Haplocalycis Herba

（英）Wild Mint

【来源】 唇形科植物薄荷 *Mentha haplocalyx* Briq. 的干燥地上部分。

【植物形态】 多年生草本，全株有强烈清凉香气。茎方形，有腺鳞。叶对生，叶片长卵形、具腺体，两面有疏柔毛及黄色腺鳞。轮伞花序腋生。花冠淡紫色，4 裂，上裂片较大，顶端微 2 裂；雄蕊 4。小坚果褐色，卵球形。花期 8~10 月，果期 9~11 月。（彩图 81）

【采制】 夏、秋二季茎叶茂盛或花开至三轮时，选晴天，分次采割，晒干或阴干。通常每年收割二次：在小暑后大暑前（七月中下旬）第一次收割（俗称头刀），主要供提取挥发油用；在霜降之前（十月中下旬）第二次收割（俗称二刀），主要用作药材。

【产地】 主产于江苏、安徽、江西等地，全国各地均有栽培。

【性状】 茎呈方柱形，有对生分枝，长 15~40cm，直径 0.2~0.4cm；表面紫棕色或淡绿色，棱角处具毛茸，节间长 2~5cm。质脆，断面白色，髓部中空。叶对生，有短柄，叶片皱缩卷曲，完整者展平后呈宽披针形、长椭圆形或卵形，长 2~7cm，宽 1~3cm，上表面深绿色，下表面灰绿色，稀被茸毛，有凹点状腺鳞。轮伞花序腋生，花萼钟状，先端 5 齿裂，花冠淡紫色。揉搓有特殊清凉香气，味辛凉。（彩图 82）

【显微特征】 茎横切面　呈四方形。表皮细胞 1 列，长方形，外被角质层，有腺毛和非腺毛。皮层薄壁细胞数列，排列疏松，四棱脊处有厚角组织，内皮层明显。韧皮部较窄。形成层成环。四棱处木质部较发达，导管圆多角形，木纤维多角形，射线宽窄不一。髓部薄壁细胞大，中心常有空洞。（图 11-68）

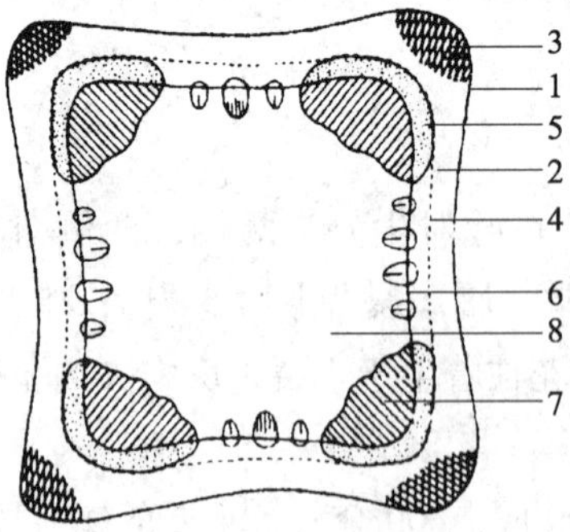

图 11-68　薄荷茎横切面

1. 表皮；2. 皮层；3. 厚角组织；4. 内皮层；5. 韧皮部；6. 形成层；7. 木质部；8. 髓

叶横切面　上表皮细胞长方形，下表皮细胞细小扁平，具气孔；上下表皮有多数凹陷，内有大型特异的扁球形腺鳞；偶见非腺毛。叶异面型，栅栏细胞 1 列，稀 2 列；叶肉细胞常含针簇状橙皮苷结晶，以栅栏组织中多见。主脉维管束外韧型，木质部导管常 2~6 个排列成行。中脉韧皮部和木质部外侧均有厚角组织；薄壁组织及少数导管中有时亦含橙皮苷结晶。（图 11-69）

粉末　淡黄绿色。①腺鳞头部类圆形，8 细胞，直径约 90μm；柄极短。②小腺毛头部单细胞，椭圆形，直径 15~28μm，柄 1~2 细胞。③非腺毛 1~8 细胞，常弯曲，壁厚，具疣状突。④叶片上表皮细胞表面观不规则，壁略弯曲，下表皮细胞壁弯曲，气孔直轴式。⑤橙皮苷结晶存在于茎叶表皮细胞及薄壁细胞中，淡黄色，略呈扇形或不规则形，隐约可见放射状纹理。⑥茎表皮细胞类长方形或类多角形，有纵向的角质纹理。此外，可见木纤维、导管等。（图 11-70，彩图 82）

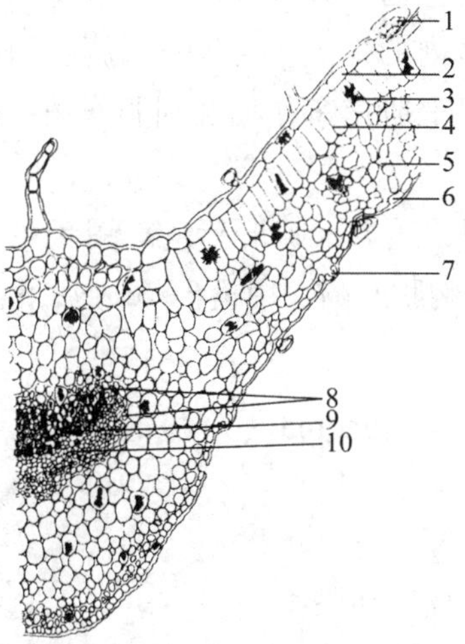

图 11-69　薄荷叶横切面

1. 腺鳞；2. 上表皮；3. 橙皮苷结晶；
4. 栅栏组织；5. 海绵组织；6. 下表皮；
7. 气孔；8. 厚角组织；9. 木质部；10. 韧皮部

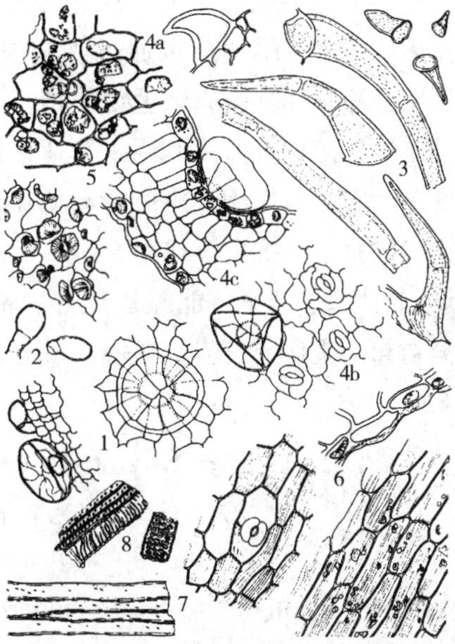

图 11-70　薄荷（地上部分）粉末

1. 腺鳞；2. 小腺毛；3. 非腺毛；4. 叶片碎片
（a. 上表皮细胞；b. 下表皮细胞；c. 断面观）；
5. 橙皮苷结晶；6. 茎表皮细胞；7. 木纤维；8. 导管

【化学成分】①挥发油　茎叶含挥发油，其中主要为左旋薄荷醇（*l*-menthol），温度稍低时，即析出大量无色薄荷醇晶体，又称薄荷脑。此外还有左旋薄荷酮（*l*-menthone），乙酸薄荷酯等。②黄酮类　主要为异端叶灵（isoraifolin）、木犀草素-7-葡萄糖苷（luteolin-7-glucoside）、薄荷糖苷（menthoside）等。此外，尚含鞣质、迷迭香酸（rosmarinic acid）和咖啡酸等。

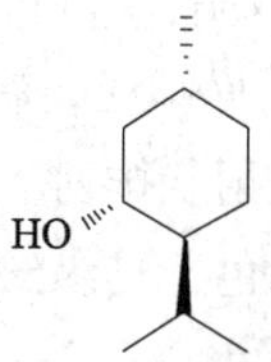

l-薄荷醇

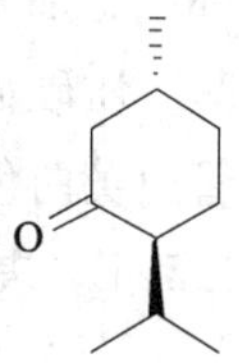

l-薄荷酮

【理化鉴别】1. 取粉末少量，经微量升华得油状物，加浓硫酸 2 滴及香草醛结晶少许，初显黄色至橙黄色，再加水 1 滴，即变紫红色。

2. TLC　粉末用无水乙醇超声提取，滤过，滤液作供试品。以薄荷对照药材和薄荷脑作对照。用硅胶 G 板，甲苯-乙酸乙酯（19∶1）展开，2%对二甲氨基苯甲醛的 40%硫酸乙醇溶液在 80℃加热显色，紫外光灯（365nm）下检视。供试品与对照药材和对照品在相应位置上，显相同颜色的斑点。

【检查】叶不得少于30%。水分不得过15.0%；总灰分不得过11.0%；酸不溶性灰分不得过3.0%。

【含量测定】1. 采用挥发油测定法测定挥发油，含挥发油不得少于0.80%（ml/g）。

2. 采用GC法测定薄荷脑。粉末用无水乙醇超声提取，用聚乙二醇毛细管柱，程序升温，外标法测定薄荷脑的含量。按干燥品计算，含薄荷脑不得少于0.20%。

【药理作用】①局部刺激作用　外用能刺激皮肤和黏膜的神经末梢冷觉感受器，使局部微血管收缩，感觉神经麻痹而产生清凉感及止痛、止痒作用。局部应用有消炎止痛作用。②解热作用　内服小量薄荷可通过兴奋中枢神经系统而使皮肤毛细血管扩张，增加散热，并促进汗腺分泌。③抗病原微生物作用　薄荷煎剂对金黄色葡萄球菌等多种球菌及福氏痢疾杆菌等多种杆菌均有抑制作用。薄荷油能驱除犬及猫体内的蛔虫。④健胃、解痉和利胆作用　薄荷油有健胃作用，薄荷醇与薄荷酮有解除胃肠平滑肌痉挛作用和利胆作用。此外还有祛痰、抗早孕、抗炎等作用。

【功效】性凉、味辛。能疏散风热，清利头目，利咽，透疹，疏肝行气。用于风热感冒，风温初起，头痛，目赤，喉痹，口疮，风疹，麻疹，胸胁胀闷。用量3~6g，后下。

丹参 Salviae Miltiorrhizae Radix et Rhizoma

（英）Chinese Salvia

【来源】唇形科植物丹参 *Salvia miltiorrhiza* Bge. 的干燥根和根茎。

【植物形态】多年生草本，全株被腺毛。根肥壮，外皮砖红色。茎四棱形。羽状复叶对生，小叶5~7，卵形至椭圆状卵形，两面被柔毛。轮伞花序顶生或腋生，组成假总状花序；花冠紫色，二唇形，上唇直立，下唇较短，先端3裂，中央裂片较大；雄蕊2枚；子房四深裂，花柱着生于子房基部。小坚果黑色，4枚，椭圆形。花期4~6月，果期7~8月。（彩图83）

【采制】春、秋二季采挖，除去泥沙，干燥。

【产地】主产于河南、山东、四川、江苏、安徽等地。四川栽培品产量较大，习称“川丹参”。

【性状】根茎短粗，顶端有时残留茎基。根数条，长圆柱形，略弯曲，有的分枝并具须状细根，长10~20cm，直径0.3~1cm。表面棕红色或暗棕红色，粗糙，具纵皱纹。老根外皮疏松，多显紫棕色，常呈鳞片状剥落。质硬而脆，断面疏松，有裂隙或略平整而致密，皮部棕红色，木部灰黄色或紫褐色，导管束黄白色，呈放射状排列。气微，味微苦涩。（彩图83）

栽培品较粗壮，直径0.5~1.5cm。表面红棕色，具纵皱纹，外皮紧贴不易剥落。质坚实，断面较平整，略呈角质样。

【显微特征】根横切面　木栓层为数列细胞，大多含橙色或淡紫棕色物；有时可见落皮层。皮层窄。韧皮部较宽，筛管群明显。形成层成环。木质部束呈放射状，由导管、木纤维和木薄壁细胞组成；木纤维与导管常伴存。射线宽。皮层和韧皮部有石细胞散在。（图11-71，彩图84）

粉末　红棕色。①石细胞类圆形、类三角形、类长方形或不规则形，也有延长呈纤维状，边缘不平整，直径14~70μm，长可达257μm，壁厚5~16μm，孔沟明显，有的含黄棕色物。②木纤维多为纤维管胞，长梭形，末端斜尖或钝圆，直径12~27μm，具缘纹孔点状，纹孔斜裂缝状或十字形，孔沟稀疏。③网纹导管和具缘纹孔导管直径11~60μm。④木栓细胞黄棕色，表面观类方形或多角形，壁稍厚，弯曲或平直，含红棕色色素，水合氯醛液透化后色素溶解。（图 11-72）

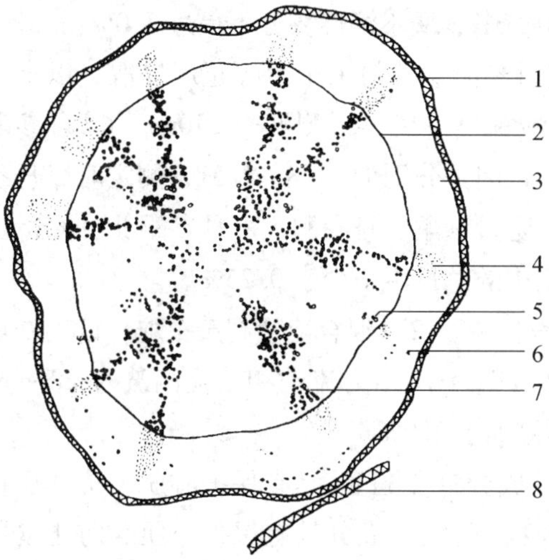

图 11-71　丹参（根）横切面

1. 木栓层；2. 形成层；3. 皮层；4. 韧皮部；5. 导管；6. 石细胞；7. 木质部；8. 落皮层

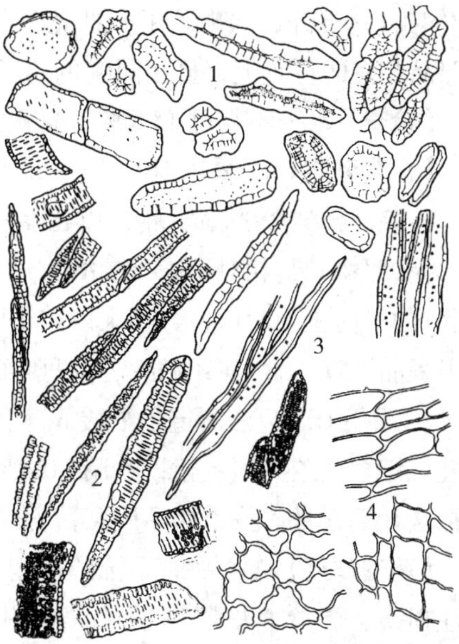

图 11-72　丹参（根及根茎）粉末

1. 石细胞；2. 导管；3. 木纤维；4. 木栓细胞

【化学成分】①二萜醌类　主要为丹参酮（tanshinone）Ⅰ、Ⅱ$_A$、Ⅱ$_B$、隐丹参酮（cryptotanshinone）、丹参新酮（miltirone）和二氢丹参酮Ⅰ（dihydrotanshinone Ⅰ）等。②酚酸类　主要有丹酚酸（salvianolic acid）A~G、迷迭香酸（rosmarinic acid）及其甲酯、紫草酸单甲酯（monomethyl lithospermate）、紫草酸（lithospermic acid）、原儿茶醛（protocatechualdenyde）、原儿茶酸、异阿魏酸、琥珀酸等。

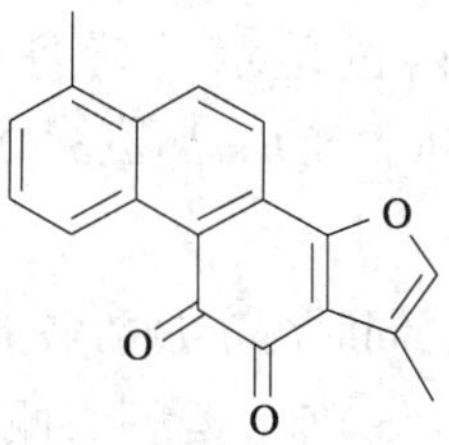

丹参酮Ⅰ

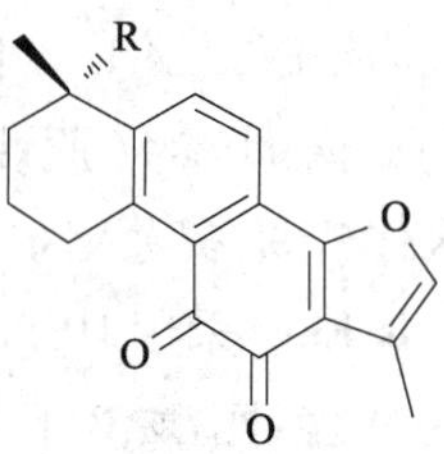

丹参酮Ⅱ$_A$ R=CH_3

丹参酮Ⅱ$_B$ R=CH_2OH

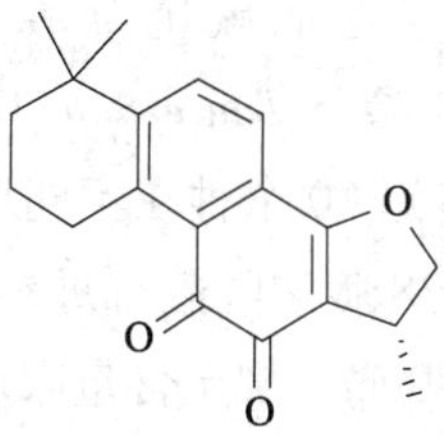

隐丹参酮

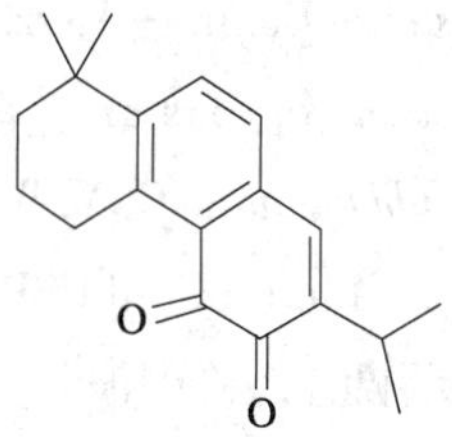

丹参新酮

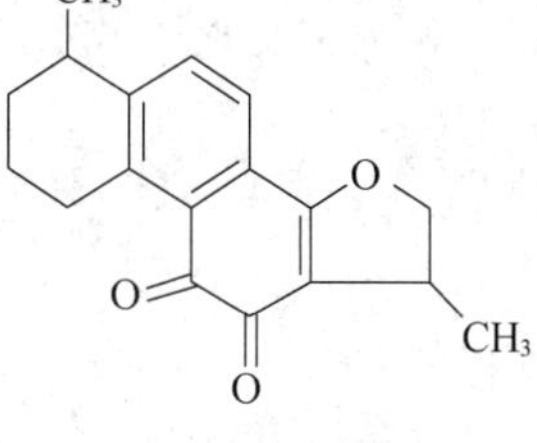

二氢丹参酮Ⅰ

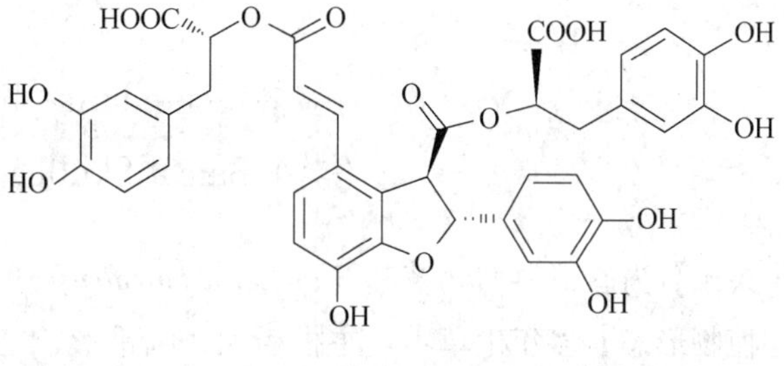

丹酚酸B

【理化鉴别】 TLC　粉末用乙醇超声提取，离心，取上清液作供试品，以丹参对照药材和丹参酮Ⅱ$_A$、丹酚酸B作对照，用硅胶G板，先以三氯甲烷-甲苯-乙酸乙酯-甲醇-甲酸（6∶4∶8∶1∶4）为展开剂，展开至约4cm，取出晾干，再以石油醚（60~90℃）-乙酸乙酯（4∶1）展开，取出晾干，日光及紫外光灯（365nm）下检视。供试品在与对照药材和对照品相应的位置上，显相同颜色的斑点或荧光斑点。

【检查】 水分不得过13.0%；总灰分不得过10.0%；酸不溶性灰分不得过3.0%。

【含量测定】 1. 采用HPLC-一标多测法测定丹参酮类。粉末用甲醇超声提取，以十八烷基硅烷键合硅胶为固定相，以乙腈-0.02%磷酸梯度洗脱，检测波长270nm。以丹参酮Ⅱ$_A$为参照物，其相对于隐丹参酮、丹参酮Ⅰ的校正因子分别为1.18、1.31，测定时以丹参酮Ⅱ$_A$的峰面积为对照，分别乘以校正因子，计算隐丹参酮、丹参酮Ⅰ、丹参酮Ⅱ$_A$的含量。按干燥品计算，含丹参酮Ⅱ$_A$、隐丹参酮和丹参酮Ⅰ的总量不得少于0.25%。

2. 采用HPLC法测定丹酚酸B。粉末用甲醇-水（8∶2）混合溶液超声提取，以十八烷基硅烷键合硅胶为固定相，乙腈-0.1%磷酸溶液（22∶78）为流动相，检测波长286nm，外标法计算含量。按干燥品计算，含丹酚酸B不得少于3.0%。

【药理作用】 ①心血管系统的作用　其脂溶性成分丹参酮Ⅱ$_A$具有保护心肌、抗缺血再灌注损伤、抗心律失常、抗血栓等作用。其水溶性丹酚酸类成分具有保护心肌、防止动脉粥样硬化的作用，其中丹酚酸A（丹参素）有明显的扩张冠状动脉的作用。②脑血管系统的作用　其脂溶性成分丹参酮、丹参酮Ⅱ$_A$能明显抑制脑缺血造成的脑细胞损伤，水溶性成分丹酚酸对脑缺血再灌注损伤有显著的保护作用。③抗炎作用　丹酚酸A能通过抑制钙离子内流和炎症因子释放发挥抗炎作用。此外，丹参尚有镇静、抗氧化、降血脂、抗肿瘤等作用。

【功效】 性微寒，味苦。能活血祛瘀，通经止痛，清心除烦，凉血消痈。用于胸痹心痛，脘腹胁痛，癥瘕积聚，热痹疼痛，心烦不眠，月经不调，痛经经闭，疮疡肿痛。用量10~15g。不宜与藜芦同用。

【附注】 1. 同属植物甘西鼠尾草（甘肃丹参）*S. przewalskii* Maxim.、雪山鼠尾草 *S. evansiana* Hand. - Mazz.、荞麦地鼠尾草 *S. kiaometiensis* Lévl.、甘西鼠尾草（紫丹参）*S. przewalskii* Maxim.、南丹参 *S. bowleyana* Dunn、南丹参（原变种）*S. bowleyana* Dunn var. *subbipinnata* C. Y. Wu 等近10个种在不同地区作“丹参”入药。

2. Ph. Eur. 和USP第38版均收载有丹参：Ph. Eur. 采用HPLC法同时测定丹酚酸B和丹参酮Ⅱ$_A$，检测波长为280nm，规定含量限度为“含丹酚酸B不少于3.0%，含丹参酮Ⅱ$_A$不少于0.12%”；USP对丹参酮类和丹酚酸B的测定方法同ChP，规定含量限度为“含丹参酮Ⅱ$_A$、隐丹参酮和丹参酮Ⅰ的总量不得少于0.2%，含丹酚酸B不少于5.0%”。

黄芩 Scutellariae Radix
（英）Baical Skullcap Root

【来源】 为唇形科植物黄芩 *Scutellaria baicalensis* Georgi 的干燥根。

【植物形态】 多年生草本。主根粗大，圆锥形，老根中央枯朽而中空。茎丛生，钝四棱形。叶对生，披针形至条状披针形，全缘，叶背密被下陷的腺点。总状花序顶生；花冠紫色、紫红色至蓝紫色，花冠筒细长；雄蕊4；雌蕊花柱细长，着生于子房基部，子房4裂，

花盘环状。小坚果卵球形，黑褐色，具瘤。花期 6~9 月，果期 8~9 月。(彩图 85)

【采制】春、秋二季采挖，除去须根和泥沙，晒后撞去粗皮，晒干。商品将根色鲜黄、内部充实的小黄芩（生长不足 4 年者）及新根（子根）称为“子芩”（条芩）；内部暗棕色、中心枯朽的老根称为“枯芩”。

【产地】主产于东北、华北及陕西、甘肃等地，以山西产量最多，河北承德产者质量好。

【性状】根圆锥形，扭曲，长 8~25cm，直径 1~3cm。表面棕黄色或深黄色，有稀疏的疣状细根痕，上部较粗糙，有扭曲的纵皱纹或不规则的网纹，下部有顺纹和细皱纹。质硬而脆，易折断，断面黄色，中心红棕色；老根中心呈枯朽状或中空，暗棕色或棕黑色。气微，味苦。(彩图 85)

【显微特征】根横切面　木栓层为 8~20 余列细胞，外缘多破裂。皮层狭窄，有纤维及石细胞。韧皮部宽广，有多数石细胞及纤维，石细胞多分布于外侧，纤维单个散在或数个成群，多分布于内侧。形成层成环。木质部导管数个成束，近形成层处较密，老根中央常有木栓化细胞环。(图 11-73)

粉末　黄色。①韧皮纤维单个散在或数个成束，梭形，长 60~250μm，直径 9~33μm，壁厚，孔沟明显。②石细胞淡黄色，类圆形、类方形或长方形，壁厚或甚厚。③木栓细胞棕黄色，多角形。④网纹及具缘纹孔导管多见，直径 24~72μm。⑤木纤维多碎断，直径约 12μm，有稀疏斜纹孔。⑥淀粉粒甚多，单粒类球形，直径 2~10μm，脐点明显，复粒由 2~3 分粒组成。(图 11-74，彩图 86)

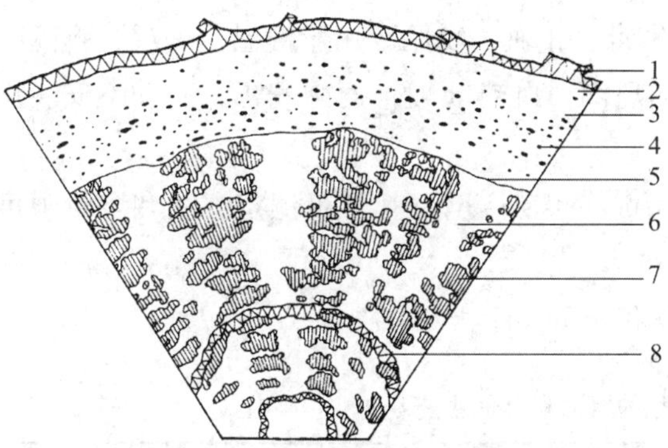

图 11-73　黄芩（根）横切面

1. 木栓层；2. 皮层；3. 韧皮部；4. 纤维及石细胞；5. 形成层；6. 木射线；7. 木质部；8. 木栓组织

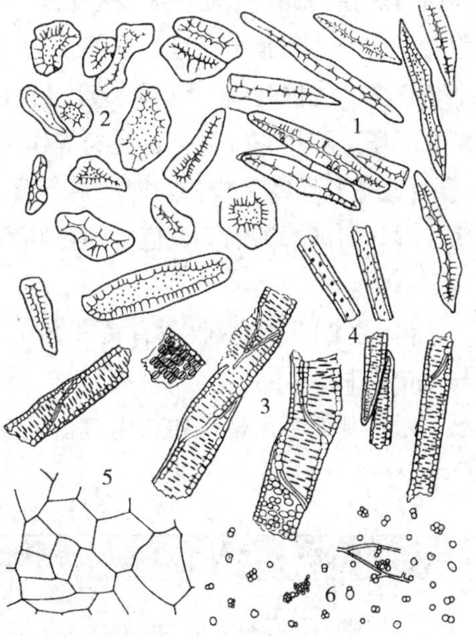

图 11-74　黄芩（根）粉末

1. 韧皮纤维；2. 石细胞；3. 导管；4. 木纤维；5. 木栓细胞；6. 淀粉粒

【化学成分】含多种黄酮类化合物，主要为黄芩苷（baicalin）、黄芩素（baicalein）、汉黄芩苷（wogonoside）、汉黄芩素（wogonin）、去甲汉黄芩素（norwogonin）、黄芩黄酮Ⅰ（skullcapflavone Ⅰ）、黄芩黄酮Ⅱ（skullcapflavone Ⅱ，即黄芩新素，neobaicalein）、千层纸素 A（即木蝴蝶素 A，oroxylin A）、7-甲氧基黄芩素（7-methoxybaicalein）、二氢千层纸素（即二氢

木蝴蝶素 A，dihydrooroxylin A）、白杨黄素（chrysin）、二氢黄芩素（dihydrobaicalin）等。

【理化鉴别】TLC　粉末用乙酸乙酯-甲醇（3∶1）混合溶液回流提取，滤过，滤液蒸干，残渣加甲醇溶解作供试品。以黄芩对照药材和黄芩苷、黄芩素、汉黄芩素作对照，用聚酰胺薄膜板，甲苯-乙酸乙酯-甲醇-甲酸（10∶3∶1∶2）展开，紫外光灯（365nm）下检视。供试品与对照药材和对照品在相应位置上显相同的暗色斑点。

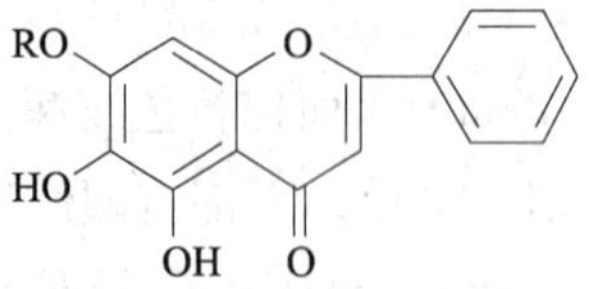

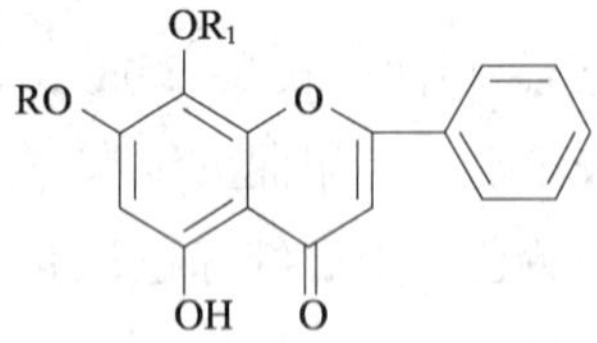

	R
黄芩素	H
黄芩苷	glcA
7-甲氧基黄芩素	CH_3

	R	R_1
汉黄芩素	H	CH_3
汉黄芩苷	glcA	CH_3

【含量测定】采用 HPLC 法测定黄芩苷、汉黄芩苷、黄芩素、汉黄芩素。粉末用70%甲醇超声提取，以十八烷基硅烷键合硅胶为固定相，乙腈-0.1%磷酸溶液梯度洗脱，检测波长 276nm，外标法计算含量。按干燥品计算，含黄芩苷不得少于 9.0%，含黄芩苷、汉黄芩苷、黄芩素和汉黄芩素的总量不得少于 15.0%。

【药理作用】①抗病原微生物　黄芩对多种革兰阳性和阴性细菌、皮肤真菌、钩端螺旋体及流感病毒等均有抑制作用。②抗变态反应　黄芩苷及黄芩素能减少抗原抗体反应时化学递质的释放量，从而抑制变态反应，以黄芩素的作用较强，并有一定的抗组胺和抗乙酰胆碱作用。③利胆与解痉　黄芩及黄芩苷有利胆作用，汉黄芩素能对抗乙酰胆碱所致离体小肠痉挛。④抗肿瘤　汉黄芩素对胃癌、白血病等多种肿瘤具有明显的抑制作用。此外，尚有降压、解热、抗氧化、抗炎等作用。

【功效】性寒，味苦。能清热燥湿，泻火解毒，止血，安胎。用于湿温、暑湿，胸闷呕恶，湿热痞满，泻痢，黄疸，肺热咳嗽，高热烦渴，血热吐衄，痈肿疮毒，胎动不安。用量 3~10g。

【附注】Ph. Eur. 收载有黄芩 Scutellariae baicalensis radix，其含量测定方法和含量限度与 ChP 相同。

本科其他常用生药和药用植物见表 11-40 和表 11-41。

表 11-40　ChP 收载的唇形科其他生药

生药名	来源	药用部位	主要成分	功效
益母草	益母草 *Leonurus japonicus* Houtt.	地上部分	益母草碱、水苏碱、益母草定等生物碱；另含芸香苷、延胡索酸、前益母草素等	活血调经，利尿消肿，清热解毒。用于月经不调，痛经经闭，恶露不尽，水肿尿少，疮疡肿毒
茺蔚子	益母草 *Leonurus japonicus* Houtt.	成熟果实	主含益母草次碱	活血通经，清肝明目。用于月经不调，经闭痛经，目赤翳障，头晕胀痛
夏枯草	夏枯草 *Prunella vulgaris* L.	果穗	含三萜及其苷类、如齐墩果酸、熊果酸、夏枯草苷等，此外还含迷迭香酸等	清肝泻火，明目，散结消肿。用于目赤肿痛，目珠夜痛，头痛眩晕，瘰疬，瘿瘤，乳痈，乳癖，乳房胀痛

续表

生药名	来源	药用部位	主要成分	功效
广藿香	广藿香 *Pogostemon cablin* (Blanco) Benth.	地上部分	含挥发油，主要成分为α-愈创木烯、δ-愈创木烯、广藿香酮、广藿香醇等	芳香化浊，和中止呕，发表解暑。用于湿浊中阻，脘痞呕吐，暑湿表证，湿温初起，发热倦怠，胸闷不舒，寒湿闭暑，腹痛吐泻，鼻渊头痛
冬凌草	碎米桠 *Rabdosia rubescens* (Hemsl.) Hara	地上部分	二萜（冬凌草甲素、乙素）、挥发油	清热解毒，活血止痛。用于咽喉肿痛，癥瘕痞块，蛇虫咬伤
半枝莲	半枝莲 *Scutellaria barbata* D. Don	全草	黄酮（野黄芩苷、黄芩素）、二萜（半枝莲二萜）、生物碱（半枝莲碱A）、多糖（半枝莲多糖）	清热解毒，化瘀利尿。用于疔疮肿毒，咽喉肿痛，跌扑伤痛，水肿，黄疸，蛇虫咬伤
连钱草	活血丹 *Glechoma longituba* (Nakai) Kupr.	地上部分	挥发油（左旋松樟酮、胡薄荷酮等）、有机酸（熊果酸、阿魏酸）甾醇	利湿通淋，清热解毒，散瘀消肿。用于热淋，石淋，湿热黄疸，疮痈肿痛，跌打损伤
泽兰	毛叶地瓜儿苗 *Lycopus lucidus* Turcz. var. *hirtus* Regel	地上部分	挥发油（月桂烯、反式-丁香烯）、三萜（齐墩果酸、白桦脂醇、3-表马斯果酸）	活血调经，祛瘀消痈，利水消肿。用于月经不调，经闭，痛经，产后瘀血腹痛，疮痈肿毒，水肿腹水
荆芥	荆芥 *Schizonepeta tenuifolia* Briq.	地上部分	挥发油（胡薄荷酮、薄荷酮）、黄酮（香叶木素、橙皮素）、单萜、有机酸	解表散风，透疹，消疮。用于感冒，头痛，麻疹，风疹，疮疡初起
荆芥穗	荆芥 *Schizonepeta tenuifolia* Briq.	花穗	挥发油（胡薄荷酮）、黄酮（木犀草素、橙皮苷）、三萜（熊果酸）、有机酸（反式桂皮酸）	解表散风，透疹，消疮。用于感冒，头痛，麻疹，风疹，疮疡初起
香薷	石香薷 *Mosla chinensis* Maxim. 或江香薷 *M. chinensis* ‘Jiangxiangru’	地上部分	挥发油（香荆芥酚、对聚伞花素、β-蒎烯、β-丁香烯）	发汗解表，化湿和中。用于暑湿感冒，恶寒发热，头痛无汗，腹痛吐泻，水肿，小便不利
独一味	独一味 *Lamiophlomis rotata* (Benth.) Kudo	地上部分	环烯醚萜（山栀苷甲酯、8-*O*-乙酰山栀苷甲酯）、黄酮（木犀草素、芹菜素、槲皮素）、氨基酸	活血止血，祛风止痛。用于跌打损伤，外伤出血，风湿痹痛，黄水病
断血流	灯笼草 *Clinopodium polycephalum* (Vaniot) C. Y. Wu et Hsuan 或风轮菜 *C. chinense* (Benth.) O. Kuntze	地上部分	黄酮（香蜂草苷、橙皮苷）、皂苷（风轮菜皂苷A、蒙花皂苷IV）、有机酸（丁香酸）	收敛止血。用于崩漏，尿血，鼻衄，牙龈出血，创伤出血
紫苏子	紫苏 *Perilla frutescens* (L.) Britt.	果实	脂肪油（α-亚麻酸、油酸、亚油酸等）、氨基酸	降气化痰，止咳平喘，润肠通便。用于痰壅气逆，咳嗽气喘，肠燥便秘
紫苏叶	紫苏 *Perilla frutescens* (L.) Britt.	叶（或带嫩枝）	挥发油（紫苏醛、*l*-柠檬烯）、多酚（紫苏苷B、C）	解表散寒，行气和胃。用于风寒感冒，咳嗽呕恶，妊娠呕吐，鱼蟹中毒
紫苏梗	紫苏 *Perilla frutescens* (L.) Britt.	茎	挥发油（紫苏酮、异白苏烯酮、白苏烯酮、紫苏烯）、甾醇	理气宽中，止痛，安胎。用于胸膈痞闷，胃脘疼痛，嗳气呕吐，胎动不安
筋骨草	筋骨草 *Ajuga decumbens* Thunb.	全草	环烯醚萜（哈巴苷、乙酰哈巴苷）、植物蜕皮甾酮、黄酮（槲皮素、木犀草素）、二萜	清热解毒，凉血消肿。用于咽喉肿痛，肺热咯血，跌打肿痛

表 11-41 欧美国家常用的唇形科其他植物药

药用植物	学名	药用部位	主要成分	功效
侧花黄芩	*Scutellaria lateriflora* L.	地上部分	黄酮（黄芩苷）、苦味环烯醚萜（梓醇）、精油、鞣质	收敛，镇定，调经，催产，解痉
欧夏至草	*Marrubium vulgare* L.	叶	二萜类、黄酮、生物碱、挥发油	祛痰作用，促进食欲和增强胃功能
欧益母草	*Leonurus cardiaca* L.	地上部分	生物碱（L-水苏碱）、环烯醚萜、二萜、黄酮、咖啡酸、鞣质	镇定，滋补，抗心悸，降血压，利尿，通经，刺激子宫收缩
毛喉鞘蕊花	*Coleus forskohlii* (Willd.) Briq.	根和叶	挥发油、二萜（福考素）	降血压，止痛，扩张细支气管，扩张血管，强心
圣罗勒	*Ocimum sanctum* L.	地上部分	挥发油（丁香油酚、甲基胡椒酚、甲基丁香酚、石竹烯）、黄酮（芹菜素、木犀素）、三萜、熊果酸	降血糖，降血压，镇痛，解热，消炎和适应原样作用
百里香	*Thymus vulgaris* L.	地上部分	挥发油（麝香草酚、香芹酚）、黄酮、酚类	抗菌，滋补，缓解肌肉痉挛
神香草	*Hyssopus officinalis* L.	花枝和精油	萜类（夏至草素）、挥发油（樟脑、松樟酮和β-松萜）、类黄酮、鞣质、树脂	镇静，滋补，祛痰，消炎，缓解消化道疼痛
荆芥	*Schizonepeta tenuifolia* Briq.	地上部分	环烯醚萜、鞣质、挥发油（α-荆芥内酯、β-荆芥内酯、香草醇和香叶醇）	安胃，镇痛，发汗，解热，解痉
药用鼠尾草	*Salvia officinalis* L.	叶	精油、二萜、三萜、酚酸（鞣质）	收敛，杀菌，消除黏液，健胃，止血，滋补和雌激素样作用
迷迭香	*Rosmarinus officinalis* L.	叶	精油（龙脑、莰烯、樟脑、桉叶素）、黄酮（芹菜素、香叶木苷）、鞣质、迷迭香酸、二萜、迷迭香碱	滋补，兴奋，收敛，镇定精神，消炎和抗氧化，镇痛
香蜂花	*Melissa officinalis* L.	地上部分	精油（柠檬醛、氧化石竹烯、芳樟醇、香茅醇）、黄酮、三萜、多酚（鞣质）	弛缓，解痉，发汗，驱风，抗病毒和兴奋精神
辣薄荷	*Mentha piperita* L.	地上部分	精油（薄荷脑、薄荷酮）、黄酮（木犀素）、薄荷苷、酚酸、三萜	驱风，缓解肌肉痉挛，发汗，促进胆汁分泌，杀菌
薰衣草	*Lavandula angustifolia* Mill.	花序	挥发油（乙酸芳樟醇、乙酸芳樟醇酯、桉叶素、芳樟醇、龙脑、橙花醇）、黄酮类、鞣质、香豆素	祛风，缓解肌肉痉挛，解除焦虑，抗菌，消毒，促进血流和抗氧化
二蕊紫苏	*Collinsonia canadensis*	根和叶	挥发油、鞣质、皂苷	利尿，滋补，收敛
马薄荷	*Monarda punctata* L.	地上部分	挥发油（麝香草酚）	缓解恶心，消化不良，胃肠胀气和疝气，解热，祛痰，杀菌和通经
冬香草	*Satureja montana* L.	花枝和精油	挥发油（香芹酚、对甲基异丙基苯、里哪醇和百里酚）	治疗消化不良，缓解胃肠胀气和肠绞痛，强抗菌

续表

药用植物	学名	药用部位	主要成分	功效
欧牛至	*Origanum majorana* L.	地上部分、精油	挥发油、黄酮、有机酸（咖啡酸、迷迭香酸）、三萜	兴奋，解痉，滋补
欧亚活血丹	*Glechoma hederacea* L.	地上部分	倍半萜烯、黄酮、挥发油、苦味质（欧亚活血丹素）、咖啡酸、鞣质	滋补，利尿和活血
欧百里香	*Thymus serpyllum* L.	花序	挥发油（百里酚、香芹酚和里哪醇）、黄酮类、咖啡酸、鞣质、树脂	防腐，杀菌，健胃，祛风，排石
欧洲风轮菜	*Clinopodium menthifolium* subsp. *ascendens*（Jord.）Govaerts	地上部分	挥发油（胡薄荷酮）	发汗，降温，祛痰
罗勒	*Ocimum basilicum* L.	叶、花枝、精油	挥发油（里哪醇、甲基胡椒酚、甲基肉桂酸、桉油素）	缓解肠胃胀气，胃痉挛，疝气和消化不良，温和的镇痛作用
匍匐筋骨草	*Ajuga reptans* L.	地上部分	环烯醚萜、皂苷、二萜、植物蜕皮激素和咖啡酸	收敛，止痛，通便
南欧丹参	*Salvia sclarea* L.	地上部分和精油	挥发油（乙酸里哪醇和里哪醇）、二萜烯、鞣质	止痉挛，滋补安神
美洲地笋	*Lycopus virginicus* L.	地上部分	有机酸（咖啡酸、绿原酸和鞣花酸衍生物）	镇静，收敛
药水苏	*Stachys officinalis*（L.）Trev.	地上部分	生物碱（水苏碱、左旋水苏碱、甜菜碱）、酚类、胆碱、鞣质	镇痛，缓解精神紧张和压抑以及收敛，滋补作用
唇萼薄荷	*Mentha pulegium* L.	地上部分	挥发油（胡薄荷酮、异胡薄荷酮、薄荷醇）、苦味质、鞣质	助消化，兴奋子宫肌肉，调理月经
短柄野芝麻	*Lamium album* L.	花枝	皂苷、黄酮、胶质、鞣质	收敛，镇痛
黑夏至草	*Ballota nigra* L.	地上部分	二萜类（夏至草素）、鞣质、类黄酮类、皂苷类、挥发油	止呕，镇静，抗痉挛
牛至	*Origanum vulgare* L.	地上部分	挥发油（香芹酚、麝香草酚、β-红没药烯、石竹烯、里哪醇和龙脑莰醇）、鞣质、树脂、甾醇、黄酮	杀菌，通经

（曲中原）

26. 茄科 Solanaceae

多为草本或灌木。单叶互生，茎顶部有时呈大小叶对生状。花两性，辐射对称，单生、簇生或呈各式的聚伞花序；萼常5裂或平截，宿存，果时常增大；花冠5裂，呈辐状、钟状、漏斗状或高脚碟状；雄蕊常5枚，着生于花冠筒上，子房上位，2心皮合生，2室，中轴胎座，胚珠多数。蒴果或浆果。

本科约80属，3 000余种，广布于温带至热带地区。我国26属，约115种。主要属有枸杞属（*Lycium*）、颠茄属（*Atropa*）、天仙子属（*Hyoscyamus*）、赛莨菪属（*Scopolia*）、山莨菪属（*Anisodus*）、曼陀罗属（*Datura*）、辣椒属（*Capsicum*）、酸浆属（*Physalis*）、茄属

(*Solanum*)等。

本科植物多具双韧型维管束及内涵韧皮部。叶具不等式气孔，常有腺毛与非腺毛。薄壁细胞常含草酸钙砂晶，形成砂晶细胞（砂晶囊），有时含簇晶、方晶，或砂晶内夹杂有小簇晶。

本科植物常含有生物碱，主要可分为下列几种类型：①莨菪烷类生物碱　如阿托品（atropine）、莨菪碱（hyoscyamine）、东莨菪碱（scopolamine）等，多存在于颠茄属、曼陀罗属等属植物中。阿托品为莨菪碱的消旋体，是目前广为应用的解痉镇痛药物。东莨菪碱对神经中枢有显著镇静作用。②甾体类生物碱　该类生物碱常以苷的形式存在，如茄碱（solanine）、番茄碱（tomatine）等，多分布于茄属，具抗菌、消炎等作用，也是甾体激素药物合成的常用原料。③吡啶类生物碱　如烟碱（nicotine）、葫芦巴碱（trigonelline）等，多分布于烟草属（*Nicotiana*）。另外，枸杞属含甜菜碱（betaine），辣椒属含辣椒碱（capsaicin），这些化合物具刺激局部血液循环和促进胃液分泌的作用，可用于治疗冻疮及增进食欲等。茄科植物是托品烷类和甾体类化合物的重要来源，是寻找镇痛药、麻醉药、抗癌药的重要植物类群。

洋金花 Daturae Flos
（英）Upright Datura Flower

【来源】茄科植物白花曼陀罗 *Datura metel* L. 的干燥花。习称“南洋金花”。

【植物形态】一年生草本。全体近无毛，茎基部稍木质化。单叶互生或茎上部近对生。花单生，花冠白色，漏斗状或喇叭状；栽培品常有重瓣，内花冠5~10裂。蒴果近球形，表面疏生短刺，4瓣裂；宿存的萼筒部分增大呈浅盘状。花期6~8月，果期7~9月。（彩图87）

【采制】4~11月花初开时采收，晒干或低温干燥。

【产地】主产于长江以南地区，野生或栽培。以江苏产品质较佳，广东、浙江、安徽等地亦产。

【性状】多皱缩成条状，完整者长9~15cm。花萼呈筒状，长为花冠的2/5，灰绿色或灰黄色，先端5裂，基部具纵脉纹5条，表面微有茸毛；花冠呈喇叭状，淡黄色或黄棕色，先端5浅裂，裂片有短尖，短尖下有明显的纵脉纹3条；两裂片之间微凹；雄蕊5，花丝贴生于花冠筒内；长为花冠的3/4；雌蕊1，柱头棒状。烘干品质柔韧，气特异；晒干品质脆易碎，气微，味微苦。（图11-75，彩图87）

【显微特征】粉末　淡黄色。①花粉粒类球形或长圆形，直径42~65μm，表面有条纹状雕纹。②花萼非腺毛1~3细胞，壁具疣突。③腺毛头部1~5细胞，柄1~5细胞。④花冠裂片边缘非腺毛1~10细胞，壁微具疣突；花丝基部非腺毛粗大，1~5细胞，基部直径约至128μm，顶端钝圆。⑤花萼、花冠薄壁细胞中有草酸钙砂晶、方晶及簇晶。（图11-76，彩图88）

【化学成分】含多种莨菪烷类生物碱，其中以东莨菪碱（scopolamine）的含量为高，约占总生物碱的85%；还有少量莨菪碱（hyoscyamine）、去甲莨菪碱（norhyoscyamine）、阿托品（atropine）等。另外尚含五环醉茄甾内酯类化合物如白曼陀罗灵（daturametelin）A、B、C、E和六环醉茄甾内酯类化合物如白曼陀罗灵（daturametelin）D、F、G及对甲氧基苯甲酸与莨菪醇结合而成的脂类化合物 datumetine。

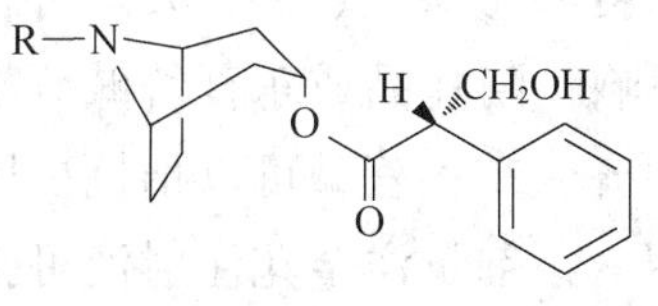

莨菪碱　　　R=CH_3

去甲莨菪碱　R=H

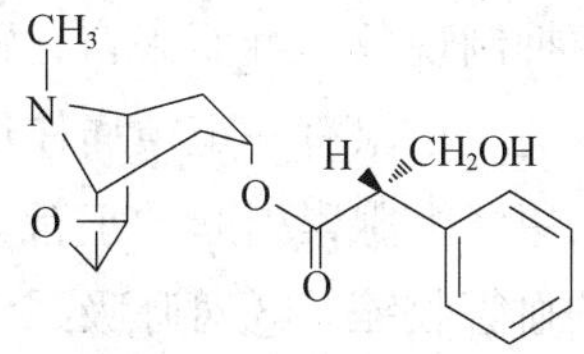

东莨菪碱

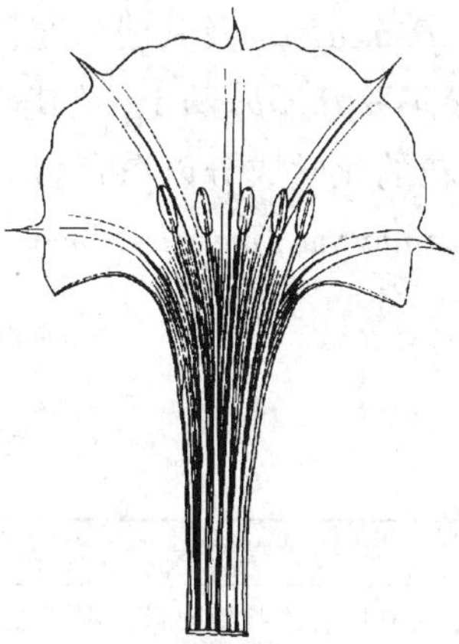

图 11-75　洋金花的纵剖面

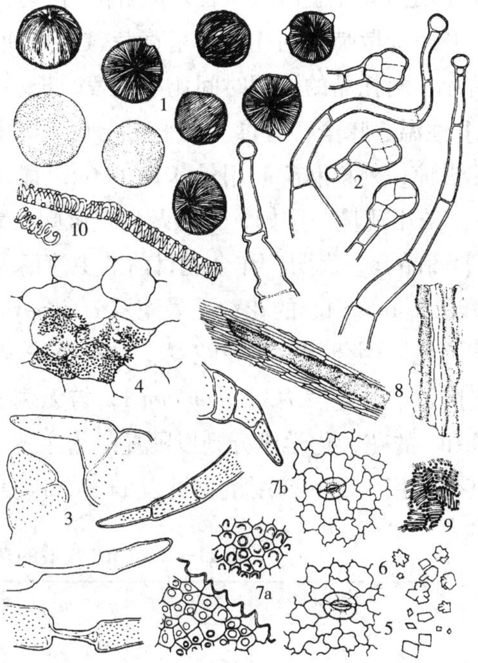

图 11-76　白花曼陀罗（花）粉末

1. 花粉粒；2. 腺毛；3. 非腺毛；4. 草酸钙砂晶；5. 草酸钙方晶；6. 草酸钙簇晶；7. 花冠表皮细胞（a. 上表皮；b. 下表皮）；8. 黄棕色条块分泌物；9. 花粉囊内壁细胞；10. 导管

【理化鉴别】 1. Vitali 反应　粉末加乙醇提取，加 1%硫酸溶液，搅拌后滤过，滤液加氨试液使成碱性，用三氯甲烷振摇提取，分取三氯甲烷液，蒸干，加发烟硝酸 5 滴，蒸干得黄色残留物，冷后加醇制氢氧化钾试液 2~3 滴，显深紫色，渐变为暗红色，再加固体氢氧化钾一小块，则紫色复现（莨菪烷类生物碱反应）。

2. TLC　粉末加浓氨试液混匀，加三氯甲烷摇匀，放置过夜，过滤，滤液蒸干，残渣加三氯甲烷溶解作供试品，以硫酸天仙子胺、氢溴酸东莨菪碱作对照，用硅胶 G 板，乙酸乙酯-甲醇-浓氨试液（17：2：1）展开，稀碘化铋钾显色。供试品色谱中，在与对照品色谱相应的位置上，显相同颜色的斑点。

【含量测定】 采用 HPLC 法测定东莨菪碱。粉末用 2 mol/L 盐酸溶液超声提取，用浓氨试液调 pH 值至 9，用三氯甲烷振摇提取，合并三氯甲烷液，回收溶剂至干，残渣用流动相溶解，以十八烷基硅烷键合硅胶为填充剂，以乙腈－0.07mol/L 磷酸钠溶液（含 0.0175mmol/L 十二烷基硫酸钠，用磷酸调 pH 值至 6.0）（50：100）为流动相，检测波长 216nm，外标法计算含量。按干燥品计算，含东莨菪碱不得少于 0.15%。

【药理作用】 阿托品和东莨菪碱为 M 受体阻断剂，具有广泛的药理作用。①对中枢神经系统的作用　人肌内注射或静脉滴注洋金花总生物碱后会出现头昏、眼重、懒言无力、瞌睡等中枢抑制现象，继而兴奋，而后进入麻醉状态。东莨菪碱对人、猴、犬均可致全身麻醉；对家兔、小鼠有一定镇痛作用。②对循环系统的影响　阿托品或东莨菪碱可拮抗肾上腺素或去甲肾上腺素引起的正常家兔及麻醉犬的心律不齐。东莨菪碱可以拮抗去甲肾上腺素引起的血管收缩。③对呼吸系统及平滑肌器官的作用　小剂量洋金花注射液可拮抗离体豚鼠气管平滑肌的收缩。东莨菪碱能舒张支气管平滑肌并抑制呼吸道腺体分泌而引起口干；能降低胃肠道的蠕动及张力，松弛膀胱逼尿肌，收缩尿道括约肌，引起尿潴留。④对体温的影响　在使用洋金花总碱和东莨菪碱麻醉时，会造成病人周围血管扩张，导致体温下降，但术后会回升。⑤散瞳　阿托品和东莨菪碱皆可使机体瞳孔放大，给药 24~48 h 后自行恢复，无需治疗，阿托品的作用时间比东莨菪碱长。

【功效】性温、味辛，有毒。能平喘止咳，解痉定痛。用于哮喘咳嗽，脘腹冷痛，风湿痹痛，小儿慢惊；外科麻醉。用量 0.3~0.6g，宜入丸散；亦可作卷烟分次燃吸（一日量不超过 1.5g）。外用适量。孕妇，外感及痰热咳喘、青光眼、高血压及心动过速患者禁用。

【附注】商品调查表明，洋金花目前的主流商品是白花曼陀罗 *D. metel* L. 及其栽培变种重瓣曼陀罗 *D. fastuosa* L. 的花；毛曼陀罗 *D. innoxia* Mill.、木本曼陀罗 *D. arborea* L. 及其他曼陀罗花均为地方用药。白花曼陀罗、木本曼陀罗与重瓣曼陀罗花的化学成分以东莨菪碱为主；毛曼陀罗、曼陀罗 *D. stramonium* L. 与无刺曼陀罗 *D. stramonium* var. *inermis*（Jacq.）Schinz et Thell. 的花，化学成分则以阿托品为主。

本科其他常用生药和药用植物见表 11-42 和表 11-43。

表 11-42　ChP 收载的茄科其他生药

生药名	来源	药用部位	主要成分	功效
枸杞子	宁夏枸杞 *Lycium barbarum* L.	成熟果实	枸杞多糖、胡萝卜素、维生素 C、核黄素、烟酸、甜菜碱、酸浆果红素、莨菪亭、天冬氨酸、谷氨酸等	滋补肝肾，益精明目。用于虚劳精亏，腰膝酸痛，眩晕耳鸣，阳痿遗精，内热消渴，血虚萎黄，目昏不明
地骨皮	枸杞 *Lycium chinense* Mill. 或宁夏枸杞 *L. barbarum* L.	根皮	含甜菜碱、枸杞酰胺、柳杉酚、蜂花酸、苦可胺 A、枸杞素 A、B 等	凉血除蒸，清肺降火。用于阴虚潮热，骨蒸盗汗，肺热咳嗽，咯血，衄血，内热消渴
颠茄草	颠茄 *Atropa belladonna* L.	全草	莨菪碱、东莨菪碱、阿扑阿托品、颠茄碱、去甲基莨菪碱、去甲基阿托品等	镇痛，解除平滑肌痉挛，抑制腺体分泌，扩大瞳孔
天仙子	莨菪 *Hyoscyamus niger* L.	成熟种子	生物碱（天仙子胺、东莨菪碱、阿托品）	解痉止痛，平喘，安神。用于胃脘挛痛，喘咳，癫狂
华山参	漏斗泡囊草 *Physochlaina infundibularis* Kuang	根	生物碱（法華枝苷、异东莨菪醇、阿托品、消旋山莨菪碱、东莨菪碱、阿扑东莨菪碱）	温肺祛痰，平喘止咳，安神镇惊。用于寒痰喘咳，惊悸失眠
锦灯笼	酸浆 *Physalis alkekengi* L. var. *franchetii*（Mast.）Makino	宿萼或带果实的宿萼	多糖（酸浆果实多糖）、酸浆苦味素（酸浆苦素 A、B、C、K 等）、甾醇（酸浆甾醇 A、B）、玉蜀黍黄素	清热解毒，利咽化痰，利尿通淋。用于咽痛音哑，痰热咳嗽，小便不利，热淋涩痛；外治天疱疮，湿疹
辣椒	辣椒 *Capsicum annuum* L. 或其栽培变种	果实	生物碱（辣椒碱、二氢辣椒碱、去甲双氢辣椒碱、高辣椒碱、高二氢辣椒碱）	温中散寒，开胃消食。用于寒滞腹痛，呕吐，泻痢，冻疮

表 11-43　欧美国家常用茄科其他植物药

药用植物	学名	药用部位	主要成分	功效
小米椒	*Capsicum frutescens* L.	果实	辣椒碱、胡萝卜素、黄酮、挥发油、甾体皂苷	刺激，健胃，驱风，弛缓肌肉痉挛，杀菌，发汗，增强皮肤血液循环，镇痛
睡茄	*Withania somnifera* Dunal	叶、根、浆果	生物碱、甾类内酯（睡茄内酯）	镇静止痛，降血压降心率，消炎
马铃薯	*Solanum tuberosum* L.	块茎	莨菪烷类生物碱	治疗胃溃疡，改善胃酸浓度和止痛
欧白英	*Solanum dulcamara* L.	嫩枝、根皮	甾体生物碱（澳洲茄碱、soldulcamaridine）、甾体皂苷、鞣质	利尿，化痰，排毒
酸浆	*Physalis alkekengi* L.	果实	黄酮、甾醇、维生素 A 原和 C	利尿，治疗黄疸，抗雌激素作用
药用茄参	*Mandragora officinarum* L.	根、根茎	莨菪烷类生物碱（莨菪碱和东莨菪碱）	麻醉
烟草	*Nicotiana tabacum* L.	叶	生物碱（烟碱）	治疗气喘，痉挛和皮肤痛，杀虫，兴奋作用
莨菪	*Hyoscyamus niger* L.	叶和花枝	莨菪烷生物碱（天仙子胺和东莨菪碱）、类黄酮	镇静，止痛，抗痉挛，减少黏液分泌
曼陀罗	*Datura stramonium* L.	叶、花、种子	莨菪烷型生物碱（莨菪碱和东莨菪碱）、黄酮、甾体内酯、睡茄内酯、香豆素和鞣质	松弛平滑肌，止咳，缓解风湿性关节炎疼痛和神经痛

（尚明英）

27. 玄参科 Scrophulariaceae

常为草本。花两性，常两侧对称；花冠 4~5 裂，多少呈二唇形；雄蕊着生于花冠管上，多为 4 枚，2 强；子房上位，2 心皮 2 室，中轴胎座，每室胚珠多数，花柱顶生。蒴果。

本科约有 220 属，4500 余种，全球广布。我国有 61 属，681 种，大部分分布于西南地区。主要的属有通泉草属（*Mazus*）、洋地黄属（*Digitalis*）、地黄属（*Rehmannia*）、玄参属（*Scrophularia*）、婆婆纳属（*Veronica*）等。本科植物叶的结构变化较大，为异面型或等面型，或为同形组织；常有多样毛茸，有的非腺毛钙化或含钟乳体样物，多数属植物的腺毛头部为 1~4 细胞。草酸钙结晶罕见或为小方晶。某些种含蛋白质晶体与橙黄色胡萝卜素晶体。

本科植物化学成分主要有：①环烯醚萜苷类　如梓醇（catalpol）、哈帕苷（harpagide）、胡黄连苷（picroside）Ⅰ、Ⅱ、Ⅲ等。②苯乙醇苷类　如麦角甾苷（acteoside）、紫花洋地黄叶苷（purpureaside）A 和 B 等。③强心苷类　如洋地黄毒苷（digitoxin）、地高辛（digoxin）、毛花洋地黄苷（lanatoside）C 等为临床常用的强心药。④黄酮类　以金鱼草属

(*Antirrhinum*)、洋地黄属、柳穿鱼属（*Linaria*）、毛蕊花属（*Verbascum*）植物中分布较多。此外，还含有蒽醌类如洋地黄蒽醌（digitolutein），以及生物碱类如槐定碱（sophoridine）和骆驼蓬碱（peganine）等。

地黄 Rehmanniae Radix
（英）Rehmannia Root

【来源】玄参科植物地黄 *Rehmannia glutinosa* Libosch. 的新鲜或干燥块根。

【植物形态】多年生草本。全株被长柔毛及腺毛。根茎肥大呈块状，鲜时黄色。叶多基生。总状花序顶生；花萼钟状，5 裂；花冠筒状稍弯曲，先端 5 裂，略呈二唇形，外面紫红色，内面黄色带紫色条纹；雄蕊 4，二强；子房上位，2 室。蒴果卵圆形。种子多数。花期 4~6 月，果期 5~6 月。（彩图 89）

【采制】秋季采挖，除去芦头、须根及泥沙，鲜用；或将地黄缓缓烘焙至约八成干，前者习称“鲜地黄”，后者习称“生地黄”；将生地黄照蒸法蒸至黑润，取出，晒至约八成干时，切厚片或块，或将生地黄照酒炖法炖至酒吸尽，取出，晾晒至外皮黏液稍干时，切厚片或块，干燥即得“熟地黄”。

【产地】主产于河南、山东、山西、陕西、河北；野生、家种兼有，主要为栽培。以河南产者最为著名，奉为道地药材，习称“怀地黄”，为“四大怀药”之一。

【性状】鲜地黄　呈纺锤形或条状，长 8~24cm，直径 2~9cm。外皮薄，表面浅红黄色，具弯曲的纵皱纹、芽痕、横长皮孔样突起及不规则疤痕。肉质，易断，断面皮部淡黄白色，可见橘红色油点，木部黄白色，导管呈放射状排列，形成层呈放射状弯曲，俗称“菊花心”。气微，味微甜、微苦。

生地黄　多呈不规则的团块状或长圆形，中间膨大，两端稍细，有的细小，长条状，稍扁而扭曲，长 6~12cm，直径 2~6cm。表面棕黑色或棕灰色，极皱缩，具不规则的横曲纹。体重，质较软而韧，不易折断，断面棕黑色或乌黑色，有光泽，具黏性。气微，味微甜。（彩图 89）

熟地黄　呈不规则的块片、碎块，大小、厚薄不一。表面乌黑色，有光泽，黏性大。质柔软而带韧性，不易折断，断面乌黑色，有光泽。气微，味甜。

【显微特征】地黄根横切面　木栓细胞数列。栓内层薄壁细胞排列疏松；散有较多分泌细胞，含橙黄色油滴；偶有石细胞。韧皮部较宽，分泌细胞较少。形成层成环。木质部射线宽广；导管稀疏，排列成放射状。（图 11-77，彩图 90）

地黄粉末　深棕色。①木栓细胞淡棕色。②薄壁细胞类圆形，内含类圆形核状物生地黄薄壁细胞近无色，类圆形或多角形，含类圆形细胞核；熟地黄薄壁细胞淡灰棕色至棕黑色，细胞多皱缩，含棕色类圆形核状物。③分泌细胞形状与一般薄壁细胞相似，内含橙黄色或橙红色油滴状物（以水合氯醛液装片，不加热），于近木栓细胞处易察见。④具缘纹孔导管和网纹导管直径约至 92μm。另可见木栓细胞、草酸钙方晶等。鲜地黄分泌细胞易察见，薄壁细胞一般无色。（图 11-78）

【化学成分】①环烯醚萜苷类　鲜地黄和生地黄中主要有梓醇（catalpol）、二氢梓醇（dihydrocatalpol）、桃叶珊瑚苷（aucubin）、地黄苷（rehmannioside）A ~ D、益母草苷（leonuride）等。②地黄素类　主要是在地黄加工炮制过程中，环烯醚萜苷类成分所产生的

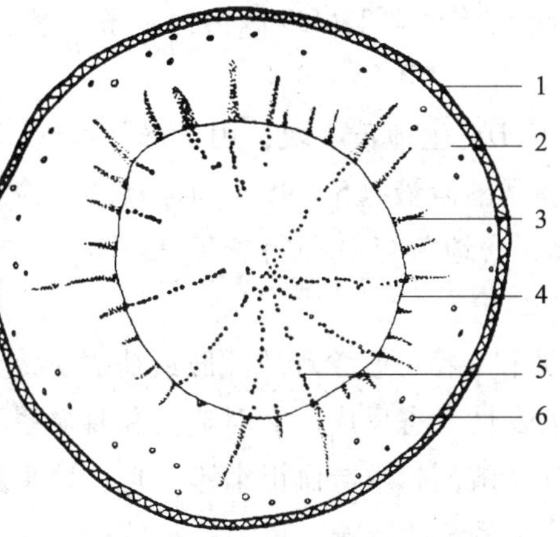

图 11-77　地黄（块根）横切面

1. 木栓层；2. 皮层；3. 韧皮部；4. 形成层；5. 木质部；6. 分泌细胞

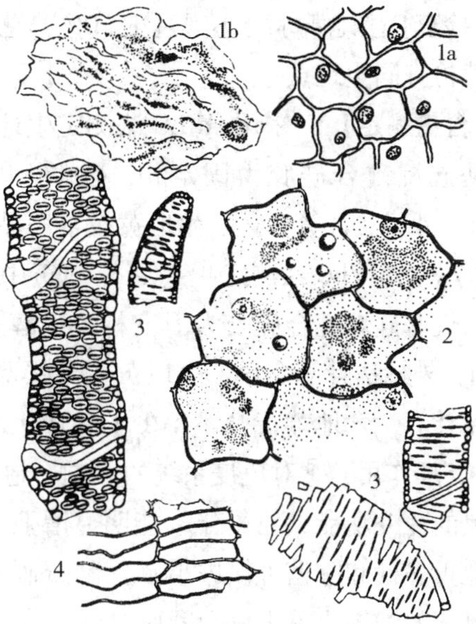

图 11-78　地黄（块根）粉末

1. 薄壁组织碎片（a. 生地黄；b. 熟地黄）；2. 分泌细胞；3. 导管；4. 木栓细胞

一系列衍生物，包括焦地黄素（jioglutin）A~E，地黄素（rehmaglutin）A~D 等。③紫罗兰酮类（lonones）、地黄紫罗兰苷（rehmaionoside）A~C，地黄苦苷（rehmapicroside）等。④苯乙醇苷类　毛蕊花糖苷（verbascoside），松果菊苷（echinacoside）等。⑤糖类　鲜地黄和生地黄含有大量水苏糖（stachyose）以及毛蕊花糖、棉籽糖、蔗糖、葡萄糖和半乳糖，而熟地黄主要含甘露三糖（maninnotriose）。随炮制时间的延长，部分单糖转化为 5-羟甲基糠醛（5-hydroxymethyl furfural）。⑥氨基酸类　鲜地黄中含有 20 余种氨基酸，干地黄和熟地黄中氨基酸含量明显降低。

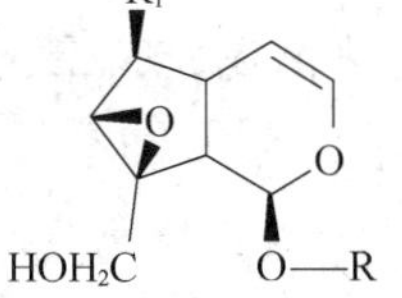

	R	R1
梓醇	glc	OH
地黄苷A	glc	gal
地黄苷B	glc(6-1) gal	OH

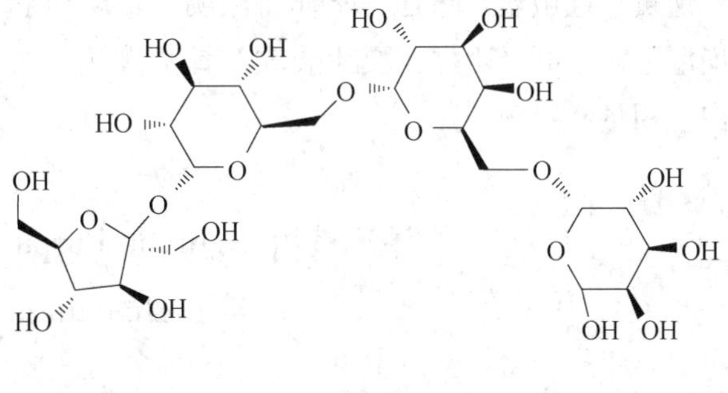

水苏糖

【理化鉴别】TLC　生地黄粉末，甲醇回流提取，滤过，滤液浓缩作供试品，以梓醇作对照。用硅胶 G 板，三氯甲烷-甲醇-水（14∶6∶1）展开，茴香醛试液显色。供试品色谱中，在与对照品色谱相应的位置上，显相同颜色的斑点。

TLC　熟地黄粉末，用 80% 甲醇超声提取，滤过，滤液蒸干，加水溶解，用水饱和正丁醇振摇提取，蒸干，加甲醇溶解作供试品，以毛蕊花糖苷作对照。用硅胶 G 板，乙酸乙酯-

甲醇-甲酸（16∶0.5∶2）展开，0.1%的2，2-二苯基-1-苦肼基无水乙醇溶液显色。供试品色谱中，在与对照品色谱相应的位置上，显相同颜色的斑点。

【检查】生地黄水分不得过15.0%；总灰分不得过8.0%；酸不溶性灰分不得过3.0%。熟地黄检查同生地黄。

【含量测定】1. 采用HPLC法测定生地黄中梓醇。生地黄小块，用甲醇回流提取，以十八烷基硅烷键合硅胶为固定相，乙腈-0.1%磷酸溶液（1∶99）为流动相，检测波长210nm，外标法计算含量。生地黄按干燥品计算，含梓醇不得少于0.20%。

2. 采用HPLC法测定生（熟）地黄中地黄苷D。生地黄小块，用25%甲醇超声提取，以十八烷基硅烷键合硅胶为固定相，甲醇-0.1%磷酸溶液（5∶95）为流动相，检测波长203nm，外标法计算含量，生地黄按干燥品计算，含地黄苷D不得少于0.10%。熟地黄按干燥品计算，含地黄苷D不得少于0.050%。

【药理作用】①对免疫系统的影响　地黄多糖和寡糖可改善环磷酰胺或荷瘤所致免疫抑制小鼠的免疫功能；地黄苷A能明显增强小鼠迟发性变态反应。②对造血和凝血系统的影响　地黄多糖和寡糖可促进小鼠骨髓造血干细胞增殖，刺激造血祖细胞分化；地黄炭醇煎液可显著的缩短小鼠出血和凝血时间。③对内分泌系统的影响　生地能拮抗糖皮质激素对下丘脑-垂体-肾上腺皮质系统的抑制作用，显著减少甲亢阴虚大鼠异常升高的β受体数；地黄水提液、醇提液以及地黄梓醇、多糖和寡糖等均具有降糖作用。④对中枢神经系统影响　生地黄水提液能抑制小鼠的自主活动，与阈下剂量的戊巴比妥钠和硫喷妥钠具有协同催眠作用；地黄寡糖可提高大鼠的空间学习记忆能力，改善大鼠血管性脑痴呆的病理状态；梓醇能明显减轻脑缺血再灌注造成的损伤。⑤抗衰老作用　熟地黄能提高细胞膜上Na^+，K^+-ATP酶活性，减轻机体的氧化损伤，降低小鼠血清中丙二醛含量和脂质过氧化速率。此外还具有保护胃黏膜、抑制骨质疏松、降血压和利尿等作用。

【功效】鲜地黄　性寒，味甘、苦。能清热生津，凉血，止血。用于热病伤阴，舌绛烦渴，温毒发斑，吐血，衄血，咽喉肿痛。用量12~30g。

生地黄　性寒，味甘。能清热凉血，养阴生津。用于热入营血，温毒发斑，吐血，衄血，热病伤阴，舌绛烦渴，津伤便秘，阴虚发热，骨蒸劳热，内热消渴。用量10~15g。

熟地黄　性微温，味甘。能补血滋阴，益精填髓。用于血虚萎黄，心悸怔忡，月经不调，崩漏下血，肝肾阴虚，腰膝酸软，骨蒸潮热，盗汗遗精，内热消渴，眩晕，耳鸣，须发早白。用量9~15g。

洋地黄叶 Digitalis Purpureae Folium

（英）Digitalis leaf

【来源】玄参科植物紫花洋地黄 *Digitalis purpurea* L. 的干燥叶。

【植物形态】一年生或多年生草本。全株被白色柔毛和腺毛；基生叶多数成莲座状；总状花序顶生；花萼钟状，果期增大，5裂几达基部；花冠紫红色，内面具斑点、长钟状二唇形雄蕊4，二强；雌蕊2心皮，柱头2裂。蒴果卵形。种子短棒状。花期5~6月。（彩图91）

【采制】一年生或两年生叶均可采集。鲜叶采后尽快60℃以下低温干燥，密封避光保存。

【产地】主产于荷兰和东欧，我国浙江、上海、江苏、山东等地有栽培。

【性状】干燥叶片多破碎、皱缩，完整叶片卵状披针形至宽卵形，长 10～40cm，宽 4～15cm；翅状叶柄从 1/4 处与叶片长度相等；上表面暗绿色，微有毛，叶脉下凹；下表面淡灰绿色，密被毛，主脉及主要侧脉宽扁，带紫色，显著凸出，细脉末端伸入叶缘每一锯齿。质脆。干时气微，湿润后气特异，味极苦。

【显微特征】叶横切面　上表皮细胞长方形，大小不一，略作波状排列；下表皮细胞扁小，气孔较多；上下表皮均有非腺毛与腺毛。栅栏组织 1 列（稀 2 列），较短；海绵组织 5～6 列，两者区别不甚明显。主脉于背面强烈突起，维管束外韧型，木质部呈新月形，导管排列成行，每间有 1 列射线细胞，韧皮部细胞细小；维管束四周有厚角细胞层，以韧皮部下侧为发达。上下表皮内方亦有数列厚角组织。（彩图 92）

叶粉末　黄绿色或灰绿色。①腺毛头部 1～2 细胞，直径约 25μm，柄为单细胞，偶见数个细胞呈一列。②非腺毛 2～7 个细胞，顶端钝，平滑或具细疣，中部常有 1～2 细胞皱缩。③上表皮细胞多角形，垂周壁直或略弯曲；下表皮细胞垂周壁波状弯曲。气孔不定式，以下表皮为多，副卫细胞 3～5 个，保卫细胞稍凸出。（图 11-79）

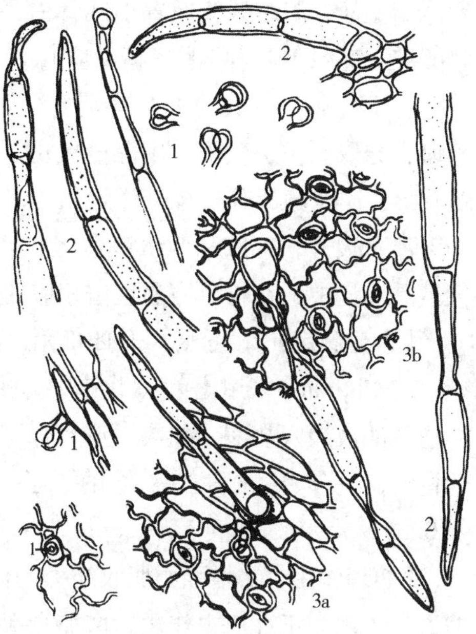

图 11-79　洋地黄（叶）粉末

1. 腺毛；2. 非腺毛；3. 表皮细胞

（a. 上表皮；b. 下表皮）

【化学成分】①强心苷类　主要由洋地黄毒苷元（digitoxigenin）、羟基洋地黄毒苷元（gitoxigenin）和吉他洛苷元（gitaloxigenin）3 种不同的强心苷元与不同的糖缩合而成。鲜叶中主要含紫花洋地黄苷（purpurea glycoside）A、B 和葡萄糖吉他洛苷（glucogitaloxin），其在苷元的 C3 位连有 3 个洋地黄毒糖（digitoxose）和 1 个葡萄糖。在干燥过程中，酶解脱去末端葡萄糖形成次级糖苷，分别为洋地黄毒苷（digitoxin）、羟基洋地黄毒苷（gitoxin）和吉他洛辛（gitaloxin）。如保存不善，可进一步水解而失去强心活性。②蒽醌类　如洋地黄蒽醌（digitolutein）等。③皂苷类　如洋地黄皂苷（digitonin）、芰脱皂苷（gitonin）、替靠皂苷（tigonin）等。④苯乙醇苷类　如麦角甾苷（acteoside）、连翘酯苷（forsythiaside）等。⑤黄酮类　如洋地黄黄素（digicitrin）、木犀草素（luteolin）等。

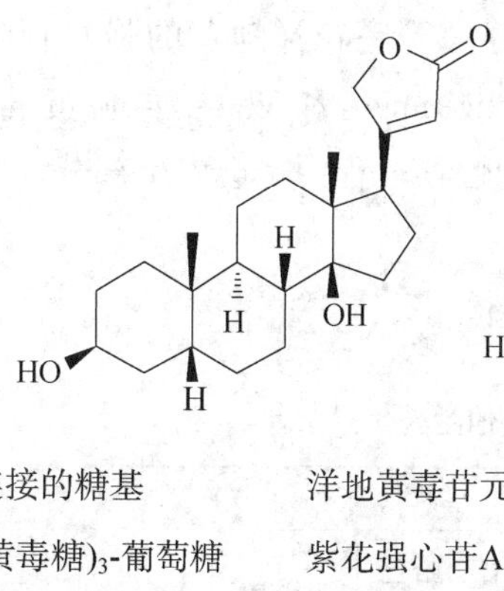

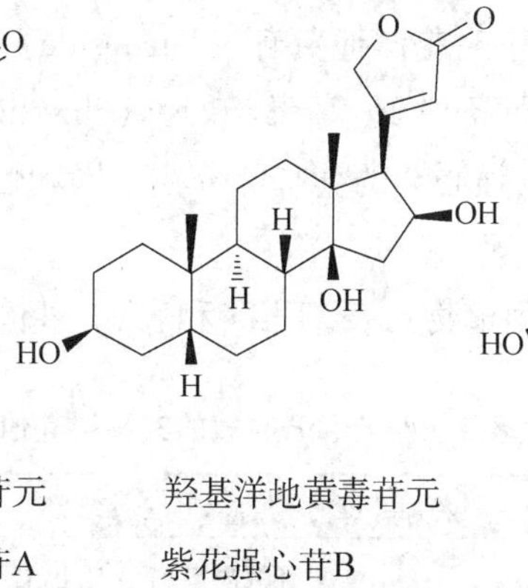

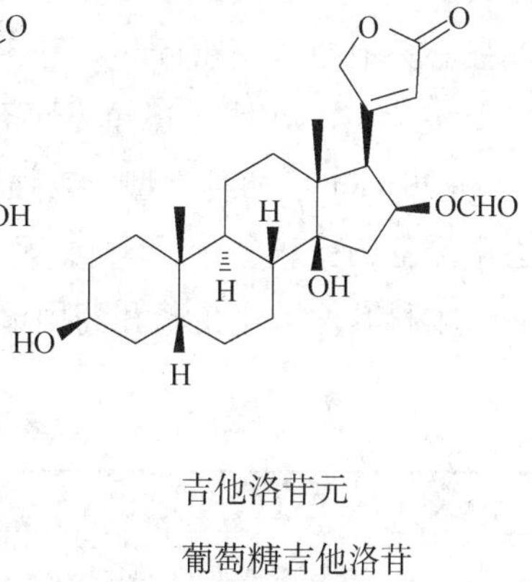

C_3位连接的糖基			
	洋地黄毒苷元	羟基洋地黄毒苷元	吉他洛苷元
(洋地黄毒糖)$_3$-葡萄糖	紫花强心苷A	紫花强心苷B	葡萄糖吉他洛苷
(洋地黄毒糖)$_3$	洋地黄毒苷	羟基洋地黄毒苷	吉他洛辛

【理化鉴别】1. 粉末用50%乙醇和10%醋酸铅溶液（2：1）煮沸提取，再加10%硫酸钠溶液，放冷后离心沉淀，上清液中加等量2%的3，5-二硝基苯甲酸碱试液，水浴中加热片刻，溶液显紫红色。（检查强心苷）

2. 粉末加氯仿提取，振摇数分钟，过滤盛于蒸发皿中蒸干，待冷，再加0.5%三氯化铁冰醋酸液，溶解残渣后置小试管中，沿管壁徐徐加浓硫酸，两液交界处显棕色，上层冰醋酸液显蓝绿色。（α-脱氧糖反应）

3. Ph. Eur. 收载的TLC鉴别方法如下：粉末用50%乙醇煮沸提取，滤过，滤液用氯仿萃取，分取氯仿层蒸干，用等量氯仿、甲醇溶解作供试品，以紫花洋地黄苷A、紫花洋地黄苷B、洋地黄毒苷、羟基洋地黄毒苷作对照。用硅胶G板，水-甲醇-乙酸乙酯（7.5：10：75）展开，氯胺和96%三氯乙酸甲醇溶液在100~105℃加热后显色，365nm下检视。供试品色谱中，在与对照品色谱相应的位置上，显相同颜色的斑点。

【含量测定】1. 可照ChP四部附录洋地黄生物测定法测定效价。

2. Ph. Eur. 采用比色法测定总强心苷类。粉末水浸后加入适量醋酸铅磷酸二氢钠溶液，过滤，滤液加入盐酸，加热回流，分别用水和氯仿萃取，氯仿层蒸干，乙醇溶解，并加入适量二硝基苯甲酸和氢氧化钠，于540nm下测定。含强心苷总量以地高辛计，不少于0.3%。

【药理作用】①增强心肌收缩力的作用　强心苷类成分能增强正常或衰竭心脏的心肌收缩力，表现为正性肌力作用，增加衰竭心脏的输出量。②减慢心衰心脏的心率　强心苷可减慢充血性心力衰竭时过快的窦性心率，表现为负性频率作用。其主要是由于心肌收缩力加强所产生的继发性结果，即取消了引起代偿性心率加快的反射，交感神经对窦房结的作用减弱，支配心脏的迷走神经重新占优势，因而心率减慢。③对心肌传导性、自律性和不应期的影响　强心苷可使房室结的传导减慢，使窦房结及心房的自律性降低，延长房室结的有效不应期。中毒量强心苷则可表现为不同程度的房室传导阻滞，浦氏纤维自律性增高，复极加速，有效不应期缩短。

【功效】性温，味苦。能强心，利尿。用于兴奋心肌，增加心肌收缩力，使收缩期的血液输出量增加，改善血液循环。对心脉水肿患者有利尿作用。成人用量每次0.1~0.2g，每日3~4次；极量每次0.4g，每日1g；维持量每日0.07~0.1g。

【附注】毛花洋地黄 *Digitalis lanata* Ehrh. 的叶片也具有强心作用。其叶片长披针形或条状披针形，花较小，具黄褐色条纹和斑点，唇瓣类白色。其成分与紫花洋地黄叶相似，只是其中一个洋地黄毒糖的羟基上发生了乙酰化，使其更易于结晶，因此生产上主要用于提取强心药地高辛（digoxin）和毛花洋地黄苷（lanatoside）C。毛花洋地黄的强心苷除具有以上三种苷元外，还有异羟洋地黄毒苷元（digoxigenin）和双羟洋地黄毒苷元（diginatigenin）两种类型，其强心苷的糖基部分在干燥和贮存过程中也会发生部分水解，失去末端葡萄糖。

本科其他常用生药和药用植物见表11-44和表11-45。

表11-44　ChP收载的玄参科其他生药

生药名	来源	药用部位	主要成分	功效
玄参	玄参 *Scrophularia ningpoensis* Hemsl.	根	环烯醚萜苷（哈巴苷、哈巴俄苷）等	清热凉血，滋阴降火。解毒散结

续表

生药名	来源	药用部位	主要成分	功效
胡黄连	胡黄连 *Picrorhiza scrophulariiflora* Pennell	根茎	环烯醚萜苷（胡黄连苦苷Ⅰ、Ⅱ、Ⅲ）、葫芦素类糖苷（海绿甾苷Ⅰ、Ⅱ）、有机酸（香草酸、桂皮酸、阿魏酸）、D-甘露醇等	退虚热，除疳热，清湿热
北刘寄奴	阴行草 *Siphonostegia chinensis* Benth.	全草	奎宁酸酯（3，4-二咖啡酰基奎尼酸、3，4，5-三咖啡酰基奎尼酸甲酯、灰毡毛忍冬素F）、黄酮（芹菜素、芹菜苷、木犀草素）	治血祛痰，通经止痛，凉血，止血，清热利湿
苦玄参	苦玄参 *Picria felterrae* Lour.	全草	三萜（以苦玄参苷元Ⅰ、Ⅱ、Ⅲ等为苷元的葫芦苦素）、黄酮（5，7，4’-三羟基黄酮）	清热解毒，消肿止痛
洪连（藏药）	短筒兔儿草 *Lagotis brevituba* Maxim	全草	糖类、环烯醚萜苷类	清热，解毒，利湿，平肝，行血，调气

表 11-45　欧美国家常用的玄参科其他植物药

药用植物	学名	药用部位	主要成分	功效
小米草	*Euphrasia* spp.	地上部分	环烯醚萜苷（桃叶珊瑚苷）、黄酮、鞣质、木聚糖和酚酸	抗病毒、消炎、抗痉挛
毛蕊花	*Verbascum thapsus* L.	叶和花	黏液质、黄酮、三萜皂苷、挥发油和鞣质	止咳
林生玄参	*Scrophularia nodosa* L.	地上部分	环烯醚萜、黄酮类、强心苷和酚酸	解毒，治疗肿胀，肿瘤和风湿
柳穿鱼	*Linaria vulgaris* Mill.	地上部分	里哪苷、甾醇、糖类和黏液质	治疗肝脏和消化系统疾病
美婆婆纳	*Leptandra virginica*	根	挥发油、皂苷、糖类和鞣质	峻泻，解毒
药用婆婆纳	*Veronica officinalis* L.	地上部分	环烯醚萜苷、苯乙酮葡萄糖苷、黄酮类	利尿，祛痰
蛇头草	*Chelone glabra*	地上部分	树脂和苦味质	刺激胆汁流量，缓泻，抗抑郁
黄花洋地黄	*Digitalis lutea* L.	叶	强心苷、乙酰洋地黄毒苷和毛花洋地黄苷	强心，降血压

（李晓波）

28. 忍冬科 Caprifoliaceae

灌木或木质藤本，稀草本。多单叶，对生，通常无托叶。花两性，成聚伞花序或再组成各种花序；花萼多5裂；花冠合瓣，辐状、钟状、筒状、高脚碟装或漏斗状，多5裂，有时二唇形；雄蕊与花冠裂片同数而互生，子房下位，通常为3室，中轴胎座，每室常1胚珠。浆果、核果或蒴果。

本科共15属约500种，分布于北温带和热带高海拔山地。我国12属，约200余种，已知药用9属，106种。主要的属有忍冬属（*Lonicera*）、接骨木属（*Sambucus*）、荚蒾属（*Viburnum*）、六道木属（*Zabelia*）等。

本科植物以含环烯醚萜类成分和黄酮类为特征，并普遍含有绿原酸、甾醇类。此外还含三萜类、皂苷类和香豆素类等。

金银花 Lonicerae Japonicae Flos
（英）Japanese Honeysuckle Flower

【来源】忍冬科植物忍冬 *Lonicera japonica* Thunb. 的干燥花蕾或带初开的花。

【植物形态】多年生半常绿木质藤本。幼枝红褐色；小枝密被柔毛。叶对生，卵形至长卵形，幼时两面被短毛。花成对腋生，总花梗通常单生于小枝上部叶腋，与叶柄等长或稍短；苞片大，叶状；花梗及花均有短柔毛；苞片叶状，花冠二唇形，上唇4浅裂；雄蕊5，伸出花冠外。花冠初开时白色，后变黄色。浆果球形，蓝黑色。花期4~6月，果期10~11月。全国大部分地区有分布。（彩图93）

【采制】4~6月间在晴天早晨露水刚干时，采摘花蕾，薄摊在席上晾晒或通风阴干，忌烈日曝晒，忌直接用手翻动，否则容易变黑；阴天晾干或微火烘干，但烘者色较暗。

【产地】主产于河南、山东，多为栽培。以河南密县产者为佳，称“密银花”；山东产者称“东银花”、“济银花”，产量大，质量也较佳，销全国。

【性状】花蕾呈棒状，上粗下细，略弯曲，长2~3cm，上部直径约3mm，下部直径约1.5mm。表面黄白色或绿白色（贮久色渐深），密被短柔毛。偶见叶状苞片。花萼绿色，先端5裂，裂片有毛，长约2mm。开放者花冠筒状，先端二唇形；雄蕊5，附于筒壁，黄色；雌蕊1，子房无毛。气清香，味淡、微苦。（彩图93）

【显微特征】粉末浅黄棕色或黄绿色。腺毛较多，头部倒圆锥形、类圆形或略扁圆形，4~33细胞，排成2~4层，直径30~64~108μm，柄部1~5细胞，长可达700μm。非腺毛有两种：一种为厚壁非腺毛，单细胞，长可达900μm，表面有微细疣状或泡状突起，有的具螺纹；另一种为薄壁非腺毛，单细胞，甚长，弯曲或皱缩，表面有微细疣状突起。草酸钙簇晶直径6~45μm。花粉粒类圆形或三角形，表面具细密短刺及细颗粒状雕纹，具3孔沟。（图11-80，彩图94）

【化学成分】①有机酸类　包括单咖啡酰基奎宁酸类如绿原酸（chlorogenic acid，3-*O*-caffeoyl quinic acid）及其异构体隐绿原酸（cryptochlorogenic acid 或 4-*O*-caffeoylquinic acid）、新绿原酸（neochlorogenic acid 或5-*O*-caffeoyl quinic acid）等，以及双咖啡酰基奎宁酸类如异绿原酸A（isochlorogenic acid A 或 3，5-dicaffeoylquinic acid）、异绿原酸B（isochlorogenic acid B 或3，4-dicaffeoylquinic acid）、异绿原酸C（isochlorogenic acid C 或4，5-dicaffeoylquinic acid）等。②黄酮类　木犀草苷（即木犀草素-7-*O*-葡萄糖苷，luteolin-7-*O*-glucoside）、忍冬苷、槲皮素-3-*O*-葡萄糖苷、金丝桃苷 loniceracetalide A、loniceracetalide B 等。③环烯醚萜苷类　马钱苷（loganin）、断马钱苷（secoxyloganin）、獐牙菜苷（sweroside）、centauroside、7-表-马钱苷（7-*epi*-loganin）、vogeloside、7-*epi*-vogeloside

以及含有吡啶生物碱单元的 lonijaposide A ~ W 等。④三萜皂苷类忍冬苦苷（loniceroside）A、B、C 等。⑤挥发油类　包括棕榈酸乙酯（ethylpalmitate）、芳樟醇（linalool）、苯甲酸苄酯（benzylbenzoate）、苯甲醇（benzylalcohol）、丁香油酚（eugenol）、香荆芥酚（carvacrol）、亚油酸甲酯（methylinoleate）等。

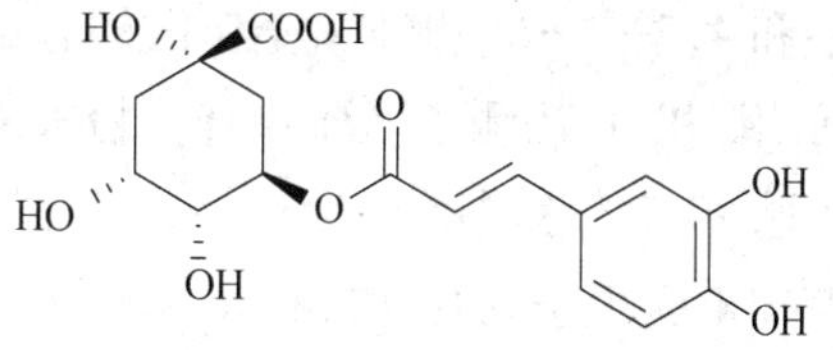

绿原酸

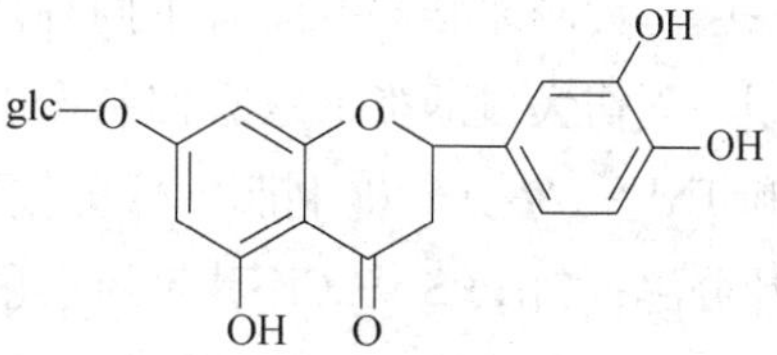

木犀草苷

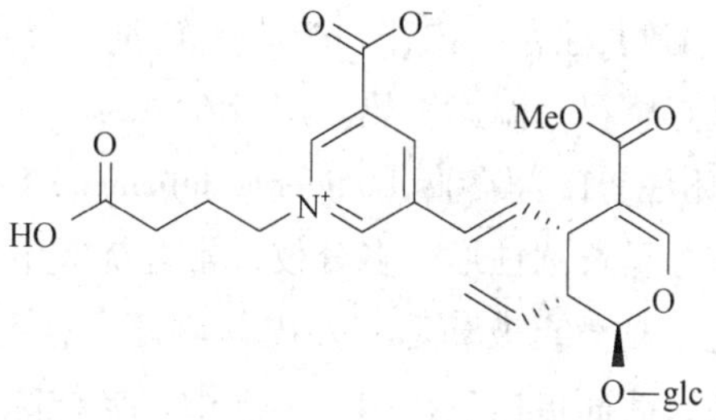

Lonijaposide A

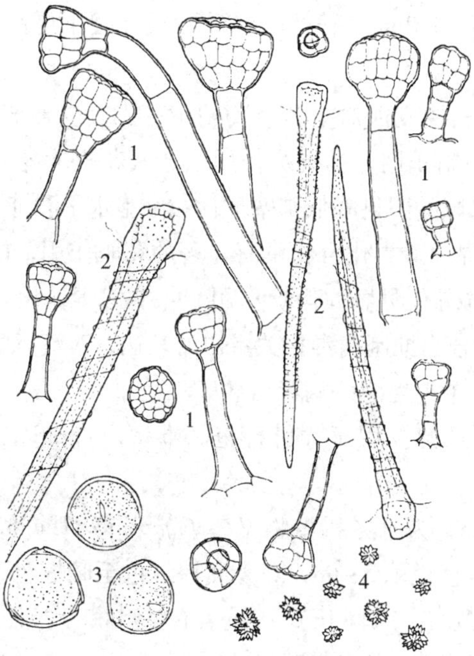

图 11-80　金银花（花蕾）表面观

1. 腺毛；2. 非腺毛；3. 花粉粒；4. 草酸钙簇晶

【理化鉴别】TLC　粉末用甲醇浸渍，滤过，滤液作供试品。以绿原酸作对照，用硅胶 H 板，乙酸丁酯-甲酸-水（7∶2.5∶2.5，上层）展开，紫外光灯（365nm）下检视。供试品色谱中，在与对照品色谱相应的位置上，显相同颜色的荧光斑点。

【特征图谱】采用 HPLC 法。金银花粉末经 75%甲醇超声提取，以十八烷基硅烷键合硅胶为固定相，乙腈-0.1%磷酸溶液梯度洗脱，检测波长 240 nm，其特征图谱如图 11-8。色谱峰 1：未知；色谱峰 2~7 分别为绿原酸、当药苷、断氧化马钱子苷、（*Z*）-二聚断马钱苷烯醛、3,5-二-*O*-咖啡酰奎宁酸、4,5-二-*O*-咖啡酰奎宁酸。

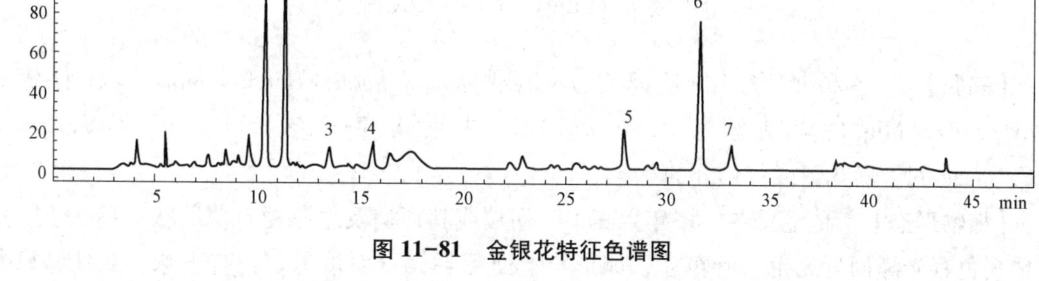

图 11-81　金银花特征色谱图

【检查】水分不得过12.0%；总灰分不得过10.0%；酸不溶性灰分不得过3.0%。

【含量测定】1. 采用HPLC法测定酚酸类。粉末用75%甲醇超声提取，以十八烷基硅烷键合硅胶为固定相，乙腈-0.1%磷酸溶液为流动相，梯度洗脱，检测波长327nm，外标法计算含量。按干燥品计算，含绿原酸不得少于1.5%，含酚酸类以绿原酸，3,5-二-*O*-咖啡酰奎宁酸和4,5-二-*O*-咖啡酰奎宁酸的总量计，不得少于3.8%。

2. 采用HPLC法测定木犀草苷。粉末用70%乙醇超声提取，以苯基硅烷键合硅胶为固定相，乙腈-0.5%冰醋酸梯度洗脱，检测波长350nm，外标法计算含量。按干燥品计算，含木犀草苷不得少于0.050%。

【药理作用】①抗菌作用　金银花提取物、挥发油对金黄色葡萄球菌、表皮葡萄球菌、白色念珠菌、大肠埃希菌等均有不同程度的抑制作用。②抗炎作用　金银花提取物对兔关节炎模型、创伤大鼠的炎症等有抑制作用；绿原酸明显降低肺嗜酸性粒细胞水平和肺IL-4、IL-5、和TNF-α表达。③利胆、保肝作用　绿原酸类化合物具有显著的利胆作用，能促进大鼠胆汁分泌；对LPS、CCl_4引起的小鼠肝损伤有明显的保护作用。④抗病毒作用　金银花的MIR2911 microRNA可与多种甲流病毒结合，抑制病毒相关蛋白的表达，对流感病毒的增殖有抑制作用；此外还具有抗巨细胞病毒、单纯性疱疹病毒活性等。

【功效】性寒，味甘。能清热解毒，疏散风热。用于痈肿疔疮，喉痹，丹毒，热毒血痢，风热感冒，温病发热。用量6~15g。

【附注】1. 忍冬藤 Lonicerae Japonicae Caulis 为忍冬科植物忍冬 *L. japonica* Thunb. 的干燥茎枝。呈长圆柱形，多分枝，常缠绕成束，直径1.5~6mm。表面棕红色至暗棕色，有的灰绿色，光滑或被茸毛；外皮易剥落。枝上多节，节间长6~9cm，有残叶和叶痕。质脆，易折断，断面黄白色，中空。气微，老枝味微苦，嫩枝味淡。含多种酚酸及环烯醚萜苷类成分。ChP规定含绿原酸不得少于0.10%，含马钱苷不得少于0.10%。性寒，味甘。能清热解毒，疏风通络。用于温病发热，热毒血痢，痈肿疮疡，风湿热痹，关节红肿热痛。用量9~30g。

2. USP-HMC收载有金银花（http：//hmc. usp. org/monographs/all/L），其质量标准与ChP的主要不同之处在于：①采用HPLC-一标多测法测定绿原酸类，以绿原酸为参照物，其相对于异绿原酸A和异绿原酸C的校正因子为0.77，规定含绿原酸类以绿原酸、异绿原酸A和异绿原酸C的总量计不少于3.8%；②采用HPLC-一标多测法测定环烯醚萜苷类，以断马钱苷为参照物，其相对于獐牙菜苷和centauroside的校正因子为0.85和1.80，规定含环烯醚萜苷类以断马钱苷、獐牙菜苷和centauroside的总量计不少于0.8%；③采用TLC法限量检查三萜皂苷类成分，用以鉴别混淆品种山银花。

山银花 Lonicerae Flos
（英）Honeysuckle Flower

【来源】忍冬科植物灰毡毛忍冬 *Lonicera macranthoides* Hand. - Mazz.、红腺忍冬 *L. hypoglauca* Miq.、华南忍冬 *L. confusa* DC. 或黄褐毛忍冬 *L. fulvotomentosa* Hsu et S. C. Cheng 的干燥花蕾或带初开的花。

【植物形态】灰毡毛忍冬　多年生藤本。幼枝或其顶梢及总花梗有薄绒状短糙伏毛，后变栗褐色有光泽而近无毛。叶革质，卵形，上面无毛，下面被毛。花有香味，双花常密集于小枝梢成圆锥花序；苞片披针形或条状披针形，萼齿三角形，均有细毡毛和短缘毛；萼筒常有蓝白色粉；花冠外被短糙伏毛及橘黄色腺毛，唇形，花冠筒细长，内面密生短柔毛，与唇瓣等长或略长，上唇裂片卵形，基部具耳，两侧裂片裂隙深达 1/2，中裂片长为侧裂片之半，下唇反卷；雄蕊生于花冠筒顶端，连同花柱均伸出花冠外而无毛。花冠初开时白色，后变黄色。浆果球形，黑色，常有蓝白色粉。花期6~7 月，果期 10~11 月。

红腺忍冬　幼枝、叶柄、叶下面和上面中脉及总花梗均密被上端弯曲的淡黄褐色短柔毛，叶下有黄色至橘红色蘑菇形腺；双花单生至多朵集生于侧生短枝上，或成总状。

华南忍冬　幼枝、叶柄、总花梗、苞片、小苞片和萼筒均密被灰黄色卷曲短柔毛；双花腋生或集合成具 2~4 节的短总状花序，有明显的总苞叶

黄褐毛忍冬　幼枝、叶柄、叶下面、总花梗、苞片、小苞片和萼齿均密被开展或弯伏的黄褐色毡毛状糙毛，幼枝和叶两面散生有橘红色短腺毛；双花排列成腋生或顶生的短总状花序，花序梗长。

【采制】6~7 月间在晴天早晨露水刚干时，采摘花蕾，薄摊在席上晾晒或通风阴干，忌烈日曝晒，忌直接用手翻动，否则容易变黑；阴天晾干或微火烘干，但烘者色较暗。

【产地】灰毡毛忍冬主产于湖南、四川和贵州，红腺忍冬主产于浙江、江西、福建、湖南等，华南忍冬主产于广东、广西和海南，黄褐毛忍冬主产于贵州、广西、云南。

【性状】灰毡毛忍冬　呈棒状而稍弯曲，长 3~4.5cm，上部直径约 2mm，下部直径约 1mm。表面绿棕色至黄白色。总花梗集结成簇，开放者花冠裂片不及全长之半。质稍硬，手捏之稍有弹性。气清香，味微苦甘。

红腺忍冬　长 2.5~4.5cm，直径 0.8~2mm。表面黄白色至黄棕色，无毛或疏被毛，萼筒无毛，先端 5 裂，裂片长三角形，被毛，开放者花冠下唇反转，花柱无毛。

华南忍冬　长 1.6~3.5cm，直径 0.5~2mm。萼筒和花冠密被灰白色毛，子房有毛。

黄褐毛忍冬　长 1~3.4cm，直径 1.5~2mm。花冠表面淡黄棕色或黄棕色，密被黄色茸毛。

【显微特征】花蕾表面制片　灰毡毛忍冬　腺毛较少，头部大多圆盘形，顶端平坦或微凹，侧面观 5~16 细胞直径 37~228μm；柄部 2~5 细胞，与头部相接处常为 2（~3）细胞并列，长 32~240μm，直径 15~51μm。厚壁非腺毛较多，单细胞，似角状，多数甚短，长 21~240（~315）μm，表面微具疣状突起，有的可见螺纹，呈短角状者体部胞腔不明显；基部稍扩大，似三角状。草酸钙簇晶偶见。花粉粒直径 54~82μm。(图 11-82A)

红腺忍冬　腺毛极多，头部盾形而大，顶面观 8~40 细胞，侧面观 7~10 细胞；柄部 1~4 细胞，极短，长 5~56μm。厚壁非腺毛长短悬殊，长 38~1408μm，表面具细密疣状突起，有的胞腔内含草酸钙结晶。(图 11-82B)

华南忍冬　腺毛较多，头部倒圆锥形或盘形，侧面观 20~60~100 细胞；柄部 2~4 细胞，长 50~176（~248）μm。厚壁非腺毛，单细胞，长 32~623（~848）μm，表面有微细疣状突起，有的具螺纹，边缘有波状角质隆起。(图 11-82C)

黄褐毛忍冬　腺毛有两种类型：一种较长大，头部倒圆锥形或倒卵形，侧面观 12~25 细胞，柄部微弯曲，3~5（~6）细胞，长 88~470μm；另一种较短小，头部顶面观 4~10 细胞，柄部 2~5 细胞，长 24~130（~190）μm。厚壁非腺毛平直或稍弯曲，长 33~2000μm，表面疣状突起较稀，有的具菲薄横隔。(图 11-82D)

【化学成分】①有机酸类　主要含有绿原酸及其异构体、异绿原酸及其异构体等。②三

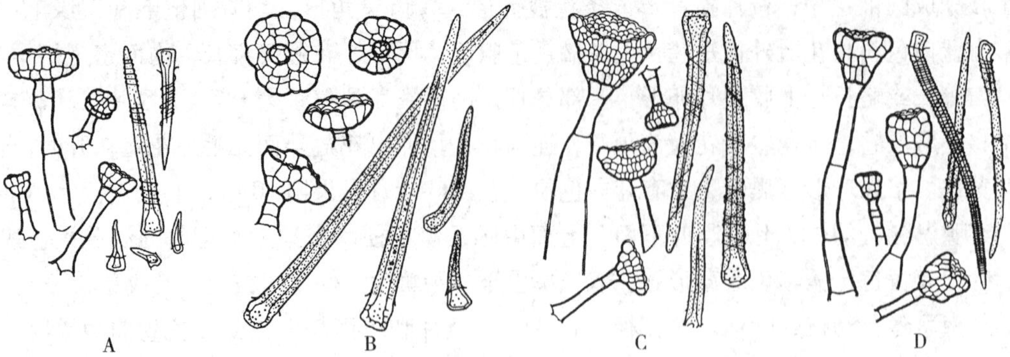

图 11-82　山银花花蕾显微特征

A. 灰毡毛忍冬；B. 红腺忍冬；C. 华南忍冬；D. 黄褐毛忍冬

萜皂苷类　以常春藤皂苷元和齐墩果酸为苷元的三萜皂苷，如灰毡毛忍冬主要含有灰毡毛忍冬皂苷乙（macranthoidin B）、灰毡毛忍冬皂苷甲（macranthoidin A）、川续断皂苷乙（dipsacoside B）、灰毡毛忍冬次皂苷乙（macranthoside B）、灰毡毛忍冬次皂苷甲（macranthoside A）等；黄褐毛忍冬主要含有黄褐毛忍冬皂苷甲（fulvtomentoside A）、川续断皂苷乙、黄褐毛忍冬皂苷乙（fulvotomentoside B）等。③环烯醚萜苷类　主要含断马钱子苷（secoxyloganin）、獐牙菜苷等。④黄酮类　含有木犀草苷、芦丁等，但含量较低。

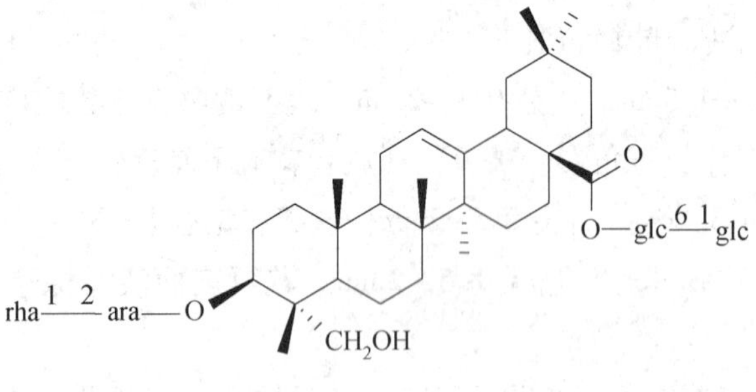

川续断皂苷乙

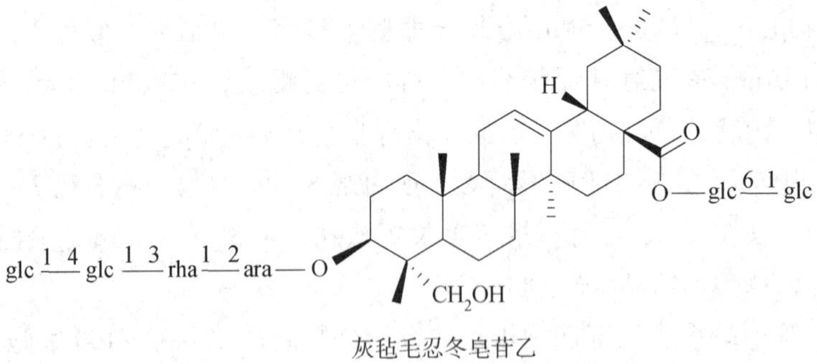

灰毡毛忍冬皂苷乙

【理化鉴别】TLC　粉末用甲醇浸渍，滤过，滤液作供试品。以绿原酸对照品作对照，用硅胶 H 板，乙酸丁酯-甲酸-水（7∶2.5∶2.5，上层）展开，紫外光灯（365nm）下检视。供试品色谱中，在与对照品色谱相应的位置上，显相同颜色的荧光斑点。

【检查】水分不得过 15.0%；总灰分不得过 10.0%；酸不溶性灰分不得过 3.0%。

【含量测定】采用 HPLC 法（紫外检测器-蒸发光散射检测器联用）同时测定绿原酸、灰毡毛忍冬皂苷乙和川续断皂苷乙。粉末用 50%甲醇超声提取，以十八烷基硅烷键合硅胶为固定相，乙腈-0.4%冰醋酸梯度洗脱；绿原酸检测波长 330nm，外标两点法计算绿原酸含量；三萜皂苷用蒸发光散射检测器检测，外标两点法对数方程计算灰毡毛忍冬皂苷乙和川续断皂苷乙含量。按干燥品计算，含绿原酸不得少于 2.0%，含灰毡毛忍冬皂苷乙和川续断皂苷乙的总量不得少于 5.0%。

【药理作用】①抗病原微生物作用　灰毡毛忍冬、华南忍冬提取物在体外对多种致病性细菌有不同程度的抑制作用，如金黄色葡萄球菌、枯草杆菌、大肠杆菌、伤寒杆菌、青霉菌、黄曲霉菌等。②保肝、利胆作用　黄褐毛忍冬中的三萜皂苷对小鼠各种化学性肝损伤有明显的保护作用；从红腺忍冬中筛选到具有抗肝炎病毒活性的化合物。

【功效】性寒，味甘。能清热解毒，疏散风热。用于痈肿疔疮，喉痹，丹毒，热毒血痢，风热感冒，温病发热。用量 6~15g。

本科其他常用药用植物见表 11-46。

表 11-46　欧美国家常用忍冬科其他植物药

药用植物	学名	药用部位	主要成分	功效
黑接骨木	*Sambucus nigra* L.	花序和果实	花含黄酮（芦丁）、酚酸、三萜，叶含氰苷，果实含黄酮、花青素	发汗、解热、利尿、消炎、止咳
欧忍冬	*Lonicera caprifolium* L.	花、叶、树皮	环烯醚萜、挥发油和鞣质	树皮可利尿，叶有收敛作用，花可减缓咳嗽，解痉挛
欧洲荚蒾	*Viburnum opulus* L.	树皮	苯二酚（熊果苷）、香豆素	解痉、平喘、止痛、缓解肌肉紧张
樱叶荚蒾	*Viburnum prunifolium* L.	茎皮和根皮	环烯醚萜、挥发油和鞣质	解痉、收敛

（欧阳臻）

29. 桔梗科 Campanulaceae

草本，具根状茎，常具有乳汁。单叶，多互生。花有时单生，常集成聚伞花序。花两性，花萼 5 裂常宿存；花冠 5 裂，钟状或管状，稀二唇形；雄蕊 5，花药聚合成管状或分离；雌蕊 2~5 心皮合生，子房下位或半下位，中轴胎座，胚珠多数。蒴果，稀浆果。

本科有 60 余属，2300 余种。我国有 16 属，约 170 种。重要的属有沙参属（*Adenophora*）、党参属（*Codonopsis*）、半边莲属（*Lobelia*）、桔梗属（*Platycodon*）等，其中沙参属和党参属主产于我国。

本科植物多数含有三萜皂苷和多糖，如桔梗皂苷（platycodin），具有镇静、镇咳、抗炎等作用；党参多糖能增强机体免疫力。生物碱在半边莲属普遍存在，如山梗菜碱（lobeline），有兴奋呼吸、降压、利尿作用。本科某些植物含有菊糖（inulin），具聚药雄蕊。

党参 Codonopsis Radix
（英）Pilose Asiabell Root

【来源】桔梗科植物党参 *Codonopsis pilosula*（Franch.）Nannf.、素花党参 *C. pilosula* Nannf. var. *modesta*（Nannf.）L. T. Shen 或川党参 *C. tangshen* Oliv. 的干燥根。

【植物形态】党参　多年生草质藤本，具乳汁。根肉质，长圆柱状。茎缠绕，多分枝；叶互生，在小枝上近对生；常卵形，两面有毛。花单生于枝顶，花萼裂片宽披针形，贴生至子房中部；花冠上位，阔钟状，先端5浅裂，浅黄绿色，内面有紫色斑点；雄蕊5。蒴果圆锥形；种子多数。花期7~9月，果期9~10月。（彩图95）

素花党参　本变种与党参的主要区别在于：全体近光滑无毛；花萼裂片较小，近三角形，长约10mm。

川党参　本种与前两种的主要区别在于：茎基有多数瘤状茎痕；花萼5近全裂，几乎不贴生于子房上。

【采制】秋季采挖，洗净，晒干。

【产地】党参根据产地分为“西党”、“东党”及“潞党”等商品规格。西党和东党为野生品，潞党为栽培品。东党主产于黑龙江，潞党主产于山西和河南，内蒙古、河北和青海亦产。素花党参（商品名“西党”）主产于甘肃、陕西及四川西北部，以甘肃文县、四川南坪、松潘所产品质最佳。川党参（商品名“条党”）主产于四川、湖北及陕西接壤地区。山西五台山地区的野生党参，称“野台党”，视为党参中之珍品。

【性状】党参　呈长圆柱形，稍弯曲，长10~35cm，直径0.4~2cm。表面黄棕色至灰棕色，根头部有多数疣状突起的茎痕及芽，每个茎痕的顶端呈凹下的圆点状；根头下有致密的环状横纹，向下渐稀疏，有的达全长的一半，栽培品环状横纹少或无；全体有纵皱纹及散在的横长皮孔样突起，支根断落处常有黑褐色胶状物。质稍硬或略带韧性，断面稍平坦，有裂隙或放射状纹理，皮部淡黄白色至淡棕色，木部淡黄色。有特殊香气，味微甜。（彩图95）

素花党参(西党参)　长10~35cm，直径0.5~2.5cm。表面黄白色至灰黄色，根头下致密的环状横纹常达全长的一半以上。断面裂隙较多，皮部灰白色至淡棕色，木部淡黄色。

川党参　长10~45cm，直径0.5~2cm。表面灰黄色至黄棕色，有明显不规则的纵沟。质较软而结实，断面裂隙较少，皮部黄白色，木部淡黄色。

【显微特征】根横切面　党参　木栓层为数列细胞，外侧有石细胞，单个或成群。栓内层窄。韧皮部宽广，外侧常现裂隙，散有淡黄色乳管群，并常与筛管群交互排列。形成层成环。木质部导管单个散在或数个相聚，呈放射状排列。薄壁细胞含菊糖。（图11-83）

素花党参　木栓层外侧有较厚的木栓石细胞环带；木质部导管大小不一，常径向相间排列似年轮状；薄壁细胞含淀粉粒，含菊糖细胞多见于乳管群周围。

川党参　木栓石细胞数列排成断续的环带；薄壁细胞含淀粉粒，多为复粒。

党参粉末　淡黄色。①石细胞（木栓石细胞）多角形、类斜方形或稍延长，大多一端或一边尖突，孔沟稀疏。②菊糖众多，用水合氯醛液装置（不加热），可见菊糖呈扇形、类圆形或半圆形，表面具放射状纹理。③乳汁管有节，连接呈网状，直径12~15μm，乳汁管内充满油滴状物及细颗粒物。④木栓细胞表面观呈类多角形，垂周壁薄，微弯曲。⑤具缘纹孔、网纹及梯纹导管，直径18~90μm。另可见导管、淀粉粒。（图11-84，彩图96）

素花党参的石细胞极多，壁厚薄不等，纹孔稀疏，有的孔沟密集并纵横交错成网状、蜂窝状。

川党参的石细胞较少；淀粉粒单粒类圆形，复粒由2~7分粒组成。

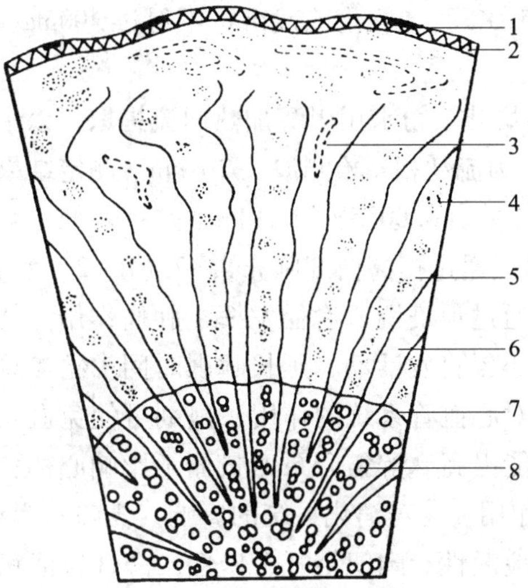

图 11-83 党参（根）横切面

1. 木栓石细胞；2. 木栓层；3. 裂隙；4. 乳管群；
5. 韧皮部；6. 射线；7. 形成层；8. 木质部

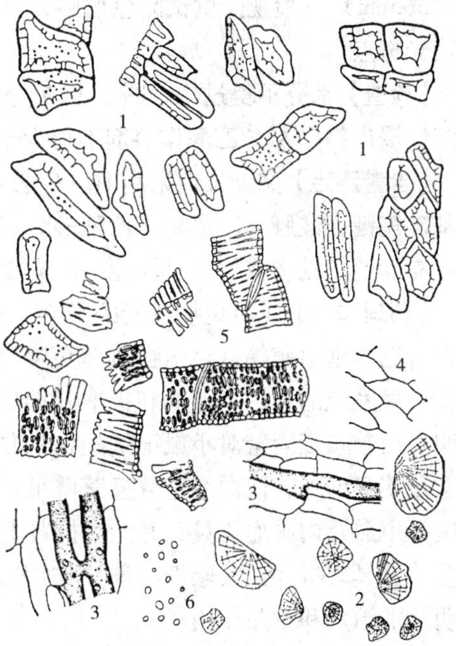

图 11-84 党参（根）粉末

1. 石细胞；2. 菊糖；3. 乳汁管；
4. 木栓细胞；5. 导管；6. 淀粉粒

【化学成分】①多糖类　含多种多糖，主要由半乳糖（Gal）、阿拉伯糖（Ara）和鼠李糖（Rha）组成，部分含有半乳糖醛酸（GalA）和葡萄糖（Glc）等，分子量范围主要为10~150kDa。②苷类　如党参苷（tangshenoside）Ⅰ、Ⅱ、Ⅲ、Ⅳ，丁香苷（syringin），党参炔苷（lobetyolin）等。③内酯类　如苍术内酯Ⅲ（即党参内酯，codonolactone），苍术内酯Ⅱ（atractylnolide Ⅱ）等。④三萜类　如无羁萜（friedelin）、蒲公英萜醇、蒲公英萜醇乙酸酯等。此外，还含挥发油和甾醇。

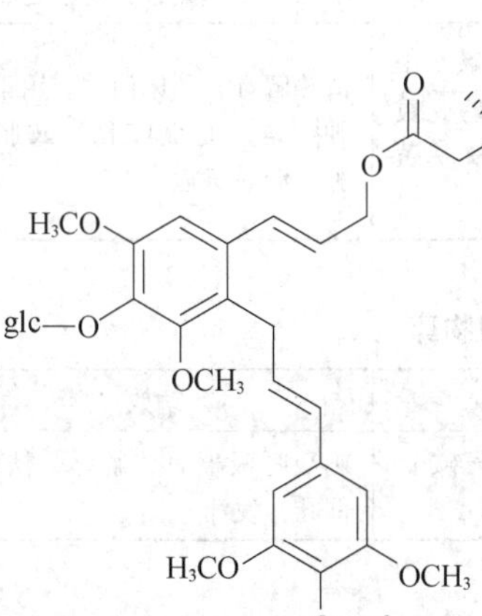

党参苷Ⅳ

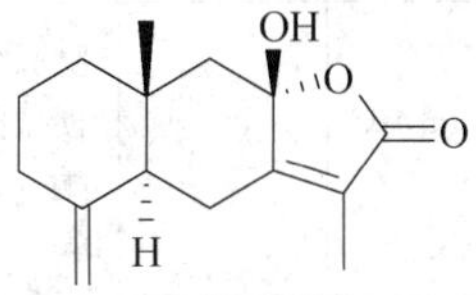

苍术内酯Ⅲ

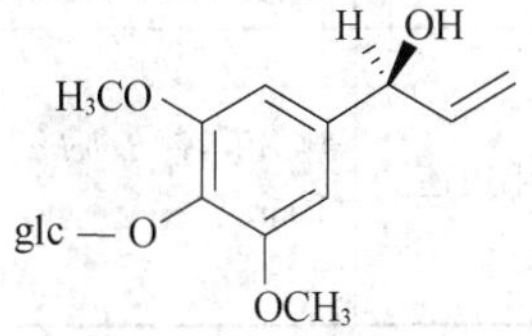

党参苷Ⅱ

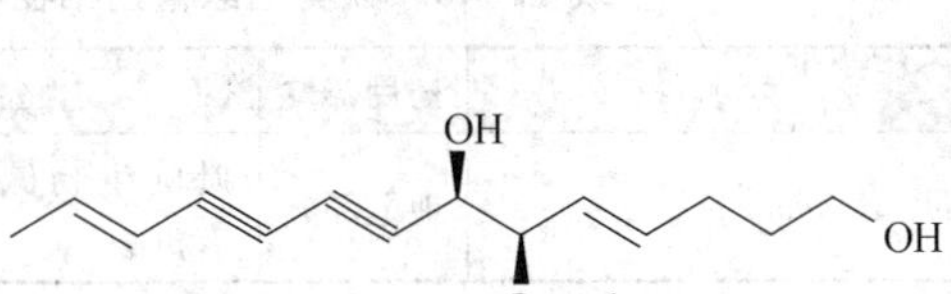

党参炔苷

【理化鉴别】TLC　粉末用甲醇超声提取，滤过，滤液蒸干，残渣加水溶解，通过D101型大孔吸附树脂柱，用水洗脱，弃去水液，再用50%的乙醇洗脱，收集洗脱液，蒸干，残渣加甲醇溶解，作供试品，以党参炔苷作对照，用硅胶G板，正丁醇-冰醋酸-水（7∶1∶0.5）展开，10%硫酸乙醇溶液显色，在100℃加热至斑点显色清晰，分别置日光和紫外光灯（365nm）下检视。供试品色谱中，在与对照品色谱相应的位置上，显相同颜色的斑点或荧光斑点。

【检查】 水分不得过 16.0%，总灰分不得过 5.0%；二氧化硫残留量不得过 400mg/kg。醇溶性浸出物以 45%乙醇作溶剂不得少于 55.0%。

【含量测定】 文献报道采用 HPLC 法测定党参炔苷。粉末用甲醇加热回流提取，以十八烷基硅烷键合硅胶为固定相，乙腈-水（22∶78）为流动相，检测波长 267nm。测定结果发现党参、素花党参或川党参均能检出党参炔苷，含量为 0.0035%~0.13%。

【药理作用】 ①对免疫功能的影响　党参多糖能通过提高白细胞介素-2（IL-2）水平、促进淋巴细胞增殖等途径增强机体免疫功能，并通过免疫调节途径发挥抗肿瘤作用。②对中枢神经系统的作用　煎剂和提取物能明显减少小鼠自发活动，延长睡眠时间。党参总碱有明显改善东莨菪碱对小鼠记忆损伤的作用。③对心血管系统的作用　煎剂可使兔血红蛋白含量明显增加，而白细胞数显著降低。提取物能提高麻醉猫心泵血量而不影响心律；增加脑、下肢及内脏血流量，并能对抗肾上腺素的作用。④对消化系统的影响　党参水提液、党参炔苷具有抗大鼠实验性胃溃疡作用，对大鼠应激性、幽门结扎、慢性乙醇性胃溃疡均有明显的治疗和预防作用。

【功效】 性平，味甘。能健脾益肺，养血生津。用于脾肺气虚，食少倦怠，咳嗽虚喘，气血不足，面色萎黄，心悸气短，津伤口渴，内热消渴。用量 9~30g。不宜与藜芦同用。

本科其他常用生药和药用植物见表 11-47 和表 11-48。

表 11-47　ChP 收载的桔梗科其他生药

生药名	来源	药用部位	主要成分	功效
桔梗	桔梗 *Platycodon grandiflorus* (Jacp.) A. DC.	根	三萜皂苷（桔梗皂苷 A、B、C、D）、含 α-菠菜甾醇、α-菠菜甾醇-β-D-葡萄糖苷、白桦脂醇、桔梗聚糖	宣肺，利咽，祛痰，排脓。用于咳嗽痰多，胸闷不畅，咽痛音哑，肺痈吐脓
南沙参	轮叶沙参 *Adenophora tetraphylla* (Thunb.) Fisch. 或沙参 *A. stricta* Miq.	根	羽扇豆烯酮、蒲公英赛酮	养阴清肺，益胃生津，化痰，益气。用于肺热燥咳，阴虚劳嗽，干咳痰黏，胃阴不足
半边莲	半边莲 *Lobelia chinensis* Lour.	全草	吡啶生物碱（山梗菜碱、山梗菜酮碱、山梗菜醇碱）、黄酮（5-羟基-4′-甲氧基黄酮-7-*O*-芸香糖苷）	清热解毒，利尿消肿。用于痈肿疔疮，蛇虫咬伤，鼓胀水肿，湿热黄疸

表 11-48　欧美国家常用桔梗科其他植物药

药用植物	学名	药用部位	主要成分	功效
北美山梗菜	*Lobelia inflata* L.	地上部分	吡啶生物碱（山梗菜碱）、有机酸	刺激呼吸器官，解痉，祛痰，催吐，发汗

（欧阳臻）

30. 菊科 Compositae (Asteraceae)

草本，稀木本。有的种类具乳汁或树脂道。花密集成头状花序，外有 1 层或数层总苞片所组成的总苞围绕；花萼退化成冠毛状、鳞片状、刺状或缺如；花冠管状、舌状或假舌状；头状花序中的小花有异型或同型；花药结合成聚药雄蕊，连成管状包在花柱外面；子房下位，2 心皮 1 室，1 枚倒生胚珠，柱头 2 裂。瘦果。

本科分为两亚科：①管状花亚科（Tubuliflorae），整个花序全为管状花或中央为管状花，周围为舌状花；②舌状花亚科（Liguliflorae），整个花序为舌状花，叶互生，植物体具乳汁。

本科约有 1000 属，25 000~30 000 种，广布全球，主产温带。我国约 230 属，2 300 余种，已知药用 154 属，777 种。主要的属有：蒿属（*Artemisia*）、紫菀属（*Aster*）、苍术属（*Atractylodes*）、艾纳香属（*Blumea*）、菊属（*Chrysanthemum*）、蓟属（*Cirsium*）、泽兰属（*Eupatorium*）、旋覆花属（*Inula*）、橐吾属（*Ligularia*）、千里光属（*Senecio*）、蒲公英属（*Taraxacum*）等。

本科植物种类多，显微特征变异较大。毛茸和分泌组织较普遍存在。如丁字形非腺毛在菊属、千里光属、蒿属中常见；单列多细胞非腺毛的顶端细胞呈扭曲长鞭状者，在蓍属、术属、蓟属、鼠曲草属中常见。腺毛的头部和柄部均可是单细胞或多细胞，有的内含乳状液；另有腺毛头部为 4、6、8 个细胞，顶面观细胞成对并生似鞋底样，侧面观叠生成 2~4 层，于蒿属中易见。分泌组织以乳管、树脂道、分泌腔或分泌细胞存在于各种不同属中，如蒲公英属、莴苣属多具乳管；蒿属、紫菀属、菊属、蓟属等具树脂道；旋覆花属中有分泌腔；牛蒡属（*Arctium*）中有分泌细胞等。此外常含有菊糖。

本科植物化学成分的类型可多至 30 余类，以挥发油、倍半萜内酯分布最普遍，在植物化学分类上有一定的意义。主要的化学成分有：①挥发油　许多属中均含有，油中成分有单萜类，如藏茴香酮（carvone）、侧柏酮（thujone）、α-蒎烯、龙脑等；倍半萜类，如木香烃内酯（costunolide）、没药烯（bisabolene）、天名精内酯（carpesia lactone）等。挥发油或其中的萜类常具生物活性。②多烯炔衍生物类　为广泛分布于菊科的一类成分。该类化合物或为直链，或具苯环、呋喃环或吡喃环，或含硫或氮。常见的如茵陈蒿中的茵陈烯炔（capillene）。③黄酮类在金鸡菊属（*Coreopsis*）、红花属（*Carthamus*）、菜蓟属（*Cynara*）、蛇菊属（*Stevia*）、大丽花属（*Dahlia*）、鼠曲草属、菊属、紫菀属、蒿属、洋甘菊属、飞蓬属、木香属、蓟属、火绒草属、水飞蓟属（*Silybum*）等属中均有分布。其中水飞蓟、野菊花、菊花、雪莲、洋甘菊含有的黄酮类均有生物活性。④萜类及倍半萜内酯类　是菊科中研究最多的成分，分布也很普遍，常具有显著生物活性。如天名精 *Carpesium abrotanoides* L. 中含有的天名精内酯有麻痹延髓脑干作用；泽兰属植物中的泽兰苦内酯（euparotin）、地胆草属（*Elephantopus*）植物中的苦地胆苦素（elephantopin）、天人菊属（*Gaillardia*）植物中的天人菊内酯（gaillardin）、斑鸠菊属植物中的斑鸠菊苦素（vernolpin）等均有抑制肿瘤的作用；青蒿中的青蒿素（arteannuin）可杀灭疟原虫。⑤生物碱类　吡咯里西啶类（pyrrolizidine）生物碱在千里光属植物中普遍存在，常统称为千里光生物碱类。这些生物碱中有的具有阿托品样的药理作用，有的具有一定的抗肿瘤作用，但常对肝脏有毒性。⑥香豆素类　蒿属、泽兰属、洋甘菊属、山柳菊属（*Hieracium*）、菊苣属（*Cichorium*）、鳢肠属（*Eclipta*）、蟛蜞菊属（*Wedelia*）等属中均含有。

茵陈 Artemisiae Scopariae Herba

（英）Virgate Wormwood Herb

【来源】菊科植物滨蒿 *Artemisia scoparia* Waldst. et Kit. 或茵陈蒿 *A. capillaris* Thunb. 的干

燥地上部分。

【植物形态】滨蒿（猪毛蒿）一年生或二年生草本，有浓烈香气。茎直立，下部多分枝；幼苗密被灰白色柔毛，成长后近无毛。叶二回羽状全裂。头状花序，在枝端密集成复总状，有短梗及线形苞片；花黄绿色，外层雌性5~7朵，能育，内层管状花4~10朵，不育。瘦果倒卵形。花期8~9月，果期9~10月。

茵陈蒿多年生草本。根单一，木化。茎单生，基部木质化。叶二至三回羽状全裂，裂片线型。头状花序外层雌花3~5朵。瘦果。（彩图97）

【采制】春季幼苗高6~10cm时采收或秋季花蕾长成至花初开时采割，除去杂质及老茎，晒干。春季采收的习称"绵茵陈"，秋季采割的称"花茵陈"。

【产地】全国大部分地区均有分布，主产安徽、福建、广东、广西、贵州、江苏、陕西、山西等省。

【性状】绵茵陈　多卷曲成团状，灰白色或灰绿色，全体密被白色茸毛，绵软如绒。茎细小，长1.5~2.5cm，直径0.1~0.2cm，除去表面白色茸毛后可见明显纵纹；质脆，易折断。叶具柄；展平后叶片呈一至三回羽状分裂，叶片长1~3cm，宽约1cm；小裂片卵形或稍呈倒披针形、条形，先端锐尖。气清香，味微苦。（彩图98）

花茵陈　茎呈圆柱形，多分枝，长30~100cm，直径2~8mm；表面淡紫色或紫色，有纵条纹，被短柔毛；体轻，质脆，断面类白色。叶密集，或多脱落；下部叶二至三回羽状深裂，裂片条形或细条形，两面密被白色柔毛；茎生叶一至二回羽状全裂，基部抱茎，裂片细丝状。头状花序卵形，多数集成圆锥状，长1.2~1.5mm，直径1~1.2mm，有短梗；总苞片3~4层，卵形，苞片3裂；外层雌花6~10个，可多达15个，内层两性花2~10个。瘦果长圆形，黄棕色。气芳香，味微苦。

【显微特征】绵茵陈粉末　灰绿色。①上表皮细胞垂周壁较平直，下表皮细胞垂周壁波状弯曲；上下表皮均有气孔，不定式，副卫细胞3~5个。②腺毛稀少，顶面观呈鞋底形，由6或8个细胞上下成对迭合而成，直径15~22μm。③非腺毛"T"字形，长600~1 700μm，中部略折成"V"字形，两臂不等长，细胞壁厚极厚，胞腔多呈细缝状，柄1~2个细胞。（图11-85）

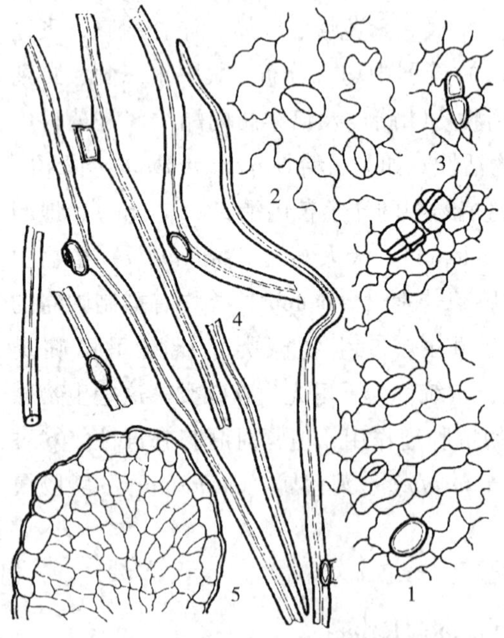

图11-85　茵陈蒿（叶）粉末

1. 上表皮细胞；2. 下表皮细胞；3. 腺毛；4. 非腺毛；5. 叶裂片顶端碎片

【化学成分】滨蒿　①挥发油　油中成分有α-、β-蒎烯（α-, β-pinene）、茵陈二炔（capillene）、茵陈二炔酮（capillin）、香芹酮（即葛缕酮，carvone）、α-姜黄烯（α-curcumene）、丁香酚（eugenol）、侧柏酮（thujone）、侧柏醇（thujylalcohol）、乙酸牻牛儿醇酯（geranylacetate）、荜澄茄烯（cadinene）等。②香豆素类　滨蒿内酯（即滨蒿素、6,7-二甲氧基香豆素，scoparone）、东莨菪内酯（即东莨菪素、7-羟基-6-甲氧基香豆素，scopoletin）、7-甲氧基香豆素、茵陈炔内酯（capillarin）、6,7-二甲基马栗树皮素（6,7-dimethyl esculetin）等。③黄酮类　花中含 7-*O*-甲基香橙素（7-*O*-methylaromadendrin）、鼠李柠檬素（rhamnocitrin）、异泽兰素（eupalitin）、蓟黄素（cirsimaritin）、泽兰素（eupatolitin）、芦丁、紫花牡荆素（casticin）等。此外，还含绿原酸、对羟基苯乙酮、茵陈色原酮（capillarisin）等。

茵陈蒿　①挥发油　油中成分有 α-蒎烯、β-蒎烯、对聚伞花素、莰烯、茵陈二炔酮、茵陈烯酮（capillone）、茵陈二炔、茵陈炔内酯（capillarin）、去氢镰叶芹酮（dehydrofalcarinone）、去氢镰叶芹醇（dehydrofalcarinol）、β-榄香烯（β-elemene）、β-石竹烯等。②香豆素类　东莨菪内酯、6,7-二甲基马栗树皮素、滨蒿内酯、异东莨菪内酯（isoscopoletin）、茵陈蒿酸 A、B（capillartemisin A，B）等。③黄酮类　鼠李柠檬素、中国蓟醇（cirsilineol）、滨蓟黄素、泽兰素、金丝桃苷（hyperoside）、茵陈黄酮（arcapillin）、异茵陈蒿黄酮（isoarcapillin）等。此外，还含绿原酸、咖啡酸、对羟基苯乙酮、茵陈色原酮、4′-甲基茵陈色原酮、6-去甲氧基-4′-甲基茵陈色原酮、6-去甲氧基茵陈色原酮等。

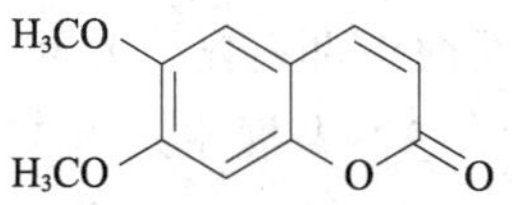

滨蒿内酯

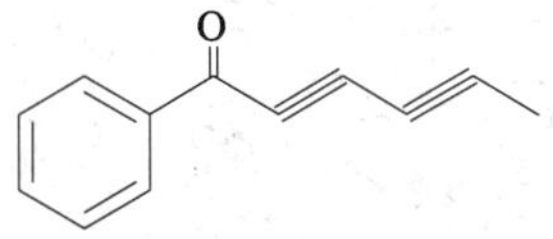

茵陈二炔酮

【理化鉴别】 1. 绵茵陈　粉末用 50%甲醇超声提取，取上清液作供试品。以绿原酸作对照，用硅胶 G 板，乙酸丁酯-甲酸-水（7∶2.5∶2.5）的上层溶液展开，紫外光灯（365nm）下检视。供试品色谱中，在与对照品色谱相应的位置上，显相同颜色的荧光斑点。

2. 花茵陈　粉末用甲醇超声提取，滤过，滤液蒸干，残渣加甲醇溶解，作供试品。以滨蒿内酯作对照，用硅胶 G 板，石油醚（60~90℃）-乙酸乙酯-丙酮（6∶3∶0.5）展开，紫外光灯（365nm）下检视。供试品色谱中，在与对照品色谱相应的位置上，显相同颜色的荧光斑点。

【检查】 水分不得过 12.0%，绵茵陈水溶性浸出物不得少于 25%。

【含量测定】 1. 绵茵陈　采用 HPLC 法测定绿原酸。粉末用 50%甲醇超声提取，以十八烷基硅烷键合硅胶为固定相，乙腈-0.05%磷酸溶液（10∶90）为流动相，检测波长 327nm，外标法计算含量。按干燥品计算，含绿原酸不得少于 0.50%。

2. 花茵陈　采用 HPLC 法测定滨蒿内酯。粉末用甲醇回流提取，以十八烷基硅烷键合硅胶为固定相，乙腈-水（20∶80）为流动相，检测波长 345nm，外标法计算含量。按干燥品计算，含滨蒿内酯不得少于 0.20%。

【药理作用】 ①利胆作用　茵陈中含有多种利胆成分，如茵陈色原酮、滨蒿内酯、茵陈炔内酯、茵陈炔酮、茵陈烯炔等及挥发油均可增加胆汁分泌量，但对胆汁酸分泌影响小；对羟基苯乙酮则能明显增加胆汁酸和胆红素的含量。②保肝作用　茵陈煎剂可减轻 CCl_4 所致肝损害动物的损害程度。茵陈中的茵陈色原酮、东莨菪内酯、滨蒿内酯、茵陈蒿黄酮、异鼠李素等具有对抗 CCl_4 或半乳糖胺诱发兔肝细胞毒性作用。③抗病原微生物作用　在体外，茵陈煎剂对金黄色葡萄球菌等均有不同程度的抑制作用。滨蒿内酯对孤儿病毒（$ECHO_{11}$）有抑制作用。④解热作用　滨蒿内酯对正常小鼠、大鼠体温有明显的降温作用。

【功效】 性微寒，味苦、辛。能清利湿热，利胆退黄。用于黄疸尿少，湿温暑湿，湿疮瘙痒。用量6~15g。

青蒿 Artemisiae Annuae Herba

（英）Sweet Wormwood

【来源】菊科植物黄花蒿 *Artemisia annua* L. 的干燥地上部分。

【植物形态】一年生草本，全株具强烈气味。茎呈圆柱形，上部多分枝，具纵棱，断面中部有髓；叶通常三回羽状深裂，裂片矩圆形或倒卵形。头状花序极多数，细小，排成圆锥状；小花黄色，为管状花；外层雌性，内层两性。瘦果细小。（彩图99）

【采制】秋季花盛开时采割，除去老茎，阴干。

【产地】广布全国南北诸省，如广西、广东、云南、四川、山东等均有大量野生，资源丰富。

【性状】茎呈圆柱形，上部多分枝，长30~80cm，直径0.2~0.6cm；表面黄绿色或棕黄色，具纵棱线；质略硬，易折断，断面中部有髓。叶互生，暗绿色或棕绿色，卷缩易碎，完整者展平后为三回羽状深裂，裂片和小裂片距圆形或长椭圆形，两面被短毛。气香特异，味微苦。（彩图99）

【显微特征】青蒿叶表面　①叶上下表皮细胞形状不规则，垂周壁波纹状弯曲；气孔不定式微突出于表面，副卫细胞3~5个；②非腺毛丁字形，顶端细胞长240~816μm，常脱落，柄3~8个细胞；腺毛单个散在，6~12细胞，侧面观成对叠生。（图11-86，彩图100）

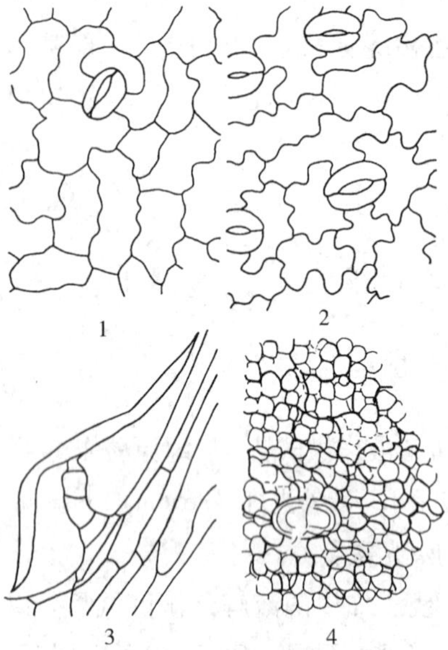

图11-86　青蒿叶片表面观

1. 上表面；2. 下表面；3. T型非腺毛；4. 腺毛表面观

【化学成分】①挥发油　油中有青蒿酮（artemisia ketone）、异青蒿酮（isoartemisia ketone）、月桂烯（myrene）、柠檬烯、桉油精、α-蒎烯（α-piene）、樟烯（camphene）、樟脑、β-甜没药烯（β-bisabolene）、γ-杜松油烯（γ-cadinene）等。②倍半萜内酯类　如青蒿素（qinghaosu，arteannuin，artemisinin）、青蒿酸（artemisic acid）、青蒿乙素（arteannuin B）、青蒿酸甲酯（methylartemisinate）、氢化青蒿素（hydroartemisinin）、黄花蒿内酯（annulide）、青蒿醇（artemisinol）等。③香豆素类　如东莨菪内酯、滨蒿内酯等。④黄酮类　如中国蓟醇（cirsilineol）、去甲中国蓟醇（cirsiliol）、泽兰黄素（eupatorin）、鼠李素（rhamnetin）、山柰酚（kaempferol）、槲皮素（quercetin）、木犀草素（luteolin）等。

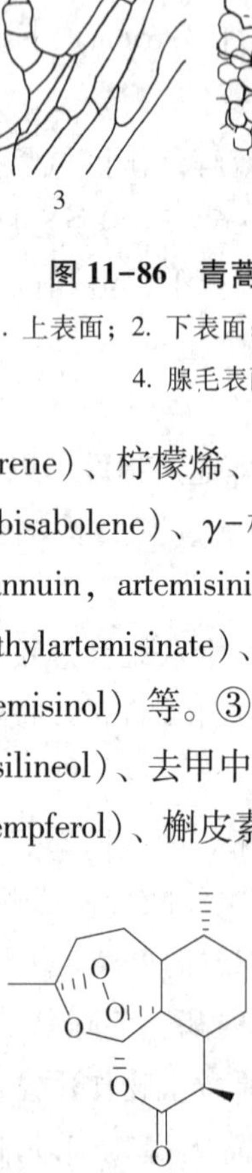

青蒿素

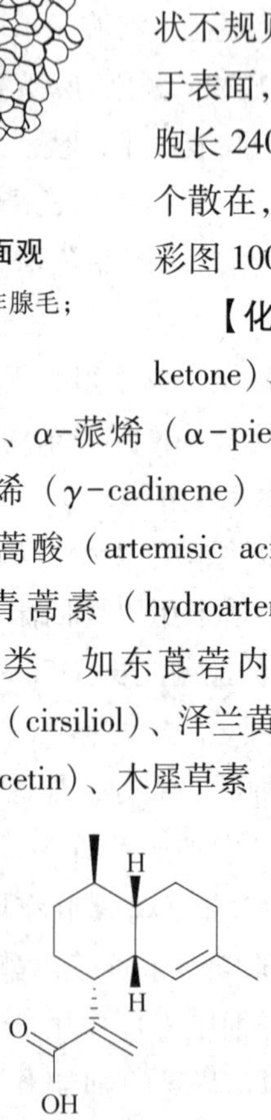

青蒿酸

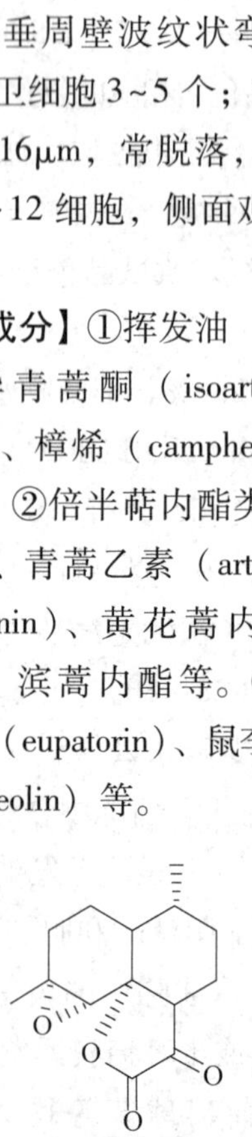

青蒿乙素

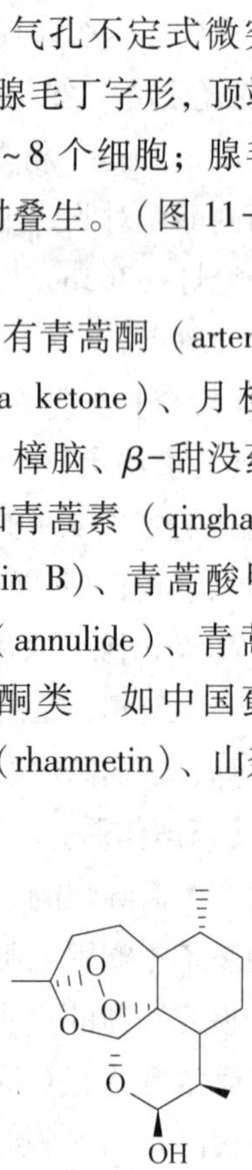

氢化青蒿素

【理化鉴别】 TLC　粉末用石油醚（60~90℃）加热回流提取，滤过，滤液蒸干，残渣加正己烷使溶解，用20%乙腈溶液振摇提取3次，合并乙腈液，蒸干，残渣加乙醇使溶解，作为供试品溶液。以青蒿素作对照，用硅胶G板，石油醚（60~90℃）-乙醚（4∶5）展开，喷以2%香草醛的10%硫酸乙醇溶液，在105℃加热至斑点显色清晰，紫外光灯（365nm）下检视。供试品色谱中，在与对照品色谱相应的位置上，显相同颜色的荧光斑点。

【检查】 水分不得过14.0%；总灰分不得过8.0%。醇溶性浸出物（用无水乙醇作溶剂）不得少于1.9%。

【含量测定】 文献报道采用HPLC法测定青蒿素。粉末用石油醚回流提取，滤液挥干后残渣用乙醇溶解定容，以十八烷基硅烷键合硅胶为固定相，甲醇-水（75∶25）为流动相，检测波长203nm，外标法计算含量。

【药理作用】 ①抗疟作用　青蒿素、氢化青蒿素及青蒿乙醚提取物中性部分、青蒿稀醇浸膏均有抗疟作用。②抗寄生虫作用　青蒿素对血吸虫成虫有杀灭作用。③抗菌作用　青蒿水煎液对表皮葡萄球菌、卡他球菌、炭疽杆菌、白喉杆菌有较强的抑菌作用，对金黄色葡萄球菌、铜绿假单胞菌、痢疾杆菌、结核杆菌等也有一定的抑制作用，嫩青蒿的水浸剂（1∶3浓度）在体外对许兰黄癣菌等皮肤真菌均有不同程度的抑制作用。④抗病毒作用　青蒿水混悬剂有抗病毒作用。

【功效】 性寒，味苦、辛。能清虚热，除骨蒸，解暑热，截疟，退黄。用于温邪伤阴，夜热早凉，阴虚发热，骨蒸劳热，暑邪发热，疟疾寒热，湿热黄疸。用量6~12g，后下。

【附注】 1. 青蒿素是我国科研工作者于20世纪60~70年代从黄花蒿 *A. annua* L. 的乙醚提取物中发现的抗疟有效成分。青蒿素的高生物利用度衍生物如二氢青蒿素、青蒿琥酯、蒿甲醚等已被广泛用于疟疾临床治疗，疗效确切而且显著，尤其对氯喹抗性疟原虫及致命性脑型疟有效，成为疟疾治疗的一线药物。青蒿素联合疗法（artemisinin-based combination therapies，ACTs）已成为世界卫生组织推荐的治疗疟疾的首选方法，其中蒿甲醚、青蒿琥酯和蒿甲醚-苯芴醇复方分别在1997、2002和2003年被世界卫生组织列入第9、11和12版基本药物目录。

2. 黄花蒿为广布种，我国各地均有分布，但是不同地区、不同气候条件所产的青蒿药材中，青蒿素含量差异较大。研究表明，北纬34°以南低纬度地区青蒿素含量相对较高，平均含量高于0.2%，而北纬34°以北高纬度地区青蒿素平均含量低于0.2%；在亚热带地区青蒿素含量在0.4%~0.7%之间，而在温带和寒带地区青蒿素含量低于0.1%。

苍术 Atractylodis Rhizoma
（英）Atractylodes

【来源】 菊科植物茅苍术 *Atractylodes lancea*（Thunb.）DC. 或北苍术 *A. chinensis*（DC.）Koidz. 的干燥根茎。

【植物形态】 茅苍术　为多年生草本。高30~80cm。具结节状圆柱形根茎。茎直立或上部少分枝，下部木质化。叶互生，革质，卵状披针形至椭圆形，边缘有刺状锯齿，上部叶多不分裂，无柄；下部叶多为3~5深裂或半裂，顶端裂片较大，圆形，倒卵形、侧裂片1~2对，椭圆形。头状花序顶生，总苞圆柱形，总苞片6~8层，卵形至披针形；花多数，两性，或单性多异株，全为管状花，白色或淡紫色；两性花雄蕊5，子房密被绒毛；单性花一般为雌花，退化雄蕊5枚。瘦果有柔毛，冠毛长约8mm，羽状。花期8~10月，果期9~10月。（彩图101）

北苍术　叶片较宽，卵形或狭卵形，一般羽状5深裂，茎上部叶3~5羽状浅裂或不裂。头状花序稍宽，总苞片多为5~6层。

【产地】茅苍术（又称“南苍术”）主产于江苏句容、镇江，湖北、安徽、河南、浙江、江西等省亦产；北苍术主产于吉林、辽宁、河北、山西、陕西、内蒙古、甘肃等省。

【采制】春、秋二季采挖，除去泥沙，晒干，撞去须根。

【性状】茅苍术　呈不规则连珠状或结节状圆柱形，略弯曲，偶有分枝，长3~10cm，直径1~2cm。表面灰棕色，有皱纹、横曲纹及残留须根，顶端具茎痕或残留茎基。质坚实，断面黄白色或灰白色，散有多数橙黄色或棕红色油室（习称“朱砂点”），暴露稍久，可析出白色细针状结晶。气香特异，味微甘、辛、苦。（彩图101）

北苍术　呈疙瘩块状或结节状圆柱形，长4~9cm，直径1~4cm。表面黑棕色，除去外皮者黄棕色。质较疏松，断面散有黄棕色油室。香气较淡，味辛、苦。

【显微特征】茅苍术根茎横切面　木栓层有10~40层木栓细胞，其间夹有石细胞带（硬栓带）3~8条不等，每一石细胞带约由2~3层类长方形的石细胞组成。皮层宽广，其间散有大量油室，长径225~810μm，短径135~450μm。韧皮部较窄。形成层成环。木质部内侧有纤维束，根茎缢缩部位木纤维群或导管群相间排列。射线较宽，射线和髓部均散有油室。薄壁细胞含有菊糖，并充塞有细小的草酸钙针晶。（图11-87）

北苍术根茎横切面　皮层有纤维束，油室直径约至270μm。木质部纤维束较大，与导管群相间排列。

粉末　棕色。①草酸钙针晶细小，长5~30μm，不规则地充塞于薄壁细胞中。②纤维大多成束，长梭形，直径约至40μm，壁甚厚，木化。③石细胞甚多，有时与木栓细胞连结，多角形、类圆形或类长方形，直径20~80μm，壁极厚。④菊糖多见，表面呈放射状纹理。另可见导管、木栓细胞等。（图11-88，彩图102）

【化学成分】①挥发油　茅苍术根茎含挥发油5.0%~9.0%。油中主成分为苍术酮（atractylone）、苍术素（atractylodin）、茅术醇（hinesol）、*β*-桉叶醇（β-eudesmol），榄香油醇（elemol）、*β*-芹子烯（*β*-selinene）、3-*β*-羟基苍术酮（3-β-hydroxyatractylon）、3-*β*-乙酰氧基苍术酮、苍术素醇（atractylodinol）、乙酰苍术素醇（acetylatractylodinol）、3-*β*-羟基苍术醇（3-*β*-hydroxyatractylol）和苍术烯内酯甲（atractylenolid Ⅰ）等。北苍术根茎中含挥发油3.0%~5.0%，油中主要成分为苍术酮、茅术醇、*β*-桉叶醇及榄香醇、*γ*-桉油醇、红没药醇等。②糖类　如阿拉伯糖、半乳糖、葡萄糖、蔗糖、棉子糖等；茅苍术多糖由鼠李糖、阿拉伯糖、半乳糖等单糖构成。③糖苷类　如倍半萜苷、单萜苷、芳香化合物苷、烷基苷、乙炔衍生物葡萄糖苷等。

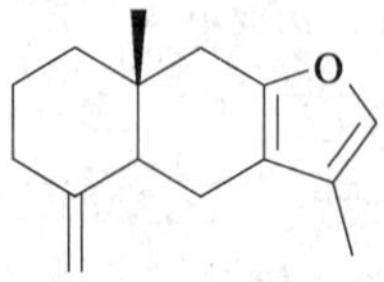

苍术酮

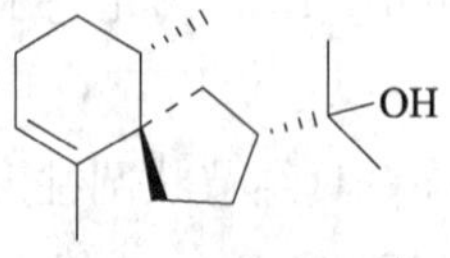

茅术醇

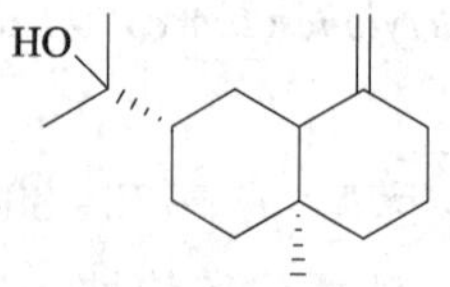

β-桉叶醇

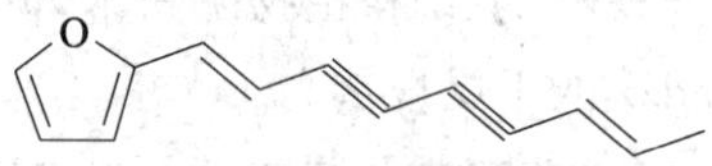

苍术素

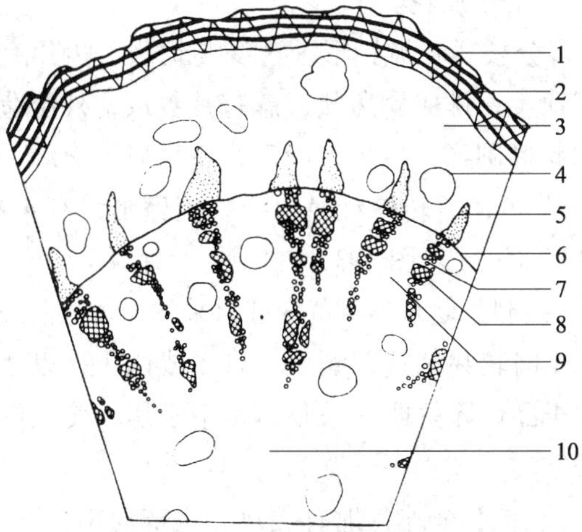

图 11-87　茅苍术（根茎）横切面

1. 木栓层；2. 石细胞环带；3. 皮层；4. 油室；5. 韧皮部；6. 形成层；7. 导管；8. 木纤维束；9. 射线；10. 髓部

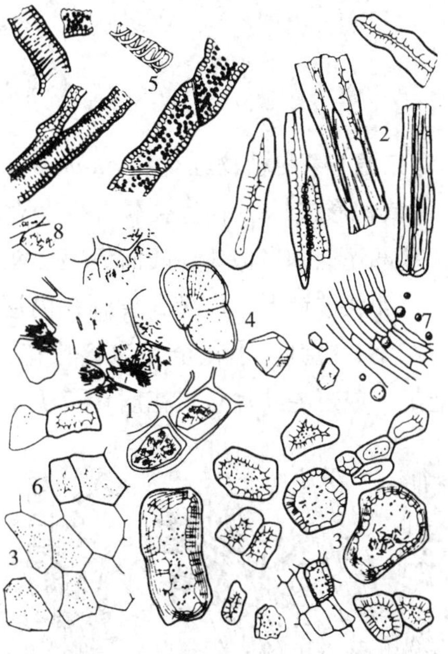

图 11-88　茅苍术（根茎）粉末

1. 草酸钙针晶；2. 木纤维；3. 石细胞；4. 菊糖；5. 导管；6. 木栓细胞；7. 油室碎片；8. 草酸钙方晶

【理化鉴别】TLC　粉末用甲醇超声提取，滤过，滤液作供试品。以苍术对照药材和苍术素作对照，用硅胶 G 板，石油醚（60~90℃）-丙酮（9∶2）展开，10%硫酸乙醇显色。供试品色谱中，在与对照药材和对照品色谱相应的位置上，显相同颜色的斑点。

【检查】水分不得过 13.0 %，总灰分不得过 7.0 %。

【含量测定】采用 HPLC 法测定苍术素。粉末用甲醇超声提取，以十八烷基硅烷键合硅胶为固定相，甲醇-水（79∶21）为流动相，检测波长 340nm，外标法计算含量。按干燥品计算，含苍术素不得少于 0.30%。

【药理作用】①调整胃肠运动功能　苍术能明显缓解离体小肠、胃平滑肌痉挛，对小肠运动抑制有一定的对抗作用，对正常动物胃平滑肌则有轻度兴奋作用，且能促进动物炭末推进运动，及对抗“脾虚泄泻”模型动物的小肠推进运动亢进。②抗溃疡作用　苍术对幽门结扎型溃疡、幽门结扎-阿司匹林溃疡、应激性溃疡有较强的抑制作用，能显著抑制溃疡、动物的胃液量、总酸度、总消化能力及胃黏膜损害。③对血糖的影响　苍术能降低动物血糖，同时降低肌糖原和肝糖原，抑制糖原生成。④保肝作用　苍术对鼠肝细胞损害有显著的预防作用，且对小鼠肝脏蛋白质合成有明显促进作用。此外，苍术还具有抑菌消毒、中枢抑制、抗肿瘤、促进骨骼钙化等作用。

【功效】性温，味辛、苦。能燥湿健脾，祛风散寒，明目。用于湿阻中焦，脘腹胀满，泄泻，水肿，脚气痿躄，风湿痹痛，风寒感冒，夜盲，眼目昏涩。用量 3~9g。

【附注】Ph. Eur. 收载有苍术 Atractylodis lanceae rhizoma，但将北苍术 *A. chinensis* 作为茅苍术 *A. lancea* 的异名处理，并采用 TLC 法检查易混淆品种白术 *A. macrocephala*，规定挥发油的含量限度为“不得少于 14ml/kg”。

红花 Carthami Flos

（英）Safflower Flower

【来源】菊科植物红花 *Carthamus tinctorius* L. 的干燥花。

【植物形态】一年生草本。茎直立，上部多分枝。叶披针形，边缘与锯齿，齿顶有针刺，基部无柄，半抱茎，两面无毛。头状花序顶生，排成伞房状；总苞片数层，外层苞片绿色，卵状披针形，边缘具尖刺；内层苞片卵状椭圆形，白色，膜质，中部以下全缘，上部边缘稍有短刺；小花全部为管状花，初开时黄色，后转橙红色。瘦果倒卵形，有 4 棱，无冠毛，或冠毛鳞片状。花期 6~7 月，果期 8~9 月。（彩图 103）

【采制】夏季花由黄变红时采收，每天清晨露水未干时较易采摘，晒干、烘干或阴干，以晒干或烘干品色泽鲜明，采收时留下子房，使能继续生长结实（“白平子”）。

【产地】全国各地有栽培，主产河南，浙江、四川、江苏等地均有大量栽培。

【性状】本品为不带子房的管状花，长1~2cm，表面红黄色或红色。花冠筒细长，先端 5 裂，裂片呈狭条形，长 5~8mm；雄蕊 5 枚，花药聚合成筒状，黄白色；柱头长圆柱形，顶端微分叉。质柔软。气微香，味微苦。将花浸水中，水染成金黄色。（彩图 103）

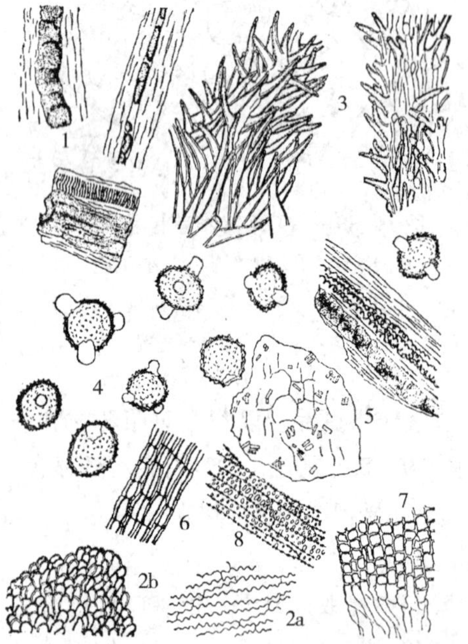

图 11-89　红花（管状花）粉末

1. 分泌细胞；2. 花冠裂片表皮细胞（a. 表面观；b. 顶端）；3. 花柱碎片；4. 花粉粒；5. 草酸钙方晶；6. 花粉囊内壁细胞；7. 花药基部细胞；8. 网纹细胞

【显微特征】粉末　橙黄色。①花冠、花丝、柱头碎片多见，有长管状分泌细胞常位于导管旁，直径约至 66μm，含黄棕色至红棕色分泌物。②花冠裂片表皮细胞表面观呈长方形或长条形，外壁突起呈短绒毛状。③柱头和花柱碎片深黄色上部表皮细胞分化成圆锥形单细胞毛，先端尖或稍钝。④花粉粒深黄色，类球形或长球形或橄榄形，直径约至60μm，具 3 个萌发孔，外壁有短刺及疣状雕纹。此外，可见草酸钙方晶、花粉囊内壁细胞、药隔网纹细胞、花药基部细胞等。（图 11-89，彩图 104）

【化学成分】①黄酮类　包括黄酮醇类及查耳酮类。黄酮醇类有山柰酚（kaempferol）、槲皮素（quercetin）、芦丁、6-羟基山柰酚（6-hydroxy kaempferol）、6-羟基山柰酚-3-*O*-葡萄糖苷（6-hydroxy kaempferol-3-*O*-glucoside）、槲皮素-7-*O*-葡萄糖苷（quercetin-7-*O*-glucoside）、槲皮素-3-*O*-葡萄糖苷（quercetin-3-*O*-glucoside）、山柰酚-3-芸香糖苷（kaempferol-3-rutinoside）、6-羟基山柰酚-7-*O*-葡萄糖苷（6-hydroxykaempferol-7-*O*-glucoside）等；查耳酮类主要有羟基红花黄色素 A（hydroxysafflor yellow A）、红花苷（carthamin）、红花醌苷（carthamone）、红花黄色素 A（safflor yellow A）等。②脂肪酸类如棕榈酸、肉豆蔻酸、月桂酸、油酸、亚油酸、二棕榈酸甘油酯等。此外，还含有聚炔类、挥发油类等成分。

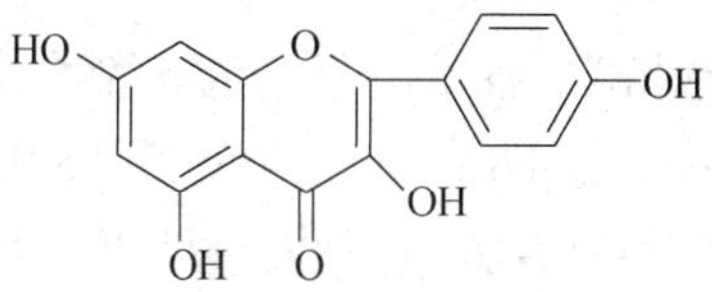

山柰酚

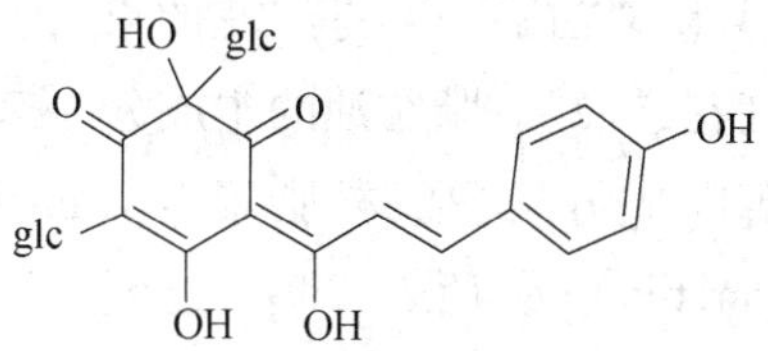

羟基红花黄色素A

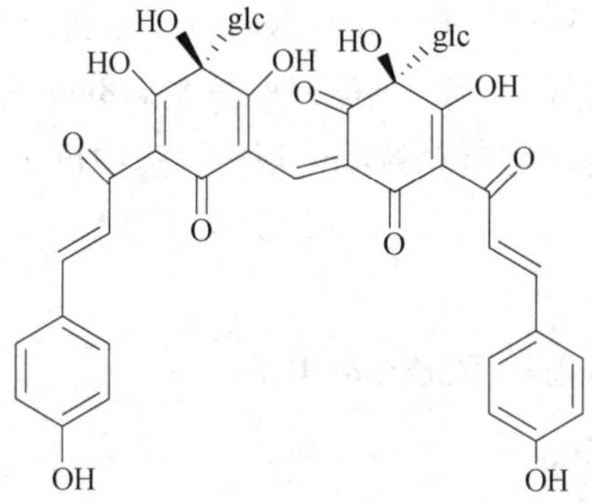

红花苷

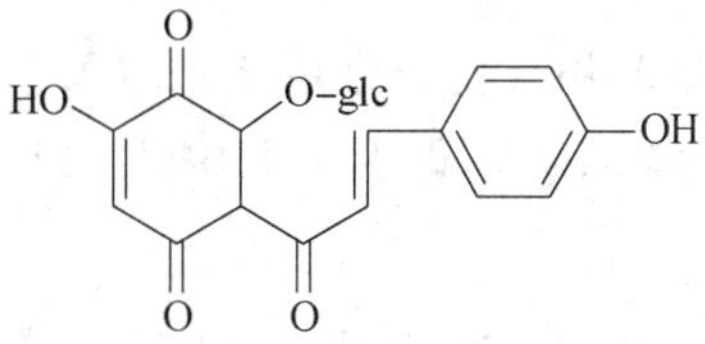

红花醌苷

【理化鉴别】1. 取本品 1g，加稀乙醇 10ml，振摇浸渍 1h，倾取上清液，于浸出液中悬挂一滤纸条，5min 后把滤纸条放入水中，片刻取出，滤纸条上部显淡黄色，下部显淡红色。

2. TLC 粉末用 80%丙酮浸渍，上清液作供试品。以红花对照药材作对照，用硅胶 H 板，乙酸乙酯-甲酸-水-甲醇（7∶2∶3∶0.4）展开。供试品色谱中，在与对照药材色谱相应的位置上，显相同颜色的斑点。

【检查】杂质不得过 2%。水分不得过 13.0%；总灰分不得过 15.0%；酸不溶性灰分不得过 5.0%。水溶液浸出物不得少于 30.0%。通过测定吸光度值检查红色素，规定 80%丙酮提取液在 518nm 处吸光度值不得低于 0.20。

【含量测定】1. 采用 HPLC 法测定羟基红花黄色素 A。粉末用 25%甲醇超声提取，以十八烷基硅烷键合硅胶为固定相，甲醇-乙腈-0.7%磷酸溶液（26∶2∶72）为流动相，检测波长 403nm，外标法计算含量。按干燥品计算，含羟基红花黄色素 A 不得少于 1.0%。

2. 采用 HPLC 法测定山柰酚。粉末用甲醇回流提取，滤过，取续滤液置平底烧瓶中，加盐酸溶液复溶，水浴中加热水解，甲醇定容，以十八烷基硅烷键合硅胶为固定相，甲醇-0.4%磷酸溶液（52∶48）为流动相，检测波长 367nm，外标法计算含量。按干燥品计算，含山柰酚不得少于 0.050%。

【药理作用】①对心血管的作用 煎剂小剂量可增强蟾蜍离体心脏与兔在体心脏的收缩力，大剂量有抑制作用。水提取液和红花注射液能使在体犬心冠脉流量增加，提高小鼠耐缺氧能力，增加小鼠心肌营养性血流量。水提取液能明显降低麻醉猫、犬的血压。水煎剂还有抑制血小板凝集及抗内、外凝血的功能。②对平滑肌的作用 煎剂对小鼠、豚鼠、兔、猫与狗的离体子宫均呈兴奋作用，使子宫产生紧张性及节律性收缩，对已孕子宫更为明显。③免疫增强作用 红花水煎液对小鼠的非特异性免疫、体液免疫及细胞免疫功能均有明显的增强作用。红花多糖能促进小鼠淋巴细胞转化，增加脾细胞对羊红细胞空斑形成细胞数，具有对抗泼尼松的免疫抑制作用。

【功效】性温，味辛。能活血通经，散瘀止痛。用于经闭，痛经，恶露不行，癥瘕痞块，胸痹心痛，瘀滞腹痛，胸胁刺痛，跌扑损伤，疮疡肿痛。用量 3~10g。孕妇慎用。

【附注】1. “白平子”是红花的果实，含脂肪油15%~20%，种子中含油量可达50%，常称为“红花子油”。脂肪油的主成分为棕榈酸、脂蜡酸、油酸、十八碳三烯酸等成分。白平子中含苦味成分穗罗汉松脂素苷（matairesinol monoglucoside），并含2-羟基牛蒡子苷（2-hydroxyarctiin）及15α，20β-二羟基-Δ^4-孕甾烯-3-酮-20-纤维双糖苷等。功效与红花类似。

2. Ph. Eur. 收载有红花 Carthami flos，其质量标准与ChP的不同之处在于：（1）通过测定吸光度值检查药材黄色素（yellow pigment）和红色素（red pigment），规定药材水浸液在401nm处的吸光度值不得低于0.40（检查黄色素），水-丙酮提取液在518nm处的吸光度值不得低于0.40（检查红色素）；（2）采用比色法测定总黄酮，规定含量限度为“含总黄酮以金丝桃苷计，不得少于1.0%”。

紫锥菊 Echinaceae Angustifoliae Radix et Rhizoma

（英）Echinacea

【来源】菊科植物狭叶紫锥菊 *Echinacea angustifolia* DC.、紫锥菊 *E. purpurea*（L.）Moench或淡果紫锥菊 *E. pallida*（Nutt.）Nutt. 的干燥根及根茎。

【植物形态】狭叶紫锥菊　多年生草本植物，植株高30~60cm。主根明显，长圆柱形，可长达1 m，茎直立，少有分枝。叶多基生，叶片狭披针形或宽披针形，茎生叶对生或互生，近无柄；头状花序单生枝端，花托凸起成半球形至球形，边花淡紫色，伸展或稍下垂，花粉黄色，瘦果倒圆锥状，具4棱。花果期6~10月。

紫锥菊　植株高50~150cm，根圆锥形，茎多分枝，基生叶宽卵形，上部叶为宽披针形，有粗锯齿，头状花序单生或2~3个连生于枝端，花托凸起呈半球形至球形，花紫色至紫红色；花粉黄色。

淡果紫锥菊　植株稍高于狭叶紫锥菊，约60~90cm，不分枝或少分枝，长披针形叶，边花舌状淡浅紫色，较长而下垂，花粉白色。

【采制】秋季采挖，晒干或烘干。

【产地】原产美国中东部和加拿大南部地区，是北美印第安人的传统药物。目前，在欧洲、北美和澳大利亚得到了广泛的应用。20世纪70年代，紫锥菊作为花卉引入我国，自90年代后各地作为药用植物引种栽培。

【性状】狭叶紫锥菊　主根长圆柱形，多扭曲，直径0.4~1.2cm。表面淡黄棕色，具有纵皱纹和深沟，残存根茎外表面淡黄棕色，顶端聚有茎残基，有的表面可见环纹。质硬，易折断，断面不整齐，皮部白色，内可见墨绿色菊花状纹理。气芳香，味初甜，后苦，麻舌。

紫锥菊　根呈圆柱形或不规则分枝状，直径1.5~3cm。外表面深棕色，有纵皱纹，质硬，易折断，断面纤维性强。

淡果紫锥菊　主根圆柱形，常被折断，直径2~3.5cm，表面黄褐色，具有纵皱纹，上部常有紫色的叶柄残基。

【显微特征】根横切面　狭叶紫锥菊 木栓细胞数列，扁平，内含红棕色物。皮层狭窄，油室散在于皮层和韧皮部中，直径80~150μm。韧皮部射线较阔，纤维散在或成群，周围伴有色素，石细胞偶见。形成层断续成环。在靠近形成层的射线薄壁组织中含有大量菊糖。木

质部导管大多径向排列，向内渐小，中心可见初生木质部。（图 11-90A）

淡果紫锥菊 木栓细胞数列，扁平，内含红棕色物。皮层狭窄，油室于皮层、韧皮部和木质部中均有散在，直径 80~150μm。维管束外韧型，韧皮部射线不明显，纤维散在或成群，周围常伴有色素，石细胞偶见。形成层断续成环。木质部导管大多径向排列，圆形、椭圆形，靠内渐小，木质部散有油室。（图 11-90B）

紫锥菊 栓细胞数列，扁平，内含红棕色物。皮层狭窄，散有油室，直径 80~150μm。纤维及石细胞多见，散在于皮层及韧皮部。维管束外韧型。形成层断续成环。木质部导管大多径向排列，周围伴有多数纤维束，初生木质部为三元型，常被挤毁。（图 11-90C）

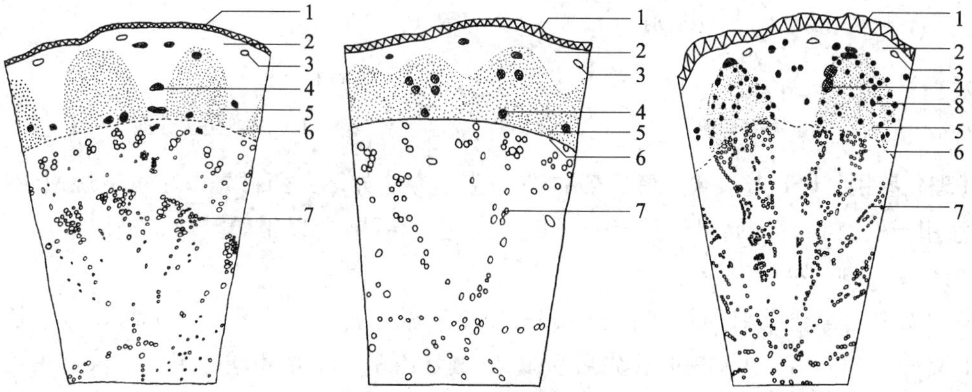

图 11-90 三种紫锥菊根横切面简图

A. 狭叶紫锥菊；B. 淡果紫锥菊；C. 紫锥菊

1. 木栓层；2. 油室；3. 皮层；4. 韧皮部；5. 形成层；6. 木质部；7. 韧皮纤维；8. 石细胞

狭叶紫锥菊粉末 呈黄棕色或深棕色。①韧皮纤维多见，周围常伴有黑色素，孔沟明显，偏光显微镜下呈多彩色。②石细胞可见，长圆形、类方形或不规则形，纹孔及孔沟明显，偏光显微镜下呈亮黄白色。③木栓细胞碎片，无色或淡黄色，表面观多角形。④油室碎片，淡黄色或黄色。⑤导管多为网纹导管和具缘纹孔导管 ⑥薄壁细胞中含有大量的菊糖。

紫锥菊和淡果紫锥菊的粉末特征与狭叶紫锥菊类似。

【化学成分】主要含有烷基酰胺类，如 dodecatetraenoic acid isobutylamides、dodecadienoic acid isobutylamides、dodecatrienoic acid isobutylamides 等，咖啡酸衍生物类如菊苣酸（chicoric acid）、咖啡酰酒石酸（caffeoyltartaric acid）、咖啡酸（caffeic acid）、绿原酸（chlorogenic acid）以及松果菊苷（echinacoside）等。

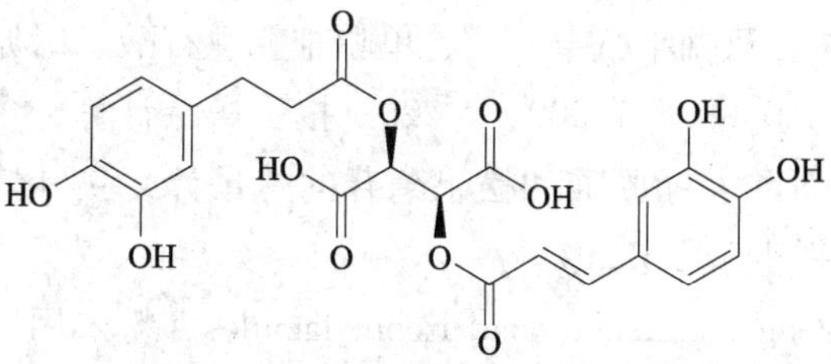

菊苣酸

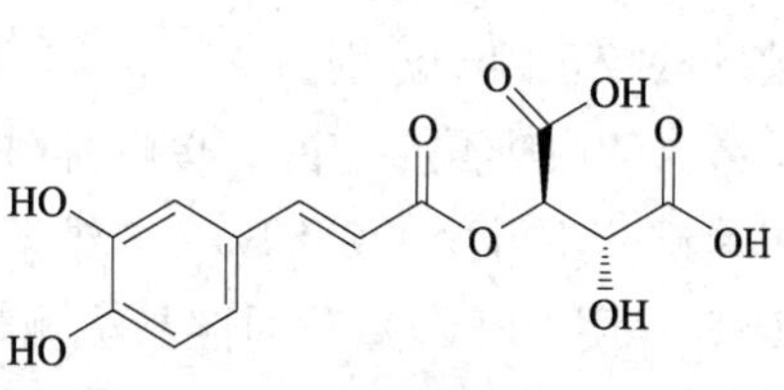

咖啡酰酒石酸

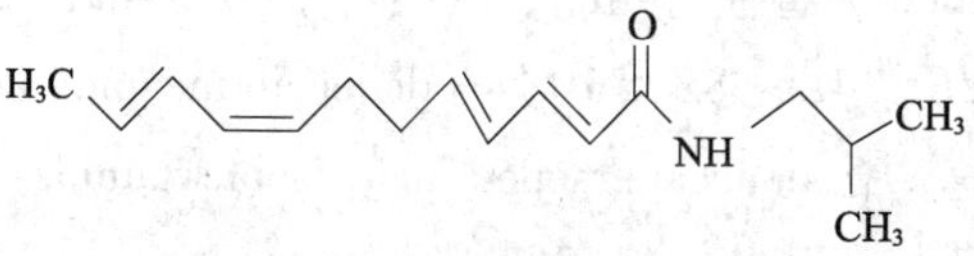

dodeca-2*E*,4*E*,8*Z*,10*E*-tetraenoic acid isobutylamide

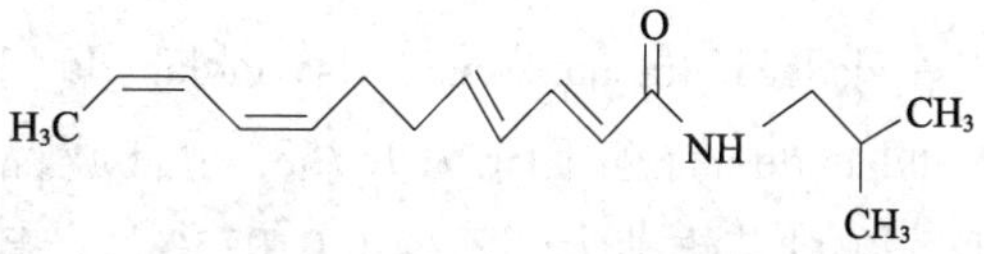

dodeca-2*E*,4*E*,8*Z*,10*Z*-tetraenoic acid isobutylamide

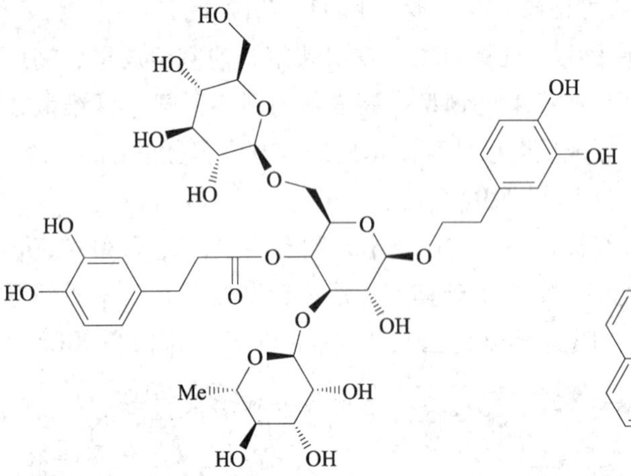

松果菊苷

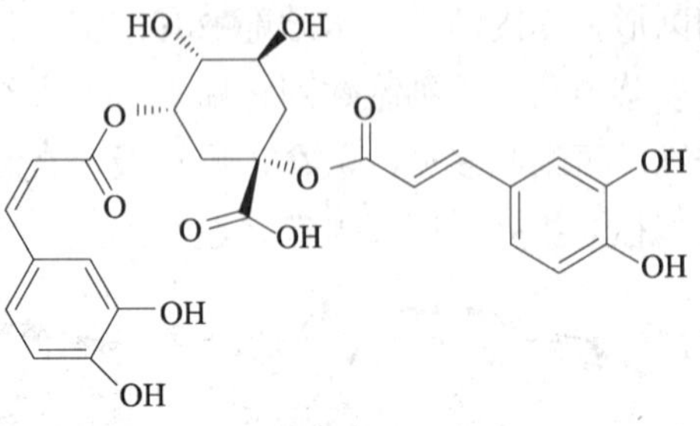

1,3-二咖啡酰奎宁酸

【理化鉴别】 USP 收载狭叶紫锥菊的 TLC 鉴别方法如下：药材先以三氯甲烷回流提取，提取液用于检测 isobutylamides 类成分（B 法），药材残渣再以甲醇提取，提取液用于检测松果菊苷和二咖啡酰奎宁酸（A 法）。

A 法以狭叶紫锥菊对照提取物和 1,3-二咖啡酰奎宁酸作对照，用硅胶 G 板，乙酸乙酯-甲酸-水（17：2：1）展开，先后喷以 2-氨基乙基二苯基硼酸酯甲醇溶液和聚乙二醇 4000 乙醇溶液，显色，紫外光灯（365nm）下检视。狭叶紫锥菊色谱可见松果菊苷的条带（紫锥菊色谱中应不可见或仅痕量存在），以及 1,3-二咖啡酰奎宁酸条带（紫锥菊和淡果紫锥菊色谱应不可见）。

B 法以狭叶紫锥菊对照提取物和β-谷甾醇作对照，用硅胶 G 板，环己烷-乙酸乙酯（2：1）展开，紫外光灯（254nm）下检视，再喷以冰乙酸-硫酸-对甲氧基苯甲醛（10：5：0.5）混合溶液，加热显色，日光下检视。紫外光灯下，狭叶紫锥菊色谱可见 dodeca-2*E*，4*E*，8*Z*，10*E*-tetraenoic acid isobutylamide 和 dodeca-2*E*，4*E*，8*Z*，10*Z*-tetraenoic acid isobutylamide 的条带（淡果紫锥菊色谱中应不可见）；日光下，狭叶紫锥菊色谱除可见β-谷甾醇条带外，还可见 dodeca-2*E*，4*E*，8*Z*，10*E*-tetraenoic acid isobutylamide 和 dodeca-2*E*，4*E*，8*Z*，10*Z*-tetraenoic acid isobutylamide 的条带及该条带下多个黄色条带（淡果紫锥菊色谱应不可见，而紫锥菊色谱则为多个蓝紫色条带）。

【含量测定】 1. USP 采用 HPLC-一标多测法测定总酚。粉末用 70%乙醇加热回流提取，以十八烷基硅烷键合硅胶为固定相，乙腈-0.1%磷酸溶液为流动相，梯度洗脱，检测波长 330nm。以绿原酸为参照物，其相对于菊苣酸、双咖啡酰奎宁酸、单咖啡酰酒石酸、绿原酸和松果菊苷的校正因子分别为 0.695、0.729、0.881、1.000、2.220。按干燥品计算，含总酚以菊苣酸、双咖啡酰奎宁酸、单咖啡酰酒石酸、绿原酸和松果菊苷的总量计，狭叶紫锥菊和淡果紫锥菊不得少于 0.50%，紫锥菊不得少于 0.025%。

2. USP 采用 HPLC-替代对照品法测定 dodecatetraenoic acid isobutylamides。粉末用甲醇加热回流提取，以十八烷基硅烷键合硅胶为固定相，乙腈-水（55：45）为流动相，检测波长 254nm。以 2*E*，4*E*-hexadienoic acid isobutylamide 为替代对照品，其相对于 2*E*，4*E*，8*Z*，10*E* - dodecatetraenoic acid isobutylamide 和 2*E*，4*E*，8*Z*，10*Z* - dodecatetraenoic acid isobutylamide 的校正因子为 1.353。按干燥品计算，含 dodecatetraenoic acid isobutylamides 的限度，狭叶紫锥菊为“不少于 0.075%”，紫锥菊为“不少于 0.025%”。

【药理作用】 ①对免疫系统的作用　烷基酰胺类、菊苣酸能够增强粒细胞的吞噬作用。②抗炎作用 咖啡酸类生物能抑制透明质酸酶，保持结缔组织及其胞间基质的结构和完整性。烷基酰胺能抑制环加氧酶，阻断前列腺素的合成，有减轻疼痛、发热和炎症的作用。③抗病毒及抗菌作用 新鲜紫锥菊地上部分压汁和根的水提取物有抑制流感病毒、疱疹病毒等作用。④抗过敏作用 烷基酰胺类能够抑制5-脂氧合酶，阻断肽白三烯的合成。

【临床应用】 可用于防治上呼吸道疾病如感冒、流感，以及过敏性疾病如哮喘等。

【附注】 1. 紫锥菊原为北美印第安民间草药，德国科学家首先对紫锥菊进行了研究，认为其有增强免疫和改善感冒症状的作用。药理研究表明紫锥菊有增强免疫、抗病毒、抗炎等作用，最近的研究表明紫锥菊还具有抗氧化、抗衰老、调控细胞凋亡、抗肿瘤等作用，其功效得到了越来越多的临床肯定，目前已成为国际市场上需求量最大的植物药之一。

2. Ph. Eur. 收载有紫锥菊 Echinaceae angustifoliae radix，规定来源为狭叶紫锥菊 *Echinacea angustifolia* DC. 的干燥地下部分，其质量标准与 USP 的主要不同之处在于：建立了 HPLC 特征图谱，标定图谱中单咖啡酰酒石酸、绿原酸、咖啡酸、双咖啡酰奎宁酸、松果菊苷和菊苣酸等6个特征色谱峰，其中松果菊苷和双咖啡酰奎宁酸为2个主要色谱峰；并采用 HPLC-替代对照品法测定松果菊苷，以绿原酸为替代对照品，其相对于松果菊苷的校正因子为2.221，规定含量限度为“不得少于0.50%”。

本科其他常用生药和药用植物见表11-49和表11-50。

表11-49 ChP收载的菊科其他生药

生药名	来源	药用部位	主要成分	功效
艾叶	家艾 *Artemisia argyi* Lévl. et Vant.	叶	挥发油（桉油精、4-萜品烯醇、β-石竹烯、蒿醇、龙脑、樟脑、芳樟醇、苧烯、香叶烯、乙酸龙脑酯、β-蒎烯、桧烯等）	温经止血，散寒止痛，外用祛湿止痒
木香	木香 *Aucklandia lappa* Decne.	根	挥发油类（单萜、倍半萜内酯）、三萜类、甾体（孕甾烯醇酮、蒲公英甾醇）、苷类、生物碱类	行气止痛，健脾消食
小蓟	刺儿菜 *Cirsium setosum* (Willd.) MB.	地上部分	芦丁、刺槐素、刺槐素-7-*O*-鼠李糖葡萄糖苷、芸香苷、原儿茶酸、咖啡酸、绿原酸等	凉血止血，散瘀解毒消痈
野菊花	野菊 *Chrysanthemum indicum* L.	头状花序	挥发油、野菊花内酯、蒙花苷、木犀草素-7-*O*-葡萄糖苷、菊红苷、菊黄质、环氧叶黄素、木犀草素、野菊花酮（没药烷酮二醇）、野菊花醇、胡萝卜苷、豚草素、金合欢素、山俞酸甘油酯、棕榈酸等	清热解毒，泻火平肝
菊花	菊花 *Chrysanthemum morifolium* Ramat.	头状花序	绿原酸、3，5-*O*-二咖啡酰基奎宁酸、胆碱、水苏碱、苷类（蒙花苷、木犀草素-7-*O*-葡萄糖苷、大波斯菊苷、刺槐素-7-*O*-葡萄糖苷、布枯叶素-7-O-葡萄糖苷）、挥发油	散风清热，平肝明目，清热解毒
大蓟	蓟 *Cirsium japonicum* Fisch. ex DC.	地上部分	蒙花苷、柳穿鱼叶苷、大蓟黄酮苷、大蓟黄酮苷元、黄酮类、挥发油等	凉血止血，散瘀解毒消痈

续表

生药名	来源	药用部位	主要成分	功效
蒲公英	蒲公英 *Taraxacum mongolicum* Hand.-Mazz.、碱地蒲公英 *T. borealisinense* Kitam. 或同属数种植物	干燥全草	绿原酸、咖啡酸、咖啡酰酒石酸、菊苣酸、黄酮类	清热解毒，消肿散结，利尿通淋
一枝黄花	一枝黄花 *Solidago decurrens* Lour.	全草	苯甲酸苄酯苷（一枝黄花苷、2，6-二甲氧基苯甲酸苄酯）、当归酸桂皮酯（当归酸-3，5-二甲氧基-4-乙酰氧基桂皮酯等）	清热解毒，疏散风热
牛蒡子	牛蒡 *Arctium lappa* L.	果实	木脂素（牛蒡酚 A～H，牛蒡子苷等）、三萜、甾醇等	疏散风热，宣肺透疹，解毒利咽
白术	白术 *Atractylodes macrocephala* Koidz.	根茎	倍半萜内酯（白术内酯Ⅰ，Ⅱ，Ⅲ等）、挥发油（苍术酮、芹烷二烯酮等、α、β-葎草烯）	健脾益气，燥湿利水，止汗，安胎
苍耳子	苍耳 *Xanthium sibiricum* Patr.	带总苞的果实	苍耳油（油酸、亚油酸等）、苍耳苷、苍术苷、甾醇	散风寒，通鼻窍，祛风湿
佩兰	佩兰 *Eupatorium fortunei* Turcz.	地上部分	挥发油（冰片烯、反式丁香烯等）、三萜、甾醇	芳香化湿，醒脾开胃，发表解暑
金沸草	条叶旋覆花 *Inula linariifolia* Turcz. 或旋覆花 *I. japonica* Thunb.	地上部分	倍半萜内酯（旋覆花内酯 A～C、旋覆花次内酯、天人菊内酯等）、三萜	降气，消痰，行水
禹州漏芦	蓝刺头 *Echinops latifolius* Tausch 或华东蓝刺头 *E. grijsii* Hance	根	噻吩（卡多帕亭、异卡多帕亭等）、蓝刺头碱、地榆皂苷Ⅰ、挥发油	清热解毒，消痈，下乳，舒筋通脉
菊苣	毛菊苣 *Cichorium glandulosum* Boiss. et Hout 或菊苣 *C. intybus* L.	部分	倍半萜内酯（莴苣苦素、山莴苣苦素、菊苣素等）、香豆素、有机酸、氨基酸	清肝利胆，健胃消食，利尿消肿
旋覆花	旋覆花 *Inula japonica* Thunb. 或欧亚旋覆花 *I. britannica* L.	头状花序	倍半萜内酯（旋覆花素、旋覆花内酯、天人菊内酯等）、黄酮、有机酸、三萜	降气，消痰，行水，止呕
千里光	千里光 *Senecio scandens* Buch.-Ham	地上部分	生物碱（千里光宁碱、千里光菲灵碱等）、黄酮、有机酸、挥发油	清热解毒，明目，利湿
款冬花	款冬 *Tussilago farfara* L.	花蕾	生物碱（款冬花碱、克氏千里光碱等）、黄酮、三萜、倍半萜	润肺下气，止咳化痰
紫菀	紫菀 *Aster tataricus* L. f.	根及根茎	三萜（无羁萜、紫菀酮等）、皂苷、二萜、挥发油	润肺下气，消痰止咳
鹅不食草	鹅不食草 *Centipedaminima* (L.) A. Br. et Aschers.	全草	甾醇（蒲公英甾醇、菜油甾醇等）、皂苷、挥发油	发散风寒，通鼻窍，止咳

续表

生药名	来源	药用部位	主要成分	功效
豨莶草	豨莶 *Siegesbeckia orientalis* L.、腺梗豨莶 *S. pubescens* Makino 或毛梗豨莶 *S. glabrescens* Makino	地上部分	倍半萜内酯（大牦牛儿内酯、豨莶苷等）、甾醇、有机酸	祛风湿，利关节，解毒
漏芦	祁州漏芦 *Stemmacantha uniflorum*（L.）DC.	根	蜕皮甾酮（漏芦甾酮、蜕皮甾酮等）、牛蒡子醛、挥发油、甾醇	清热解毒，消痈，下乳，舒筋通脉
墨旱莲	鳢肠 *Eclipta prostrata* L.	地上部分	黄酮（槲皮素、木犀草素等）、三萜、噻吩、香豆素、甾醇	滋补肝肾，凉血止血
鹤虱	天名精 *Carpesium abrotanoides* L.	成熟果实	倍半萜内酯（天名精内酯、天名精酮等）、挥发油	杀虫消积
水飞蓟	水飞蓟 *Silybum marianum*（L.）Gaertn.	成熟果实	木脂素（水飞蓟宾 A、B 等）、黄酮、有机酸	清热解毒，疏肝利胆
灯盏细辛（灯盏花）	短葶飞蓬 *Erigeron breviscapus*（Vant.）Hand. - Mazz.	全草	黄酮（灯盏花甲素、乙素等）、三萜、倍半萜、酚酸、甾醇	活血通络止痛，祛风散寒
天山雪莲	天山雪莲 *Saussurea involucrata*（Kar. et Kir.）Sch. -Bip.	地上部分	倍半萜内酯（愈创木内酯、雪莲内酯等）、黄酮、木脂素、生物碱、挥发油、多糖	维吾尔医：补肾活血，强筋骨，营养神经，调节异常体液 中医：温肾助阳，祛风胜湿，通经活血
金龙胆草	苦蒿 *Conyza blinii* Lévl.	地上部分	皂苷（白酒草皂苷 A 等）、挥发油（2-环己烯-1-酮等）、黄酮类（槲皮素等）	清热化痰，止咳平喘，解毒利湿，凉血止血
蓍草	蓍 *Achillea alpina* L.	地上部分	挥发油、倍半萜内酯、蓍草碱、黄酮	解毒利湿，活血止痛
臭灵丹草	翼齿六棱菊 *Laggera pterodonta*（DC.）Benth.	地上部分	黄酮、香豆素、挥发油	清热解毒，止咳祛痰
野马追	轮叶泽兰 *Eupatorium lindleyanum* DC.	地上部分	挥发油、黄酮类、生物碱、香豆精、倍半萜内酯等	化痰止咳平喘
艾片	艾纳香 *Blumea balsamifera*（L.）DC.	新鲜叶经提取加工制成的结晶	左旋龙脑	开窍醒神，清热止痛

表 11-50　欧美国家常用菊科其他植物药

药用植物	学名	药用部位	主要成分	功效
苦艾	*Artemisia absinthium* L.	地上部分	挥发油（倍半萜类）、侧柏酮和异侧柏酮、奥黄酮、酚酸、木质素	促进胆汁分泌，消炎，驱蠕虫，调经，解除胃痛，保肝
贯叶泽兰	*Eupatorium perfoliatum* L.	地上部分	倍半萜烯内酯（泽兰叶黄素）、多糖、黄酮、二萜、甾醇和挥发油	解热，滋补，治疗关节炎，感冒，消化不良，便秘和食欲减退
金盏菊	*Calendula officinalis* L.	头状花序	三萜皂苷、树脂、苦味苷、挥发油、甾醇、黄酮、黏液质、胡萝卜素	消炎，解痉，收敛，预防出血，治疗创伤，抗菌，抗病毒，解毒和雌激素样作用

续表

药用植物	学名	药用部位	主要成分	功效
土木香	*Inula helenium* L.	根	挥发油、倍半萜内酯、三萜皂苷	驱虫，抗菌，缓解支气管炎，抗炎，祛痰，止咳等作用
小白菊	*Tanacetum parthenium* (L.) Sch-Bup	叶和地上部分	挥发油（α-蒎烯）、倍半萜内酯（小白菊内酯）、倍半萜（樟脑）	镇痛，解热，消炎，抗风湿和调经
水飞蓟	*Silybum marianum* (L.) Gaertn.	种子、花序	黄酮木脂素（水飞蓟宾A、B等）、黄酮、有机酸	保肝
牛蒡	*Arctium lappa* L.	根和种子	苦味苷（牛蒡苦味碱）、黄酮（牛蒡苷）、鞣质、聚烯类、挥发油、黏液质、木质素等	解毒，缓和性利尿，抗菌，消毒
母菊	*Chamomilla recutita* L.	头状花序	挥发油（薁原、farnesine、α-红没药醇、螺醚）、黄酮（芹菜素、木犀草素、槲皮素、芦丁、anthemidin）、苦味苷、香豆素、鞣质等	消炎，抗过敏，镇痛
蓍草	*Achillea millefolium* L.	地上部分	挥发油、倍半萜内酯、蓍草碱、黄酮	抗炎，抗过敏，抗肿瘤，解痉和抑制体内外出血
大麻叶泽兰	*Eupatorium cannabinum* L.	地上部分、根	挥发油（α-萜品烯、*p*-伞花烃、麝香草酚和甘菊环烃）、倍半萜烯内酯（泽兰苦素）、黄酮、吡咯双烷类生物碱和多糖	抗病毒，抑制肿瘤和细胞生长，刺激免疫系统，轻泻，利尿，滋补
山金车	*Arnica montana*L.	花和根茎	倍半萜内酯、黄酮、黏液质、多糖	消炎，治疗扭伤，青肿和肌肉疼痛
山道年蒿	*Artemisia cina* Berg.	花枝	山道年（倍半萜内酯）、挥发油	滋补，促进消化，驱蛔
飞蓬	*Erigeron canadensis* L.	地上部分	挥发油（柠檬烯、萜品醇和沉香醇）、黄酮、萜烯、有机酸和鞣质	收敛，利尿，止泻
毛山柳菊	*Hieracium pilosella* L.	地上部分	香豆素（伞花内酯）、黄酮和咖啡酸	抗真菌，松弛支气管平滑肌，刺激咳嗽反射，减少黏液分泌
毛果一枝黄花	*Solidago virgaurea*L.	地上部分	皂素、酚性苷、二萜、炔类、黄酮、鞣质、肉桂酸盐、羟基苯甲酸盐	抗氧化，收敛，利尿，抗菌
地中海蓟	*Cnicus benedictus* L.	叶和花枝	木脂素、倍半萜内酯（蓟苦素）、挥发油、聚乙烯、黄酮、三萜、甾醇和鞣质	抗炎，抗菌，祛痰
园圃胶草	*Grindelia camporum*	叶和花序	二萜（胶草酸）、树脂和黄酮	解痉，祛痰，促进烧伤愈合
果香菊	*Chamaemelum nobile* (L.) All.	花、精油	精油（惕各酸酯、当归酸酯、母菊和其他倍半萜内酯）、黄酮、香豆素和酚酸	镇静，解痉，止痛抗炎，抗变态反应
金色千里光	*Senecio aureus* L.	地上部分	挥发油、吡咯双烷类生物碱、鞣质和树脂	缓解分娩疼痛
南木蒿	*Artemisia abrotanum* L.	地上部分	精油、青蒿碱和鞣质	驱虫，增加肠胃的分泌，增加消化功能

续表

药用植物	学名	药用部位	主要成分	功效
南欧派利吞草	*Anacyclus pyrethrum* (L.) DC.	根、精油	回环豆碱和挥发油	缓解口干舌燥，减轻舌和嘴唇的神经痛和麻痹
毒莴苣	*Lactuca virosa* L.	叶、乳汁	乳汁含倍半萜内酯（山莴苣苦素和毒莴苣素）、叶含黄酮和香豆素	镇静，止痛
狭叶青蒿	*Artemisia dracunculus* L.	地上部分和根	鞣质、香豆素和黄酮	利尿，健胃，助消化，治疗牙痛，镇静，催眠
狼把草	*Bidens tripartita* L.	地上部分	黄酮、叶黄素、挥发油、乙炔类、甾体和鞣质	利尿，止血，收敛
臭春黄菊	*Anthemis cotula* L.	花、叶	倍半萜内酯（臭春香菊内酯）	抗痉挛，通经
菊苣	*Cichorium intybus* L.	根、叶和花	咖啡酸、香豆素、类黄酮、聚炔、精油	滋补肝脏和消化道，保护肝，胃，治疗风湿和痛风，缓泻
菊蒿	*Tanacetum vulgare* L.	花枝	挥发油、黄酮和树脂	驱虫，通经
朝鲜蓟	*Cynara scolymus* L.	花、叶和根	倍半萜烯内酯、洋蓟苦素	保肝，解毒，抗炎
款冬	*Tussilago farfara*L.	叶和花	黄酮、黏液质、鞣质、吡咯双烷类生物碱、锌	消炎，止痛，祛痰，解痉，增强免疫
湿生鼠曲草	*Gnaphalium uliginosum*L.	地上部分	挥发油、鞣质	收敛，祛腐，活血，抗抑郁
紫苞泽兰	*Eupatorium purpureum* L.	根	挥发油、黄酮和树脂	利尿，治疗尿道疾病

（欧阳臻）

第二节　单子叶植物纲 Monocotyledoneae

31. 百合科 Liliaceae

多年生草本，稀灌木或亚灌木，常具鳞茎或根茎。花两性，辐射对称；花被片6，花瓣状，排成两轮；雄蕊通常6枚；子房上位，3心皮合生成3室。蒴果或浆果，较少为坚果。

本科约230属，3 500余种，广布世界各地，以温带和热带地区尤多。我国有60属，约560种，主要的属有葱属（*Allium*）、知母属（*Anemarrhena*）、天门冬属（*Asparagus*）、贝母属（*Fritillaria*）、百合属（*Lilium*）、土麦冬属（*Liriope*）、重楼属（*Paris*）、沿阶草属（*Ophiopogon*）、黄精属（*Polygonatum*）、菝葜属（*Smilax*）、郁金香属（*Tulipa*）、藜芦属（*Veratrum*）等。

本科植物茎具散生的有限外韧维管束；薄壁组织常有含草酸钙针晶束的黏液细胞；地下部分常含大量淀粉粒，淀粉粒的形状结构随种属各异；叶表面气孔平轴式。

本科植物多含有强心苷、甾体皂苷、甾体生物碱，以及甾体苷类生物碱等。强心苷如铃兰毒苷（convallatoxin），铃兰醇苷（convallatoxol），万年青苷A、B、C、D（rhodexin A, B, C, D），海葱苷A（scillaren A）等。甾体皂苷如知母皂苷（timosaponin）A-Ⅰ、A-Ⅲ、

B-I，铃兰皂苷（convallasaponin）A、B、C、D，麦冬皂苷（ophiopogonin）A、B、C、D，薯蓣皂苷（dioscin）等。甾体生物碱如贝母类生物碱、藜芦胺（veratramine）、介藜芦胺（jervine）等。甾体苷类生物碱如贝母碱苷（verticinoside）、西贝素苷（imperialine-3-O-β-D-glucoside）等。此外，有些属种尚含胺类生物碱如秋水仙碱（colchicine）、氨基酸类及其衍生物如左旋天门冬酰胺（l-asparagine）、醌类如黄精醌（polygonaquinone）、蒽醌苷类如芦荟苷（aloin）等，均具一定的生物活性。

川贝母 Fritillariae Cirrhosae Bulbus
（英）Tendrilleaf Fritillary Bulb

【来源】 百合科植物卷叶贝母（川贝母）*Fritillaria cirrhosa* D. Don、暗紫贝母 *F. unibracteata* Hsiao et K. C. Hsia、甘肃贝母 *F. przewalskii* Maxim.、梭砂贝母 *F. delavayi* Franch.、太白贝母 *F. taipaiensis* P. Y. Li 或瓦布贝母 *F. unibracteata* Hsiao et K. C. Hsia var. *wabuensis*（S. Y. Tang et S. C. Yue）Z. D. Liu，S. Wang et S. C. Chen 的干燥鳞茎。按性状不同分别习称为“松贝”、“青贝”、“炉贝”和“栽培品”。

【植物形态】 卷叶贝母(川贝母)　鳞茎圆锥形，直径0.6~1.5cm。叶对生，茎中部兼有散生或轮生，条形或条状披针形，先端稍卷曲；花多单生，紫色至黄绿色，常有小方格，少数仅具斑点或条纹；叶状苞片3枚；蜜腺窝明显凸出；花丝稍具或不具乳突；柱头裂片长3~5mm。蒴果。花期5~7月，果期8~10月。（彩图105）

暗紫贝母　茎下部的叶为对生，上部的1~2枚散生或对生，条形或条状披针形，先端不卷曲。花单生，深紫色，有黄褐色小方格；叶状苞片1枚，先端不卷曲；花被片6，蜜腺窝稍凸出或不明显；雄蕊6，花丝具或不具小乳突；柱头裂片长0.5~1mm。蒴果长圆形，棱翅宽约1mm。花期6月，果期8月。

甘肃贝母　茎最下部的叶对生，上面的散生，条形，先端通常不卷曲；花多单生，浅黄色，有紫色斑点；叶状苞片1枚，先端稍卷曲或不卷曲；蜜腺窝不很明显；花丝具小乳突；柱头裂片长不及1mm。花期6~7月，果期8月。生于海拔2 800~4 400m的灌丛中或草地上；有栽培。分布于甘肃、青海、四川等地。

梭砂贝母　叶3~5枚生于茎中部或上部，散生或茎最上部的对生，狭卵形至卵状披针形，先端不卷曲；花单生，浅黄色，具红褐色斑点或小方格；花丝不具小乳突；柱头裂片不及1mm；宿存花被包住蒴果。花期6~7月，果期8~9月。生于海拔3000~4700m的砂石地。分布于四川、青海、云南、西藏等地。

太白贝母　本种与川贝母的主要区别点：内花被片匙形，最宽的地方在上部约4/5~5/6处，宽12~17mm，近基部宽3~5mm（川贝母最宽在总部或上部2/3处，上部较下部宽度不超过一倍）；在先端边缘有紫色斑带。花期5~6月，果期6~7月。

瓦布贝母　与暗紫贝母的区别：植株较高［50~80（~115）cm］，蜜腺窝较长（5~8mm）。

【采制】 夏秋二季或积雪融化时采挖，除去须根、粗皮及泥沙，晒干或低温干燥。

【产地】 暗紫贝母为商品松贝的主要来源，因以四川松潘为集散地而得名，主产于四川，销华东、华南，并出口。甘肃贝母又称“岷贝”，产于青海的称“青贝”，主产于甘肃、青海、四川。卷叶贝母主产于西藏、云南、四川，主销华东、华南，并出口。梭砂贝母因四川产品多集散在康定（旧名打箭炉）而称“炉贝”，主产于四川、云南，销华北。

【性状】松贝　呈圆锥形或近球形，高0.3~0.8cm，直径0.3~0.9cm。表面类白色。外层鳞叶2瓣，大小悬殊，大瓣紧抱小瓣，未抱部分呈新月形，习称“怀中抱月”；顶部闭合，内有类圆柱形、顶端稍尖的心芽和小鳞叶1~2枚；先端钝圆或稍尖，底部平，微凹入，中心有1灰褐色的鳞茎盘，偶有残存须根。质硬而脆，断面白色，富粉性。气微，味微苦。（彩图106）

青贝　呈类扁球形，高0.4~1.4cm，直径0.4~1.6cm。外层鳞叶2瓣，大小相近，相对抱合，顶部开裂，内有心芽和小鳞叶2~3枚及细圆柱形的残茎。（彩图106）

炉贝　呈长圆锥形，高0.7~2.5cm，直径0.5~2.5cm。表面类白色（白炉贝）或浅棕黄色（虎皮斑贝），有的具棕色斑点。外层鳞叶2瓣，大小相近，顶部开裂而略尖，基部稍尖或较钝。（彩图106）

栽培品　呈类扁球形或短圆柱形，高0.5~2cm，直径1~2.5cm。表面类白色或浅棕黄色，稍粗糙，有的具浅黄色斑点。外层鳞叶2瓣，大小相近，顶部多开裂而较平。

【显微特征】粉末　类白色或浅黄色。松贝、青贝及栽培品　①淀粉粒甚多，广卵形、长圆形或不规则圆形，有的边缘不平整或略作分枝状，直径5~64μm，脐点短缝状、点状、人字状或马蹄状，层纹隐约可见。②表皮细胞类长方形，垂周壁微波状弯曲，偶见不定式气孔，圆形或扁圆形。③螺纹导管直径5~26μm。（图11-91，图11-92）

炉贝　①淀粉粒广卵形、贝壳形、肾形或椭圆形，直径约至60μm，脐点人字状、星状或点状，层纹明显。②螺纹导管或网纹导管直径可达64μm。

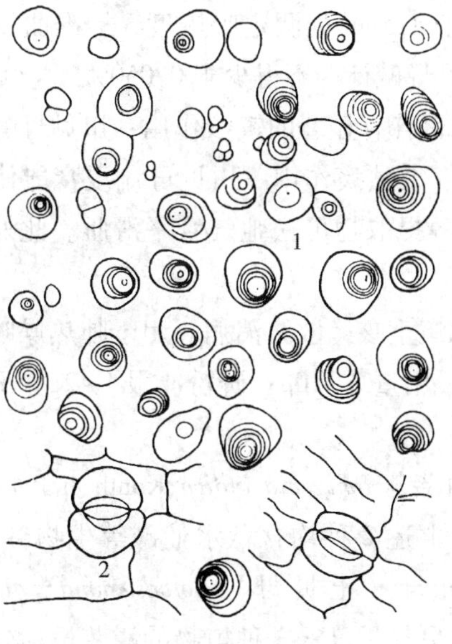

图11-91　卷叶贝母（鳞茎）粉末

1. 淀粉粒；2. 气孔

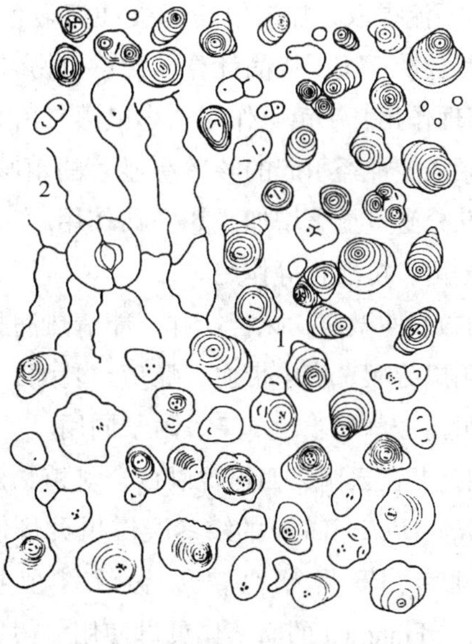

图11-92　暗紫贝母（鳞茎）粉末

1. 淀粉粒；2. 气孔

【化学成分】主含甾体生物碱。卷叶贝母含有川贝碱（fritimine）、西贝母碱（imperialine，sipeimine）、番茄次碱（demissidine），另含（22*R*，25*S*）-solanidane-3-醇。

暗紫贝母含贝母辛（peimisine）、松贝甲素（songbeinine）、松贝乙素（songbeinone）等。

梭砂贝母含梭砂贝母碱（delavine）、梭砂贝母酮碱（delavinone）、川贝酮碱

(chuanbeinone)、梭砂贝母芬碱（delafrine)、梭砂贝母芬酮碱（delafrinone)、贝母辛、西贝母碱、川贝碱、炉贝碱（fritiminine）等。

甘肃贝母含岷贝碱甲（minpeimine)、岷贝碱乙（minpeiminine)、川贝酮碱、梭砂贝母酮碱、西贝母碱等。

太白贝母含贝母辛、贝母素乙等。

瓦布贝母含西贝母碱、贝母素甲、贝母素乙、贝母辛等。

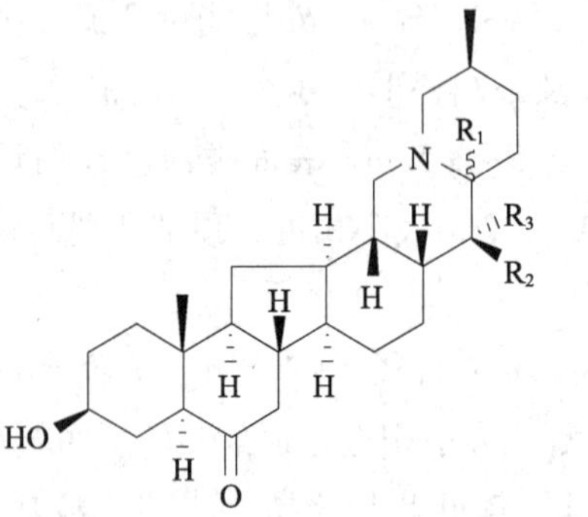

	R_1	R_2	R_3
川贝酮碱	β-H	H	CH_3
梭砂贝母酮碱	α-H	H	CH_3
西贝母碱	α-H	OH	CH_3
松贝乙素	β-H	CH_3	H

【理化鉴别】 TLC　粉末用浓氨试液碱化，二氯甲烷超声提取，滤过，滤液蒸干，残渣加甲醇溶解作供试品，以贝母素乙作对照。用硅胶G板，以乙酸乙酯-甲醇-浓氨试液-水(18：2：1：0.1）展开，依次喷以稀碘化铋钾试液和亚硝酸钠乙醇试液显色。供试品色谱中，在对照品色谱相应位置上，显相同颜色的斑点。

【检查】 水分不得过15.0%；总灰分不得过5.0%。醇溶性浸出物不得少于9.0%。

【含量测定】 采用酸性染料比色法测定总生物碱。粉末用浓氨碱化后用三氯甲烷-甲醇(4：1）回流提取，加溴甲酚绿缓冲液显色后，于415nm处测定吸光度，标准曲线法计算总生物碱含量。按干燥品计算，含总生物碱以西贝母碱计，不得少于0.050%。

【药理作用】 ①镇咳作用　小鼠灌胃川贝母总皂苷有显著的镇咳作用；川贝母醇提取物对电刺激喉上神经引起的咳嗽有显著的镇咳作用。②祛痰作用　川贝母流浸膏能使小鼠呼吸道酚红分泌量显著增加。③平喘作用　川贝母醇提取物可松弛气管平滑肌。此外，尚有降压、抗菌、抗氧化等作用。

【功效】 性微寒，味苦、甘。能清热润肺，化痰止咳，散结消痈。用于肺热燥咳、干咳少痰，阴虚劳嗽，痰中带血，瘰疬，乳痈，肺痈。用量3~10g；研粉冲服1~2g。不宜与川乌、制川乌、草乌、制草乌、附子同用。

【附注】 在云南、四川曾以百合科植物丽江山慈菇 *Iphigenia indica* Kunth et Benth. 或老鸦瓣 *Tulipa edulis* Baker 的鳞茎误作川贝母使用。上述2种均含秋水仙碱等生物碱，有毒。河南、湖南、贵州等地曾以葫芦科植物假贝母（土贝母）*Bolbostemma paniculatum* (Maxim.) Franquet 的鳞茎作贝母使用，假贝母含皂苷。以上3种植物的鳞茎虽然外形与川贝母有些相似，但一侧均有1条纵凹沟，而无分瓣的肥厚鳞叶，易于区别。

浙贝母 Fritillariae Thunbergii Bulbus

（英）Thunberg Fritillary Bulb

【来源】 百合科植物浙贝母 *Fritillaria thunbergii* Miq. 的干燥鳞茎。

【植物形态】 多年生草本。鳞茎扁球形。茎单一，直立。叶无柄，狭披针形至条形，茎下部叶对生，中部 3~5 枚轮生，上部互生或对生，茎中部以上叶片卷曲或卷须状。花钟状，数朵于茎顶端排列成总状花序，下垂；淡黄色或黄绿色，具红紫色方格斑纹，花被片 6，基部上方具蜜腺窝；雄蕊 6，长约为花被片的 1/2；柱头 3 裂。蒴果具 6 条宽翅。种子多数，扁平，边缘有翅。花期 3~4 月，果期 4~5 月。（彩图 107）

【采制】 初夏植株枯萎后采挖、洗净、按大小分开。一般直径在 3.5cm 以上者分成两瓣，摘除心芽，习称“大贝”或“元宝贝”；直径 3.5cm 以下者不分瓣，不摘除芯芽，习称“珠贝”。分别撞擦，除去外皮，拌以煅过的贝壳粉，吸去擦出的浆汁，干燥。也可趁鲜切成厚片干燥，习称“浙贝片”。

【产地】 主产于浙江、江苏，销全国并出口。

【性状】 元宝贝（大贝）　为单瓣鳞叶，一面凸出呈元宝形，有的呈菱肉形，高 1~2.8cm，直径 2~3.5cm。外表面类白色至淡黄色，内表面白色或淡棕色。质硬而脆，易折断，断面白色至黄白色，富粉性。气微，味微苦。（彩图 108）

饮片　弯月形、肾形或类圆形，厚约 3mm，表面白色或淡黄色，断面微黄白色，粉性。

珠贝　为完整鳞茎，扁球形，高 1~1.5cm，直径 1~2.5cm。表面类白色，外层 2 枚鳞叶，肥厚，略呈肾形，相对抱合，中央有 2~3 枚皱缩的小鳞叶及干缩的细杆残茎。

【显微特征】 粉末类白色。①淀粉粒甚多，单粒长卵形、广卵形、三角状卵形、卵状椭圆形、贝状圆形、灯泡形或类圆形，边缘较平整，少数较小端尖突，直径 5~50（~56）μm，长约至 60μm；脐点隐约可见，点状、短缝状、人字状或马蹄状，位于较小端；层纹明显而细密。复粒稀少，由 2（3）分粒组成，大小不一。半复粒稀少，脐点 2 个。②鳞叶上表皮表面观，细胞类多角形、类方形或类长方形，长 28~192μm，宽 24~70μm，垂周壁较平直；角质栓（横切面观角质层稍厚，在表皮细胞垂周壁部位，角质层向内凸出形成角质栓）表面观呈粗颗粒状，排列较密。气孔类圆形或扁圆形，直径 46~68μm，副卫细胞 3~5 个。另可见草酸钙结晶、导管等。（图 11-93，彩图 108）

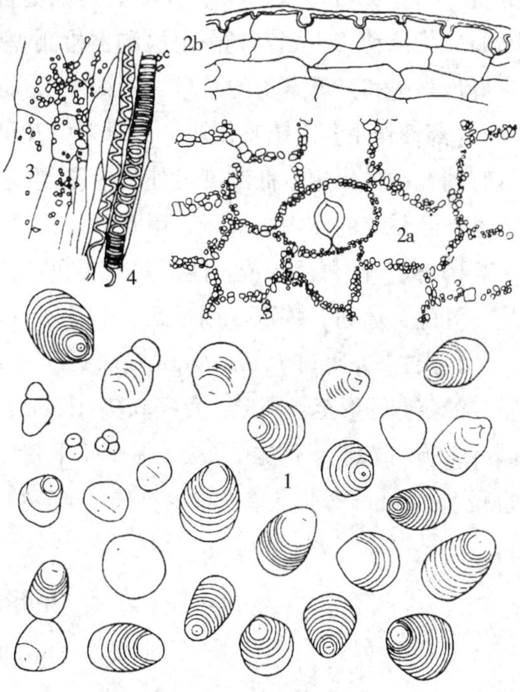

图 11-93　浙贝母（鳞叶）粉末

1. 淀粉粒；2. 鳞叶上表皮细胞（a. 表面观；b. 断面观，示角质栓）；3. 草酸钙结晶；4. 导管

【化学成分】 主含甾体生物碱，有贝母素甲（即贝母碱 peimine 或浙贝甲素 verticine）、贝母素乙（即浙贝乙素 peiminine 或去氢贝母碱 verticinone）、异浙贝母碱（即异浙贝甲素 isoverticine）、贝母碱苷（verticinoside）、浙贝宁（zhebeinine）、浙贝宁苷（zhebeininoside）、浙贝酮（zhebeinone）、浙贝双酮（verticinedinone）、浙贝丙素（zhebeirine）、贝母辛（peimisine）、贝母芬碱（peimiphine）、贝母定碱（peimidine）、贝母替定碱（peimitidine）等。此外，还含有非生物碱成分如浙贝素（zhebeiresinol）、苦鬼臼毒素（picropodophyllotoxin）、腺苷等。

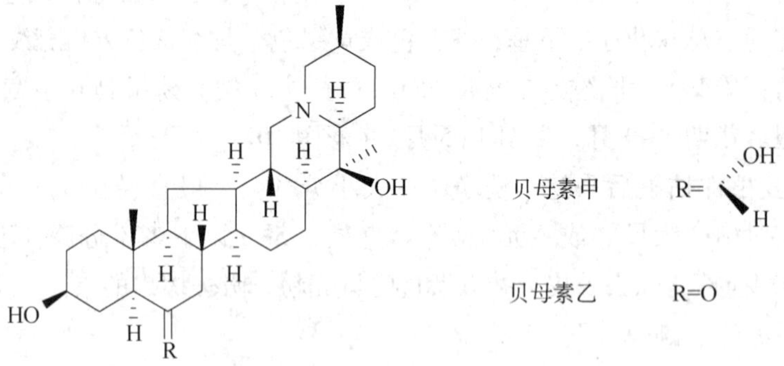

【理化鉴别】TLC 粉末碱化后用三氯甲烷浸渍，滤过，滤液蒸干，残渣用三氯甲烷溶解作供试品。以贝母素甲、乙作对照，用硅胶 G 板，乙酸乙酯-甲醇-浓氨试液（17：2：1）展开，稀碘化铋钾试液显色。供试品色谱中，在与对照品色谱相应的位置上，显相同颜色的斑点。

【检查】水分不得过 18.0%；总灰分不得过 6.0%。醇溶性浸出物不得少于 8.0%。

【含量测定】采用 HPLC 法测定贝母素甲、乙。粉末以浓氨试液碱化后用三氯甲烷-甲醇（4：1）回流提取，以十八烷基硅烷键合硅胶为固定相，乙腈-水-二乙胺（70：30：0.03）为流动相，蒸发光散射检测器检测，外标两点法对数方程计算含量。按干燥品计算，含贝母素甲和贝母素乙的总量，不得少于 0.080%。

【药理作用】①镇咳作用 贝母素甲及贝母素乙有镇咳作用。②解痉作用 贝母生物碱具有阿托品样作用，低浓度可使气管平滑肌松弛，高浓度可使气管平滑肌轻微收缩。③对中枢神经系统的作用 贝母素甲及贝母素乙有镇静、镇痛作用。

【功效】性寒，味苦。能清热化痰止咳，解毒散结消痈。用于风热咳嗽，痰火咳嗽，肺痈，乳痈，瘰疬，疮毒。用量 5~10g，不宜与川乌、制川乌、草乌、制草乌、附子同用。

【附注】东贝母 *F. thunbergii* Miq. var. *chekiangensis* Hsiao et K. C. Hsia，栽培于浙江东阳一带。鳞茎卵圆形至长圆形，直径 0.9~1.3cm，高 0.9~1.7cm，由 1 枚较大鳞叶抱合~2 枚较小鳞叶，顶端圆钝，不裂或微裂，基部不平整。粉末白色，淀粉粒广卵形、蚌状卵形、卵圆形，直径 5~45μm。2 脐点单粒稀少，未见半复粒。功效同浙贝母。

麦冬 Ophiopogonis Radix
（英）Dwarf Lilyturf Tuber

【来源】百合科植物麦冬 *Ophiopogon japonicus*（L. f）Ker-Gawl. 的干燥块根。

【植物形态】多年生草本。须根中端或先端常膨大成肉质块根。地下茎匍匐，细长；地上茎直立，粗短。叶丛生，狭线形，具 3~7 脉。总状花序轴长 2~5cm，有花 8~10 余朵，每 1~2 朵生于苞片腋内，下垂；花被片 6，白色或淡紫色；雄蕊 6，花丝极短，花药三角状披针形；子房半下位，3 室。浆果球形。花期 5~8 月，果期 7~9 月。（彩图 109）

【采制】夏季采挖，洗净，反复暴晒、堆置，至七成干，除去须根，晒干或微火烘干。

【产地】主产于浙江、四川，广西、贵州、云南、安徽、湖北、福建等地亦产。商品大多为栽培品，浙江产的习称“杭麦冬”，四川产的习称“川麦冬”。销全国，并出口。

【性状】块根呈纺锤形，两端略尖，长 1.5~3cm，直径 3~6mm。表面淡黄色或灰黄色，

有细纵纹。质柔韧，断面黄白色，半透明，中柱细小。气微香，味甘、微苦，嚼之有黏性。（彩图 109）

【显微特征】块根横切面　表皮细胞 1 列或脱落，根被为 3～5 列木化细胞。皮层宽广，散有含草酸钙针晶束的黏液细胞，有的针晶直径至 10μm；内皮层细胞壁均匀增厚，木化，有通道细胞，外层为 1 列石细胞，其内壁及侧壁增厚，纹孔细密。中柱较小，韧皮部束 16～22 个，木质部由导管、管胞、木纤维以及内侧的木化细胞连接成环层。髓小，薄壁细胞类圆形。（图 11-94，彩图 110）

粉末　淡黄棕色。①草酸钙针晶较多，散在或成束存在于类圆形、椭圆形黏液细胞中，长 24～50μm；另有粗大呈柱晶，长约至 88μm，直径 5（～13）μm。②石细胞类方形或长方形，直径 22～64μm，壁厚至 16μm，有的一边甚薄，纹孔甚密，孔沟较粗。③内皮层细胞长方形或长条形，均匀增厚或一边稍薄，木化，孔沟明显。此外可见木纤维、导管、管胞。（图 11-95）

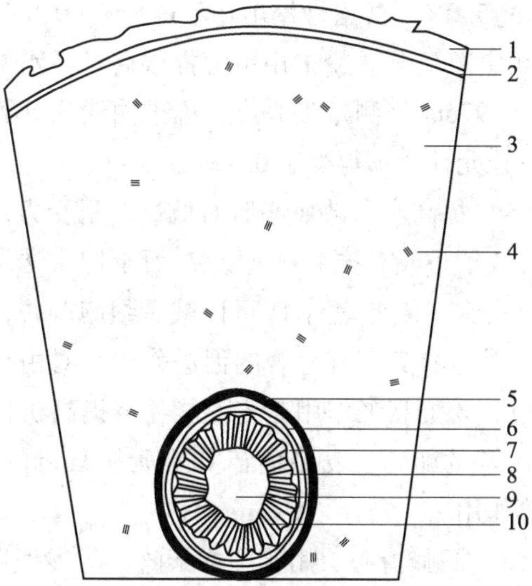

图 11-94　麦冬（块根）横切面

1. 根被；2. 外皮层；3. 皮层；4. 草酸钙针晶束；5. 石细胞；6. 内皮层；7. 中柱鞘；8. 韧皮部；9. 髓部；10. 木质部

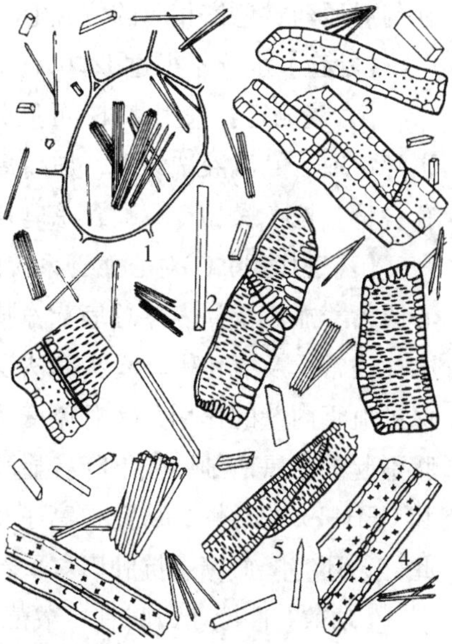

图 11-95　麦冬（块根）粉末

1. 草酸钙针晶及细柱状结晶；2. 石细胞；3. 内皮层细胞；4. 木纤维；5. 管胞

【化学成分】①甾体皂苷　如麦冬皂苷（ophiopogonin）A、B、C、D，苷元均为鲁斯可皂苷元（ruscogenin）；麦冬皂苷（ophiopogoni）B′、C′、D′，苷元均为薯蓣皂苷元（diosgenin）。②高异黄酮类　如甲基麦冬黄烷酮甲、乙（methylophiopogonanone A，B），麦冬黄烷酮甲、乙（ophiopogonanone A，B），麦冬黄酮甲、乙（ophiopogonone A，B），甲基麦冬黄酮甲、乙（methylophiopogonone A，B），异麦冬黄酮甲（isoophiopogonone A），去甲基异麦冬黄酮乙（desmethylisoophiopogonone B），6-甲酰基异麦冬黄酮甲、乙（formyl-isoophinopogonone A，B）等。此外，还含麦冬多糖等。

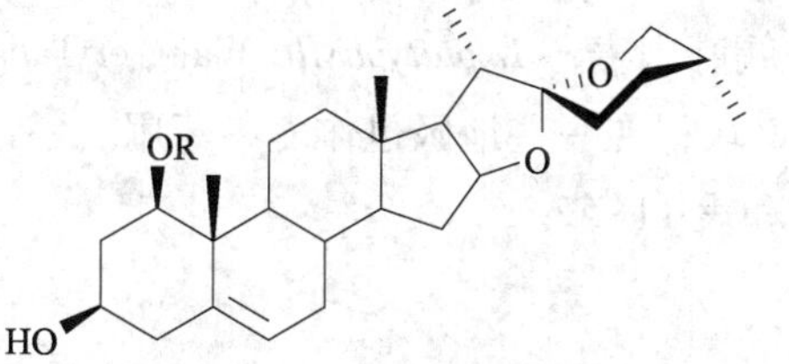

	R
鲁斯可皂苷元	H
麦冬皂苷B	D-fuc(2-1)L-rha
麦冬皂苷D	D-fuc[(2-1)L-rha](3-1)D-xyl

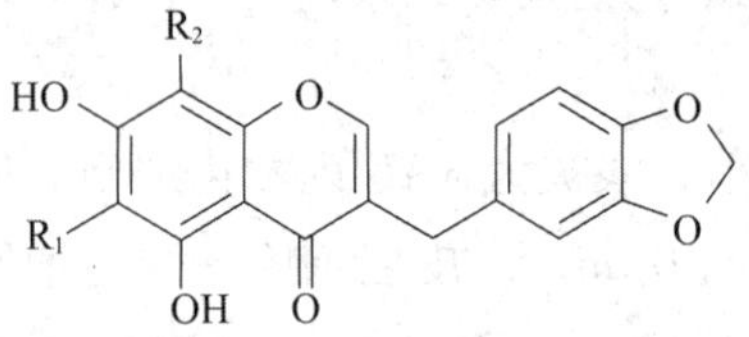

	R_1	R_2
麦冬黄酮甲	CH_3	H
甲基麦冬黄酮甲	CH_3	CH_3

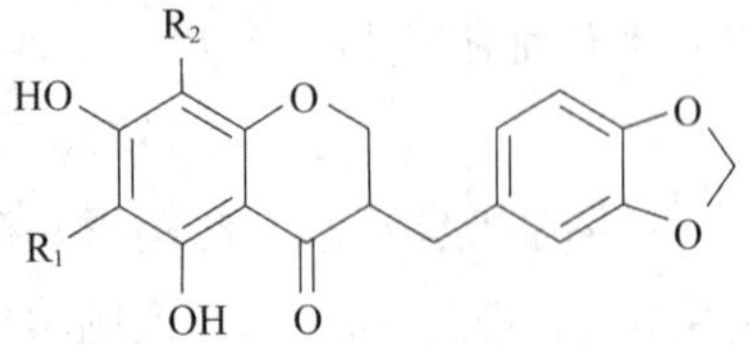

	R_1	R_2
麦冬黄烷酮甲	CH_3	H
甲基麦冬黄烷酮甲	CH_3	CH_3

【理化鉴别】TLC　样品剪碎，以三氯甲烷-甲醇（7∶3）混合溶液浸泡后超声处理，滤过，滤液蒸干，残渣加三氯甲烷溶解作供试品。以麦冬对照药材作对照，用硅胶 GF_{254} 板，甲苯-甲醇-冰醋酸（80∶5∶0.1）展开，紫外光灯（254nm）下检视。供试品色谱中，在与对照药材色谱相应的位置上，显相同颜色的斑点。

【检查】水分不得过 18.0%；总灰分不得过 5.0%。醇溶性浸出物不得少于 60.0%。

【含量测定】采用紫外-可见分光光度法测定总皂苷。粉末用甲醇提取后，经水饱和正丁醇萃取、氨试液洗涤后，加高氯酸显色，于 397nm 处测定吸光度，标准曲线法计算总皂苷含量。按干燥品计算，含总皂苷以鲁斯可皂苷元计，不得少于 0.12%。

【药理作用】①对心血管系统的作用　麦冬可提高小鼠缺血心肌对低氧的耐受力，改善心肌营养血流量；麦冬总皂苷静脉注射，可有效预防或对抗由三氯甲烷-肾上腺素诱发的兔心律失常，及氯化钡、乌头碱诱发的大鼠心律失常。麦冬皂苷 D 可以减少细胞凋亡，起到保护血管内壁的作用。②对免疫系统的作用　对体液免疫有显著的促进作用，对由环磷酰胺引起的小鼠白细胞数下降有显著的对抗作用。③抗衰老作用　麦冬能显著提高机体 SOD 和 GSH-Px 的活性，从而提高了机体抵御自由基的能力。麦冬皂苷 D 有延缓衰老的作用。此外，还有降血糖、抗肿瘤、平喘、抗过敏等作用。

【功效】性微寒，味甘、微苦。能养阴生津，润肺清心。用于肺燥干咳，阴虚痨嗽，喉痹咽痛，津伤口渴，内热消渴，心烦失眠，肠燥便秘。用量 6~12g。

【附注】1. 山麦冬 Liriopes Radix 为湖北麦冬 *Liriope spicata*（Thunb.）Lour. var. *prolifera* Y. T. Ma 或短葶山麦冬 *L. muscari*（Decne.）Bailey 的干燥块根。湖北麦冬产湖北襄阳，多栽培。块根呈纺锤形，长 1.2~4cm，直径 4~9mm。表面类黄色，半透明。质硬脆，断面类黄色，角质样。微香，味甘。横切面表皮细胞 1 列；皮层宽广；外皮层细胞 1 列，间有分泌细胞；靠近内皮层的 1 列细胞，内壁及侧壁增厚；内皮层细胞侧壁增厚或侧壁及内壁增厚，木化；中柱木质部束及韧皮部束各 8~14 个；髓细胞非木化。短葶山麦冬产于华东，福建泉州有栽培。块根呈长梭形或长圆矩形，长 1.5~4.5cm。横切面外皮层细胞 1~2 列；石细胞 1~3 列，内壁厚 6~28μm；内皮层细胞壁厚 3~7μm；中柱木质部束及韧皮部束各 8~17 个。本品性微寒，味甘、微苦。能养阴生津，润肺清心。用于肺燥干咳，阴虚痨嗽，喉痹咽痛，津伤口渴，内热消渴，心烦失眠，肠燥便秘。用量 9~15g。

2. 山麦冬 *Liriope spicata*（Thunb.）Lour.、阔叶山麦冬 *L. platyphylla* Wang et Tang、沿阶草 *Ophiopogon bodinieri* H. Léveillé. 等植物的干燥块根在一些地区也作麦冬药用。

本科其他常用生药和药用植物见表 11-51 和表 11-52。

表 11-51 ChP 收载的百合科其他生药

生药名	来源	药用部位	主要成分	功效
知母	知母 *Anemarrhena asphodeloides* Bge.	根茎	甾体皂苷（知母皂苷 A-Ⅰ、A-Ⅱ、A-Ⅲ、A-Ⅳ、B-Ⅰ、B-Ⅱ）、黄酮（芒果苷、异芒果苷）、多糖（知母多糖）	清热泻火，滋阴润燥
天冬	天冬 *Asparagus cochinchinensis* (Lour.) Merr.	块根	甾体皂苷（天冬苷Ⅳ、Ⅴ、Ⅵ、Ⅶ）、多糖（天冬多糖 A、B、C、D）	养阴润燥，清肺生津
黄精	多花黄精 *Polygonatum cyrtonema* Hua、黄精 *P. sibiricum* Red. 或滇黄精 *P. kingianum* Coll. et Hemsl.	根茎	多糖（黄精多糖 A、B、C）、皂苷（黄精皂苷 A、B）	补气养阴，健脾，润肺，益肾
玉竹	玉竹 *Polygonatum odoratum* (Mill.) Druce	根茎	多糖（玉竹黏多糖、玉竹果聚糖 A、B、C、D）	养阴润燥，生津止渴
土茯苓	光叶菝葜 *Smilax glabra* Roxb.	根茎	皂苷（菝葜皂苷类）、黄酮（落新妇苷、异黄杞苷、异落新妇苷）	解毒，除湿，通利关节
大蒜	蒜 *Allium sativum* L.	鳞茎	硫化物（蒜氨酸、大蒜辣素、异蒜氨酸、甲基蒜氨酸、环蒜氨酸）	解毒消肿，杀虫，止痢
湖北贝母	湖北贝母 *Fritillaria hupehensis* Hsiao et K. C. Hsia	鳞茎	生物碱（浙贝甲素、浙贝乙素、湖贝甲素、湖贝甲素苷、湖贝乙素、湖贝嗪）	清热化痰，止咳，散结
伊贝母	伊犁贝母 *Fritillaria pallidiflora* Schrenk 或新疆贝母 *F. walujewii* Regel	鳞茎	生物碱（西贝素、西贝素-3-β-D-葡萄糖苷、贝母辛碱）	清热润肺，化痰止咳
平贝母	平贝母 *Fritillaria ussuriensis* Maxim.	鳞茎	生物碱（西贝素-3-β-D-葡萄糖苷、贝母辛碱、西贝母碱、平贝碱甲、平贝碱乙）	清热润肺，化痰止咳
百合	卷丹 *Lilium lancifolium* Thunb.、百合 *L. brownii* F. E. Brown var. *viridulum* Baker 或细叶百合 *L. pumilum* DC.	肉质鳞叶	皂苷（百合皂苷）、生物碱（β_1-澳洲茄边碱）	养阴润肺，清心安神
芦荟	库拉索芦荟 *Aloe barbadensis* Miller	叶的汁液浓缩干燥物	蒽醌（芦荟大黄素苷、异芦荟大黄素苷）	泻下通便，清肝泻火，杀虫疗疳
韭菜子	韭菜 *Allium tuberosum* Rottl. ex Spreng	种子	甾体皂苷、腺苷、维生素 C	温补肝肾，壮阳固精
重楼	云南重楼 *Paris polyphylla* Smith var. *yunnanensis* (Franch.) Hand. -Mazz. 或七叶一枝花 *P. polyphylla* Smith var. *chinensis* (Franch.) Hara	根茎	甾体皂苷（重楼皂苷Ⅰ、Ⅱ）、β-蜕皮激素、多糖、黄酮、氨基酸	清热解毒，消肿止痛，凉肝定惊
薤白	小根蒜 *Allium macrostemon* Bge. 或薤 *A. chinense* G. Don	鳞茎	小根蒜含薤白苷 A、D、E、F；薤含二烯丙基二硫化物，有机酸（香豆酸、对-羟基苯甲酸）	通阳散结，行气导滞
菝葜	菝葜 *Smilax china* L.	根茎	甾体皂苷（伪原薯蓣皂苷、甲基原薯蓣皂苷）、黄酮（二氢山柰酚）	利湿去浊，祛风除痹，解毒散瘀

表 11-52 欧美国家常用百合科其他植物药

药用植物	学名	药用部位	主要成分	功效
库拉索芦荟	*Aloe vera* L.	叶	蒽醌（芦荟大黄素）、树脂、鞣质、多糖、氨基酸、aloectin B	致泻，敛疮，促进消化，消炎，抗菌，促进胆汁分泌，降血糖，治糖尿病等
洋菝葜	*Smilax officinalis kunth*	根	甾体皂苷、甾醇（β-谷甾醇等）、淀粉、树脂、菝葜酸、矿物质	抗菌，抗炎
黄矮百合	*Chamaelirium luteum*（*L.*）*A. Gray*	根	甾体皂素、苷类（地百合苷、泽花苷）	治疗子宫和卵巢方面的疾病，促进卵巢正常释放激素，促进月经的正常循环，还用于治疗子宫内膜炎，卵巢囊肿和绝经期综合征
北美粉条儿菜	*Aletris farinosa* L.	根茎、叶	甾体皂苷、苦味质、挥发油、树脂	治疗胃痛，蛇咬伤，妇科疾病，助消化
多花黄精	*Polygonatum multiflorum* Hua	根茎	甾体苷、黄酮	收敛，镇痛，滋补
欧铃兰	*Convallaria majalis* L.	叶和花	强心苷、黄酮苷	抗心力衰竭
洋葱	*Allium cepa* L.	鳞茎	挥发油（蒜素和蒜碱）、类黄酮、酚酸、甾醇	利尿，抗菌，抗炎，止痛，祛痰，抗风湿
秋水仙	*Colchicum autumnale* L.	球茎和种子	生物碱（秋水仙碱）、黄酮	消炎
美猪牙花	*Erythronium americanum*	叶	α-亚甲基丁内酯	治疗皮肤疾病
海葱	*Urginea maritima* Baker	鳞茎	强心苷、黄酮类、豆甾醇、原花色素、黏液质	利尿，催吐，强心，祛痰
假叶树	*Ruscus aculeatus* L.	地上部分、根茎	皂苷	抗炎
绿藜芦	*Veratrum viride* Ait.	根茎	甾体、生物碱、白屈菜酸	降血压
熊葱	*Allium ursinum* L.	球茎、地上部分	挥发油、硫化乙烯、醛类、维生素 C	降血压，防止动脉硬化，缓解胃痛，增强消化功能
褐花延龄草	*Trillium erectum* L.	根茎	甾体皂苷（延龄草素），鞣质、树脂、脂肪油、挥发油	促进分娩，调经，治疗痛经，崩漏，更年期出血

（牛晓峰）

32. 百部科 Stemonaceae

多为草本，常具肉质块根。单叶，有明显的基出脉和平行、紧密的横脉。花两性，辐射对称，单生于叶腋或花梗贴生于叶片中脉上；花被片 4；雄蕊 4，药隔通常延伸于药室之上成细长的附属物；子房上位或近半下位，2 心皮。蒴果，开裂为 2 瓣。

本科共 4 属，约 30 种，分布于亚洲、北美洲和大洋洲。我国有 2 属，8 种，产西南至东南部。

本科植物化学成分主要为生物碱，如百部属植物中含有百部碱（stemonine）、百部宁碱（paipunine）、百部定碱（stemonidine）等，有抗菌、消炎、镇咳、杀虫等作用。

百部 Stemonae Radix
（英）Stemona Root

【来源】 百部科植物直立百部 *Stemona sessilifolia*（Miq.）Miq.、蔓生百部 *S. japonica*（Bl.）Miq. 或对叶百部 *S. tuberosa* Lour. 的干燥块根。

【植物形态】 直立百部　多年生草本。块根簇生，肉质，纺锤形。茎直立，不分枝。叶3~4片轮生，卵形至椭圆形，先端短尖，基部狭而成短柄，叶脉5~7条，中间3条明显。花单生，淡绿色，多数生于茎下部鳞叶腋内，花梗细长；花被片4，卵状披针形；雄蕊4，紫色，花隔直立，延伸成披针形附属物，花药线形，顶端有狭卵状附属物；子房卵形，柱头短，无花柱。蒴果。花期4~5月，果期7月。（彩图111）

蔓生百部　茎下部直立，上部蔓状。叶3~4片轮生，卵形至广披针形，基部圆形或截形，叶脉5~9条。花单生或数朵排成聚伞花序，淡绿色，总花梗基部与叶柄或叶中脉愈合。

对叶百部　茎缠绕。叶对生，广卵形，基部浅心形，叶脉7~13条。花单生或2~3朵成总状花序，黄绿色带紫色条纹，总花梗腋生，与叶柄分离。

【采制】 春、秋二季采挖，一般可在新芽出土前或苗将枯萎时采收；除去须根，洗净，置沸水中略烫或蒸至无白心，取出，晒干。

【产地】 直立百部主产于安徽、江苏、湖北、浙江、山东。销全国，并出口。蔓生百部主产于浙江；安徽、江苏亦产。销全国，并出口。对叶百部主产于湖北、广东、福建、四川、贵州。主销广东、广西、云南、贵州及四川、湖南、湖北部分地区。

【性状】 直立百部　纺锤形，上端较细长，皱缩弯曲，长5~12cm，直径0.5~1cm。表面黄白色或淡棕黄色，有不规则深纵沟，间或有横皱纹。质脆，易折断，断面平坦，角质样，淡黄棕色或黄白色，皮部较宽，中柱扁缩。气微，味甘、苦。（彩图111）

蔓生百部　两端稍狭细，长3~10cm，直径约1cm。表面淡灰白色，多不规则皱褶，有的可见横皱纹。

对叶百部　长纺锤形或长条形，长8~24cm，直径0.8~2cm。表面浅黄棕色至灰棕色，具浅纵皱纹或不规则纵槽。质坚实，断面黄白色至暗棕色，中柱较大，髓部类白色。

【显微特征】 根横切面　直立百部　根被细胞3~4列，壁木栓化及木化，具致密的细条纹。皮层宽广，内皮层细胞明显。中柱韧皮部束与木质部束各19~27个，间隔排列；韧皮部束内侧有单个或2~3个成束的非木化纤维；木质部束导管2~5个，偶有单个或2~3个并列的导管分布于髓部外缘。（图11-96A，彩图112）

蔓生百部　根被细胞3~6列；韧皮纤维木化；导管较大，通常深入至髓部，与外侧导管束作2~3轮状排列。（图11-96B）

对叶百部　根被细胞3列，壁木化，无细条纹，最内层细胞的内壁特厚。皮层外侧散有纤维，类方形，壁非木化或微木化。中柱韧皮部束与木质部束各32~40个；木质部导管圆多角形，与木化纤维及微木化的薄壁细胞连接成环。髓部纤维少，常单个散在。薄壁细胞中含糊化淀粉粒。（图11-96C）

【化学成分】 主含生物碱。直立百部含百部碱（stemonine）、原百部碱

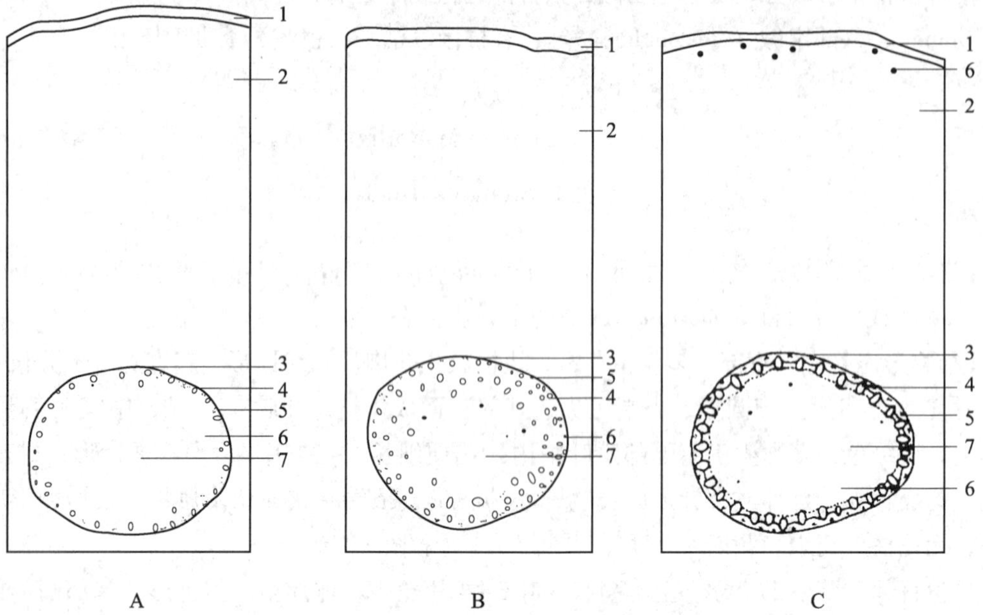

图 11-96　三种百部（根）横切面

A. 直立百部；B. 蔓生百部；C. 对叶百部

1. 根被；2. 皮层；3. 内皮层；4. 木质部束；5. 韧皮部束；6. 纤维；7. 髓

（protostemonine）、百部定碱（stemonidine）、异百部定碱（isostemonidine）、直立百部碱（sessilistemonine）、藿多林碱（hordorine）等。

蔓生百部含百部碱、百部定碱、异百部定碱、原百部碱、蔓生百部碱（stemonamine）等。

对叶百部含百部碱、对叶百部碱、异对叶百部碱（isotuberostemonine）、百部次碱（stenine）、次对叶百部碱（hypotuberostemonine）等。

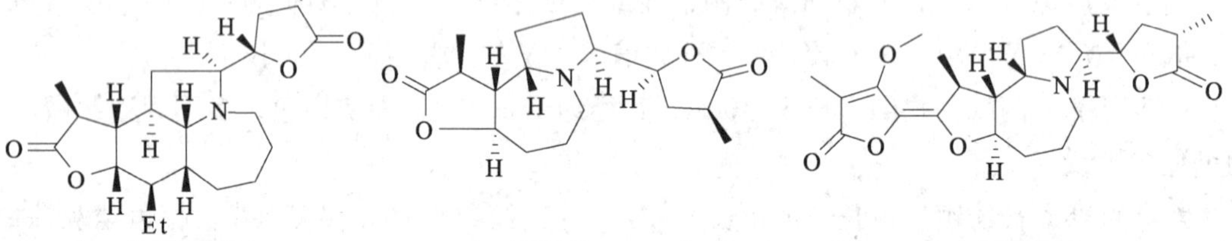

此外，百部中还含有联苄类化合物，如 3，5-dihydroxy-4-methylbibenzyl，3，5-dihydroxy-2′-methoxy-4-methylbibenzyl 等，以及有机酸类，如乙酸、甲酸、苹果酸、琥珀酸、草酸等。

【理化鉴别】 粉末用70%乙醇回流提取，滤过，滤液蒸去乙醇，加氨水调 pH 至 10~11，继以三氯甲烷提取，分取三氯甲烷层，蒸干，残渣用盐酸溶解，滤过。滤液分为两份，分别加入碘化铋钾试液和硅钨酸试液，生成橙红色沉淀和乳白色沉淀（检查生物碱）。

【浸出物】 水溶性浸出物不得少于 50.0%。

【含量测定】 文献报道采用 HPLC 法测定原百部碱。粉末用甲醇加热回流提取，以十八烷基硅烷键合硅胶为固定相，乙腈-0.25%甲酸铵水溶液（25∶75）为流动相，检测波长 305nm。测定结果发现直立百部、蔓生百部中原百部碱含量为 0.22%~0.36%，对叶百部未检测出原百部碱。

【药理作用】①杀虫作用　百部水浸液和醇浸液对体虱和阴虱均有杀灭作用，还对蝇蛆、孑孓、柑橘蚜等10余种害虫有杀灭作用。②镇咳、祛痰和平喘作用　百部生物碱能降低动物呼吸中枢的兴奋性，抑制咳嗽反射。研究表明，饱和的三环结构是百部生物碱镇咳的活性基础。③抗病原微生物作用　百部乙醇浸液对金黄色葡萄球菌、白色葡萄球菌、乙型溶血性链球菌、炭疽杆菌、肺炎球菌、痢疾杆菌等有抑制作用。

【功效】性微温，味甘、苦。能润肺下气止咳，杀虫灭虱。用于新久咳嗽，肺痨咳嗽，顿咳；外用于头虱，体虱，蛲虫病，阴痒。用量3~9g。外用适量，水煎或酒浸。

【附注】百部中由于含有化学结构较特殊的生物碱，杀虫化学选择性较高，不易产生抗药性等特点，可作为天然植物杀虫剂在生物农药中使用。

（牛晓峰）

33. 鸢尾科 Iridaceae

多为多年生草本，有根状茎、球茎或鳞茎。叶常基生，条形、剑形或为丝状，基部常成鞘状。花多为辐射对称，单生，数朵簇生或多花排列成总状、穗状、聚伞或圆锥花序；花被片6，2轮排列，下部合生成一花被管；雄蕊3；花柱1。蒴果。

本科约有70~80属，1800余种，广布于热带、亚热带及温带地区。我国有3属，61种。主要的属有鸢尾属（*Iris*）、番红花属（*Crocus*）、红葱属（*Eleutherine*）。

本科植物化学成分主要有：①异黄酮类　射干中的鸢尾苷（tectoridin）具有抗炎、解热活性。②类胡萝卜素类　番红花中的番红花苷（crocin）类成分具有抗血栓、降血脂、抗氧化等活性。此外，还含有　酮、双黄酮、蒽醌、皂苷和一些特殊氨基酸。

西红花 Croci Stigma
（英）Saffron

【来源】鸢尾科植物番红花 *Crocus sativus* L. 的干燥柱头。

【植物形态】多年生草本，株高10~15cm。地下鳞茎呈球形，外包褐色膜质鳞叶。每年10月自鳞茎出苗2~14株丛，每丛有叶2~15片，基部由鞘状鳞片包裹。叶片线形，长15~25cm，宽2~4mm，叶缘反卷，具细毛。花1~2朵，顶生，花茎细长，约10cm；花被片，倒卵圆形，淡紫色，花冠筒细长，4~6cm；花药基部箭形；花柱细长，黄色，柱头3，顶端略膨大，伸出花被筒外后下垂，深红色。蒴果长圆形，具三钝棱，种子多数球形，花期11月。（彩图113）

【采制】开花期晴天的早晨采花，取柱头，放于竹匾上，盖吸水纸，晒干，或通风晾干或于40~50℃烘干，习称“干红花”（生晒西红花）。

【产地】原产欧洲南部，我国上海、江苏、浙江等地有栽培。

【性状】柱头线形，三分枝，长约3cm，暗红色，上部较宽而略扁平，顶端边缘显不整齐的齿状，内侧有一短裂隙，下端有时残留一小段黄色花柱。体轻，质松软，无油润光泽，干燥后质脆易断。气特异，微有刺激性，味微苦。（彩图113）

【显微特征】粉末　橙红色。①表皮细胞表面观长条形，壁薄，微弯曲，有的外壁凸出

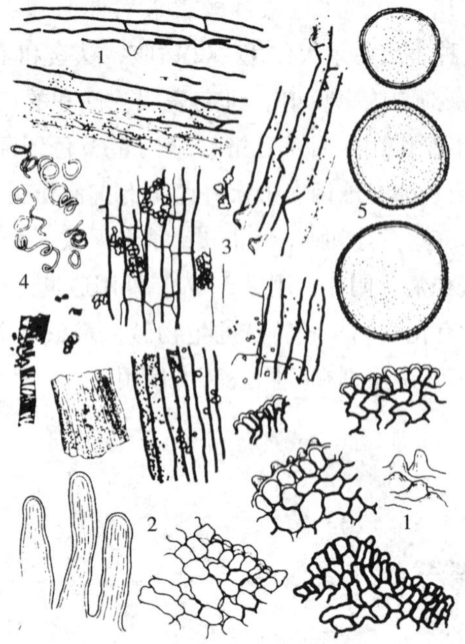

图 11-97　西红花（柱头）粉末

1. 表皮细胞；2. 柱头顶端细胞；3. 草酸钙结晶；4. 导管；5. 花粉粒

呈乳头状或绒毛状，表面隐约可见细纹理。②柱头顶端表皮细胞绒毛状，直径 26~56μm，表面有稀疏纹理。③草酸钙结晶聚于薄壁细胞中，呈颗粒状、圆簇状、梭形或类方形，直径 2~14μm。此外，可见螺纹及环纹导管、花粉粒。（图 11-97，彩图 114）

【化学成分】①类胡萝卜素类　主要为西红花苷（crocin）Ⅰ、Ⅱ、Ⅲ、Ⅳ，西红花酸（crocetin），其次为反式及顺式西红花酸二甲酯（trans-，cis-crocetin dimethyl ester）、α-、β-胡萝卜素（α-，β-carotene）、苦番红花素（picrocrocin）等。②挥发油　油中主要含西红花醛（safranal），为西红花苦苷的分解产物。还含桉脑、蒎烯等。

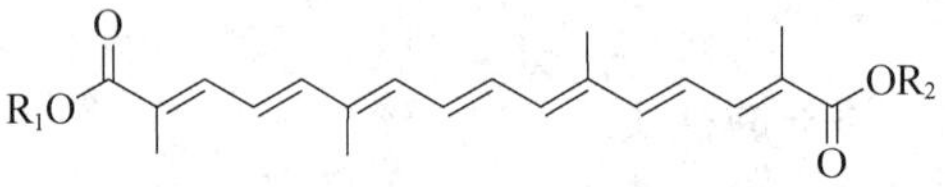

	R_1	R_2
西红花酸	H	H
西红花苷-Ⅰ	*β*-D-gentiobiosyl	*β*-D-gentiobiosyl
西红花苷-Ⅱ	*β*-D-gentiobiosyl	*β*-D-glucosyl
西红花苷-Ⅲ	*β*-D-gentiobiosyl	H
西红花苷-Ⅳ	*β*-D-glucosyl	H

【理化鉴别】①取本品浸水中，可见橙黄色成直线下降，并逐渐扩散，水被染成黄色，无沉淀。柱头呈喇叭状，有短缝；在短时间内，用针拨之不破碎。

②取本品少量，置白瓷板上，加硫酸 1 滴，先呈蓝色，经紫色渐变为红褐色或棕色。

③光谱法　本品经硅胶减压干燥后，甲醇索氏提取，提取液按照紫外-可见分光光度法测定，在 458nm 与 432nm 处的吸光度比值应为 0. 85~0. 90。

④TLC　粉末用甲醇超声提取，上清液作供试品。以西红花对照药材作对照，用硅胶 G 板，乙酸乙酯-甲醇-水（100：16.5：13.5）展开，日光下及紫外光灯（365nm）下检视。供试品色谱中，在与对照药材色谱相应的位置上，显相同颜色的荧光斑点。

【检查】干燥失重不得过 12. 0%；总灰分不得过 7. 5%。甲醇提取液，在 432nm 处的吸光度不得低于 0. 50。醇溶性浸出物（以 30%乙醇作溶剂）不得少于 55. 0%。

【含量测定】采用 HPLC 法测定西红花苷-Ⅰ、Ⅱ。粉末置棕色量瓶中，用稀乙醇超声提取，以十八烷基硅烷键合硅胶为固定相，甲醇-水（45∶55）为流动相，检测波长 440nm，外标法计算含量。按干燥品计算，含西红花苷-Ⅰ和西红花苷-Ⅱ总量不得少于 10.0%，含苦番红花素不得少于 5.0%。

【药理作用】①对子宫平滑肌作用　西红花水煎剂对小鼠、兔、猫、豚鼠、犬的在体、离体子宫均有明显的兴奋作用。②对血管作用　西红花水提物对血液凝固、血小板聚集及血栓形成等有明显抑制作用。③利胆作用　西红花总苷及西红花酸能增加胆汁分泌，增加脂肪代谢，降胆固醇，具有降血脂作用。此外，西红花还有抗炎、镇静、免疫调节等作用。

【功效】性平，味甘。能活血化瘀，凉血解毒，解郁安神。用于经闭癥瘕，产后瘀阻，温毒发斑，忧郁痞闷，惊悸发狂。用量 1~3g，煎服或沸水泡服。孕妇慎用。

【附注】1. 西红花药材多进口，价格昂贵，常有伪品，如植物花丝、花冠狭条、纸条等；或掺杂淀粉、植物矿物油、甘油、硝酸铵及其他盐类等。应注意鉴别。

2. Ph. Eur. 收载有西红花 Croci stigma，其质量标准与 ChP 的主要不同之处在于：（1）TLC 鉴别采用萘酚黄和苏丹红 G 作对照，用硅胶 GF_{254} 板，水-异丙醇-乙酸乙酯（10∶25∶65）展开，分别在日光下、紫外光灯（254nm）下检视和喷以茴香醛试液加热后日光下检视，供试品色谱中，在标示的指定位置，显相应颜色的荧光或荧光淬灭斑点；（2）检查色度值，规定“0.1g 粉末用 5.0 ml 水振摇提取 8 h，取 1.0 ml 稀释至 500.0 ml，在 440nm 处的吸光度值不得低于 0.44”。

本科其他常用生药和药用植物见表 11-53 和表 11-54。

表 11-53　ChP 收载的鸢尾科其他生药

生药名	来源	药用部位	主要成分	功效
射干	射干 *Belamcanda chinensis*（L.）DC.	根茎	鸢尾苷、鸢尾黄素、野鸢尾苷、野鸢尾黄素、紫檀素、次野鸢尾黄素、甾醇、挥发油	清热解毒，消痰，利咽

表 11-54　欧美国家常用的鸢尾科其他植物药

药用植物	学名	药用部位	主要成分	功效
变色鸢尾	*Iris versicolor* L.	根茎	三萜、水杨酸、异酞酸、挥发油、树脂、鞣质	催吐，泻下，利尿，解毒

（曲中原）

34. 姜科 Zingiberaceae

多年生草本，块茎或根茎通常有芳香或辛辣味。单叶，常 2 列状排列；多有叶鞘和叶舌。花两侧对称；花被片 6 枚，2 轮；雄蕊花丝具槽，内轮的 2 枚连合成 1 唇瓣；子房下位。蒴果，稀浆果。

本科约 50 属，1 500 余种，多分布于热带、亚热带地区。我国约 20 属，216 余种，主产东南至西南部各省区，药用 15 属，约 100 种，主要的属有山姜属（*Alpinia*）、豆蔻属（*Amomum*）、闭鞘姜属（*Costus*）、姜黄属（*Curcuma*）、姜花属（*Hedychium*）、山柰属

(*Kaempferia*)、象牙参属(*Roscoea*)、姜属(*Zingiber*)。

本科植物的组织内均有油细胞，根茎和块根的薄壁细胞内常含众多淀粉粒。

本科植物多含挥发油，如姜属、姜黄属、山柰属、豆蔻属等，挥发油的主要成分为单萜和倍半萜，多具有解表散寒、理气健胃的作用，有的还有抗肿瘤、抗菌等作用，如莪术醇（curcumol）用于治疗子宫颈癌，姜烯（zingiberene）、姜醇（zingiberol）具抗菌消炎作用。此外，山柰属与山姜属植物中还含黄酮类成分，如山姜素（alpinetin）、高良姜素（galangin）等。闭鞘姜属植物根茎和种子中含甾体皂苷。山柰属有些植物还含生物碱。

砂仁 Amomi Fructus
（英）Villous Amomum Fruit

【来源】姜科植物阳春砂 *Amomum villosum* Lour.、绿壳砂 *A. villosum* Lour. var. *xanthioides* T. L. Wu et Senjen 或海南砂 *A. longiligulare* T. L. Wu 的干燥成熟果实。

【植物形态】阳春砂　多年生常绿草本。地下根状茎圆柱形，横走，有节；地上茎直立，无分枝。叶排为二列，无柄；叶片窄长圆形或条状披针形，羽状平行脉；叶鞘抱茎。穗状花序成疏松的球形，具花 8~12 朵，白色；雄蕊 3，2 枚退化。雌蕊花柱细长，先端嵌生两药室之中，柱头漏斗状高于花药；子房下位，球形，有细毛。蒴果椭圆形，成熟时红棕色，有肉刺。种子多数。花期 5~6 月，果期 8~9 月。(彩图 115)

绿壳砂　根状茎先端的芽绿色。叶片线状披针形，两面无毛，叶舌长 4mm，多为绿色；花茎上被绢毛，花药顶端附属物半月形，两侧耳状。蒴果长椭圆形或球形三角形，直径约 2cm，具软刺，成熟时绿色。

海南砂　叶片线状披针形，两面无毛；叶舌披针形，长 2~2.5cm，棕黄色，膜质，无毛。蒴果卵圆形，较长，具明显的三钝棱，果皮厚而硬，被片状、分枝状软刺。

【采制】夏、秋二季果实成熟时采收，晒干或低温干燥。临用时取种子捣碎；果皮亦入药。

【产地】阳春砂主产广东阳春，故名“阳春砂仁”；海南省亦产，多栽培，产量较多，销全国并部分出口。广西百色、靖西等地也生产少量。绿壳砂主产于云南南部，海南砂主产于广东、海南。

【性状】阳春砂、绿壳砂　呈椭圆形或卵圆形，具不甚明显的三棱，长 1.5~2cm，直径 1~1.5cm。表面棕褐色，密具短刺状突起，纵走棱线状的维管束隐约可见。顶端具突起的花被残基，基部具果柄痕，或连有总果柄，果皮薄而软，易纵向断裂，内表面淡棕色，可见明显的纵行维管束；中轴胎座 3 室，每室种子 5~26 粒，粘结成块，具三钝棱。种子呈不规则多角形，直径 0.2~0.3cm，表面棕红色或暗褐色，外面具淡棕色膜质假种皮，种皮表面具不规则皱纹，背面平坦，较小端具明显而凹陷的种脐，合点在较大端，种脊成一纵沟。气芳香而浓烈，味辛凉、微苦。(彩图 115)

海南砂　呈长椭圆形或卵圆形，具明显的三棱，长 1.5~2cm，直径 0.8~1.2cm；表面被片状、分枝的软刺，可见纵走棱线。果皮厚而硬，钝棱处纵裂，内表面红棕色或黄棕色。种子团较小，每瓣有种子 3~24 粒；种子直径 0.15~0.2cm，外被黄白色膜质假种皮；表面红棕色或深棕色。气味稍淡，味辛凉、微苦。

【显微特征】阳春砂种子横切面　假种皮为长形薄壁细胞，部分已脱落。种皮表皮细胞

1列，径向延长，壁稍厚。下皮细胞1列，充满棕色物质。油细胞1列，切向延长，内含油滴。色素层为数列切向延长的薄壁细胞；种脊处有维管束。内种皮为1列径向延长的细胞，内壁及径向壁增厚，非木化，胞腔内含硅质块。外胚乳细胞略成圆柱形，含淀粉粒，并有少数细小草酸钙方晶；内胚乳细胞略小，多角形，含糊粉粒及脂肪油滴。胚位于中央，细胞多角形而小，内含油状物与糊粉粒。（图11-98，彩图116）

阳春砂粉末　灰棕色。①种皮表皮细胞淡黄色或鲜黄色，表面观长条形，直径9～54μm，长约至216μm，末端渐尖或钝圆。②下皮细胞类长方形，常与表皮细胞上下层垂直排列，充满棕色或棕红色物，易碎裂成色素块。③油细胞无色或淡黄色，断面观1列，类长方形，有的胞腔内可见油滴。④内种皮厚壁细胞成片，表面观多角形，壁厚，非木化，胞腔内含硅质块；断面观细胞1列，排成栅状，外壁薄，内壁及径向壁厚，上端腔胞内含硅质块。此外可见细小草酸钙簇晶、方晶，胚乳细胞，假种皮细胞和色素层细胞。（图11-99）

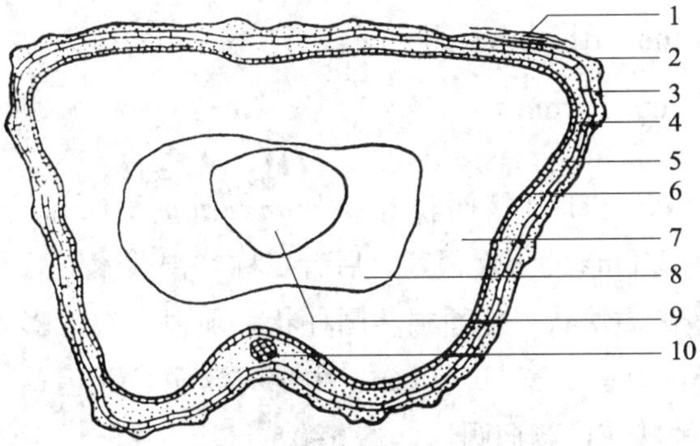

图11-98　阳春砂（种子）横切面组织

1. 假种皮；2. 表皮；3. 下皮（含色素）；4. 油细胞层；5. 色素层；6. 内种皮；7. 外胚乳；8. 内胚乳；9. 胚；10. 种脊

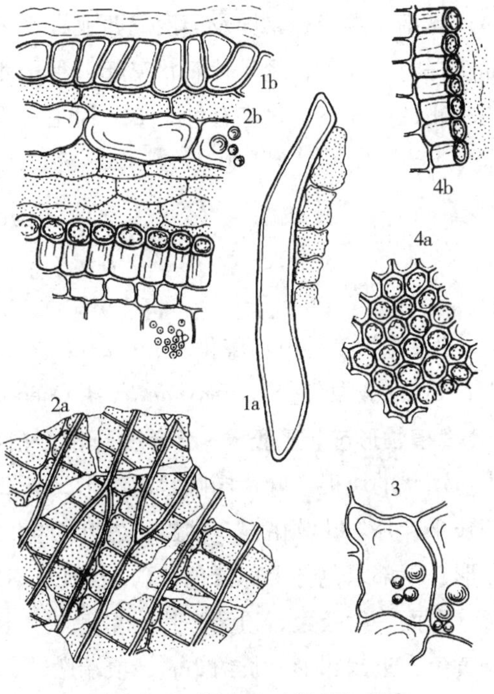

图11-99　阳春砂（种子）粉末

1. 种皮表皮细胞（a. 表面观；b. 断面观）；2. 下皮细胞（a. 表面观；b. 断面观）；3. 油细胞；4. 内种皮厚壁细胞（a. 表面观；b. 断面观）

【化学成分】 三种砂仁均含挥发油，油中主成分为乙酸龙脑酯（borneol acetate）、樟脑（camphor）、柠檬烯（limonene）、龙脑（borneol）、α-蒎烯（α-pinene）、β-蒎烯（β-pinene）、芳樟醇（linalool）等。

【理化鉴别】 TLC　砂仁提取挥发油，加乙醇溶解作供试品。以乙酸龙脑酯作对照，用硅胶G板，环己烷-乙酸乙酯（22∶1）展开，5%的香草醛硫酸溶液显色。供试品色谱中，在与对照品色谱相应的位置上，显相同的紫红色斑点。

【检查】 水分不得过15.0%。

【含量测定】 1. 采用挥发油测定法测定挥发油。阳春砂、绿壳砂种子团含挥发油不得少于3.0%（ml/g），海南砂种子团含挥发油不得少于1.0%（ml/g）。

2. 采用GC法测定乙酸龙脑酯。粉末用无水乙醇超声提取，用二甲基聚硅氧烷为固定相的石英毛细管柱，进样口温度230℃，柱温100℃，检测器温度250℃，FID检测器，分流比10∶1，外标法计算含量。按干燥品计算，含乙酸龙脑酯不得少于0.90%。

【药理作用】①对胃肠道平滑肌的影响　砂仁种子提取液能明显加强豚鼠离体回肠的节律性运动，并使收缩幅度增大。大剂量则使张力减弱，振幅降低，并能拮抗乙酰胆碱及氯化钡对肠管的兴奋作用。砂仁还能促进小鼠肠道运动，增进胃肠运输机能。②抗溃疡作用　砂仁对应激性小鼠溃疡有明显的抑制作用，能显著抑制大鼠的胃酸分泌，还可抑制胃蛋白酶活性。③抗血小板聚集作用　砂仁对ADP诱导的血小板聚集有明显的抑制作用，剂量增大，则作用时间相应延长。此外，尚有显著的镇痛、抗氧化作用。

【功效】性温，味辛。能化湿开胃、温脾止泻、理气安胎。用于温浊中阻、脘痞不饥、脾胃虚寒、呕吐泄泻、妊娠恶阻、胎动不安。用量3~6g，后下。

【附注】缩砂（进口砂仁）为姜科植物缩砂 *A. xanthioides* Wall. 的干燥果实或种子团。主产越南、缅甸、泰国及印度尼西亚，又名“西砂仁”；我国云南勐腊县等地也产。果实表面黄棕色至棕色，密具片刺状突起，种子团类圆形，直径0.8~1cm，表面暗棕色，外被白色粉霜；分3室，每室有种子12~24粒，种子直径约2.5mm。种子含挥发油1.7%~3%。

莪术 Curcumae Rhizoma

（英）Zedoary Turmeric

【来源】姜科植物蓬莪术 *Curcuma phaeocaulis* Val.、广西莪术 *C. kwangsiensis* S. G. Lee et C. F. Liang 或温郁金 *C. wenyujin* Y. H. Chen et C. Ling 的干燥根茎。后者习称“温莪术”。

【植物形态】蓬莪术　多年生草本，根茎肉质块状，侧面根茎圆柱状。须根末端常膨大成纺锤状的块根。叶片椭圆状矩圆形，长25~60cm，宽10~15cm，中部有紫斑，无毛；叶柄长于叶片。花葶由根茎抽出，先叶而生，穗状花序阔椭圆形，长6~15cm，苞片卵形至倒卵形，下部绿色，上部紫色，顶端红色；花萼白色，花冠管长2~2.5cm，裂片3枚，矩圆形，上面一片较大，顶端一片略呈兜状，长1.5~2cm，黄色；侧生退化雄蕊比唇瓣小，唇瓣黄色，近倒卵形，长约2cm，顶端微缺，药隔基部具叉开的距。蒴果卵状三角形，光滑。种子长圆形，具假种皮。花期3~5月。（彩图117）

广西莪术　根茎断面白色，叶两面均被糙状毛。穗状花序自根茎抽出。花期5~7月。

温郁金　根茎断面外侧近白色，中心淡黄色或黄色，叶片背面无毛，花冠裂片雪白色。花期5月。

【采制】冬季茎叶枯萎后采挖，洗净，蒸或煮至透心，晒干或低温干燥后除去须根和杂质。

【产地】蓬莪术主产四川，销西北和西南地区；广西莪术（桂莪术）主产广西，销华北、华南和其他地区，并有部分出口；温郁金（温莪术）主产浙江，销江苏、浙江、上海、天津、北京等地。

【性状】蓬莪术　呈卵圆形、长卵形、圆锥形或长纺锤形，顶端多钝尖，基部钝圆，长2~8cm，直径1.5~4cm。表面灰黄色至灰棕色，上部环节突起，有圆形微凹的须根痕或残留的须根，有的两侧各有1列下陷的芽痕和类圆形的侧生根茎痕，有的可见刀削痕。体重，质坚实，断面灰褐色至蓝褐色，蜡样，常附有灰棕色粉末，皮层与中柱易分离，内皮层环纹棕褐色。气微香，味微苦而辛。（彩图 117）

广西莪术　环节稍突起，断面黄棕色至棕色，常附有淡黄色粉末，内皮层环纹黄白色。

温莪术　断面黄棕色至棕褐色，常附有淡黄色至黄棕色粉末。气香或微香。

【显微特征】 广西莪术根茎横切面　木栓细胞 5~10 余列，有时已除去。皮层散布叶迹维管束；内皮层明显。中柱较宽，外韧型维管束散在，沿中柱鞘部位的维管束较密，排列成环状，偶伴有木化纤维。油细胞散在。薄壁细胞充满糊化淀粉粒。（图 11－100，彩图 118）

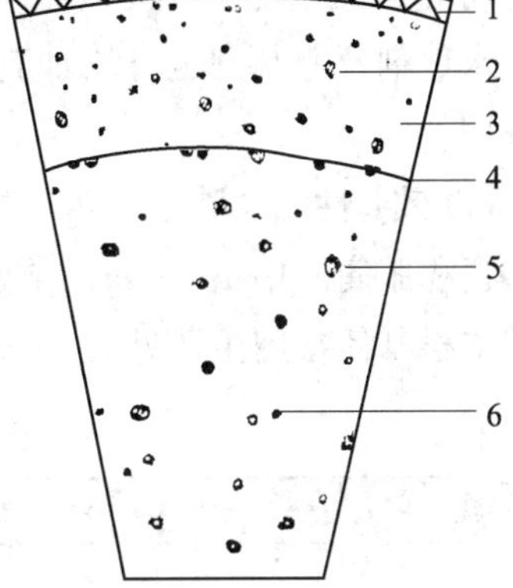

图 11-100　广西莪术（根茎）横切面

1. 木栓层；2. 叶迹维管束；3. 皮层；4. 内皮层；5. 中柱维管束；6. 油细胞

【化学成分】 蓬莪术根茎含挥发油，主要成分为莪术呋喃烯酮、龙脑、大牻牛儿酮、α-和β-蒎烯、柠檬烯等。

广西莪术根茎含挥发油，主要成分为龙脑、莪术呋喃酮、大牻牛儿酮（吉马酮，germacrone）、莪术醇（curcumol）、α-和β-蒎烯等。

温郁金根茎含挥发油，主要成分为大牻牛儿酮、莪术双酮、莪术醇、α-和β-蒎烯、樟烯等。

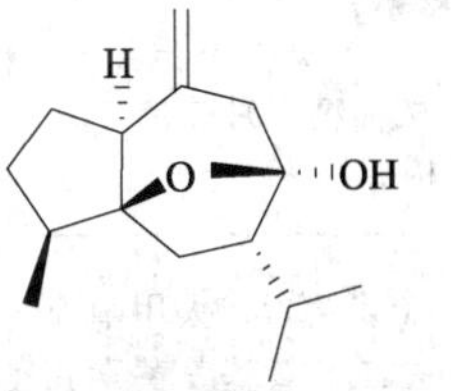

莪术醇

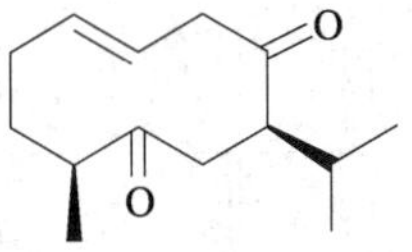

莪术双酮

【理化鉴别】 TLC　粉末用石油醚（30~60℃）超声提取，滤过，蒸干，残渣加无水乙醇溶解作供试品。以吉马酮作对照，用硅胶 G 板，石油醚（30~60℃）-丙酮-乙酸乙酯（94：5：1）展开，1%香草醛硫酸溶液显色，在与对照品色谱相应的位置上，显相同颜色的斑点。

【检查】 水分不得过 14.0%；总灰分不得过 7.0%；酸不溶性灰分不得过 2.0%。粉末三氯甲烷提取液在 242nm 波长处吸光度不得低于 0.45。醇溶性浸出物不得少于 7.0%。

【含量测定】 采用挥发油测定法测定挥发油。含挥发油不得少于 1.5%（ml/g）。

【药理作用】 ①抗肿瘤作用　莪术挥发油有促进癌细胞凋亡、免疫激活及调节免疫反应等作用，与化疗药物相比，莪术油无致突变作用，是安全有效的抗肿瘤中药，其中直接抑制或破坏癌细胞的抗肿瘤活性成分主要为榄香烯、莪术酮、莪术二酮、莪术醇、异莪术醇、吉马酮等。其中，榄香烯对体外多种肿瘤细胞具有较强的抑制和杀伤效应，而且具有一定的特异性，β-榄香烯在体外对人体肺癌细胞株、人膀胱癌细胞株等均有抑制作用。②升高白细胞作用　莪术挥发油、莪术醇可明显对抗小鼠注射环磷酰胺引起的白细胞减少，促进白细胞升高。在化疗或放疗前预先注射莪术挥发油，有利于减少化疗后的感染和感染后的治疗控制。③对心血管系统的影响　莪术挥发油可对抗由 ADP 和肾上腺素诱导的血小板凝聚时间的延长；莪术水提液也可显著抑制 ADP 诱导的血小板聚集，并能明显降低血液黏度。水煎剂及醇制剂也可增加狗股动脉血流量。此外，尚有抗早孕、保肝、抗菌、抗病毒等作用。

【功效】性温，味辛、苦。能行气破血，消积止痛。用于癥瘕痞块，瘀血经闭，胸痹心痛，食积胀痛。用量 6~9g，孕妇禁用。

本科其他常用生药见表 11-55。

表 11-55　ChP 收载的姜科其他生药

生药名	来源	药用部位	主要成分	功效
豆蔻	白豆蔻 *Amomum kravanh* Pierre ex Gagnep. 或爪哇白豆蔻 *A. compactum* Soland ex Maton	果实	挥发油（桉油精、β-蒎烯、α-松油醇、*d*-龙脑）	化湿行气，温中止呕，开胃消食
草果	草果 *Amomum tsaoko* Crevost et Lemaire	果实	挥发油（α-蒎烯、β-蒎烯、桉油精）	燥湿温中、截疟除痰
干姜	姜 *Zingiber officinale* Rosc.	根茎	挥发油（α-姜烯、桉油精、芳樟醇、α-姜黄烯），姜辣素	温中散寒，回阳通脉，温肺化饮
草豆蔻	草豆蔻 *Alpinia katsumadai* Hayata	种子	挥发油（桉油精、α-葎草烯）、黄酮、二苯庚烷	燥湿行气，温中止呕
高良姜	高良姜 *Alpinia officinarum* Hance	根茎	挥发油（桉油精、α-杜松烯、蒎烯）、黄酮	温胃止呕，散寒止痛
益智	益智 *Alpinia oxyphylla* Miq.	果实	挥发油（桉油精、月桂烯、α-蒎烯、芳樟醇）	暖肾固精缩尿，温脾止泻摄唾
姜黄	姜黄 *Curcuma longa* L.	根茎	酚性成分（姜黄素、去甲氧基姜黄素、去二甲氧基姜黄素），挥发油（姜黄酮、芳姜黄酮、姜烯）	破血行气，通经止痛
山柰	山柰 *Kaempferia galanga* L.	根茎	挥发油（桂皮酸乙酯、龙脑等）、黄酮（山柰酚）	行气温中，消食，止痛
片姜黄	温郁金 *Curcuma wenyujin* Y. H. Chen et C. Ling	根茎	挥发油（四甲基吡啶、榄香素、水合莰烯）	破血行气，通经止痛
红豆蔻	大高良姜 *Alpinia galanga* Willd.	果实	挥发油（丁香烯环氧物、丁香醇）、黄酮、皂苷、脂肪酸	散寒燥湿，醒脾消食
郁金	温郁金 *Curcuma wenyujin* Y. H. Chen et C. Ling、姜黄 *C. longa* L.、广西莪术 *C. kwangsiensis* S. G. Lee et C. F. Liang 或蓬莪术 *C. phaeocaulis* Val.	块根	挥发油（四甲基吡啶、水合莰烯）、黄酮（姜黄素、去甲氧基姜黄素）	活血止痛，行气解郁，清心凉血，利胆退黄

（许　亮）

35. 兰科 Orchidaceae

多年生草本，地生、附生或腐生。单叶，常具叶鞘。花两性，两侧对称；花被片6，花瓣状，排成2轮；外轮3枚为萼片，上方中央的1片称中萼片，下方两侧的2片称侧萼片；内轮3枚花被片，侧生的2片为花瓣，中央1片称唇瓣，常特化成各种形状；雄蕊与花柱愈合生成合蕊柱；能育雄蕊通常1枚，花粉粒粘接成花粉块；雌蕊子房下位，3心皮，1室，侧膜胎座。蒴果。种子极多。

本科约800属，25 000余种。分布于热带、亚热带与温带地区。我国约194属，1388种。主要属有白及属（*Bletilla*）、石豆兰属（*Bulbophyllum*）、兰属（*Cymbidium*）、石斛属（*Dendrobium*）、天麻属（*Gastrodia*）、斑叶兰属（*Goodyera*）、玉凤花属（*Habenaria*）、羊耳蒜属（*Liparis*）、石仙桃属（*Pholidota*）等。

本科植物根髓部明显；茎具散生的有限维管束，周韧型或外韧型；薄壁组织中常有含草酸钙针晶束的黏液细胞；叶片气孔为平轴式。

本科植物主要含酚苷类、生物碱类、黄酮类、香豆素类以及挥发油等。酚苷类如天麻苷（gastrodin）等，有抗惊厥及镇痛作用。生物碱如石斛碱（dendrobine）、石斛酮碱（nobilonine）等有一定的解热作用。

天麻 Gastrodiae Rhizoma
（英）Tall Gastrodia Tuber

【来源】兰科植物天麻 *Gastrodia elata* Bl. 的干燥块茎。

【植物形态】多年生共生植物。块茎横生，椭圆形或卵圆形，肉质，有环节，节上有膜质鳞叶。茎单一，直立，高30~150cm，黄褐色。叶鳞片状，互生，膜质，下部鞘状抱茎。总状花序顶生；苞片膜质，披针形，长约1cm；花淡黄绿色或橙红色，萼片与花瓣合生成壶状，口部偏斜，顶端5裂；唇瓣白色，先端3裂；合蕊柱，子房下位倒卵形，柄扭转，柱头3裂。蒴果长圆形或倒卵形。种子多且极细小，呈粉末状。花期6~7月，果期7~8月。天麻种子须与白蘑科紫萁小菇 *Mycenaosmun dicola* Lange. 共生萌发形成原球茎，萌发成的原球茎再与白蘑科密环菌 *Armillariella mellea*（Vahl ex Fr.）Karst. 共生长成天麻块茎。（彩图119）

【采制】冬至以后采挖者称“冬麻”，坚实体重，质佳；立夏以前采挖者称“春麻”，体较松，质次。挖出块茎立即洗净，擦去外皮，蒸透，敞开低温干燥。

【产地】主产四川、云南、贵州、湖北、陕西，现多为培植品。销全国并出口。

【性状】块茎长椭圆形，稍扁，皱缩而稍弯曲。长3~15cm，宽1.5~6cm，厚0.5~2cm。表面黄白色至黄棕色，略透明，有不规则纵皱纹和由潜伏芽排列而成的多轮横环纹，有时可见棕黑色菌索。顶端有残留茎基（春麻），或为红棕色至深棕色鹦哥嘴状顶芽（冬麻），另端有圆脐状疤痕。质坚实，不易折断，断面较平坦，黄白色或淡棕色，角质样。气微，味甘。（彩图119）

【显微特征】块茎横切面　表皮有时残留。下皮由2~3列切向延长的木栓化细胞组成。较老块茎皮层与下皮相接处为 2～3 列切向延长的厚壁细胞，壁木化，具明显的纹孔。皮层为 10 余列多角形细胞，其内列细胞排列整齐，径向延长。中柱约占横切面的 2/3，与皮层相接的 1 列细胞排列较整齐，径向延长，渐次向内细胞渐大，可见纹孔；中柱大，维管束散列，周韧型，靠外缘排列较密。薄壁细胞含草酸钙针晶束。（图 11-101，图 11-102）

粉末　米黄色或淡黄棕色。①厚壁细胞椭圆形或类多角形，直径 70～180μm，壁厚3～8μm，部分呈连珠状，木化，纹孔明显。②草酸钙针晶成束或散在，长 25～93μm。③含糊化多糖类物质薄壁细胞较大，无色或微灰棕色。有的细胞中隐约或清晰可见长卵形颗粒，直径约至 30μm，遇碘液显棕色或淡棕紫色，遇水合氯醛液则颗粒溶化。此外，可见含糊化多糖类物的细胞碎块，螺纹导管、网纹导管及环纹导管。（彩图 120）

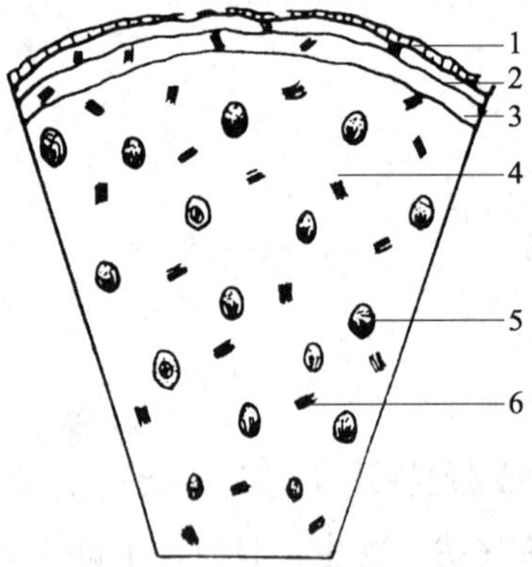

图 11-101　天麻（块茎）横切面（简图）

1. 表皮；2. 下皮；3. 皮层；4. 中柱；5. 维管束；6. 草酸钙针晶束

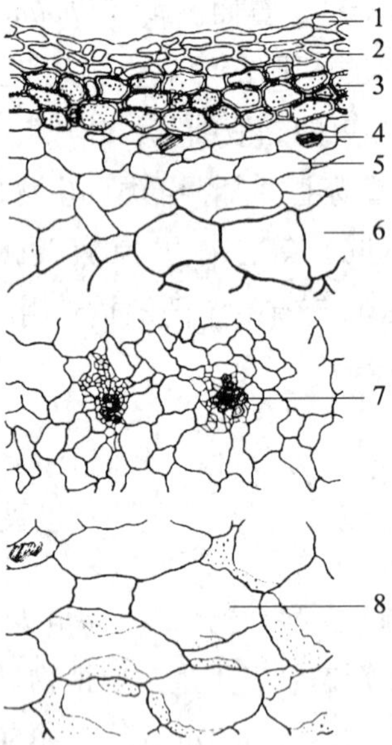

图 11-102　天麻（块茎）横切面（详图）

1. 表皮；2. 下皮；3. 厚壁细胞；4. 草酸钙针晶束；5. 皮层；6. 中柱最外层；7. 维管束；8. 薄壁细胞（具纹孔）

【化学成分】①酚类及酚苷类　天麻苷（天麻素，gastrodin）、天麻醚苷（gastrodioside）、巴利森苷（parishin）、巴利森苷 B～G（parishin B～G）、对羟基苯甲醇（*p*-hydroxybenzylalcohol）、对羟基苯甲醛（*p*-hydroxybenzaldehyde）、4-羟苄基甲醚（4-hydroxybenzyl methylether）、4-（4′-羟苄氧基）苄基甲醚［4-（4′-hydroxybenzyloxy）-benzylmethylether］、双（4-羟苄基）醚［bis（4-hydroxybenzyl）ether］、香草醇（vanillyl alcohol）等。②有机酸及其酯类　柠檬酸（citric acid）、柠檬酸甲酯（methyl citrate）、柠檬酸双甲酯、琥珀酸（succinic acid）、棕榈酸（palmitic acid）等。③多糖类　天麻葡聚多糖 WGEW 和 AGEW，其硫酸酯化衍生物具有强烈抑制登革热病毒作用。另含β-谷甾醇、胡萝卜苷、天麻羟胺（gastrodamine）等。

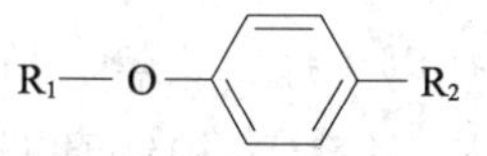

天麻苷	R_1=β-D-glc	R_2=CH_2OH
对羟基苯甲醇	R_1=H	R_2=CH_2OH
对羟基苯甲醛	R_1=H	R_2=CHO

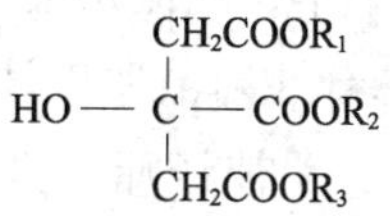

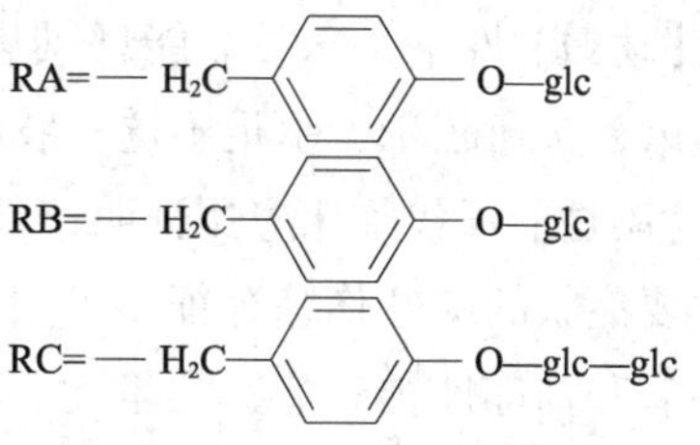

	R_1	R_2	R_3		R_1	R_2	R_3
巴利森苷	RA	RA	RA	巴利森苷E	RA	H	H
巴利森苷B	RA	RA	H	巴利森苷F	RA	RA	RC
巴利森苷C	RA	H	RA	巴利森苷G	H	H	RA
巴利森苷D	RB	H	RB				

【**理化鉴别**】TLC　粉末用甲醇超声提取，取滤液作供试品。以天麻对照药材和天麻素作对照，用硅胶 G 板，三氯甲烷-乙酸乙酯-甲醇-水（2∶4∶2.5∶1）展开，对羟基苯甲醛溶液显色。供试品色谱中，在与对照药材及对照品色谱相应的位置上，显相同颜色的斑点。

【**特征图谱**】采用 HPLC 法。天麻粉末经 50%甲醇超声提取，以十八烷基硅烷键合硅胶为固定相，乙腈-0.1%磷酸溶液梯度洗脱，检测波长 220nm，其特征图谱如图 11-103。色谱峰 1~6 分别为天麻素、对羟基苯甲醇、巴利森苷 E、巴利森苷 B、巴利森苷 C、巴利森苷。

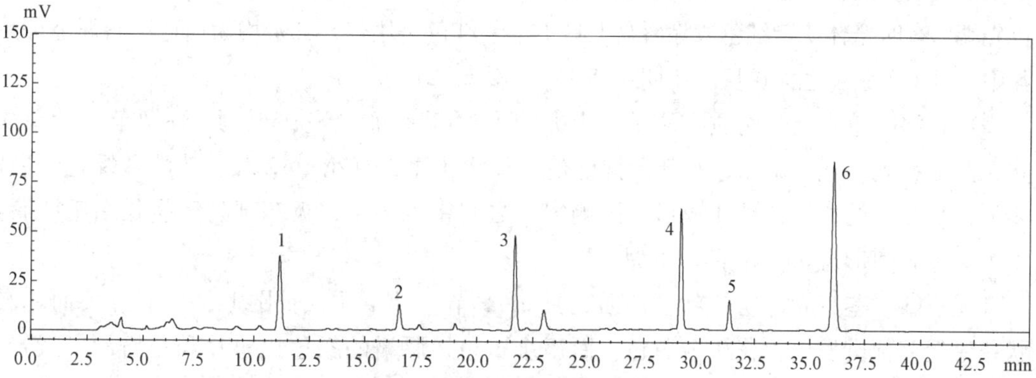

图 11-103　天麻特征色谱图

【**检查**】水分不得过 15.0%；总灰分不得过 4.5%；二氧化硫残留量不得过 400mg/kg。

【**含量测定**】采用 HPLC 法测定天麻素和对羟基苯甲醇。粉末用稀乙醇超声提取，以十八烷基硅烷键合硅胶为固定相，乙腈-0.05%磷酸溶液（3∶97）为流动相，检测波长 220nm，外标法计算含量。按干燥品计算，含天麻素和对羟基苯甲醇的总量不得少于 0.25%。

【**药理作用**】①抗惊厥作用　天麻浸膏具有明显对抗戊四氮阵挛性惊厥的作用。天麻制剂能延长致痫的潜伏时间，降低致痫电位的幅度，缩短惊厥发作的持续时间，对抗小鼠精神运动性发作，对抗谷氨酸钠诱发的小鼠癫痫发作。有效成分为天麻苷、天麻醚苷、对羟基苯甲醇、香草醇等。②镇静、催眠作用　天麻注射液可延长小鼠睡眠时间，对小鼠的自主活动有明显的抑制作用。天麻苷元具有中枢镇静作用。③镇痛作用　天麻制剂对醋酸所致小鼠扭体反应具有抑制作用。④对心血管的作用　天麻注射液可使血压下降，心率减慢，心输出量增加，心肌耗氧量下降，可使小鼠心肌营养血流量增加，提高小鼠抗缺氧能力。此外，天麻还有抗抑郁、抗炎、免疫增强等作用。

【功效】性平，味甘。能息风止痉，平抑肝阳，祛风通络。用于小儿惊风，癫痫抽搐，破伤风，头痛眩晕，手足不遂，肢体麻木，风湿痹痛。用量3~10g。

【附注】现代临床应用证明，天麻苷注射液肌肉注射，可治疗以头痛、头晕、睡眠障碍为主要症状的脑外伤综合征；可治疗三叉神经痛、坐骨神经痛、心绞痛、神经衰弱、血管性头痛和抑郁性神经症、眩晕症、癫痫、高血压、肢体麻木、手足不遂等症。另外天麻可以治疗老年性痴呆症，由天麻、钩藤加味而成的天麻促智冲剂，临床治疗老年性血管性痴呆，可明显改善神经功能缺损和生活能力，对脑电图有显著的改善作用，并可降低血浆黏度，对红细胞变形和聚集指数异常均有显著改善作用。

石斛 Dendrobii Caulis

（英）Dendrobium Stem

【来源】兰科植物金钗石斛 *Dendrobium nobile* Lindl. 、霍山石斛 *D. huoshanense* C. Z. Tang et S. J. Cheng、鼓槌石斛 *D. chrysotoxum* Lindl. 或流苏石斛 *D. fimbriatum* Hook. 的栽培品及其同属植物近似种的新鲜或干燥茎。

【植物形态】金钗石斛　多年生附生草本。茎直立，肉质状肥厚，稍扁的圆柱形，上部稍回折状，基部明显收狭，不分枝，高10~60cm，多节。叶革质，长圆形，先端钝并且不等侧2裂，基部具抱茎的鞘。总状花序生于上部节上，有花1~4朵，具卵状苞片；花大，白色带淡紫色先端，有时全体淡紫红色或除唇盘上具1个紫红色斑块外，其余均为白色，唇瓣宽卵形，唇盘中央具1个紫红色大斑块。花期4~5月。（彩图121）

霍山石斛　茎直立，肉质，从基部上方向上逐渐变细，不分枝，具3~7节；叶革质，舌状长圆形，先端钝并微凹，基部具抱茎鞘；总状花序，有花1~2朵，花淡黄绿色，唇瓣近菱形，长和宽约相等，基部楔形，两侧裂片之间密生短毛，近基部处密生长白毛，唇盘具1个黄色椭圆形斑块。花期4~5月。

鼓槌石斛　茎直立，纺锤状，肉质，具2~5节；叶革质，长圆形，先端急尖而钩转；总状花序近茎顶端发出，花瓣金黄色，唇瓣金黄色，唇瓣的颜色比萼片和花瓣深，近肾状圆形，唇盘有时具“U”形的栗色斑块。花期3~5月。

流苏石斛　茎粗壮，斜立或下垂，圆柱形或有时基部上方稍呈纺锤形；叶二列，革质，长圆形或长圆状披针形，先端急尖，有时稍2裂；总状花序，疏生6~12朵花，花金黄色，唇瓣比萼片和花瓣的颜色深，近圆形，边缘具复流苏，唇盘具1个新月形横生的深紫色斑块。花期4~5月。

【采制】全年均可采收，鲜用者除去根及泥沙；干用者采收后，除去杂质，用开水略烫或烘软，再边搓边烘晒，至叶鞘搓净，干燥。

【产地】以上各种石斛主产于广西、贵州、广东、云南、四川等省区。

【性状】鲜石斛　呈圆柱形或扁圆柱形，长约30cm，直径0.4~1.2cm。表面黄绿色，光滑或有纵纹，节明显，色较深，节上有膜质叶鞘。肉质多汁，易折断。气微，味微苦而回甜，嚼之有黏性。

金钗石斛　呈扁圆柱形，长20~40cm，直径0.4~0.6cm，节间长2.5~3cm。表面金黄色或黄中带绿色，有深纵沟。质硬而脆，断面较平坦而疏松。气微，味苦。（彩图121）

霍山石斛　干条呈直条状或不规则弯曲形，长2~8cm，直径1~4mm。表面淡黄绿色至黄绿色，偶有黄褐色斑块，有细纵纹，节明显，节上有的可见残留的灰白色膜质叶鞘；一端可见茎基部残留的短须根或须根痕，另一端为茎尖，较细。质硬而脆，易折断，断面平坦，灰黄色至灰绿色，略角质状。气微，味淡，嚼之有黏性。鲜品稍肥大。肉质，易折断，断面淡黄绿色至深绿色。气微，味淡，嚼之有黏性且少有渣。枫斗呈螺旋形或弹簧状，通常为 2~5 个旋纹，茎拉直后性状同干条。

鼓槌石斛　呈粗纺锤形，中部直径 1~3cm，具 3~7 节。表面光滑，金黄色，有明显凸起的棱。质轻而松脆，断面海绵状。气微，味淡，嚼之有黏性。

流苏石斛等　呈长圆柱形，长 20~150cm，直径 0.4~1.2cm，节明显，节间长 2~6cm。表面黄色至暗黄色，有深纵槽。质疏松，断面平坦或呈纤维性。味淡或微苦，嚼之有黏性。

【显微特征】金钗石斛茎横切面　表皮细胞 1 列，扁平，外被鲜黄色角质层。基本组织细胞大小较悬殊，有壁孔，散在多数外韧型维管束，排成 7~8 圈。维管束外侧纤维束新月形或半圆形，其外侧薄壁细胞有的含类圆形硅质块，木质部有 1~3 个导管直径较大。含草酸钙针晶细胞多见于维管束旁。（图 11-104，彩图 122）

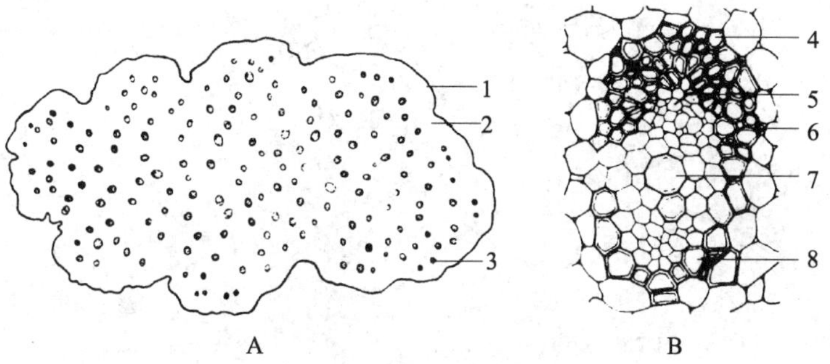

图 11-104　金钗石斛（茎）横切面

A. 横切面简图；B. 维管束构造

1. 表皮；2. 基本薄壁组织；3. 维管束；4. 纤维群；5. 韧皮部；6. 硅质块；7. 木质部；8. 内侧纤维

霍山石斛　表皮细胞 1 列，扁平，外壁及侧壁稍增厚，微木化，外被黄色或橘黄色角质层，有的外层可见无色的薄壁细胞组成的叶鞘层。基本薄壁组织细胞多角形，大小相似，其间散在 9~47 个维管束，近维管束处薄壁细胞较小，维管束为有限外韧型，维管束鞘纤维群呈单帽状，偶成双帽状，纤维 1~2 列，外侧纤维直径通常小于内侧纤维，有的外侧小型薄壁细胞中含有硅质块。草酸钙针晶束多见于近表皮处薄壁细胞或近表皮处维管束旁的薄壁细胞中。

流苏石斛茎横切面　表皮细胞扁圆形或类方形，壁增厚或不增厚。多数外韧型维管束略排成数圈。维管束外侧纤维束新月形或呈帽状；内侧纤维束无或有，有的内外侧纤维束连接成鞘。（图 11-105）

鼓槌石斛茎横切面　表皮细胞扁平，外壁及侧壁增厚，胞腔狭长形；角质层淡黄色。多数外韧型维管束略排成 10~12 圈。木质部导管大小近似。（图 11-106）

【化学成分】金钗石斛主含生物碱类成分，如石斛碱（dendrobine）、6-羟基石斛碱（6-hydroxydendrobine）、石斛酮碱（金钗石斛碱，nobilonine）、石斛醚碱（金钗碱，dendroxine）、6-羟基石斛醚碱（6-hydroxydendroxine）、4-羟基石斛碱（4-hydroxydendrobine）、石斛酯碱（dendrine）、3-羟基-2-氧代石斛碱（3-hydroxy-2-oxydendrobine）等。此外，石斛属植物中普遍含有联苄类如毛兰素（erianin）、石斛酚等，以及菲类、芴酮类、桂皮酸酯类、多糖类及挥发油等。

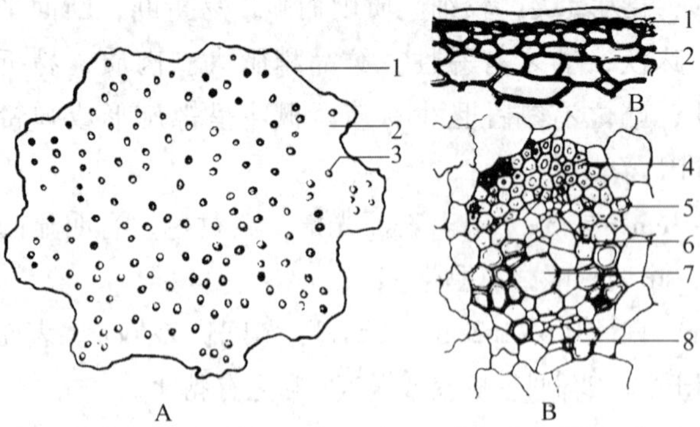

图 11-105 流苏石斛（茎）横切面

A. 横切面简图；B. 表皮及维管束构造

1. 表皮；2. 表皮及皮下层细胞；3. 维管束；4. 纤维群；5. 硅质块；6. 韧皮部；7. 木质部；8. 内侧纤维

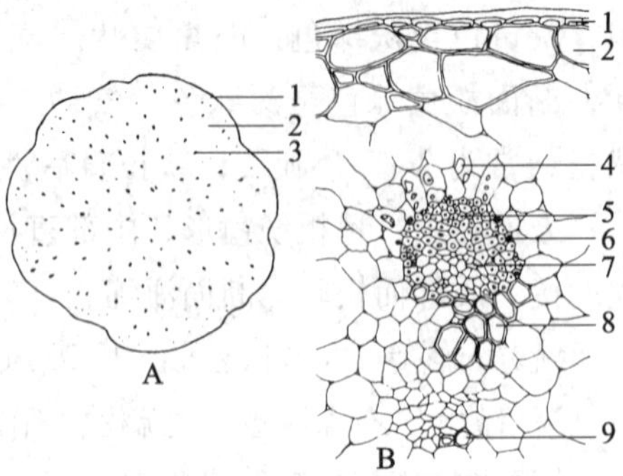

图 11-106 鼓槌石斛（茎）横切面

A. 横切面简图；B. 表皮及维管束构造

1. 表皮；2. 基本薄壁组织及皮下层细胞；3. 维管束；4. 分枝状细胞；5. 纤维束；6. 硅质块；7. 韧皮部；8. 木质部；9. 内侧纤维

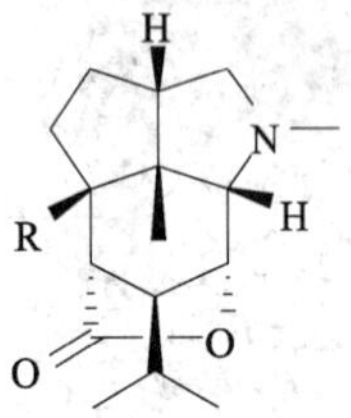

石斛碱 R = H

6-羟基石斛碱 R = OH

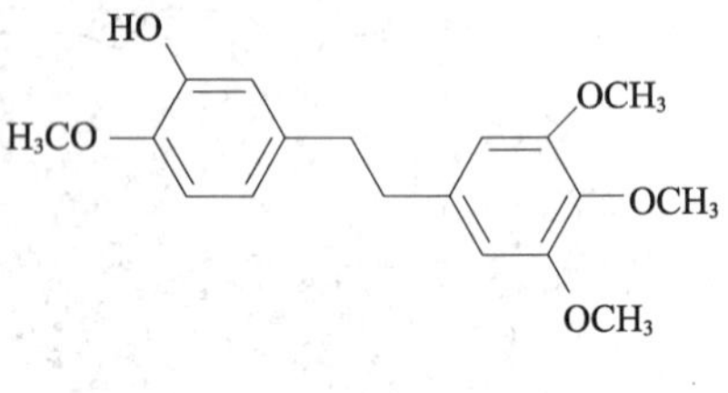

毛兰素

【理化鉴别】1. 金钗石斛　粉末用甲醇超声提取，滤液作为供试品溶液。以石斛碱作对照，用硅胶 G 板，石油醚-丙酮（7∶3）展开，碘化铋钾试液为显色剂。供试品色谱中，在与对照品色谱相应的位置上，显相同颜色的斑点。

2. 鼓槌石斛　粉末用甲醇提取，滤液作为供试品溶液。以毛兰素为对照，用高效硅胶 G 板，石油醚（60~90℃）-乙酸乙酯（6∶4）展开，10%硫酸乙醇溶液为显色剂。供试品色谱中，在与对照品色谱相应的位置上，显相同颜色的斑点。

3. 流苏石斛等　以石斛酚为对照，其他同鼓槌石斛。

4. 霍山石斛　粉末用甲醇提取滤液经石油醚、乙酸乙酯、正丁醇萃取，正丁醇液作为供试品溶液。以霍山石斛对照药材及夏佛塔苷为对照，用聚酰胺薄膜，乙醇-丁酮-乙酰丙酮-水（4∶4∶1∶17）展开，5%三氯化铝乙醇溶液显色，置紫外光灯（365nm）下检视。供试品色谱中，在与对照药材色谱和对照品色谱相应的位置上，显相同颜色的荧光斑点。

【检查】干石斛水分不得过 12.0%；总灰分不得过 5.0%。霍山石斛（干品）醇溶性浸出物不得少于 8.0%。

【含量测定】1. 金钗石斛　采用 GC 法测定石斛碱。粉末用含 0.05 %甲酸的甲醇溶液加热回流提取，选择萘为内标物，用 DB-1（100%二甲基聚硅氧烷）石英毛细管柱，程序升温，进样口温度 250℃，检测器温度 250℃，内标法计算含量。按干燥品计算，含石斛碱不得少于 0.40%。

2. 鼓槌石斛　采用 HPLC 法测定毛兰素。粉末用甲醇超声提取，以十八烷基硅烷键合硅胶为固定相，以乙腈-0.05%磷酸溶液（37∶63）为流动相，检测波长 230nm，外标法计算含量。按干燥品计算，含毛兰素不得少于 0.030%。

3. 霍山石斛　采用紫外-可见分光光度法测定多糖。按干燥品计算，含多糖以无水葡萄糖计，不得少于 17.0%。

【药理作用】①对消化系统的作用　金钗石斛浸膏对豚鼠离体肠管平滑肌有兴奋作用。金钗石斛水煎剂胃管给药浅表性胃炎患者，胃液检测显示 1 h 和 2 h 的胃排酸量比对照组明显增高，血清胃泌素浓度比对照组明显增高。②抗衰老与免疫调节作用　能显著提高 SOD 水平，起到降低过氧化脂质（LPO）作用。从脑单胺类神经介质水平的调节角度，作为类似 MAO（单胺氧化酶）的抑制剂起到抗衰老作用。金钗石斛水煎剂对小鼠腹腔巨噬细胞的吞噬功能有明显的促进作用。③抗肿瘤作用　石斛乙醇提取物对人肺癌细胞 A549 等细胞株具有显著的细胞毒性作用。此外，石斛还有降血糖、降血脂、抗炎等作用。

【功效】性微寒，味甘。能益胃生津，滋阴清热。用于热病津伤，口干烦渴，胃阴不足，食少干呕，病后虚热不退，阴虚火旺，骨蒸劳热，目暗不明，筋骨痿软。用量 6~12g，鲜品 15~30g。

【附注】铁皮石斛 Dendrobii Officinalis Caulis 为兰科植物铁皮石斛 *D. officinale* Kimura et Migo 的干燥茎。切成段后边加热边扭成螺旋形或弹簧状，烘干称为“铁皮枫斗”。通常为 2~6 个旋纹，茎拉直后长 3.5~8cm，直径 0.2~0.4cm。表面黄绿色或略带金黄色，有细纵皱纹，有时一端可见茎基部留下的短须根。质坚实，易折断，断面平坦。气微，味淡，嚼之有黏性。铁皮石斛多糖有较好的免疫增强作用。功效同石斛。

本科常用的其他生药和药用植物见表 11-56 和表 11-57。

表 11-56　ChP 收载的兰科其他生药

生药名	来源	药用部位	主要成分	功效
白及	白及 *Bletilla striata*（Thunb.）Reichb. f.	块茎	菲类、联苄类	收敛止血，消肿生肌
山慈菇	杜鹃兰 *Cremastra appendiculata*（D. Don）Makino、独蒜兰 *Pleione bulbocodioides*（Franch.）Rolfe 或云南独蒜兰 *P. yunnanensis* Rolfe	假鳞茎	菲类、联苄类、木脂素	清热解毒，化痰散结

表 11-57　欧美国家常用的兰科其他植物药

生药名	来源	药用部位	主要成分	功效
柔毛杓兰	*Cypripedium pubescens* Willd.	根茎	挥发油、树脂、糖苷、鞣质	镇静，抗痉挛

（许　亮）

扫码“练一练”

扫码“学一学”

第十二章　动物类生药

动物类生药的应用在我国有着悠久的历史，远在4000多年前甲骨文中就记载有麝、犀、牛、蛇等40多种药用动物。在3000多年前就已经开始利用蜜蜂，鹿茸、麝香、阿胶等的应用也有2000~3000年的历史。在我国历代本草学著作中均收载有数目不等的动物药，如汉代《神农本草经》收载有僵蚕、地龙、犀角等65种，唐代《新修本草》收载128种，明代《本草纲目》收载461种，清代《本草纲目拾遗》收载160种，《中药大辞典》（1977年）收载740种，《中国药用动物志》（1979~1982年）收载832种。ChP收载动物类生药50余种。目前，全世界已研究和使用的动物药有3000种以上，我国的药用动物达1581种（占我国中药资源总数的12.3%）。可见，动物药是世界医药和祖国医药宝贵财富中的一部分。

动物类生药，尤其来源于某些高等动物的生药（如牛黄、麝香、鹿茸、熊胆等），所含的化学成分常与人体中某些内源性物质相似，因而可直接用于改善和调节人体的生理功能，疗效确切而显著，被中医称为“血肉有情之品”。多年来，学者们从药用动物中不断发现一些疗效显著的活性物质，如蝮蛇蛇毒中的抗栓酶已开发成注射剂，用于治疗脑血管疾患；蟾酥中的脂蟾毒配基（蟾力苏）具有升压、强心、兴奋呼吸作用，已用于呼吸、循环衰竭和失血性休克的治疗；从蚯蚓中分离出的蛋白水解酶，能直接溶解纤维蛋白和激活纤维蛋白溶酶原，有显著的溶栓作用，适用于血栓和栓塞性疾病的治疗。

第一节　动物的分类

一、动物分类的基本单位及等级

目前，地球上现存的动物约150万种，为了进行合理的开发利用和研究，必须进行科学的分类。动物分类的基本单位与植物分类相同，种（species）是分类的基本单位。动物之间分类等级的异同程度体现了各类动物之间的相似程度和亲缘关系的远近。动物分类等级由大至小主要分为界、门、纲、目、科、属、种。有时因各等级之间范围过大，这些等级之间也有亚门、亚纲、亚目、亚科、亚属等。

动物分类的某些具体问题，动物学家们的意见尚难统一。动物界（Animalia）的分门还未完全一致，有的分为28门，有的分为19门。表12-1为动物界按19门分类的情况。

二、动物的学名

动物的学名是根据国际命名法规，采用林奈首创的双名法，由属名和“种加词”组成，其后附命名人姓氏。属名和命名人姓氏的第1个字母须大写，属名和“种加词”用斜体表示，这些规则与植物学名相同，如林麝 *Moschus berezovskii* Flerov 等。但是，动物学名与植物学名的命名尚有下列不同之处。

表 12-1　动物界的分门

界	亚界	门		类群
动物界（Animalia）	原生动物（protozoan）	1. 原生动物门	Protozoa	
	后生动物（Metazoa）	2. 海绵动物门（多孔动物门）	Spongia（Porifera）	无脊椎动物（Invertebrata）
		3. 腔肠动物门	Coelenterata	
		4. 栉水母动物门	Ctenophora	
		5. 扁形动物门	Platyhelminthes	
		6. 纽形动物门	Nemertinea	
		7. 线形动物门	Nemathelminthes	
		8. 棘头动物门	Acanthocephala	
		9. 环节动物门	Annelida	
		10. 软体动物门	Mollusca	
		11. 节肢动物门	Arthropoda	
		12. 苔藓动物门	Bryozoa	
		13. 腕足动物门	Brachiopoda	
		14. 帚虫动物门	Phoronida	
		15. 毛颚动物门	Chatognatha	
		16. 棘皮动物门	Echinodermata	
		17. 须腕动物门	Pogonophora	
		18. 半索动物门	Hemichordata	
		19. 脊索动物门	Chordata	脊椎动物（Vertebrata）

1. 动物在种以下的分类等级只有亚种（subspecies）。在种内如有亚种时，则采用三名法。在表示亚种的名称时不加 subsp. 或 ssp.，而是“亚种加词”写在“种加词”之后，也不写该种命名人姓氏，只写亚种命名人姓氏。如中华大蟾蜍 *Bufo bufo gargarizans* Cantor，该学名第一个词 *Bufo* 为属名，第二个词 *bufo* 为“种加词”，第三个词 *gargarizans* 为“亚种加词”，Cantor 为亚种命名人姓氏。

2. 动物学名重新组合时，在原命名人姓氏外加括号，而重新组合的人名一般不写出，如鳖原学名为 *Trionyix sinensis* Wiegmann，学名重新组合后为 *Amida sinensis*（Wiegmann）。

3. 动物如为亚属，则亚属名放在属名和“种加词”之间，并且外加括号，亚属名第一个字母须大写。如乌龟 *Chinemys*（*Geoclemys*）*reevesii*（Gray），第一个词为属名，第二个词为亚属名，第三个词为“种加词”，最后为原学名命名人姓氏，外加括号表示该学名是重新组合的。

第二节　动物药的活性成分

一、氨基酸、多肽、蛋白质、酶类

1. 氨基酸　氨基酸（amino acids）在生物体内以肽键结合，构成结构和功能不同的蛋白质，是维持生命的基本物质。目前作为药用的氨基酸有一百多种，其中包括组成蛋白质的 20 余种氨基酸。动物药普遍含有各种不同的氨基酸，有的氨基酸有直接的医疗作用，如牛黄中的牛磺酸（taurine）有刺激胆汁分泌和降低眼压的作用，能增强心脏细胞功能，用于治疗心肌梗死、心绞痛和心衰等症。γ-氨基丁酸（γ-aminobutyric acid）能激活葡萄糖磷酸酯化酶，促进葡萄糖代谢，增加能量供应从而改善大脑机能。甘氨酸（glycine）可中和胃酸，用于治疗胃酸过多症。

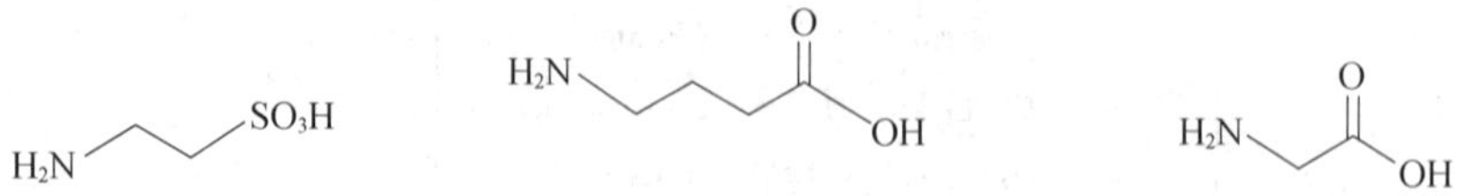

牛磺酸　　γ-氨基丁酸　　甘氨酸

2. 多肽、蛋白质　多肽和蛋白质（peptides，proteins）是一类重要的生物活性成分，一些多肽类、蛋白质类制剂已经广泛应用于临床，如水蛭素（hirudin）是水蛭唾液腺中分泌的一种多肽类物质，一级结构系由65个氨基酸组成。水蛭素具有强力的抑制凝血酶活性，为一种高效抗凝血剂和抗血栓剂。蝎毒素（scorpion toxins）是一类由20~80个氨基酸组成的毒性多肽或蛋白质，对神经系统有广泛的生物活性，如从中分得的抗癫痫肽（antiepilepsy peptide，AEP）对抗咖啡因性惊厥作用较强，明显优于安定，并可使头孢菌素、马桑内酯诱发大鼠癫痫的潜伏期延长，发作程度减轻，死亡率下降，平均总持续时间缩短。蝎毒素有很强的中枢镇痛作用，作用强于吗啡4倍以上，并且无成瘾性。僵蚕所含蛋白质可刺激肾上腺皮质分泌增加，从而起到消炎、抗过敏、抑制纤维细胞增生、减轻毛囊损伤破裂的作用，故可与其他药物组方用于痤疮的治疗。从猪心中提制的细胞色素C（cytochrome C）属于络合蛋白质，是以铁卟啉为辅基的细胞呼吸基酶，对因组织缺氧引起的一系列症状有改善作用。蜂毒（bee venom）可治疗风湿性关节炎，有消炎止痛作用，其抗炎的主成分为MCD-多肽及蜂毒明肽（apamin），抗炎作用强度比同剂量的氢化可的松高100倍。麝香的水溶性肽类具有显著的抗炎作用，对炎症初期和中期的疗效尤为显著。

3. 酶（enzymes）　从人尿中提制的尿激酶（urokinase）可直接激活纤溶酶原使其转变为纤溶酶，纤溶酶具有很强的溶解纤维蛋白的作用，临床上已用于治疗脑血栓、脑栓塞、周围动静脉血栓症、肺栓塞和心肌梗死等。国内近年研制并生产的蛇岛蝮蛇蛇毒“抗栓酶”、尖吻蝮蛇蛇毒“去纤酶”、东北白眉蝮蛇蛇毒“消栓酶”和浙江蝮蛇蛇毒“抗栓酶”4种蛇毒抗凝抗栓注射剂，具有显著降低纤维蛋白原、血液黏度、黏附率及聚集等功能，是治疗各种闭塞性血管病的良药。

二、非肽含氮类化合物

非肽含氮类活性成分多为蛋白质代谢的次生产物，在动物中分布广泛，种类较多，多数有类似生物碱性质。

1. 甾类生物碱　箭毒蛙碱（batrachotoxin，BTX）是从栖息在哥伦比亚西部密林中的箭毒蛙 *Phyllobates aurothaenia* 中分离出来的剧毒生物碱，LD_{50}为2.0~2.7μg/kg（小鼠，*iv*），该化合物对肌肉和中枢神经具有麻痹作用。

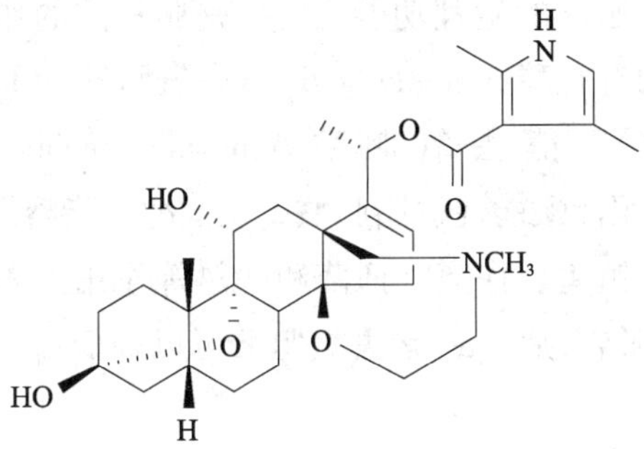

箭毒蛙碱

2. 环外含氮类　岩沙海葵毒素（palytoxin，PTX）是从腔肠动物毒沙海葵 *Palythoa toxica* 中分得的毒性极强的化合物，分子式为 $C_{129}H_{223}N_3O_{54}$，共含有 64 个不对称碳原子，LD_{50}为 0.15μg/kg（小鼠，*ip*）。该化合物为迄今所知在非蛋白毒素中发现的毒性最强的酰胺类化合物，具有极强的抗肿瘤活性和冠状动脉收缩作用。另外，鹿茸中含有的多胺类化合物，如腐胺（putrescine）、精脒（spermidine）、精胺（spermine），能刺激小鼠肝组织蛋白和 RNA 的合成，显著增强 RNA 聚合酶的活性。

3. 吲哚类　吲哚烷基胺类化合物广布于蟾蜍属（*Bufo*）及其近缘属中。蟾蜍科动物中华大蟾蜍 *Bufo bufo gargarizans* Cantor 或黑眶蟾蜍 *B. melanostictus* Schneider 耳后腺及皮肤腺的分泌物中含有以蟾蜍色胺（bufotenine）为基本骨架的吲哚类生物碱，如去氢蟾蜍色胺（dehydrobufotenine）、蟾蜍色胺内盐（bufotenidine）、蟾蜍绿啶（bufoviridine）、蟾蜍噻咛（bufothionine）、5-羟色胺（serotonin）及其衍生物。这些成分对肠管、血管等平滑肌有收缩作用，可引起血压上升，呼吸兴奋并有抗利尿等作用。

4. 吡啶类　麝香中含有吡啶生物碱类，如麝香吡啶（muscopyridine），羟基麝香吡啶 A、B（hydroxymuscopyridine A，B），2，6-亚壬基吡啶（2，6-nonamethylene pyridine），2，6-亚癸基吡啶（2，6-decamethylene pyridine）等。

5. 吡咯衍生物　天然牛黄中含胆红素（bilirubin），是胆汁中的主要色素，具有刺激红细胞生成、抗氧化等生理活性。

三、甾体类

动物药具有生物活性的甾体类（steroids）化合物，主要包括蟾蜍毒素类、甾体激素类、胆汁酸类、蜕皮激素和海洋甾体类等。

1. 蟾蜍毒素类　蟾毒配基类（bufogenins）和蟾酥毒素类（bufotoxins）主要存在于蟾酥中，蟾酥毒素类为蟾毒配基类 C_3-OH 与辛二酰精氨酸（suberoylarginine）、庚二酰精氨酸（pimeloylarginine）、丁二酰精氨酸（succinoylarginine）、辛二酸及硫酸等结合的酯类，多存在于新鲜的蟾蜍分泌物中。蟾毒配基类和蟾蜍毒素类化合物均有强心、升压作用，但蟾毒配基类化合物作用更为明显。强心作用主要表现为增强心肌收缩力，增加心搏出量，减低心率，消除水肿与呼吸道困难。此外，尚有兴奋呼吸和中枢神经、抗菌消炎、抗肿瘤和局部麻醉等作用。脂蟾毒配基（resibufogenin）制剂蟾力苏，临床上已用于肺心脑病引起的呼吸循环衰竭和失血性低血压休克的治疗。

2. 甾体激素类　鹿茸中含有雌酮（oestrone）和雌二醇（estradiol）；麝香中含有 3α-羟基-5α-雄甾烷-17-酮（3α-hydroxy-5α-androstane-17-one）等 15 种以上甾体激素。

3. 胆汁酸类　胆汁酸（bile acids）为胆甾酸与甘氨酸或牛磺酸以酰胺键连接的结合

物，是动物胆汁的主成分。胆汁的生理功能，主要是胆甾酸的作用。迄今已发现的胆甾酸有100多种，其中最重要的有胆酸（cholic acid）、去氧胆酸（deoxycholic acid）、鹅去氧胆酸（chenodeoxycholic acid）、熊去氧胆酸（ursodeoxycholic acid）和猪去氧胆酸（hyodeoxycholic acid）等。胆汁酸能促进脂肪酸、胆固醇、脂溶性维生素、胡萝卜素和Ca^{2+}等吸收，具有利胆、镇静、镇痛、祛痰、抑菌和解热等作用。鹅去氧胆酸和熊去氧胆酸可用于治疗以胆固醇为主的胆结石症。α-猪去氧胆酸可以降低血液胆固醇，治疗高血压和血管粥样硬化症。

4. 蜕皮激素　蜕皮激素在昆虫和甲壳类动物中分布较广泛，可促进昆虫和甲壳类动物细胞生长，刺激真皮细胞分裂，产生表皮并使其蜕皮。昆虫类动物变态激素如蜕皮素（ecdysone）和甲壳类动物变态激素如蜕皮甾酮（ecdysterone）等，能促进蛋白质合成，排除体内胆固醇和抑制血糖升高等。

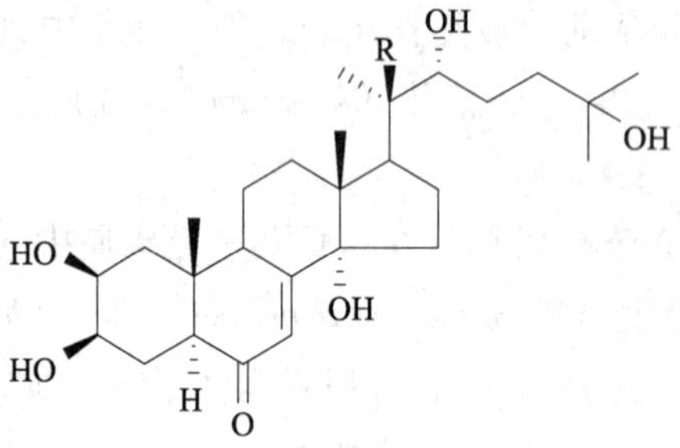

蜕皮素　R = H
蜕皮甾酮　R = OH

四、萜类

斑蝥素（cantharidin）是由芫青科昆虫南方大斑蝥 *Mylabris phalerata* Pallas 或黄黑小斑蝥 *M. cichorii* L. 中分离的一种单萜类（terpenes）防御物质，具有抗癌、升高白细胞和抗病毒等作用。类胡萝卜素（carotenoids）是一类由浅黄到深红色的脂溶性色素，含有4个异戊二烯单元，多分布于动物的分歧状结缔组织细胞内，能增加T细胞活性，延缓癌的转移和抗光敏作用。

五、多不饱和脂肪酸类（多烯脂肪酸）

许多植物油中含有大量的不饱和脂肪酸（polyunsaturated fatty acids），但主要为单烯酸（以油酸为主）及双烯酸（以亚油酸为主）等不饱和脂肪酸，而亚麻油酸（十八碳三烯酸）、花生四烯酸、二十碳五烯酸、二十二碳六烯酸等长链多烯不饱和脂肪酸主要存在于鱼油中。海洋动物含有丰富的EPA（eicosapentaenoic acid，二十碳五烯酸）、DHA（docosahexaenoic acid，二十二碳六烯酸）和二十二碳五烯酸等。某些多不饱和脂肪酸是人体营养必需脂肪酸（EFA），因其在体内不能合成，必须从食物中摄取。海产鱼油中的亚油酸为最重要的EFA，在体内可代谢转变为花生四烯酸，具合成磷脂等重要生物功能。EFA能抑制血小板聚集、减少血栓形成、降血脂及抗动脉粥样硬化、增强免疫、改变血液参数，常用于预防和治疗轻度至中度高脂血症、动脉粥样硬化、冠心病、血栓性疾病等。

六、多糖类

透明质酸（hyaluronic acid，HA）为不含硫酸基的具有特殊功能的胞外高分子多糖（polysaccharides）。以公鸡冠为原料制备的透明质酸制剂“Healon”已被广泛地用于眼科的黏性手术。近年来，透明质酸还被誉为理想的保湿因子，广泛应用于各种化妆品中。甲壳质（chitin）亦称壳多糖和几丁质等。其化学名为［（1，4）-2-乙酰氨基-2-脱氧-β-D-葡萄糖］的线型生物聚合体，简称聚-*N*-乙酰-D-葡糖胺。部分水解脱乙酰基得脱乙酰甲壳质（chitosan）。甲壳质在自然界分布极广，广泛存在于植物、菌类细胞壁、甲壳纲动物及昆虫中，如虾蟹外壳、乌贼骨架及昆虫翅膀等，尤其在节肢动物、蛛形类、甲壳类、昆虫类生物中几乎都含，而且含量较高，其表皮甲壳质占25%～50%。甲壳质一般与蛋白质、碳酸钙、磷酸钙等紧密缔合成络合体，共同形成表皮及生物体的支撑组织。4-硫酸软骨素（即硫酸软骨素A）是最早发现的酸性黏多糖，具有降低血脂、抗动脉粥样硬化和抗粥样斑块形成的作用，对心肌细胞有抗炎、修复作用，亦有抗凝血作用。从鹿茸中分离出的酸性黏多糖，主要含硫酸软骨素A，具有抗溃疡和抑制胃酸分泌等作用。6-硫酸软骨素（即硫酸软骨素C）广泛分布于各种结缔组织中。研究发现，新生儿肋软骨含4-及6-硫酸软骨素，而成人以6-硫酸软骨素为主。

第三节　动物类生药分述

水蛭 Hirudo

（英）Leech

【来源】水蛭科动物蚂蟥 *Whitmania pigra* Whitman、水蛭 *Hirudo nipponica* Whitman 或柳叶蚂蟥 *Whitmania acranulata* Whitman 的干燥全体。

【采制】夏、秋二季捕捉，用沸水烫死，晒干或低温干燥。

【产地】主产山东、江苏。

【性状】蚂蟥　呈扁平纺锤形，有多数环节，长4～10cm，宽0.5～2cm。背部黑褐色或黑棕色，稍隆起，用水浸后，可见黑色斑点排成5条纵纹；腹面平坦，棕黄色。两侧棕黄色，前端略尖，后端钝圆，两端各具1吸盘，前吸盘不显著，后吸盘较大。质脆，易折断，断面胶质状。气微腥。（彩图125 A）

水蛭　扁长圆柱形，体多弯曲扭转，黑棕色，体长2～5cm，宽0.2～0.3cm。（彩图125 A）

柳叶蚂蟥　狭长而扁，两端稍细，长5～12cm，宽0.1～0.5cm。前吸盘不显著，后吸盘圆大。背腹两面均呈黑棕色。（彩图125 A）

【化学成分】新鲜水蛭唾液中含有一种抗凝血作用的多肽物质水蛭素（hirudin），系由65个氨基酸组成的多肽，分子量为7000左右，含3个二硫键，是一种由碳、氢、氮、硫等元素组成的酸性物质，易溶于水，已分离鉴定出7种异构体，水蛭素在干燥药材中已被破坏。水蛭素的二级和三级结构对其抗凝活性起决定性作用，二硫键是决定其分子结构稳定性、保持高抗凝活性的关键。如果二硫键被氧化或还原，或发生了蛋白降解，或失去酸性的一端氨基酸，也会失去与凝血酶结合的能力。水蛭干燥药材主要含抗凝血成分肝素（heparin）、抗凝血酶（autithrombin）、hirudonucleodisulfide A、hirudonucleodisulfide B、次黄嘌呤、蛋白质、氨基酸等。

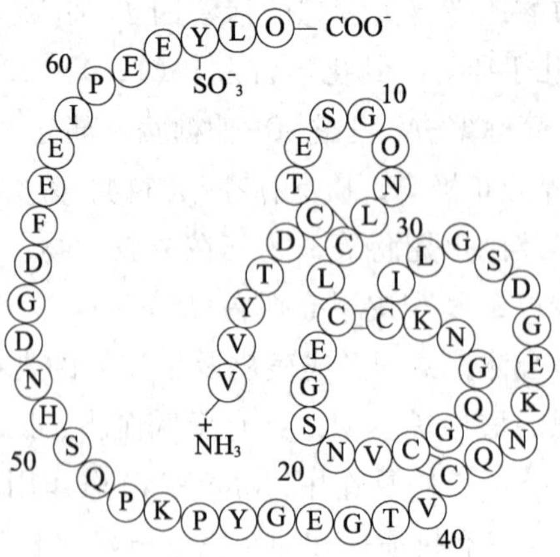

水蛭素

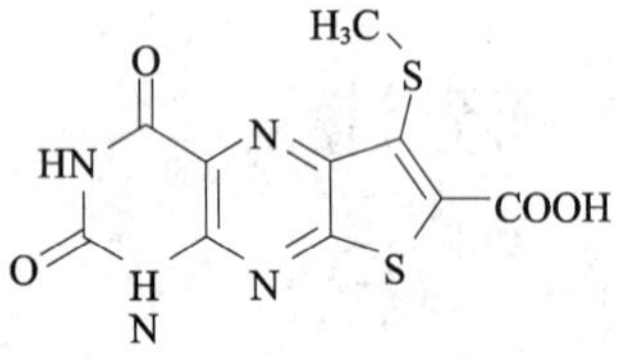

hirudonucleodisulfide A

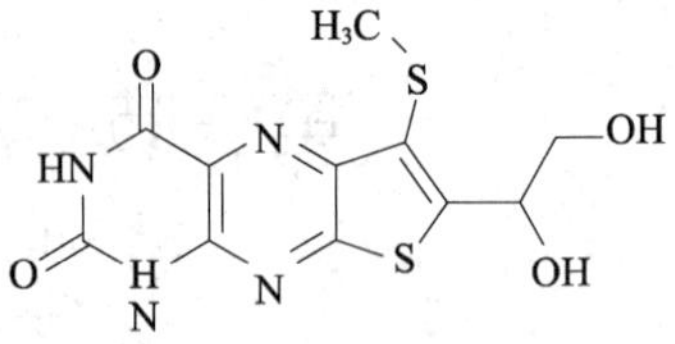

hirudonucleodisulfide B

【理化鉴别】TLC　粉末用乙醇超声提取，滤过，滤液作供试品。以水蛭对照药材作对照，用硅胶G板，正己烷-乙酸乙酯（4∶1）展开，10%硫酸乙醇溶液显色。供试品色谱中，在与对照药材色谱相应的位置上，显相同的紫红色斑点，紫外光灯（365nm）下显相同的橙红色荧光斑点。

【检查】水分不得过18.0%；总灰分不得过8.0%；酸不溶性灰分不得过2.0%。重金属及有害元素：铅不得过10mg/kg，镉不得过1mg/kg，砷不得过5mg/kg，汞不得过1mg/kg。含AFB_1不得过5μg/kg，含AFG_2、AFG_1、AFB_2和AFB_1的总量不得过10μg/kg。

【含量测定】采用生物检定法测定抗凝血酶活性。取本品粉末约1g，精密称定，精密加入0.9%的氯化钠溶液5ml，充分搅拌，浸提30min，并时时振摇，离心，精密量取上清液100μl，置试管中，加入含0.5%（牛）纤维蛋白原（以凝固物计）的三羟甲基氨基甲烷盐酸缓冲液200μl，摇匀，置水浴（37℃±0.5℃）温浸5min，滴加每1ml中含40单位的凝血酶溶液（每1min滴加1次，每次5μl，边滴加边轻轻摇匀）至凝固（水蛭）或滴加每1ml中含10单位的凝血酶溶液（每4min滴加1次，每次2μl，边滴加边轻轻摇匀）至凝固（蚂蟥、柳叶蚂蟥），记录消耗凝血酶溶液的体积，按下式计算：

$$U = C_1V_1/C_2V_2$$

式中，U——每1g含抗凝血酶活性单位，U/g；

C_1——凝血酶溶液的浓度，U/ml；

C_2——供试品溶液的浓度，g/ml；

V_1——消耗凝血酶溶液的体积，μl；

V_2——供试品溶液的加入量，μl。

中和一个单位的凝血酶的量，为一个抗凝血酶活性单位。每1g含抗凝血酶活性，水蛭应不低于16.0 U，蚂蟥、柳叶蚂蟥应不低于3.0 U。

【药理作用】①抗凝血作用　水提液、醇提液具有抗凝血酶的作用，水蛭素是特效凝血酶抑制剂。水蛭素静脉注射，对大鼠实验性血栓形成有明显抑制作用。去头水蛭醇提物对胶原蛋白-肾上腺素诱导的小鼠体内血栓和大鼠动、静脉旁路血栓形成有显著抑制作用，并能提高红细胞膜和血小板膜流动性。②溶栓作用　家兔静脉注射水蛭素，对已形成的血栓有溶解作用。③抗血小板聚集作用　水蛭素能抑制凝血酶同血小板结合，促进凝血酶与血小板解离，抑制血小板受凝血酶刺激的释放和由凝血酶诱导的聚集反应。④对血液流变学的影响　提取物可使动物血液黏度降低，红细胞电泳时间缩短，对肺缺血再灌注损伤有保护作用。⑤降血脂作用　能使食饵性高脂血症家兔血中胆固醇和三酰甘油含量降低，减轻主动脉与冠状动脉病变，斑块消退明显，可见胶原纤维增生，胆固醇结晶减少。⑥抗缺氧作用 hirudonucleodisulfide A 和 hirudonucleodisulfide B 具有抗缺氧活性。

【功效】性平，味咸、苦，有小毒。能破血通经，逐瘀消癥。用于血瘀经闭，癥瘕痞块，中风偏瘫，跌扑损伤。用量 1~3g。孕妇禁用。

【附注】国外生产的水蛭素半合成衍生物 hirudin PA 和γ-hirudin 等抗血栓制剂，已经广泛应用于临床，主要用于治疗高血压性脑出血、脑内血肿和脑血栓等引起的中风偏瘫，半身不遂，口眼歪斜，中风语謇等病证。

斑蝥 Mylabris

（英） Blister Beetle

【来源】芫青科昆虫南方大斑蝥 *Mylabris phalerata* Pallas 或黄黑小斑蝥 *M. cichorii* L. 的干燥体。

【采制】夏、秋二季捕捉，闷死或烫死，晒干。生用或米炒用。

【产地】主产于河南、广西、安徽，销全国并出口，其他各地多自产自销。

【性状】南方大斑蝥　虫体呈长圆形，长 1. 5~2. 5cm，宽 0. 5~1cm。头及口器下垂，有较大的复眼及触角各 1 对，触角多已脱落。背部具革质鞘翅 1 对，黑色，有 3 条黄色或棕黄色的横纹；鞘翅下面有棕褐色薄膜状透明的内翅 2 片。胸腹部乌黑色，有光泽，胸部有足 3 对。有特殊的臭气。（彩图 125 B）

黄黑小斑蝥　体型较小，长 1~1. 5cm。

【化学成分】主含斑蝥素（cantharidin）1%~2%、羟基斑蝥素（hydroxycantharidin）、脂肪酸 12%。尚含挥发油、甲壳质、色素、蜡样物质以及多种无机元素。斑蝥素有抗癌作用，但毒性大。现已合成、半合成羟基斑蝥胺（*N*-hydroxylcatharamine）、斑蝥酸钠（去甲斑蝥酸钠，sodium demethylcantharidate）、去甲斑蝥素（norcantharidin）和甲基斑蝥胺（*N*-methylcantharidimide）等斑蝥素衍生物，其毒性较斑蝥素低，抗癌疗效更加明确，其中羟基斑蝥胺毒性只是斑蝥素的 1/500。

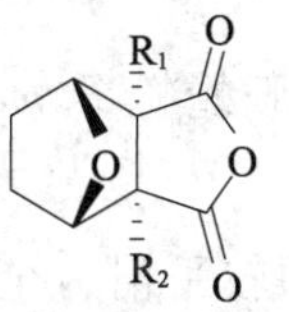

斑蝥素　$R_1 = R_2 = CH_3$

去甲斑蝥素　$R_1 = R_2 = H$

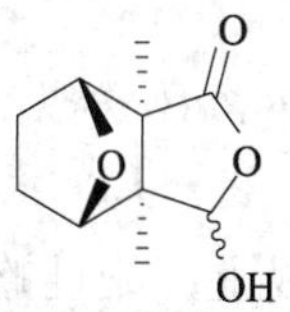

羟基斑蝥素

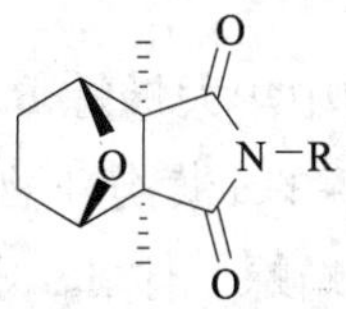

羟基斑蝥胺　R = OH

甲基斑蝥胺　$R = CH_3$

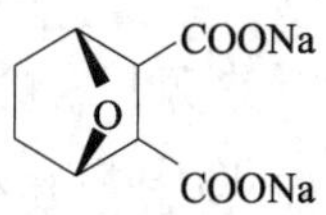

去甲斑蝥酸钠

【理化鉴别】1. 粉末进行微量升华，得无色柱状或棱状斑蝥素结晶。

2. 将升华物用石油醚洗 2~3 次，加硫酸 2~3 滴，微热溶解，转入试管内，小火加热至发生气泡，稍冷，加二甲氨基苯甲醛硫酸试液 1 滴，显樱红色或紫红色。将升华物加硫酸 2~3 滴，微热溶解，转入试管内，加间苯二酚粉末少许，小火加热至沸溶液显红色，在紫外灯下观察显绿色荧光。将升华物滴加氢氧化钡水溶液封藏后镜检，可见斑蝥酸钡的针晶束。

3. TLC　粉末用三氯甲烷超声提取，滤过，滤液蒸干，残渣用石油醚（30~60℃）洗后，加三氯甲烷溶解作供试品。以斑蝥素作对照，用硅胶 G 板，三氯甲烷-丙酮（49∶1）展开，0.1%溴甲酚绿乙醇溶液显色。供试品色谱中，在与对照品色谱相应的位置上，显相同颜色的斑点。

【含量测定】采用 HPLC 法测定斑蝥素。粗粉用三氯甲烷超声提取，以十八烷基硅烷键合硅胶为固定相，甲醇-水（23∶77）为流动相，检测波长 230nm，外标法计算含量。含斑蝥素不得少于 0.35%。

【药理作用】①抗癌作用　斑蝥素及其衍生物对原发性肝癌疗效显著。去甲斑蝥素对人早幼粒白血病 HL-60 细胞株 DNA 合成有明显抑制作用。②对白细胞的影响　斑蝥素能刺激骨髓引起白细胞升高。斑蝥酸钠、去甲斑蝥素和去氢斑蝥素均有升高白细胞作用。③致突变作用　南方大斑蝥有一定的诱变性。④毒性　斑蝥素小鼠腹腔注射的 LD_{50} 为 1.25mg/kg~1.7mg/kg；斑蝥酸钠小鼠腹腔注射 LD_{50} 为 3.4mg/kg ± 0.26mg/kg；去甲斑蝥素腹腔注射 LD_{50} 为 25.4mg/kg ± 1.9mg/kg。斑蝥素 0.14μg 能使人皮肤发泡，10~30 mg 就能使人中毒致死。斑蝥素毒性最大，斑蝥酸钠次之，甲基斑蝥胺和羟基斑蝥胺的毒性最小。

【功效】性热，味辛，有大毒。能破血逐瘀，散结消癥，攻毒蚀疮。用于癥瘕，经闭，顽癣，瘰疬，赘疣，痈疽不溃，恶疮死肌。用量 0.03~0.06g，炮制后多入丸散用。外用适量，研末或浸酒醋，或制油膏涂敷患处，不宜大面积使用。有大毒，内服慎用，孕妇禁用。

【附注】1. 红娘子为蝉科昆虫黑翅红娘子 *Huechys sanguinea* De Deer 或褐翅红娘子 *H. philaemata* Fabricins 的干燥体。成虫全形如蝉而瘦小，长 1.5~2.5cm，宽 0.5~0.7cm，头部及胸部大多黑色，额部、口器部及胸部背面两侧有朱红斑，腹部朱红色；翅 2 对，黑棕色膜质。主产于湖南、河南、湖北、江苏。功效与斑蝥类似。

2. 青娘子为芫青科昆虫绿芫青 *Lytta caraganae* Pallas 的干燥体。成虫长圆形，长 1~2cm，宽 0.4~0.5cm，全体亮绿色、蓝紫色，具美丽光泽。主产于江苏、浙江。含斑蝥素，功效与斑蝥相似。

3. 芫青科中有 3 个属 16 种昆虫斑蝥素含量不低于 0.35%，其中苹斑芫青 *Mylabris calida* Pallas 等 8 种昆虫的斑蝥素含量超过或接近 1.0%，有的超过 1.5%。

蟾酥 Bufonis Venenum

（英）Toad Venom

【来源】蟾蜍科动物中华大蟾蜍 *Bufo bufo gargarizans* Cantor 或黑眶蟾蜍 *B. melanostictus* Schneider 耳后腺及皮肤腺的干燥分泌物。

【动物形态】中华大蟾蜍　体壮，长 10cm 以上，雄性略小。头顶较平滑，全身皮肤粗糙，布满大小不等的圆形瘰疣，腹部有小疣。头宽大，口阔，吻端圆，吻棱显著。上下颌均无齿。近吻端有鼻孔 1 对。眼大凸出，鼓膜明显，头顶部两侧各有一大而长的耳后腺。

躯体短而宽。在生殖季节，雄性背面黑绿色，雌性背面色浅，瘰疣呈乳黄色。前肢长而粗壮，指趾略扁，趾侧微有缘膜而无蹼，指长顺序为 3、1、4、2；后肢粗壮而短，趾侧有缘膜，蹼发达。(图 12-1)

黑眶蟾蜍　体型较小，长约 7~10cm，头部沿吻棱、眼眶上缘、鼓膜前缘及上下颌缘有十分明显的黑色角质棱或黑色线；身体满布大小不等的圆形疣粒，疣粒上有黑点或刺；体色变异较大，一般背部有黄棕色略带棕红色的斑纹，腹面色浅；胸腹部具不规则灰色斑纹。

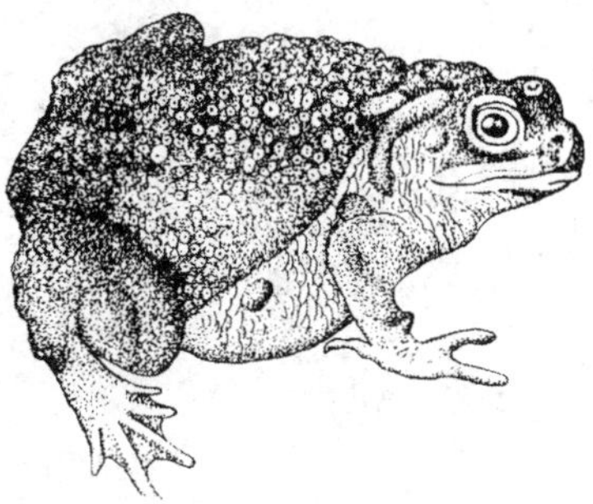

图 12-1　中华大蟾蜍

【采制】 多于夏、秋季捕捉蟾蜍，洗净，用铜或竹制镊子夹其耳后腺和皮肤腺，挤出白色浆液。将收集的白色浆液放入圆模具中晒干，为“团蟾酥”；白色浆液直接涂在箬竹叶或玻璃板上晒干，为“片蟾酥”。

【产地】 团蟾酥主产于河北、山东、辽宁等省；片蟾酥主产于江苏、浙江等省。

【性状】 团蟾酥形状、大小常因地而异，通常呈扁圆形团块，棕褐色，质坚，不易折断，断面棕褐色，角质状，微有光泽。片蟾酥质脆，易碎，断面呈不规则片状，红棕色，半透明。气微腥，味初甜而后有持久的麻辣感，粉末嗅之作嚏。断面沾水，即起白色乳状液，掺假者沾水后起白浆缓慢而清淡。

【化学成分】 ①强心甾类　蟾毒配基类（bufogenins）主要为华蟾酥毒基（cinobufagin）和脂蟾毒配基（resibufogenin），还含华蟾毒它灵（cinobufotalin）、去乙酰华蟾毒它灵（desacetylcinobufotalin）、日蟾毒它灵（gamabufotalin）、嚏根草配基（hellebrigenin）、蟾毒它灵（bufotalin）、远华蟾毒基（telocinobufagin）、蟾毒灵（bufalin）、19-羟基蟾毒灵（19-hydroxylbufalin）、沙蟾毒精（arenobufagin）、羟基华蟾毒基（hydroxycinobufagin）、南美蟾毒精（marinobufagin）、脂蟾毒精（resibufagin）、嚏根草醇（hellebrigenol）和蟾毒它里灵（bufotalinin）等，大多数为干燥加工过程中蟾酥毒素类的分解产物。蟾酥毒素类（bufotoxins）为上述蟾毒配基类 C_3-OH 与辛二酰精氨酸（suberoylarginine）、庚二酰精氨酸（pimeloylarginine）、丁二酰精氨酸（succinoylarginine）、辛二酸及硫酸等结合的酯类，多存在于新鲜的蟾蜍分泌物中。②吲哚类生物碱　主要有蟾蜍色胺内盐（bufotenidine）、5-羟色胺（serotonin）、*N*-methylserotonin、蟾蜍色胺（bufotenine）、bufobutanoic acid、bufotenine oxide、去氢蟾蜍色胺（dehydrobufotenine）、蟾蜍绿啶（bufoviridine）、蟾蜍噻哼（bufothionine）等。

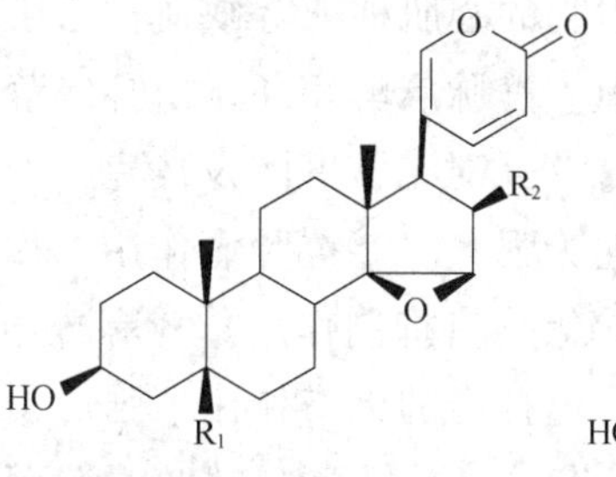

	R_1	R_2
华蟾酥毒基	H	OAc
脂蟾毒配基	H	H
华蟾毒它灵	OH	OAc
去乙酰华蟾毒它灵	OH	OH

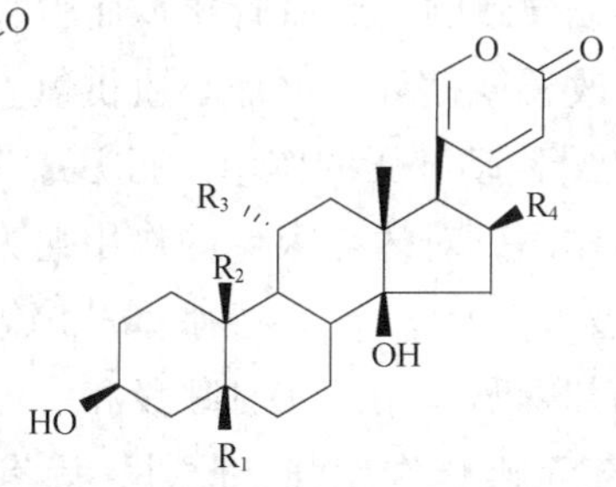

	R_1	R_2	R_3	R_4
日蟾毒它灵	H	CH_3	OH	H
嚏根草配基	OH	CHO	H	H
蟾毒它灵	H	CH_3	H	OAc
远华蟾毒基	OH	CH_3	H	H
蟾毒灵	H	CH_3	H	H
19-羟基蟾毒灵	H	CH_2OH	H	H

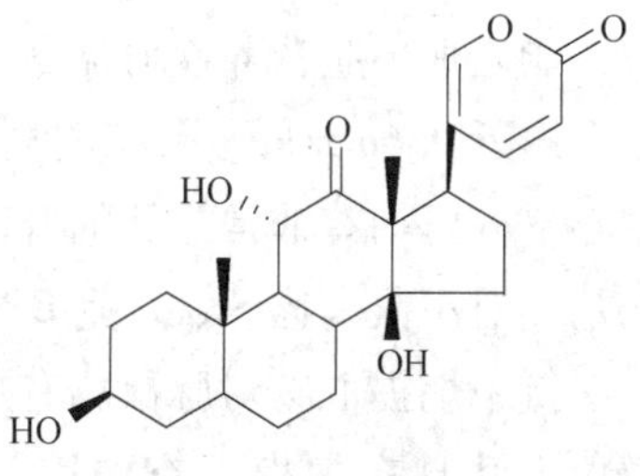

沙蟾毒精

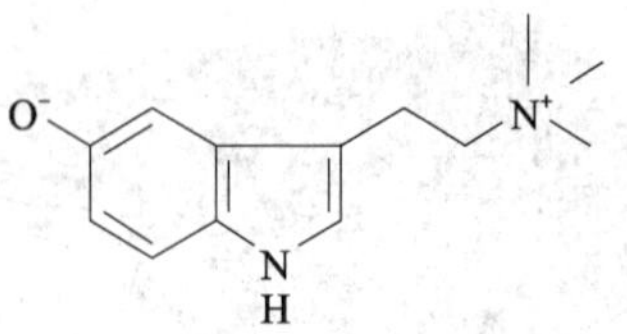

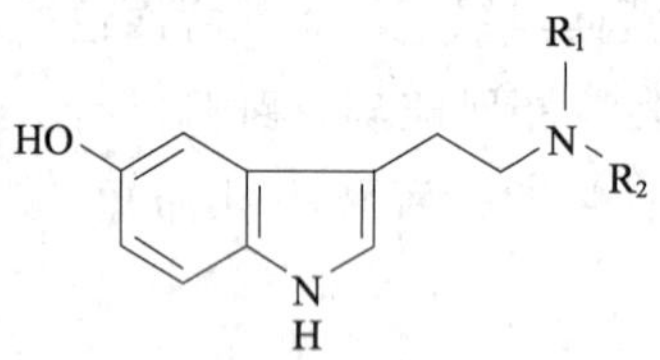

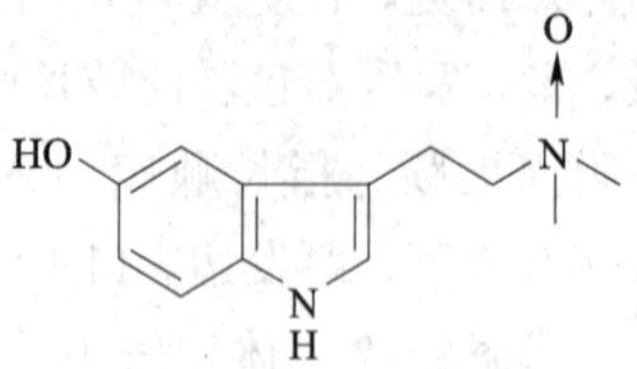

蟾蜍色胺内盐　　　　bufotenine oxide

	R_1	R_2
5-羟色胺	H	H
N-methylserotonin	H	CH_3
蟾蜍色胺	CH	CH_3
bufobutanoic acid	$COCH_2CH_2COOH$	H

此外，还含有胆甾醇、麦角甾醇、7α-羟基胆甾醇、油菜甾醇、多糖类、吗啡、肾上腺素、肽类及有机酸等成分。

【理化鉴别】 1. 断面沾水，即呈乳白色隆起。

2. 取粉末0.1g，加三氯甲烷5ml，浸泡1h，滤过，滤液蒸干，残渣加醋酐少量使溶解，滴加硫酸，初显蓝紫色，渐变蓝绿色（甾类化合物反应）。

3. 取粉末0.1g，加甲醇5ml，浸泡1h，滤过，滤液中加对二甲氨基苯甲醛固体少量，滴加硫酸数滴，即显蓝紫色（吲哚类化合物反应）。

4. TLC　粉末用乙醇回流提取，滤过，滤液加乙醇稀释后作供试品。以蟾酥对照药材作对照，用硅胶G板，环己烷-三氯甲烷-丙酮（4：3：3）展开，10%硫酸乙醇溶液显色。供试品色谱中，在与对照药材色谱相应的位置上，显相同颜色的斑点。

【检查】 水分不得过13.0%；总灰分不得过5.0%；酸不溶性灰分不得过2.0%。

【含量测定】 采用HPLC-一标多测法测定强心甾类。细粉用甲醇加热回流提取，以十八烷基硅烷键合硅胶为固定相，以乙腈-0.3%乙酸溶液梯度洗脱，检测波长296nm。以华蟾酥毒基为参照物，其相对于蟾毒灵、脂蟾毒配基的校正因子分别为0.923、1.04，测定时以华蟾酥毒基为对照，分别乘以校正因子，计算蟾毒灵、脂蟾毒配基的含量。按干燥品计算，含蟾毒灵、华蟾酥毒基和脂蟾毒配基的总量不得少于7.0%。

【药理作用】 ①对心血管系统的作用　蟾毒配基类和蟾蜍毒素类化合物均有强心作用，前者作用更为明显，它增强心肌收缩力的作用不是反射性的，可直接作用于心脏，与洋地黄相比，无蓄积作用。对血栓形成导致的冠状血管狭窄而引起的心肌梗死等缺血性心脏障碍，能增加心肌营养性血流量，改善微循环，增加心肌供氧。静脉麻醉家兔，由耳缘静脉注入蟾酥0.4mg/kg，具有明显的升高动脉压的作用。脂蟾毒苷元对正常麻醉及休克家兔的左心室内压均有非常显著的升高作用，对休克家兔的作用尤为强大。②抗肿瘤作用　蟾毒配基类对小鼠肉瘤S_{180}、兔BP瘤、宫颈癌U_{14}、腹水型肝癌等均有抑制作用。③麻醉作用　三氯甲烷提取物对豚鼠均有局部麻醉作用。④对呼吸和中枢神经的兴奋作用　强心甾体蟾毒内酯具有中枢兴奋作用，苷元比苷作用强。此外，尚有抗炎、镇痛、镇咳、抗菌等作用。

【功效】 性温，味辛，有毒。能解毒，止痛，开窍醒神。用于痈疽疔疮，咽喉肿痛，中暑神昏，痧胀腹痛吐泻。用量0.015~0.03g。多入丸散；外用适量。

【附注】 1. 干蟾　为蟾蜍的干燥全体。含与蟾酥类似成分，尚含蟾蜍色素（bufochrome）。有毒。能清热解毒、行水消胀。用于小儿痨热、腹胀泄泻，慢性支气管炎，淋巴结核。用量 3~5g。外用治疗痈肿恶疮。

2. 花背蟾蜍 *Bufo raddei* Strauch　体背面有不规则花斑，腹面为白色，通常无斑点。分布于东北、华北地区，制取的蟾酥亦供药用，但脂蟾毒配基等成分含量甚低，品质较次。

3. 以蟾蜍或其活性成分制成的现代制剂临床应用较多，如蟾力苏注射液（resibufogenin）主含脂蟾毒配基，用于治疗心力衰竭、呼吸抑制、外伤性休克等病症；华蟾素注射液由中华大蟾蜍干皮的水溶性提取物制成，具有抗肿瘤、免疫促进、抗病毒等作用，临床主要用于治疗中、晚期肿瘤，慢性乙肝等病症。

鹿茸 Cervi Cornu Pantotrichum
（英）Hairy Antler

【来源】鹿科动物梅花鹿 *Cervus nippon* Temminck 或马鹿 *C. elaphus* Linnaeus 的雄鹿未骨化密生茸毛的幼角。前者习称“花鹿茸”，后者习称“马鹿茸”。

【动物形态】梅花鹿　身长 1.5m 左右。雄鹿有角，雌鹿无角。雄鹿出生后 6~8 个月额骨表皮膨起，内有骨突起称为稚角（习称“毛桃”）；生后第二年夏天稚角延长生长称为初角茸或锥茸（习称“锥角子”）；生后第三年所生的角具 1~2 个枝叉，其后每年早春脱换新角，增生一叉，最多至 4~5 枝叉。全身披棕色毛，光滑，体侧纵列 4~6 行白斑，臀部有白块斑，腹部及四肢内侧有白毛。冬毛厚密，呈棕黄色；夏毛薄，呈红棕色。常群栖于山地草原及林边。主要分布于东北、华北。现多为人工饲养。（彩图 123）

马鹿　身长 2m 多，角可多至 6~8 枝叉，全身披棕色或红棕色毛，无白斑。栖息于高山森林草原。分布于东北、西北、西南及内蒙古。野生或饲养。

【采制】1. 锯茸　雄鹿从第三年开始锯茸，“二杠”（具有一个分枝者）每年采收两次，第一次在清明后 45~50 天，称“头茬茸”，第二次约立秋前后，称“二茬茸”；“三岔”（具有二个分枝者）每年采收一次，通常在 7 月下旬锯取。锯下的茸，须立即加工。先洗去茸毛上不洁物，并挤去一部分血液，锯口处用线绷紧，固定于架上，放入沸水中烫炸 3~4 次，每次 15~20 s，使茸内血液排出，至锯口处冒白沫，嗅之有蛋黄气味为止。然后晒干，次日再烫炸数次，风干或烘干。

2. 砍茸　只用于生长 6~10 年的老鹿、病鹿，将鹿头砍下，再将鹿茸连脑盖骨锯下，除尽残肉，绷紧脑皮，如上法反复烫炸。

【产地】花鹿茸主产于吉林、辽宁、河北；马鹿茸主产于黑龙江、吉林、内蒙古、新疆、青海。东北产者称“东马鹿茸”，西北产者称“西马鹿茸”。

【性状】花鹿茸　呈圆柱状分枝，具一个分枝者习称“二杠”，主枝习称“大挺”，长 17~20cm，锯口直径 4~5cm，离锯口约 1cm 处分出侧枝，习称“门庄”，长 9~15cm，直径较大挺略细。外皮红棕色或棕色，多光润，表面密生红黄色或棕黄色细茸毛，上端较密，下端较疏；分岔间具一条灰黑色筋脉，皮茸紧贴。锯口黄白色，外围无骨质，中部密布细孔。具二个分枝者，习称“三岔”，大挺长 23~33cm，直径较二杠细，略呈弓形，微扁，枝端略尖，下部多有纵棱筋及突起疙瘩。皮红黄色，茸毛较稀而粗。体轻，气微腥，味微咸。（彩图 123）

二茬茸与头茬茸相似，但挺长而不圆或下粗上细，下部有纵棱筋。皮灰黄色，茸毛较粗糙，锯口外围多已骨化。体较重。无腥气。

马鹿茸　较花鹿茸粗大，分枝较多，侧枝一个者习称“单门”，二个者习称“莲花”，三个者习称“三岔”，四个者习称“四岔”或更多。东马鹿茸“单门”大挺长25~27cm，直径约3cm，外皮灰黑色，茸毛灰褐色或灰黄色，锯口面外皮较厚，灰黑色，中部密布细孔，质嫩；“莲花”大挺长可达33cm，下部有棱筋，锯口面蜂窝状小孔稍大；“三岔”皮色深，质较老；“四岔”茸毛粗而稀，大挺下部具棱筋及疙瘩，分枝顶端多无毛，习称“捻头”。西马鹿茸大挺多不圆，顶端圆扁不一，长30~100cm，表面有棱，多抽缩干瘪，分枝较长且弯曲，茸毛粗长，灰色或黑灰色。锯口色较深，常见骨质。气腥臭，味咸。

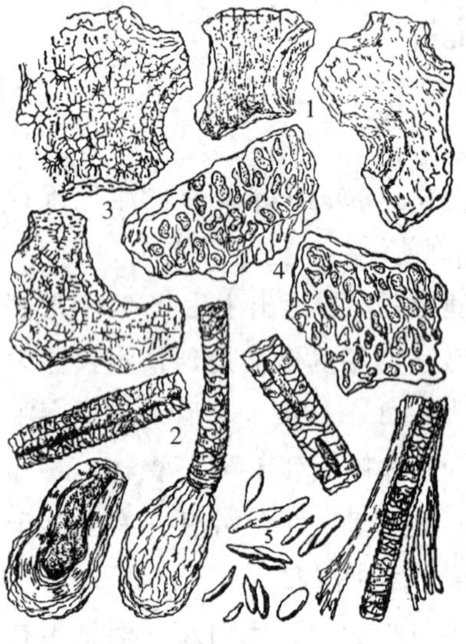

图 12-2　梅花鹿 *Cervus nippon*（幼角）粉末

1. 表皮角质层；2. 毛茸；3. 骨碎片；4. 未骨化骨组织碎片；5. 角化梭形细胞

【显微特征】粉末淡黄色。①表皮角质层淡黄色。表面颗粒状，凹凸不平；茸毛脱落后的毛窝呈圆洞状，常碎裂，边缘较平整。②毛茸多碎断。毛干中部直径13~50μm，表面由薄而透明的扁平细胞（鳞片）作复瓦状排列的毛小皮所包围，细胞的游离缘指向毛尖，呈短刺状突起，隐约可见细纵直纹；皮质有棕色或灰棕色色素；髓质断续或无，灰黑色或灰棕色。毛根常与毛囊相连，基部膨大作撕裂状。③骨碎片淡黄色或淡灰色。呈不规则形碎块，表面有细密的纵向纹理及点状空隙；骨陷窝较多，大多呈类圆形或类梭形，大小及排列不一。横断面可见大的圆形空洞，边缘凹凸不平。④未骨化骨组织近无色，边缘不整齐，表面不平整，具多数不规则的块状突起物，其间隐约可见条纹。⑤角化梭形细胞少数，多散在，无色或淡黄色，具折光性。呈类长圆形，略扁，直径9~18μm，长36~77μm；侧面观梭形。（图12-2，彩图124）

【化学成分】①磷脂类　花鹿茸主含有卵磷脂（lecithin）、脑磷脂（cephalin）、神经节苷酯（gangliosides）G1-a、G1-b、G2、G3-a和G3-b，这些神经节苷酯含有*N*-acetyl GD3（Neu5Ac）、*N*-acetyl GM3（Neu5Ac）和*N*-glycolyl GM3（Neu5Gc）结构，其中神经酰胺片断结构包括C16：0或C22：0脂肪酸以及C18或C20神经鞘氨醇。还含有糖脂（glycolipin）、神经磷脂（neuromyelin）、溶血磷脂酰胆碱（lysophosphatidylcholine）、神经鞘磷脂、磷脂酰胆碱、溶血磷脂酰乙醇胺、磷脂酰肌醇、磷脂酰丝氨酸、磷脂酰乙醇胺、磷脂酰甘油、双磷脂酰甘油以及磷脂酸。②氨基酸、肽类　含氨基酸约50%，有甘氨酸、色氨酸、亮氨酸、赖氨酸等17种氨基酸。从花鹿茸中分离出鹿茸多肽Ⅰ和多肽Ⅱ。③糖及苷类　含葡萄糖胺、半乳糖胺、酸性黏多糖、三磷酸腺苷、硫酸软骨素A（chondroitin A sulfate）、尿嘧啶（uracil）、次黄嘌呤（hypoxanthine）、尿苷（uridine）、乌苷、腺苷等。④多胺类　腐胺（putrescine）、精脒（spermidine）、精胺（spermine）。此外，还含脂肪酸类、雌二醇（estradiol）、雌酮（oestrone）、脑素（ceramide）、前列腺素PGE_1、前列腺素PGE_2、维生素A油（oleovitamin A）、肌酸酐（creatinine）、对羟基苯甲醛和铁、锌等无机元素。

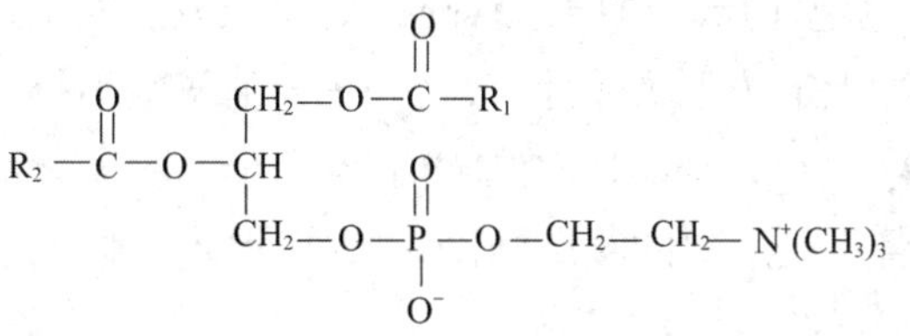

溶血磷脂酰胆碱(R_1、R_2位不同的脂肪酸链)

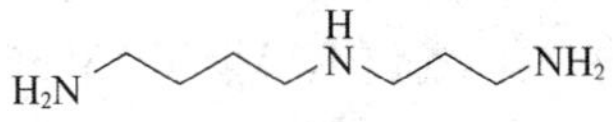

精脒

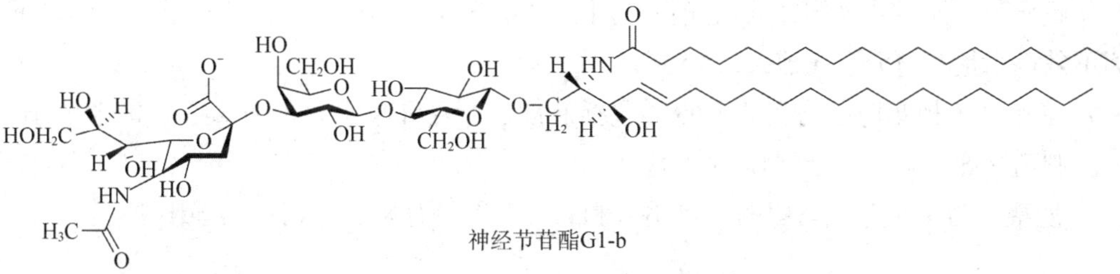

神经节苷酯G1-b

【理化鉴别】 1. 取粉末0.1g，加水4ml，加热15min，放冷，滤过，取滤液1ml，加茚三酮试液3滴，摇匀，加热煮沸数分钟，显蓝紫色；另取滤液1ml，加10%氢氧化钠溶液2滴，摇匀，滴加0.5%的硫酸铜溶液，显蓝紫色。

2. TLC　粉末用70%乙醇超声提取，滤过，滤液作供试品。以鹿茸对照药材和甘氨酸作对照，用硅胶G板，正丁醇-冰醋酸-水（3∶1∶1）展开，2%茚三酮丙酮溶液显色。供试品色谱中，在与对照药材和对照品色谱相应的位置上，显相同颜色的斑点。

【药理作用】 ①抗衰老作用　水提物可明显降低血清胆固醇、甘油三酯含量，增加脑和肝蛋白质含量，降低脑和肝MDA含量，明显增强SOD活性，抑制单胺氧化酶-B活性，增加脑内5-HT、NE和DA含量，显示抗衰老作用。②增加免疫功能　能增强小鼠细胞和体液免疫功能，抑制由氨甲蝶呤引发的免疫功能低下。鹿茸多糖有促进和调节机体体液免疫功能作用，并增强机体吞噬细胞的吞噬功能。③保肝作用　鹿茸多胺类物质能刺激小鼠肝组织蛋白和RNA的合成，显著增强RNA聚合酶的活性。醇提取物对四氯化碳和乙醇中毒所引起的小鼠和大鼠肝、血浆中丙二醛含量升高有明显的抑制作用。④对性功能的影响　酊剂对未成年大鼠的前列腺和贮精囊的生长有促进作用。能使雄鼠血浆中睾酮含量增高，并能增加未成年雄性小鼠睾丸、前列腺-贮精囊、提肛肌-海绵球肌的重量。⑤强壮作用　提高机体工作效率，抗疲劳，改善睡眠，增强食欲。⑥神经系统作用　水提物、磷脂类具有改善小鼠学习记忆力，增加脑组织RNA和蛋白质量，提高智力作用。⑦心血管系统作用　提取物可使心肌收缩力衰减，心率减慢，外周血管扩张，血压下降。⑧促骨折愈合作用　鹿茸多肽通过促进骨、软骨细胞增殖及促进骨痂内骨胶原的积累和钙盐沉积而加速骨折愈合。此外，尚有抗炎和促进生长发育等作用。

【功效】 性温，味甘、咸。能壮肾阳，益精血，强筋骨，调冲任，托疮毒。用于肾阳不足，精血亏虚，阳痿滑精，宫冷不孕，羸瘦，神疲，畏寒，眩晕，耳鸣，耳聋，腰脊冷痛，筋骨痿软，崩漏带下，阴疽不敛。用量1~2g。研末冲服。

【附注】 1. 鹿角 Cervi Cornu 为马鹿 *Cervus elaphus* Linnaeus 或梅花鹿 *C. nippon* Temminck 已骨化的角或锯茸后翌年春季脱落的角基，分别称“马鹿角”、“梅花鹿角”、“鹿角脱盘”。性温，味咸。能温肾阳，强筋骨，行血消肿。用于肾阳不足，阳痿遗精，腰脊冷痛，阴疽疮疡，乳痈初起，瘀血肿痛。用量6~15g。

2. 鹿角胶 Cervi Cornus Colla 为鹿角经水煎煮、浓缩制成的固体胶。呈扁方形块或丁状。

黄棕色或红棕色，半透明，有的上部有黄白色泡沫层。质脆，易碎，断面光亮。气微，味微甜。含多种氨基酸、VB_{12}、微量元素。ChP 规定按干燥品计算，含 L-羟脯氨酸不得少于 6.6%、甘氨酸不得少于 13.3%，丙氨酸不得少于 5.2%，L-脯氨酸不得少于 7.5%。性温，味甘、咸。能温补肝肾，益精养血。用于肝肾不足所致的腰膝酸冷，阳痿遗精，虚劳羸瘦，崩漏下血，便血尿血，阴疽肿痛。用量 3~6g，烊化兑服。

3. 鹿角霜 Cervi Cornu Degelatinatum 为鹿角去胶质的角块。体轻、质酥，有黏牙感。性温，味咸、涩。能温肾助阳，收敛止血。用于脾肾阳虚，白带过多，遗尿尿频，崩漏下血，疮疡不敛。用量 9~15g，先煎。

4. 鹿胎　为梅花鹿或马鹿的水胎（包括胎鹿、胎盘和羊水）的干燥品。能益肾阳、补精血。制剂有鹿胎膏，用于治疗妇科病。

5. 鹿鞭　为梅花鹿或马鹿的干燥阴茎和睾丸。能补肾阳、益精血、强阳事。

麝香 Moschus

（英）Musk

【来源】鹿科动物林麝 *Moschus berezovskii* Flerov、马麝 *M. sifanicus* Przewalski 或原麝 *M. moschiferus* Linnaeus 成熟雄体香囊中的干燥分泌物。

【动物形态】林麝　身长 70~80cm，肩高 50cm 以下。吻端裸露，雄性上颌犬齿特别发达，长而尖，露出唇外，向下微弯，雌性犬齿细小，不露出唇外，雌雄均无角。四肢细长，后肢比前肢长。全身橄榄色，并有橘红色泽，幼麝背面有斑点，成体背面无斑点。雄麝脐部和生殖器之间有麝香腺，呈囊状，外部略隆起，习称“香囊”，生成的麝香贮存于香囊内。（图 12-3）

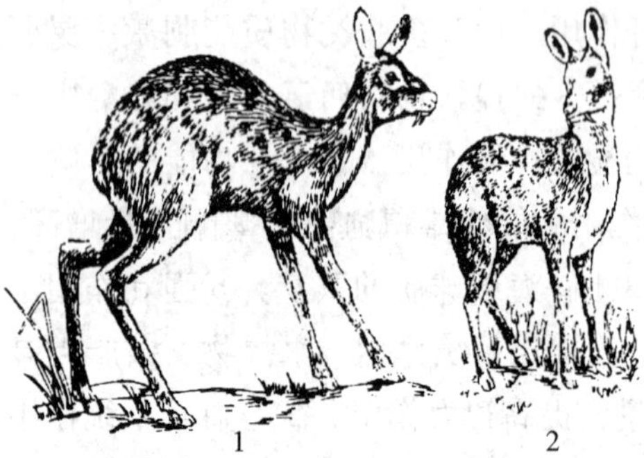
1　　2

图 12-3　麝

1. 马麝；2. 林麝

马麝　体形似林麝而稍大，身长 85~90cm，肩高 50~60cm，吻长，成体全身沙黄褐色，颈部有栗色斑块。（图 12-3）

原麝　体形似林麝而稍大，身长约 85~90cm，肩高 50~60cm，吻短，成体全身暗深棕色，从颈下两侧各有白毛延至腋下形成两条白色宽带纹，背部有 6 列肉桂红色斑点。

【采制】麝在 3 岁以后产香最多，每年8~9 月为泌香盛期。野麝多在冬季至次春猎取，猎获后，割取香囊，阴干，习称“毛壳麝香”（整麝香）；剖开香囊，除去囊壳，取囊中分泌物，习称“麝香仁”；拣去麝香仁中的细毛和脱落的内层皮膜（习称“银皮”），其颗粒大者习称“当门子”，质量最好。我国为保护药用资源，采用活麝取香，即从饲养麝的香囊中取出麝香仁，拣去毛和银皮等杂质，干燥，密封保存。取香后的麝继续饲养，不但能再供取香，并能参加配种。

【产地】麝香是我国特产的名贵生药，主产于四川、西藏、贵州、云南、甘肃、青海、陕西等地。四川省马尔康、陕西省镇平、安徽省佛子岭等养麝场已进行人工家养繁殖，活体取香。销全国，并出口。

【性状】毛壳麝香　为扁圆形或类椭圆形的囊状体，直径 3~7cm，厚 2~4cm。大小和重量因生长年龄不同而异，一般重约30g。开口面的皮革质，棕褐色，略平，密生白色和灰棕色短毛，从两侧围绕中心排列，中间有1小囊孔。另一面为棕褐色略带紫色的皮膜，微皱缩，偶显肌肉纤维，略有弹性，剖开后可见中层皮膜呈棕褐色或灰褐色，半透明，内层皮膜呈棕色，内含颗粒状、粉末状的麝香仁和少量细毛及银皮。(图12-4)

麝香仁　野生者质软，油润，疏松；其中不规则圆球形或颗粒状者习称“当门子”，表面多呈紫黑色，油润光亮，微有麻纹，断面深棕色或黄棕色；粉末状者多呈棕褐色或黄棕色，并有少量脱落的内层皮膜和细毛。饲养者呈颗粒状、短条形或不规则的团块；表面不平，紫黑色或深棕色，显油性，微有光泽，并有少量毛和脱落的内层皮膜。气香浓烈而特异，味微辣、微苦带咸。

【显微特征】粉末棕褐色或黄棕色。①分泌物团块由许多大小不一的颗粒状物聚集而成，淡黄色或淡棕色，团块中包埋或散在有方形、柱状、八面体或不规则形的晶体，透明或半透明，有的边缘不整齐。另有类圆形油滴散在或附于团块上，半透明，表面具细点。②表皮组织碎片系香囊内壁脱落物，无色或淡黄色，半透明，可见多条纵皱纹，有的附着油滴和草酸钙结晶。(图12-5)

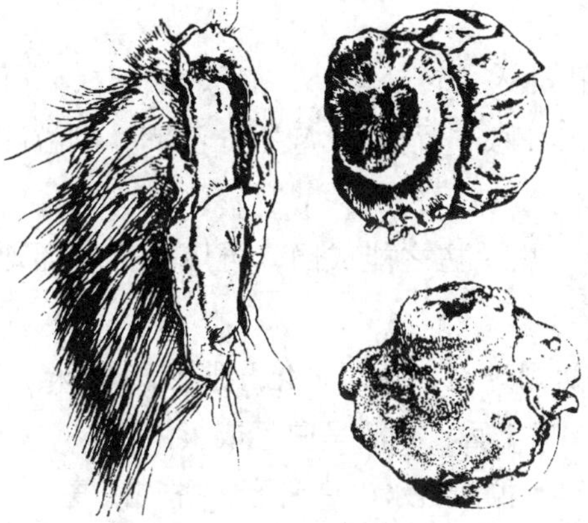

图12-4　麝香（香囊）外形

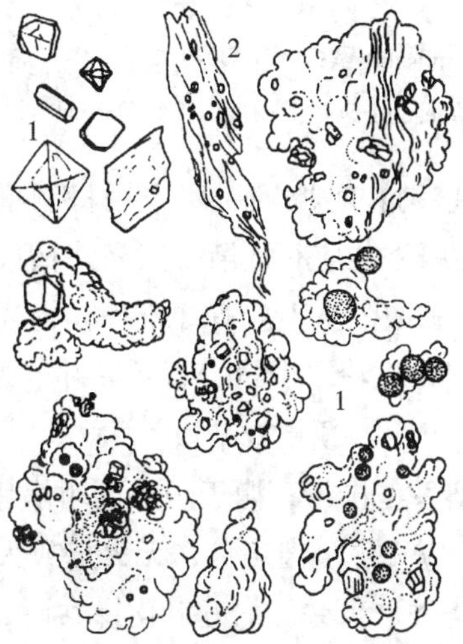

图12-5　麝香（雄麝香囊中的分泌物）粉末

1. 分泌物团块及结晶；2. 表皮组织碎片

【化学成分】①大环酮醇类　主要为麝香酮（muscone），含量为0.9%~3%，为无色液体，是麝香的香气成分，现已人工合成。尚含降麝香酮（nonmuscone）、麝香醇（muscol）、3-甲基环十三-1-酮（3-mythylcyclotridecan-1-one）、环十四烷-1-酮（cyclotetradecan-1-one）、5-顺式环十四烯-1-酮（5-*cis*-cyclotetradecen-1-one）、5-顺式环十五烯-1-酮（5-*cis*-cyclopentadecen-1-one）等。②吡啶生物碱类　含麝香吡啶（muscopyridine）、羟基麝香吡啶A、B（hydroxymuscopyridine A，B）、2，6-亚壬基吡啶（2，6-nonamethylene pyridine）、2，6-亚癸基吡啶（2，6-decamethylene pyridine）等。③甾类　含3α-羟基-5α-雄甾烷-17-酮（3α-hydroxy-5α-androstane-17-one）、3α-羟基-5β-雄甾烷-17-酮（3α-hydroxy-5β-androstane-17-one）、5β-雄甾烷-3，17-二酮（5β-androstane-3，17-dione）、5α-雄甾烷-3，17-二酮（5α-androstane-3，17-dione）、雄甾-4-烯-3，17-二酮（androst-4-ene-3，17-dione）、雄甾-4，6-二烯-3，17-二酮（androst-4，6-diene-3，17-dione）等14种雄甾烷。尚含睾酮（testosterone）、雌二醇（estradiol）、胆固醇及胆固醇酯。④庚二醇亚硫

酸酯类 为麝香的强心类成分 主要有（2*R*，5*R*）-muscIide A_1、（2*R*，5*S*）-muscIide A_1、（4*R*）-muscIide A_2、（2*R*，5*R*）-muscIide B。此外，还含蛋白质、多肽、氨基酸类、尿囊素（allantoin）、胆酸等。

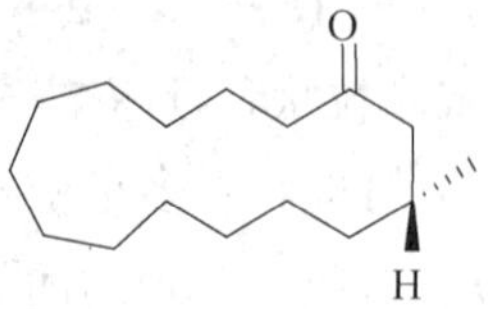

麝香酮

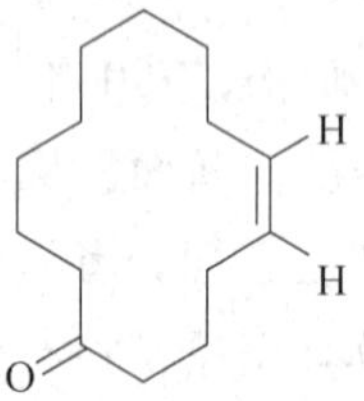

5-顺式-环十四烯-1-酮

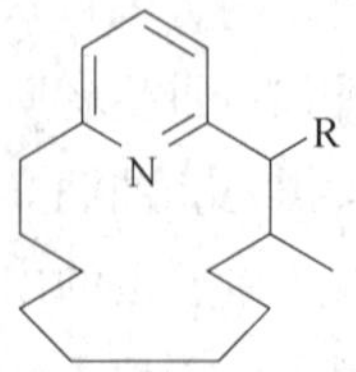

麝香吡啶	R=H
羟基麝香吡啶B	R=OH

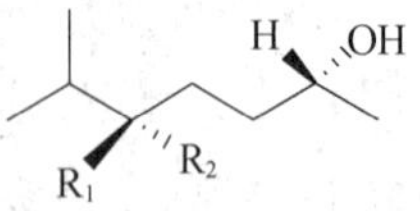

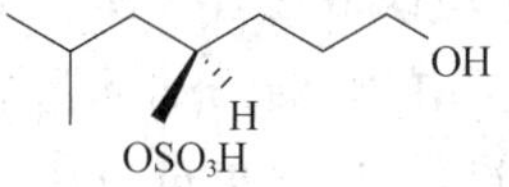

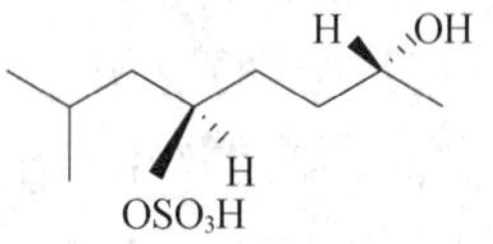

	R_1	R_2
(2*R*,5*R*)-muscIide A1	OSO_3H	H
(2*S*,5*S*)-muscIide A1	H	OSO_3H

(4*R*)-muscIide A2

(2*R*,5*R*)-musclid B

【理化鉴别】1. 取毛壳麝香用特制槽针从囊孔插入，转动槽针，撮取麝香仁，立即检视，槽内的麝香仁应有逐渐膨胀高出槽面的现象，习称“冒槽”。麝香仁油润，颗粒疏松，无锐角，气香浓烈。不应有纤维等异物或异常气味。

2. 取麝香仁粉末少量，置手掌中，加水润湿，用手搓之能成团，再用手指轻揉即散，不应粘手、染手、顶指或结块。

3. 取麝香仁少量，撒于炽热的坩埚中灼烧，初则迸裂，随即融化膨胀起泡似珠，香气浓烈四溢，应无毛、肉焦臭，无火焰或火星出现。灰化后，残渣呈白色或灰白色。

4. 取麝香仁少许，加五氯化锑共研，香气消失，再加氨水少许研磨，香气恢复。

5. 取本品，照［含量测定］项下的方法试验，供试品色谱中应呈现与对照品色谱峰保留时间一致的色谱峰。

【检查】不得检出动、植物组织、矿物和其他掺伪物。不得有霉变。干燥失重不得过35.0%。总灰分不得过6.5%。

【含量测定】采用GC法测定麝香酮。取粉末用无水乙醇振摇提取，以苯基（50%）甲基硅酮（OV-17）为固定相，涂布浓度为2%，柱温200℃ ± 10℃，外标法计算含量。按干燥品计算，含麝香酮不得少于2.0%。

【药理作用】①对中枢神经系统的影响 天然麝香、天然麝香酮和合成麝香酮均能缩短戊巴比妥钠引起的小鼠睡眠时间，但大剂量则使睡眠时间延长。因此，麝香具有小剂量兴奋中枢，大剂量抑制中枢的双向调节作用。②对心血管系统的作用 天然麝香能使离体蟾蜍心脏收缩力加强，心输出量增加。麝香对由于血栓引起的缺血性心脏损伤有预防和治疗作用。麝香酮能增加小鼠心肌营养性血流量，并对异丙肾上腺素引起的实验性心肌坏死，有一定的保护作用。③抗肿瘤作用 麝香和麝香酮对小鼠艾氏腹水瘤、小鼠肉瘤 S_{37} 及 S_{180} 的细胞有抑制作用。④抗炎作用 水溶性多肽是麝香抗炎的活性成分。天然麝香灌胃对大鼠角叉菜胶性足肿胀有明显抑制作用，腹腔注射对右旋糖酐性大鼠足肿胀有明显抑制作用。

此外，尚有抗早孕、活血、抗痴呆、抗脑缺血、镇痛以及雄激素样作用。

【功效】性温，味辛。能开窍醒神，活血通经，消肿止痛。用于热病神昏，中风痰厥，气郁暴厥，中恶昏迷，经闭，癥瘕，难产死胎，胸痹心痛，心腹暴痛，跌扑伤痛，痹痛麻木，痈肿瘰疬，咽喉肿痛。用量0.03~0.1g，多入丸散用。孕妇禁用。

【附注】1. 人工麝香　是根据天然麝香的组成，以合成麝香酮（*dl*-muscone）为主，按一定比例与其他物质配制而成。经药理试验、理化分析、临床试用证明，人工麝香与天然麝香的性质与功效近似，并对心绞痛有显著的缓解作用。

2. 灵猫香　为灵猫科动物小灵猫 *Virerricula indica* Desmarest 会阴泌香腺的分泌物。历代医籍记载“其阴如麝，功亦相似”。现已人工养殖。小灵猫所产香膏含有灵猫酮（zibetone）等大环烯酮类和大环烷酮类化合物，均有类似麝香的香气，药理作用亦相似，有待开发利用。

牛黄 Bovis Calculus
（英）Cow-Bezoar

【来源】牛科动物牛 *Bos taurus domesticus* Gmelin 干燥的胆结石。

【采制】宰牛时检查胆囊、胆管，如发现有硬块即滤去胆汁，将牛黄取出，除去外部薄膜，阴干。取自胆囊的牛黄习称“胆黄”，取自胆管及肝管的牛黄习称“管黄”或“肝黄”。

【产地】全国各地均产，主产于西北（西牛黄）、东北（东牛黄）、华北（京牛黄）及西南等地。销全国。

【性状】胆黄　呈卵圆形、类球形、三角形或四方形，大小不一，直径0.6~3（~4.5）cm，重量多在25g以下，少数呈管状或碎片。表面黄红色至棕黄色，有的表面挂有一层黑色光亮的薄膜，习称“乌金衣”。有的粗糙，具疣状突起，有的具龟裂纹。体轻，质酥脆，易分层剥落，断面金黄色，可见细密的同心层纹，有的夹有白心。气清香，味苦而后甘，有清凉感，嚼之易碎，不粘牙。

管黄　呈管状，表面不平或有横曲纹，或为破碎的小片，长约3cm，直径1~1.5cm。表面红棕色或棕褐色，有裂纹及小突起。断面有较少的层纹，有的中空，色较深。

【显微特征】用水合氯醛试液装片，不加热，可见不规则团块，由多数黄棕色或棕红色小颗粒集成，稍放置，色素迅速溶解，并显鲜明的金黄色，久置后变绿色。

【化学成分】①胆色素类（含量72%~76%）天然牛黄中主含胆红素（bilirubin）。胆红素分为游离胆红素、结合胆红素和共价胆红素3种。结合胆红素主要是与葡萄糖醛酸结合，共价胆红素系指蛋白（主为白蛋白）共价结合的胆红素。②胆汁酸类　天然牛黄中含有胆酸（cholic acid，CA）、去氧胆酸（deoxycholic acid，DCA）、鹅去氧胆酸（chenodeoxycholic acid，CDA）、熊去氧胆酸（ursodeoxycholic acid，UDA）、猪去氧胆酸（hyodeoxycholic acid，HCA）及其盐类。③氨基酸、肽类　含丙氨酸、甘氨酸、牛磺酸、天门冬氨酸、精氨酸、亮氨酸、蛋氨酸等多种氨基酸。尚含2种酸性肽类成分SMC-S_2和SMC-F、胆固醇（cholesterol）、麦角甾醇（ergosterol）、卵磷脂（lecithin）和无机元素钙、铁、钾、锌、钠、磷等。

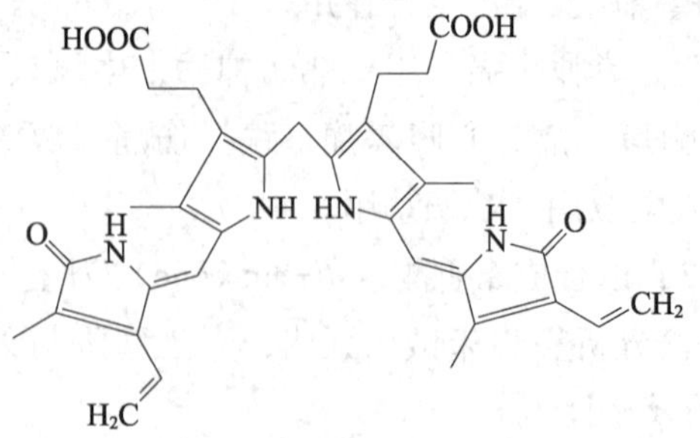

胆红素

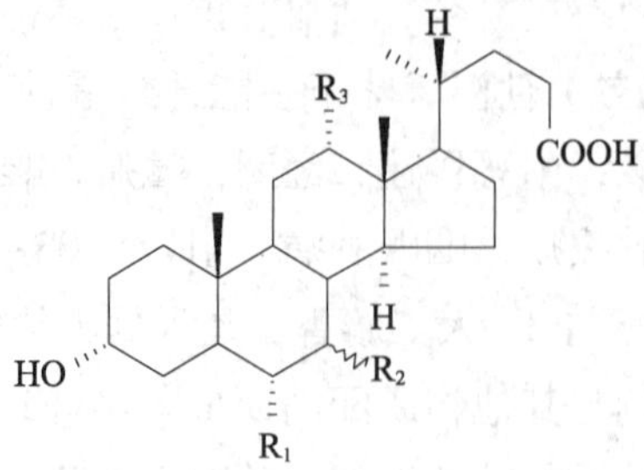

	R_1	R_2	R_3
胆酸	H	α-OH	OH
去氧胆酸	H	H	OH
熊去氧胆酸	H	β-OH	H
鹅去氧胆酸	H	α-OH	H
猪去氧胆酸	OH	H	H

【理化鉴别】 1. 取本品少量，加清水调和，涂于指甲上，能将指甲染成黄色，习称"挂甲"。

2. TLC（胆酸、去氧胆酸） 粉末用三氯甲烷超声提取，滤过，滤液蒸干，残渣加乙醇溶解作供试品。以胆酸、去氧胆酸作对照，用硅胶 G 板，异辛烷-乙酸乙酯-冰醋酸（15∶7∶5）展开，10%硫酸乙醇溶液显色，紫外灯（365nm）下检视。供试品色谱中，在与对照品色谱相应的位置上，显相同颜色的荧光斑点。

3. TLC（胆红素） 粉末用三氯甲烷-冰醋酸（4∶1）混合溶液超声提取，滤过，滤液作供试品。以胆红素作对照，用硅胶 G 板，环己烷-乙酸乙酯-甲醇-冰醋酸（10∶3∶0.1∶0.1）展开。供试品色谱中，在与对照品色谱相应的位置上，显相同颜色的斑点。

【检查】 水分不得过 9.0%；总灰分不得过 10.0%。

游离胆红素 采用 HPLC 法检查游离胆红素，以胆红素作对照，在与对照品色谱峰保留时间相对应的位置上出现的色谱峰面积应小于对照品色谱峰面积或不出现色谱峰。

【含量测定】 采用薄层色谱扫描法测定胆酸。按干燥品计算，含胆酸不得少于 4.0%。

采用 HPLC 法测定胆红素。粉末先加入 10ml 草酸溶液，用水饱和二氯甲烷超声提取。以十八烷基硅烷键合硅胶为固定相，乙腈-1%冰醋酸溶液（95∶5）为流动相，检测波长 450nm，外标法计算含量。按干燥品计算，含胆红素不得少于 25.0%。

【药理作用】 ①对中枢神经系统的作用 对小鼠自发活动有显著抑制作用，能明显延长戊巴比妥钠、水合氯醛致小鼠的睡眠时间，具有镇静和催眠作用。可推迟咖啡因或印防己毒素所致小鼠出现惊厥的潜伏时间，具有抗惊厥作用。牛黄对大鼠或家兔体温升高均有明显的解热作用。牛磺酸灌胃对电刺激法所致的小鼠疼痛有明显抑制作用。②降压作用 牛黄对自发性或肾型高血压大鼠有显著而持久的降压作用。③抗炎作用 牛黄对大鼠蛋清性足跖肿胀、甲醛性足肿胀、二甲苯所致的小鼠耳肿胀、大鼠棉球肉芽肿增生均有显著抑制作用。④利胆保肝作用 牛黄能松弛总胆管与括约肌，有显著的促胆汁分泌作用。对四氯化碳所致的小鼠肝损伤有明显保护作用，能使升高的 ALT 显著降低。此外，尚有抗菌、解热、抗心律失常、调节血脂、抗肿瘤、抗病毒等作用。

【功效】 性凉，味甘。能清心，豁痰，开窍，凉肝，息风，解毒。用于热病神昏，中风痰迷，惊痫抽搐，癫痫发狂，咽喉肿痛，口舌生疮，痈肿疔疮。用量 0.15~0.35g，多入丸散用，外用适量，研末敷患处。

【附注】1. 人工牛黄 Bovis Calculus Artifactus 是参照天然牛黄的已知成分配制而成，由牛胆粉、胆酸、猪去氧胆酸、牛磺酸、胆红素、胆固醇、微量元素等加工制成。为黄色疏松粉末，入口无清凉感。味苦，微甘。水溶液也能“挂甲”。ChP 规定含胆酸不得少于13.0%，胆红素不得少于0.63%。性凉，味甘。能清热解毒，化痰定惊。用于痰热谵狂，神昏不语，小儿急惊风，咽喉肿痛，口舌生疮，痈肿疔疮。用量0.15~0.35g，多作配方用，外用适量敷患处。

2. 体外培育牛黄 Bovis Calculus Sativus 是以牛科动物牛 *Bos taurus domesticus* Gmelin 的新鲜胆汁作母液，加入去氧胆酸、胆酸、复合胆红素钙等制成。呈球形或类球形，直径0.5~3cm。表面光滑，呈黄红色至棕黄色。体轻，质松脆，断面有同心层纹。气香，味苦而后甘，有清凉感，嚼之易碎，不粘牙。取粉末少量，用水调和，涂于指甲上，能将指甲染成黄色。ChP 规定含胆酸不得少于6.0%，胆红素不得少于35.0%。性凉，味甘。能清心，豁痰，开窍，凉肝，息风，解毒。用于热病神昏，中风痰迷，惊痫抽搐，癫痫发狂，咽喉肿痛，口舌生疮，痈肿疔疮。用量0.15~0.35g，多入丸散用，外用适量，研末敷患处。孕妇慎用；偶有轻度消化道不适。

3. 培植牛黄 是在牛胆囊中植入异物，人为使胆囊中胆汁感染，使可溶性胆汁凝固、沉积而形成。

ChP 收载的其他动物类生药见表12-1。

表12-1 ChP 收载的其他动物类生药

生药名	来源	药用部位	主要化学成分	功效
九香虫	蝽科昆虫九香虫 *Aspongopus chinensis* Dallas	全虫	脂肪、蛋白质、甲壳质	理气止痛，温中助阳
五倍子	五倍子蚜 *Melaphis chinensis* (Bell) Baker 寄生于漆树科植物盐肤木 *Rhus chinensis* Mill.、青麸杨 *R. potaninii* Maxim. 或红麸杨 *R. punjabensis* Stew. var. *sinica* (Diels) Rehd. et Wils.	叶上的虫瘿	鞣质	敛肺降火，涩肠止泻，敛汗，止血，收湿敛疮
乌梢蛇	游蛇科动物乌梢蛇 *Zaocys dhumnades* (Cantor)	全体	氨基酸、骨胶原	祛风，通络，止痉
水牛角	牛科动物水牛 *Bubalus bubalis* Linnaeus	角	氨基酸、肽类、胍基衍生物、蛋白质、胆甾醇	清热凉血，解毒，定惊
虫白蜡	介壳虫科昆虫白蜡虫 *Ericerus pela* (Chavannes) Guerin 的雄虫群栖于木犀科植物白蜡树 *Fraxinus chinensis* Roxb.、女贞 *Ligustrum lucidum* Ait. 或女贞属他种植物	枝干上分泌的蜡	脂肪酸（二十六酸、二十八酸及三十酸与二十六醇、二十八醇、三十醇结合而成的酯）	作为赋形剂，制丸、片的润滑剂
地龙	钜蚓科动物参环毛蚓 *Pheretima aspergillum* (E. Perrier)、通俗环毛蚓 *P. vulgaris* Chen、威廉环毛蚓 *P. guillelmi* (Michaelsen) 或栉盲环毛蚓 *P. pectinifera* Michaelsen	虫体	生物碱（蚯蚓素、蚯蚓解热碱、蚯蚓毒素）、嘌呤类、氨基酸、琥珀酸、血小板活化因子	清热定惊，通络，平喘，利尿

续表

生药名	来源	药用部位	主要化学成分	功效
鸡内金	雉科动物家鸡 *Gallus gallus domesticus* Brisson	沙囊内壁	胃激素、角蛋白、胃蛋白酶、淀粉酶、维生素、氨基酸、无机微量元素	健胃消食，涩精止遗，通淋化石
哈蟆油	蛙科动物中国林蛙 *Rana temporaria chensinensis* David	雌蛙的输卵管	蛋白质、激素、脂肪、糖类、氨基酸、胡萝卜素、核糖核酸、维生素、胶原蛋白、微量元素	补肾益精，养阴润肺
穿山甲	鲮鲤科动物穿山甲 *Manis pentadactyla* Linnaeus	鳞甲	硬脂酸、胆甾醇、二十三酰丁胺、氨基酸、肽	活血消癥，通经下乳，消肿排脓，搜风通络
桑螵蛸	螳螂科昆虫大刀螂 *Tenodera sinensis* Saussure、小刀螂 *Statilia maculata*（Thunberg）或巨斧螳螂 *Hierodula patellifera*（Serville）	卵鞘	蛋白质、脂肪、枸橼酸钙、糖蛋白、脂蛋白	固精缩尿，补肾助阳
蛇蜕	游蛇科动物黑眉锦蛇 *Elaphe taeniura* Cope、锦蛇 *E. carinata*（Guenther）或乌梢蛇 *Zaocys dhumnades*（Cantor）	蜕下的表皮膜	骨胶原、酸性蛋白质、氨基酸、糖原、核酸、各种酶类	祛风，定惊，退翳，解毒
猪胆粉	猪科动物猪 *Sus scrofa domestica* Brisson.	胆汁	胆汁酸、胆红素	清热润燥，止咳平喘，解毒
蕲蛇	蝰科动物五步蛇 *Agkistrodon acutus*（Güenther）	全体	毒蛋白、氨基酸、酶类	祛风，通络，止痉
蜂胶	蜜蜂科昆虫意大利蜂 *Apis mellifera* L.	蜂分泌物	黄酮（5，7-二羟基-3，4-二甲黄酮、5-羟基4，7-二甲氧基双氢黄酮）、萜烯类、氨基酸、有机酸、多糖、芳香酸、木质素、微量元素	补虚弱，化浊脂，止消渴；外用解毒消肿，收敛生肌
蜂房	胡蜂科昆虫果马蜂 *Polistes olivaceous*（DeGeer）、日本长脚胡蜂 *Polistes japonicus* Saussure 或异腹胡蜂 *Parapolybia varia* Fabricius	巢	蜂蜡、树脂、油脂、色素、鞣质、糖类、有机酸、脂肪酸、苷类、酶、昆虫激素	攻毒杀虫，祛风止痛
蜂蜡	蜜蜂科昆虫中华蜜蜂 *Apis cerana* Fabricius 或意大利蜂 *A. mellifera* Linnaeus	蜂分泌的蜡	酯类、有机酸类、游离醇类、烃类、挥发油、色素	解毒，敛疮，生肌，止痛
蜂蜜	蜜蜂科昆虫中华蜜蜂 *Apis cerana* Fabricius 或意大利蜂 *A. mellifera* Linnaeus	蜂酿的蜜	葡萄糖、果糖、维生素、矿物质、氨基酸	补中，润燥，止痛，解毒；外用生肌敛疮
全蝎	钳蝎科动物东亚钳蝎 *Buthus martensii* Karsch	全体	蝎毒素（毒性蛋白）、有机酸、氨基酸、磷脂酶 A_2、乙酰胆碱酯酶	息风镇痉，通络止痛，攻毒散结

续表

生药名	来源	药用部位	主要化学成分	功效
蜈蚣	蜈蚣科动物少棘巨蜈蚣 *Scolopendra subspinipes mutilans* L. Koch	全体	蛋白质、氨基酸、脂肪酸、胆甾醇、胆甾醇酯、三酰甘油酯、角鲨烯、磷脂、5-羟色胺	息风镇痉，通络止痛，攻毒散结
土鳖虫	鳖蠊科昆虫地鳖 *Eupolyphaga sinensis* Walker 或冀地鳖 *Steleophaga plancyi*（Boleny）	雌虫全体	氨基酸、脂肪酸、挥发油	破血逐瘀，续筋接骨
蝉蜕	蝉科昆虫黑蚱 *Cryptotympana pustulata* Fabricius	若虫羽化时脱落的皮壳	甲壳质、N-乙酰多巴胺二聚体、氨基酸、腺苷三磷酸酶、无机元素	疏散风热，利咽，透疹，明目退翳，解痉
僵蚕	蚕娥科昆虫家蚕 *Bombyx mori* Linnaeus 4~5龄的幼虫感染（或人工接种）白僵菌 *Beauveria bassiana*（Bals.）Vuillant 而致死的蚕体。	感染白僵菌而致死的蚕体	核苷、白僵菌素、昆虫毒素、溶纤维蛋白酶、脂酶、壳质酶、氨基酸、甾类、芳香族化合物	息风止痉，祛风止痛，化痰散结
龟甲	龟科动物乌龟 *Chinemys reevesii*（Gray）	背甲及腹甲	骨胶原（collagen）、蛋白质、氨基酸、维生素、脂肪等	滋阴潜阳，益肾强骨，养血补心，固经止崩
鳖甲	鳖科动物鳖 *Trionyx sinensis* Wiegmann	背甲	中华鳖多糖、骨胶原、角蛋白、氨基酸、无机元素	滋阴潜阳，退热除蒸，软坚散结
蛤蚧	壁虎科动物蛤蚧 *Gekko gecko* Linnaeus	全体	磷脂、脂肪酸、氨基酸、性激素样物质、无机元素	补肺益肾，纳气定喘，助阳益精
金钱白花蛇	眼镜蛇科动物银环蛇 *Bungarus multicinctus* Blyth	幼蛇全体	蛋白质、脂肪、鸟苷、蛇毒、酶、无机元素、氨基酸和脂肪酸	祛风，通络，止痉
阿胶	马科动物驴 *Equus asinus* L.	干燥皮或鲜皮经煎煮、浓缩制成的固体胶	骨胶原、氨基酸、无机元素	补血滋阴，润燥，止血
羚羊角	牛科动物赛加羚羊 *Saiga tatarica* L.	角	角蛋白质、磷脂类、甾醇	平肝息风，清肝明目，散血解毒
熊胆粉	脊索动物门熊科动物黑熊 *Selenaretos thibetanus* Cuvier 或棕熊 *Ursus arctos* L.	经胆囊手术引流胆汁而得的干燥品	熊去氧胆酸、鹅去氧胆酸等胆汁酸、蛋白质、肽、微量游离氨基酸、微量胆色素、胆固醇	清热、平肝、明目

扫码“练一练”

（李　涛　周　群）

扫码“学一学”

第十三章　矿物类生药

矿物类生药包括多数可供药用的天然矿物，如自然铜、朱砂、炉甘石、辰砂、寒水石等；少数为矿物的加工品，如芒硝、轻粉等；还包括动物及其骨骼的化石，如石燕、浮石、龙骨等。我国使用矿物药的历史非常悠久，历代本草中都有“玉石”这类药物的记载。《神农本草经》中收载矿物药46种（占药物总数的12.6%）。《本草纲目》收载矿物药161种（占药物总数的8.5%），并将矿物药分别记述在土部和金石部中，特别是在金石部中的记载比较完整，分为金、玉、石、卤四类，以四卷的篇幅对矿物药进行了比较全面的阐述。《本草纲目拾遗》又增加了38种矿物药。ChP收载矿物药20余种。矿物药的种类虽然相对较少，但在临床上有多方面的医疗价值，如用含Cu、Fe、Ca、P、Mn等元素的矿物药作为滋养性和兴奋性药物；用含Mg、K、Na等成分的矿物药作为泻下、利尿药物；用含S、As、Hg等成分的矿物药作为治疗梅毒和疥癣的药物；用含Al、Pb、Zn等成分的矿物药作为收敛药物等。以石膏为主药的“白虎汤”，用于治疗急性传染病，如“流脑”、“乙脑”等症的高热和惊厥，确有显著的临床疗效。这些临床应用均符合现代医学治病的原理。由此可见，矿物药是生药中的一类重要的药物，与来源于动植物药不同的是，矿物药为不可再生资源。

第一节　矿物的性质

每种矿物都具有一定的物理和化学性质，这些性质取决于各自的化学成分及其结晶构造。人们常常利用其性质来认识和鉴别不同种类的矿物。现将具有鉴别意义的特性简介如下：

1. 结晶习性　多数固体矿物为结晶体，其中有些为含水矿物，水在矿物中存在的形式直接影响到矿物的性质，可分为两大类：第一类是不加入晶格的吸附水或自由水；第二类是加入晶格组成，包括以水分子（H_2O）形式存在的结晶水，如胆矾（$CuSO_4 \cdot 5H_2O$）、石膏（$CaSO_4 \cdot 2H_2O$），还有以H^+、OH^-等离子形式存在的结晶水，如滑石［$Mg_3(Si_4O_{10})(OH)_2$］。各种含水矿物的失水温度，因水的存在形式不同而不同，这种性质常常用来鉴别矿物。

2. 结晶形状　自然界的绝大部分矿物是由晶体（结晶质）组成，少数是由非晶体（非晶质）组成。晶体（结晶质）和非晶体（非晶质）本质上的区别是组成物质的质点是否作有规律的排列。凡是质点呈规律排列者为晶体，反之为非晶体。晶体矿物都具有固定的结晶形状，且在同一温度时，同一物质最小单位晶胞的三维空间的棱长和棱间夹角都是相同的，称为晶体常数。根据晶体常数的特点，可将晶体分为七大晶系：等轴晶系、四方晶系、三方晶系、六方晶系、斜方晶系、单斜晶系和三斜晶系。由于不同晶系的晶体内部质点排列不同，其所表现出的几何外形特征也不同。因此，通过观察矿物的结晶形状以及利用X射线衍射手段，可以准确地鉴别不同的结晶形矿物。

矿物除了单体的形态外，经常以许多单体聚集而成的集合体出现。集合体形态多样，如有粒状、晶簇状、放射状、结核体状等。

3. 透明度　矿物透光能力的大小称为透明度。透明度是鉴定矿物的主要特征之一。按矿物磨至0.03mm标准厚度时比较其透明度，一般分为三类：

透明体　能允许绝大部分光线通过，隔着它可清晰地透视另一物体，如石英、无色水晶、云母等。

半透明体　能允许通过一部分光线，隔着它不能看清另一物体，如辰砂、雄黄等。

不透明体　光线几乎完全不能通过，如代赭石、滑石等。

显微鉴定时，透明矿物常利用偏光显微镜加以鉴定，不透明矿物利用反光显微镜鉴定。

4. 颜色　矿物的颜色，主要是矿物对光线中不同波长的光波均匀吸收或选择吸收所表现的性质。一般分为三类：

本色　由矿物的成分和内部构造所决定的颜色，如辰砂的朱红色。

外色　由混入带色杂质或气泡等包裹体所致的颜色，外色的深浅，除与带色杂质的量有关外，还与分散的程度有关，如紫石英、大青盐等。

假色　某些矿物，有时可见变彩现象，是由于投射光受晶体内部裂缝面、解理面及表面的氧化膜反射所引起的光波干涉作用而产生的颜色，如云母、方解石等。

矿物粉末的颜色，称为“条痕色”，即将矿物在白色的毛瓷板上划过后留下的有颜色的线条。条痕色比矿物表面的颜色更为固定，具有重要的鉴定意义。有的条痕色与矿物本身颜色相同，如辰砂；有的则不同，如自然铜本身为亮黄色而条痕色则为黑色。磁石和赭石两者表面均为灰黑色，不易区分，但磁石条痕色为黑色，而赭石条痕色为樱桃红色，很容易区分。

观察矿物的颜色应以矿物的新鲜面为准，尽量排除外来带色物质的干扰。

5. 光泽　矿物表面对投射光线的反射能力称为光泽。反射能力的强弱，也就是光泽的强度。矿物的光泽由强至弱分为金属光泽（如自然铜）、半金属光泽（如磁石）、金刚光泽（如朱砂）和玻璃光泽（如硼砂）。如果矿物的断口或集合体表面不平滑，并有细微的裂缝、小孔，使一部分反射光发生散射或相互干扰，则可形成一些特殊的光泽，如油脂光泽（硫黄）、绢丝光泽（石膏）、珍珠光泽（云母）、土状光泽（软滑石，即高岭石）。

6. 硬度　即矿物抵抗外来机械作用（如刻划、研磨、挤压）的能力。不同矿物有不同的硬度，可作为鉴定矿物的依据之一。通常采用摩氏硬度计来确定矿物的相对硬度。摩氏硬度计是由十种不同硬度的矿物作为标准，按其硬度由大到小分为十级，居前的矿物可以被后面的矿物刻划，但等级是不均衡的，不成倍数和比例的关系，只是比较矿物硬度相对高低的一种方法。矿物的十个硬度级数以及压入法测得的绝对硬度（kg/mm^2）列表如下：

矿物	滑石	石膏	方解石	氟石	磷灰石	正长石	石英	黄玉石	刚玉石	金刚石
硬度（级）	1	2	3	4	5	6	7	8	9	10
绝对硬度	2.4	36	109	189	536	759	1120	1427	2060	10060

鉴定硬度时，可将样品矿石与上述标准矿石互相刻划，使样品受损的最低硬度等级为该矿物的硬度。如无硬度计，通常用手指甲（约为2）、铜钥匙（3.5）、小刀（5.5）等刻划矿石，粗略求得矿石的硬度。

精密测定矿石的硬度，可用测硬仪或显微硬度计等，测定硬度时，须在矿物单体的新解理面上进行。

7. 比重 系指在温度4℃时，矿物与同体积的水的重量比，是鉴定矿物重要的物理常数，如水银为13.6、辰砂为8.1~8.2、石膏为2.3。

8. 矿物的力学性质 矿物受外力作用时呈现的力学性质主要有以下几种：

脆性 指矿物容易被击破或压碎的性质，如自然铜、方解石等。

延展性 指矿物能被压成薄片或抽成细丝的性质，如金、铜、铝等。

弹性 指矿物在外力作用下变形，外力取消后，在弹性限度内，能恢复原状的性质，如云母等。

挠性 指矿物在外力作用下趋于弯曲而不发生折断，除去外力后不能恢复原状的性质，如滑石等。

柔性 指矿物易受外力切割并不发生碎裂的性质，如石膏。

9. 磁性 指矿物可以被磁铁或电磁铁吸引，或其本身能吸引铁物体的性质，如磁石（磁铁矿）等。矿物的磁性与其本身化学成分中含有Fe、Co、Ni、Mn、Cr等磁性元素有关。

10. 解理、断口 矿物受力后沿一定结晶方向裂开成光滑平面的性质称为解理，所形成的裂面称为解理面。解理是结晶物质特有的性质，其形成与晶体构造的类型有关，因此是矿物鉴定的重要特征之一。如云母、方解石可完全解理，石英没有解理。矿物受力后不沿一定结晶方向断裂所形成的不规则的断裂面称为断口。断口的形态有平坦状（如高岭石）、贝壳状（如胆矾）、参差状（如青礞石）和锯齿状（如铜）。

11. 吸湿性 有些矿物具有吸着水分的能力，可以粘在舌上，有助于鉴别，如龙骨、软滑石（高岭石）等。

12. 气味 有些矿物具特殊的气味，尤其是受锤击、加热或湿润时较为明显，如雄黄灼烧时有蒜臭气味，胆矾具涩味，食盐具咸味等。

第二节 矿物类生药的分类与鉴定

一、矿物类生药的分类

矿物是由地质作用而形成的天然单体（元素）或化合物。矿物除少数是自然元素以外，绝大多数是自然化合物，其中大部分是固体（如石膏、辰砂），少数是液体（如水银）或气体（如硫化氢）。矿物学中对矿物的分类通常是以阴离子为依据进行分类，主要有氧化物类（磁石、赭石、信石等），硫化物类（雄黄、辰砂、自然铜等），卤化物类（轻粉、大青盐等），硫酸盐类（石膏、明矾、芒硝等），碳酸盐类（炉甘石、钟乳石等），硼酸盐类（硼砂等）和硅酸盐类（滑石等）等。

依中医药学观点，矿物药中阳离子通常对药效起重要作用。因此，以阳离子为依据进行分类，对矿物药的研究和应用有诸多方便。现按阳离子的种类将常见的矿物药分类如下：

1. 钾化合物类 硝石（KNO_3）。

2. 钠化合物类 芒硝（$Na_2SO_4 \cdot 10H_2O$）、玄明粉（Na_2SO_4）、硼砂（$Na_2[B_4O_5(OH)_4] \cdot 8H_2O$）、大青盐（NaCl）等。

3. 钙化合物类 石膏（$CaSO_4 \cdot 2H_2O$）、寒水石（$CaCO_3$）、龙骨［$CaCO_3$、$Ca_3(PO_4)_2$等］、紫石英（CaF_2）等。

4. 镁化合物类 滑石［$Mg_3(Si_4O_{10})(OH)_2$］等。

5. 铝化合物类 白矾［$KAl(SO_4)_2 \cdot 12H_2O$］、赤石脂［$Al_4(Si_4O_{10})(OH)_8 \cdot 4H_2O$］等。

6. 锌化合物类 炉甘石（$ZnCO_3$）等。

7. 铁化合物类 赭石（Fe_2O_3）、磁石（Fe_3O_4）、自然铜（FeS_2）、皂矾（绿矾）（$FeSO_4 \cdot 7H_2O$）等。

8. 铜化合物类 胆矾（$CuSO_4 \cdot 5H_2O$）、铜绿等。

9. 汞化合物类 朱砂（HgS）、轻粉（Hg_2Cl_2）、红粉（HgO）等。

10. 铅化合物类 铅丹（Pb_3O_4）、密陀僧（PbO）等。

11. 砷化合物类 雄黄（As_2S_2）、雌黄（As_2S_3）、信石（As_2O_3）等。

12. 硅化合物类 白石英、玛瑙、浮石（SiO_2）、青礞石等。

13. 铵化合物类 白硇砂（NH_4Cl）等。

14. 其他类 硫黄（S）、琥珀等。

二、矿物类生药的鉴定

矿物药是一类特殊的生药，一般依据矿物的性质进行鉴定。常采用以下方法：

1. 性状鉴定 外形明显的矿物类生药，应根据矿物的一般性质进行鉴定，除外形、颜色、质地、气味等检查项外，还应检查其硬度、条痕、透明度、解理、断口、磁性以及比重等。

2. 显微鉴定 对外形无明显特征或细小颗粒状，特别是粉末状的矿物类生药可借助显微镜，观察其形状、透明度和颜色等。矿物药的鉴别中，常使用透射偏光显微镜研究透明的非金属矿物的晶形、解理和化学性质，如折射率、双折射率；利用反射偏光显微镜对不透明与半透明的矿物进行物理、化学性质的检测。

使用偏光显微镜鉴定矿物药，是利用薄片和碎屑来进行的。用碎屑时将药材的细小颗粒置于载玻片上，向载玻片与盖玻片之间滴入水或浸油，即可观察有关光学性质。若利用薄片进行鉴定，需要专门磨制薄片。利用偏光显微镜的不同组合，观察和测定矿物药折射率和晶体对称性所表现的光学特征和常数，可用来鉴定和研究晶质矿物药。单偏光镜下观测的主要是矿物的某些外表特征，如形态、解理、颜色、多色性、突起、糙面和贝克线等。正交偏光镜是同时用振动方向互相垂直的2个偏光镜，可观测到消光（视域内矿物呈现黑暗）及消光位、干涉色、色级和双晶特征等。锥光镜是用正交偏光加上聚光镜的组合来观察干涉图，确定矿物的轴性、光性正负，估计光轴角（2V）大小等。

3. 理化鉴定 利用物理和化学的方法，对矿物药所含主要化学成分进行定性和定量分析，可以鉴定矿物药的真伪和质量的优劣。对外形和粉末无明显特征或剧毒的矿物药，如信石、玄明粉等进行理化分析鉴定尤为重要。

随着现代科学技术的迅速发展，国内外对矿物药的鉴定采用了许多新技术。如用X射线衍射法分析龙骨的成分；用X射线衍射、热分析和X射线荧光分析，研究滑石的成分；用原子发射光谱分析测定龙骨中的元素等。对很细小和胶态矿物还可利用电子显微镜进行观察。这些先进分析技术的应用，不仅使矿物药的成分和含量能快速、准确地测定，而且对含有的其他微量元素，特别是有害元素也能进行检测，对保证临床用药的安全和有效十分重要。

第三节　矿物类生药分述

朱砂 Cinnabaris

（英） Cinnabar

【来源】 硫化物类矿物辰砂族辰砂。

【采制】 采挖后，选取纯净者，用磁铁吸净含铁的杂质，再用水淘去杂石和泥沙。

【产地】 主产于贵州、湖南、四川、广西及云南等地。

【性状】 为粒状或块状集合体，呈颗粒状或块片状。鲜红色或暗红色，条痕红色至褐红色，具金刚光泽，半透明。体重，质脆，片状者易破碎，粉末状者有闪烁的光泽。硬度2~2.5，比重8.09~8.20。气微、味淡。商品常以形状不同分为朱宝砂、镜面砂、豆瓣砂。(彩图126 A)

朱宝砂　呈细小颗粒或粉末状，鲜红色，明亮，触之不染手者。

镜面砂　多呈斜方形，长条形片状，大小薄厚不一，直径1.0~15cm，厚0.2~0.3cm。光亮如镜面而微透明，质较松脆者。

豆瓣砂　块较大，方圆形或多角形，多棱角，色暗红或呈灰褐色，质坚，不易碎者。

【显微特征】 粉末朱红色。在普通显微镜下观察，呈不规则颗粒状，大小不一，红棕色，边缘常不透明而呈现暗黑，且较不平整，微小粒几呈黑色。反射偏光镜下，反射光为蓝灰色，内反射为鲜红色，偏光性显著，偏光色常被内反射掩盖，反射率27%（伏黄）。透射偏光镜下为红色，透明，平行消光，干涉色鲜红色，一轴晶，正光性。折射率：No＝2.913，Ne＝3.272；双折射率较高，Ne－No＝0.359。

【化学成分】 主含硫化汞（HgS）。尚含Ba、Mg、Pb、Mn、Cu、Zn、Fe、Si、Ag、Ti、Al等无机元素。人工制品较纯，一般含HgS可达99.9%以上。

朱砂无论产自何地、采用何种加工方法，均含有大量的可溶性汞和游离汞，特别是研磨朱砂中可溶性汞及游离汞含量均高于水飞朱砂。

【理化鉴别】 1. 粉末用盐酸润湿后，在光洁的铜片上摩擦，铜片表面显银白色光泽，加热烘烤后，银白色消失。

$$HgS + 2HCl \rightarrow HgCl_2 + H_2S\uparrow$$

$$HgCl_2 \xrightarrow{Cu} CuCl_2 + Hg\text{（银白色）}$$

2. 取粉末2g，加盐酸-硝酸（3：1）的混合液2ml使溶解，蒸干，加水2ml使溶解，滤过，滤液显汞盐和硫酸盐的鉴别反应。

【检查】 1. 铁　取粉末1g，加稀盐酸20ml，加热煮沸10min，放冷，滤液加氢氧化钠试液中和后，照铁盐检查法检查，如显颜色，与标准铁溶液4ml制成的对照液比较，不得更深（0.1%）。

2. 二价汞　照汞和砷元素形态及其价态测定法中汞元素形态及其价态测定法测定。含二价汞以汞计，不得过0.10%。

【含量测定】 采用滴定法测定硫化汞。取粉末约0.3g，加硫酸10ml与硝酸钾1.5g，加热使溶解，放冷，加水50ml，并加1%高锰酸钾溶液至显粉红色，再滴加2%硫酸亚铁溶液至红色消失后，加硫酸铁铵指示液2ml，用硫氰酸铵滴定液（0.1 mol/L）滴定。每1ml硫氰酸铵滴定液（0.1 mol/L）相当于11.63 mg的硫化汞（HgS）。含硫化汞（HgS）不得少于96.0%。

【药理作用】①抗心律失常作用 家兔口服朱砂对氯仿-肾上腺素和草乌注射液所致的心律失常具有明显的对抗作用。②解毒、防腐作用 朱砂外用能杀灭皮肤细菌和寄生虫等。此外，尚有镇静、催眠和抗惊厥作用。朱砂有毒，动物中毒表现为少动、反应迟钝、肾缺血、肝脏肿大。

【功效】性微寒，味甘，有毒。能清心镇惊，安神，明目，解毒。用于心悸易惊，失眠多梦，癫痫发狂，小儿惊风，视物昏花，口疮，喉痹，疮疡肿毒。用量0.1~0.5g，多入丸散服，不宜入煎剂。外用适量。有毒，不宜大量服用，也不宜少量久服，孕妇及肝肾功能不全者禁用。朱砂忌火煅，见火析出水银，有剧毒。

【附注】1. 朱砂昔以湖南辰州（今沅陵）为集散地，故有“辰砂”之称。今商品上称为“辰砂”的，是指人工合成品。

2. 人工朱砂 又称“灵砂”，是以水银、硫黄为原料，经加热升华而成。含硫化汞在99%以上。多为大小不等碎块，全体暗红色，断面呈纤维柱状，有金属光泽，质松脆，易破碎。气微、味淡。功效同天然朱砂。

3. 朱砂的合成方法 取适量汞置反应罐内，加水1.3~1.4倍量（重量比），硝酸（比重1.4），任其自然反应，至无汞后，加1倍量水稀释，在搅拌的同时逐渐加入按汞量计算1.21倍量的含结晶水硫酸钠（化学纯）或0.7~0.8倍量硫化钠水溶液至完全生成黑色硫化汞，反应结束时，溶液控制在pH 9以下。黑色硫化汞用倾泻法反复洗涤3~4次，布袋滤过，滤液烘干，加入4%量的升华硫，混匀后，加热升华，即得紫红色的块状朱砂，其反应式如下：

$$Hg + 4HNO_3 \rightarrow Hg(NO_3)_2 + 2NO_2\uparrow + 2H_2O$$

$$3Hg + 8HNO_3 \rightarrow 3Hg(NO_3)_2 + 2NO\uparrow + 4H_2O$$

$$Hg(NO_3)_2 + Na_2S \rightarrow HgS\downarrow + 2NaNO_3$$

（黑色）

$$\xrightarrow[\text{加热}]{\text{升华}} HgS(\text{紫红色})$$

石膏 Gypsum Fibrosum

（英）Gypsum

【来源】硫酸盐类矿物硬石膏族石膏。

【采制】全年可采。采挖后，除去泥沙及杂石。

【产地】主产于湖北、甘肃、四川、安徽、山西等省。

【性状】为纤维状集合体，呈长块状、板块状或不规则块状。白色、灰白色或淡黄色，有的半透明。体重，质软，硬度为1.5~2.0，比重2.3，条痕白色。纵断面具绢丝样光泽，有纤维状纹理。气微，味淡。（彩图126 B）

【显微特征】粉末白色。普通显微镜下呈不规则块状或近方形，白色半透明，边缘不规则，多层重叠，表面光滑或可见斜纹。单偏光镜下：薄片无色透明，晶形柱状或纤维状，负突起低，糙面不显著，一组解理明显。正交偏光镜下干涉色为一级灰白色至黄白色。锥光镜下二轴晶，正光性。光轴角 2V = 58°。折射率：Np = 1.521，Nm = 1.523，Ng = 1.530；双折射率：Ng － Np = 0.009。

【化学成分】主成分为二水合硫酸钙（$CaSO_4 \cdot 2H_2O$）。含 Ca>10%，Al、Si、Fe、Mg、Sr，Cu、Ti、Na、Mn、Ag，Pb、Sn、Zr、Ba、Be、^{34}S 等无机元素。

【理化鉴别】1. 取一小块，置具有小孔软木塞的试管内，灼烧，管壁有水生成，小块变为不透明体。

2. 取粉末 0.2g，加稀盐酸 10ml，加热使溶解，溶液显钙盐和硫酸盐的鉴别反应。

【检查】含重金属不得过 10mg/kg；含砷量不得过 2mg/kg。

【含量测定】采用滴定法测定含水硫酸钙。取细粉约 0.2g，加稀盐酸 10ml，加热使溶解，加水 100ml 与甲基红指示液 1 滴，滴加氢氧化钾试液至溶液显浅黄色，再继续多加 5ml，加钙黄绿素指示剂少量，用乙二胺四醋酸二钠滴定液（0.05 mol/L）滴定，至溶液的黄绿色荧光消失，并显橙色。每 1ml 乙二胺四醋酸二钠滴定液（0.05 mol/L）相当于 8.608 mg 的含水硫酸钙（$CaSO_4 \cdot 2H_2O$）。含含水硫酸钙不得少于 95.0%。

【药理作用】①解热作用　生石膏对内毒素发热有明显的解热作用，对人工发热动物有一定的降温作用，但对正常体温没有明显降温作用。石膏解热时，同时抑制发汗中枢，故其解热而不发汗，尤其适于高热。②降血糖作用　人参白虎汤对四氧嘧啶糖尿病小鼠有明显的降血糖作用，但除去其中的石膏，则降糖作用减弱，故认为石膏有重要作用。③抗病毒作用　石膏在体内 ATP 的存在下，经酶和 APG 的作用，产生硫同位素，使 ^{34}S 的血浓度增高，起到抗病毒作用。④止渴作用　能减少动物的饮水量，可减轻其“口渴”状态。

【功效】性大寒，味甘、辛。能清热泻火，除烦止渴。用于外感热病，高热烦渴，肺热喘咳，胃火亢盛，头痛，牙痛。用量 15~60g，先煎。

【附注】煅石膏 Gypsum Ustum 为石膏的炮制品，取石膏按照明煅法煅至酥松。呈白色的粉末或酥松块状物，表面透出微红色的光泽，不透明。体较轻，质软，易碎，捏之成粉。气微，味淡。ChP 规定含硫酸钙（$CaSO_4$）不得少于 92.0%。性寒，味甘、辛、涩。能收湿，生肌、敛疮、止血。外治溃疡不敛，湿疹瘙痒，水火烫伤，外伤出血。外用适量，研末撒敷患处。

信石 Arsenicum

（英）Arsenic

【来源】氧化物类矿物砷华矿石或由雄黄、毒砂（硫砷铁矿，FeAsS）等矿物经加工制得。亦称砒石。

【采制】全年可采。采挖后，除去泥沙及杂石。少数为天然氧化物类矿物砷华矿石，多数为加工制成品。加工方法较多，老法通常为将毒砂砸成小块，除去杂石，与煤、木炭或木材烧炼，使之升华，升华物即为信石，此法设备简单，但有害健康；新法通常为取纯净雄黄，砸成约 10cm³的小块，使雄黄燃烧，生成气态的三氧化二砷和二氧化硫，通过冷凝管道，使三氧化二砷得到充分冷凝，即为信石，二氧化硫从烟道排出。

【产地】主产于江西、湖南、广东及贵州等地。

【性状】商品分红信石和白信石两种，但白信石极少见，药用以红信石为主。

红信石(红砒)　呈不规则的块状，大小不一。粉红色，具黄色与红色彩晕，略透明或不透明，具玻璃样光泽或无光泽。质脆、易砸碎，断面凹凸不平或呈层状纤维样的结构。气微，烧之有蒜样臭气。极毒，不能口尝。

白信石(白砒)　无色或白色，有的透明。质较纯，毒性较红信石剧烈。其他特征同红信石。

【显微特征】粉末　白色、灰黄色至橙红色。在普通显微镜下观察，可见众多近长方形或不规则多面体，有时多数晶体相聚成堆，有的为不定型或呈片状，无色或橙黄色。偏光镜下为无色均质体晶粒，有时呈异常双折射，折射率为1.75，表面正突起，有交错的解理纹，全消光。

【化学成分】主要含三氧化二砷（As_2O_3）。白砒、红砒的三氧化二砷含量均在96%以上。不纯品含三硫化二砷（As_2S_3），还常含S、Fe等杂质，故呈红色，尚含少量的Sn、Fe、Sb、Ca等元素。

【理化鉴别】1. 取粉末，置闭口管中，加热，得白色升华物（纯品137℃升华），镜检可见大量的四面体或八面体结晶。

2. 水溶后为弱酸性，通硫化氢后产生三硫化二砷（As_2S_3）黄色沉淀。

$$As_2O_3 + 3H_2O \rightarrow 2H_3AsO_3$$

$$2H_3AsO_3 + 3H_2S \rightarrow As_2S_3 \downarrow + 6H_2O$$

【药理作用】①抗肿瘤作用　砷为原浆毒物，能抑制含巯基酶的活性，从而抑制癌细胞的氧化过程，阻止细胞呼吸，干扰正常代谢。②抗病原微生物作用　对细菌、疟原虫、阿米巴原虫、螺旋体及其他微生物均有杀灭作用。③同化作用　长期少量吸收砒石，可使机体同化作用加强，促进蛋白合成，使脂肪组织增厚，皮肤营养改善，骨骼生长加速，骨髓造血功能活跃，促进红细胞和血色素新生。④局部腐蚀作用　外用或内服对皮肤、黏膜有强烈的腐蚀作用。⑤毒性　砒石易溶于水，大量误服后，造成广泛性神经系统病变，对血管舒缩中枢和周围毛细血管有麻痹作用，可导致毛细血管扩张，渗透性增加，血压下降，进而使小动脉受损，出现组织营养改变，对肾小球亦有损害。

【功效】性大热，味辛、酸，有大毒。能祛痰平喘，截疟。用于哮喘，疟疾。外用杀虫、蚀疮去腐，用于溃疡腐肉不脱，疥癣，瘰疬，牙疳，痔疮等。用量1~3mg，多入丸散，不可持续服用。有大毒，口服5~50mg即可中毒，致死量为60~200mg，用时宜慎。应严格控制剂量，单用要加赋形剂。外敷面积不宜过大，注意防止中毒。孕妇禁用。

【附注】砒霜为信石升华精制的三氧化二砷（As_2O_3）。为白色粉末，微溶于热水。功效同信石，其毒性较信石剧烈。

ChP收载的其他矿物类生药见表13-1。

表13-1　ChP收载的其他矿物类生药

生药名	来源	主要成分	功效
雄黄	硫化物类矿物雄黄族雄黄	主含二硫化二砷（As_2S_2）	解毒杀虫，燥湿祛痰，截疟
雌黄	硫化物类雌黄族矿物雌黄矿石	三硫化二砷（As_2S_3）	功效与雄黄类似
滑石	硅酸盐类矿物滑石族滑石	含水硅酸镁［$Mg_3(Si_4O_{10})(OH)_2$］	能利尿通淋，清热解暑；外用祛湿敛疮

续表

生药名	来源	主要成分	功效
赭石	氧化物类矿物刚玉族赤铁矿	三氧化二铁（Fe_2O_3）	能平肝潜阳，重镇降逆，凉血止血
龙骨	古代哺乳动物如三趾马、象类、犀类、牛类、鹿类等的骨骼化石或象类门齿的化石	碳酸钙（$CaCO_3$）和磷酸钙［$Ca_3(PO_4)_2$］	能镇静安神，收敛涩精；外用生肌敛疮
硫黄	自然元素类矿物族自然硫	主含硫（S）	外用解毒杀虫疗疮；内服补火助阳通便
芒硝	为硫酸盐类矿物芒硝族芒硝，经加工精制而成的结晶体	含水硫酸钠（$NaSO_4 \cdot 10H_2O$）	能泻下通便，润燥软坚，清火消肿
玄明粉	芒硝经风化干燥制得	硫酸钠	功效同芒硝
大青盐	卤化物类石盐族湖盐结晶体	氯化钠（NaCl）	清热，凉血，明目
白矾	硫酸盐类矿物明矾石经加工提炼制成	含水硫酸铝钾［$KAl(SO_4)_2 \cdot 12H_2O$］	外用解毒杀虫，燥湿止痒；内服止血止泻，祛除风痰
自然铜	硫化物类矿物黄铁矿族黄铁矿	二硫化铁（FeS_2）	散瘀止痛，续筋接骨
红粉	红氧化汞	氧化汞（HgO）	拔毒，除脓，去腐，生肌
赤石脂	硅酸盐类矿物多水高岭石族多水高岭石	含四水硅酸铝［$Al_4(Si_4O_{10})(OH)_8 \cdot 4H_2O$］	涩肠，止血，生肌敛疮
花蕊石	变质岩类岩石蛇纹大理岩	碳酸钙（$CaCO_3$）、碳酸镁（$MgCO_3$）	化瘀止血
皂矾（绿矾）	硫酸盐类矿物水绿矾的矿石	含水硫酸亚铁（$FeSO_4 \cdot 7H_2O$）	解毒燥湿，杀虫补血
青礞石	变质岩类黑云母片岩或绿泥石化云母碳酸盐片岩	钾镁铁铝硅酸盐［$K(Mg, Fe)_2(AlSi_3O_{10})(OH, F)_2$］	坠痰下气，平肝镇惊
金礞石	变质岩类蛭石片岩或水黑云母片岩	钾镁铁铝硅酸盐［$K(Mg, Fe)_2(AlSi_3O_{10})(OH, F)_2$］	坠痰下气，平肝镇惊
炉甘石	碳酸盐类矿物方解石族菱锌矿	碳酸锌（$ZnCO_3$）	解毒明目退翳，收湿止痒敛疮
轻粉	氯化亚汞	氯化亚汞（Hg_2Cl_2）	外用杀虫，攻毒，敛疮；内服祛痰消积，逐水通便
钟乳石	碳酸盐类矿物方解石族方解石	碳酸钙（$CaCO_3$）	温肺，助阳，平喘，制酸，通乳
禹余粮	氢氧化物类矿物褐铁矿	碱式氧化铁［FeO(OH)］	涩肠止泻，收敛止血
紫石英	氟化物类矿物萤石族萤石	氟化钙（CaF_2）	温肾暖宫，镇心安神，温肺平喘
磁石	氧化物类矿物尖晶石族磁铁矿	四氧化三铁（Fe_3O_4）	镇惊安神，平肝潜阳，聪耳明目，纳气平喘

扫码“练一练”

（周　晔）

第十四章　海洋来源生药

海洋是生命孕育和诞生之地，面积广阔，约占地球面积的71%左右，同时也是生物资源的宝库。由于海洋的特殊环境，海洋生物在生长和代谢过程中，产生、积累了大量具有特殊化学结构和生理活性的物质。自20世纪60年代，国内外研究者开始从海洋生物中寻找具有抗癌、抗炎等活性的天然活性物质。

我国海洋药物的应用具有悠久的历史，公元前3世纪我国著名的医学经典《黄帝内经》中就有以乌贼骨作丸、饮以鲍鱼汁治血枯的记载。现存我国最早的药物专著，东汉时期的《神农本草经》就有海螵蛸、海蛤、牡蛎、贝齿、海藻、文蛤、蟹等的记载。历经2000多年，我国各类本草收载的海洋药物有110余种，其中包括海狗肾、海蛇、海马、海龙、鲨鱼肉、海胆、海参、对虾、珍珠、珍珠母、瓦楞子、海螺、石决明、珊瑚、鹧鸪菜等。1975年《全国中草药汇编》收载海洋药物166种；1977年《中药大辞典》收载海洋药物144种；1989年由国家中医药管理局组织编写的《中华本草》中，收载海洋药物802种。1994年《中国海洋药物辞典》收载海洋药物1600条，其中海洋动物药1431条，海洋藻类药物125条，矿物药6条，具有特殊药理活性的化学成分药38条（如河豚毒素）。我国海域辽阔，拥有约300万平方公里的海域，1.8万千米以上的大陆海岸线，海洋药物资源极为丰富，具有广阔的研究开发前景。

第一节　海洋生物的种类

海洋生物不仅量大而且种类繁多，地球上生存的动物种类的80%栖息在海洋中。此外，海洋中还生存有大量的海洋植物和微生物。海洋生物的种类如表14-1所示，由于采集的范围有限，还没有对海洋生物进行充分地分类，实际上海洋生物的种类可能更加繁多。海洋生物的采集主要靠潜水器进行，现在进行研究的海洋生物大部分为30米水深以内浅栖息的生物。海洋生物含有共生（寄生）微生物很多，即使是同一物种，由于采集场所和采集时间的不同，所含的化学成分也不同。

表14-1　主要海洋生物的种类

生物类型	种类数	生物类型	种类数
海藻	30 000	软体动物	75000
海绵动物	10 000	节肢动物（甲壳类）	25000
腔肠动物	10 000	外肛动物（苔虫类）	5000
扁形动物（平虫类）	600	棘皮动物	6000
纽形动物	900	原索动物	2500
环形动物	6000		

第二节　海洋生物的活性成分

一、大环内酯类

大环内酯类化合物（macrolides）是海洋生物中常见的一类活性较广的化合物，主要分布在苔藓虫、海绵、藻类、软体动物和被囊动物中。其结构类型复杂多样，按分子中酯键的数量，可分为大环一内酯、大环二内酯、大环四内酯；按内酯环的大小，可分为十二元环大环内酯、十四元环大环内酯、十六元环大环内酯及六十元环大环内酯；按化学结构特征，可分为简单大环内酯、氧化大环内酯、大环多内酯以及类大环内酯等。研究发现，大环内酯在细胞毒性、神经毒性、抗病毒、抗真菌等方面的具有较强的生物活性。

Ecteinascidin 743（ET-743）是从被囊动物加勒比海红树海鞘 *Ecteinascidia turbinata* 中提取的一种具有抗癌活性的四氢异喹啉类生物碱。ET-743 的作用机制是通过在 DNA 的复制过程中使 DNA 双螺旋小沟处鸟嘌呤的 *N*-2 烷基化，从而阻断 DNA 的复制和合成，抑制肿瘤细胞分裂生长。由于ET-743 诱导癌细胞凋亡仅仅在活性基因转录期，对癌症治疗更有效，因为癌细胞比正常细胞转录速度快和转录比率高。ET-743 已被西班牙海洋药物公司制造出商品名为 Yondelis©的制剂，2001 年欧洲批准 Yondelis 作为稀少病用药而用于治疗软组织肉瘤。

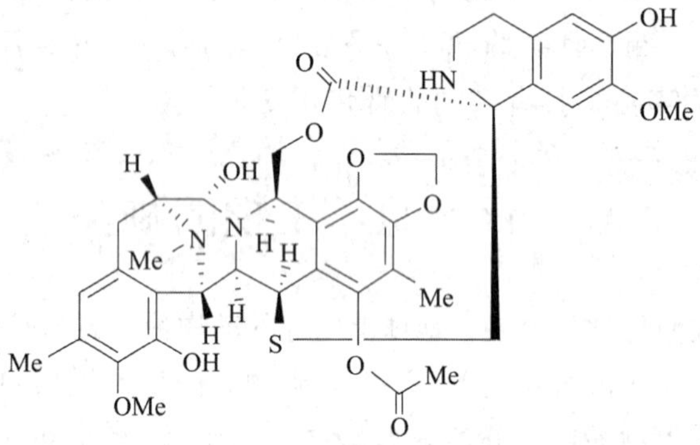

从无脊椎动物草苔虫 *Bugula neritina* 分离到具有 26 元环的大环内酯类化合物苔藓虫素（bryostatin-1），其内酯环高度氧化。实验证明其能延长 P388 白血病细胞移植动物的存活期，具有抗癌、免疫调节作用，其作用机制是与蛋白激酶 C 结合，抑制癌细胞生长。商业合成类似物物名为 Bryologs，2001 年 FDA 批准其辅助紫杉醇治疗食道癌。

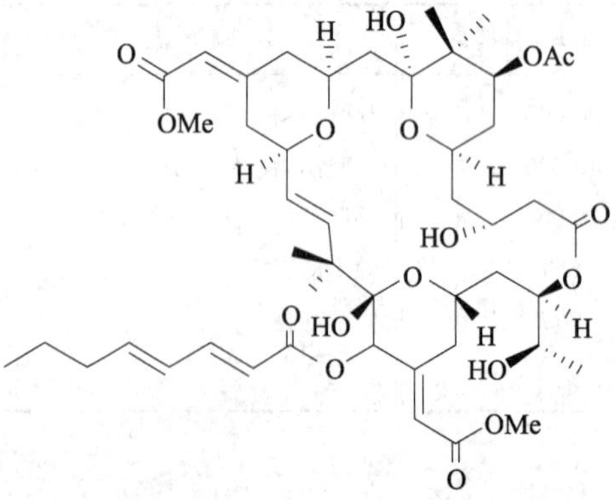

bryostatin-1

日本产软海绵属的冈田软海绵 *Halichondria okadai* 以及 *Halichondria*、*Axinella*、*Pandaros*

属海藻中产生一种含60个碳的长链聚醚大环内酯类化合物Halichondrin B，具有较强的细胞毒作用，它可以阻止核苷酸在微管蛋白上的交换，也是长春新碱与微管蛋白结合非竞争性抑制剂，实验表明其对接种B16黑色素瘤细胞及P388白血病细胞的小鼠，能分别延长寿命244%和236%，已于2010年在美国批准上市（商品名Halaven）。

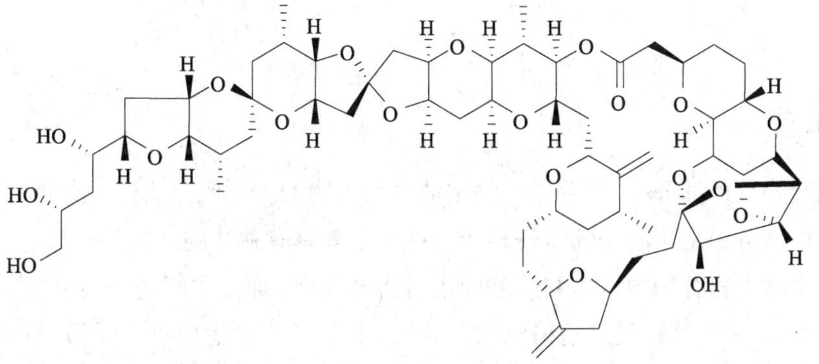

halichondrin B

从*Spirastrella*属海绵中分离的spongistatin 1为三十二元环的内酯类化合物，具有63个碳原子、21个氧原子和1个氯原子，实验表明该化合物具有较强的抗肿瘤活性，在10^{-10} mol/L的剂量下对小细胞型肺癌（SCLC）的抑制率达到50%，在10^{-12} mol/L的剂量下对结肠癌、肾癌、卵巢癌和肺癌的抑制作用具有线性关系，其作用机制为抑制细胞的有丝分裂和微管聚合，目前正在进行Ⅱ期临床研究。

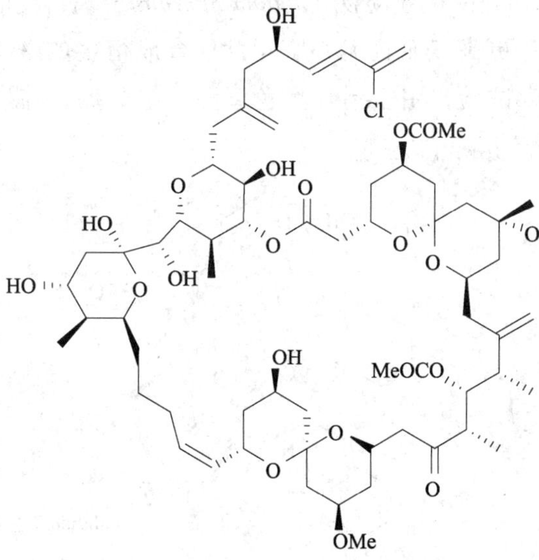

spongistatin 1

从日本三重县沿岸产的黑斑海兔*Aplysia kurodai*中分离的大环化合物aplyronine对P388白血病细胞移植动物具有延长生命周期的作用，现已全合成。

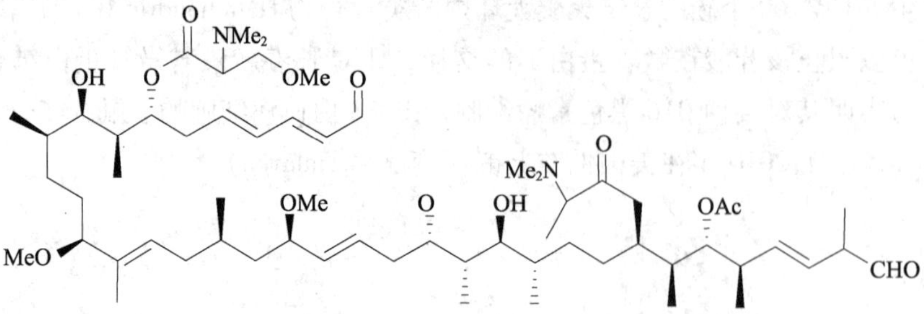

aplyronine

二、肽类

肽类化合物（peptides）是海洋生物中活性化合物的主要成分之一，是海洋活性物质研究的重要组成部分，由于海洋的特殊环境，造成了其具有独特的结构特征。

根据海洋肽类化合物中氨基酸残基的数目将其分为二肽（由 2 个氨基酸残基组成）、寡肽（一般指由 3~9 个氨基酸残基组成的短肽）、多肽（一般指相对分子质量小于 10 000 的肽类，如芋螺多肽）和蛋白类（分子质量一般大于 10 000）。根据其化学结构又分为环肽、直链肽和其他肽类，其中环肽类物质主要存在于海绵、海鞘、海兔以及海藻等海洋生物中，其中海绵和海鞘中发现的肽类占该类化合物的大部分。

从被囊动物加勒比海鞘 *Trididemnum solidum* 分离获得的环状缩肽 didemnin B 是第一个进入临床试验的海洋天然产物，对白血病和黑色素瘤患者有延长生命周期的效果。其抗肿瘤作用机制是在靶细胞内通过非竞争性地与棕榈酰基蛋白质硫酯酶结合而阻碍蛋白质合成。Bidemnin B 除了抗肿瘤活性外还发现具有抗病毒和免疫抑制活性。因发现具有强烈心脏毒性、生物活性周期短及水溶性较差等原因，临床试验于 20 世纪 90 年代中期而终止。Aplidine（dehydrodidemnine B）是从被囊动物 *Aplidium albicans* 分离得到的 didemnin B 同系物，其抗癌活性比 didemnin B 更高，而且无心脏毒性；合成衍生的 Aplidine 商品名称为 Aplidin©，现在进行 II 期临床试验，用于治疗黑色素瘤、结肠癌、肺癌、肾癌、头颈癌（非大脑）、胰腺癌以及甲状腺癌等。

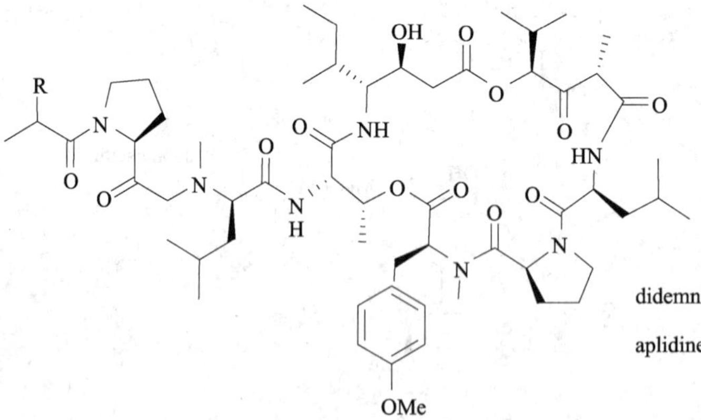

didemnin B　R = OH

aplidine　R = O

在海绵动物 *Discodermin kiiensis* 中分离的第一个具有生理活性的环肽类化合物 discodermins，其结构中含有的磺酸基丙氨酸，在天然肽类化合物中较为罕见。Discodermins 类环肽对 A_2 磷脂酶（Phospholipase A_2）具有较强的抑制作用，其中的 discodermin A 可以抑制苦草杆菌和变异变形杆菌的生长，最小浓度分别为 3μg/ml、1. 6μg/ml。

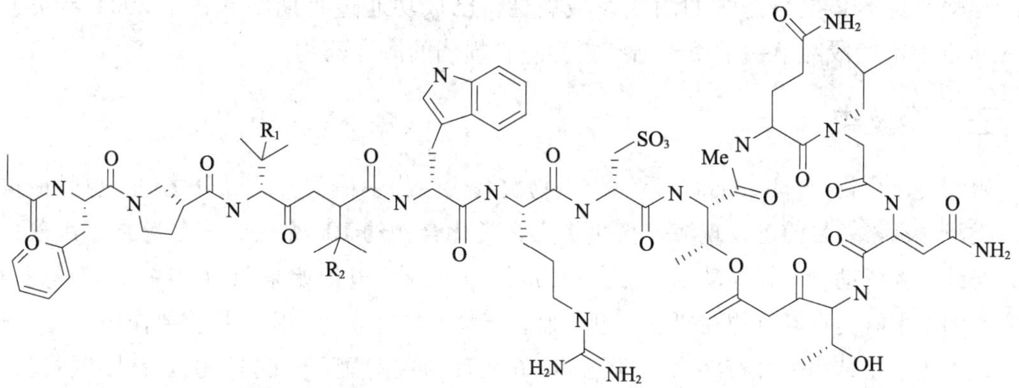

discodermin A $R_1 = R_2 = CH_3$

discodermin B $R_1 = H, R_2 = CH_3$

discodermin C $R_1 = CH_3, R_2 = H$

discodermin D $R_1 = R_2 = H$

从印度洋产尾海兔属耳状截尾海兔 *Dolabella auricularia* 中分离到的直链五肽类化合物 dolastatin 10，其结构中具有三种特殊的氨基酸，是一种极强的微管抑制剂。根据美国 NCI 的恶性 B_{16}黑色素瘤试验，其治疗响应的剂量只需 11μg/kg，对 P388 白血病细胞的 IC_{50}为 0.104 ng/ml，是目前已知抗肿瘤剂中活性最强的一类。美国现进行Ⅱ期临床试验，用于治疗各种晚期实体瘤，现已合成多种衍生物。最近，尚发现 dolastatin-10 具有强烈的抗真菌活性。

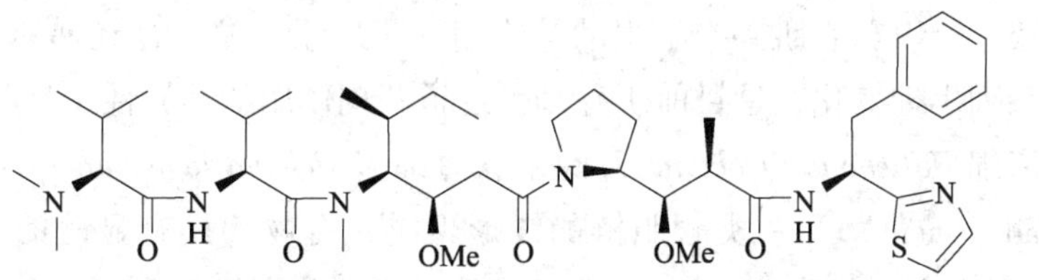

dolastatin-10

从蓝藻 *Nostoc* sp. 中分离出抗有丝分裂的微管抑制剂 cryptophycin A，为 16 元大环缩酚酸肽化合物，以此为先导化合物合成了大量衍生物，其中 cryptophycin 52 具有极强的抗有丝分裂活性，对结肠癌、胰腺癌、乳腺癌均有效，现正进行临床试验。

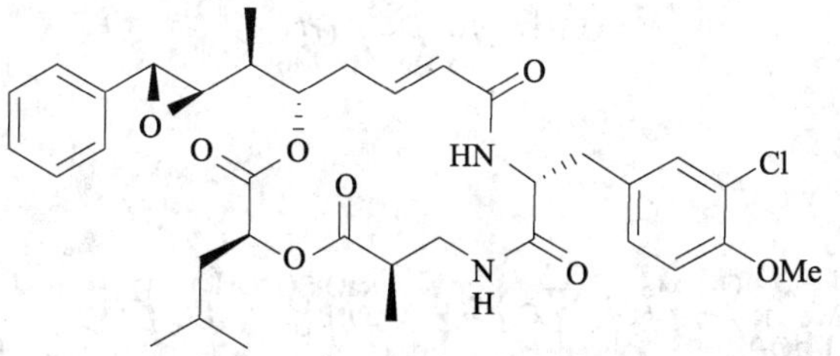

cryptophycin A

随着对海洋中存在的肽类化合物研究的日益深入，一些结构新颖的化合物不断被发现。其中有分子量小的二肽、寡肽，也有大分子的多肽等，如自芋螺 *Conus magus* 中分离的多肽类毒素 ziconotide（商品名 Prialt），它的结构包含 7~41 个氨基酸。该药物可选择性作用于树突和轴突终末支 *N* 型电敏钙通道，从而抑制最初的伤害刺激传入。临床表明，鞘内注射 ziconotide 可以治疗带状疱疹后遗神经痛，HIV 相关神经病理性疼痛，癌痛及手术后疼痛，且不必担心药物的耐受及成瘾性。已成功通过Ⅲ期临床，于 2004 年获美国 FDA 批准上市，成为第一个用于治疗慢性脊骨损伤的海洋药物。

三、聚醚类

聚醚类化合物（polyethers）是海洋生物次级代谢物中最重要的成分之一，也是最重要的一类海洋毒素。目前已发现海洋聚醚类毒素类化合物约 100 余个，多数存在于甲藻、蓝藻、海绵、腔肠动物、软体动物、被囊动物以及鱼类中，其原始来源为一些海洋有毒藻类。研究表明，聚醚类毒素有望在研制新型心血管药物和抗肿瘤药物中发挥重要作用。

该类化合物结构中含有多个以 5 元环、6 元环为主的醚环，醚环间以反式/顺式骈合，环中氧原子相间排列，形成一个梯形结构，又名“聚醚梯”（polyether ladder）。按其结构分为脂链聚醚、大环内酯聚醚和梯形稠环聚醚等三大类，其中聚醚梯和线性聚醚因结构巨大、毒性强而著名。

从岗比毒甲藻 *Gambierdiscus tixicus* 中分离得到的刺尾鱼毒素（maitotoxin）是一类梯形聚醚类，这是目前分离到的结构最大的聚醚类化合物，也是已知的非蛋白类毒性最大的化合物之一（LD_{50} = 0. 05μg/kg），其毒性高于沙海葵毒素 9 倍，较河豚毒素强 200 倍。其分子式为 $C_{164}H_{256}O_{68}S_2Na_2$，分子量为 3422。通过 3D-NMR 等技术与化学手段，探明了其结构由 142 个碳链、32 个醚环、28 个羟基及 2 个硫酸基组成，大多为反式稠环。Maitotoxin 分子中的硫酸酯基和羟基构成了生物活性部分，使其具有较高的极性和毒性。

该化合物是典型的钙通道激动剂，在极低的浓度下即可引起大鼠嗜铬细胞内 Ca^{2+} 内流增加，使胞内 Ca^{2+} 浓度迅速增高，大量的钙离子进入细胞内，通过电压敏感性钙通道增加了钙离子的通透性，引起心肌兴奋、主动脉收缩、荷尔蒙分泌、神经递质释放、蛋白激酶活性增强等一系列生理变化，是目前研究 Ca^{2+} 通道药理作用的特异性工具药。

从大田软海绵 *Halichondria okadai* 及隐爪软海绵 *Halichondria melanodocia* 中分离的大田软海绵酸（okadaic acid）为一类含脂链的线形聚醚化合物，具有显著的抗肿瘤活性。实验表明，对 P388 白血病细胞、L1210 白血病细胞的 IC_{50} 分别为 1. 7μg/L 和 17μg/L。

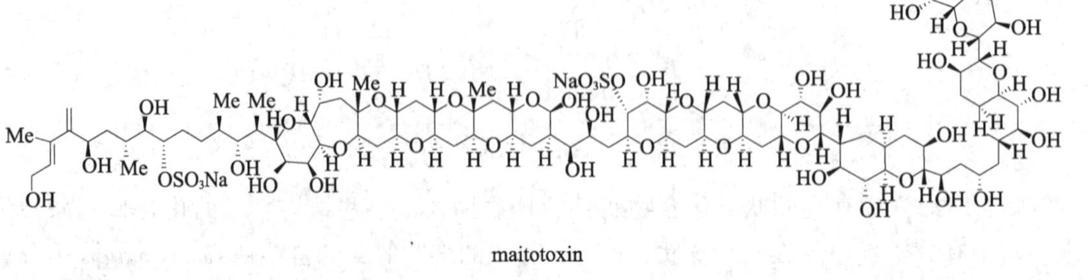

maitotoxin

从夏威夷六放珊瑚的沙海葵科剧毒岩沙海葵 *Palythoa toxica* 中发现的岩沙海葵毒素（palytoxin），其分子量为 2677，含 129 个碳原子，64 个手性中心，是一个长链的聚醚化合物，也是目前已知天然非蛋白质毒素中毒性最大的一个。Palytoxin 作用于心肌细胞的 Na^+-K^+-ATP 酶，能增加细胞对 Na^+、Ca^{2+} 的摄入量及 K^+ 的外流量，可将钠泵变成离子通道小孔，进而引发一系列的药理学和毒理学作用，如导致平滑肌心肌及骨骼肌收缩，其作用强度比血管紧张素强 100 倍，是目前最强的冠脉收缩剂。另外，从 *Gambierdiscus toxicus* 中分离得到的 gambierol 为 palytoxin 的类似物，可抑制 K^+ 通道，其 IC_{50} = 1.8 ng/ml，LD_{50} = 50μg/kg。

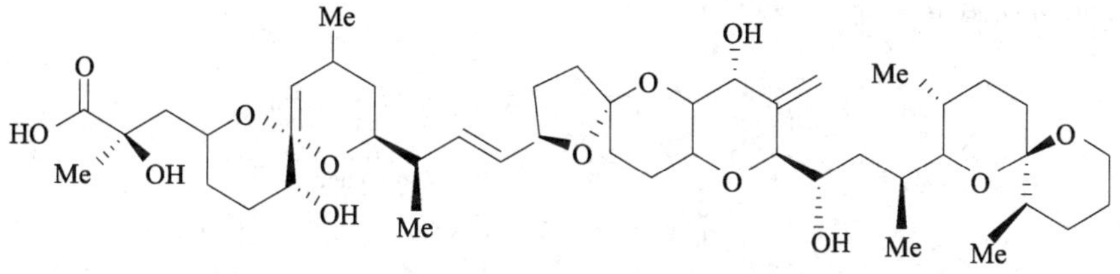

okadaic acid

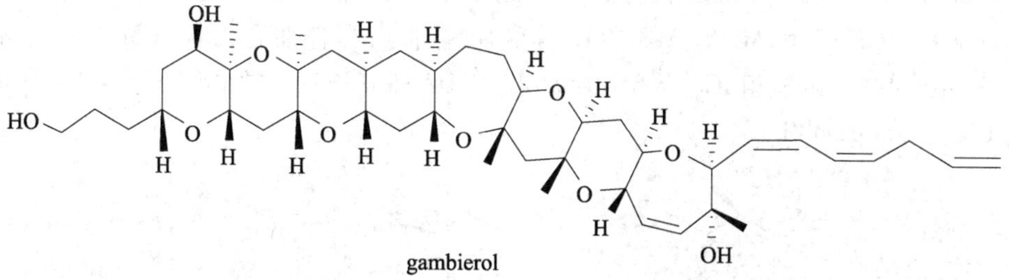

gambierol

西加毒素（ciguatoxin，CTX）是一类分布最为广泛的一类毒素，从 400 多种鱼类均分离到，但其真正来源是由一种双鞭藻岗比毒甲藻（*Gambierdiscus toxicus*）产生的。目前共发现 30 多个该类化合物。西加毒素（CTX）是一种脂溶性高醚类物质，毒性非常强，比河豚毒素强 100 倍。目前已发现 3 类 GTX，即太平洋 GTX（Pacific ciguatoxin）、加勒比海 GTX（Caribbean ciguatoxin）和印度 GTX（Indian ciguatoxin）。CTX 是一组对热稳定的亲脂性、高度氧化的梯状聚醚，分子量一般在 1000～1150。CTX 是电依赖性 Na^+ 通道的新型激动剂，增加可兴奋细胞膜对 Na^+ 的通透性，产生强去极化，致使神经肌肉兴奋性传导发生改变，引起一系列药理学和毒理学作用。药理学研究表明，CTX 对神经系统，消化系统及心血管系统均有重要作用，大剂量 CTX 能引起心肌收缩力增加。目前主要应用为研究兴奋细胞膜结构与功能以及局麻药作用机理的分子探针。

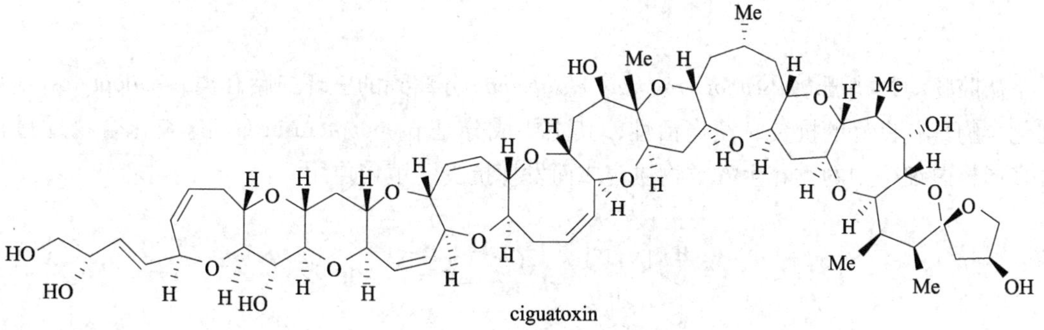

ciguatoxin

四、萜类

萜类为海洋生物活性物质的重要组成部分，广泛存在于海藻、珊瑚、海绵及软体动物等海洋生物中，主要以单萜、倍半萜、二萜和二倍半萜为主，三萜、四萜较少，且基本都是以糖苷的形式存在。由于海洋独特的生态环境，致使其结构与陆地生物中所含的萜类物质有较大的差别，因而合成的萜类常与醌醇结合在一起。此外，其结构中含较多的卤族元素，尤其是氯和溴。

从红藻根叶藻科植物松香藻 *Portieria hornemannii* 分离得到的 halomon，为多卤化链状单萜，具有显著的抗肿瘤活性，药理研究表明该化合物具有独特的作用机制，对耐药癌细胞系具有选择性的细胞毒活性。

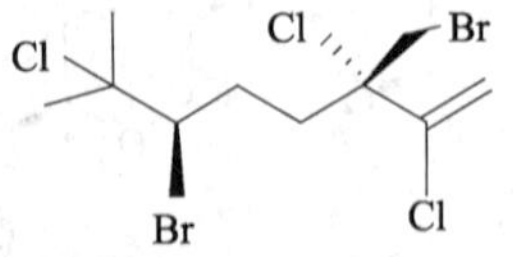

halomon

从西太平洋巴布亚新几内亚地区海绵 *Diacarnus levii* 中分离得到的降倍半萜类 diacarnoxides A、B。研究发现过氧化基团可使其具有的细胞毒活性增加，diacarnoxide B 在缺氧条件下对 MCF-7 和 MDA-MB-231 等乳腺癌细胞具有细胞毒性（MCF-7：常氧组 IC_{50} = 13.8μmol/L，缺氧组 IC_{50} = 6.6μmol/L；MDA-MB-231：常氧组 IC_{50} = 13.3μmol/L，缺氧组 IC_{50} = 5.6μmol/L）。

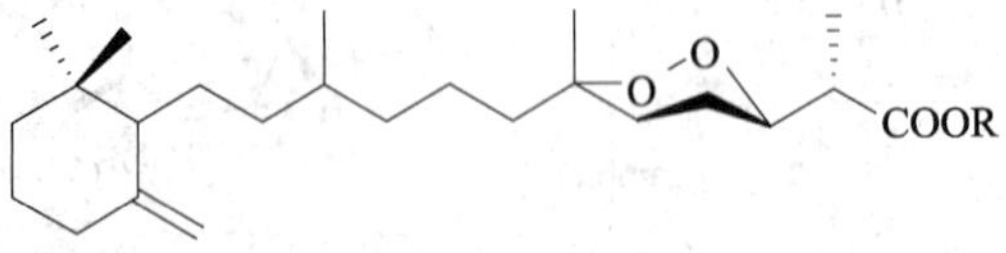

diacarnoxide A R = Me

diacarnoxide B R = H

从海绵 *Luffariella variabilis* 得到的倍半萜类化合物 manoalide，对磷脂酶 A_2、磷脂酶 C、鸟氨酸脱羧酶及醛糖还原酶等多种酶具有抑制作用，对环氧酶及脂氧酶具有双重抑制作用。目前作为新型的抗炎、镇痛药物，已被 FDA 批准开展治疗银屑病 II 期的临床试验。

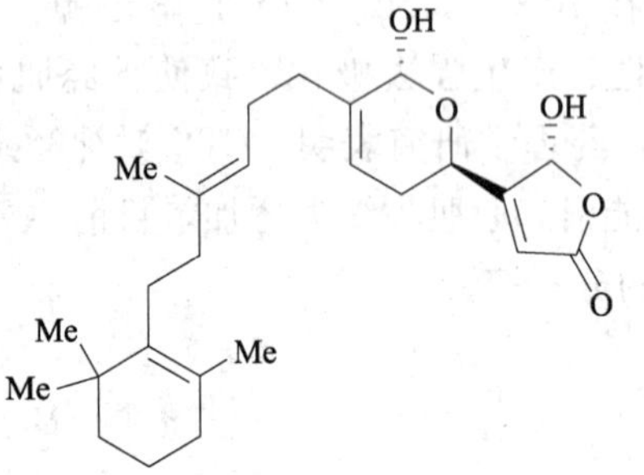

manoalide

从腔肠动物柳珊瑚 *Pseudopterogorgia elisabethae* 分离到的三环二萜苷类 pseudopterosins 系列化合物具有良好的抗炎、镇痛活性，其主要成分是 pseudopterosin C。这类化合物通过抑制多形核白细胞中的类花生酸类物质合成而发挥抗炎、镇痛作用。

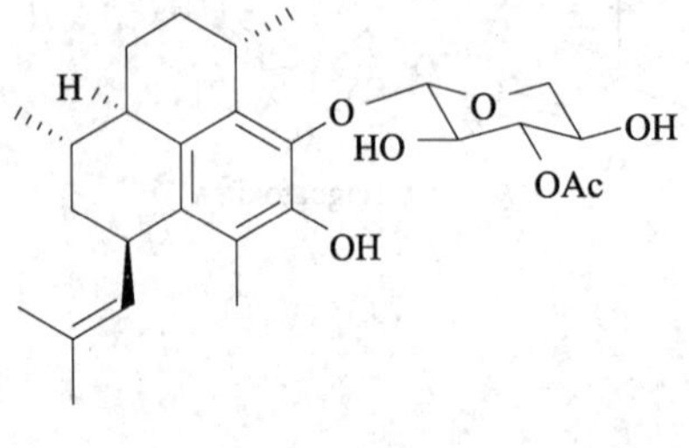

pseudopterosin C

从软珊瑚 *Sarcophyton glaucum* 中分离出具有抗致癌促进剂作用的化合物 sarcophytol A，为单羟基西松烷大环二萜化合物，其构效关系已明确，正在研究具有更简单构造的先导化合物。

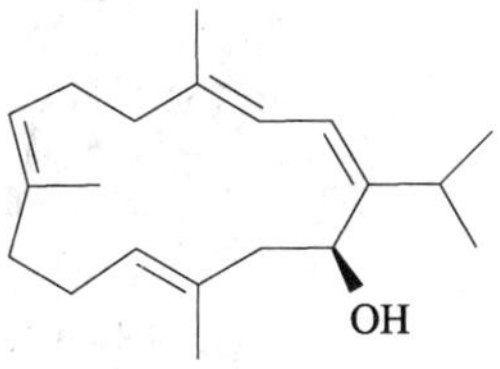

sarcophytol A

自海绵 *Cacospongia mollior* 中得到的含有 1，4-二醛基特殊结构的二倍半萜类化合物 scalaradial，体外和体内试验表明其可通过选择性抑制 $sPLA_2$ 酶而具有抗炎活性。从海绵 *Coscinoderma mathewsi* 中分离到的 2 个新的含 *N* 原子的粉背蕨烷型（cheilanthane）二倍半萜类化合物 coscinolactams A、B，具有中等程度的抗炎活性，如抑制 PGE_2 和促进 NO 生成。

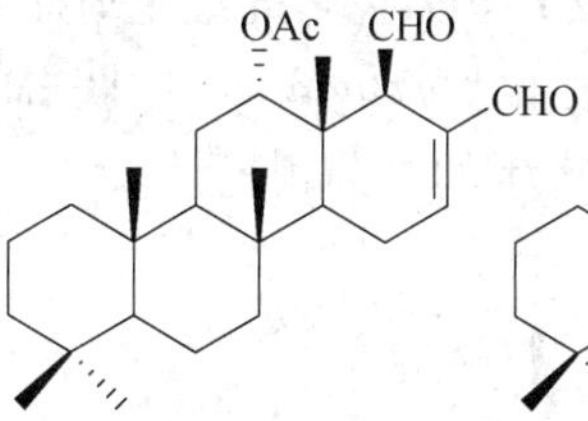

scalaradial

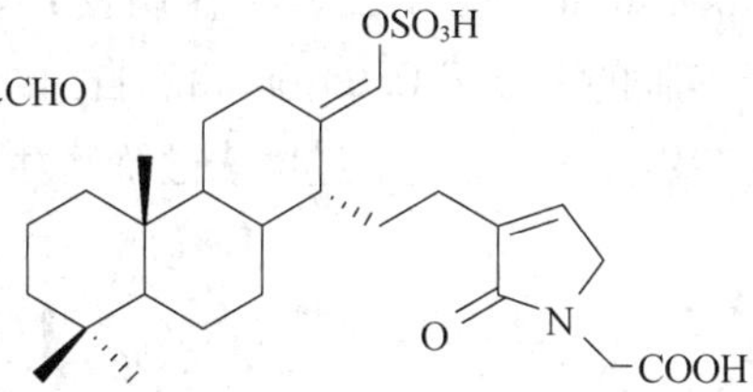

coscinolactams A

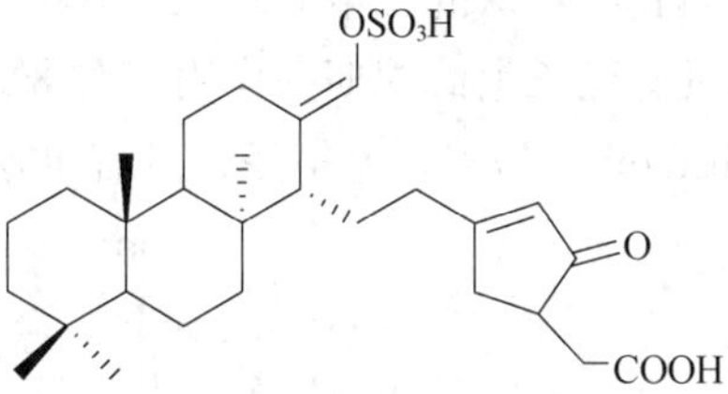

coscinolactams B

海洋中的三萜、四萜类化合物较少，多来自于海绵、海藻和红树中，为角鲨烯衍生的聚醚类化合物。从红藻 *Laurencia intricatea* 中分离得到的 intricatetraol 为含有多个醚键的聚醚三萜，表现出较强的细胞毒性，对 HeLa S3 细胞的 IC_{50} 为 4.3μg/ml。

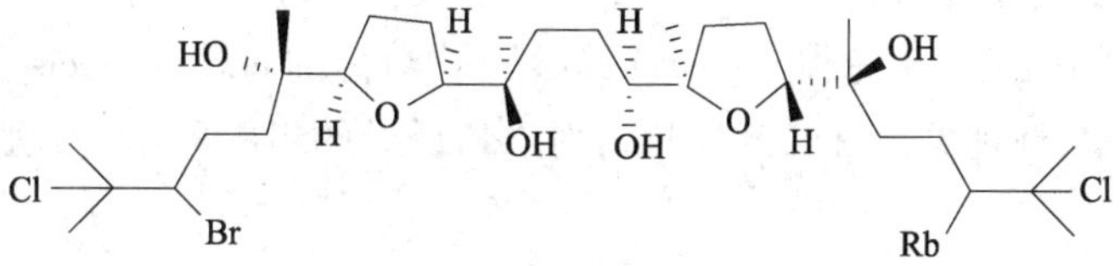

intricatetraol

五、甾体类

目前从海洋生物次级代谢物中已发现超过 500 个甾体类化合物，海洋生物甾醇的结构大多与陆生甾体类化合物具有迥然不同的结构，比如在结构上含有较多的含氧取代基、C_{17} 位上没有侧链或仅含烷基化的侧链或侧链在 12 个 C 之间以及不同的立体取代构型等。目前根据甾核是否裂环分为裂环甾和正常甾体两大类，正常甾依据侧链的不同又进一步划分为孕甾、胆甾、麦角甾和谷甾等类型，许多甾醇呈硫酸酯和硫酸盐的形式，且具有一定的生物活性。

海藻是甾体化合物的一个主要来源，从其中分离得到的化合物尽管数量不多，但有些高度氧化态的甾类化合物具有较强的细胞毒作用。如从褐藻 *Turbinaria conoides* 中分离到的 24ξ-过氧羟基-24-乙烯基-4 胆甾烯-3，6-二酮和 24ξ-过氧羟基-24-乙烯基-6β-羟基-4 胆甾烯-3-酮等甾体过氧化物对肿瘤细胞 P388、A549、KB 以及 HT-29 的 IC_{50} 在 0.2～5.0μg/ml。

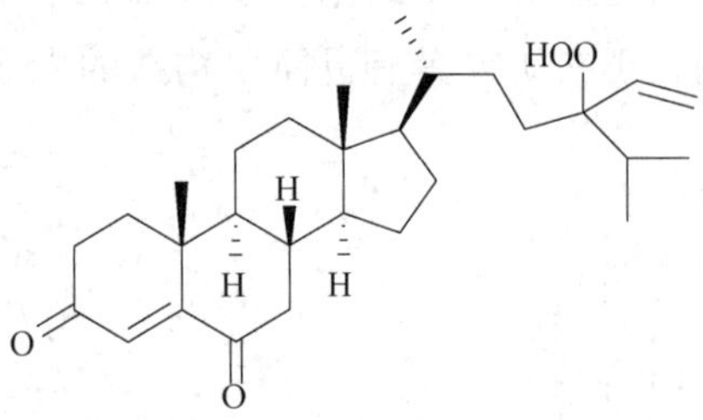

24ξ-过氧羟基-24-乙烯基-4胆甾烯-3,6-二酮

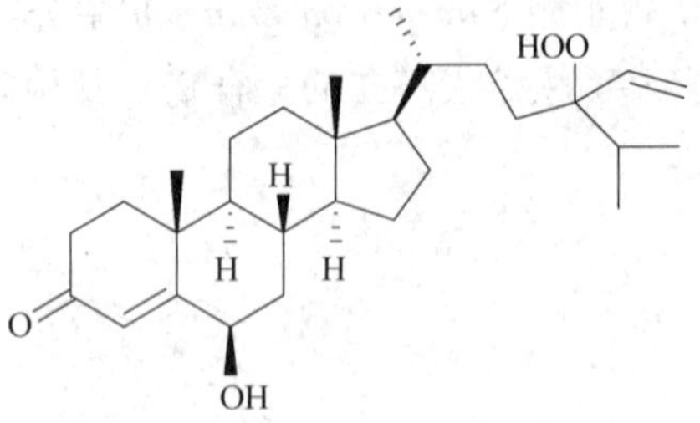

24ξ-过氧羟基-24-乙烯基-6β-羟基-4胆甾烯-3-酮

海绵是海洋甾体类化合物的主要来源，来自于海绵的甾体化合物，多数为多羟基类、硫酸盐类和甾体糖苷类的结构。此类化合物中常常具有高度氧化的特征，其结构存在开环、环上缺碳、侧链高度分枝以及卤代等特征。

从冲绳光溜海绵 *Xestospongia* sp. 中分离的 aragusterols 甾体类衍生物，结构除高度氧化外尚具有特殊的二甲酮结构，其中 aragusterol A 对 L1210 白血病及 B16 黑色素瘤细胞荷瘤小鼠具有延长生命周期的作用，对 KB 细胞的 IC_{50} 为 0. 04μg/ml。自海绵 *Spongia* sp. 中获得的 agosterol A 为多羟基甾醇，具有可逆转由于 P-糖蛋白过度表达而产生的多药耐药性。

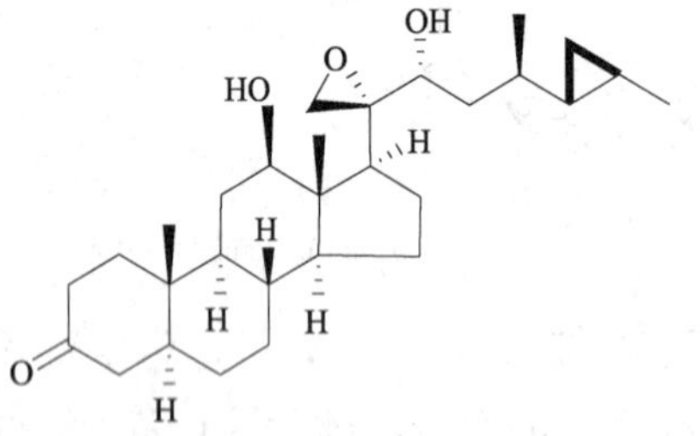

aragusterol A

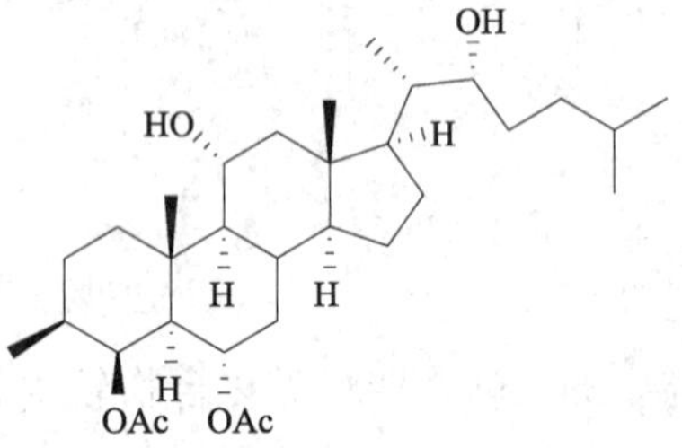

agosterol A

海洋生物中存在的甾体常常具有母核开环的现象，这也是陆地高等植物中所含的甾体化合物不具备的结构类型。从海绵 *Euryspongia* sp. 中分离的 euryspongiols 类甾体化合物，分子中即存在 9，11-裂环现象，且高度氧化，对 IgE 诱导的组胺释放有较强的抑制作用，具有抗过敏和平喘功效。

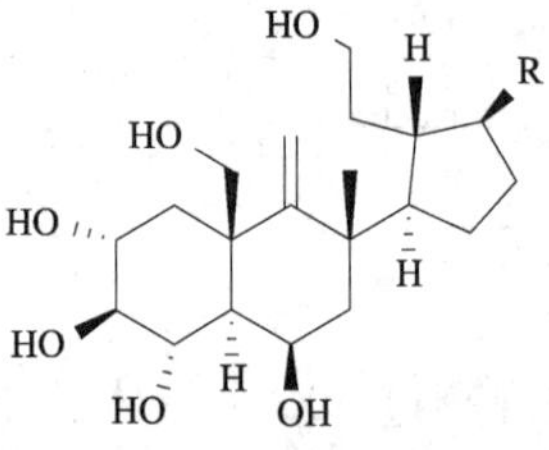

euryspongiols

来自于多皱海绵 *Halichondria rugosa* 的乙醇提取物中的 24，25-二甲基-3α-羟基-5-烯胆甾-2β-硫酸钠和 24，25-二甲基-5-烯胆甾-2β，3α-硫酸钠对 BEL-7402、HT-29、SP-A-1 和 U251 具有极强的细胞毒活性，IC_{50} 为 6. 5~23. 1μmol/L 之间。

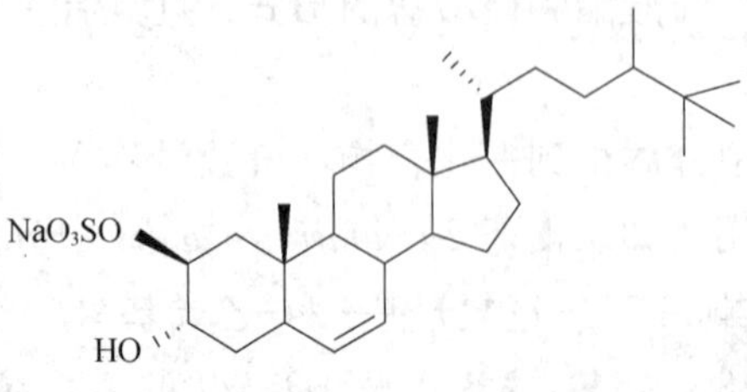

24,25-二甲基-3α-羟基-5-烯胆甾-2β-硫酸钠

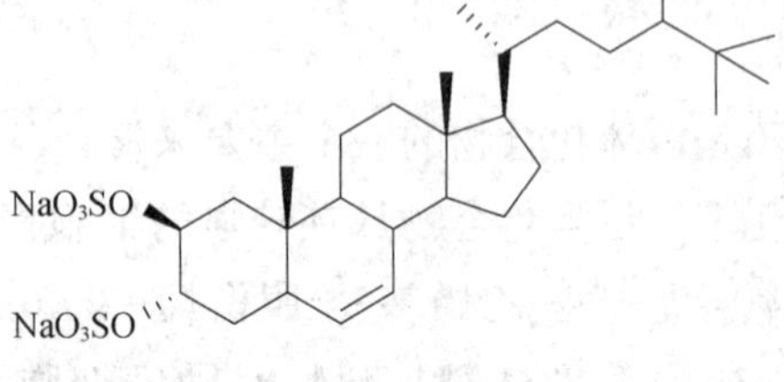

24,25-二甲基-5-烯胆甾-2β,3α-硫酸钠

从帕劳群岛 *Euryspongia* 属海绵中分离得到的两个硫酸甾体 eurysterola A 和 B，对人结肠癌细胞 HCT-116 具有细胞毒活性，IC_{50}值分别为 2.9μg/ml 和 14.3μg/ml；同时在抗真菌试验中，对两性霉素 B 耐药的野生白色念珠菌显示出抑制活性，其 MIC 值分别为 15.6μg/ml 和 62.5μg/ml。

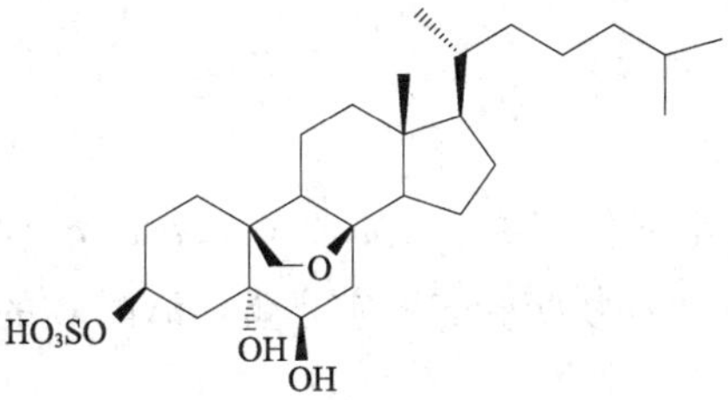

eurysterola A

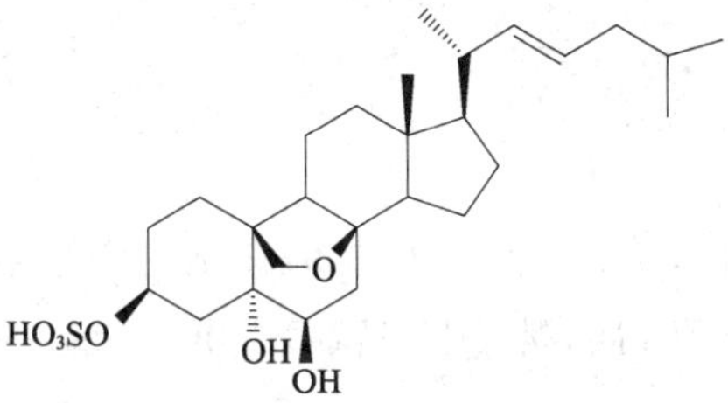

eurysterola B

除海绵外，腔肠动物门中的一些珊瑚也是海洋甾体的另一生物来源，其结构中常常存在多羟基取代，取代多发生在母核的 3-位、5-位、22-位和 25-位以及侧链上。如分离自短指软珊瑚 *Sinularia* sp. 过氧化甾体化合物 5α，8α-过氧-22，23-亚甲基-6-麦角甾烯-2β，18-二醇具有细胞毒性，体外对 P388、A549、KB 及 HT-29 的 ED_{50}位于 0.4～2.7μg/ml 之间。

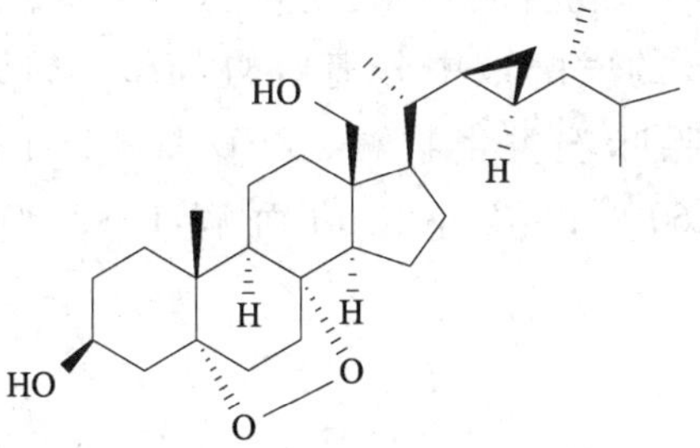

5α,8α-过氧-22,23-亚甲基-6-麦角甾烯-2β,18-二醇

六、生物碱类

海洋来源生物碱类是一类含有氮基团和复杂的碳骨架环系结构的具有重要生物活性的碱性有机物。其结构新颖独特，生物活性广泛，在抗肿瘤、抗菌、抗病毒、抗心脑血管疾病、抗老年性痴呆和抗骨质疏松症等方面具有显著的活性，因此它们极有可能成为抗肿瘤、抗病毒和抗菌药物的先导化合物，有良好的药用前景。

1983 年 Kirkup 等首次从红藻 *Martensia fragilis* 中分离出吲哚生物碱以来，越来越多的生物碱从海洋生物中被发现。按照 *N* 原子的数量和环的大小进行划分，主要分为吡咯型和吲哚型两大类，其中吲哚生物碱为海洋生物碱的主要类型。

Lamellarins（片螺素）类生物碱来自海鞘、海绵以及海洋软体动物，其结构中具有芳香吡咯环。到目前为止已经发现 70 多个不同的 lamellarins 和与它们结构相似的天然吡咯类生物碱。这类化合物大多数具有吡咯环 3，4-位被二芳基取代、2-位被羧酸酯或酰胺基团取代的共同结构特点，且多具有细胞毒活性。从海洋软体动物 *Lamellaria* sp. 中分离得到的六环吡咯 lamellarin D 是一种新的拓扑异构酶 Ⅰ 抑制剂，可以插入到 DNA 双螺旋分子之间，稳定拓扑异构酶 Ⅰ 和 DNA 分子的共价复合体，捕获拓扑异构酶 Ⅰ，强烈刺激超螺旋 DNA 分子向缺刻 DNA 分子转换，促进拓扑异构酶 Ⅰ 介导 DNA 分子的切割，对一些顽固性肿瘤细胞有细胞毒作用，成为以拓扑异构酶 Ⅰ 为靶标的治疗肿瘤的先导化合物。

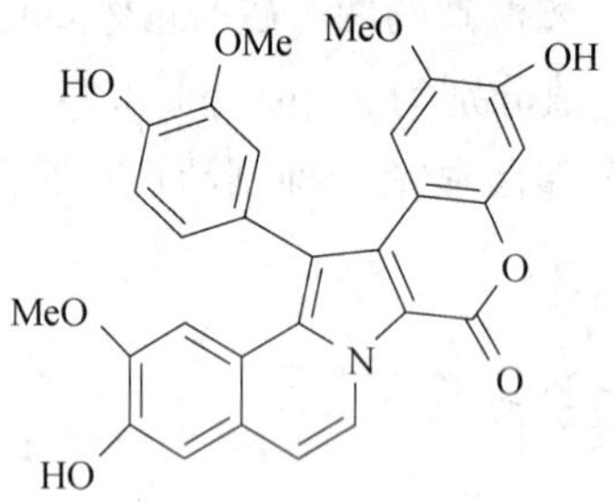

lamellarin D

海洋生物中的吡咯类生物碱在结构中常常出卤代现象。从海绵 *Stylotella aurantium* 的乙醇提取物中获得的溴代吡咯碱 Z-axinohydantoin，动物实验表明它是蛋白激酶 C 的抑制剂。

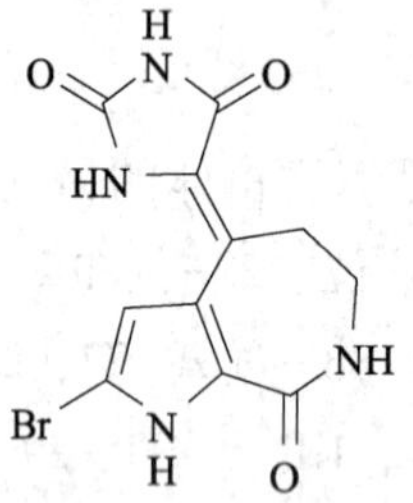

Z-axinohydantoin

海洋生物碱中的吲哚类，生物合成来源于色氨酸，实验表明该类化合物具有较强的抗肿瘤活性。由 *Actino madura* 的发酵液中分离出的 ZHD－0501，其结构非常类似星孢素（staurosporine，ST），为吲哚咔唑类生物碱。ZHD－0501 在体外有效抑制人体癌细胞（A549、BEL－7402 和 HL60）以及小鼠白血病 P388 细胞的生长，其抑制率为 57.3%~82.6%。

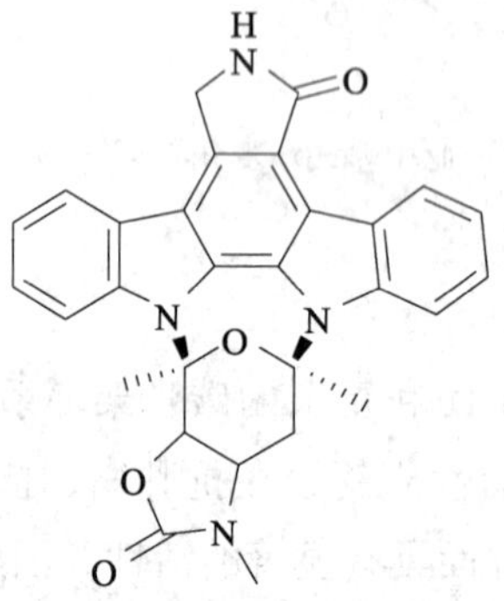

ZHD-0501

从日本冲绳海绵属 *Haliclone* 中分离得到的 manzamine A 为 β-咔啉类生物碱，该类生物碱具有三环基本骨架。实验表明，manzamine A 对 P388 白血病细胞具有较强的抑制作用，其 IC_{50} 为 0.07g/ml，manzamine 类的其他化合物的抗肿瘤活性稍弱。

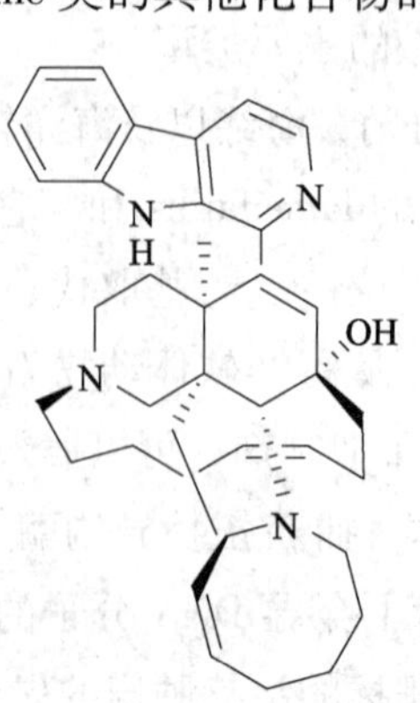

manzamine A

此外，来自海绵与珊瑚的吲哚类生物碱 aplysinopsins，其吲哚环中存在溴取代，具有抗菌、抗抑郁、抗肿瘤、抗疟原虫等活性。从海绵 *Topsentin genitrix* 中分离的多种双吲哚类生物碱也对多种肿瘤细胞具有抑制作用，如 topsentin 体外可以抑制 P388、HCT-8、A-549 和 T47D 细胞的增殖，体内可以抑制 B16 黑色素瘤细胞的增殖。

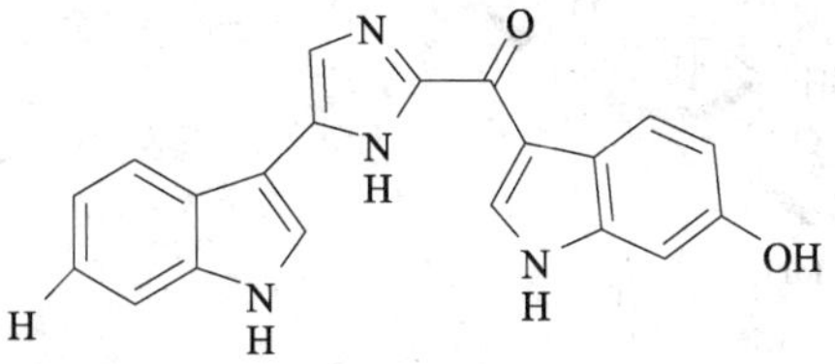

topsentin

石房蛤毒素（Saxitoxin，STX）是一种强烈的非蛋白质毒素，是四氢嘌呤的一个衍生物，具有 2 个碱基。石房蛤毒素是钠离子通道的阻滞剂，可特异地阻断可兴奋膜上的电压依赖性钠离子通道，使钠离子内流受阻，动作电位被抑制。由此可以把 STX 作为分析动作电位分子基础的重要工具药。STX 有较强的局麻作用，比普鲁卡因强 10 万倍，可开发成为一类新型的海洋药物局麻药。

七、C_{15}乙酸原类（聚乙酰类）

乙酸原化合物（acetogenin）是指从乙酸乙酯或乙酰辅酶 A 生物合成的一类天然非萜类产物，主要发现于红藻 *Laurencia* 属中，结构有直链型和环状两类，环状结构中氧环数目从三元环到十二元环不等，分子中多含有氧原子和卤素原子取代。

从希腊南部海域生长的红藻 *Laurencia glandulifera* 中分离出来 5 个 lauthisan 型化合物，其骨架结构为卤代的八元醚环，且侧链端基为顺式烯炔结构。生物活性试验表明，这几个化合物抑制葡萄球菌活性的最小浓度范围（MICs）为 8～256μg/ml，其中的 1 个化合物（3*Z*，7*R*＊，9*R*＊，10*R*＊，13*R*＊）-9，10-acetoxy-6-chlorolauthisa-3，11-dien-1-yne 的活性最强（MIC＝8～16μg/ml），可能是其结构中存在的 2 个乙酰基使分子的亲脂性增强从而使药物吸收度提高的原因，现已全合成。

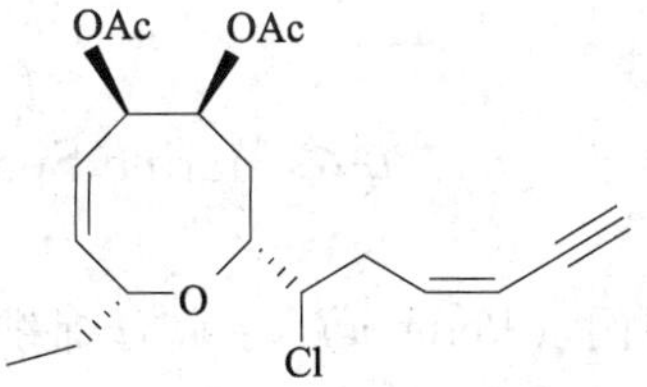

(3*Z*, 7*R**, 9*R**, 10*R**, 13*R**)-9,10-acetoxy-6-chlorolauthisa-3,11-dien-1-yne

八、其他类

在棘皮动物特别是海星、海参类含有多种抗真菌活性皂苷。从日本海参 *Apostichopus japonicus* 中发现的皂苷化合物 holotoxin A，临床上用于治疗脚气。

从西印度诸岛产的海绵 *Cryptotethya crypta* 中提取的胸腺嘧啶和尿嘧啶的 1-β-D-阿拉伯呋喃糖基衍生物 spongothymidine、spongouridine 以及 D-arabinosylnucleoside 对病毒、白血病细胞具有显著的增殖抑制活性，合成的衍生物已开发为抗病毒制剂和抗癌制剂。D-arabinofuranosyl cytosine（Ara-C）作为消化道癌等实体癌和 anhydro-arabinofuranosyl cytosine（Cyclo-C）作为急性白血病的有效抗癌制剂已经应用于临床。

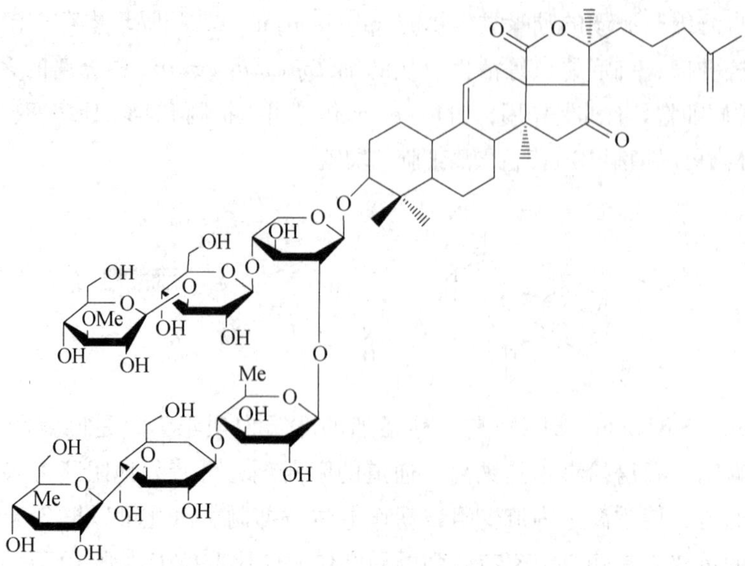

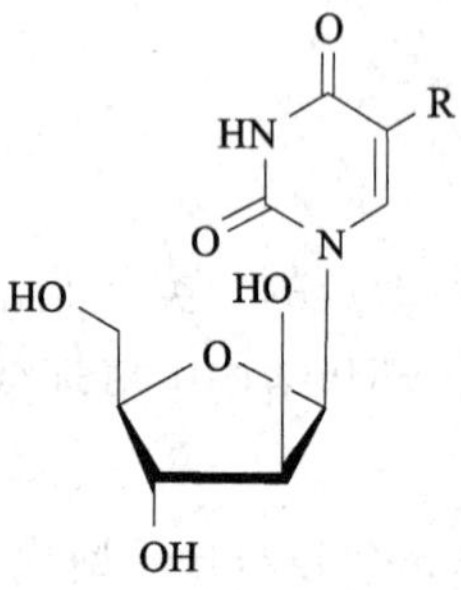

spongothymidine　　R = CH_3

spongouridine　　R = H

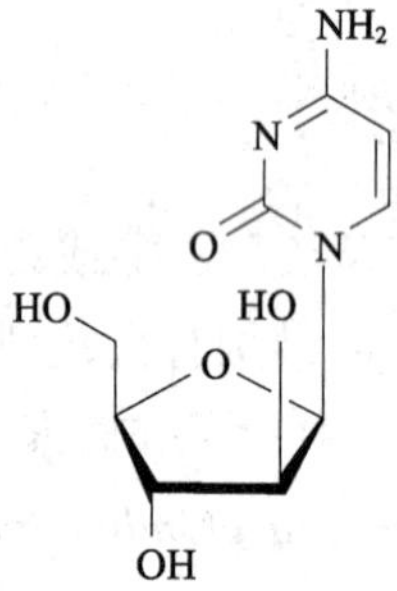

Ara-C

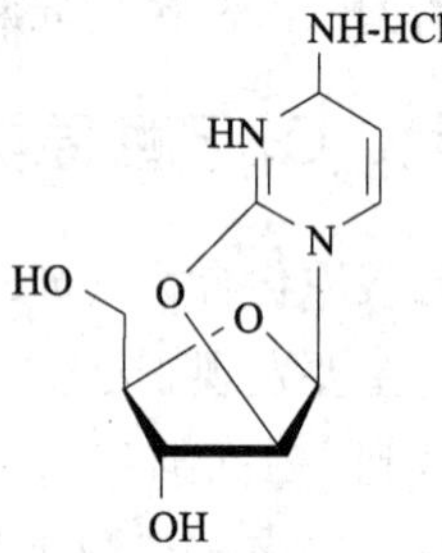

Cyclo-C

第三节　海洋来源生药分述

海绵 Marine Sponge

【来源】 为多孔动物门（Porifera）寻常海绵纲（Demospongiae）的南海酥脆掘海绵 *Dysidea fragilis*、丰头皮海绵 *Suberites tylobtusa*（Levi）、脆针海绵 *Spongilla fragilis*（Leidy）、刻盘海绵 *Ephydotia muelleri* var. *japonica*（Higendorf），以及六放海绵纲（Hexactinellide）、钙质海绵纲（Calcarea）和硬骨海绵纲（Sclerospongiae）等的动物干燥体。

【采制】 全年可采，捞取后洗净，去杂质，晾干，置于通风、阴凉、干燥处贮存，防虫蛀。

【产地】 主产于我国海南、福建、南海、西沙等地水域。其中脆针海绵主要分布于江苏、河南等地。

【性状】 体型大小不一，从极其微小至 2 m 长，形态各异，呈块状、管状、分叉状、伞状、杯状、扇状或不定形等。色泽单一或十分绚丽，主要为黄色到红色。

南海酥脆掘海绵呈团垫状或块片状，表面具有刺状突起，海绵体具有较好的弹性。气微腥，味微咸。

丰头皮海绵皮层中具有束状的小头骨针和成束的大头骨针，领细胞层中具有较大的骨针。

脆针海绵呈不规则的块状或棒状，大小不一，中央常附有水草或树枝。长约 3~10cm，直径 1~2.5cm。表面灰白色或灰黄色，有多数小孔，呈海绵状。体轻，质松泡，断面呈放射网状，网眼内有灰黄色类圆形小颗粒（芽球），振摇易脱落。气微，味淡。

刻盘海绵群体呈团块状或圆柱状，绿色或灰绿色，质疏松。骨针棒状，长 220~360μm，直径 10~16μm。芽球较大，直径 400~450μm，其小骨针两端呈盘状，盘上有缺刻 5~12 条。

【显微特征】粉末黄色或红色。①扁平细胞一层，正面观多角形，中央较厚，有一较大核；侧面观常呈“丁”字形，具有一定的伸缩性。②孔细胞圆柱形或管状，外有一层薄的原生质膜覆盖孔的外端。③领细胞圆形或椭圆形细胞，覆盖于鞭毛室的壁上。④变形细胞充满胶状体，某些变形细胞中可见色素物质。⑤骨针　钙质海绵具有钙质骨针，六放海绵具有硅质骨针；寻常海绵具有硅质骨针或海绵质纤维，或两者兼有；硬骨海绵兼有硅质和钙质构成的骨针以及海绵质纤维。骨针形态各异，有单轴（monaxon）、三辐（tricatine）、三轴六辐（hexactine）、四轴八辐（eighttactine）、多轴与两端盘状等。

【化学成分】①甾体类　包括 contignasterol、agosterol 系列、crellastatins。②萜类　单萜较为少见，目前只发现 adriadysiolide；主要有倍半萜类，如 sollasin A~E、glycinylilimaquinone、corallidictyals 等；二萜类化合物，如 untenospongin B~C、dictyodendrillolide 等；二倍半萜类，如 gascardic acid、luffariellolide 等；三萜类化合物在海绵中也较为少见，主要有 stellettin A、rhabdastrellic acid A 等。此外，尚含有生物碱类、大环内酯类、环肽类等。

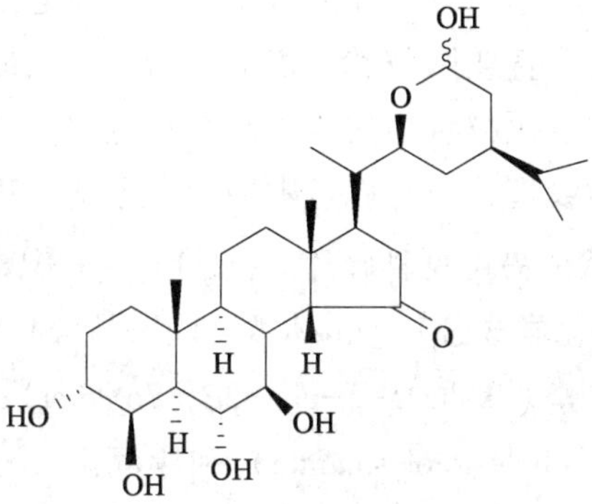

contignasterol

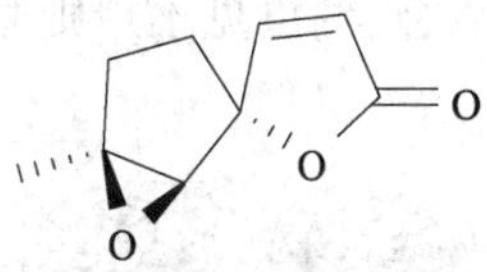

adriadysiolide

【药理作用】①抗肿瘤　从 *Cryptotethia crypta* 提取的阿糖胞苷（Cytarabine，Ara-C）对恶性淋巴瘤、肺癌、消化道癌、头颈部癌也有一定的疗效，并在临床上主要用于治疗急性粒细胞白血病。②抗菌、抗病毒作用　从贪婪倔海绵 *Disidea avara* 中分离的 avarol 和 avarone 具有抗病毒作用，对于 HIV 的体外活性为 IC_{50}值为 0.1~1μg/ml；此外，avarol 尚有抗炎和抗银屑病作用，能减少 TNF-α 的产生，其 ED_{50} 值为 9.2nmol/pouch；从海绵 *Cribrochalina sp.* 分离出来的 cribrostatins 4 表现出广谱抗微生物作用。③抗炎　从帛球海绵 *Luffariella variabilli* 中分离得到的二倍半萜类化合物 manoalide，药理实验表明对磷脂水解酶 A_2 具有显著的不可逆抑制作用。④抗过敏　从海绵 *Xestospongia bergquistia* 中分离得到了五环甾体类化合物 xestobergsterol A 和 B，对 anti-IgE 诱导的小鼠腹膜肥大细胞的组胺释放具有显著的抑制作用，IC_{50}为 0.05μmol/L。

【功效】性温，味甘。具有补肾、壮阳、固精、缩尿的功效。用于阳痿、遗精、白浊、带下和阴部湿疹。

海马 Hippocampus

（英）Sea Horse

【来源】为海龙科动物线纹海马 *Hippocampus kelloggi* Jordan et Snyder、刺海马 *H. histrix* Kaup、大海马 *H. kuda* Bleeker、三斑海马 *H. trimaculatus* Leach 或小海马（海蛆）*H. japonicus* Kaup 的干燥体。

【采制】夏、秋二季捕捞，洗净，晒干，或除去皮膜及内脏，晒干。

【产地】线纹海马主产于广东、福建、台湾。刺海马主产于海南。大海马主产于广东、海南。三斑海马主产于广东、福建。小海马主产于辽宁、河北、山东、广东沿海。

【性状】线纹海马　呈扁长形而弯曲，体长约 30cm，表面黄白色，头略似马头，有冠状突起，具管状长吻，口小，无牙，两眼深陷。躯干部七棱形，尾部四棱形，渐细卷曲，体上有瓦楞形的节纹并具短棘。习称“马头、蛇尾、瓦楞身”。体轻，骨质，坚硬。气微腥，味微咸。

刺海马　体长 15~20cm，头部及体上环节间的棘细而尖。（彩图 127）

大海马　体长 20~30cm，黑褐色。

三斑海马　体侧背部第 1、4、7 节的短棘基部各有 1 黑斑。（彩图 127）

小海马（海蛆）　体形小，长 7~10cm，黑褐色，节纹及短棘均较细小。（彩图 127）

【显微特征】线纹海马粉末　白色或黄白色。①横纹肌纤维较多，近无色、淡黄色或棕色，多碎断，有细密横纹，明暗相间，横纹平直或微波状，表面平滑。②胶原纤维散离或缠绕成团，隐约可见纵向细纹理，常与含灰色颗粒状物的组织碎片相连接。③皮肤碎片近无色或淡黄色，隐约可见不规则微波状纵横纹理，布有棕色颗粒状色素物，散在或聚集成星芒状。另可见骨碎片。（图 14-1，彩图 128）

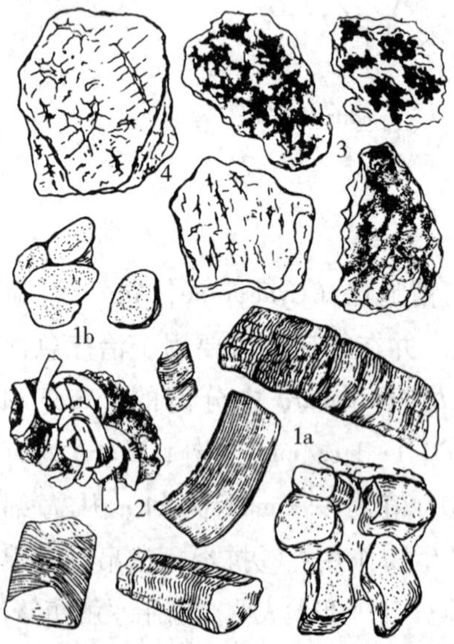

图 14-1　线纹海马（全体）粉末

1. 横纹肌纤维（a. 侧面观；b. 断面观）；2. 胶原纤维；3. 皮肤碎片；4. 骨碎片

【化学成分】①甾体类　刺海马含胆甾-5-烯-3β，7α-二醇（cholesta-5-ene-3β，7α-diol）、胆甾醇硬脂酸酯（cholesterol stearate）和胆固醇。三斑海马、刺海马和小海马含胆甾-4-烯-3-酮（cholesta-4-ene-3-one）、胆甾-3，6-二酮（cholesta-3，6-dione）。②蛋白质和氨基酸　蛋白质含量达 70% 以上，以三斑海马最高。还含苏氨酸、缬氨酸、蛋氨酸、异亮氨酸等 17 种氨基酸。③脂肪酸含 13 种脂肪酸，其中不饱和脂肪酸 4，7，10，13，16，19-二十二碳六烯酸（docosa-4，7，10，13，16，19-hexaenoic acid）的含量较高。尚含磷脂、黄嘌呤（xanthine）、次黄嘌呤（hypoxanthine）、无机元素等。

【药理作用】①性激素样作用　线纹海马的醇提物能诱生和延长雌鼠的动情期；使雄鼠前列腺、精囊、提肛肌的重量明显增加；能增加正常雄性小鼠的精子数和精子成活率。②抗衰老作用　水、醇提物均具有增强小鼠记忆，增加小鼠血中 SOD 含量，降低小鼠肝中过氧化脂质（LPO）的含量，抑制小鼠脑内 MAO-B 活性和改善微循环的作用。③促进免疫功能　海马的水、醇提物能增加正常和免疫小鼠的脾重，提高炭粒廓清率和吞噬指数，促进血清溶血素抗体的生成。④抗血栓作用　三斑海马能明显抑制大鼠实验性颈动脉血栓和大鼠脑血栓的形成。

【功效】性温，味甘、咸。能温肾壮阳，散结消肿。用于阳痿，遗尿，肾虚作喘，癥瘕积聚，跌扑损伤；外治痈肿疔疮。用量 3~9g。外用适量，研末敷患处。

【附注】ChP 采用聚合酶链式反应法鉴别海马及其常见混伪品。

表 14-2　其他海洋类生药

生药名	来源	药用部位	主要成分	功效
螺旋藻	蓝藻门颤藻科植物钝顶螺旋藻 *Spirulina platensis* (Notdst.) Geitl	全体	蛋白质、脂肪酸类、维生素、多糖	抗辐射，抗肿瘤，增强免疫，抗贫血，抗衰老，抗氧化，抗疲劳和降血脂
昆布	海带科植物海带 *Laminaria japonica* Aresch. 或翅藻科植物昆布 *Ecklonia kurome* Okam.	叶状体	多糖（褐藻酸、海带聚糖、岩藻硫酸盐多糖）、氨基酸类、脂肪酸类、维生素类	消痰，软坚散结，利水消肿
海藻	马尾藻科植物海蒿子 *Sargassum pallidum* (Turn.) C. Ag. 或羊栖菜 *S. fusiforme* (Harv.) Setch.	全体	褐藻酸、马尾藻多糖、岩藻甾醇、丙氨酸、多肽、碘、不饱和脂肪酸、甘露醇、甜菜碱、维生素	消痰，软坚散结，利水消肿
海龙	海龙科动物刁海龙 *Solenognathus hardwickii* (Gray)、拟海龙 *Syngnathoides biaculeatus* (Bloch) 或尖海龙 *Syngnathus acus* Linnaeus	全体	甾体类（胆甾-4-烯-3-酮、胆甾-3，6-二酮等）、蛋白质、氨基酸、脂肪酸	温肾壮阳，散结消肿
鲨鱼肝油	鲸鲨科动物鲸鲨 *Rhincodon typus* (Smith)、姥鲨科动物姥鲨 *Cetorhinus maximus* (Gunner)、灰星鲨 *Mustelus griseus* (Pietschmann)	肝脏提取油	角鲨烯、胆甾醇、游离脂肪酸	健脾补气，养肝明目，解毒敛疮
石决明	鲍科动物杂色鲍 *Haliotis diversicolor* Reeve、皱纹盘鲍 *H. discus hannai* Ino、羊鲍 *H. ovina* Gmelin、澳洲鲍 *H. ruber* (Leach)、耳鲍 *H. asinina* Linnaeus 或白鲍 *H. laevigata* (Donovan)	贝壳	碳酸钙、壳角蛋白（水解得 16 种氨基酸）、无机元素等	平肝潜阳，清肝明目
珍珠	珍珠贝科动物马氏珍珠贝 *Pteria martensii* (Dunker)、蚌科动物三角帆蚌 *Hyriopsis cumingii* (Lea) 或褶纹冠蚌 *Cristaria plicata* (Leach)	外套膜受刺激形成的不附着于外壳的外来粒子聚合而形成的稠密凝结物	碳酸钙、壳角蛋白（水解得 18 种氨基酸）、无机元素	安神定惊，明目消翳，解毒生肌，润肤祛斑

扫码“练一练”

（王建安）

参考文献

[1] 徐国钧，施大文．生药学［M］. 北京：人民卫生出版社，1987.

[2] Evans W C. Trease and Evans' Pharmacognosy（13th，14th and 15th edition）［M］. Harcourt Publishers Limited，1989，1996，2002.

[3] 中华人民共和国卫生部药典委员会．中华人民共和国药典中药薄层色谱彩色图集［M］. 广东：广东科技出版社，1993.

[4] 乔传卓，张汉明，宓鹤鸣．生药学［M］. 上海：同济大学出版社，1995.

[5] 徐国钧，徐珞珊，何宏贤，等．中国药材学［M］. 北京：中国医药科技出版社，1996.

[6] 王浴生，邓文龙，薛春生．中药药理与应用（第二版）［M］. 北京：人民卫生出版社，1998.

[7] Schulz V，H ä nsel R，Tyler V E. Rational Phytotherapy，a Physicians' Guide to Herbal Medicine（4th edition）［M］. Springer-Verlag Berlin Heidelberg，2001.

[8] 肖培根．新编中药志（1~4 卷）［M］. 北京：化学工业出版社，2002.

[9] 邵鹏柱，曹晖．中药分子鉴定［M］. 上海：复旦大学出版社，2004.

[10] 张文．海洋药物导论（第 2 版）［M］. 上海：上海科学技术出版社，2004.

[11] 王本祥．现代中药药理与临床［M］. 天津：天津科技翻译出版公司，2004.

[12] 袁昌齐，冯煦．欧美植物药［M］. 南京：东南大学出版社，2004.

[13] 焦炳华，易杨华．现代海洋药物学［M］. 北京：科学出版社，2006.

[14] 吴继洲，孔令义．天然药物化学［M］. 北京：中国医药科技出版社，2008.

[15] 管华诗，王曙光．中华海洋本草（1~5 卷）［M］. 上海：上海科学技术出版社，2009.

[16] 王长云，邵长伦．海洋药物学［M］. 北京：科学出版社，2011.

[17] Heinrich M，Barnes J，Gibbons S，et al. Fundamentals of Pharmacognosy and Phytotherapy［M］. Churchill Livingstone，2012.

[18] Kim Se - Kwon. Marine pharmacognosy：Trends and Applications［M］. CRC Press Inc.，2012.

[19] 李萍，贡济宇．中药分析学［M］. 北京：中国中医药出版社，2012.

[20] 国家药典委员会．国家药品标准工作手册（第四版）［M］. 北京：中国医药科技出版社，2013.

[21] Flora of China 编委会．Flora of China（中国植物志英文修订版）．科学出版社、密苏里植物园出版社联合出版，2013.

[22] The United States Pharmacopeial Convention. USP 36-NF 31［M］. The United States：United Book Press，Inc.，2013.

[23] The European Pharmacopoeia Commission. European Pharmacopoeia 8.0［M］. Germany：Druckerei C. H. Beck，2013.

[24] 国家药典委员会．中华人民共和国药典 2015 年版 一部［M］. 北京：中国医药科技出版社，2015.

[25] 蔡金娜，张亮，王峥涛，等．蛇床果实中香豆素类成分的变异及其规律［J］. 药学学

报, 1999, 34 (10): 767-771.

[26] Hashimoto K, Higuchi M, Makino B, et al. Quantitative analysis of aristolochic acids, toxic compounds, contained in some medicinal plants [J]. J Ethnopharmacol, 1999, 64 (2): 185-189.

[27] Kinghorn A D. Pharmacognosy in the 21st century [J]. J Pharm Pharmacol, 2001, 53: 135-148.

[28] Li S L, Lin G, Chan S W, et al. Simultaneous detection of eight isosteroidal alkaloids in Bulbs of Fritillaria by high performance liquid chromatography [J]. J Chromatogr A, 2001, 909 (2): 207-214.

[29] 王彦涵, 高建平, 陈道峰. 高效液相色谱法测定五味子属药用植物木脂素的含量 [J]. 中国中药杂志, 2003, 28 (12): 1155-1160.

[30] Li H J, Li P, Ye W C. Determination of five major iridoid glucosides in Flos Lonicerae byhigh-performance liquid chromatography coupled with evaporative light scattering detection [J]. J Chromatogr A, 2003, 1008 (2): 167 - 172.

[31] Juang L J, Sheu S J, Lin T C. Determination of hydrolyzable tannins in the fruit of Terminalia chebula Retz. by high - performance liquid chromatography and capillary electrophoresis [J]. J Sep Sci, 2004, 27 (9): 718 - 724.

[32] Lao S C, Li S P, Kan K W, et al. Identification and quantification of 13 components in Angelica sinensis (Danggui) by gas chromatography - mass spectrometry coupled with pressurized liquid extraction [J]. Anal Chim Acta, 2004, 526: 131-137.

[33] Huang X, Li S L, Li P, et al. Analysis of eight main flavonoids in Flos Lonicerae by high performance liquid chromatography [J]. 药学学报, 2005, 40 (3): 285-288.

[34] Chai X Y, Li S L, Li P. Quality evaluation of Flos Lonicerae through a simultaneous determination of seven saponins by HPLC with ELSD [J]. J Chromatogr A, 2005, 1070 (1-2): 43-48.

[35] 韩晋, 金城, 刘太华, 等. 不同采收期和不同部位茵陈药材滨蒿内酯的含量测定与资源利用建议 [J]. 解放军药学学报, 2005, 21 (2) : 155-156.

[36] 黄孝春, 郭跃伟. 海绵药物的研究进展: 化学和生物活性 [J]. 中国天然药物, 2005, 3 (1): 1-9

[37] 郝丽丽, 薛健. 菊花中18种有机氯农药的多残留分析 [J]. 药物分析杂志, 2006, 26 (12): 1838-1841.

[38] 王旗, 杨彬, 刘庆, 等. 中药材中5种拟除虫菊酯农药残留量的测定 [J]. 分析试验室 2006, 25 (12): 99-102.

[39] 张彤, 张亚中, 陶建生, 等. 中药百部中原百部碱的分离及含量测定 [J]. 中国药学杂志, 2007, 42 (11): 812-814.

[40] Yu Q T, Qi L W, Yi L, et al. Determination of seventeen main flavonoids and saponins in the medicinal plant Huang-qi (Radix astragali) by HPLC-DAD-ELSD [J]. J Sep Sci, 2007, 30 (9): 1292-1299.

[41] 宋健, 张会敏, 石俊英, 等. 金银花最佳产地加工方法—杀青烘干干燥法 [J]. 中药材, 2008, 31 (4): 489-491.

[42] 何伟，张朝波，严军，等．HPLC 法测定番泻叶中番泻苷 A、番泻苷 B 的含量 [J]. 海峡药学，2008，20（9）：48-51.

[43] Ren M T, Chen J, Song Y, et al. Identification and quantification of 32 bioactive compounds in Lonicera species by high performance liquid chromatography coupled with time-of-flight mass spectrometry [J]. J Pharm Biomed Anal, 2008, 48 (5): 1351-1360.

[44] 陈跃，王金花，卢晓宇，等．药用植物中残留有机磷农药的定性和定量分析 [J]. 质谱学报，2009，30（6）：352-358.

[45] Pellati F, Bruni R, Bellardi M G, et al. Optimization and validation of a high-performance liquid chromatography method for the analysis of cardiac glycosides in Digitalis lanata [J]. J Chromatogr A, 2009, 1216 (15): 3260-3269.

[46] 赵中振，梁之桃，郭平．海外植物药的质量标准—对中药标准化的一些启示 [J]. 中国中药杂志，2009，34（16）：2119-2125.

[47] 史清文，李力更，王于方，等．海洋天然产物化学研究新进展 [J]. 药学学报，2010，45（10）：1212-1223.

[48] 谢彩香，索风梅，贾光林，等．人参皂苷与生态因子的相关性 [J]. 生态学报，2011，31（24）：7551-7563.

[49] 李丽敏，夏晶，王欣美，等．HPLC-ICP-MS 法研究 5 种含雄黄中成药的可溶性砷及其形态 [J]. 中成药，2012，34（11）：2118-2123.

[50] 魏锋，程显隆，马玲云，等．药品标准中替代对照品研究技术要求探讨 [J]. 中国药品标准，2012，13（1）：12-15.

[51] 逄瑜，孙磊，金红宇，等．替代对照品法在中药多指标含量测定中的应用与技术要求探讨 [J]. 药物分析杂志，2013，33（1）：169-177.

[52] 黄林芳，索风梅，宋经元，等．中国产西洋参品质变异及生态型划分 [J]. 药学学报，2013，48（4）：580-589.

[53] 庞金虎，盛晋华，张雄杰，等．生长年限和采收季节对肉苁蓉中有效成分的影响 [J]. 中国民族医药杂志，2013，(1)：33-34.

[54] 段金廒，宿树兰，严辉，等．药材初加工“发汗”过程及其酶促反应与化学转化机制探讨 [J]. 中草药，2013，44（10）：1219-1225.

[55] 孙稚颖，庞晓慧．基于 DNA 条形码技术探讨板蓝根及大青叶基原物种问题 [J]. 药学学报，2013，48（12）：1850-1855.

[56] 黄俊卿，魏建和，张争，等．沉香结香方法的历史记载、现代研究及通体结香技术 [J]. 中国中药杂志，2013，38（3）：302-306.

[57] Paddon CJ, Westfall PJ, Pitera DJ, et al. High-level semi-synthetic production of the potent antimalarial artemisinin [J]. Nature. 2013. 496: 528-532.

[58] Guo J, Zhou YJ, Hillwig ML, et al. CYP76AH1 catalyzes turnover of miltiradiene in tanshinones biosynthesis and enables heterologous production of ferruginol in yeasts [J]. PNAS. 2013. 110: 12108-12113.

[59] 吴越，王玉，梅雪艳，等．在线渗析-离子色谱法检测中药材中二氧化硫残留量 [J]. 药物分析杂志，2014，34（1）：155-158.

[60] Wang Y N, Chan W. Determination of aristolochic acids by high-performance liquid

chromatography with fluorescence detection [J]. J Agr Food Chem, 2014, 62: 5859-5864.

[61] 吴婉莹，果德安．中药国际质量标准体系构建的几点思考 [J]. 世界科学技术—中医药现代化，2014，16（3）：496-501.

[62] 孙磊，金红宇，马双成，等．中药标准物质替代测定法技术指导原则 [J]. 中国药学杂志，2015，50（4）：284-286.

[63] 段金廒，唐志书，吴启南，等. 中药资源产业化过程循环利用适宜技术体系创建及其推广应用 [J]. 中国现代中药，2019，21（1）：20-28.

[64] Wu T J, Lu J, Ni H, et al. Construction of an optimized method for quality evaluation and species discrimination of Coptidis Rhizoma by ion - pair high performance liquid chromatography combined with response surface methodology [J]. J Pharm Biomed Anal, 2018, 153: 152-157.

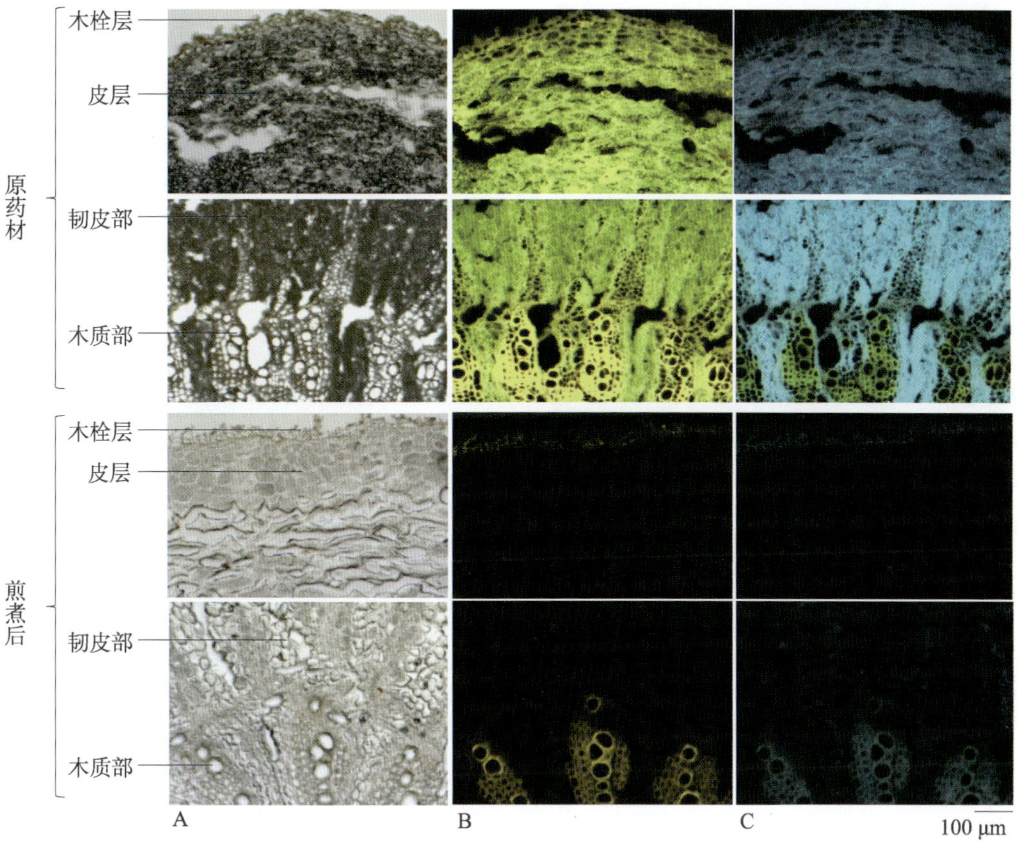

彩图 1　板蓝根药材煎煮前后显微鉴别

A. 自然光；B. 绿色荧光；C. 蓝色荧光

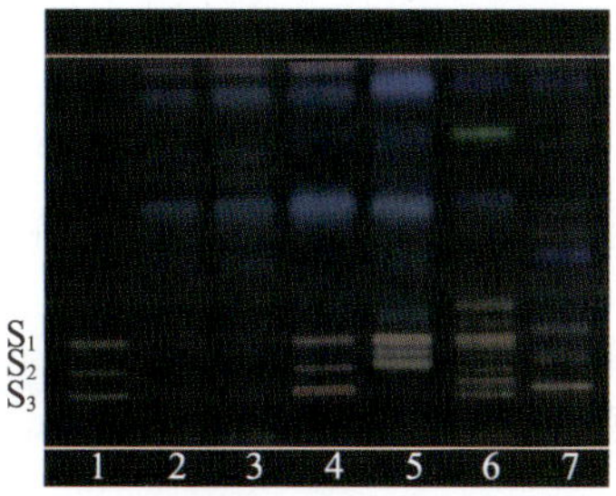

彩图 2　金银花与山银花薄层色谱图

1. 川续断皂苷乙（S_1）、灰毡毛忍冬皂苷甲（S_2）和灰毡毛忍冬皂苷乙（S_3）；2. 金银花对照药材；3. 金银花（*L. japonica*）；4. ~7. 山银花（分别为 *L. macranthoides*、*L. fulvotomentosa*、*L. hypolauca* 和 *L. confusa*）

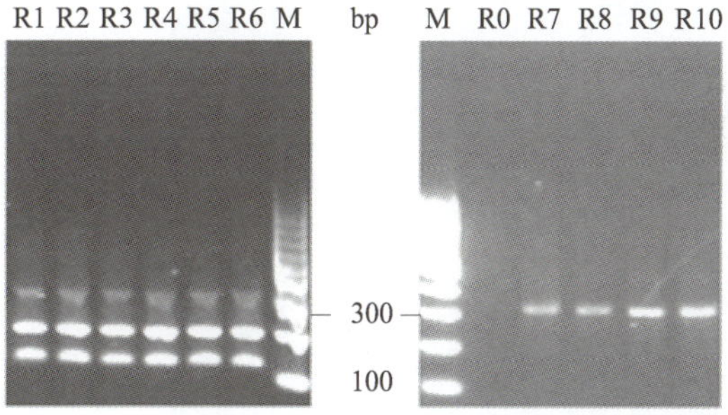

彩图 3　川贝母类和非川贝母类药材 PCR-RFLP 电泳图

R1~R6. 川贝母类药材（分别为 *F. unibracteata*、*F. przewalskii*、*F. cirrhosa*、*F. delavayi*、*F. taipaiensis*、*F. unibracteata* var. *wabuensis*）；R7~R10. 非川贝母类药材（分别为 *Fritillaria hupehensis*、*F. ussuriensis*、*F. pallidiflora* 和 *F. thunbergii*）；R0. 空白对照

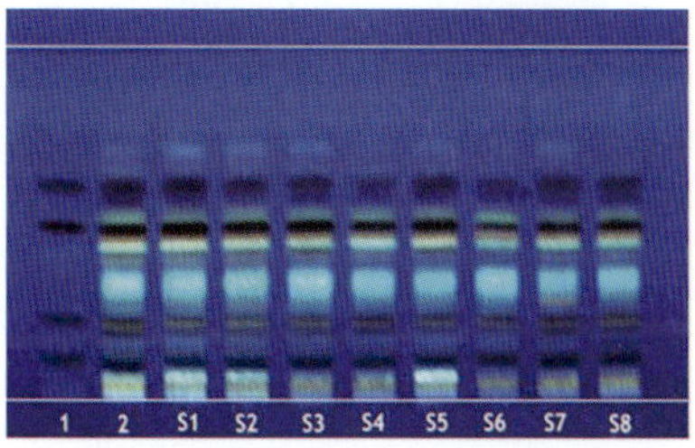

彩图 4　黄芩薄层色谱图

1. 混合对照品（从上至下依次为汉黄芩素、黄芩素、汉黄芩苷、黄芩苷）；2. 黄芩对照药材；S1~S8. 黄芩药材样品

流动相：甲苯：乙酸乙酯：甲醇：甲酸=6：4：1：2

显色剂：A 为 10 mg/ml 二苯基硼酸-2-氨基乙酯甲醇溶液，B 为 50 mg/ml 聚乙二醇 4000 乙醇溶液

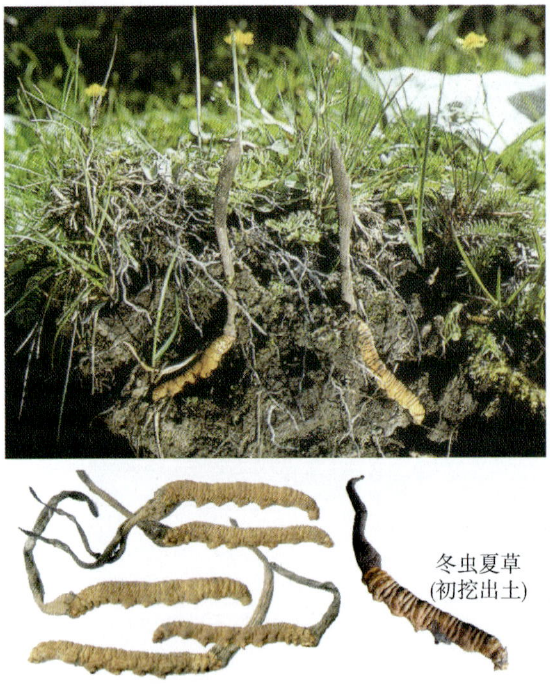

彩图 5　冬虫夏草（*Cordyceps sinensis*）生境与药材

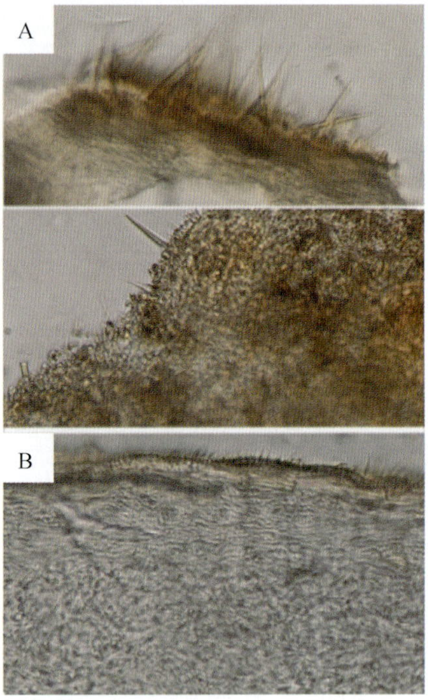

彩图 6　冬虫夏草（*Cordyceps sinensis* 虫体）

A. 虫体表面观；B. 虫体断面观

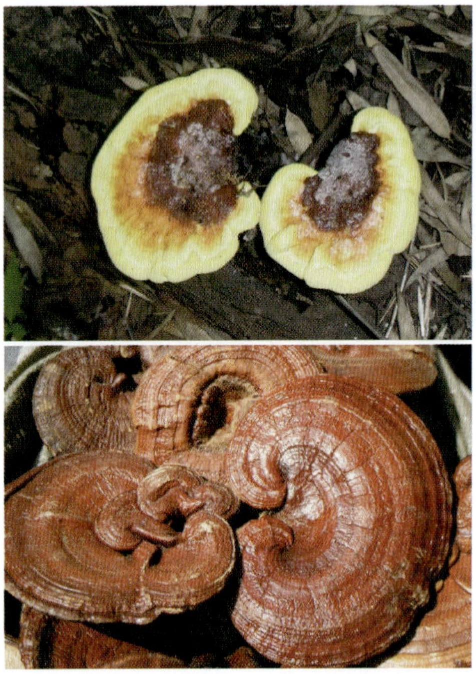

彩图 7　灵芝（*Ganoderma lucidum*）生境与药材

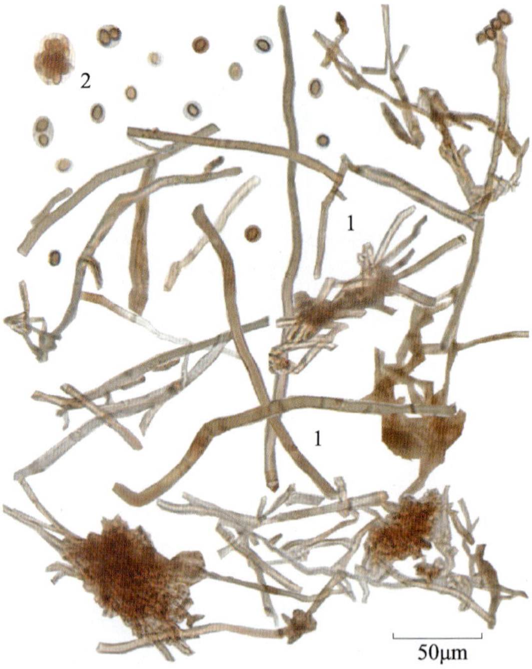

彩图 8　灵芝（*Ganoderma lucidum* 子实体）粉末

1. 菌丝；2. 孢子

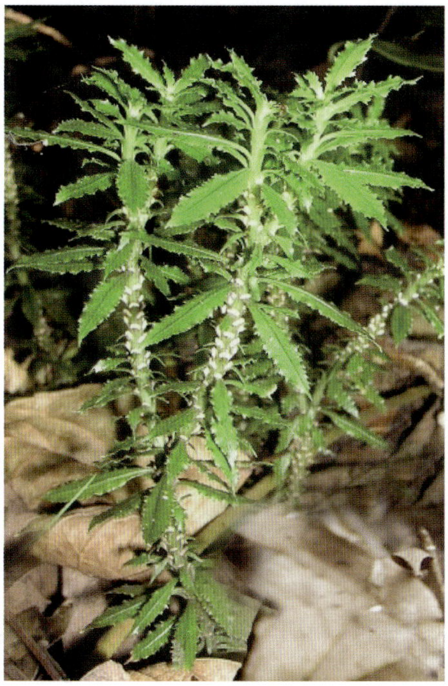

彩图 9　蛇足石杉（*Huperzia serrata*）植物

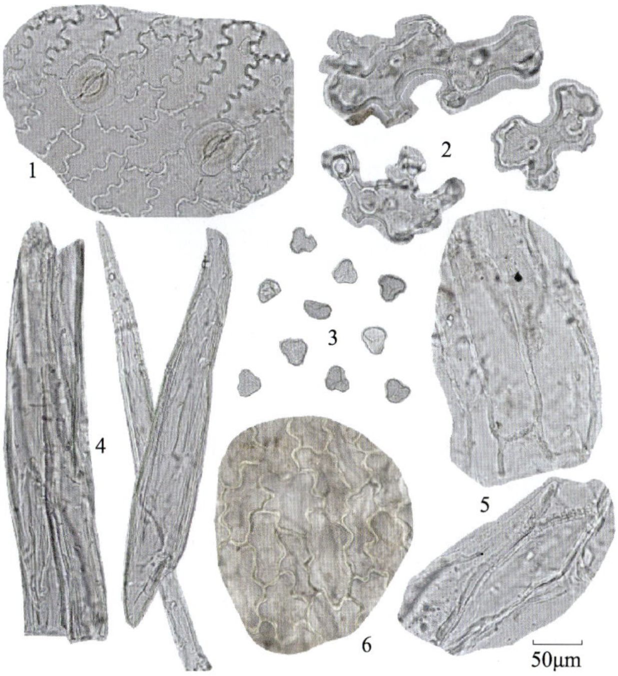

彩图 10　蛇足石杉（*Huperzia serrata* 全草）粉末

1. 叶下表皮细胞；2. 叶肉细胞；3. 孢子；4. 纤维；5. 厚壁细胞；6. 孢子囊外壁细胞

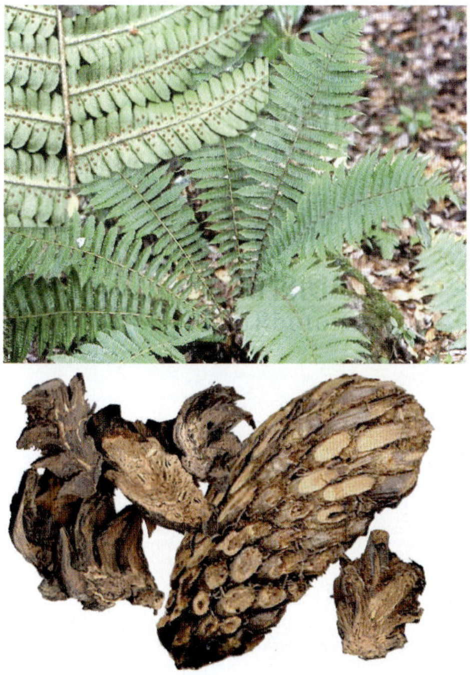

彩图 11　绵马贯众（*Dryopteris crassirhizoma*）植物与药材

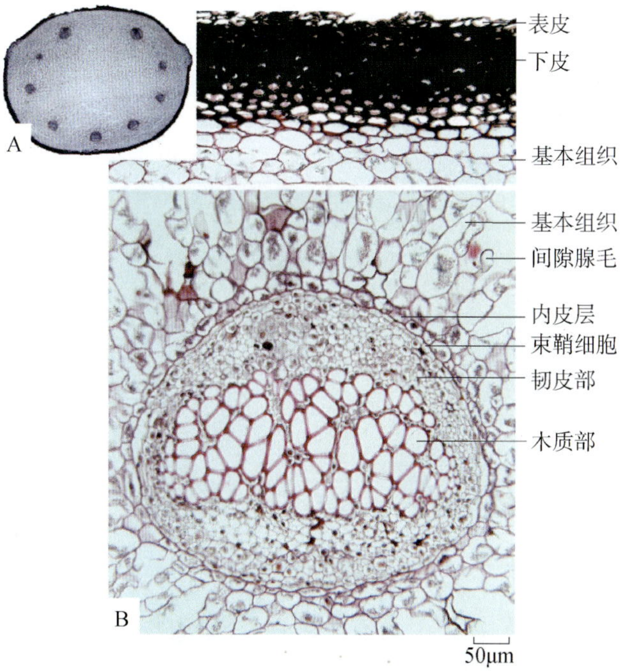

彩图 12　绵马贯众（*Dryopteris crassirhizoma* 叶柄基部）

A. 叶柄基部横切面；B. 一个周韧维管束放大

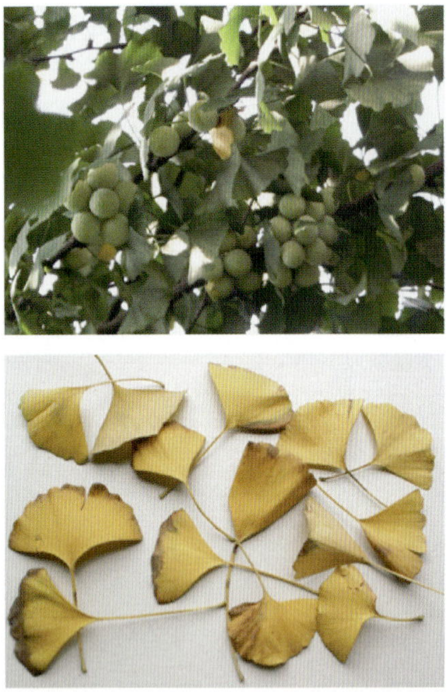

彩图 13　银杏（*Ginkgo biloba*）植物与药材

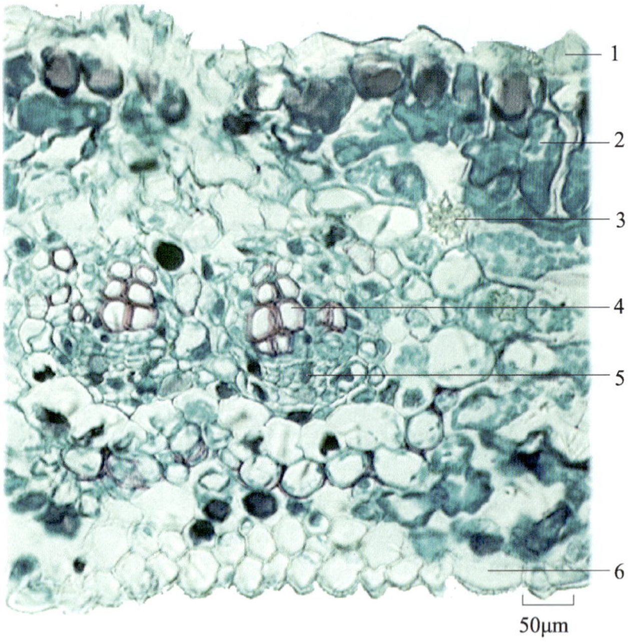

彩图 14　银杏（*Ginkgo biloba* 叶）横切面

1. 上表皮；2. 叶肉组织；3. 草酸钙簇晶；4. 木质部；5. 韧皮部；6. 下表皮

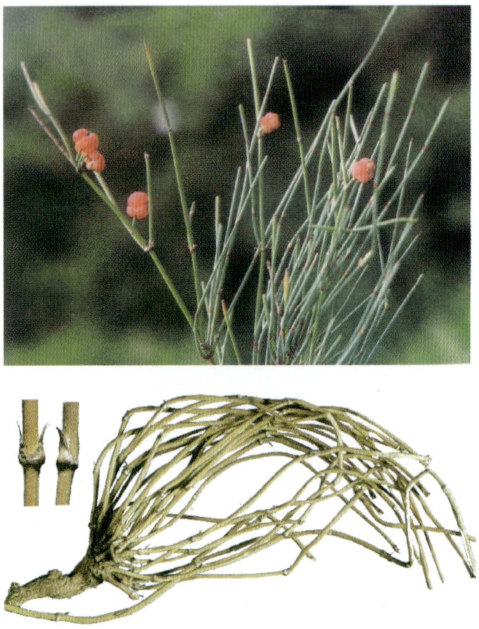

彩图 15　麻黄（*Ephedra sinica*）植物与药材

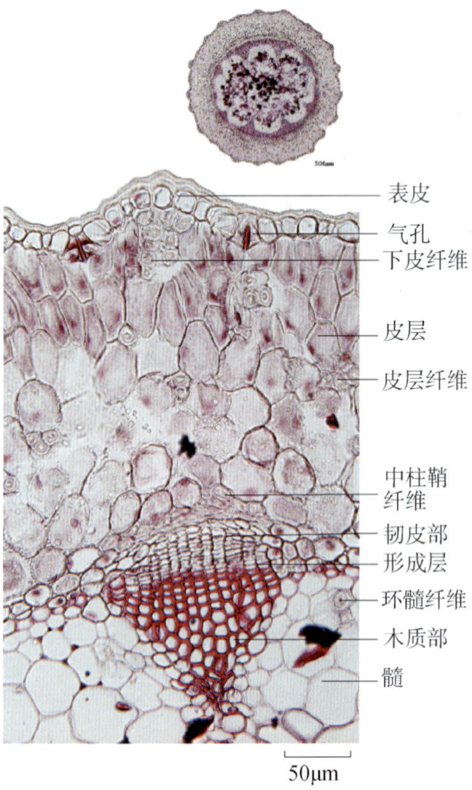

彩图 16　麻黄（*Ephedra sinica* 茎）横切面

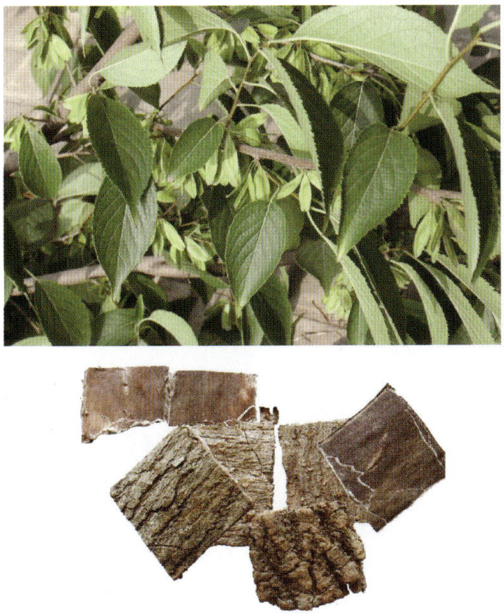

彩图 17　杜仲（*Eucommia ulmoides*）植物与药材

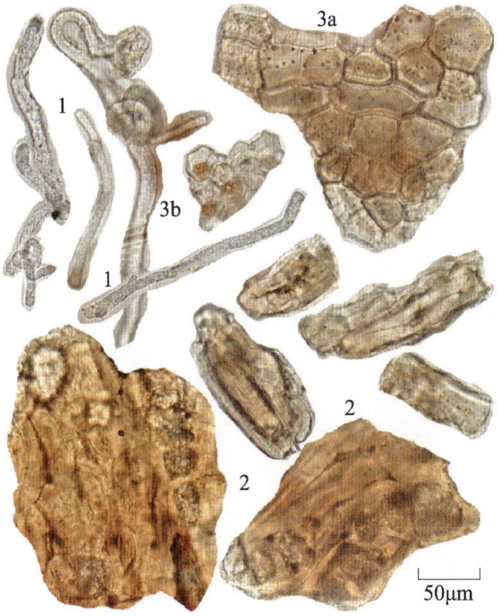

彩图 18　杜仲（*Eucommia ulmoides* 树皮）粉末

1. 橡胶丝；2. 石细胞及橡胶团块；3. 木栓细胞（a. 表面观；b. 侧面观）

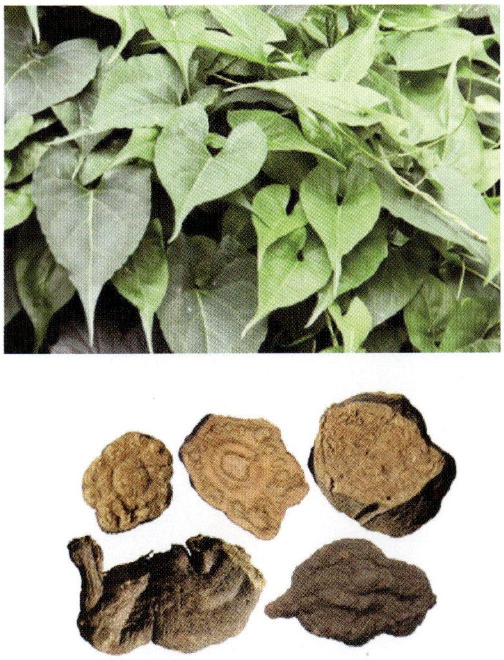

彩图 19　何首乌（*Polygonum multiflorum*）植物与药材

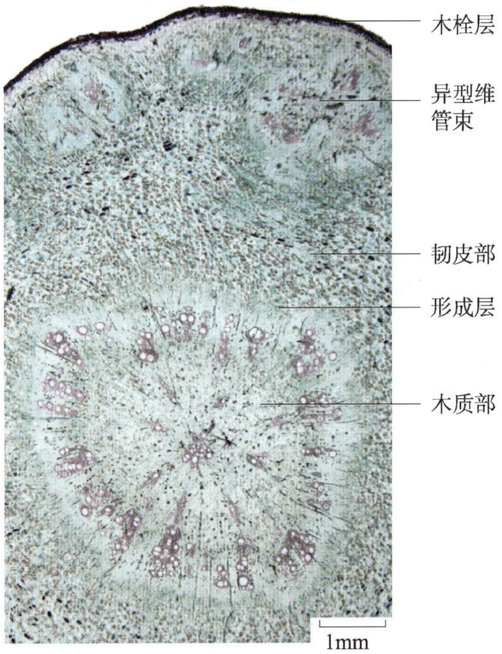

彩图 20　何首乌（*Polygonum multiflorum* 块根）横切面

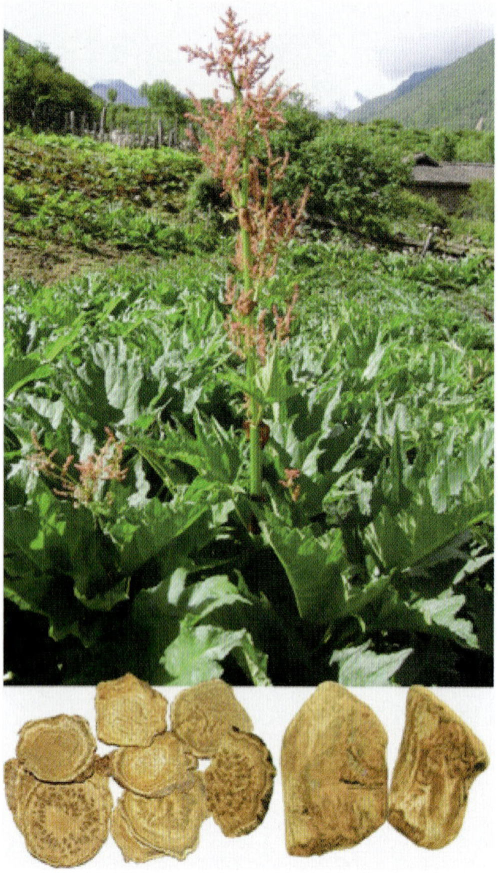

彩图 21　大黄（*Rheum palmatum*）植物与药材

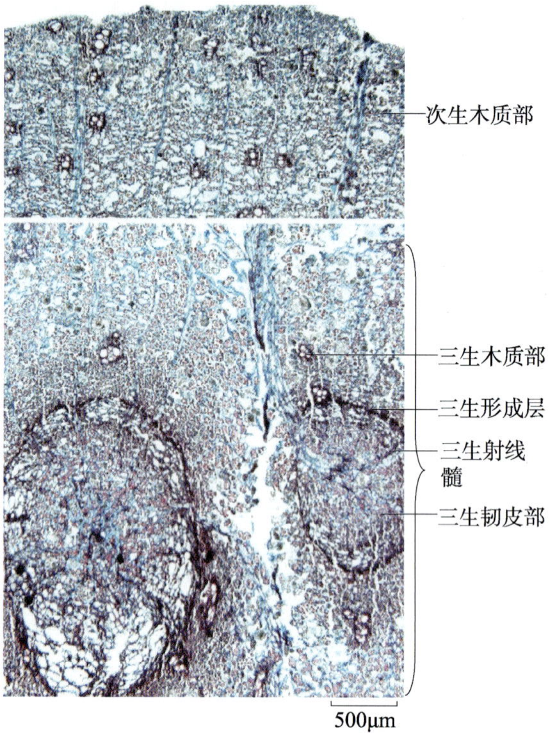

彩图 22　大黄（*Rheum palmatum* 根茎）横切面

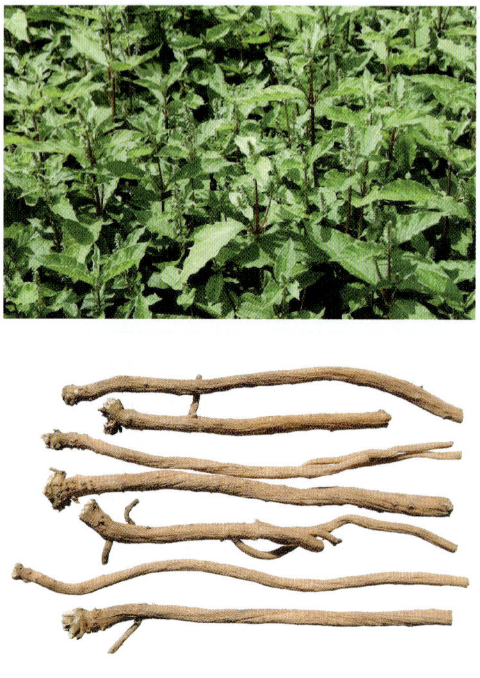

彩图 23　牛膝（*Achyranthes bidentata*）
植物与药材

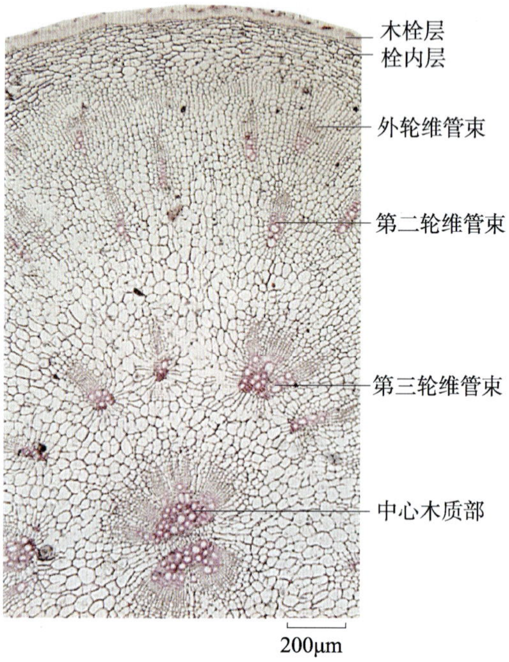

彩图 24　牛膝（*Achyranthes bidentata* 根）
横切面

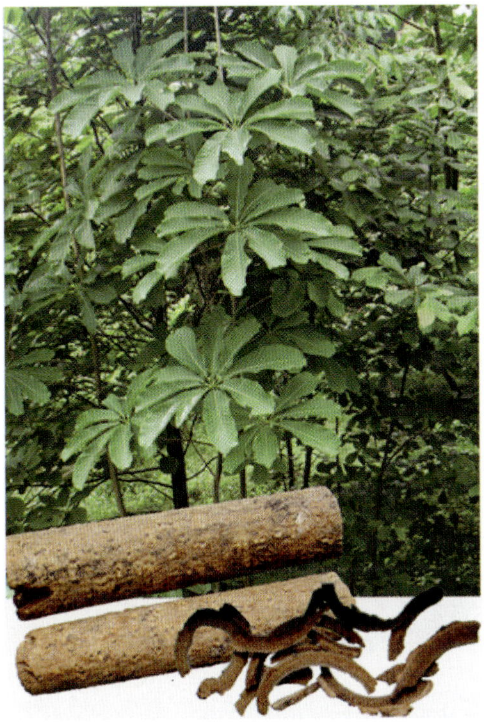

彩图 25　厚朴（*Magnolia officinalis*）植物与药材

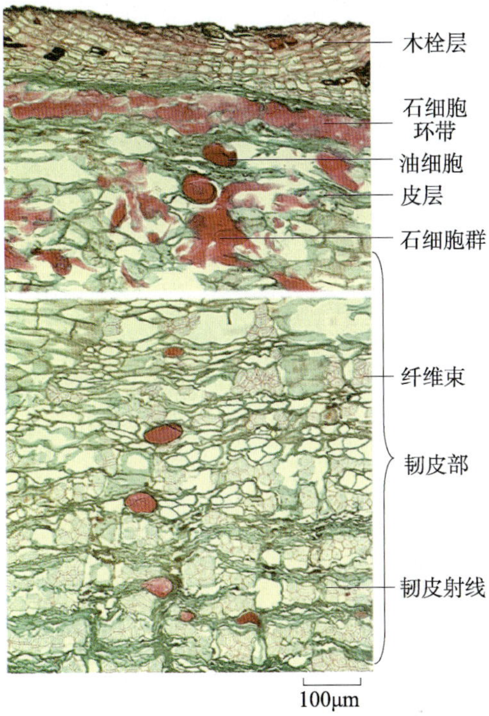

彩图 26　厚朴（*Magnolia officinalis* 干皮）横切面

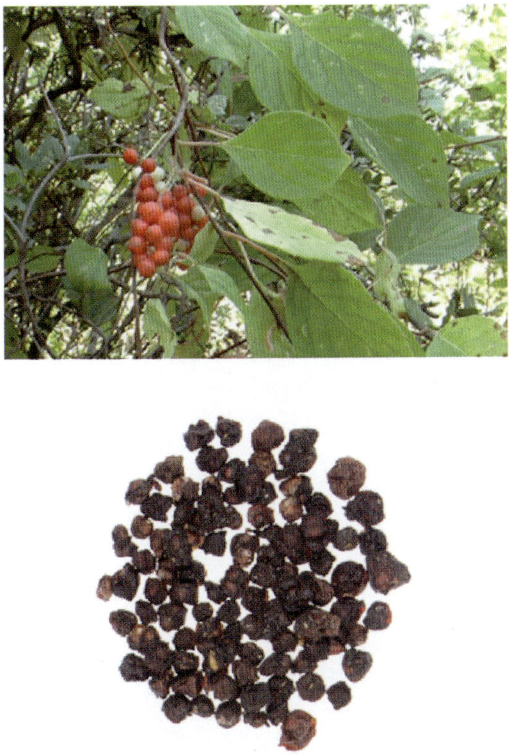

彩图 27　五味子（*Schisandra chinensis*）植物与药材

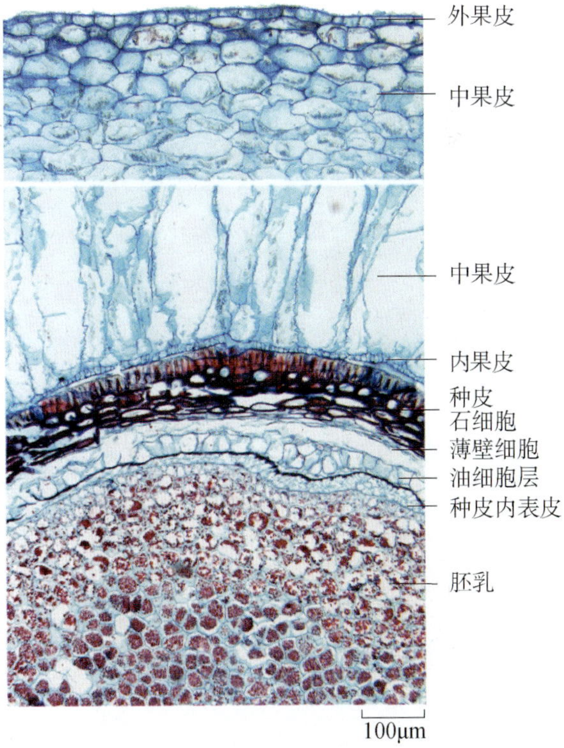

彩图 28　五味子（*Schisandra chinensis* 果实）横切面

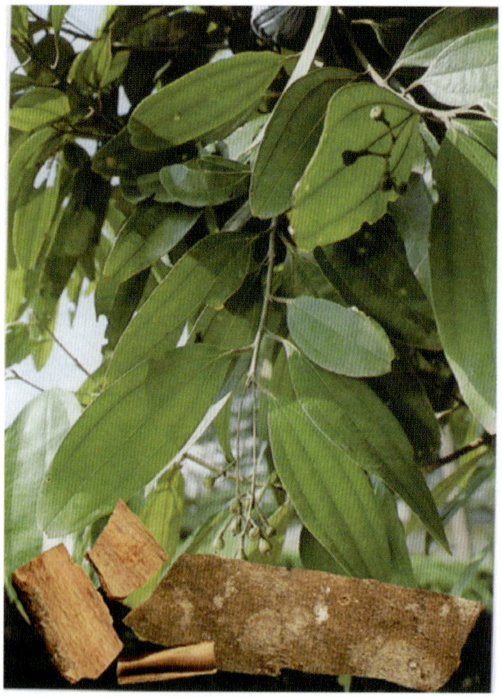

彩图 29　肉桂（*Cinnamomum cassia*）植物与药材

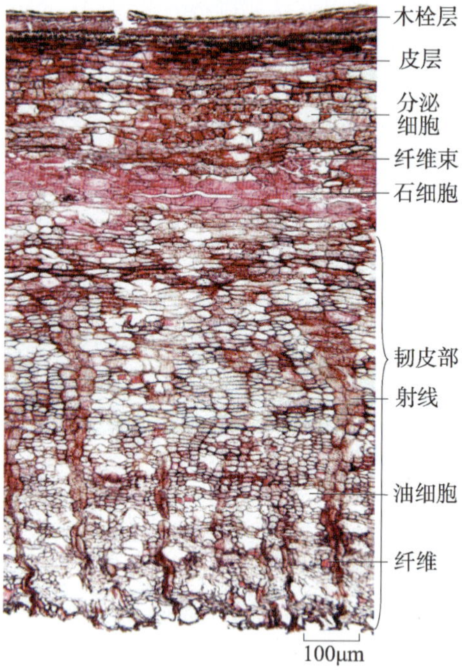

彩图 30　肉桂（*Cinnamomum cassia* 树皮）横切面

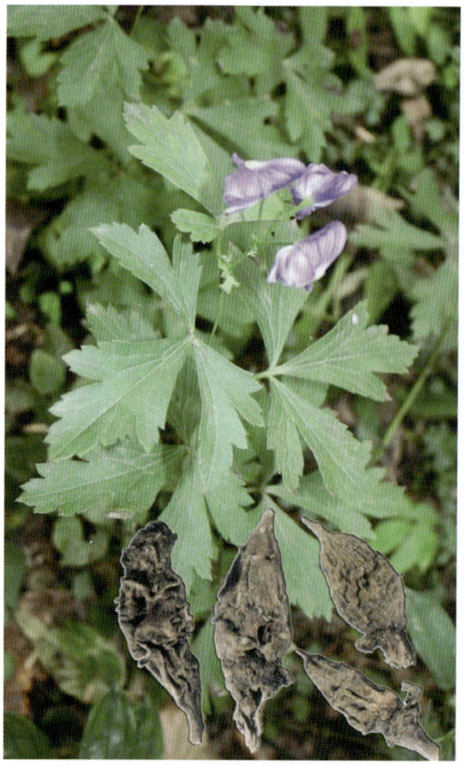

彩图 31　川乌（*Aconitum carmichaeli*）植物与药材

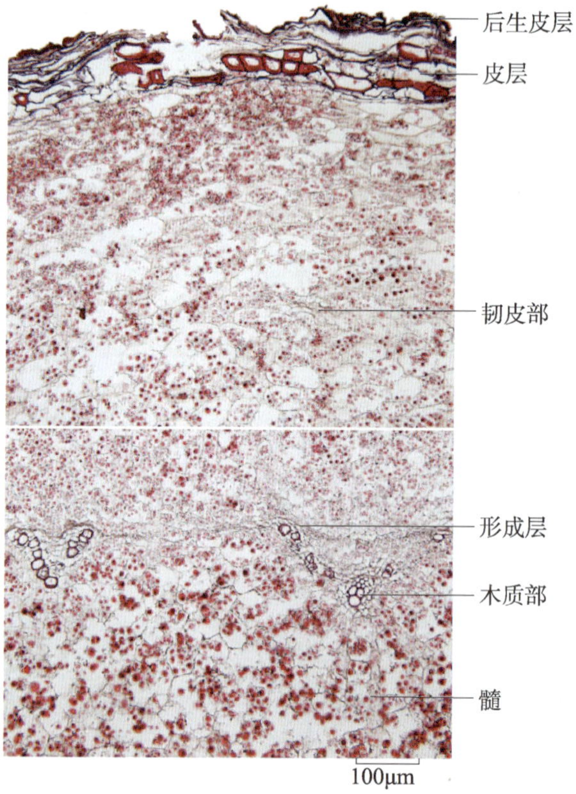

彩图 32　川乌（*Aconitum carmichaeli* 母根）横切面

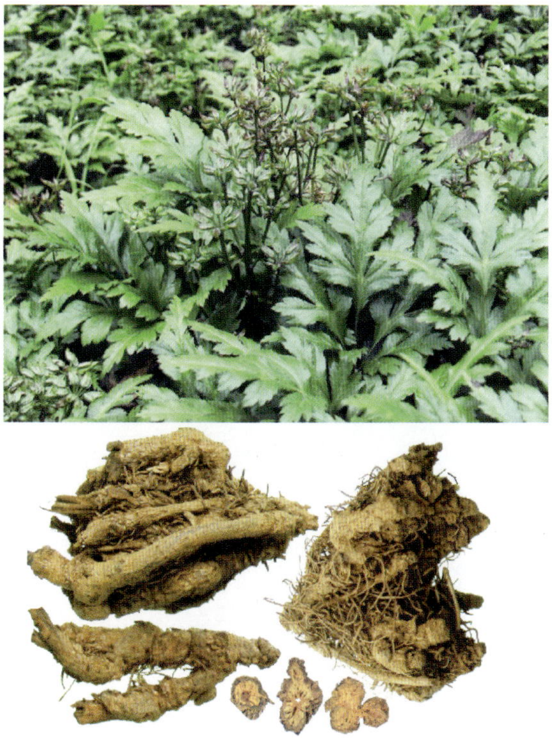

彩图 33　黄连（*Coptis chinensis*）植物与药材

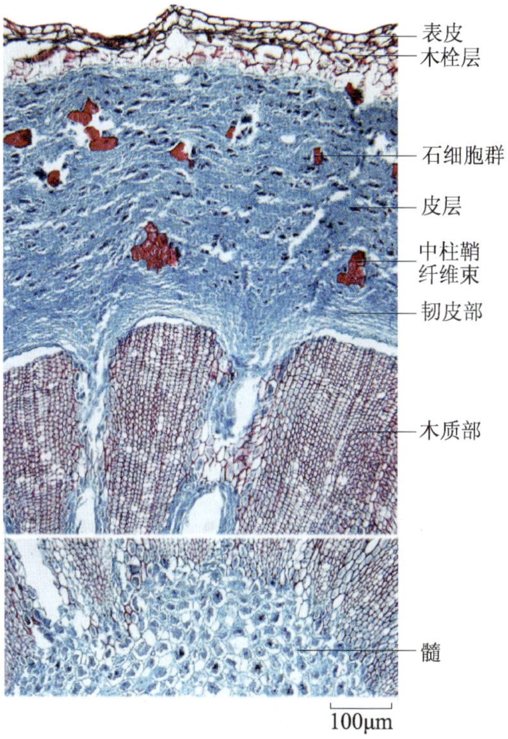

彩图 34　黄连（*Coptis chinensis* 根茎）横切面

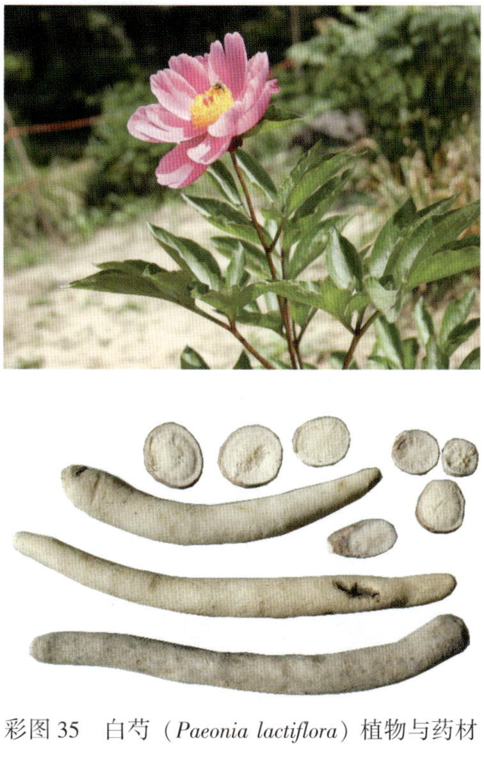

彩图 35　白芍（*Paeonia lactiflora*）植物与药材

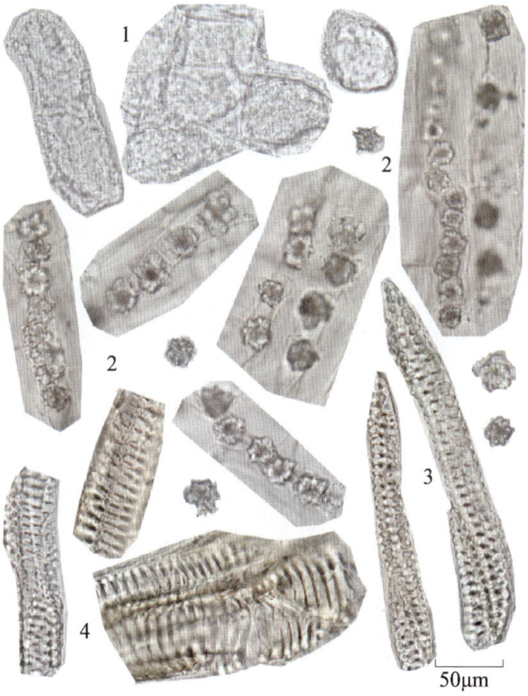

彩图 36　白芍（*Paeonia lactiflora* 根）粉末

1. 含糊化淀粉粒细胞；2. 草酸钙簇晶；3. 木纤维；4. 导管

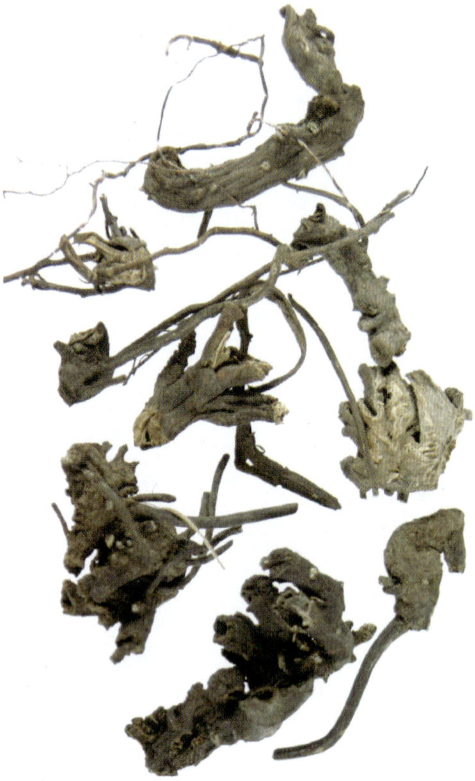

彩图 37　黑升麻（*Actaea racemosa*）药材

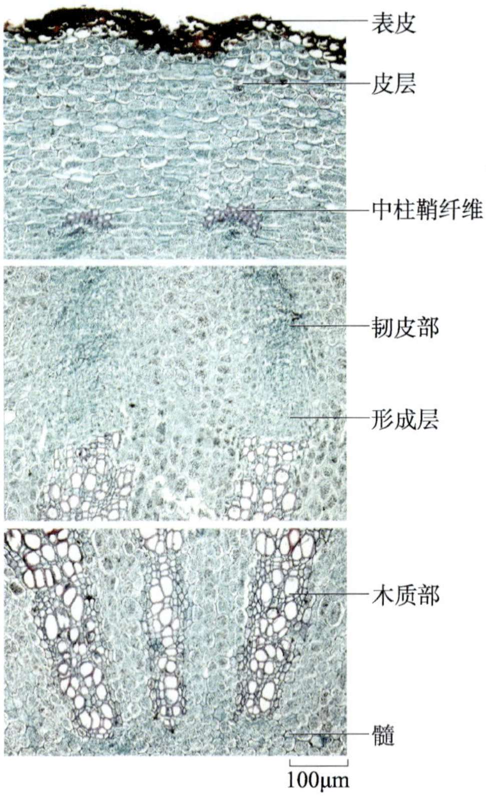

彩图 38　黑升麻（*Actaea racemosa* 根茎）横切面

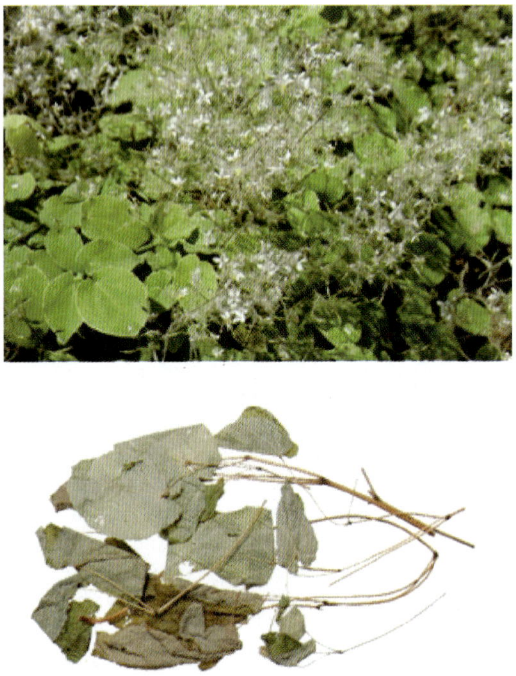

彩图 39　淫羊藿（*Epimedium brevicornu*）植物与药材

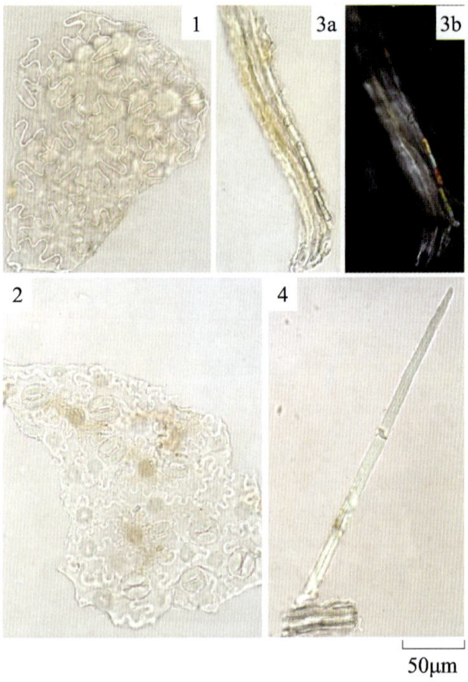

彩图 40　淫羊藿（*Epimedium sagittatum* 叶）粉末

1. 上表皮细胞；2. 下表皮细胞；3. 草酸钙柱晶（a. 正常光；b. 偏光）；4. 非腺毛

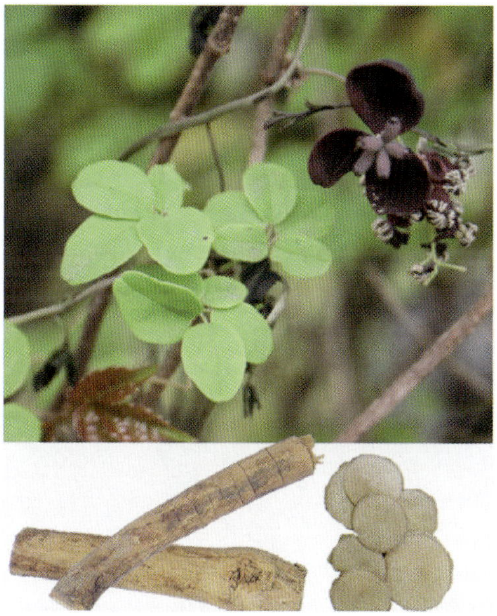

彩图 41　木通（*Akebia quinata*）植物与药材

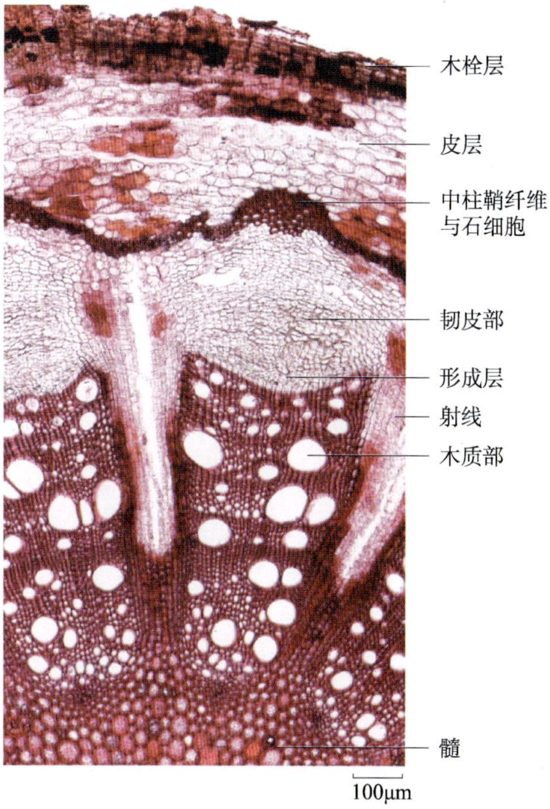

彩图 42　木通（*Akebia quinata* 藤茎）横切面

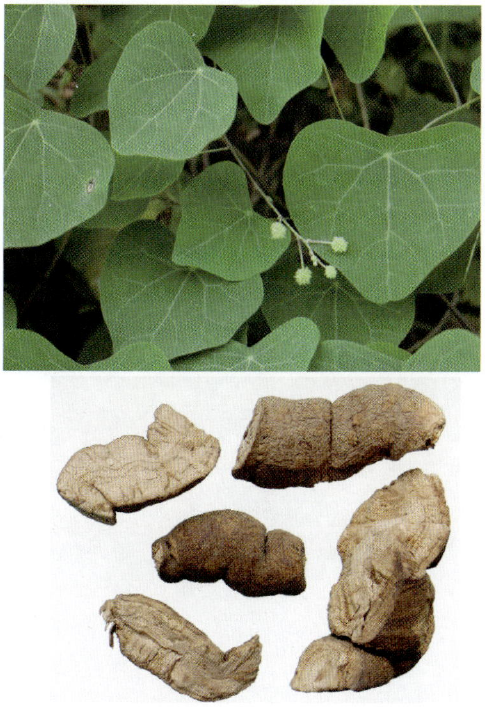

彩图 43　防己（*Stephania tetrandra*）植物与药材

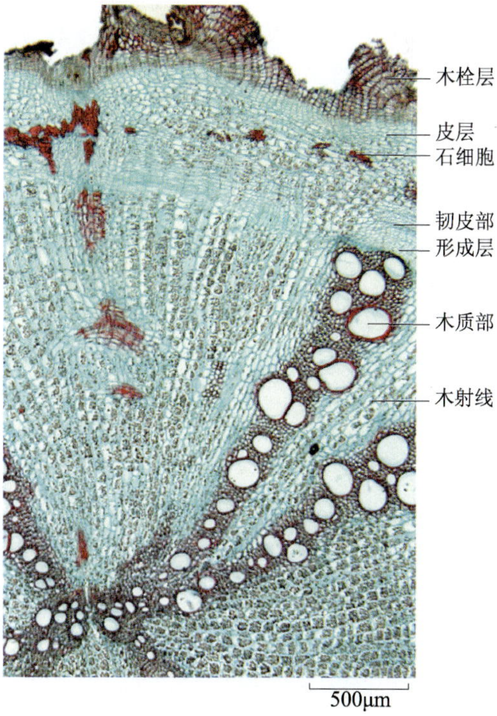

彩图 44　防己（*Stephania tetrandra* 根）横切面

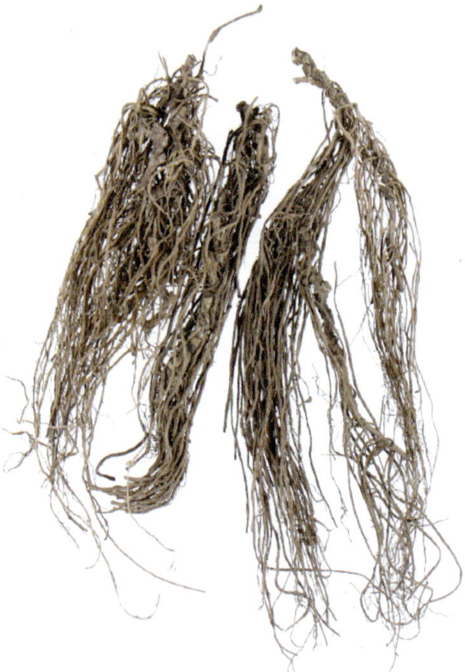

彩图45　细辛（*Asarum heterotropoides* var. *mandshuricum*）药材

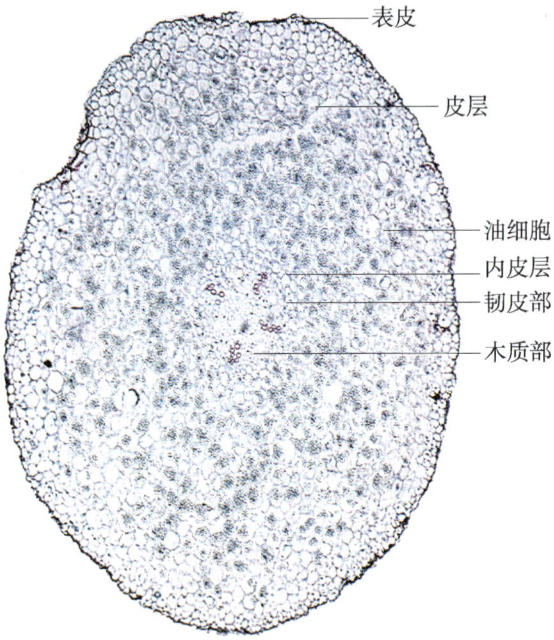

彩图46　细辛（*Asarum heterotropoides* var. *mandshuricum* 根）横切面

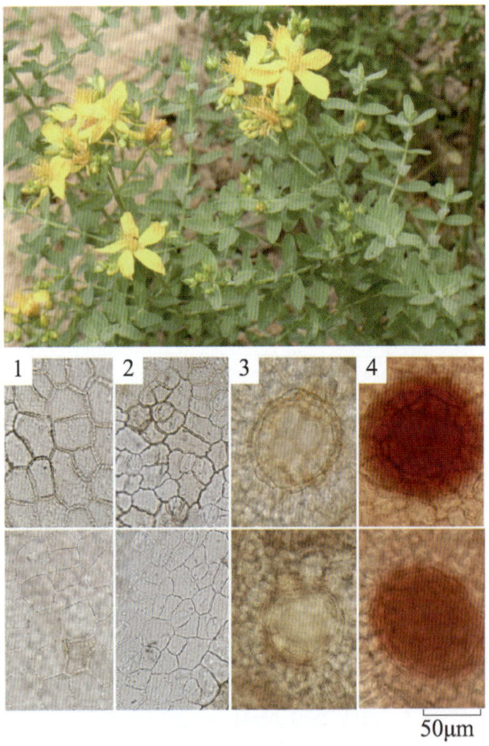

彩图47　贯叶金丝桃（*Hypericum perforatum*）植物与叶表面观

1. 上表皮细胞；2. 下表皮细胞；3. 分泌囊；4. 分泌细胞

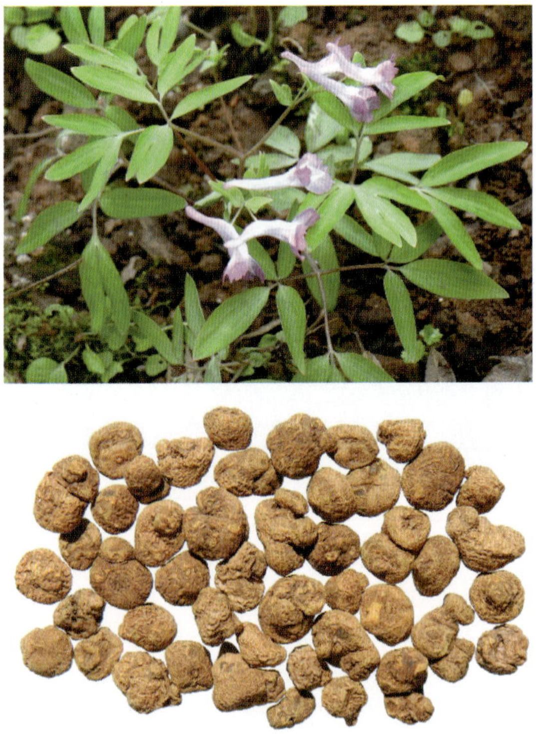

彩图48　延胡索（*Corydalis yanhusuo*）植物与药材

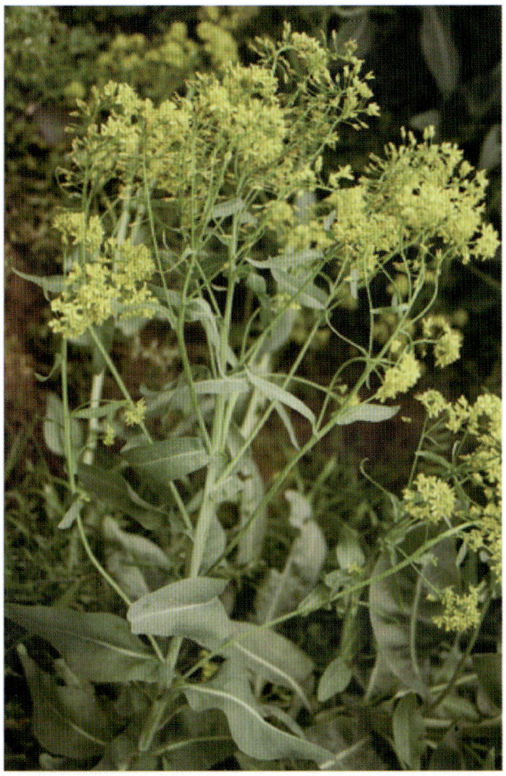

彩图 49　大青叶（*Isatis indigotica*）植物

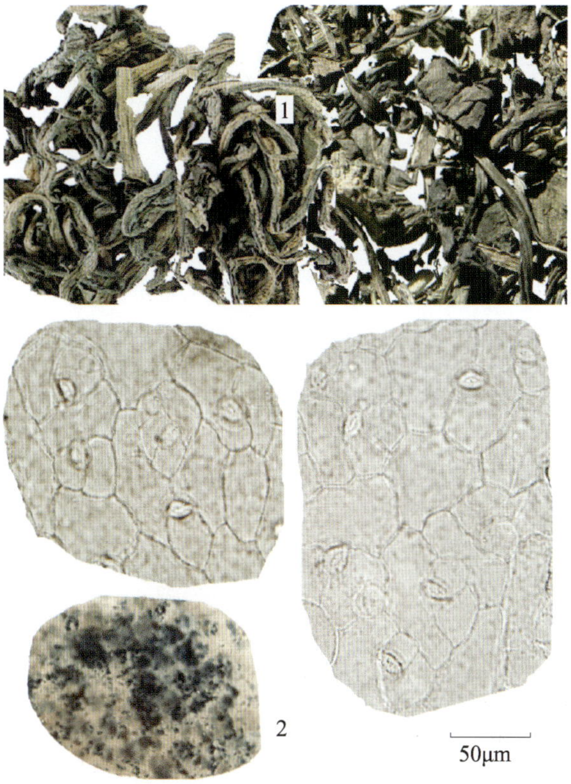

彩图 50　大青叶（*Isatis indigotica* 叶）药材与粉末

1. 叶下表皮细胞；2. 叶肉细胞含靛蓝结晶

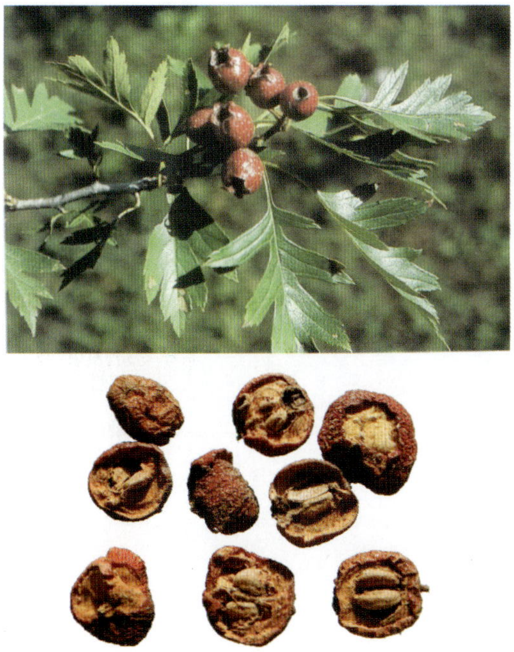

彩图 51　山楂（*Crataegus pinnatifida* var. *major*）植物与药材

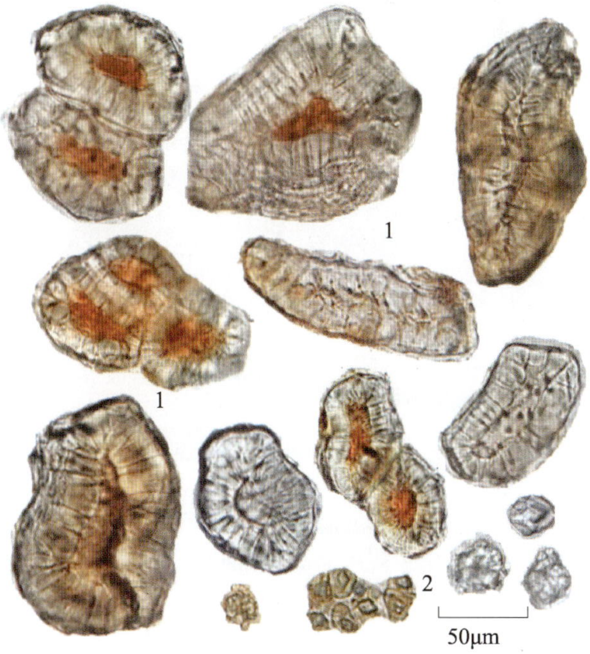

彩图 52　山楂（*Crataegus pinnatifida* var. *major* 果实）粉末

1. 石细胞；2. 草酸钙簇晶

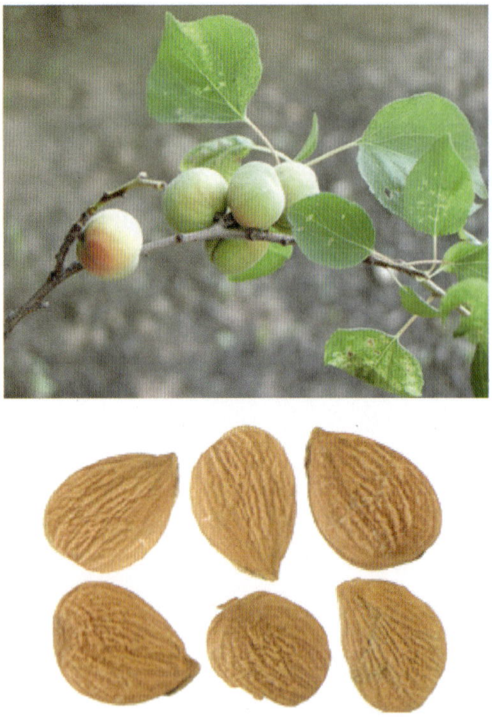

彩图 53　苦杏仁（*Prunus armeniaca* var. *ansu*）植物与药材

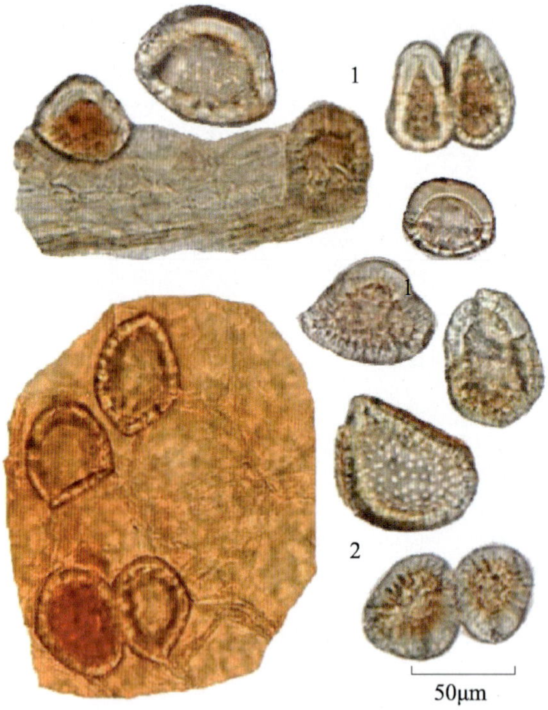

彩图 54　苦杏仁（*Prunus armeniaca* var. *ansu* 种子）种皮石细胞

1. 侧面观；2. 顶面观

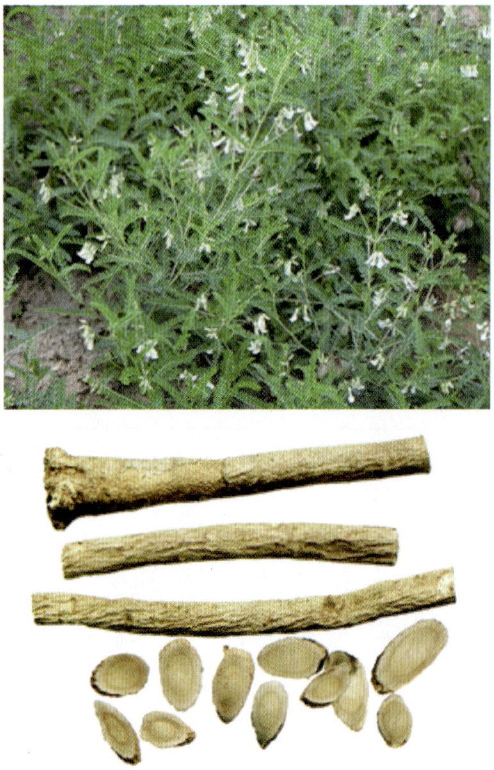

彩图 55　黄芪（*Astragalus membranaceus* var. *mongholicus*）植物与药材

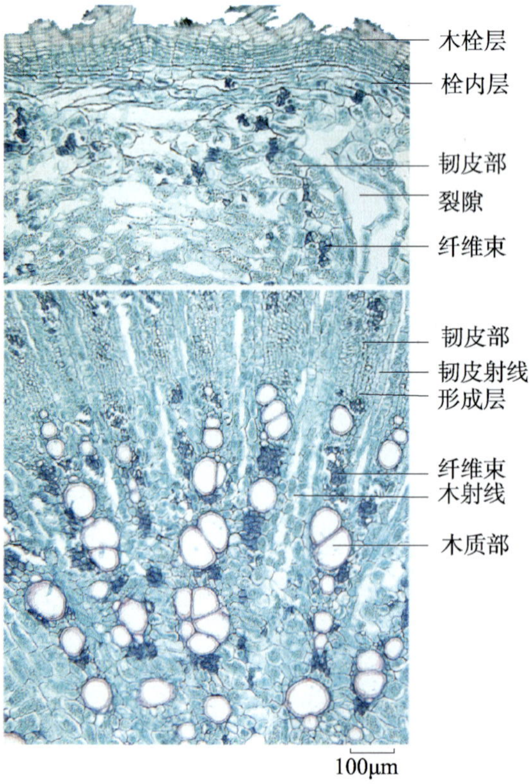

彩图 56　黄芪（*Astragalus membranaceus* var. *mongholicus* 根）横切面

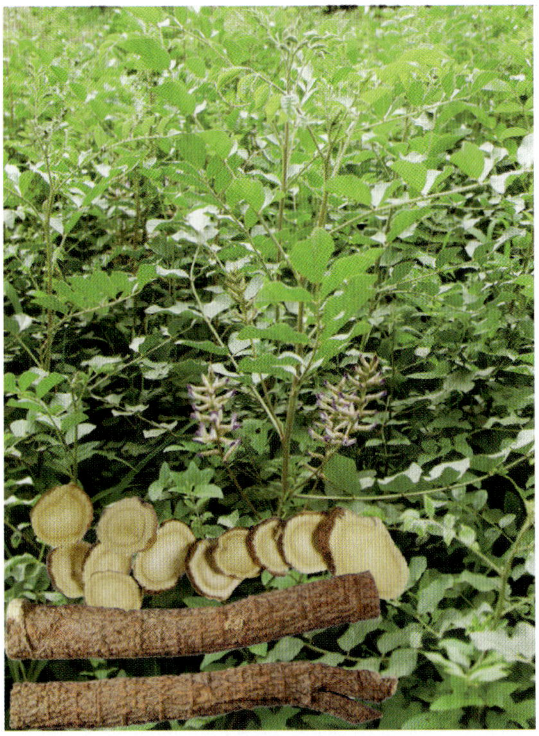

彩图 57　甘草（*Glycyrrhiza uralensis*）植物与药材

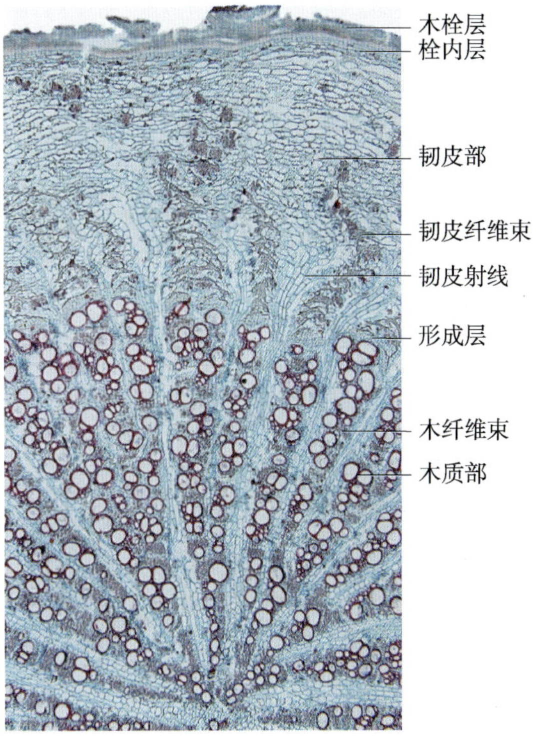

彩图 58　甘草（*Glycyrrhiza uralensis* 根）横切面

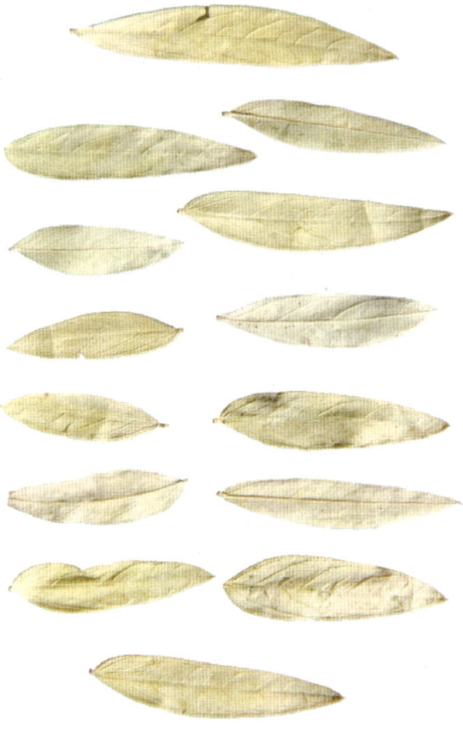

彩图 59　番泻叶（*Cassia angustifolia*）药材

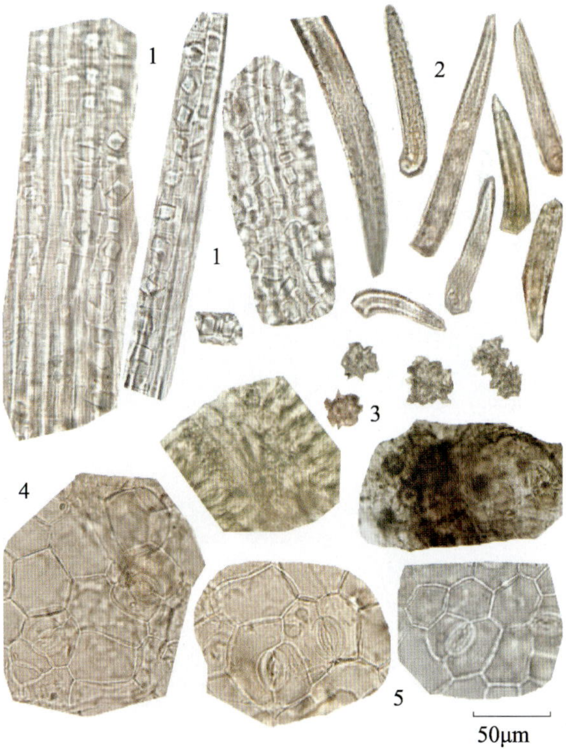

彩图 60　番泻叶（*Cassia angustifolia* 小叶）粉末

1. 晶纤维；2. 非腺毛；3. 草酸钙簇晶；4. 表皮细胞；5. 气孔

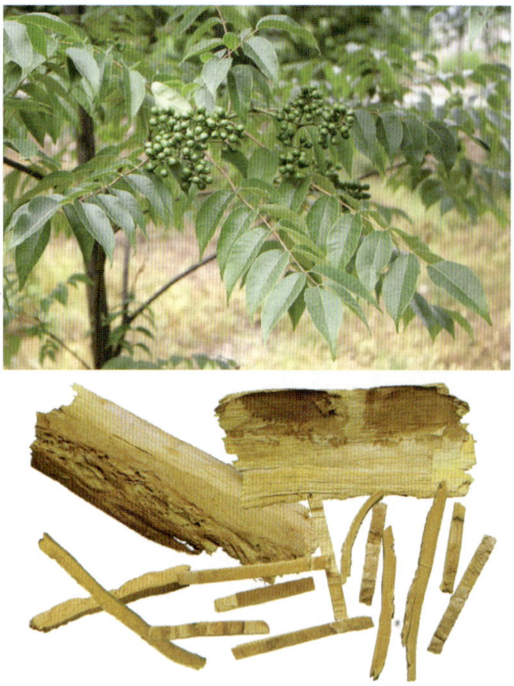

彩图 61　关黄柏（*Phellodendron amurense*）植物与药材

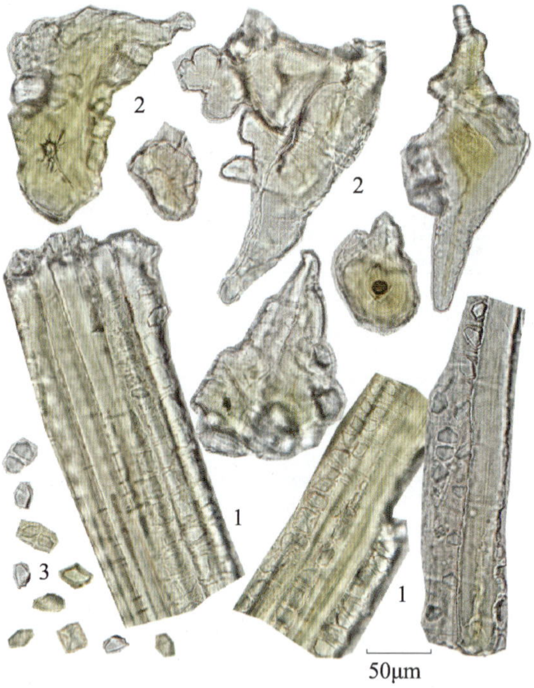

彩图 62　关黄柏（*Phellodendron amurense* 树皮）粉末

1. 晶鞘纤维；2. 石细胞；3. 草酸钙方晶

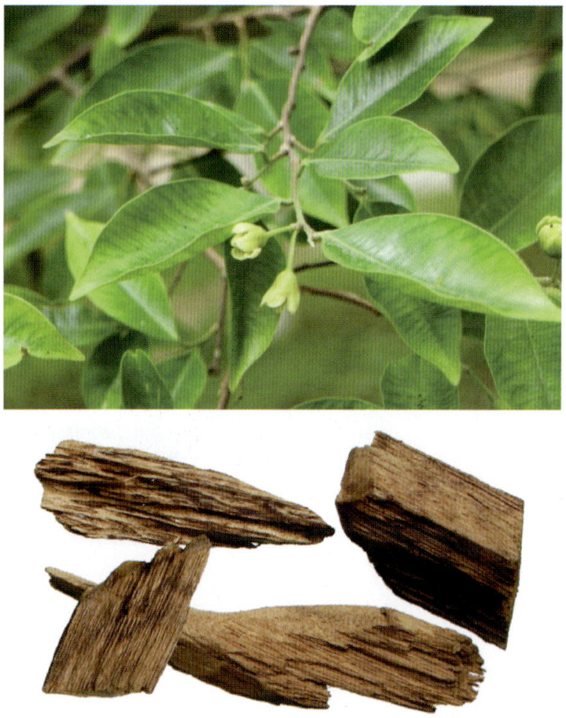

彩图 63　沉香（*Aquilaria sinensis*）植物与药材

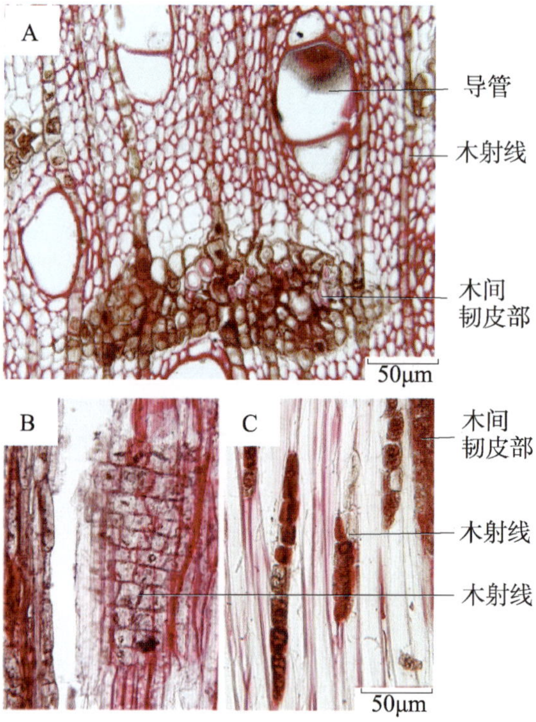

彩图 64　沉香（*Aquilaria sinensis* 含树脂木材）三切面

A. 横切面；B. 径向纵切面；C. 切向纵切面

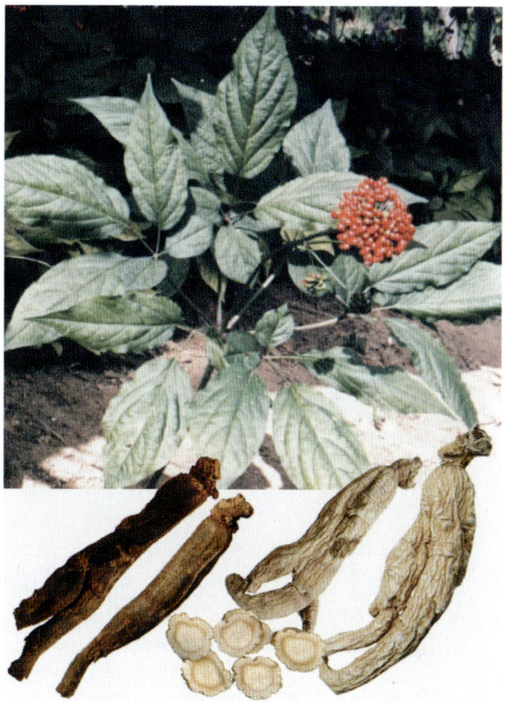

彩图 65　人参（*Panax ginseng*）植物与药材

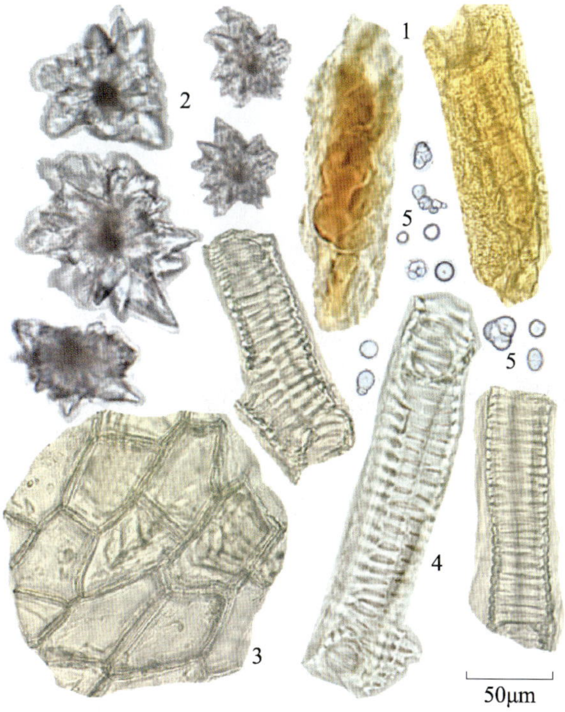

彩图 66　人参（*Panax ginseng* 根）粉末

1. 树脂道碎片；2. 草酸钙簇晶；3. 木栓细胞；4. 导管；5. 淀粉粒

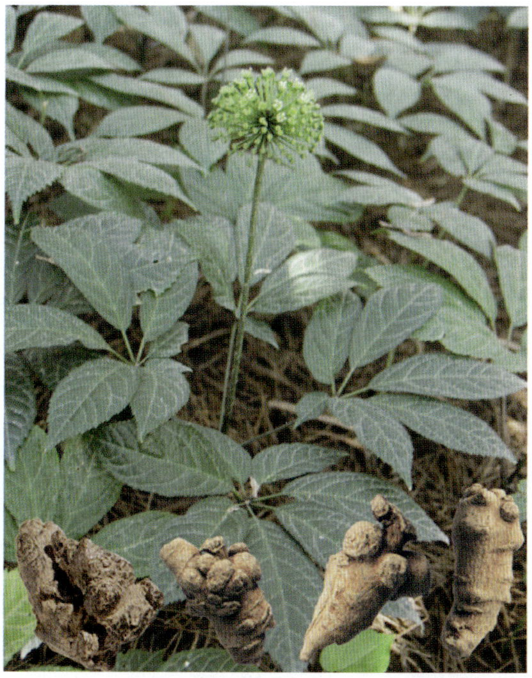

彩图 67　三七（*Panax notoginseng*）植物与药材

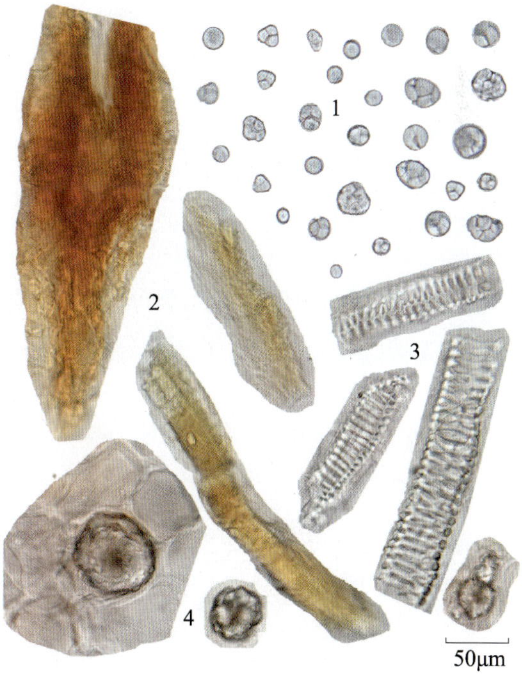

彩图 68　三七（*Panax notoginseng* 根）粉末

1. 淀粉粒；2. 树脂道；3. 导管；4. 草酸钙簇晶

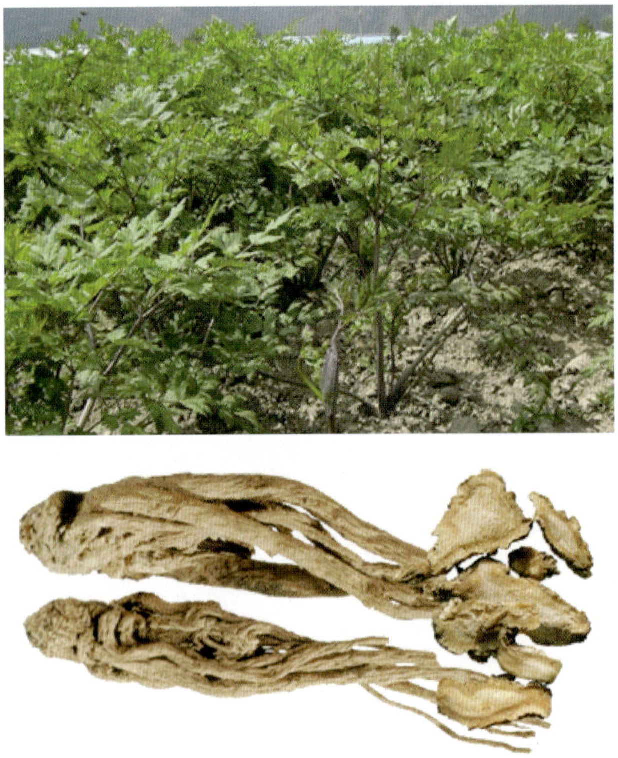

彩图 69　当归（*Angelica sinensis*）植物与药材

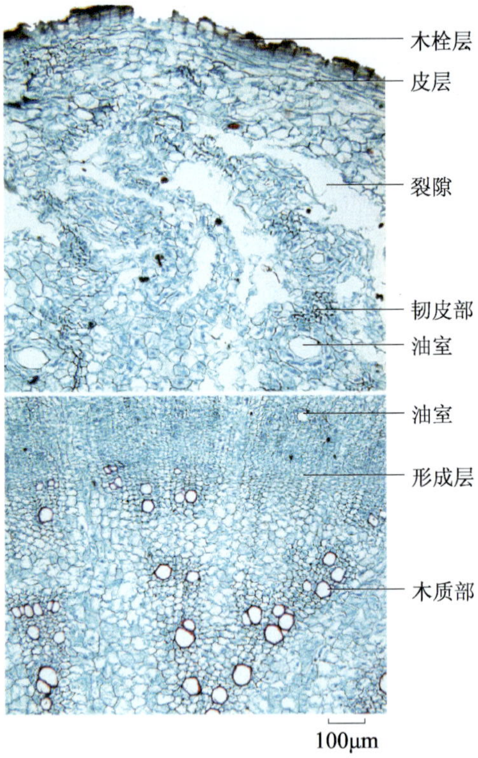

彩图 70　当归（*Angelica sinensis* 根）横切面

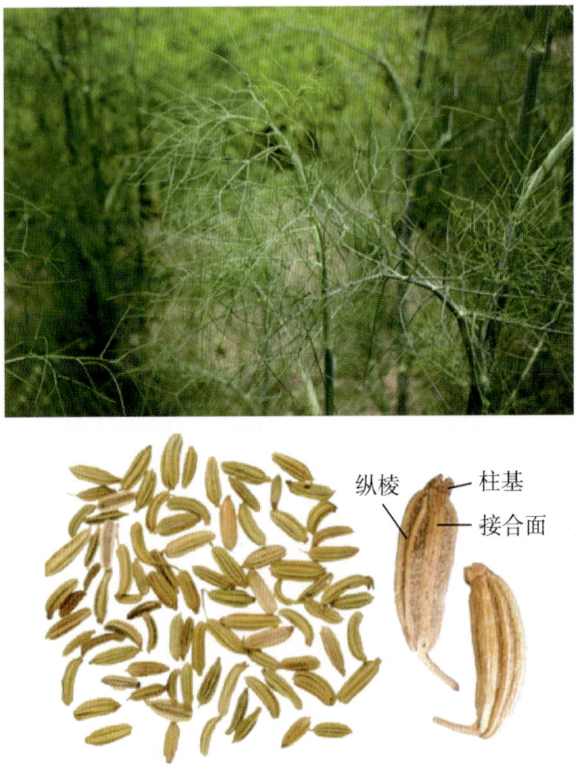

彩图 71　小茴香（*Foeniculum vulgare*）植物与药材

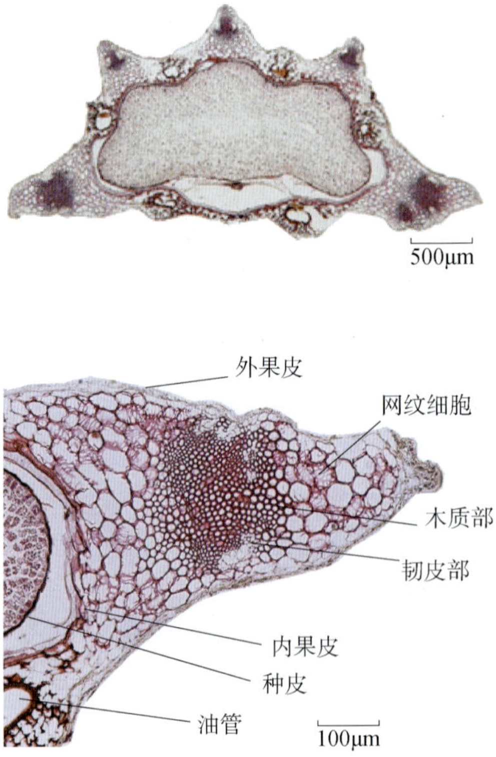

彩图 72　小茴香（*Foeniculum vulgare* 果实）横切面

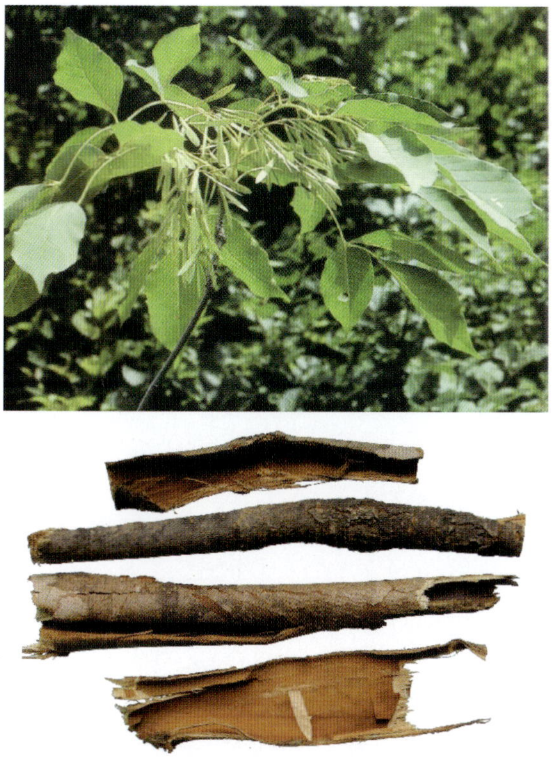

彩图 73　秦皮（*Fraxinus rhynchophylla*）植物与药材

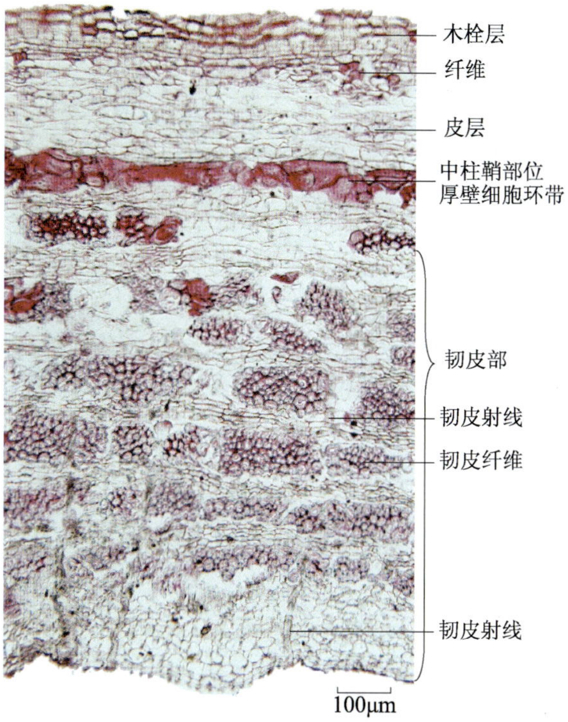

彩图 74　秦皮（*Fraxinus rhynchophylla* 干皮）横切面

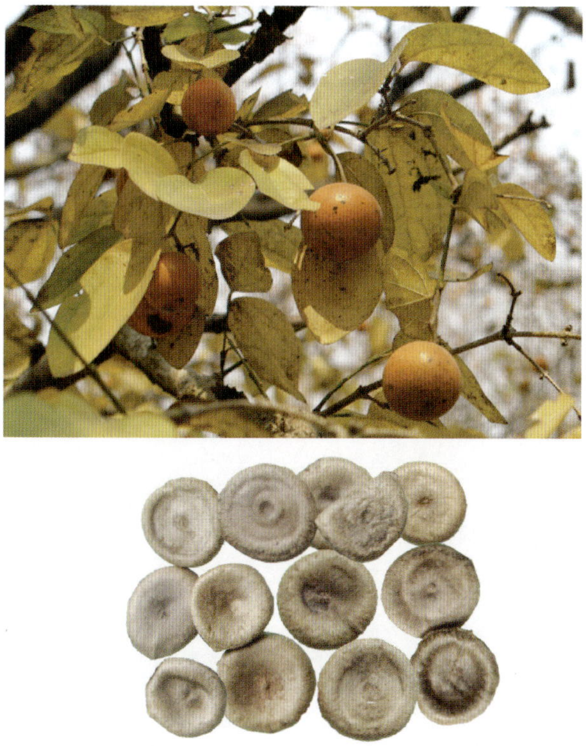

彩图 75　马钱（*Strychnos nux-vomica*）植物与药材

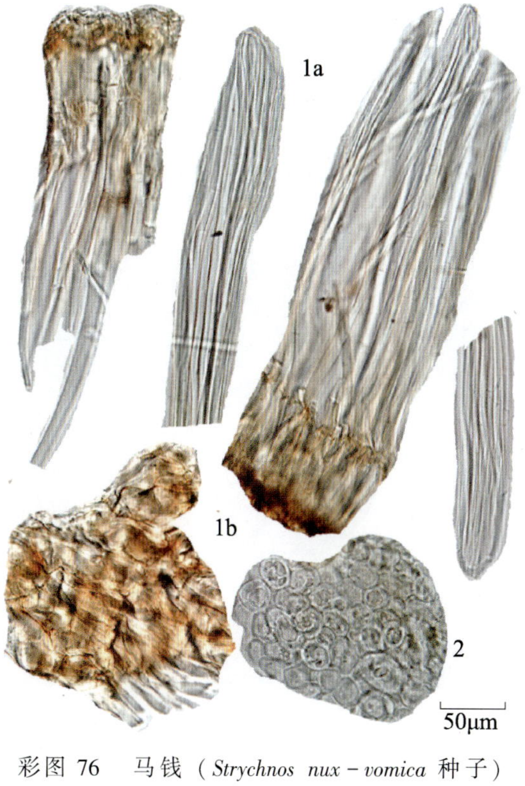

彩图 76　马钱（*Strychnos nux-vomica* 种子）粉末

1. 非腺毛（a. 上部；b. 基部）；2. 胚乳

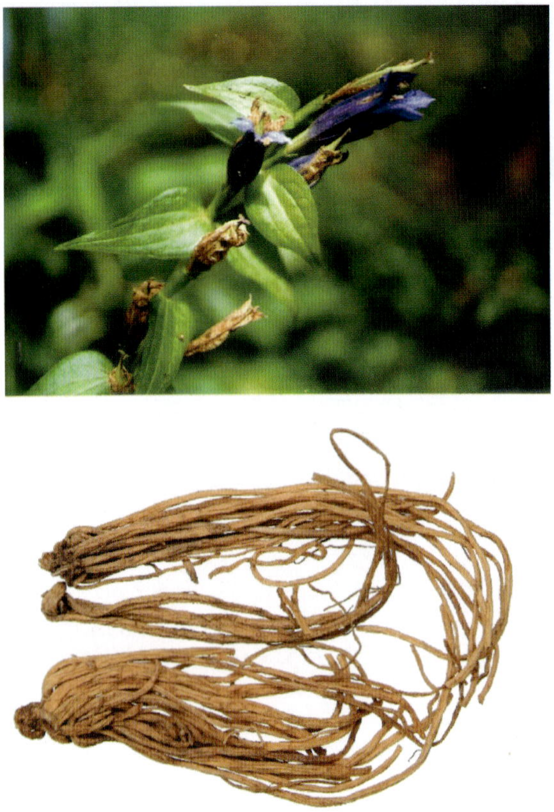

彩图 77　龙胆（*Gentiana scabra*）植物与药材

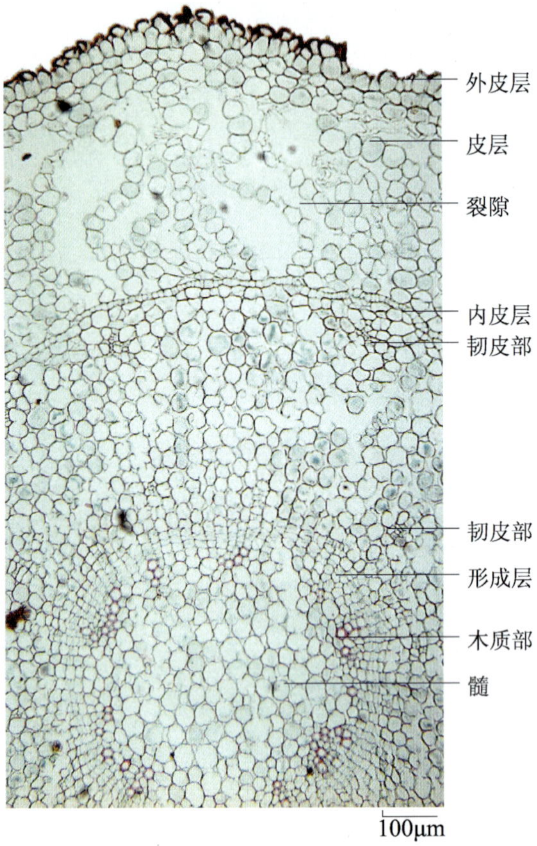

彩图 78　龙胆（*Gentiana scabra* 根）横切面

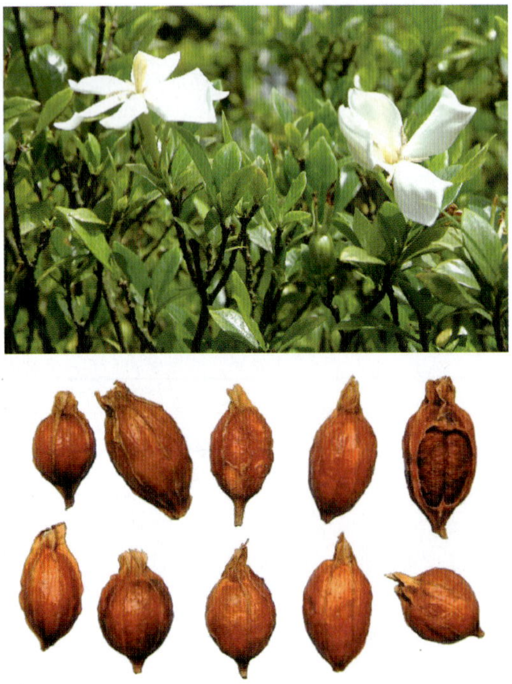

彩图 79　栀子（*Gardenia jasminoides*）植物与药材

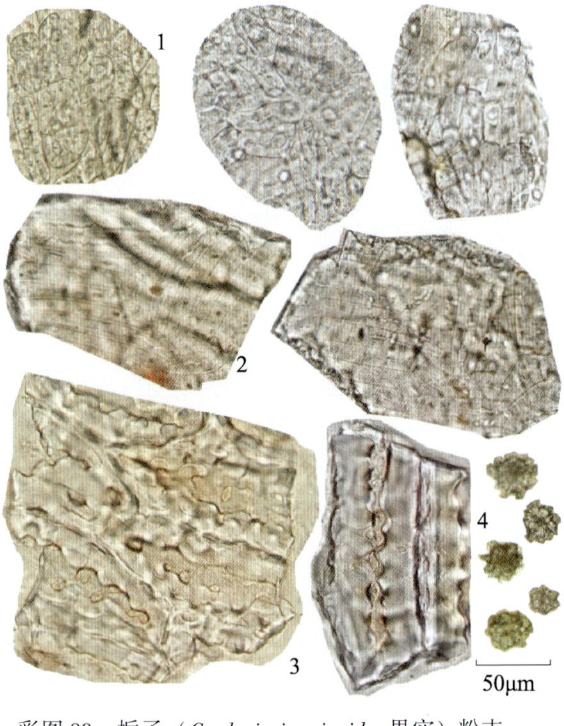

彩图 80　栀子（*Gardenia jasminoides* 果实）粉末

1. 果皮石细胞；2. 果皮；3. 种皮石细胞；4. 草酸钙簇晶

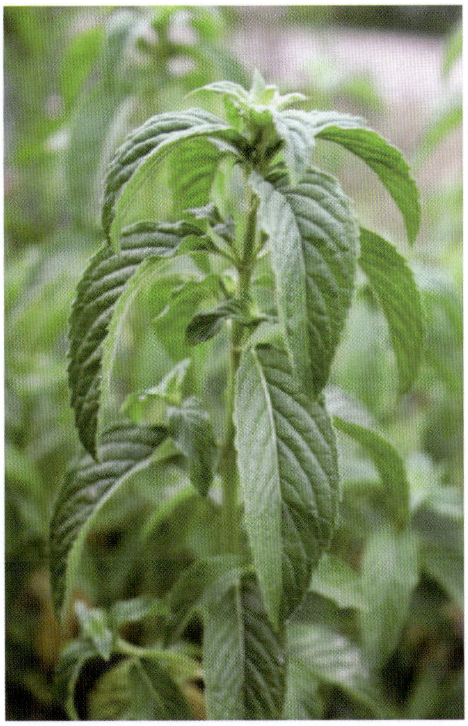

彩图 81　薄荷（*Mentha canadensis*）植物

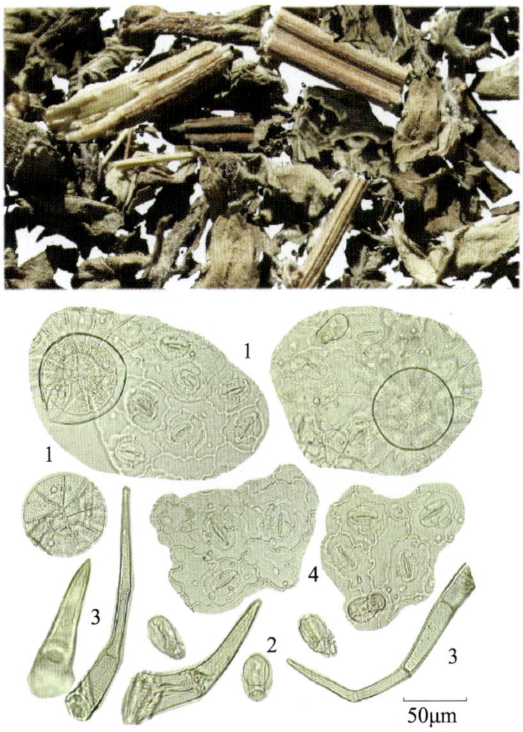

彩图 82　薄荷（*Mentha canadensis*）药材与（叶）粉末显微

1. 表皮细胞及腺鳞；2. 小腺毛；3. 非腺毛；4. 下表皮细胞及气孔

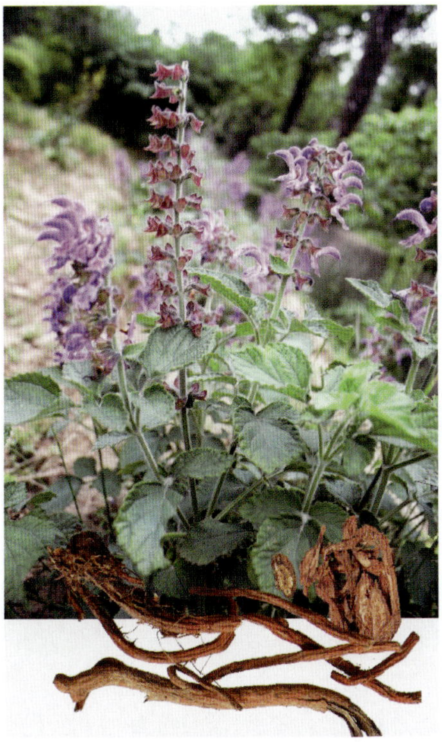

彩图 83　丹参（*Salvia miltiorrhiza*）植物与药材

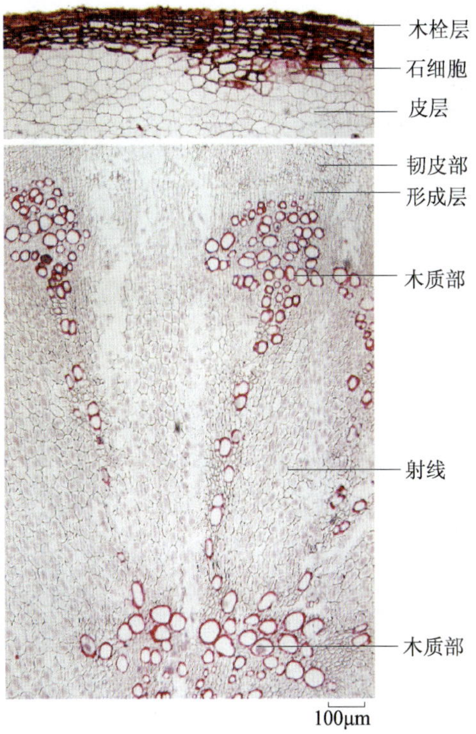

彩图 84　丹参（*Salvia miltiorrhiza* 根）横切面

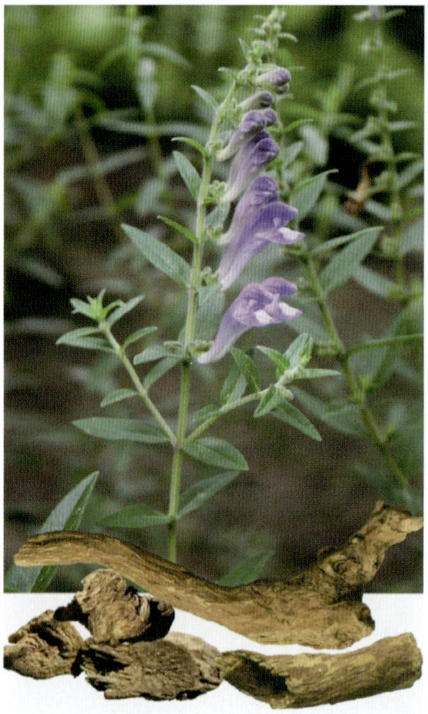

彩图 85　黄芩（*Scutellaria baicalensis*）植物与药材

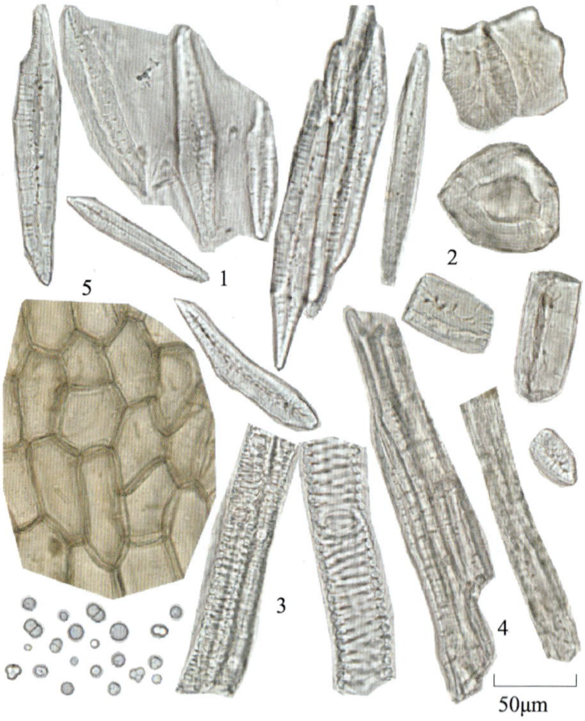

彩图 86　黄芩（*Scutellaria baicalensis* 根）粉末

1. 韧皮纤维；2. 石细胞；3. 导管；4. 木纤维；5. 木栓细胞；6. 淀粉粒

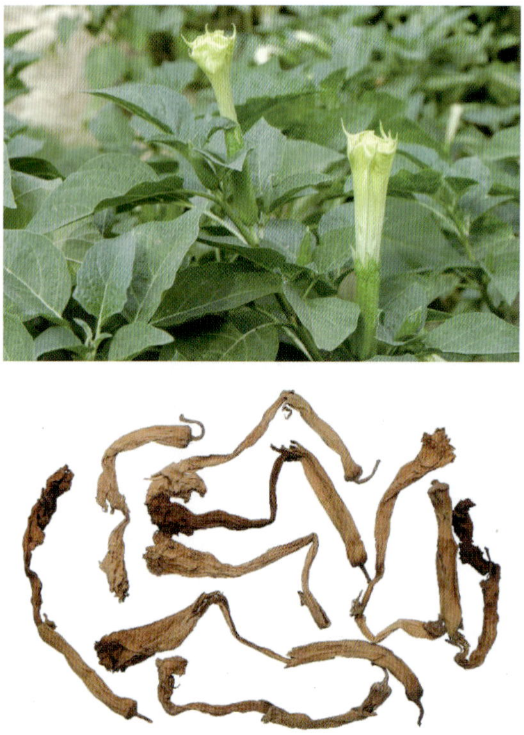

彩图 87　洋金花（*Datura metel*）植物与药材

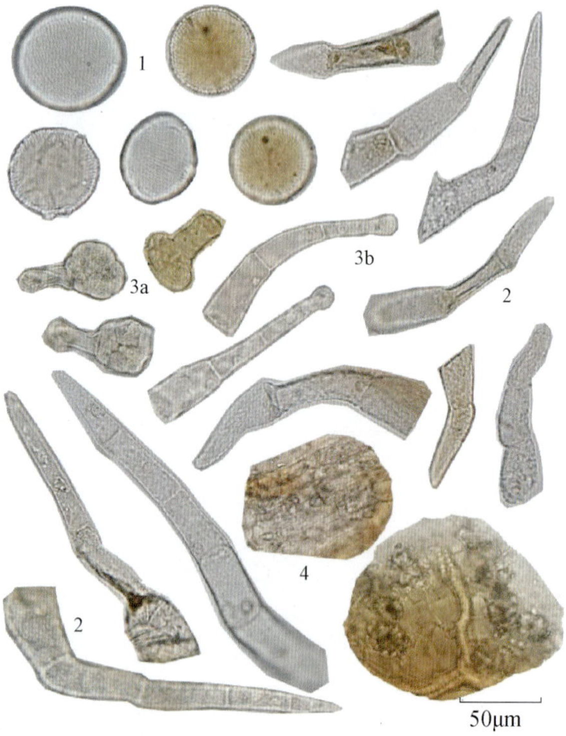

彩图 88　洋金花（*Datura metel* 花）粉末

1. 花粉粒；2. 非腺毛；3. 腺毛（a. 短腺毛；b. 长腺毛）；4. 草酸钙结晶

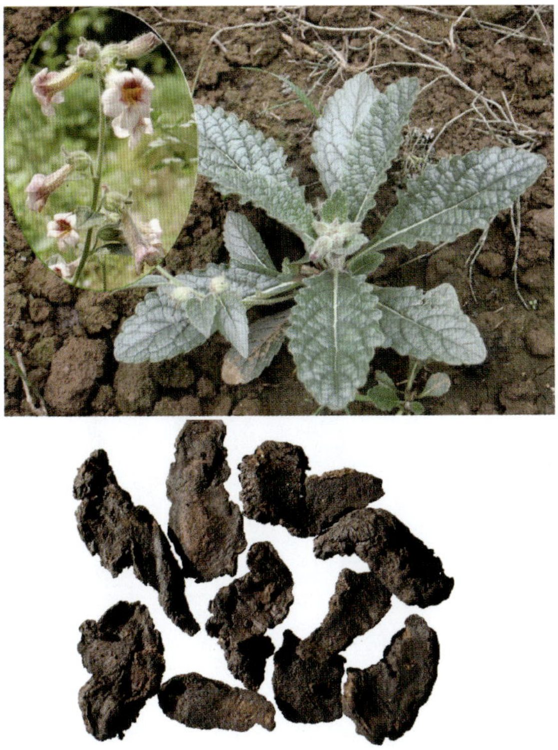

彩图 89　地黄（*Rehmannia glutinosa*）植物与药材

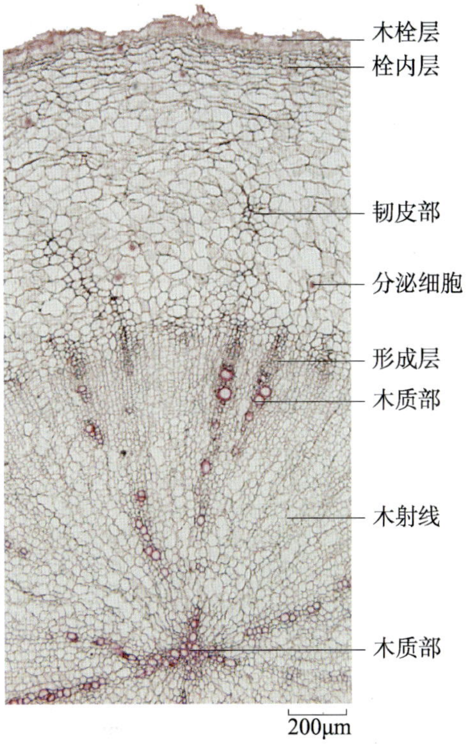

彩图 90　地黄（*Rehmannia glutinosa* 块根）横切面

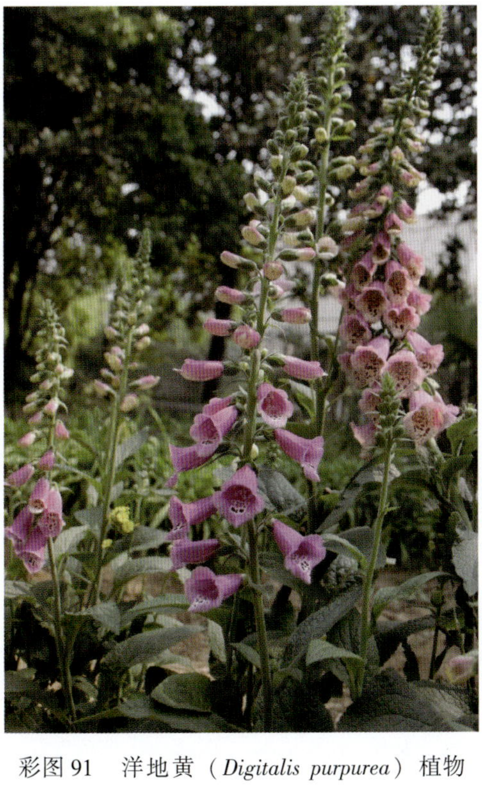

彩图 91　洋地黄（*Digitalis purpurea*）植物

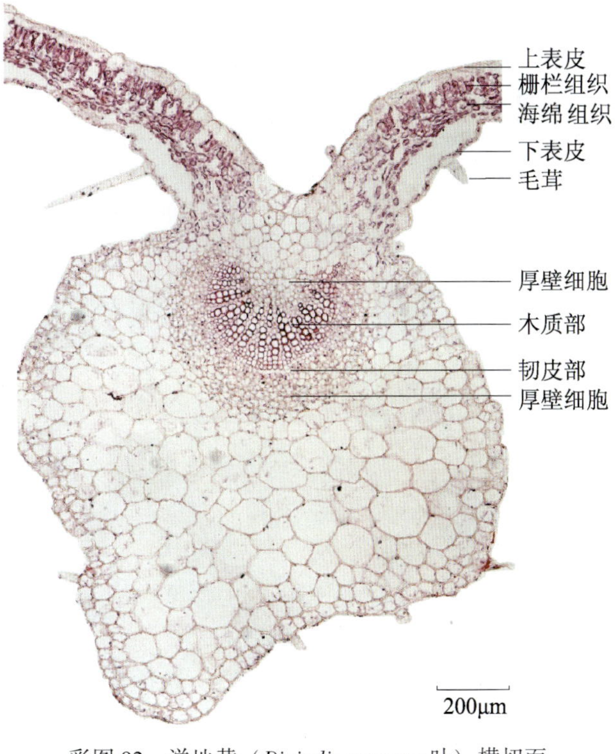

彩图 92　洋地黄（*Digitalis purpurea* 叶）横切面

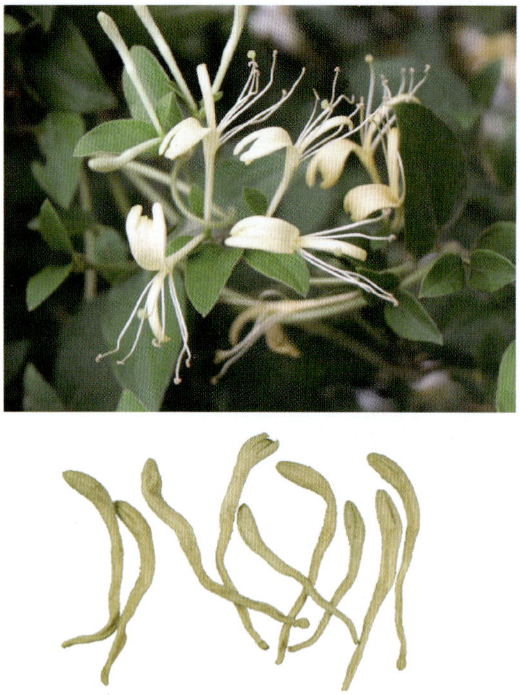

彩图 93　金银花（*Lonicera japonica*）植物与药材

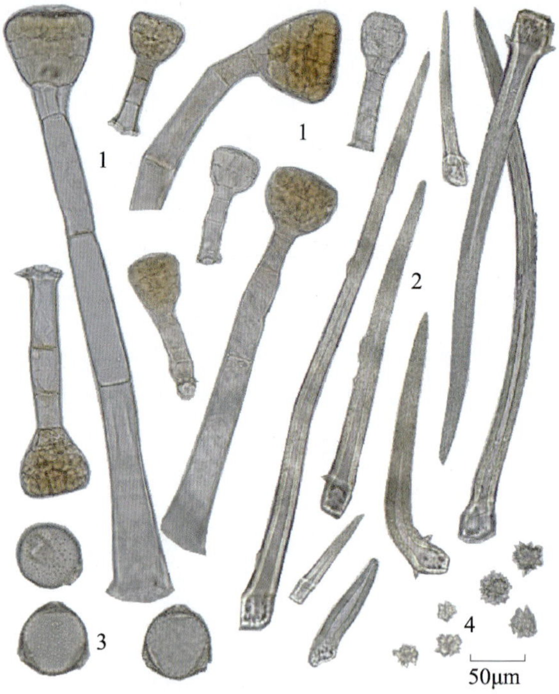

彩图 94　金银花（*Lonicera japonica* 花蕾）粉末

1. 腺毛；2. 非腺毛；3. 花粉粒；4. 草酸钙簇晶

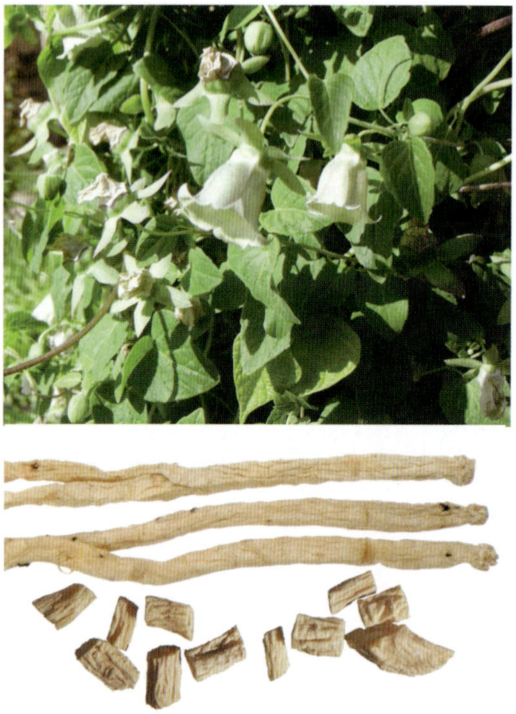

彩图 95　党参（*Codonopsis pilosula*）植物与药材

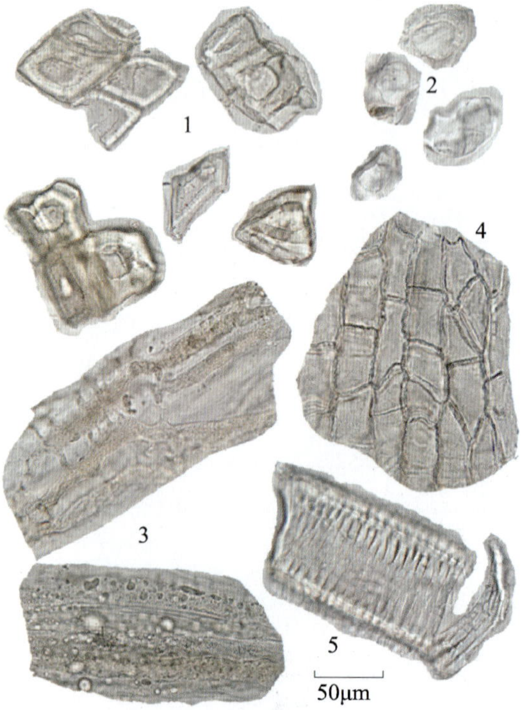

彩图 96　党参（*Codonopsis pilosula* 根）粉末

1. 石细胞；2. 菊糖；3. 乳汁管；4. 木栓细胞；5. 导管

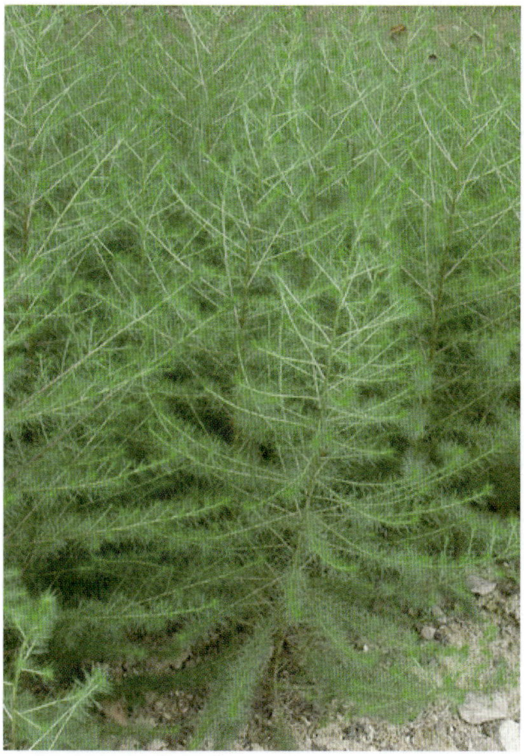

彩图 97　茵陈（*Artemisia scoparia*）植物

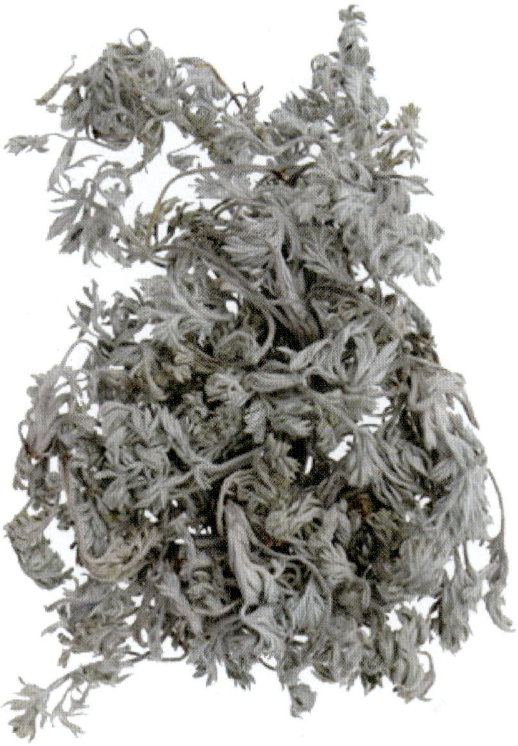

彩图 98　茵陈（*Artemisia scoparia*）药材

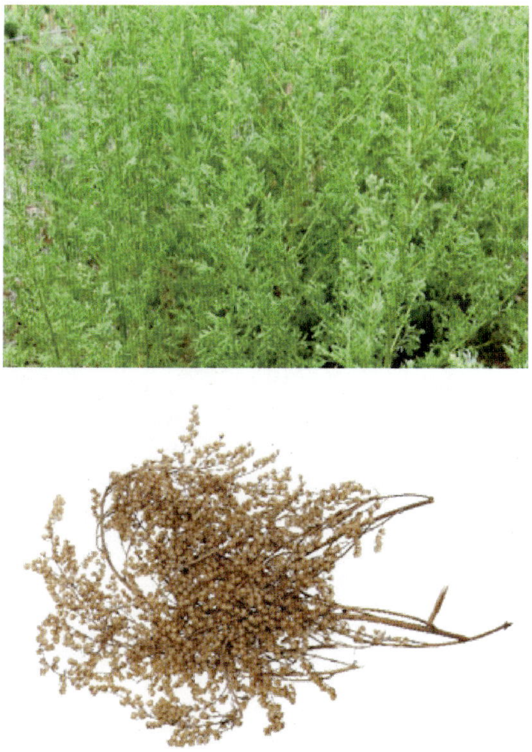

彩图 99　青蒿（*Artemisia annua*）植物与药材

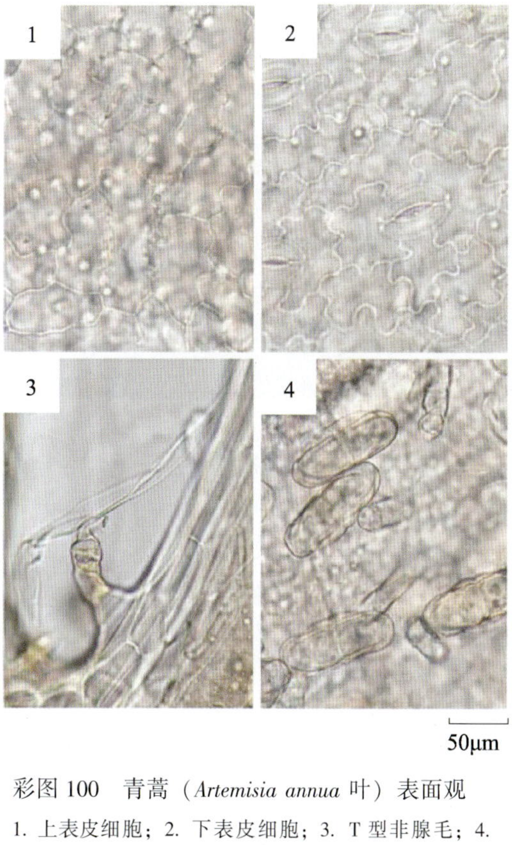

彩图 100　青蒿（*Artemisia annua* 叶）表面观

1. 上表皮细胞；2. 下表皮细胞；3. T 型非腺毛；4. 腺毛表面观

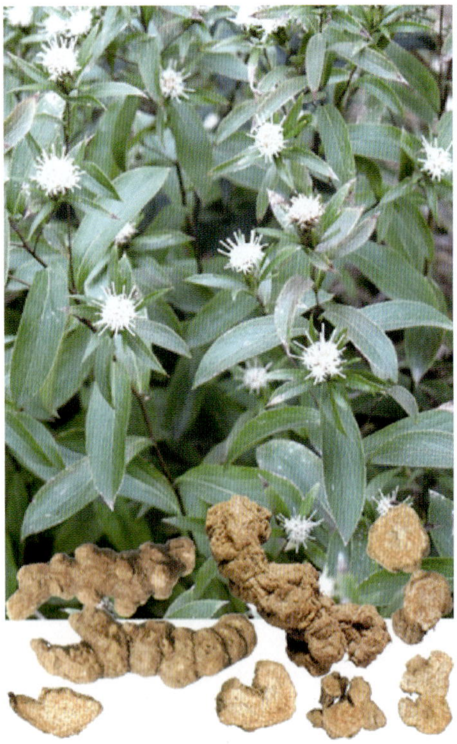

彩图 101　苍术（*Atractylodes lancea*）植物与药材

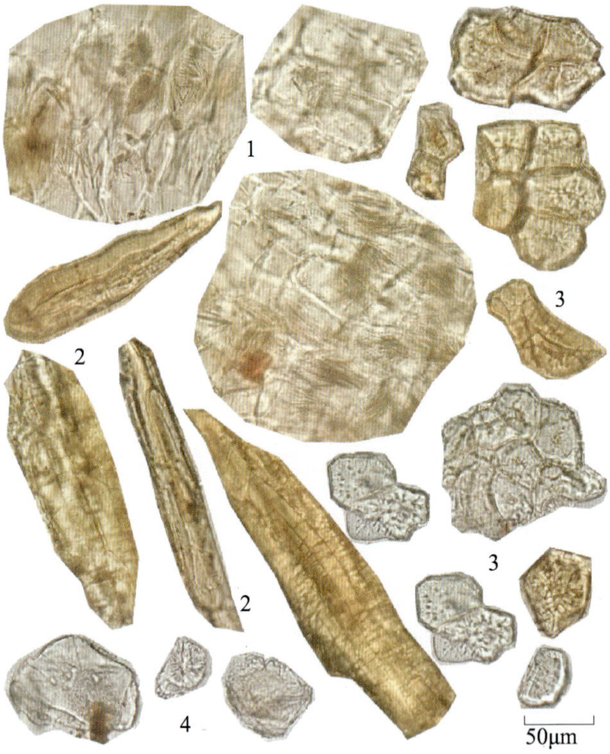

彩图 102　苍术（*Atractylodes lancea* 根茎）粉末

1. 草酸钙针晶；2. 纤维；3. 石细胞；4. 菊糖

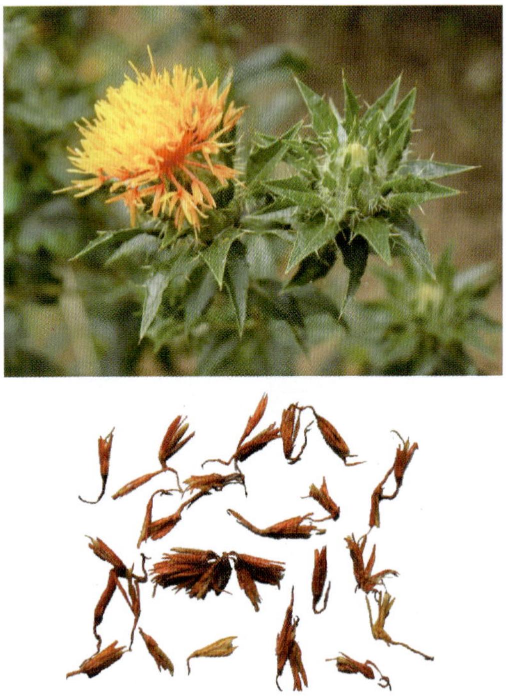

彩图 103　红花（*Carthamus tinctorius*）植物与药材

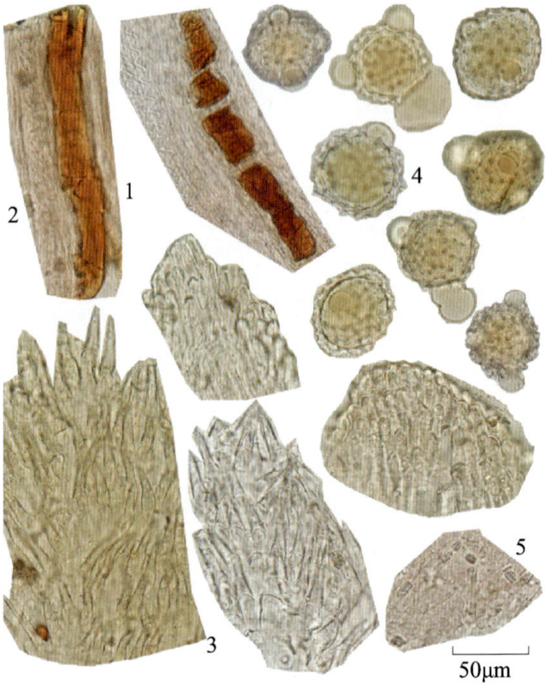

彩图 104　红花（*Carthamus tinctorius* 管状花）粉末

1. 分泌细胞；2. 花冠裂片顶端表皮细胞；3. 柱头及花柱表皮细胞；4. 花粉粒；5. 草酸钙方晶

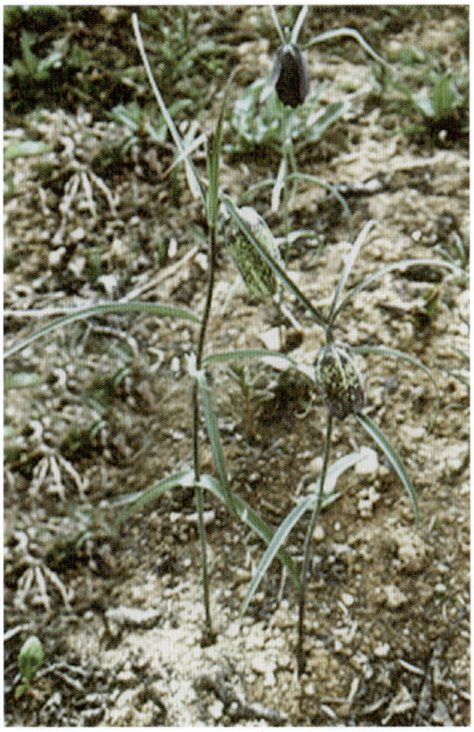

彩图 105　川贝母（*Fritillaria cirrhosa*）植物

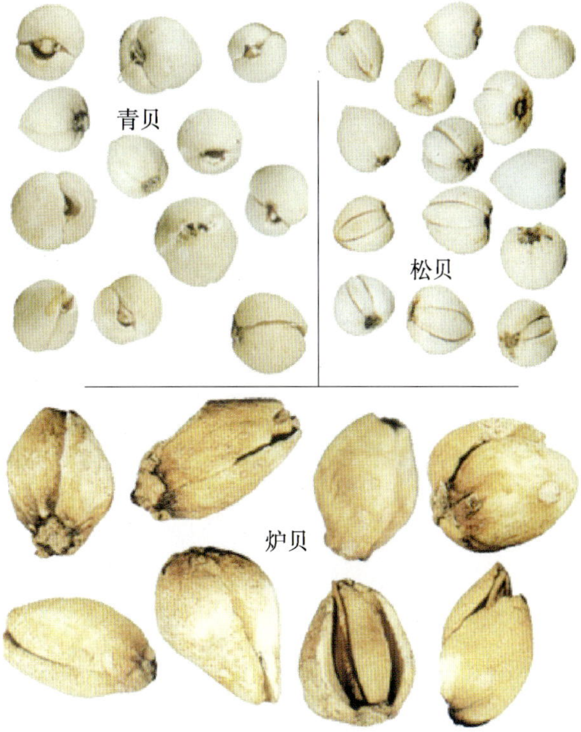

彩图 106　川贝母药材

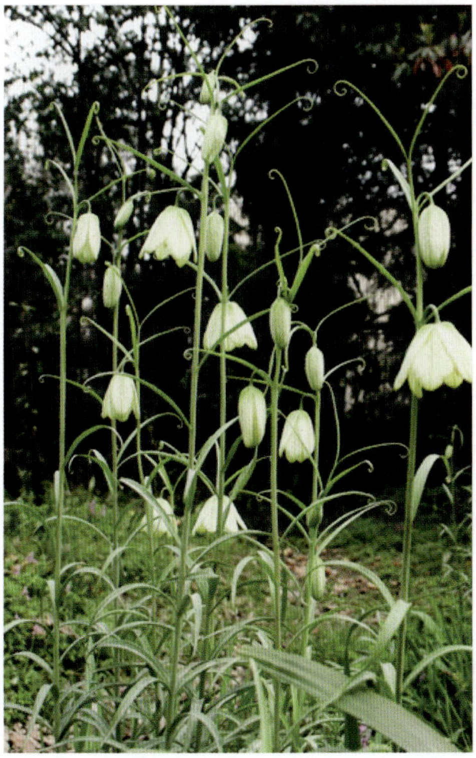

彩图 107　浙贝母（*Fritillaria thunbergii*）植物

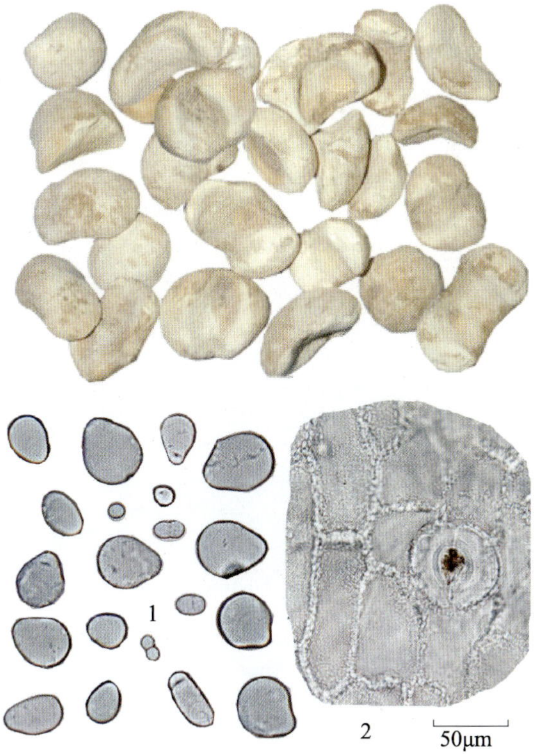

彩图 108　浙贝母（*Fritillaria thunbergii*）药材与（鳞茎）粉末显微

1. 淀粉粒；2. 表皮细胞

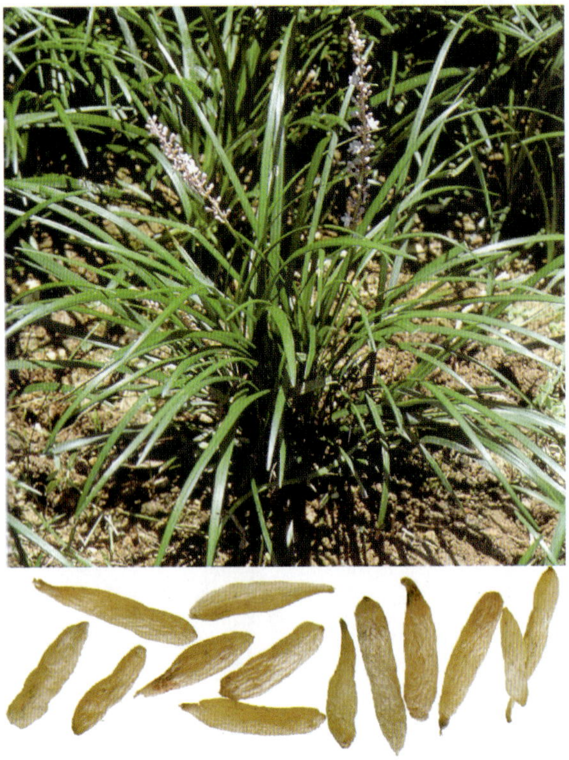

彩图 109　麦冬（*Ophiopogon japonicas*）植物与药材

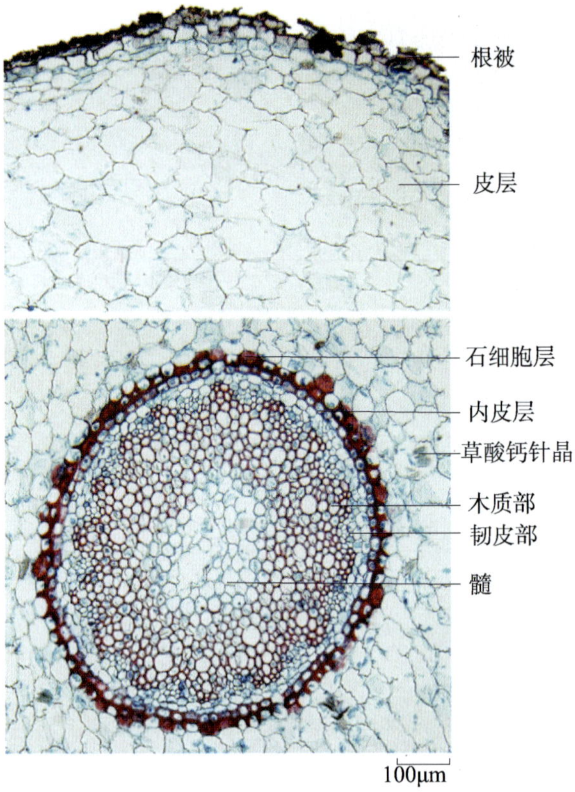

彩图 110　麦冬（*Ophiopogon japonicas* 块根）横切面

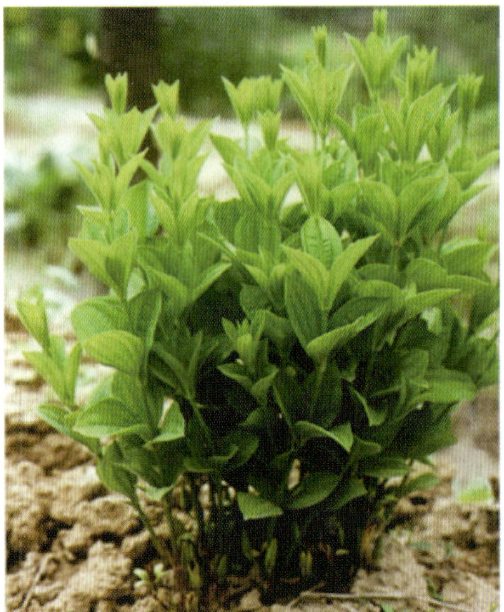

彩图 111　百部（*Stemona sessilifolia*）植物与药材

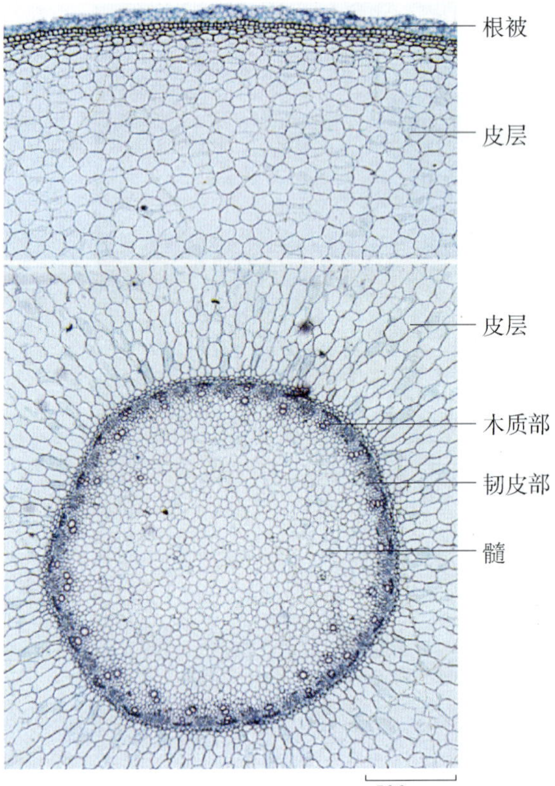

彩图 112　百部（*Stemona sessilifolia* 块根）横切面

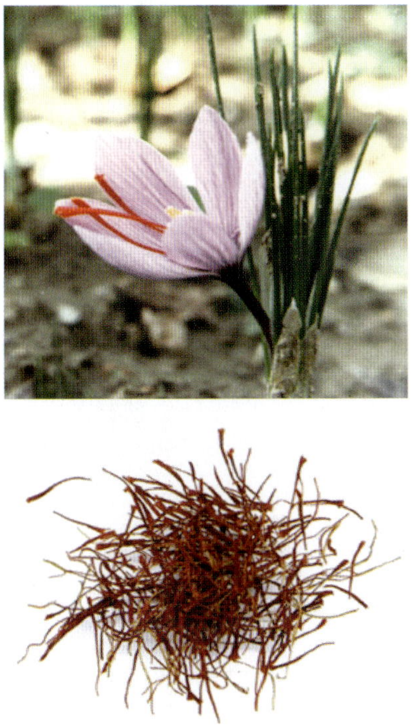

彩图 113　西红花（*Crocus sativus*）
植物与药材

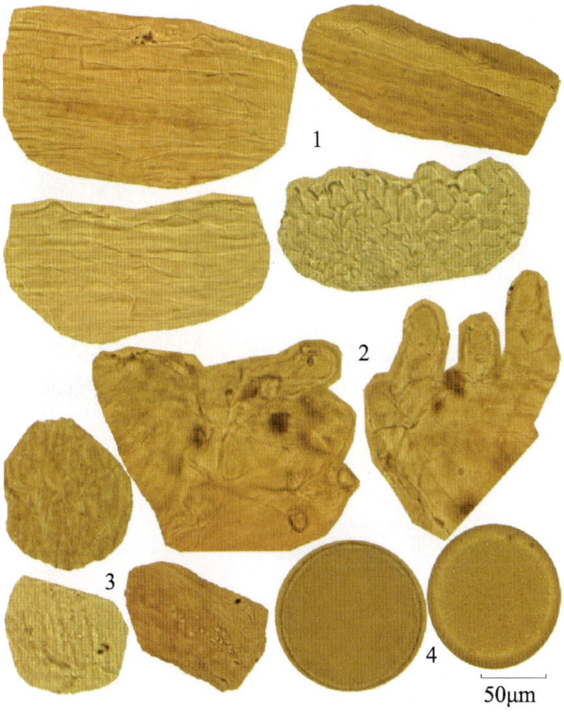

彩图 114　西红花（*Crocus sativus* 柱头）粉末

1. 表皮细胞；2. 柱头顶端表皮细胞；3. 草酸钙结晶；
4. 花粉粒

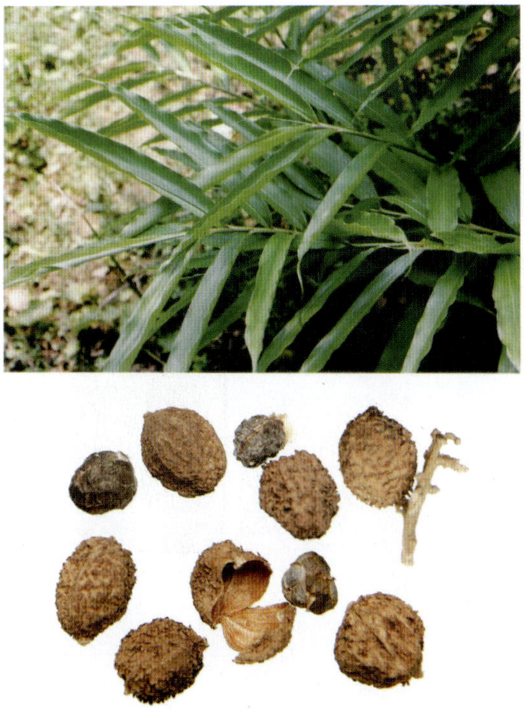

彩图 115　阳春砂（*Amomum villosum*）植物与药材

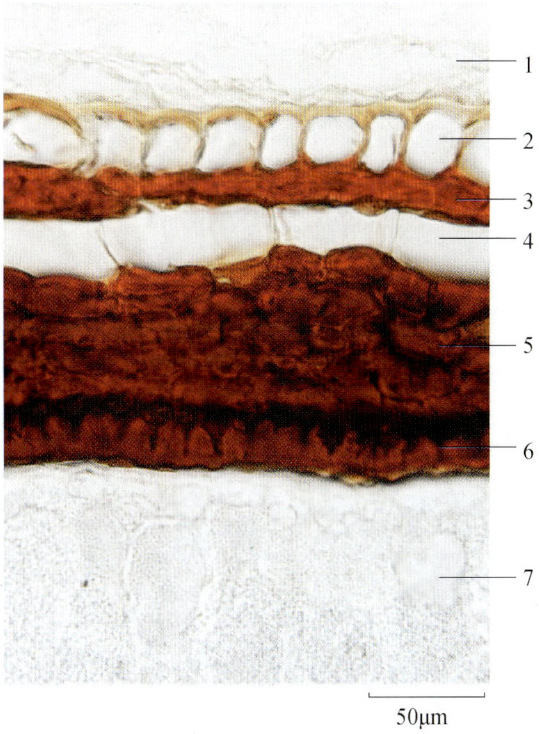

彩图 116　阳春砂（*Amomum villosum* 种子）横切面

1. 假种皮；2. 种皮表皮；3. 下皮；4. 油细胞层；
5. 色素层；6. 内种皮；7. 外胚乳细胞

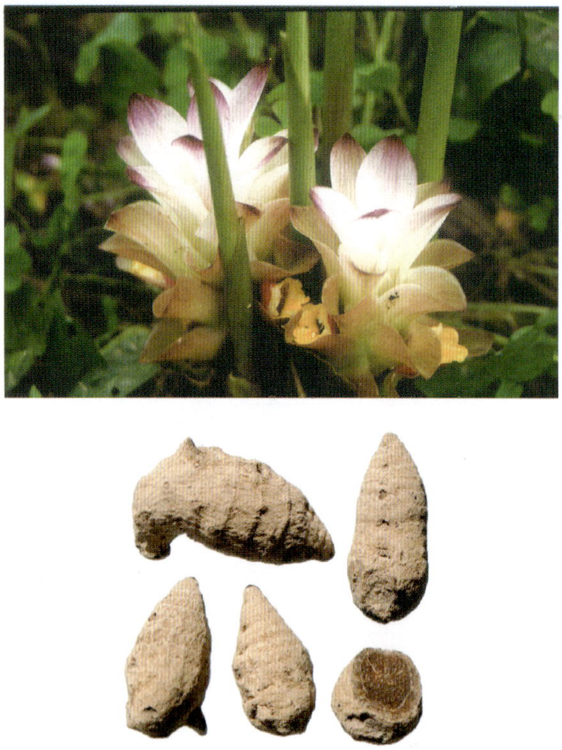

彩图 117　莪术（*Curcuma phaeocaulis*）植物与药材

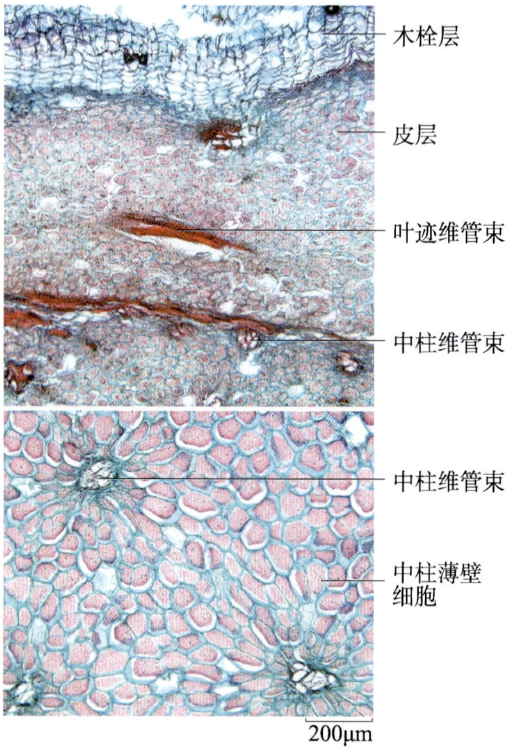

彩图 118　莪术（*Curcuma kwangsiensis* 根茎）横切面

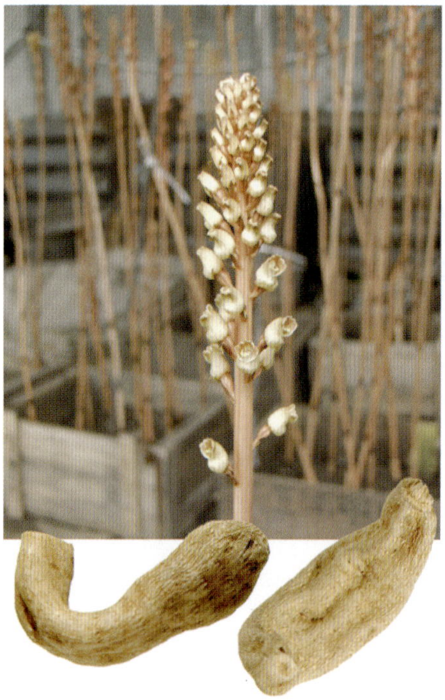

彩图 119　天麻（*Gastrodia elata*）植物与药材

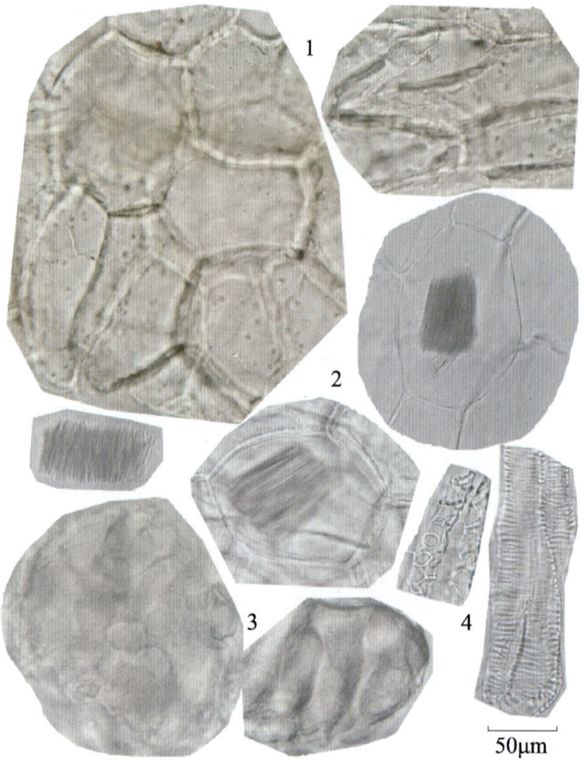

彩图 120　天麻（*Gastrodia elata* 块茎）粉末

1. 厚壁细胞；2. 草酸钙针晶；3. 含糊化多糖类物的薄壁细胞；4. 导管

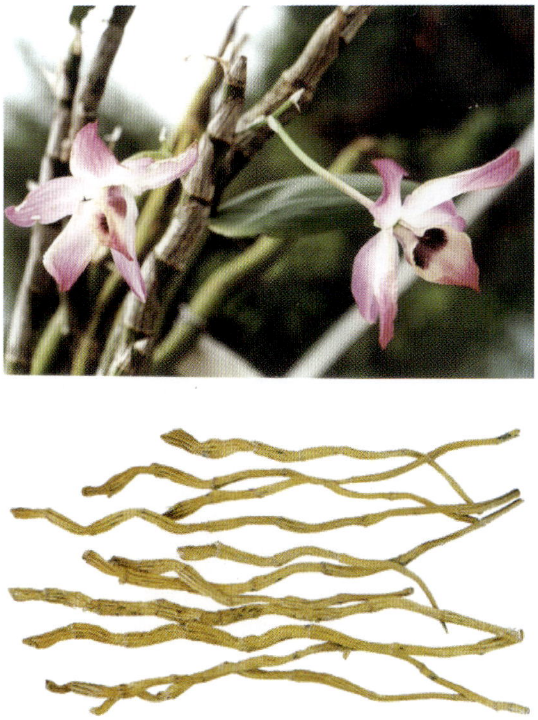

彩图 121　石斛（*Dendrobium nobile*）植物与药材

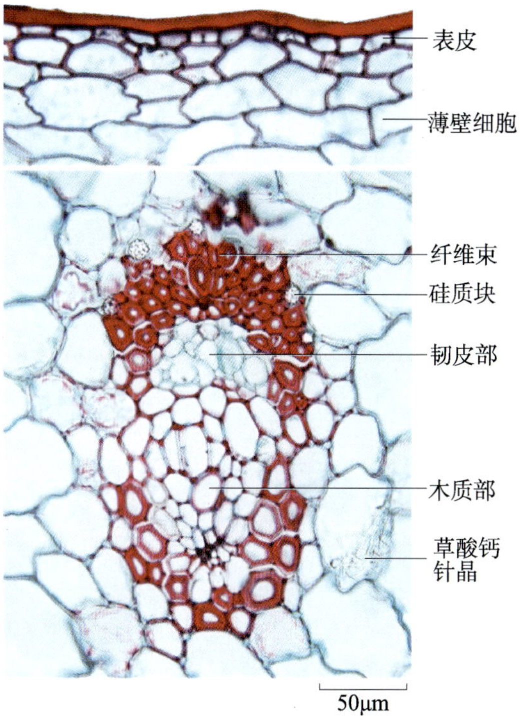

彩图 122　石斛（*Dendrobium nobile* 茎）横切面

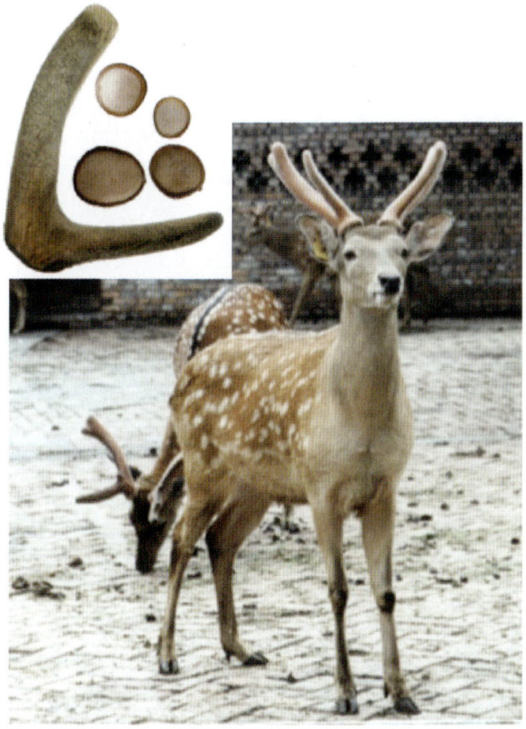

彩图 123　鹿茸（*Cervus nippon*）动物与药材

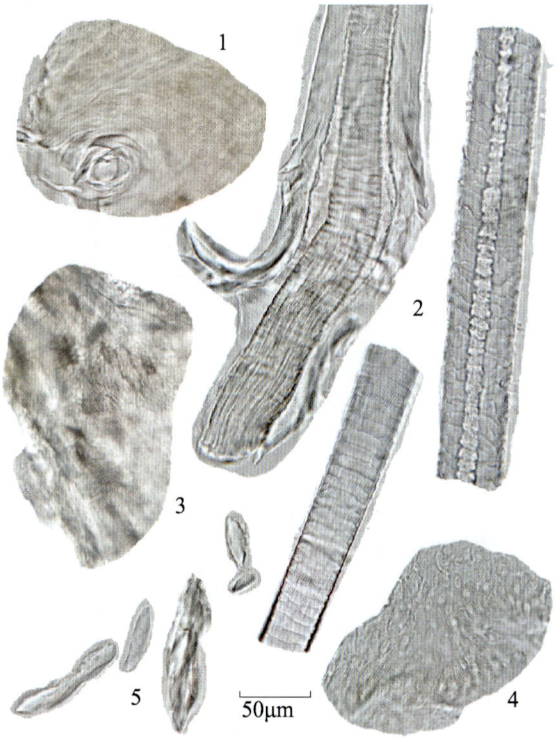

彩图 124　鹿茸（*Cervus nippon* 幼角）粉末

1. 表皮角质层；2. 毛茸；3. 骨碎片；4. 未骨化骨组织；5. 角化梭形细胞

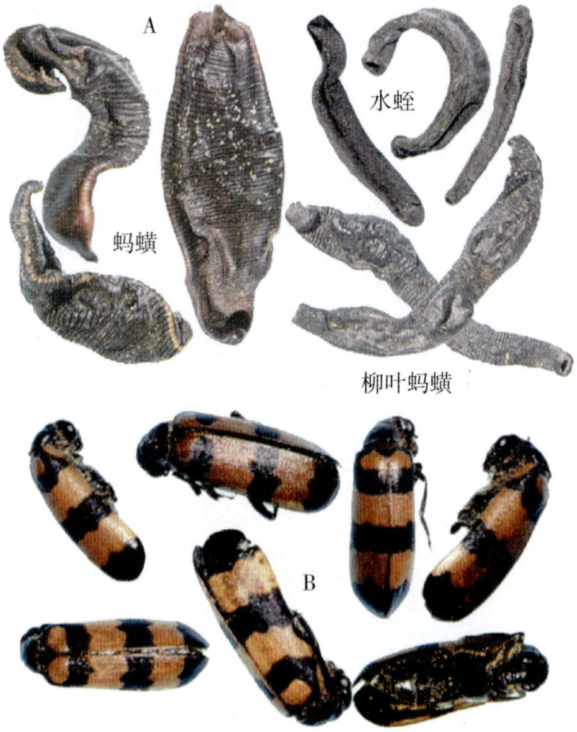

彩图 125　水蛭与斑蝥药材

A. 水蛭；B. 斑蝥

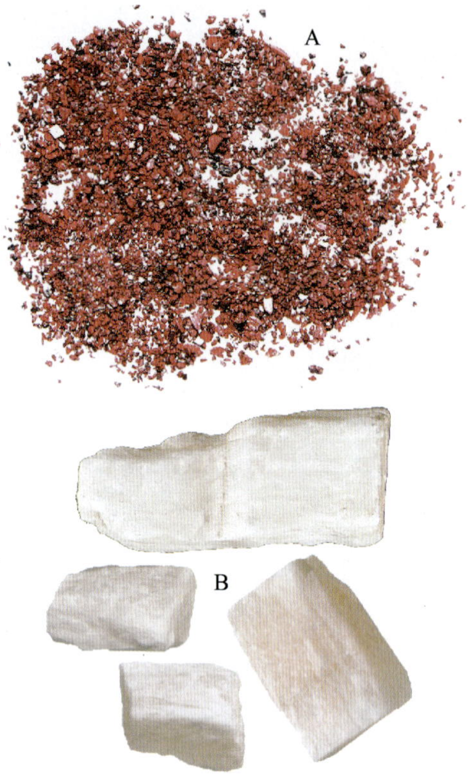

彩图 126　朱砂与石膏药材

A. 朱砂；B. 石膏

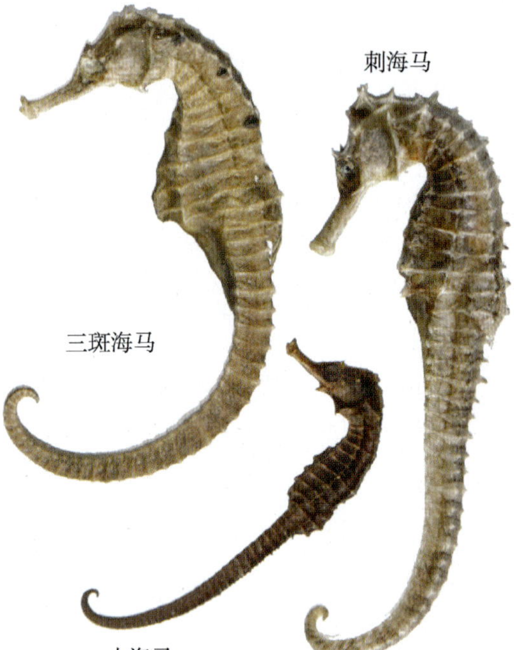

彩图 127　海马（*Hippocampus*）药材

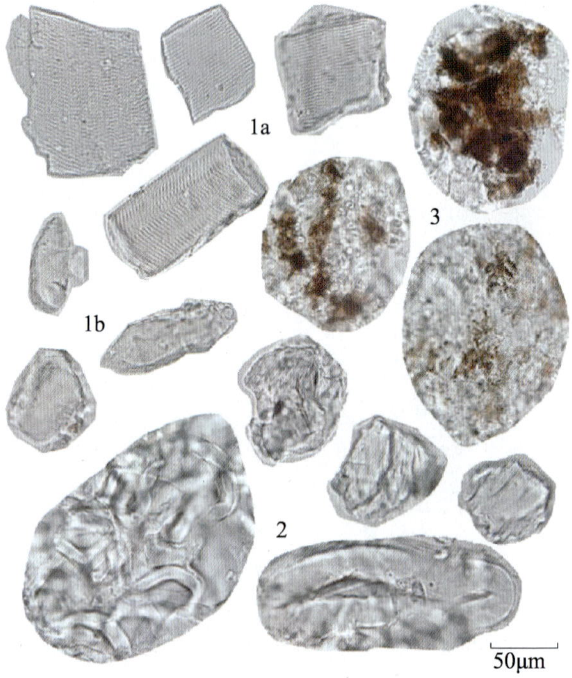

彩图 128　海马（*Hippocampus* 全体）粉末

1. 横纹肌纤维（a. 侧面观；b. 断面观）；2. 胶原纤维；3. 皮肤碎片